HANDBUCH DER EXPERIMENTELLEN PHARMAKOLOGIE

BEGRÜNDET VON A. HEFFTER
FORTGEFÜHRT VON W. HEUBNER

ERGÄNZUNGSWERK

HERAUSGEGEBEN VON

O. EICHLER UND A. FARAH

PROFESSOR DER PHARMAKOLOGIE
AN DER UNIVERSITÄT HEIDELBERG

PROFESSOR DER PHARMAKOLOGIE
AN DER STATE UNIVERSITY OF NEW YORK

SECHZEHNTER BAND

ERZEUGUNG VON KRANKHEITSZUSTÄNDEN
DURCH DAS EXPERIMENT

REDAKTION
OSKAR EICHLER

TEIL 9

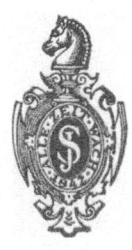

Springer-Verlag Berlin Heidelberg GmbH

1964

INFEKTIONEN I

BEARBEITET

VON

A. ERHARDT · E. HINZ · W. KLÖNE
G. LÄMMLER · CH. MESKE · G. PIEKARSKI
H. THEMANN · W.-H. WAGNER

MIT 181 ABBILDUNGEN

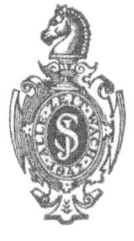

Springer-Verlag Berlin Heidelberg GmbH
1964

Alle Rechte, insbesondere das der Übersetzung in fremde Sprachen, vorbehalten

Ohne ausdrückliche Genehmigung des Verlages ist es auch nicht gestattet, dieses Buch oder Teile daraus auf photomechanischem Wege (Photokopie, Mikrokopie) oder auf andere Art zu vervielfältigen

© by Springer-Verlag Berlin Heidelberg 1964

Ursprünglich erschienen bei Springer-Verlag oHG. Berlin. Gottingen. Heidelberg 1964

Softcover reprint of the hardcover 1st edition 1964

Library of Congress Catalog Card Number Agr 25-699

ISBN 978-3-662-35390-5   ISBN 978-3-662-35389-9 (eBook)
DOI 10.1007/978-3-662-35389-9

Die Wiedergabe von Gebrauchsnamen, Handelsnamen, Warenbezeichnungen usw. in diesem Werk berechtigt auch ohne besondere Kennzeichnung nicht zu der Annahme, daß solche Namen im Sinne der Warenzeichen- und Markenschutz-Gesetzgebung als frei zu betrachten wären und daher von jedermann benutzt werden dürften.

Mitarbeiter

ALBERT ERHARDT, Professor Dr., Parasitologische Forschungsabteilung der Asta-Werke Aktiengesellschaft, Chemische Fabrik, Brackwede/Westfalen.

E. HINZ, Dr., Parasitologische Forschungsabteilung der Asta-Werke Aktiengesellschaft, Chemische Fabrik, Brackwede/Westfalen.

WILHELM KLÖNE, Dr., The Johns Hopkins University, School of Hygiene and Public Health, Department of Pathobiology, 615, North Wolfe Street, Baltimore 5, Maryland/USA.

G. LÄMMLER, Dr., Pharmazeutisch-wissenschaftliche Laboratorien der Farbwerke Hoechst AG., Frankfurt/Main-Höchst.

CH. MESKE, Dr., Institut für Medizinische Parasitologie der Universität Bonn.

G. PIEKARSKI, Professor Dr., Direktor des Instituts für Medizinische Parasitologie der Universität Bonn.

H. THEMANN, Dozent Dr., Institut für Medizinische Physik der Universität Münster/Westfalen.

WOLF-HELMUT WAGNER, Dr., Parasitologisches Institut der Farbwerke Hoechst AG., Frankfurt/Main-Höchst.

Inhaltsverzeichnis

Experimentelle Invasionen bzw. Erzeugung von Krankheiten durch Metazoen bei Laboratoriumstieren

Von A. ERHARDT, G. LÄMMLER, E. HINZ und H. THEMANN

A. Einleitung	1
B. Kurze historische Übersicht	7
C. Saugwürmer (Trematodes)	8
I. Pärchenegel (Schistosomatidae)	8
a) Verbreitung und Bedeutung	8
b) Morphologie	9
c) Entwicklung	10
1. Zwischenwirte; Züchtung und Haltung im Laboratorium	11
2. Experimentelle Infektion der Schnecken und Gewinnung der Cercarien	16
α) Schistosoma mansoni	16
β) Das Geschlecht der Cercarien	18
γ) Schistosoma haematobium	19
δ) Schistosoma japonicum	19
3. Endwirte und ihre experimentelle Invasion	21
α) Schistosoma mansoni	21
β) Schistosoma haematobium	24
γ) Schistosoma japonicum	24
4. Anleitung zur experimentellen Invasion der Endwirte	25
5. Wanderungsweg im Endwirt	27
d) Die Pathologie der experimentellen Schistosomiasis	28
e) Mikroskopische Diagnose	29
f) Die experimentelle Schistosomiasis der Laboratoriumstiere als Modellversuch für chemotherapeutische Untersuchungen	29
II. Großer Leberegel [Fasciola hepatica (LINNÉ, 1758)]	33
a) Verbreitung und Bedeutung	33
b) Morphologie	33
c) Entwicklung	34
1. Zwischenwirte, Züchtung und Haltung im Laboratorium	34
2. Gewinnung des Infektionsmaterials	37
3. Invasion der Endwirte	38
4. Wanderung im Endwirt	39
d) Transplantationsversuche mit erwachsenen Leberegeln	39
e) Die Pathologie der experimentellen Fasciolose	39
f) Diagnose	40
g) Die experimentelle Fasciolose der Laboratoriumstiere als Modellversuch für chemotherapeutische Untersuchungen	41
III. Kleiner Leberegel (Dicrocoelium dendriticum) (RUDOLPHI, 1819)	43
a) Bedeutung und Verbreitung	43
b) Morphologie	43
c) Entwicklung	44
1. Zwischenwirte, Züchtung und Haltung	44
α) Schnecken	44
β) Ameisen	46
2. Gewinnung des Infektionsmaterials	47
3. Invasion der Endwirte	49
4. Wanderung im Endwirt	49
d) Die experimentelle Dicrocoeliose als Modellversuch für chemotherapeutische Untersuchungen	50

IV. Der Katzenleberegel [Opisthorchis felineus (Riv.) = Opisthorchis tenuicollis (Rud.)] ... 51
   a) Allgemeines und geographische Verbreitung ... 51
   b) Morphologie ... 51
   c) Entwicklung ... 51
   d) Experimentelle Invasion ... 54
   e) Patho-Histiogenese und Klinik ... 55
   f) Die Opisthorchiasis der Katze als Modell zur Prüfung von therapeutischen Substanzen ... 56

V. Lungenegel [Paragonimus westermani (KERBERT, 1878)] ... 57
   a) Verbreitung und Bedeutung ... 57
   b) Morphologie ... 58
   c) Entwicklung ... 58
      1. Gewinnung des Infektionsmaterials ... 58
      2. Entwicklung im 1. Zwischenwirt ... 60
      3. Entwicklung im 2. Zwischenwirt ... 60
      4. Invasion der Endwirte ... 62
   d) Diagnose ... 63
   e) Die experimentelle Paragonimiasis als Modellversuch für chemotherapeutische Untersuchungen ... 63

D. Bandwürmer (Cestodes) ... 64
   a) Morphologie ... 64
   b) Entwicklung ... 65
   c) Bedeutung und Verbreitung ... 66
   d) Experimentelle Invasionen im allgemeinen ... 67

  I. Zwergbandwürmer (Hymenolepididae) ... 67
   a) Verbreitung und Bedeutung ... 67
   b) Morphologie ... 68
   c) Entwicklung ... 68
      1. Gewinnung des Invasionsmaterials ... 70
      2. Entwicklung in Zwischenwirten ... 70
      3. Invasion der Endwirte ... 72
   d) Diagnose ... 73
   e) Die experimentelle Hymenolepis-Invasion der Ratte und Maus als Modellversuch für chemotherapeutische Untersuchungen ... 73

  II. Invasionen der Katze mit Hydatigera taeniaeformis (BATSCH, 1786) und der Ratte und Maus mit Strobilocercus fasciolaris (RUDOLPHI, 1808) ... 75
   a) Morphologie ... 75
   b) Entwicklung ... 76
      1. Entwicklung der Finnen ... 76
      2. Entwicklung der geschlechtsreifen Bandwürmer ... 77
   c) Experimentelle Invasionen mit dem Katzenbandwurm ... 77
      1. Experimentelle Invasionen von Mäusen und Ratten mit Oncosphären zur Gewinnung von Finnen ... 77
         α) Aufbewahrung der Oncosphären ... 77
         β) Auswahl der Oncosphären ... 77
         γ) Verabreichung der Oncosphären ... 78
         δ) Auszählung der Oncosphären ... 78
         ε) Anzahl der zu verabreichenden Oncosphären ... 78
         ζ) Alter der Versuchstiere ... 79
         η) Geschlecht der Versuchstiere ... 79
         ϑ) Stamm der Versuchstiere ... 79
         ι) Durchführung der Invasionen ... 79
      2. Die Cysticercose der Ratte und Maus als Modell zur Prüfung von therapeutischen Substanzen ... 80
      3. Experimentelle Invasionen von Katzen mit Finnen zur Gewinnung von geschlechtsreifen Bandwürmern ... 81
      4. Die Taeniose der Katze als Modell zur Prüfung von therapeutischen Substanzen ... 82

E. Fadenwürmer (Nematodes) ... 83
   a) Morphologie ... 83
   b) Entwicklung ... 84

Inhaltsverzeichnis

I. Die Trichine [Trichinella spiralis (OWEN, 1835)] 84
   a) Allgemeines und geographische Verbreitung 84
   b) Morphologie 85
   c) Entwicklung und pathologische Veränderungen in der Muskulatur 86
   d) Experimentelle Invasion von Laboratoriumstieren 89
      1. Verfütterung von trichinösem Muskelfleisch 89
      2. Invasion von isolierten Muskeltrichinen 90
   e) Modellversuche zur Testierung von Präparaten, die auf die verschiedenen Trichinenstadien wirken sollen 91
      1. Nachweis von Darmtrichinen 91
      2. Nachweis von Bluttrichinen 91
      3. Nachweis von Muskeltrichinen 91
         α) Quetschmethode im Kompressorium 91
         β) Nachweis durch Isolierung im Salzsäure-Pepsingemisch 91
         γ) Macerationsmethoden 92
         δ) Serologische Untersuchungsverfahren 92
   f) Krankheitsbilder beim Menschen 92
II. Peitschenwürmer (Trichuridae) 93
   a) Verbreitung und Bedeutung 93
   b) Morphologie 94
   c) Die experimentelle Trichuris vulpis-Invasion des Hundes 94
      1. Gewinnung des Invasionsmaterials 94
      2. Invasion der Hunde 96
   d) Diagnose 97
   e) Die experimentelle Trichuris vulpis-Invasion des Hundes als Modellversuch für chemotherapeutische Untersuchungen 97
III. Zwergfadenwürmer (Strongyloidae) 97
   a) Allgemeines und geographische Verbreitung 97
   b) Morphologie und Entwicklung 98
   c) Pathogene Bedeutung für den Menschen 98
   d) Die Strongyloidose der Ratte als Modellversuch zur Prüfung von therapeutischen Substanzen und experimentelle Übertragung von Strongyloides ratti SANDGROUND auf die Ratte 99
IV. Hakenwürmer (Ancylostomatidae) 102
   a) Allgemeines und Verbreitung 102
   b) Ancylostoma tubaeforme (ZEDER, 1800) und Ancylostoma caninum (ERCOLANI, 1859) 104
   c) Morphologie 104
   d) Entwicklung 105
   e) Pathologie 108
   f) Experimentelle Invasionen von Katzen bzw. Hunden mit Larven von Ancylostoma tubaeforme bzw. Ancylostoma caninum 108
   g) Die Ancylostomiasis der Katze und des Hundes als Modell zur Prüfung von therapeutischen Substanzen 111
   h) Experimentelle Invasionen von Nagetieren und Insekten mit Hakenwurmlarven 112
V. Madenwürmer (Oxyuridae) 114
   a) Allgemeines und Verbreitung der Menschenoxyuren 114
   b) Passalurus ambiguus (RUDOLPHI, 1819) 116
      1. Morphologie 116
      2. Entwicklung 117
      3. Experimentelle Invasion von Kaninchen mit Eiern von Passalurus ambiguus 118
      4. Die Oxyuriasis des Kaninchens als Modell zur Prüfung therapeutischer Substanzen 119
   c) Syphacia obvelata (RUDOLPHI, 1802) 120
      1. Morphologie 120
      2. Entwicklung 122
      3. Experimentelle Invasion von Mäusen mit Eiern von Syphacia obvelata . . 122
   d) Aspiculuris tetraptera (NIETSCH, 1821) 123
      1. Morphologie 123
      2. Entwicklung 124
      3. Experimentelle Invasion von Mäusen mit Eiern von Aspiculuris tetraptera 124
   e) Die Oxyureninvasionen der Maus als Modell zur Prüfung von therapeutischen Substanzen 126

VI. Spulwürmer (Ascarididae) 127
    a) Verbreitung und Bedeutung 127
    b) Morphologie 128
    c) Entwicklung 129
       1. Gewinnung des Invasionsmaterials 130
       2. Entwicklung der Larve im „Ei" 131
       3. Infektion der Endwirte 132
          α) Spulwurminvasionen bei kleinen Laboratoriumstieren 132
          β) Spulwurminvasionen bei Hunden und Katzen 133
    d) Pathologie der experimentellen Ascaridiasis 134
    e) Diagnose 134
    f) Die experimentelle Spulwurminvasion der Katze und des Hundes als Modellversuch für chemotherapeutische Untersuchungen 135
VII. Filarien (Filariidae) 137
    a) Allgemeines und Verbreitung 137
    b) Litomosoides carinii (TRAVASSOS, 1919) 137
       1. Morphologie 138
       2. Entwicklung 139
       3. Pathologie 141
    c) Entwicklung und Morphologie der Milbe Bdellonyssus bacoti (HIRST, 1913) 141
    d) Züchtung der Milbe Bdellonyssus bacoti 142
    e) Züchtung der Baumwollratten (Sigmodon hispidus) 144
    f) Experimentelle Invasionen 145
       1. Experimentelle Invasionen von Milben mit Mikrofilarien und die Übertragung der invasionsfähigen Larven auf den Endwirt 145
          α) Invasionen von Baumwollratten 145
          β) Invasionen von weißen Ratten 146
       2. Implantation invasionsfähiger Larven 147
       3. Transplantation geschlechtsreifer Filarien 147
    g) Die Filariose der Baumwollratte und der weißen Ratte als Modell zur Prüfung von therapeutischen Substanzen 147

Experimentelle Infektionen mit pathogenen Protozoen
Von G. PIEKARSKI und CH. MESKE

Einleitung 150
   I. Gewöhnung und Arzneifestigkeit 153
  II. Die wichtigsten Versuchstiere 155
A. Trypanosoma gambiense DUTTON 1902, T. rhodesiense STEPHENS und FANTHAM, 1910 (Erreger der Schlafkrankheit) 158
   I. Morphologie und Entwicklung 158
  II. Natürliches Wirtsspektrum 161
 III. Experimentelles Wirtsspektrum 162
 IV. Arzneifestigkeit 172
  V. Konservierung durch tiefe Unterkühlung 173
 VI. Kulturverfahren in vivo (Eihautkultur) 173
VII. Kulturverfahren in vitro 174
    a) Gewebekultur 174
    b) Künstliche Nährböden 174
B. Trypanosoma cruzi CHAGAS 1909 (Erreger der Chagas-Krankheit) 176
   I. Morphologie und Entwicklung 177
  II. Natürliches Wirtsspektrum 180
 III. Experimentelles Wirtsspektrum 181
 IV. Konservierung bei tiefer Unterkühlung 187
  V. Kulturverfahren in vivo (Eihautkultur) 187
 VI. Kulturverfahren in vitro 188
    a) Gewebekultur 188
    b) Künstliche Nährböden 189
Anhang: Trypanosoma rangeli TEJERA 1920 190

C. Leishmania donovani LAVERAN u. MESNIL 1903, L. tropica WRIGHT 1903 und L.
   brasiliensis VIANNA 1911 (viscerale, cutane und mucocutane Leishmaniase) . . 191
   I. Morphologie und Entwicklung. 191
   II. Natürliches Wirtsspektrum 192
   III. Experimentelles Wirtsspektrum 194
   IV. Konservierung durch tiefe Unterkühlung 203
   V. Kulturverfahren in vivo (Eihautkultur). 203
   VI. Kulturverfahren in vitro 203
      a) Gewebekultur. 203
      b) Künstliche Nährböden 204

D. Trichomonas vaginalis DONNÉ 1836 (Trichomonisiasis) 206
   I. Morphologie und Entwicklung. 206
   II. Natürliches Wirtsspektrum 206
   III. Experimentelles Wirtsspektrum 207
   IV. Arzneifestigkeit 210
   V. Konservierung bei tiefer Unterkühlung 210
   VI. Kulturverfahren in vivo (Eihautkultur) 210
   VII. Kulturverfahren in vitro 211
      a) Gewebekultur. 211
      b) Künstliche Nährböden 211

E. Lamblia [= Giardia] intestinalis BLANCHARD 1888. Erreger der Lambliase (Lambliasis) 213
   I. Morphologie und Entwicklung 213
   II. Natürliches Wirtsspektrum 214
   III. Experimentelles Wirtsspektrum 214
   IV. Konservierung bei tiefer Unterkühlung 215
   V. Kulturverfahren in vitro 215

F. Entamoeba histolytica SCHAUDINN 1903 (Erreger der Amöbenruhr-Amöbiasis) . . . 216
   I. Morphologie und Entwicklung. 217
   II. Natürliches Wirtsspektrum 221
   III. Experimentelles Wirtsspektrum 221
   IV. Arzneifestigkeit 234
   V. Konservierung bei tiefer Unterkühlung 234
   VI. Kulturverfahren in vivo (embryonierte Hühnereier) 235
   VII. Kulturverfahren in vitro (künstliche Nährböden) 235
      1. Nährboden von BOECK und DRBOHLAV 236
      2. Nährboden nach DOBELL und LAIDLAW 236
      3. Nährboden nach LUMBRERAS 236
      4. BALAMUTHS Medium 236
      5. PHILLIPS Kultur. 237

G. Die Gattung Plasmodium (sog. Malaria-Erreger) 237
   I. Allgemeiner Entwicklungsweg 238
   II. Morphologie und Entwicklung 240
   III. Natürliches Wirtsspektrum 244
      a) Menschen- und Affen-Malaria 244
      b) Vogelmalaria 248
   IV. Experimentelles Wirtsspektrum 249
   V. Arzneifestigkeit 257
   VI. Konservierung bei tiefer Unterkühlung 258
   VII. Kulturverfahren in vivo 258
   VIII. Kulturverfahren in vitro 258
      a) Gewebekultur. 258
      b) Künstliche Nährböden 259

H. Isospora belli WENYON 1923, I. hominis (RAILLIET u. LUCET, 1891) (Erreger der
Coccidiose des Menschen) 259
   I. Morphologie und Entwicklung. 260
   II. Natürliches Wirtsspektrum 262
   III. Experimentelles Wirtsspektrum 262
   IV. Arzneifestigkeit 262
   V. Kulturverfahren. 263
I. Toxoplasma gondii NICOLLE und MANCEAUX 1908 (Erreger der Toxoplasmose) . . . 263
   I. Morphologie und Entwicklung. 263
   II. Natürliches Wirtsspektrum 265
   III. Experimentelles Wirtsspektrum 266
   IV. Arzneifestigkeit 283
   V. Konservierung bei tiefer Unterkühlung 283
   VI. Kulturverfahren in vivo 284
   VII. Kulturverfahren in vitro 285
K. Pneumocystis carinii CHAGAS 1909 (Erreger der interstitiellen plasmacellulären Pneumonie der Säuglinge) 285
   I. Morphologie und Entwicklung. 285
   II. Natürliches Wirtsspektrum 286
   III. Experimentelles Wirtsspektrum 287
   IV. Kulturverfahren. 287
L. Balantidium coli (MALMSTEIN 1957) STEIN 1862 (Erreger der Balantidienruhr) 288
   I. Morphologie und Entwicklung. 288
   II. Natürliches Wirtsspektrum 288
   III. Experimentelles Wirtsspektrum 289
   IV. Kulturverfahren in vitro auf künstlichen Nährböden 291
Literatur 292

Die experimentelle Virusinfektion

Von W. KLÖNE

Einleitung 318
   I. Haltung und Überprüfung von Virusstämmen. 318
      1. Auswahl der Virusstämme 318
      2. Die Aufbewahrung virushaltigen Materials 319
      3. Bestimmung des Infektionstiters einer Virussuspension 320
      4. Die Neutralisationsreaktion 320
      5. Gewinnung von Immunsera 321
   II. Die Viruszüchtung im Laboratoriumstier 322
      1. Tier-Infektionstechnik. 324
      2. Symptomatologie verschiedener experimenteller Virus- und Rickettsieninfektionen im Versuchstier 326
   III. Die Viruszüchtung im bebrüteten Hühnerei. 330
      1. Die Impfung auf die Chorioallantoismembran 332
      2. Die Impfung in die Allantoishöhle 334
      3. Die Impfung in den Dottersack. 335
      4. Die Impfung in die Amnionhöhle 335
      5. Der Nachweis der Virusvermehrung im bebrüteten Hühnerei 336
   IV. Die Viruszüchtung in der Gewebekultur 337
      1. Typen der Gewebekulturen 338
      2. Nährmedien und Lösungen. 339
      3. Anlegen von Gewebekulturen. 346
      4. Haltung und Wartung der Gewebekulturen 349
      5. Vermehrung von Viren in Gewebekulturen 350
Literatur 352

Experimentelle Infektionen mit Tuberkelbakterien

Von W.-H. WAGNER

Einleitung 354
I. Die experimentelle Tuberkulose der Maus 356
   1. Pathologie 356
   2. Immunität und Allergie 362
   3. Pathogenität und Virulenz verschiedener Mycobakterienarten und -typen . . . 363
   4. Verschiedene Infektionsarten; Vorzüchtung der Keime 366
   5. Empfindlichkeit verschiedener Mäuserassen und -arten gegenüber der experimentellen Infektion mit Tuberkelbakterien 367
   6. Einfluß der Fütterung auf den Ablauf der Mäusetuberkulose 368
   7. Einfluß von Hypophysen- und Nebennierenrinden-Hormonen und ihren Abwandlungsprodukten auf den Infektionsverlauf 369
   8. Haltung und Wartung der Versuchstiere 370
   9. Auswertungsverfahren 372
      a) Statistische Verfahren unter Benützung der Überlebenszeit 373
      b) Morphologische Verfahren 376
      c) Gemischt statistisch-morphologische Verfahren 377
      d) Keimzahlbestimmungen 377
II. Die experimentelle Tuberkulose der Ratte 378
   1. Resistenz 378
   2. Empfindlichkeit gegenüber verschiedenen Typen der Tuberkelbakterien 379
   3. Pathologie, Histologie und allergisches Verhalten 379
   4. Resistenzminderung durch ACTH- und Corticosteroidgaben und andere hormonale Eingriffe 380
III. Die experimentelle Tuberkulose des Meerschweinchens 382
   1. Pathologie 382
   2. Allergie und Immunität 387
      a) Schutzimpfung mit vollvirulenten Tuberkelbakterien 390
      b) Schutzimpfung mit abgeschwächten Tuberkelbakterien 390
      c) Schutzimpfung mit abgetöteten Tuberkelbakterien und ihren Fraktionen . . 391
   3. Pathogenität und Virulenz verschiedener Mycobakterienarten und -typen; Infektionen mit Tuberkelbakterien von abgeschwächter Resistenz 391
   4. Verschiedene Infektionsarten und Infektionserfolg 394
   5. Einfluß von Hypophysen- und Nebennierenrinden-Hormonen und ihren Abwandlungsprodukten auf den Infektionsverlauf 395
   6. Auswertungsverfahren 396
IV. Die experimentelle Tuberkulose des Kaninchens 397
   1. Pathologie 397
   2. Allergie und Immunität; serologische Verfahren 398
   3. Pathogenität und Virulenz boviner, humaner und aviärer Tuberkelbakterien; verschiedene Infektionsarten 399
   4. Empfindlichkeit verschiedener Kaninchenrassen gegenüber der experimentellen Infektion mit Tuberkelbakterien 403
   5. Einfluß von Hypophysen- und Nebennierenrinden-Hormonen und ihren Umwandlungsprodukten auf den Infektionsverlauf 405
   6. Besondere Untersuchungsmethoden 406
      a) Ohrkammer 406
      b) Intracorneale Infektion 406
   7. Auswertungsverfahren 406
V. Die experimentelle Tuberkulose des Affen 407
   1. Pathologie 407
   2. Allergie und Immunität 412
   3. Pathogenität und Virulenz verschiedener Mycobakterienarten 413
Literatur 414
Namenverzeichnis 431
Sachverzeichnis 455

Experimentelle Invasionen bzw. Erzeugung von Krankheiten durch Metazoen bei Laboratoriumstieren*

Von

Prof. Dr. A. ERHARDT[1], Dr. G. LÄMMLER[2], Dr. E. HINZ[1]
und Dozent Dr. H. THEMANN[3]

Mit 83 Abbildungen

A. Einleitung

Kein Geringerer als HANS HORST MEYER hat bekanntlich die Reihe der „Ergänzungsbände" (I, 1—10) des „Handbuches der experimentellen Pharmakologie" durch seinen programmatischen Aufsatz über „Wesen und Sinn der experimentellen Pharmakologie" eröffnet. In diesem, bereits im Jahre 1934 abgeschlossenen Aufsatz betont der genannte Altmeister der Pharmakologie, daß hierhin schließlich auch im Grunde alle pharmakologischen Versuche über ätiotrope Heilmittel gehörten, sofern deren Wirkungen, außer am erkrankten Tiere selbst, auch an den *Krankheitserregern*, sei es innerhalb des befallenen Tieres, sei es außerhalb in unbelebten Medien, studiert werden, also die „Desinfektion" im weitesten Sinne: *die experimentelle Pharmakologie der großen Darm- und Hautparasiten* so gut wie die der pathogenen Mikroben, der Bakterien und Protozoen. Zur Beherrschung dieses letzteren, noch ganz unbegrenzten Gebietes und seiner fruchtbaren Bearbeitung bedürfe es selbstverständlich der fachmännischen Kenntnis der pathogenen Mikroben selbst, ihrer Lebensweise und der von ihnen verursachten Erkrankungen, mithin einer angemessen vereinten Arbeit des Pharmakologen mit dem Mikrobenforscher und dem Seuchenkenner und Kliniker, endlich aber, sofern es sich um Suchen und Entdecken neuer oder Verbessern bekannter Heilmittel handele, vor allem mit dem Chemiker. In der Tat verdanke die pharmazeutisch-chemische Großindustrie ihre größten bahnbrechenden Erfolge solch planvoller Zusammenarbeit, verdanke ihr die Medizin und Hygiene ihre mächtigen Waffen gegen viele mörderischen, bis dahin fast unangreifbaren Seuchen.

Unter dem Gesichtspunkt der „planvollen Zusammenarbeit" bearbeiteten die einzelnen Autoren jeweils diejenigen Gebiete, auf welchen sie langjährige Spezialerfahrung haben. Die Einleitung zu diesem Artikel, die historische Übersicht und die Beiträge über *Opisthorchis* und *Strongyloides* schrieb der federführende Autor ERHARDT, in dessen Händen auch die sachliche Koordination bzw. Überarbeitung des Gesamtbeitrages lag. Hierbei wurde er sehr unterstützt von seinem Mitarbeiter HINZ. Von LÄMMLER wurde die Einleitung zu den Trematoden und die Übertragung von *Schistosomen, Fasciola, Dicrocoelium, Paragonimus, Hymenolepis, Trichuris* und *Ascariden*, von HINZ und ERHARDT die Einleitung zu den Cestoden und Nematoden sowie die Übertragung von *Oxyuren, Ancylostomen, Taenien* und *Litomosoides* und von THEMANN die *Trichinose* bearbeitet[4].

---

* Herrn Prof. Dr. F. EICHHOLTZ, Heidelberg, zum 75. Geburtstag in Verehrung gewidmet.
[1] Parasitologische Forschungsabteilung der Asta-Werke Aktiengesellschaft, Chem. Fabrik, Brackwede/Westf.
[2] Pharmazeutisch-wissenschaftliche Laboratorien der Farbwerke Hoechst AG.
[3] Institut für Medizinische Physik der Universität Münster/Westf.
[4] An der Sammlung der Literatur war anfangs auch Herr Dr. ROHDE, Kuala Lumpur, beteiligt. Wir danken ihm für seine Hilfe.

Als einer der eben genannten Programmpunkte wird in dem vorliegenden Beitrag die *experimentelle Übertragung von metazoischen Parasiten,* und zwar nur von Eingeweidewürmern („Helminthen"), *auf die üblichen Versuchstiere* abgehandelt.

Den Befall von Wirten mit metazoischen Parasiten bezeichnet man als *Invasion* im Gegensatz zur *Infektion* mit den einzelligen Viren, Bakterien oder Protozoen, die sich im Wirt *vermehren;* denn aus den im Darm oder sonstigen Organen der Wirte abgelegten Eiern oder Larven der genannten mehrzelligen geschlechtsreifen *Metazoen* können in ein und demselben Wirtsindividuum nicht neue geschlechtsreife Parasiten heranwachsen, wenn man von einigen bestimmten Ausnahmen, z. B. *Hymenolepis,* absieht. Allerdings wird die Trennung der eben definierten Begriffe „Invasion" und „Infektion" in praxi meist nicht konsequent durchgeführt, sollte es aber in Zukunft werden.

Auf Wunsch der Herausgeber soll die Darstellung der experimentellen Invasionen so ausführlich sein, daß der Benutzer in der Lage ist, ohne Zuhilfenahme weiterer Literatur die betreffenden Übertragungen an den hierfür in Frage kommenden Laboratoriumstieren (einschließlich an Hunden, Katzen und Affen) durchzuführen. Der Leser soll sich also über die wichtigsten Ausführungsmethoden informieren können, wobei ihm gesagt wird, wie er sich vor Selbst- oder Laboratoriumsinvasionen zu schützen hat. Soweit die Invasionen zu Krankheiten bzw. zum Exitus führen (meist eine quantitative Frage, vgl. z. B. Rattentrichinose), sollen auch die Symptome derselben angeführt werden.

Ferner sollen im Prinzip die *Testierungsmethoden für Wurmmittel* an den mit den entsprechenden Helminthen invadierten (infizierten) Versuchstieren, also die in vivo-Methoden (nicht die üblichen Reagenzglasversuche) besprochen werden. Diese Abschnitte scheinen den Autoren aus dem Grunde besonders wichtig zu sein, weil nach ihrer Überzeugung nur die Testierungsmethoden *in vivo,* wenigstens soweit es sich um adäquate Modellversuche (ERHARDT, 1948) handelt, eine Aussage über die mutmaßliche Wirkung eines neuen Präparates auf die entsprechende Invasion des Menschen gestatten. Ein vom federführenden Autor zunächst beabsichtigtes allgemeines einführendes Kapitel über diese Testierungsmethoden mit den modernen Auffassungen über den chemotherapeutischen Index, über Arzneifestigkeit usw. zu schreiben, ließ sich aus Raummangel leider nicht verwirklichen[1].

Der experimentellen Übertragung von Metazoen auf Laboratoriumstiere sind auf Grund des meist *spezifischen Parasit-Wirts-Verhältnisses* enge Grenzen gesetzt. Dabei ist selbst innerhalb *einer* Art nicht immer Parasit gleich Parasit zu setzen. So stellten z. B. Hsü u. Hsü [Amer. J. trop. Med. *9,* 240 (1960)] fest, daß die 4 verschiedenen geographischen Stämme vom Japanischen Pärchenegel *(Schistosoma japonicum)* deutliche Unterschiede in bezug auf das Vorkommen der Eier in den Eingeweiden infizierter Hamster und Mäuse aufweisen. Diese biologischen Eigentümlichkeiten scheinen parallel zu laufen mit der geographischen Verbreitung. Aus diesen Gründen wird es nötig sein, auf die *Biologie* der in Frage kommenden Parasiten etwas näher einzugehen.

Die abzuhandelnden Helminthen sind, um die den Pharmakologen weniger interessierenden zoologisch-systematischen Fragen etwas schematisch darzustellen, in Tab. 1 aufgeführt worden. Die systematische Anordnung erfolgt dabei nach FAUST (1949).

Die Ausführungen werden durch eine größere Anzahl Abbildungen ergänzt, die zum näheren Verständnis, insbesondere für den Bau und den oft komplizierten Entwicklungsgang der Parasiten, notwendig sind. Denn derartige Abbildungen sagen dem mit der Materie weniger Vertrauten mehr als eine längere Beschreibung

---

[1] Vgl. R. J. SCHNITZER and HAWKING. Experimental Chemotherapy I. New York. London (1963).

mit Worten. Außerdem würde eine ausführliche Darstellung der Morphologie der Parasiten den Rahmen dieses Handbuches überschreiten. Es ist eben dieser Beitrag in erster Linie für den auf diesem Gebiet arbeitenden Pharmakologen geschrieben, um ihm *eine brauchbare Anleitung für experimentelle Invasionen bei Laboratoriumstieren* zu geben. Auf dieses Problem konzentrieren sich in erster Linie alle folgenden Ausführungen.

Tabelle 1. *Geschilderte Invasionen in systematischer Anordnung*

	Kapitel
I. Plattwürmer oder Plathelminthes	
A. Saugwürmer oder Trematodes	C
1. Darmpärchenegel *(Schistosoma mansoni)*	I
2. Blasenpärchenegel *(Schistosoma haematobium)*	I
3. Japanischer Pärchenegel *(Schistosoma japonicum)*	
4. Großer Leberegel *(Fasciola hepatica)*	II
5. Kleiner Leberegel *(Dicrocoelium dendriticum)*	III
6. Katzenleberegel *(Opisthorchis felineus)*	IV
7. Lungenegel *(Paragonimus westermani)*	V
B. Bandwürmer oder Cestodes	D
1. Zwergbandwurm [*Hymenolepis straminea (= nana)*]	I
2. Rattenbandwurm *(Hymenolepis diminuta)*	I
3. Katzenbandwurm *(Hydatigera taeniaeformis)*	II
4. Finne des Katzenbandwurmes *(Strobilocercus fasciolaris)*	II
II. Schlauch- oder Rundwürmer oder Nemathelminthes	
A. Fadenwürmer oder Nematodes	E
1. Trichine *(Trichinella spiralis)*	I
2. Peitschenwurm des Hundes *(Trichuris vulpis)*	II
3. Zwergfadenwurm der Ratte *(Strongyloides ratti)*	III
4. Katzenhakenwurm *(Ancylostoma tubaeforme)*	IV
5. Hundehakenwurm *(Ancylostoma caninum)*	IV
6. Madenwurm des Kaninchens *(Passalurus ambiguus)*	V
7. Afterwurm der Maus *(Syphacia obvelata)*	V
8. Madenwurm der Maus *(Aspiculuris tetraptera)*	V
9. Gemeiner Hundespulwurm *(Toxocara canis)*	VI
10. Katzenspulwurm *(Toxocara cati)*	VI
11. Hundespulwurm *(Toxascaris leonina)*	VI
12. Rattenfilarie *(Litomosoides carinii)*	VII

Wenn auch der Leser, wie erwähnt, in die Lage versetzt werden soll, ohne Zuhilfenahme weiterer Literatur arbeiten zu können, so sind doch die wichtigsten einschlägigen Arbeiten, besonders solche mit einem ausführlichen Literaturverzeichnis, angeführt worden, damit der Benutzer sich selbst über spezielle Fragen leicht orientieren kann. Jedoch beziehen sich diese *speziellen Literaturhinweise* — abgesehen von den Lehr- und Handbüchern — in erster Linie *nur* auf Angaben über die experimentellen Invasionen der Laboratoriumstiere. Im Text zitierte Spezialarbeiten, die in den Lehrbüchern angeführt sind, wurden im allgemeinen nicht in das Literaturverzeichnis der einzelnen Invasion aufgenommen. Das gleiche gilt für Arbeiten, die in zitierten Publikationen mit ausführlichem Literaturverzeichnis enthalten sind. Kurze vorläufige Mitteilungen sind nicht angeführt, wenn der Inhalt der betreffenden Mitteilungen von denselben oder anderen zitierten Autoren in späteren ausführlichen Originalarbeiten erwähnt ist. Wenn ein Autor über dieselbe Invasion mehrere Arbeiten veröffentlicht hat, wurde im allgemeinen nur die zuletzt publizierte angeführt. Zu dieser Regelung sahen wir uns aus Raummangel gezwungen. Über die wichtigsten zoologischen, parasitologischen und klinischen Daten geben untenstehende Lehr- und Handbücher mehr oder weniger erschöpfende Auskunft. Bisher nicht veröffentlichte Erfahrungen der Autoren sind in diesem Beitrag z. T. mitverwertet worden. Schließlich nahmen die Autoren zu einigen zitierten Arbeiten kritisch Stellung bzw. führten gewisse Arbeiten absichtlich nicht an.

Jeder Pharmakologe, der sich mit Helmintheninvasionen zu befassen gedenkt, wird sich natürlich zunächst in den einschlägigen Lehr- und Handbüchern über die wichtigsten Daten näher orientieren müssen. Es lag nicht im Sinne der gestellten Aufgabe, sog. „Lehrbuchweisheit" monographisch darzustellen, sondern eben nur, die *experimentellen Invasionen der Laboratoriumstiere* genau zu schildern. Diese Schilderung war aber nur durchführbar, wenn hierfür Raum gewonnen wurde dadurch, daß allgemeine Angaben über Morphologie, Klinik, Pathologie usw. auf das absolut Notwendige beschränkt wurden. Auch konnte auf allgemeine Untersuchungsmethoden, wie Nachweismethoden von Parasiteneiern usw., die ja mehrfach an anderen Stellen abgehandelt sind, hier nicht näher eingegangen werden.

Wichtigste Lehr- und Handbücher

Die mit einem Stern (*) versehenen Lehrbücher enthalten eine ausführliche Beschreibung der helminthologischen Untersuchungsmethoden.

ACKERT, J. E.: Laboratory Manual of Parasitology. Minneapolis 1937.
ADAMS, A. R. D., and B. G. MAEGRAITH: Clinical Tropical Diseases. 2nd Ed. Oxford 1960.
BACH, F. W., u. J. ZSCHUCKE: Die mikroskopische Diagnostik der wichtigsten Tropenkrankheiten. Leverkusen 1926.
BAER, J. G.: Ecology of Animal Parasites. Urbana I, 11 (1951).
— CH. JOYEUX u. A. SICÉ: Tabulae Parasitorum Intestinorum. Stuttgart 1955.
BALLY, I.: Neuere Aspekte der Anthelminticaforschung. Fortschr. Arzneimittelforsch. **1**, 243 (1959).
BAYER: Kurze mikroskopische und chemische Diagnostik für die tropenärztliche Praxis. Leverkusen 1940.
*— Mikroskopische Diagnostik für die tropenärztliche Praxis. Leverkusen 1954.
BAYLIS, H. A.: A Manual of Helminthology, Medical and Veterinary. London 1929.
*BELDING, D. L.: Textbook of Clinical Parasitology including Laboratory Identification and Technic. 2nd Ed. New York 1952.
— Basic Clinical Parasitology. 2nd Ed. New York 1958.
BENBROOK, E. A., and M. W. SLOSS: Veterinary Clinical Parasitology. Iowa: Ames 1948.
BERGMANN, G. v., W. FREY u. H. SCHWIEGK: Handbuch der inneren Medizin. 1. Bd. Teil 2. Infektionskrankheiten. 4. Aufl. Berlin-Göttingen-Heidelberg: 1952.
BERGSTERMANN, H., H. MENDHEIM, G. SCHEID u. J. SCHMIDT: Die parasitischen Würmer des Menschen in Europa. Stuttgart 1951.
BLACKLOCK, D. B., T. SOUTHWELL and T. H. DAVEY: A Guide to Human Parasitology for Medical Practitioners. 7th Ed. London and Baltimore 1961.
BORCHERT, A.: Lehrbuch der Parasitologie für Tierärzte. 2. Aufl. Leipzig 1958.
BRAND, T. v.: Chemical physiology of endoparasitic animals. New York 1952.
BRAUN, H.: Parasitische Würmer als Krankheitsursachen. Stuttgart 1942.
BRAUN, M., u. O. SEIFERT: Die tierischen Parasiten des Menschen. 1. Teil, M. BRAUN: Naturgeschichte der tierischen Parasiten des Menschen. 6. Aufl. Leipzig 1925. 2. Teil, O. SEIFERT: Klinik und Therapie der tierischen Parasiten des Menschen. 3. Aufl. Leipzig 1926.
BROWN, V. E.: Synopsis of medical parasitology. Milwaukee, Wisconsin 1953.
BRUMPT, E.: Précis de Parasitologie. 6e éd. Paris 1949.
*— M. NEVEU-LEMAIRE u. A. ERHARDT: Praktischer Leitfaden der Parasitologie des Menschen. 2. Aufl. Berlin-Göttingen-Heidelberg 1951.
CABLE, R. M.: An Illustrated Laboratory Manual of Parasitology. Revised. Minneapolis 1947.
CALLOT, J., et J. HELLUY: Parasitologie médicale. Paris 1958.
CAMERON, T. W. M.: The Parasites of Man in Temperate Climates. 2nd. Ed. Toronto 1946.
— Parasitic Diseases of Domestic Animals. 2nd Ed. London 1951.
— Parasites and Parasitism. New York and London 1956.
CASTELLANI, A., and A. J. CHALMERS: A Manual of Tropical Medicine. 3rd Ed. London 1929.
CHANDLER, A. C., and C. P. READ: Introduction to Parasitology with special reference to the Parasites of Man. 10th Ed. New York and London 1961.
CHATTERJEE, K. D.: Human Parasites and Parasitic Diseases. Calcutta 1952.

COHRS, P.: In NIEBERLE, K. u. P. COHRS: Lehrbuch der speziellen pathologischen Anatomie der Haustiere. 3. verb. Aufl. Jena 1949.
CRAIG, C. F., and E. C. FAUST: Clinical Parasitology. 6th Ed. Philadelphia 1957 von FAUST, E. C., P. F. RUSSEL and D. R. LINCICOME.
CRAIG, J. C., and M. E. TATE: Structure-Activity Relationships in Certain Anthelmintics. Fortschr. Arzneimittelforsch. 3, 75—150 (1961).
CULBERTSON, J. T., and C. COWAN: Living Agents of Diseases. New York 1952.
Deutsche Gesellschaft für Parasitologie: 1. Tagung, Hamburg 1962. Kurzreferate in Z. Parasitenkunde 22, 83—110 (1962).
DUBOIS, A., and L. VAN DEN BERGHE: Diseases of the Warm Climates. New York 1948.
ERHARDT, A., u. E. HINZ: Der Wurmträger im Berufsleben. In: Handbuch der gesamten Arbeitsmedizin, 3, 568—598. Berlin-München-Wien 1962.
—, u. E. HINZ: Tropische Wurmkrankheiten. In: Handbuch der Kinderheilkunde. 5, 1043 bis 1072. Berlin-Göttingen-Heidelberg 1963.
*FAUST, E. C.: Human Helminthology. 3rd Ed. Philadelphia 1949.
— P. C. BEAVER and R. C. JUNG: Animal Agents and Vectors of Human Disease. Philadelphia 1961.
FIEBIGER, J.: Die tierischen Parasiten der Haus- und Nutztiere sowie des Menschen. 4. Aufl. Wien 1947.
*GEIGY, R., u. A. HERBIG: Erreger und Überträger tropischer Krankheiten. Acta Tropica, Suppl. 6, Basel 1955.
*GOODWIN, L. G., and R. H. NIMMO-SMITH: Drugs, Parasites and Hosts. London 1962.
*GRADWOHL, R. B. H., and P. KOURI: Clinical Laboratory Methods and Diagnosis. III. Parasitology and Tropical Medicine. 4th Ed. St. Louis 1948.
— L. B. SOTO and O. FELSENFELD: Clinical Tropical Medicine. St. Louis 1951.
GRUMBACH, A., u. W. KIKUTH: Die Infektionskrankheiten des Menschen und ihre Erreger. Stuttgart 1958.
GUNDEL, M.: Die ansteckenden Krankheiten. 4. Aufl. Stuttgart 1950.
HACKETT, C. J., J. J. C. BUCKLEY and F. MURGATROYD: Manual of Medical Helminthology. London 1954.
HAGEMANN, E., u. G. SCHMIDT: Ratte und Maus. Berlin 1960.
HARANT, H.: Parasitologie médicale. Paris 1939.
HÖRING, F. O.: Exotische Krankheiten und Krankheitsverläufe. Stuttgart 1950.
HULL, T. G.: Diseases Transmitted from Animals to Man. 3rd Ed. Springfield I. 11. 1947.
HUNTER, G. W., W. W. FRYE and J. C. SWARTZWELDER: A Manual of Tropical Medicine. 3rd Ed. Philadelphia and London 1960.
JARRY, D.: Parasitologie humaine. Paris 1961.
*JIROVEC, O.: Parasitologie für Ärzte. Jena 1960.
JOYEUX, CH., et A. SICÉ: Précis de Médecine des Pays chauds. 4e éd. Paris. 1950.
KEMKES, B.: Leitfaden der medizinischen Mikrobiologie und Parasitologie. Berlin 1948.
KOEGEL, A.: Die wichtigsten gesundheitsschädlichen Würmer der landwirtschaftlichen Nutztiere in Deutschland. Stuttgart 1925.
— Nutztierparasitologie für Tierärzte, Landwirte und Nutztierhalter. 1. Band. Stuttgart 1950.
— Zoonosen (Anthropozoonosen). München u. Basel 1951.
KOLLE, W., u. H. HETSCH: Experimentelle Bakteriologie und Infektionskrankheiten. 10. und 11. Aufl. Berlin, Wien 1952.
— R. KRAUS, u. P. UHLENHUTH: Handbuch der pathogenen Mikroorganismen. 3. Aufl. 6. Bd. 2. Teil. Jena, Berlin u. Wien 1929.
KOTLAN, A.: Helminthologie. Budapest 1960.
KREIS, H. A.: Kompendium der parasitischen Würmer. Basel 1947.
*LACHENSCHMID, B.: Praktikum der tierärztlichen Schlachtvieh- und Fleischbeschau. 4. Aufl. Stuttgart 1952.
LANGERON, M.: Précis de Microscopie. 7e éd. Paris 1949.
— et M. RONDEAU DU NOYER: Coprologie microscopique. 2e éd. Paris 1930.
LAPAGE, G.: Veterinary Parasitology. Edinburgh u. London 1956.
— Mönnig's Veterinary Helminthology and Entomology. 4th Ed. London 1956.
— Parasitic Animals. 2nd Ed. Cambridge 1958.
LEUCKART, R.: Die Parasiten des Menschen und die von ihnen herrührenden Krankheiten. Leipzig 1879/86.
MACFARLANE, L. R. S.: A Short Synopsis of Human Protozoology and Helminthology. Baltimore 1960.
MACKIE, T. T., G. W. HUNTER and C. B. WORTH: A Manual of Tropical Medicine. Philadelphia, London. 2nd Ed. 1954.
MANSON-BAHR, PH.: Synopsis of Tropical Medicine. 3rd Ed. London 1957.
— Manson's Tropical Diseases. 15th Ed. London 1960.

MANTER, H.: A Laboratory Manual in Animal Parasitology, with Special Reference to the Animal Parasites of Man. Revised. Minneapolis 1950.
MARKELL, E. K., and M. VOGE: Diagnostic Medical Parasitology. Philadelphia and London 1958.
MARTINI, E.: Seuchen im Menschen. Stuttgart 1959.
MAYER, M.: Exotische Krankheiten. 2. Aufl. Berlin 1929.
MENDHEIM, H.: Tierische Parasiten und parasitäre Krankheiten. In: COHRS, P., R. JAFFÉ u. H. MEESSEN, Pathologie der Laboratoriumstiere. 2. Bd., 149. Berlin-Göttingen-Heidelberg 1958.
MENSE, C.: Handbuch der Tropenkrankheiten. 3. Aufl. Leipzig 1924—1930.
MÖNNIG, H. C.: Veterinary Helminthology and Entomology. 3rd Ed. London 1950.
MOST, H.: (Editor). Parasitic Infections in Man. New York 1951.
NAUCK, E. G.: Lehrbuch der Tropenkrankheiten. 2. Aufl. Stuttgart 1962.
NAUSS, R. W.: Medical Parasitology and Zoology. New York 1944.
NEUMANN, R. O., u. M. MAYER: Atlas und Lehrbuch wichtiger tierischer Parasiten und Überträger mit besonderer Berücksichtigung der Tropenpathologie. München 1914.
NEVEU-LEMAIRE, M.: Traité d'Helminthologie médicale et vétérinaire. Paris 1936.
— Précis de Parasitologie vétérinaire. 3e éd. Paris 1952.
— N. N. (RODENWALDT u. Mitarb.): Der Arzt in warmen Ländern. Berlin 1944.
NOBLE, E. R., and G. A. NOBLE: Parasitology. The Biology of Animal Parasites. Philadelphia and London 1961.
—, and G. A. NOBLE: Animal Parasitology. Laboratory Manual. Philadelphia 1962.
OELKERS, H. A.: Pharmakologische Grundlagen der Behandlung von Wurmkrankheiten. 3. Aufl. Leipzig 1950.
— Die Chemotherapie der Wurmkrankheiten. Fortschr. Arzneimittelforsch. 1, 159 (1959).
PESSÔA, S. B.: Parasitologia Médica. 3. Ed. Rio de Janeiro 1951.
PFLUGFELDER, O.: Zooparasiten und die Reaktionen ihrer Wirtstiere. Jena 1950.
*PIEKARSKI, G.: Lehrbuch der Parasitologie. Berlin-Göttingen-Heidelberg 1954.
— Medizinische Parasitologie in Tafeln. Leverkusen 1962.
*REICHENOW, E., H. VOGEL u. F. WEYER: Leitfaden zur Untersuchung der tierischen Parasiten des Menschen und der Haustiere. 3. Aufl. Leipzig 1952.
REYNES, V.: Précis d'Épidémiologie et Prophylaxie des grandes Endémies tropicales. 3e éd. Paris 1955.
RILEY, W. A.: Introduction to the Study of Animal Parasites and Parasitism. 6th Ed. Minneapolis 1952.
RODENWALDT, E., u. R. E. BADER: Lehrbuch der Hygiene. Berlin-Göttingen-Heidelberg 1951.
—, u. H. JUSATZ: Welt-Seuchen-Atlas. World-Atlas of Epidemic Diseases. I—III. Hamburg 1952—1961.
ROGERS, W. P.: The Nature of Parasitism: The Relationship of Some Metazoan Parasites to Their Hosts. Theor. & Exper. Biol. Vol. 2. London and New York 1962.
RUGE, R., P. MÜHLENS u. M. ZUR VERTH: Krankheiten und Hygiene der warmen Länder. 5. Aufl. von P. MÜHLENS, E. NAUCK, H. VOGEL u. H. RUGE. Leipzig 1942.
SAWITZ, W. G.: Medical Parasitology for Medical Students and Practicing Physicians. 2nd Ed. New York and London 1956.
SCHMID, F., u. E. HIERONYMI: Die parasitären Krankheiten der Haustiere. 6. Aufl. Berlin u. Hamburg 1955.
SCHUBERT, R., u. H. FISCHER: Klinik parasitärer Erkrankungen. Darmstadt 1959.
SHATTUCK, G. C.: Diseases of the Tropics. New York 1951.
*SIMMONS, J. ST., and C. J. GENTZKOW: Laboratory Methods of the U.S. Army. 5th Ed. Philadelphia 1946.
SMYTH, J. D.: Introduction to Animal Parasitology. London 1962.
SPENCER, F. M., and L. MONROE: Coleur Atlas of intestinal Parasites. 1960.
SPREHN, C.: Lehrbuch der Helminthologie. Berlin 1932.
STEMPELL, W.: Die tierischen Parasiten des Menschen. Jena 1938.
STOLL, N. R.: This wormy world. J. Parasitol. 33, 1 (1947).
STRITT, F. R., P. W. CLOUTH and S. E. BRANHAM: Practical Bacteriology, Hematology and Parasitology. 10th Ed. Philadelphia 1948.
STRONG, R. P.: Stitt's Diagnosis, Prevention and Treatment of Tropical Diseases. 6th Ed., 2 vols. Philadelphia 1944.
*SWELLENGREBEL, N. H., and M. M. STERMAN: Animal Parasites in Man. Princeton, New Jersey, Toronto, London, New York 1961.
SZIDAT, L., u. R. WIGAND: Leitfaden der einheimischen Wurmkrankheiten des Menschen. Leipzig 1934.
VANBREUSEGHEM, R.: Parasitologie tropicale. 2e éd. Brüssel-Paris 1959.
VOGEL, H.: Grundriß der Tropenkrankheiten. Stuttgart 1947.
—, u. W. MINNING: Wurmkrankheiten. In: Handbuch der Inneren Medizin. 1. Bd. 2. Teil, 783, 4. Aufl. Berlin-Göttingen-Heidelberg 1952.

Vogel, H. u. W. Minning: Wurmkrankheiten. In: Grumbach, A., u. W. Kikuth: Die Infektionskrankheiten des Menschen und ihre Erreger. Bd. 2, 1540. Stuttgart 1958.
Wassilkowa, S. G.: Die wichtigsten Helminthosen des Menschen und ihre Bekämpfung. Jena 1955. Enthält ein Verzeichnis der wichtigsten russischen Literatur.
Watson, J. M.: Medical Helminthology. London 1960.
Wigand, R.: Therapie der Infektion des Menschen durch Würmer in Mitteleuropa. 3. Aufl. Leipzig 1953.
*—, u. O. Mattes: Helminthen und Helminthiasen des Menschen. Jena 1958.
Yorke, W., and P. A. Maplestone: The Nematode Parasites of Vertebrates. London 1926. Reprint New York 1962.
Zeiss, H.: Seuchenatlas. Lfg. 1—8. Gotha 1942/44.
Zeliff, C. C.: Manual of Medical Parasitology, with Techniques for Laboratory Diagnosis and Notes on Related Animal Parasites. 2nd. Ed. State College, Pa. 1948.

B. Kurze historische Übersicht

Experimentelle Invasionen wurden zunächst zur Aufklärung des Entwicklungsganges des jeweiligen Parasiten durchgeführt. Naturgemäß standen dabei solche Parasiten im Vordergrund, die für die Human- und Veterinärmedizin von besonderem Interesse waren. Diese Ära begann in der Mitte des 19. Jahrhunderts und hat heute praktisch ihren Abschluß erreicht.

Die ersten *chemotherapeutischen* Untersuchungen an wurminvadierten Laboratoriumstieren wurden in der 2. Hälfte des 19. Jahrhunderts durchgeführt. Allerdings wurden hierzu *natürlich* invadierte Katzen gebraucht. So führten derartige Untersuchungen an der Bandwurminvasion *(Hydatigera taeniaeformis)* der Katze bereits Carlblom im Jahre 1866 und Rulle im Jahre 1867 im Dorpater Pharmakologischen Institut von Buchheim, dem Begründer der Pharmakologie, durch. Es folgten im Jahre 1883 Untersuchungen an der Spulwurminvasion *(Toxocara cati)* der Katze von Neumann im Dorpater Pharmazeutischen Institut von Dragendorff. Diese Dorpater Untersuchungen blieben weitgehend unbekannt bzw. gerieten vollständig in Vergessenheit, bis sie von Eichholtz und Erhardt im Jahre 1942 wieder „ausgegraben" wurden.

Der durch die 3 zuerst genannten Autoren inaugurierte, erfolgversprechende und rationelle Weg der Testierung von Wurmmitteln wurde dann längere Zeit hindurch nicht weiter beschritten, nämlich bis zum Jahre 1921. In diesem Jahre erfolgte die Entdeckung des amerikanischen Zoologen Hall, daß der Tetrachlorkohlenstoff ein Specificum gegen die Ancylostomiasis des Hundes darstellt, und bald darauf zeigte sich, daß der Tetrachlorkohlenstoff auch ein spezifisches Mittel gegen die Hakenwurmkrankheit des Menschen ist, wenn auch die Verträglichkeit zu wünschen übrig ließ.

Erst von dieser Zeit an beginnt der Modellversuch am wurminvadierten Versuchstier wieder in den Vordergrund zu treten. So machte im Jahre 1924 Fülleborn die Feststellung, daß der Abtreibungsversuch nie ersetzt werden könne; man kommt wegen der Spezifität des Wurmmittel freilich nicht darum herum, mit allen Wurmarten zu experimentieren. Letzteres ist allerdings nicht immer so einfach, und zur Würdigung der praktischen Schwierigkeiten, die sich aus der Beschaffung geeigneter natürlich oder experimentell invadierbarer Versuchstiere ergeben, sei erwähnt, daß Fülleborn hervorhebt, daß wir „für manche Wurmarten, z. B. Oxyuren, überhaupt kaum praktisch brauchbare Laboratoriumstiere besitzen". Daß sich die Oxyuriasis des Kaninchens für derartige Untersuchungen dennoch eignet, wurde erst sehr viel später (1941) von Erhardt und Gieser nachgewiesen.

Trotz dieser biologischen Schwierigkeiten, die durch die Anpassung der einzelnen Helminthenarten an ihre spezifischen Wirte bedingt sind, wurde die Forderung von Fülleborn (1924) in den folgenden Jahrzehnten weitgehend verwirklicht. Bei der Ausarbeitung dieser Methoden erwarben sich zunächst besonders amerikanische Forscher Verdienste. Erst diese Arbeiten, über die Erhardt (1948) eine Übersicht gab, bilden den Ausgangspunkt für systematische Untersuchungen über die experimentelle Übertragung von Metazoen auf Laboratoriumstiere, die in dem folgenden Kapitel in extenso geschildert werden.

Da bei den von Helminthen befallenen Wirten Immunität bzw. Praemunition auftreten kann (vgl. Vogel, 1949; Wetzel, 1952; Piekarski, 1954; Boch, 1956a, b), so empfiehlt es sich, die experimentellen Invasionen an möglichst jungen Versuchstieren vorzunehmen. Ein großer Vorzug der experimentellen Invasionen gegenüber den natürlichen besteht weiter darin, daß man das Alter der Invasion genau kennt, denn das Alter der Invasion kann bei chemotherapeutischen Untersuchungen eine große Rolle spielen.

Spezielle Literaturangaben

Boch, J.: Der Einfluß des Alters auf die Verwurmung von Hunden, Katzen und Füchsen. Z. Parasitenk. **17**, 349 (1956a).
— Zur Frage der Resistenz und Immunität der Wiederkäuer gegenüber parasitischen Würmern. Zbl. Vet.-Med. **3**, 402 (1956b).

Brock, N., u. B. Schneider: Pharmakologische Charakterisierung von Arzneimitteln mit Hilfe des Therapeutischen Index. Arzneimittel-Forsch. 11, 1 (1961).
— —, W. H. Wagner u. W. Schulz: Zur Fehlerbestimmung des Therapeutischen Index. Arzneimittelforsch. 11, 912—913 (1961).
Erhardt, A.: Die chemotherapeutische Prüfung von Wurmmitteln. Pharmazie 3, 49 (1948).
Lamson, P. D., and C. B. Ward: The Chemotherapy of helminth infestations. J. Parasit. 18, 173 (1932).
Vogel, H.: Immunologie der Helminthiasen. Zbl. Bakt. I. Abt. Orig. 154, 118 (1949).
Wetzel, R.: Helminthen und Immunität. Zbl. Bakt. I. Abt. Orig. 158, 199 (1952).

C. Saugwürmer (Trematodes)

Die hier abgehandelten Trematoden (Saugwürmer) sind meist blattförmige, seltener walzenförmige Würmer, die als Geschlechtstiere ausschließlich parasitisch leben und sowohl den Menschen als auch einige domestizierte und wild lebende Säugetiere befallen können. Sie sind mit wenigen Ausnahmen Zwitter. Nur in der Familie der *Schistosomatidae* liegt vollkommene Geschlechtstrennung und ausgeprägter Geschlechtsdimorphismus vor.

Wegen der außerordentlichen Mannigfaltigkeit im Bau sind die einzelnen Arten gesondert besprochen. Die Entwicklung der sog. digenen Trematoden läßt sich aber in ein einheitliches Grundschema einfügen.

Der erwachsene Saugwurm legt als Vermehrungsprodukte Eier ab, aus welchen in der Außenwelt oder auch erst im Darm der 1. Zwischenwirte [Mollusken, bei den hier behandelten Arten stets Schnecken *(Gastropoda)*] die Miracidien (Wimperlarven) schlüpfen. Diese dringen in die 1. Zwischenwirte ein bzw. durchdringen dann die Darmwand und entwickeln sich im Bereich der Mitteldarmdrüse zu Sporocysten (Keimschläuchen), aus denen auf eingeschlechtlichem Wege Tochtersporocysten oder auch Rediengenerationen hervorgehen. Die Redien (Stablarven) erzeugen schließlich Cercarien (Schwanzlarven), die dann bei einigen Trematodenarten aktiv in den Endwirt eindringen, bei anderen dagegen vom Endwirt als encystierte Metacercarien aufgenommen werden und zur Invasion führen.

Besondere Schwierigkeiten bei der experimentellen Bearbeitung bereiten vor allem diejenigen Trematodenarten, die in ihrem Entwicklungskreislauf noch einen Hilfs- oder Transportwirt (2. Zwischenwirt) haben. In diesen Transportwirten entwickeln sich erst die invasionstüchtigen Metacercarien. Bei dieser Entwicklungsweise der digenen Trematoden ist daher die direkte Übertragung von Endwirt zu Endwirt sowie die Auto- und Reinvasion ausgeschlossen.

Von den hier behandelten Trematoden sind es nur wenige Arten, die in größerem Maße für experimentell-pharmakologische, immunbiologische und chemotherapeutische Untersuchungen herangezogen werden.

I. Pärchenegel (Schistosomatidae)

a) Verbreitung und Bedeutung

Die Erreger der Bilharziose oder Schistosomiasis gehören zu den medizinisch wichtigsten Trematoden. Eine kurze, aber gute Übersicht über die Schistosomiasis hat kürzlich Idris (1961) gegeben. Die 3 Haupterreger menschlicher Invasionen sind:

Schistosoma (= Bilharzia) mansoni Sambon 1907,
Schistosoma (= Bilharzia) haematobium (Bilharz 1852),
Schistosoma (= Bilharzia) japonicum Katsurada 1904.

Die Verbreitungsgebiete der Bilharziose liegen etwa zwischen dem 40. Grad nördlicher und dem 40. Grad südlicher Breite. *Schistosoma haematobium* tritt verstreut in Nordafrika, stärker im Bereich des Niltals und im Sudan sowie in West-, Zentral- und Südafrika auf. Außerhalb dieses Kontinents kommt diese Art noch in Madagaskar, im Stromgebiet des Euphrat und Tigris, in kleinen Herden in Palästina und in Südportugal vor. In Afrika finden sich häufig *Schistosoma haematobium* und *Schistosoma mansoni* nebeneinander, während in Südamerika ausschließlich *Schistosoma mansoni* vorkommt. *Schistosoma japonicum* ist auf Ostasien beschränkt. Seine Hauptverbreitungsgebiete liegen in Mittelchina; kleinere Herde finden sich in Südchina, Japan, Formosa, den Philippinen und Celebes. Die neuesten kartographischen Darstellungen der *Schistosoma*-Arten finden sich im Weltseuchenatlas Teil III, und zwar von DAWOODS u. GISMANN (1959), JANSEN (1959), ERHARDT (1961) und im W.H.O. Chronicle (1959).

Die große Verbreitung der Bilharziose des Menschen in den warmen Ländern und die durch sie verursachten ernsten Gesundheitsstörungen und Todesfälle gaben schon vor vielen Jahren Veranlassung, mit den Erregern dieser Erkrankung experimentell pharmakologische, biochemische, immunologische und chemotherapeutische Untersuchungen durchzuführen. Die Voraussetzungen für einen großen Teil derartiger Untersuchungen sind aber experimentelle Invasionen bei Laboratoriumstieren und damit zusammenhängend die Zucht, Haltung und Infektion der entsprechenden Zwischenwirte.

b) Morphologie

Die menschenpathogenen *Schistosoma*-Arten sind einander morphologisch sehr ähnlich. Es kann daher in diesem Zusammenhang auf eine detaillierte Beschreibung der morphologischen Unterscheidungsmerkmale verzichtet werden. Die Schistosomen sind im Gegensatz zu den anderen Trematoden des Menschen getrenntgeschlechtlich mit einem ausgeprägten Sexualdimorphismus (Abb. 1 u. 2).

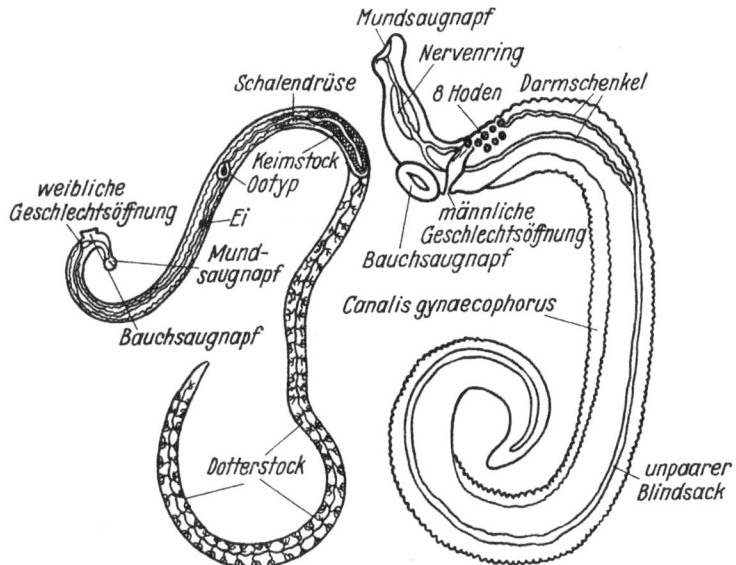

Abb. 1. *Schistosoma mansoni*. a Weibchen, b Männchen (22 ×). Nach MANSON-BAHR u. FAIRLEY; aus BRUMPT, NEVEU-LEMAIRE u. ERHARDT, 1951

Ihr Sitz ist in den Blutgefäßen. Die Geschlechter leben paarweise vereinigt. Das blattartig gebaute, relativ dicke, muskelkräftige Männchen vermag die Seitenränder des hinter dem Bauchsaugnapf gelegenen Körperteiles ventralwärts zu einer Röhre, dem Canalis gynaecophorus, zusammenzulegen und das nematodenartig schlanke Weibchen einzuschließen. Nur im Canalis gynaecophorus des Männchens entwickelt sich das Weibchen zur vollen Größe und Geschlechtsreife. Die ganze Cuticula ist bei *Schistosoma haematobium* und bei *Schistosoma mansoni* mit feinen Warzen und Dornen besetzt, bei *Schistosoma japonicum* dagegen glatt. Ein weiteres Unterscheidungsmerkmal bietet der Uterus, der relativ kurz ist und geradlinig bis zum Genitalporus verläuft; er enthält bei *Schistosoma mansoni* stets nur 1 reifes Ei, bei den anderen beiden Arten dagegen mehrere (15—20) Eier. Auch die Zahl der Hodenbläschen wechselt mit der Wurmart. Für die einzelnen *Schistosoma*-Arten ergeben sich folgende Körperlängen: *Schistosoma haematobium* ♂ 7—12 mm, ♀ 10—16 mm; *Schistosoma mansoni* ♂ 6—10 mm, ♀ 7—12 mm;

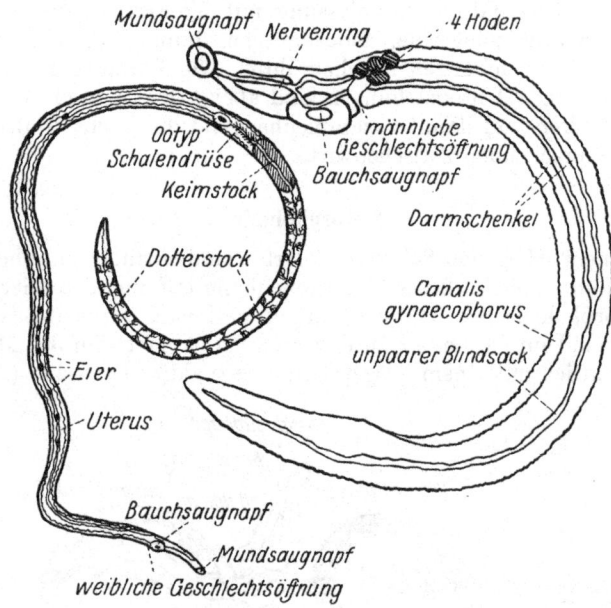

Abb. 2. *Schistosoma haematobium*. Links Weibchen, rechts Männchen (22 ×). Nach MANSON-BAHR u. FAIRLEY; aus BRUMPT, NEVEU-LEMAIRE u. ERHARDT, 1951

Schistosoma japonicum ♂ 7—13 mm, ♀ 10—16 mm. Ein charakteristisches Unterscheidungsmerkmal der einzelnen *Schistosoma*-Arten ist die Gestalt der in die Blutgefäße abgelegten Eier (Abb. 3); Lage und Ausbildung eines Stachels (Seitenstachel oder Endstachel) ist artspezifisch. Die mit dem Stuhl oder Urin ausgeschiedenen „Eier" enthalten bereits ein lebhaft bewegliches Miracidium (Wimperlarve).

c) Entwicklung

Die abgelegten Eier müssen zur Weiterentwicklung in Süßwasser gelangen. Hier schlüpfen die Miracidien und dringen in bestimmte Süßwasserschnecken ein. In diesen entwickeln sich Sporocysten und Tochtersporocysten. Letztere erzeugen Cercarien, die in das Wasser ausschwärmen und percutan in den Endwirt eindringen. Die Entwicklung innerhalb des Endwirtes, vom Eindringen der Cercarien in die Haut bis zur Ansiedlung der geschlechtsreifen Würmer von *Schistosoma mansoni* und *Schistosoma japonicum* in der Pfortader und in den Mesenterialvenen, war Gegenstand eingehender Untersuchungen von FAUST u. MELENEY (1924, zit. bei CRAIG u. FAUST, 1957) und FAUST, JONES u. HOFFMAN (1934, zit. bei VOGEL u. MINNING, 1952). Mit den Ergebnissen dieser Autoren konnte die letzte noch bestehende Lücke im Kreislauf der Schistosomen geschlossen werden (Abb. 4).

1. Zwischenwirte; Züchtung und Haltung im Laboratorium

Die Entwicklung der Schistosomen ist an das Vorkommen ganz bestimmter Schneckenarten, die als Zwischenwirte dienen, gebunden. Für jede *Schistosoma*-Art sind mehrere Schneckenarten als Zwischenwirte ermittelt worden.

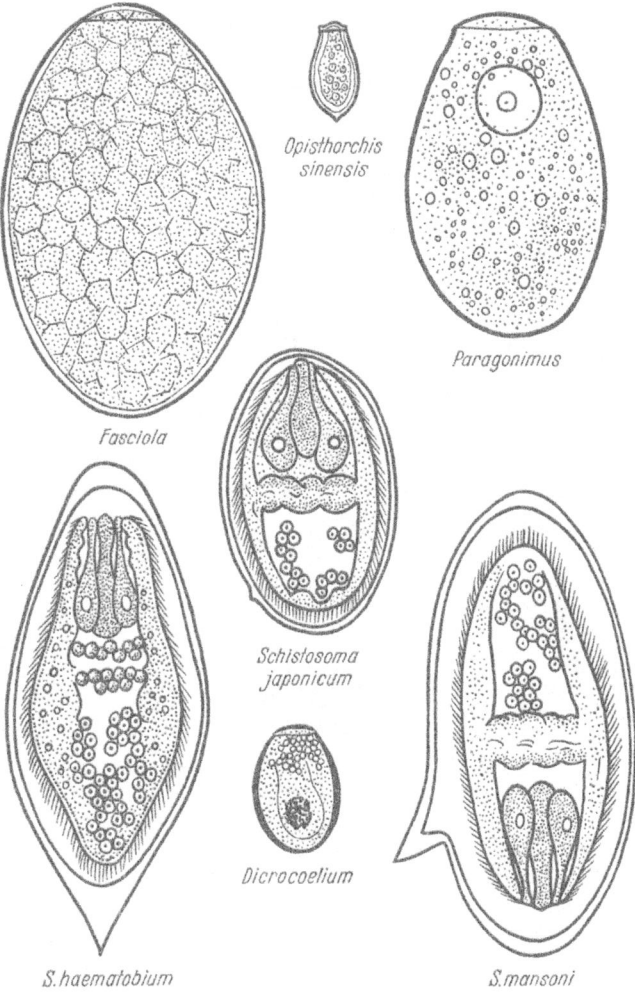

Abb. 3. Eier der wichtigsten im Menschen parasitierenden Trematoden (550 ×). Nach BRUMPT, NEVEU-LEMAIRE u. ERHARDT, 1951

Die Zwischenwirte der *Haematobium-Mansoni*-Gruppe sind systematisch und biologisch so verschieden von den *Schistosoma japonicum*-Zwischenwirten, daß eine getrennte Besprechung notwendig ist.

Schistosoma haematobium und *Schistosoma mansoni* haben süßwasserbewohnende Lungenschnecken *(Pulmonata)* als Zwischenwirte, die, von einer Ausnahme abgesehen, alle zur Familie *Planorbidae* gehören. Die Artbestimmung ist äußerst schwierig und meist nur unter Berücksichtigung der anatomischen Merkmale möglich. Eine Anleitung zum Studium der anatomischen Verhältnisse findet sich bei WRIGHT (1957). Jedoch empfiehlt es sich für den Pharmakologen in jedem Fall, die Bestimmung der in Frage kommenden Schneckenarten durch einen Spezialisten vornehmen zu lassen. Eine neuere systematische Durcharbeitung

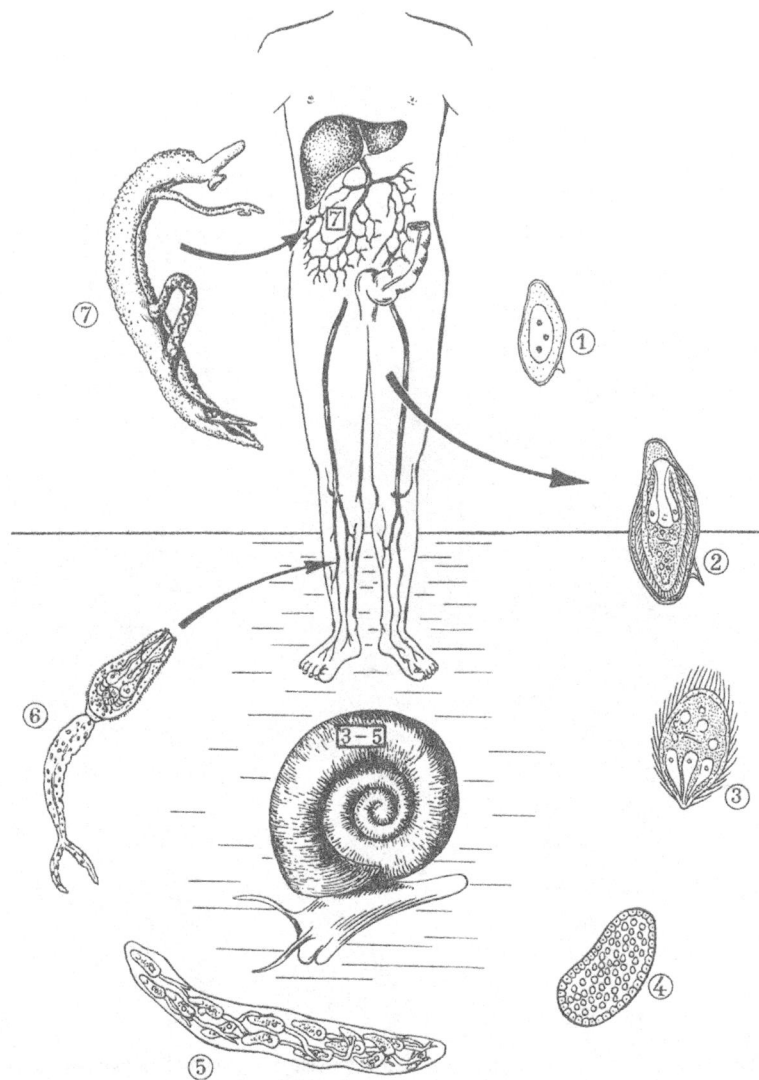

Abb. 4. *Schistosoma mansoni*. Schematische Darstellung des Entwicklungskreislaufes zwischen Schnecke (Zwischenwirt mit den Stadien 3—5) und Mensch [Endwirt, in den die Cercarie (*6*) percutan eindringt]. *1* Frisch abgelegtes Ei aus einer Vene; *2* ausgeschiedenes Ei mit Miracidium; *3* Miracidium; *4* junge Muttersporocyste mit Keimballen; *5* ältere Tochtersporocyste mit Cercarien; *6* Cercarie; *7* geschlechtsreife Pärchenegel. (Vergrößerung unterschiedlich). Nach PIEKARSKI, 1954

dieser Schneckengruppe wurde von HUBENDICK (1955) vorgenommen, und MANDAHL-BARTH (1957) hat die große Zahl der aus Afrika beschriebenen Arten einer kritischen Prüfung unterzogen, wobei sich zahlreiche Artbezeichnungen als Synonyma herausstellten.

Die wichtigsten Zwischenwirte für *Schistosoma mansoni* sind:

Biomphalaria alexandrina (EHRENBERG) (= *boissyi*, POTIEZ u. MICHAUD):	in Ägypten (Abb. 5)
Biomphalaria pfeifferi (KRAUSS):	in Zentral- und Südafrika
Australorbis glabratus (SAY) (= *guadaloupensis*, SOWERBY):	in Südamerika (Venezuela, Brasilien, Puerto Rico)
Tropicorbis centimetralis (LUTZ):	in Südamerika (Brasilien).

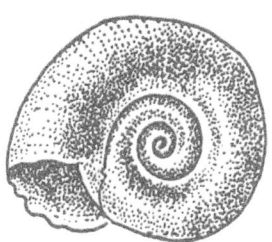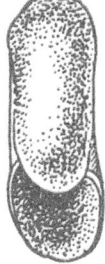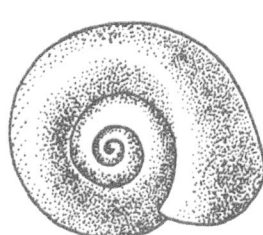

Abb. 5. *Biomphalaria boissyi* (2,5 ×). Zwischenwirt von *Schistosoma mansoni* in Ägypten. Nach BRUMPT, NEVEU-LEMAIRE u. ERHARDT, 1951

Eine in den südlichen Staaten der USA beheimatete Schnecke *Tropicorbis havanensis* erwies sich als bedingt empfänglich für die Invasion (CRAM, JONES u. WRIGHT, 1945). *Planorbis dufourii* aus Portugal ließ sich experimentell invadieren, während die auch bei uns vorkommende Art *Planorbis corneus* (aus Brüssel) sich als resistent erwies (SCHWETZ, BAUMANN u. FORT, 1955).

Die wichtigsten Zwischenwirte für *Schistosoma haematobium* sind:

Bulinus truncatus (AUDOUIN):	in Ägypten, Nordafrika u. im Mittleren Osten (Abb. 6)
Physopsis africana (KRAUSS):	in Afrika südlich der Sahara
Physopsis globosa (MORELET):	in Afrika südlich der Sahara
Bulinus liratus (TRISTRAM):	auf Madagaskar
Bulinus forskalii (EHRENBERG):	in Ägypten und Afrika südlich der Sahara

In Portugal wurde die Tellerschnecke *Planorbis dufourii* (GRAELLS) (= *mitidjensis* FORBES) als Zwischenwirt festgestellt (BETTENCOURT u. BORGES, 1922) und in einem endemischen Gebiet Indiens die Schnecke *Ferrisia tenuis* (BOURG), die systematisch zu einer ganz anderen Familie *(Ancylidae)* gehört (GADGIL u. SHAH, 1956).

Die Gehäuse der *Bulinus*- und *Physopsis*-Arten sind eiförmig und linksgewunden mit stumpfkonischem Gewinde. Sie ähneln den Gehäusen unserer *Physa*-Arten. Die Zwischenwirte von *Schistosoma mansoni (Biomphalaria, Australorbis, Tropicorbis)* haben dagegen scheibenförmig aufgewundene Gehäuse und ähneln unseren Teller- oder Posthornschnecken.

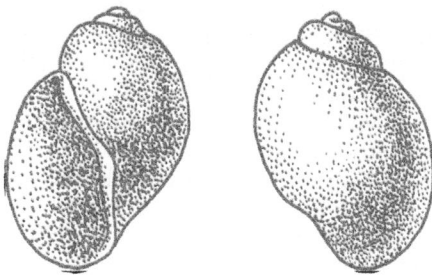

Abb. 6. *Bulinus truncatus*. Zwischenwirt von *Schistosoma haematobium* in Nordafrika (4 ×). Nach BRUMPT, NEVEU-LEMAIRE u. ERHARDT, 1951

Die genannten Schnecken sind vorwiegend tropische Arten, die in ihren Verbreitungsgebieten recht häufig sind und überall dort angetroffen werden, wo die notwendigen Lebensbedingungen vorherrschen. Ein allgemeiner Überblick über die Ökologie der Zwischenwirtschnecken findet sich in der Veröffentlichung der World Health Organization (1957). Als Wohnplätze bevorzugen diese Schnecken pflanzenreiche, stehende oder nicht zu rasch fließende Gewässer und finden sich in Tümpeln, Bächen oder Gräben, aber auch im Uferbereich von Flüssen (auch im Nil) und Seen. In Ägypten besiedeln sie mit Vorliebe die ausgedehnten Bewässerungsanlagen. Die Lebensgewohnheiten der *Biomphalaria*- und *Bulinus (Physopsis)*-Arten sind sehr verschieden, jedoch sind die ersteren gegen Umwelteinflüsse im allgemeinen weniger empfindlich.

Die Haltung und Zucht der Zwischenwirtschnecken unter Laboratoriumsbedingungen macht keine besonderen Schwierigkeiten, Voraussetzung dafür ist aber die Schaffung der notwendigen Lebensbedingungen. Nur frisch gefangene Schnecken lassen sich oft schwer eingewöhnen, da sie häufig an bestimmtes Wasser und Futter gewöhnt sind und die Umstellung nicht vertragen. Für den Pharmakologen ist es am einfachsten, die in Frage kommenden Schnecken vom Hamburger Tropeninstitut oder von den Parasitologischen Instituten der Pharmazeutischen Großindustrie zu beziehen.

Als *Zuchtgefäße* eignen sich Vollglasaquarien von 10—20 l Fassungsvermögen, die oben mit einer Glasscheibe abgedeckt werden. Bei Verwendung von Gestellaquarien achte man darauf, daß das Wasser mit keinen Metallteilen in Berührung kommt, da einzelne Schneckenarten dagegen sehr empfindlich sind. Zur Haltung kleinerer infizierter Schneckengruppen lassen sich auch Gläser von 3—5 l Inhalt verwenden. Der Boden der Aquarien wird mit einer 3—5 cm hohen Schicht aus gewaschenem Sand in der Weise bedeckt, daß nach der einen Kante ein Gefälle entsteht, wo sich die Abfälle ansammeln können. Zur *Bepflanzung* nehme man Pflanzen, welche eine höhere Temperatur vertragen, wie *Vallisneria, Sagittaria, Ludwigia, Elodea* oder *Myriophyllum*, die man durch Aquarienhandlungen beziehen kann. Eine künstliche *Belüftung* ist, insbesondere bei stärkerem Besatz mit Schnecken, unbedingt zu empfehlen. Besondere Sorgfalt ist bei der Wahl des Wassers unerläßlich, da die Schnecken gerade in dieser Hinsicht sehr empfindlich sind. Leitungswasser ist häufig ungeeignet, während ein nicht zu hartes Quellwasser den Anforderungen im allgemeinen genügt. Von größter Wichtigkeit für das Wachstum und die Vermehrung der Schnecken ist eine *gleichbleibende Temperatur* von 26—28° C und *ausreichende Beleuchtung* der Aquarien, wobei direkte Sonnenbestrahlung nur mit größter Vorsicht zu verwenden ist. Man kann sich auch sehr gut mit Leuchtröhren behelfen, die in 20—30 cm Abstand über den Aquarien angebracht werden. Eine ausreichende Beleuchtung ist Voraussetzung für das Gedeihen der Wasserpflanzen und für das Wachsen von Algen, die den Schnecken als Nahrung dienen. Bei zu starker Lichtintensität bilden sich aber leicht Blaualgen, die im Aquarium höchst unerwünscht sind, denn sie überziehen nicht nur die Glaswände, sondern auch die Pflanzen und Eigelege und bringen sie zum Absterben. Auch ein zu hartes Wasser fördert den Blaualgenwuchs. Man muß die Blaualgen schon bei ihrem ersten Auftreten energisch bekämpfen durch Abdunkeln der Aquarien und teilweisen Wasserwechsel, da die befallenen Becken sonst in kurzer Zeit für die Schneckenhaltung unbrauchbar werden.

Da die Schnecken Dauerfresser sind, muß stets für ausreichende Nahrung gesorgt werden. Für zusätzliche *Fütterung* eignen sich grüne oder getrocknete Salatblätter oder verschiedene Sorten von Zierfischfutter. Die Jungschnecken ernähren sich während der ersten zwei Wochen ausschließlich von einzelligen Grünalgen, Diatomeen usw. und nehmen erst später anderes Futter an. Für die Aufzucht von Jungschnecken eignen sich daher besonders *ältere Aquarien* mit reichlichem Algenwuchs. STANDEN (1951) sowie MOORE u. Mitarb. (1953) empfehlen ein Natrium-Alginat-Futter, das sich gerade bei der Aufzucht von Jungschnecken *(Australorbis glabratus, Biomphalaria truncatus)* besonders bewährt hat. Man reiche aber möglichst nicht mehr Futter, als wirklich gefressen wird, und entferne täglich die Reste, um ein Faulen zu vermeiden. Von Zeit zu Zeit müssen die sich am Boden sammelnden Verunreinigungen, wie Schneckenkot, faulende Pflanzenteile usw., durch Absaugen mit einem Gummischlauch entfernt werden. Der Wasserverlust ist durch Nachfüllen mit frischem Wasser wieder auszugleichen. Eine Trübung des Wassers in den Aquarien durch Bakterien oder Infusorien läßt sich durch Einsetzen einer größeren Zahl von *Daphnien* rasch beseitigen. Für eine erwachsene Schnecke sind etwa 400—500 cm³ Wasser ausreichend, d. h. ein Aquarium von 10—15 l Inhalt kann mit 25—35 Schnecken besetzt werden.

Die Zwischenwirte von *Schistosoma haematobium* und *Schistosoma mansoni* sind Zwitter, die sich bei isolierter Haltung durch Selbstbefruchtung vermehren (PARAENSE, 1955), sonst aber sich durch wechselseitige Begattung fortpflanzen. Ihre Vermehrung findet bei günstigen Lebensbedingungen praktisch während des ganzen Jahres statt (PIMENTEL, 1957). Die Eier werden in flachen gelblichen Laichballen abgesetzt und an die Aquarienwände oder an den Stengel und die Blätter der Pflanzen, häufig nahe der Wasseroberfläche, geheftet. Die Eizahl der einzelnen Gelege schwankt gewöhnlich zwischen 15—28. Nach etwa 10—12 Tagen schlüpfen die Jungschnecken aus. Mit 8—10 Wochen sind sie geschlechtsreif und mit 12—14 Wochen voll ausgewachsen. Die Gesamtlebensdauer beträgt 12—15 Monate.

Über die Erfahrungen bei der Haltung und Zucht der einzelnen Schneckenarten sind zahlreiche Arbeiten erschienen, doch kann hierauf im einzelnen nicht eingegangen werden. Dem mit diesen Problemen nicht vertrauten Pharmakologen sei empfohlen, sich direkt mit einem erfahrenen Spezialisten in Verbindung zu setzen.

Viele allgemeine biologische Angaben über Süßwasserschnecken finden sich neben technischen Hinweisen über Haltung und Fütterung bei FRÖMMING (1956).

Die *Zwischenwirte* von *Schistosoma japonicum* gehören systematisch zur Ordnung der Vorderkiemer *(Prosobranchia)* und sind getrenntgeschlechtlich. Es sind amphibisch lebende Süßwasserschnecken, die gelegentlich das Wasser verlassen, um auf feuchtem Schlamm umherzukriechen. Bei Austrocknung ihrer Wohngewässer vermögen sie, zurückgezogen im Gehäuse, das sich mit einem Deckel verschließen läßt, die Trockenperioden zu überstehen. In den einzelnen Verbreitungsgebieten von *Schistosoma japonicum* wurden folgende Schneckenarten als Zwischenwirte festgestellt:

Oncomelania nosophora (ROBSON): in Japan (Abb. 7)
Oncomelania hupensis (GREDLER): in China
Oncomelania quadrasi (MOELLENDORFF): auf den Philippinen
Oncomelania formosana (PILSBRY u. HIRASE): auf Formosa

Neuerdings gelang es WAGNER u. CHI (1959), alle vier *Oncomelania*-Arten untereinander zu kreuzen. Die Nachzucht von sämtlichen Kombinationsmöglichkeiten erwies sich als fortpflanzungsfähig, wodurch die Berechtigung einer Abtrennung in verschiedene Arten einer kritischen Nachprüfung unterzogen werden muß.

Die Oncomelanien sind Bewohner von Wassergruben und sumpfigen Gewässern mit lehmigem Bodengrund. Sie finden sich oft in großer Zahl zwischen Gräsern und Schilf, meist in der Nähe der Wasseroberfläche. Durch landwirtschaftliche Bewässerungsanlagen, besonders beim Reisanbau, wird ihre Vermehrung begünstigt und die Verbreitung gefördert. Angaben über die Biologie und Ökologie der verschiedenen *Oncomelania*-Arten finden sich u. a. bei RITCHIE (1955) und in der Veröffentlichung der World Health Organization (1957).

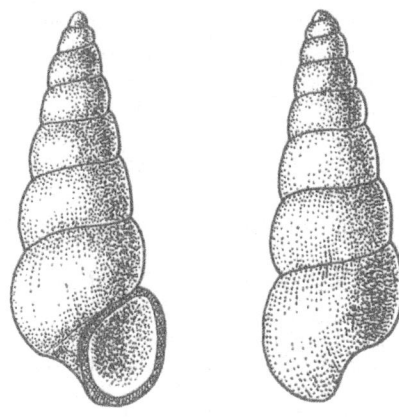

Abb. 7. *Oncomelania nosophora* (6,25 ×). Zwischenwirt von *Schistosoma japonicum* in Japan. Nach BRUMPT, NEVEU-LEMAIRE u. ERHARDT, 1951

Bei der *Haltung und Zucht* von Oncomelanien im Laboratorium ist ihrer amphibischen Lebensweise Rechnung zu tragen, und daher müssen die Zuchtbehälter als Aquaterrarien eingerichtet werden. Eine allgemeine Anleitung zur Einrichtung von Aquaterrarien findet sich bei

DE WITT (1951). Hinweise über Haltung und Zucht von Oncomelanien geben: STUNKARD (1946), WARD, TRAVIS u. RUE (1947), BAUMAN, BENNETT u. INGALLS (1948), (zit. bei PIEKARSKI, 1954), DE WITT (1952) und SANDGROUND u. MOORE (1955). VOGEL (1948), (zit. bei PIEKARSKI, 1954) gibt eine ausführliche Anleitung für die Einrichtung einer Dauerzucht von *Oncomelania hupensis*.

Als Behälter eignen sich gewöhnliche Aquarien oder größere Glasschalen, die oben mit einer Glasscheibe abgedeckt werden. Für ausreichende Ventilation muß in jedem Falle gesorgt werden. Die Bodenfläche wird unterteilt in eine Wasserhälfte und eine Landhälfte, die einem mit Gras bewachsenen Grabenrand nachgebildet werden kann, jedoch ist Pflanzenwuchs nicht unbedingt erforderlich. Besonders wichtig ist es, den vom Wasser überspülten Landteil mit einer Lehmschicht zu versehen. Auch der Bodengrund der Wasserhälfte soll mit einer feinen Lehmschicht bedeckt sein. Die Wasserhöhe beträgt nur 2—3 cm. Quellwasser wird den Anforderungen im allgemeinen genügen. Die Haltungstemperatur soll 25—28° C betragen. Die Gefäße sind möglichst hell aufzustellen, wobei direkte Sonnenbestrahlung vermieden werden soll. Der natürliche Algenwuchs dient den Schnecken als Nahrung. *Zusätzliches Futter* wird im Wasser gereicht; hierzu eignen sich grüne oder getrocknete Salatblätter und verschiedene Arten von Zierfischfutter. SANDGROUND u. MOORE (1955) empfehlen ein Spezialfutter, das eine Verbesserung des von STANDEN (1951) ausgearbeiteten Natrium-Alginat-Futters darstellt und aus Trockensalat, Weizenkeimen und Trockenmilch hergestellt wird. Im allgemeinen genügt es, wenn die Gefäße etwa alle 4 Monate neu hergerichtet werden.

Die *Eiablage* ist bei den Oncomelanien jahreszeitlich begrenzt und findet hauptsächlich von März bis Juni, gelegentlich noch bis Juli/August statt. Die Eier werden nicht in Laichballen abgelegt, sondern einzeln, und zwar im Wasser dicht unter der Oberfläche. Als Unterlage wird Lehmgrund bevorzugt, weshalb für die Eiablage ein feiner mineralischer Schlamm notwendig ist. Die sehr zarten Eier sind durch einen Lehmüberzug geschützt, wodurch sie wie kleine Lehmklümpchen aussehen und schwer zu erkennen sind.

Aus den Eiern schlüpfen nach etwa 2—3 Wochen die jungen Schnecken, die zunächst ausschließlich im Wasser leben. Nach 3—6 Monaten sind sie ausgewachsen, und ihre Fortpflanzung erfolgt gewöhnlich erst im nächsten Frühjahr. Es hat sich als zweckmäßig erwiesen, die Oncomelanien, die für die Zucht verwendet werden sollen, während des Winters (Dezember—Februar) bei niedrigerer Temperatur (15—20° C) zu halten (VOGEL, 1948). Die Anfang März in frisch eingerichtete Zuchtgefäße umgesetzten Schnecken entwickeln dann bei 25—28° C eine große Aktivität und schreiten bald zur Eiablage. Die Lebensdauer von *Oncomelania nosophora* kann nach Freilandbeobachtungen an markierten Schnecken 5 Jahre und mehr betragen (SUGIURA, 1933).

2. Experimentelle Infektion der Schnecken und Gewinnung der Cercarien

α) **Schistosoma mansoni.** Wie schon aus der großen Zahl von Veröffentlichungen deutlich wird, finden *Schistosoma mansoni*-Stämme mit *Australorbis glabratus* als Zwischenwirt bei experimentellen Laboratoriumsarbeiten eine bevorzugte Verwendung, weil diese auch die routinemäßige Reproduktion des Entwicklungskreislaufes ohne besondere Schwierigkeiten gestatten. Außerdem läßt sich *Australorbis glabratus* verhältnismäßig einfach züchten und ist anderen Zwischenwirten auch durch kürzere und weniger schwankende Entwicklungszeit der Cercarien und eine größere Cercarienproduktion überlegen (STANDEN, 1949b). Daher soll auch hier diese Methode bevorzugt behandelt werden.

Die mit dem Kot invadierter Laboratoriumstiere abgesetzten Schistosomen-„eier" enthalten, analog zur Entwicklung der Schistosomen beim Menschen, bereits ein schlüpfreifes Miracidium. Zur Gewinnung des Invasionsmaterials verwendet man entweder *Mäuse*kot (evtl. auch Affenkot) oder man spült bei Bedarf größerer Eimengen den ganzen Dickdarminhalt sezierter, stark invadierter Mäuse aus. Das Auswaschen der Schistosomeneier geschieht durch mehrmaliges Sedimentierenlassen der Kotaufschwemmung in physiologischer Kochsalzlösung für 20 bis 30 min, bis die Flüssigkeit über dem Bodensatz klar bleibt. Ein Ausschwärmen der Miracidien schon während des Sedimentationsprozesses oder danach ist bei Verwendung von physiologischer oder 2—3%iger Kochsalzlösung (KIKUTH u. GÖNNERT, 1949, zit. bei PIEKARSKI, 1954) nicht zu befürchten. Überträgt man das Eisediment nun in normales Leitungs- oder Aquarienwasser von etwa 30°C, so beginnen die Miracidien unter Umständen schon bei normalem Tageslicht auszuschwärmen. Provozieren kann man das Schlüpfen der Miracidien (nach FÜLLEBORN) durch Versetzen des Bodensatzes mit kaltem Leitungswasser (15°C) und vorübergehende Aufbewahrung im Kühlschrank, wenn man nach Herausnahme das kalte Wasser ersetzt durch warmes Leitungswasser von etwa 30°C. Bei zusätzlicher starker Belichtung schlüpfen die meisten Miracidien dann innerhalb einer Stunde aus. Für die Schneckeninfektion müssen stets frisch geschlüpfte Miracidien verwendet werden, da ihre Lebensdauer nur wenige Stunden beträgt. Die Miracidien, mit denen sich der Mensch selbstverständlich nicht infizieren kann, sind mit der Lupe zu erkennen.

Zur Infektion eignen sich Schnecken in jedem Alter, jedoch ist erfahrungsgemäß der Infektionserfolg bei der Verwendung von Schnecken mit einem Durchmesser von 7—15 mm am günstigsten. Die Infektion der Schnecken erfolgt entweder durch Einzelinfektion oder durch Masseninfektion. Die zweite Methode ist, besonders bei größerer Schneckenzahl, aus arbeitstechnischen Gründen vorzuziehen. Hierzu werden flache Glasschalen verwendet (⌀ 25 cm), in welchen gerade soviel Wasser ist, daß alle Schnecken davon umspült sind. Im allgemeinen reichen 5—7 Miracidien pro Schnecke zur Infektion aus.

Die optimale Infektions-Temperatur liegt zwischen 26—28°C (STANDEN, 1952), bei noch höheren Temperaturen wird die Sterblichkeit der Schnecken zu groß. Die Miracidien dringen schon nach kurzer Zeit in die Schnecke ein, so daß man nach etwa 60 min die nunmehr infizierten Schnecken in die entsprechenden Aquarien umsetzen kann.

Die Weiterentwicklung der Larvenstadien in der Schnecke wurden von FAUST u. HOFFMAN, 1934 (zit. bei PIEKARSKI, 1954) und OLIVIER u. MAO, 1949 (zit. bei CRAIG u. FAUST, 1957) untersucht. Die dünnwandige Muttersporocyste produziert 200—400 Tochtersporocysten, die dann in lange Brutschläuche auswachsen und die Cercarien hervorbringen. Die *reifen Cercarien* verlassen die Tochtersporocysten durch eine terminale Geburtsöffnung und schwärmen dann ins Wasser aus (s. u.). Die Entwicklungsdauer in der Schnecke ist u. a. sehr wesentlich abhängig von der Haltungstemperatur der Schnecken (STIREWALT, 1954). Sie beträgt bei einer Raumtemperatur von 25—28°C im Mittel etwa 24—30 Tage. KIKUTH u. GÖNNERT (1949) beobachteten eine Entwicklungszeit von 3 bis höchstens 7 Wochen und STANDEN (1949a) bei 26—28°C eine solche von 25—35 Tagen.

Die Sterblichkeit der infizierten Schnecken im Verlauf der Entwicklungsphase der Schistosomen ist sehr unterschiedlich. Die infizierten Schnecken haben eine kürzere Lebensdauer als die nicht infizierten (WHITE, PIMENTEL u. GARCIA, 1957). Sie kann aber auch bei gleichen Invasionsgruppen in verschiedenen Aquarien erheblich differieren. Im allgemeinen kann man die Sterblichkeit mit etwa 5—20% annehmen. Die Ursachen dieser schwankenden Sterblichkeitsquote sind meist haltungsbedingt, aber nicht immer restlos aufzuklären.

Mit dem Herannahen des Schwärmzeitpunktes der Cercarien empfiehlt es sich, die evtl. über den Aquarien angebrachten und für den Pflanzenwuchs notwendigen Leuchtstoffröhren zu löschen, um ein unerwünschtes Schwärmen zu verhindern. Zur Prüfung, ob die Schnecken „positiv" geworden sind, setzt man sie nach Ablauf der erforderlichen Entwicklungszeit (28 Tage) einzeln in kleine Glasröhren mit etwa 5 cm^3 Wasser und läßt die Cercarien unter den nachfolgend angegebenen Bedingungen ausschwärmen. Hierbei ist strengstens darauf zu achten, daß der Experimentator sich nicht selbst invadiert.

Um nun größere Cercarienmengen zu erhalten, werden die zuvor als „positiv" ermittelten Schnecken gemeinsam in eine kleinere Glasschale gesetzt, und es wird soviel Wasser aufgefüllt, daß die Schnecken gerade davon bedeckt sind. Da das Schwärmen durch Wärme (30°C) und Licht (100 Watt-Glühlampe) provoziert wird (SCHREIBER u. SCHUBERT, 1949, zit. bei PIEKARSKI, 1954), stellt man die Schalen in einen Brutschrank unter eine Lichtquelle, und nach Ablauf von einer Stunde sind meist schon genügend Cercarien vorhanden. Man achte nur sehr darauf, daß die Temperatur keinesfalls 30°C übersteigt, da die Schnecken gegen solche Temperaturen, insbesondere bei längerer Einwirkungszeit, recht empfindlich sind.

Nach dem Heraussammeln der Schnecken muß man das cercarienhaltige Wasser zunächst durch ein Sieb aus Müllergaze gießen, um es von den Verunreinigungen (Schneckenkot) zu säubern. Die freischwimmenden, mit bloßem Auge zu erkennenden Cercarien lassen sich mit einer Pipette leicht aufsaugen und auszählen. Durch Zusatz von Wasser kann die Cercariensuspension beliebig verdünnt werden. Unter Laboratoriumsbedingungen ist die Cercarienproduktion keinen jahreszeitlichen Schwankungen unterworfen (SCHREIBER u. SCHUBERT, 1949; STANDEN, 1952).

Die Cercarienzahl, die eine Schnecke an einem Tag ausscheidet, ist sehr unterschiedlich. Die größte beobachtete Zahl wird von STANDEN (1949a) mit 1200 Cercarien angegeben und von KIKUTH u. GÖNNERT (1949) mit mehr als 3000 Cercarien. STIREWALT (1954) erhielt aus einer Schnecke täglich 300—1000 Cercarien. Von 4 mit je 1 Miracidium infizierten Schnecken wurden in 17—34 Tagen insgesamt 9347—24041 Cercarien pro Schnecke ausgeschieden oder täglich im Durchschnitt 322—838 Cercarien pro Schnecke. Bei SCHREIBER u. SCHUBERT (1949) schwankte die Tagesproduktion zwischen 14 und 4158 Cercarien pro Schnecke, mit einem Tagesdurchschnitt von 698 Cercarien. Die Ausbeute war besonders hoch, wenn die Schnecken vorher mehrere Tage nicht zum Schwärmen verwendet worden waren.

Die Lebensdauer der „positiven" Schnecken ist von den Haltungsbedingungen abhängig. Sie kann mehrere Monate bis ein Jahr betragen, wird aber insbesondere durch zu häufiges Schwärmen beträchtlich verkürzt. In der Regel scheiden die „positiven" Schnecken bis zu ihrem natürlichen Absterben reichlich Cercarien aus.

Die Lebenszeit der freischwimmenden Cercarien ist nur von kurzer Dauer, und deshalb müssen die Invasionsversuche möglichst mit frisch geschwärmten Cercarien vorgenommen werden, zumal ihre Invasionstüchtigkeit dann allgemein größer ist. Bei Zimmertemperatur lebten die Cercarien nach KRAKOWER (1940) etwa 24—48 Std, bei Temperaturen von 5—6°C aber 4—6 Tage. SCHREIBER u. SCHUBERT (1949) stellten fest, daß bei 30°C schon nach 8—16 Std nur noch 50% der Cercarien am Leben waren und daß sie nach 24 Std alle abgestorben waren.

β) Das Geschlecht der Cercarien. Infektionen von Schnecken mit einem einzigen Miracidium führen stets zu einer eingeschlechtlichen Infektion der betreffenden Schnecke, und zwar bei allen hier besprochenen *Schistosoma*-Arten. Morphologische Unterschiede zwischen männlichen und weiblichen Cercarien bestehen nicht, der Nachweis kann nur durch einen Invasionsversuch am Endwirt erbracht werden (VOGEL, 1941a). Bei Infektionen mit mehreren Miracidien kann eine Schnecke sowohl nur männliche als nur weibliche oder männliche und weibliche Cercarien gleichzeitig enthalten (MALDONADO u. HERRERA, 1949, zit. bei PIEKARSKI, 1954; SCHWETZ, FORT u. BAUMANN, 1955).

Da sich das Geschlecht der Cercarien nicht vorher bestimmen läßt, müssen für die Invasion der einzelnen Endwirte die Cercarien aus einer möglichst großen Zahl verschiedener Schnecken verwendet werden, denn nur so ist mit Sicherheit eine zweigeschlechtliche Invasion zu erwarten.

γ) **Schistosoma haematobium.** Die Aufrechterhaltung des Kreislaufes von *Schistosoma haematobium* im Laboratorium bereitet, insbesondere über eine längere Zeit, erhebliche Schwierigkeiten, worauf schon vielfach hingewiesen worden ist (STANDEN, 1949b). Schon die Zucht der Zwischenwirte verlangt eine erhöhte Aufmerksamkeit. Darüber hinaus bereiten die z. T. noch ungenügend geklärten systematischen Zusammenhänge bei den Zwischenwirten Schwierigkeiten bei der Bestimmung der einzelnen Arten, wodurch eine richtige Beurteilung der erzielten Ergebnisse in Frage gestellt werden kann. ARCHIBALD (1933) weist schon darauf hin, daß 3—4 Wochen alte Schnecken der Gattung *Bulinus* für die Infektion empfindlicher sind als erwachsene. Auch MOORE u. Mitarb. (1953) erzielten unbefriedigende Infektionsraten, wenn sie *Bulinus truncatus* im Alter von 3—4 Monaten und älter verwendeten. Im Alter von 1—7 Tagen ließen sich die Schnecken dagegen zu 50,5% infizieren, wobei die ersten Cercarien im Mittel nach 39,7 Tagen schwärmten. Aus *Physopsis africana* erhielt CAWSTON (1922) die ersten Cercarien nach 35 Tagen und EDWARDS u. MCCULLOUGH (1954) nach 32 Tagen. Für die Entwicklung in *Physopsis globosa* stellten GORDON, DAVEY u. PEASTON (1934, zit. bei VOGEL u. MINNING, 1952) folgende Zeiten fest: 22—23 Tage bei 32—33° C; 36 Tage bei 26—28° C und 66—68 Tage bei 20—22° C. Bei 14° C fand keine oder nur geringe Entwicklung statt.

Da die technischen Einzelheiten bei der Infektion der Schnecken und der Cercariengewinnung den für *Schistosoma mansoni* gemachten Angaben weitgehend entsprechen, wird auf sie verwiesen. Auf die von zahlreichen Autoren hingewiesene unterschiedliche Empfänglichkeit der Schnecken gegen geographisch verschiedene *Schistosoma mansoni*- und *Schistosoma haematobium*-Stämme kann hier nicht eingegangen werden.

δ) **Schistosoma japonicum.** Um ein vorzeitiges *Schlüpfen der Miracidien* zu vermeiden, ist bei der Eigewinnung von *Schistosoma japonicum* Leitungswasser von einer Temperatur unter 15° C zu verwenden (VOGEL, 1948). Für das Schlüpfen der Miracidien ist es von Wichtigkeit, daß die Faeces der Laboratoriumstiere gründlich gewaschen werden und das Wasser der Versuchsgefäße sauber und alkalisch ist (p_H 7,6) (INGALLS u. Mitarb. 1949, zit. bei PIEKARSKI, 1954). Sobald das kalte Wasser durch wärmeres von 25—30° C ersetzt wird, beginnen die Miracidien schon nach wenigen Minuten auszuschlüpfen.

Die *experimentelle Infektion* der Oncomelanien mit *Schistosoma japonicum* gelingt mit großer Sicherheit, zumal diese Schnecken auch gegen eine Infektion mit einer größeren Anzahl Miracidien nicht besonders empfindlich sind. Da die Miracidien sich vorzugsweise im oberen Teil der Wassersäule aufhalten, führte VOGEL (1948) die Einzelinfektionen von *Oncomelania hupensis* in Glasröhrchen durch, die bis zum Rand mit Wasser gefüllt und durch ein aufgelegtes Deckglas verschlossen wurden. Für Masseninfektionen verwendete er flache Glasschalen und 10—30 Miracidien pro Schnecke. Bei einer Temperatur von 25—28° C wurden die Schnecken 1—2 Std oder länger den Miracidien ausgesetzt. SHAO, HSÜ u. MAO (1957) berichten über erfolgreiche Masseninfektionen von *Oncomelania hupensis* mit 60—90 Miracidien. HUNTER u. Mitarb., 1947 (zit. bei PIEKARSKI, 1954) erzielten bei *Oncomelania quadrasi* die besten Infektionsresultate, wenn die Schnecken einzeln je 5—10 Miracidien ausgesetzt wurden.

Die Entwicklungszeit in der Schnecke ist von der Temperatur abhängig, zeigt aber auch bei gleichbleibender Temperatur oft große individuelle Schwankungen. VOGEL (1948) erhielt bei 26—28°C die ersten Cercarien nach 39—81 Tagen, bei 24—26°C erst nach 2 Monaten und später *(Oncomelania hupensis)*. Bei SHAO, HSÜ u. MAO (1957) betrug die kürzeste Entwicklungszeit 44 Tage bei einer mittleren Temperatur von 30°C und die längste Entwicklungszeit 185 Tage bei einer mittleren Temperatur von 17°C *(Oncomelania hupensis)*. Aus *Oncomelania quadrasi* schwärmten die ersten Cercarien nach 42—45 Tagen (PESIGAN u. Mitarb., 1958) und nach 78 Tagen (HUNTER u. Mitarb., 1947). Für die Infektion empfänglich sind bei *Oncomelania hupensis* Schnecken aller Größen (SHAO, HSÜ u. MAO, 1957). Nach VOGEL (1948) gelang die Infektion sowohl bei 2 Monate alten wie bei 1 Jahr alten Exemplaren von *Oncomelania hupensis*. Die Sterblichkeitsrate der infizierten Schnecken ist größer als bei nicht infizierten, besonders in den warmen Monaten (SHAO, HSÜ u. MAO, 1957).

Das *Schwärmen der Cercarien* ist nicht temperaturabhängig. Temperaturen zwischen 19—30°C *(Oncomelania quadrasi:* BAUMAN, BENNETT u. INGALLS, 1948) und 11—35°C *(Oncomelania hupensis:* MAO, LI u. WU, 1949) waren ohne Einfluß. Auch die Lichteinwirkung ist nach BAUMAN, BENNETT u. INGALLS (1948) ohne Bedeutung für das Schwärmen der Cercarien *(Oncomelania quadrasi)*, während MAO, LI u. WU (1949) gerade durch Licht die stärkste Beeinflussung des Schwärmens beobachten konnten *(Oncomelania hupensis)*. Auch PESIGAN u. Mitarb. (1958) maßen der Lichteinwirkung eine gewisse Bedeutung bei *(Oncomelania quadrasi)*.

Der wichtigste Faktor für das Schwärmen der Cercarien ist der p_H-Wert des Wassers. Das Optimum liegt bei p_H 7,6 (BAUMAN, BENNETT u. INGALLS, 1948). MAO, LI u. WU (1949) fanden p_H-Werte zwischen 6,6 und 7,8 in gleicher Weise geeignet. Eine vorherige Haltung der Schnecken *(Oncomelania quadrasi)* im Trocknen soll nach PESIGAN u. Mitarb. (1958) das Schwärmen der Cercarien ebenfalls günstig beeinflussen. VOGEL (1948) gewann den Eindruck, daß die Cercarien nachts etwas besser schwärmen, was von BAUMAN, BENNETT u. INGALLS (1948) bestätigt wurde, denn sie fanden die stärkste Cercarienauswanderung zwischen 21 und 23 Uhr. Es empfiehlt sich, die Schnecken abends zum Schwärmen anzusetzen, auch schon deshalb, weil dann am nächsten Morgen die für die Experimente benötigten Cercarien rechtzeitig zur Verfügung stehen.

Im Gegensatz zu den Cercarien von *Schistosoma mansoni* und *Schistosoma haematobium*, die frei im Wasser schwimmen und sich mit einer Pipette leicht aufsaugen lassen, haben die Cercarien von *Schistosoma japonicum* die Neigung, sich an der Wasseroberfläche oder an irgendwelchen Gegenständen festzuheften. Die Gewinnung der Cercarien von *Schistosoma japonicum* erfordert daher ein anderes Vorgehen und wurde von VOGEL (1948) eingehend geschildert, so daß hier auf eine detaillierte Beschreibung dieser Technik verzichtet werden kann. *Dabei sei auch hier wieder vor Selbstinvasionen gewarnt.*

Nach dem Verfahren von TATSUO (1939) wird eine größere Zahl „positiver" Schnecken in ein Glasröhrchen gesetzt, welches oben durch Stoffgaze abgeschlossen und in ein zweites, etwas größeres Glasröhrchen geschoben wird. Dann wird so viel Wasser zugegossen, daß die Stoffgaze etwa 0,5—1 cm unter der Wasseroberfläche liegt. Die ausschwärmenden Cercarien dringen durch die Stoffgaze und sammeln sich an der Wasseroberfläche. Hier können sie mit einer Drahtöse abgehoben, auf Deckgläser übertragen und ausgezählt werden.

Die Cercarienproduktion wird von den Schnecken über eine längere Zeitdauer fortgesetzt. VOGEL (1948) beobachtete die Ausscheidung über 12 Monate; nach SHAO, HSÜ u. MAO (1957) dauerte die Infektion bei einer *Oncomelania hupensis* 32 Monate. Bei *Oncomelania quadrasi* hielt die Cercarienausscheidung nach den Beobachtungen von PESIGAN u. Mitarb. (1958) nur 32—66 Tage an. Selbst bei täglichem Schwärmen scheiden *Oncomelania quadrasi* mehrere Tage hintereinander Cercarien aus (2—3 Tage nach BAUMANN, BENNETT u. INGALLS, 1948; 12—15 Tage nach PESIGAN u. Mitarb., 1958), dann tritt eine vorübergehende Ruheperiode ein.

Um ein vorzeitiges Schwärmen zu verhindern, empfiehlt VOGEL (1948) die Haltung der „positiven" Schnecken in kleinen, mit feuchter Stoffgaze abgebundenen Gläsern auf feuchter Erde und unter Vermeidung von Wasseransammlungen. Die Zahl der Cercarien pro Schnecke *(Oncomelania hupensis)* und Tag wird von VOGEL (1948) mit 1—1200 angegeben. Die Gesamtzahl der Cercarien pro Schnecke *(Oncomelania quadrasi)* beträgt nach PESIGAN u. Mitarb. (1958) 232—279. Bei einer Temperatur von 25—35°C bleiben die Cercarien etwa 1 Tag am Leben (JONES u. BRADY, 1947).

Wie die Untersuchungen von DE WITT, 1954 (zit. bei CRAIG u. FAUST, 1957) mit drei *Schistosoma japonicum*-Stämmen (China, Japan, Formosa) und fünf verschiedenen Zwischenwirten gezeigt haben, lassen sich die einzelnen Zwischenwirte nicht ohne weiteres mit jedem beliebigen *Schistosoma japonicum*-Stamm infizieren. *Oncomelania hupensis* (China) ließ sich nur mit den Stämmen aus China und Japan infizieren; *Oncomelania nosophora* (Japan) nur mit den Stämmen aus Japan und Formosa; *Oncomelania formosana* (Formosa) und *Oncomelania quadrasi* (Philippinen) nur mit dem Formosa-Stamm und die amerikanische Schnecke *Pomatiopsis lapidaria* (USA) nur mit den Stämmen aus China und Formosa.

3. Endwirte und ihre experimentelle Invasion

Der häufigste natürliche Endwirt der drei wichtigsten *Schistosoma*-Arten ist der Mensch. Darüber hinaus wurden natürliche Invasionen mit *Schistosoma haematobium* und *Schistosoma mansoni* bisher nur bei einigen Affenarten *(Cercopithecus sabaeus* und *Cercocebus fuliginosus)* (CAMERON, 1928), speziell mit *Schistosoma mansoni* auch bei Pavianen *(Papio doguera)* (STRONG, MCGILL u. MILLER, 1961) beobachtet. Letztere spielen als Reservewirte eine wichtige Rolle. Noch größere Bedeutung haben Reservewirte allerdings bei *Schistosoma japonicum*, denn außer beim Menschen kommt diese ostasiatische Schistosomen-Art sowohl bei Haustieren (Rind, Wasserbüffel, Ziege, Schaf, Schwein, Pferd, Hund und Katze) als auch bei einigen wildlebenden Tieren (Affe, Wiesel) und insbesondere bei Nagetieren vor. MCMULLEN u. Mitarb. (1954) konnten in einem endemischen Gebiet auf den Philippinen bei orientierenden Untersuchungen mehr als 40% der Schweine und Hunde invadiert finden, während die Verseuchung der Bevölkerung etwa die Hälfte betrug. Damit kommt bei der Verbreitung von *Schistosoma japonicum* dem Parasitenreservoir epidemiologisch eine besondere Bedeutung zu.

Zur Durchführung physiologischer, pathologischer, chemotherapeutischer, biochemischer und anderer Untersuchungen ist es häufig notwendig, *experimentelle Schistosomen-Invasionen bei Laboratoriumstieren* vorzunehmen. Im folgenden sollen die damit zusammenhängenden Probleme aufgezeigt werden.

Infolge der unterschiedlichen Empfindlichkeit der verschiedenen Laboratoriumstiere gegen Invasionen mit *Schistosoma mansoni*, *Schistosoma haematobium* und *Schistosoma japonicum* ist eine getrennte Besprechung der einzelnen Arten notwendig.

α) **Schistosoma mansoni.** Untersuchungen über die experimentelle Übertragbarkeit von *Schistosoma mansoni* auf Laboratoriums-, Haus- und wildlebende Tiere wurden von zahlreichen Autoren unter den verschiedensten Gesichtspunkten durchgeführt. Bei der Auswahl geeigneter Laboratoriumstiere z. B. für chemotherapeutische Untersuchungen sind es mehrere Kriterien, die eine ausschlaggebende Rolle spielen: leichte Handhabung und Haltung des Endwirts, Prozentsatz der heranreifenden und geschlechtsreifen Würmer, die Überlebensrate bei unterschiedlichen Invasionen, die Eiausscheidung im Kot, der Sitz der Würmer und deren Gewinnung bei der Sektion und schließlich die Wirtschaftlichkeit des Tierversuches. Für immunbiologische Untersuchungen ist von entscheidender Bedeutung die Reaktion der Endwirte auf die verschiedensten antigenen Reize, sei es durch Cercarien, Würmer oder Wurmextrakte. Zu morphologischen Studien können nur die Wirte herangezogen werden, in denen die Parasiten zu einer optimalen Größe und zur Geschlechtsreife heranwachsen. Für pathologisch-histologische Untersuchungen sind schließlich nur die Versuchstiere geeignet, bei denen die Invasion ausgeprägte pathologische Veränderungen setzt.

Seit vielen Jahren wird gerade *Schistosoma mansoni* für experimentelle Untersuchungen herangezogen, da der Entwicklungskreislauf dieser *Schistosoma*-Art, im Vergleich zu *Schistosoma haematobium* und *Schistosoma japonicum*, einerseits die geringsten Anforderungen an die Laboratoriumspraxis stellt und andererseits hierüber die größten Erfahrungen vorliegen.

Die umfangreichsten vergleichenden Tierinvasionen mit *Schistosoma mansoni* wurden von MOORE, YOLLES u. MELENEY (1949) [zit. bei CRAIG u. FAUST, 1957], YOLLES, MOORE u. MELENEY (1949), STIREWALT, KUNTZ u. EVANS (1951) [zit. bei CRAIG u. FAUST, 1957], KUNTZ u. MALAKATIS (1955b) [zit. bei CRAIG u. FAUST, 1957] und KUNTZ (1961b) durchgeführt. Eine große Anzahl anderer Autoren, z. B. FAUST, JONES u. HOFFMAN (1934), KOPPISCH (1937) [zit. bei CRAIG u. FAUST, 1957], KRAKOWER, HOFFMAN u. AXTMAYER (1940), MAYER u. PIFANO (1942), CRAM u. BOZICEVICH (1944), BRANDT u. FINCH (1946), CRAM u. FILES (1946) [zit. bei CRAIG u. FAUST, 1957], CRAM u. FIGGAT (1947), GÖNNERT u. ALTMANN (1948) [zit. bei VOGEL u. MINNING, 1952], SCHUBERT (1948), AZIM u. BARLOW (1948), KIKUTH u. GÖNNERT (1948) [zit. bei CRAIG u. FAUST, 1957] (u. 1949) [zit. bei PIEKARSKI, 1954] WATSON u. AZIM (1949) [zit. bei PIEKARSKI, 1954], STANDEN (1949b), LAGRANGE u. SCHEECQMANS (1951a u. b), MOORE u. MELENEY (1952a u. b, 1955), OLIVIER u. STIREWALT (1952), BUTTNER (1953), MELENEY u. Mitarb. (1953), PRICE (1953), STANDEN (1953), LAGRANGE (1954), THOMPSON (1954), McCARTHY, REINERTSON u. THOMPSON (1954), DESCHIENS u. LAMY (1955), BUTTNER (1956), DESCHIENS, LAMY u. MOLINARY (1956), STIREWALT (1956), DE CARNERI (1957) bearbeiteten nahezu alle Stadien des Invasionsversuches an Laboratoriumstieren: Gewinnung der Cercarien, Invasion und Invasionstechnik, Ablauf des Invasionsgeschehens in verschiedenen Tierarten, Histopathologie der Organveränderungen, Verteilung der Bilharzien in den verschiedenen Gefäßbezirken, Gewinnung der Würmer bei der Sektion, Eiausscheidung im Kot und viele andere Einzelfragen, deren Erörterung über den hier gegebenen Rahmen weit hinausgehen würde. Auf die große Zahl der chemotherapeutischen und immunbiologischen Arbeiten kann ebenfalls nicht eingegangen werden. Unter Berücksichtigung der zahlreichen experimentellen Untersuchungen ergibt sich hinsichtlich der Empfindlichkeit nachstehender Tierarten gegen Invasionen mit *Schistosoma mansoni* etwa folgendes Bild:

Für allgemeine Laboratoriumsuntersuchungen mit *Schistosoma mansoni* sind *Mäuse, Goldhamster, Baumwollratten* als Endwirte der Wahl anzusehen.

Als empfindlichste Tierart sind *Goldhamster (Mesocricetus auratus)* zum Aufbau des Entwicklungscyclus im Laboratorium insbesondere dann hervorragend geeignet, wenn zunächst nur wenig Cercarienmaterial zur Verfügung steht. Bei einer durchschnittlichen Entwicklungsrate von etwa 28—32% der verabreichten Cercarien (LÄMMLER, unveröff.) genügen daher schon kleinere Cercarienmengen, um bei Goldhamstern Invasionen hervorzurufen. Nahezu alle Schistosomen entwickeln sich bei Goldhamstern in der Pfortader und im Mesenterialvenensystem zur Geschlechtsreife und können bei der Sektion aus diesen Gefäßen leicht isoliert werden. Die Eiausscheidung mit dem Kot setzt etwa 42 Tage post infectionem ein und hält bis zum Tode der Tiere ohne große Schwankungen an. Die ,,Eier" sind gut entwickelt und enthalten zum großen Teil je ein schlüpffähiges Miracidium. Infolge ihrer Empfindlichkeit sind aber Goldhamster für langfristige Untersuchungen weniger geeignet, da sie einer Invasion mit 150—200 Cercarien zu einem beträchtlichen Teil schon wenige Wochen nach Ende der Präpatentperiode der Invasion erliegen.

Als das meist verwendete Laboratoriumtier ist die *Albinomaus* auch für Invasionsversuche mit *Schistosoma mansoni* hervorragend geeignet. Der Prozentsatz der bis zur Geschlechtsreife sich entwickelnden Schistosomen und die Ausscheidung vollentwickelter ,,Eier" mit dem Kot ist zwar geringer als bei Goldhamstern, trotzdem besitzen beide Kriterien hohen diagnostischen Wert und sind für die meisten Untersuchungen ausreichend. Von beträchtlicher Bedeutung ist die im Vergleich zum Goldhamster erheblich geringere Absterbequote infolge der *Schistosoma*-Invasion. Für chemotherapeutische Untersuchungen, in welchen eine größere Anzahl von Tieren behandelt und mit den entsprechenden unbehandelten, aber invadierten Kontrolltieren exakt ausgewertet werden müssen, ist die Maus als

Endwirt der Wahl anzusehen. Die Tatsache, daß die Pathologie der Schistosomiasis der Maus große Ähnlichkeit zu den bei Invasionen des Menschen mit *Schistosoma mansoni* vorgefundenen pathologischen Veränderungen besitzt, macht die Maus auch von diesem Standpunkt zu einem wertvollen Endwirt. Die Wirtschaftlichkeit, die einfache Haltung und leichte Handhabung der Maus als Versuchstier ist allgemein bekannt.

Zur Invasion der *Baumwollratten (Sigmodon hispidus)* sind im allgemeinen höhere Cercariendosen notwendig, da der Prozentsatz der zur Entwicklung gelangenden Cercarien erheblich geringer und nur etwa halb so groß ist wie z. B. beim Goldhamster. Auch die Zahl der mit dem Kot ausgeschiedenen „Eier" ist beträchtlich kleiner als bei Mäusen und Goldhamstern. Für anatomische, physiologische und histologische Untersuchungen an den Parasiten selbst ist die Baumwollratte dagegen als Endwirt besonders geeignet, da die wenigen heranwachsenden Würmer besonders groß und gut entwickelt sind (STIREWALT, KUNTZ u. EVANS, 1951).

Über die bisher genannten Versuchstiere hinaus werden *Affen* (Meerkatzen und Makaken) häufig zu chemotherapeutischen und immunbiologischen Untersuchungen herangezogen. Sie eignen sich insbesondere zur Durchführung langfristiger Versuche und sind gegen Invasionen mit *Schistosoma mansoni* sehr empfindlich. Die Eiausscheidung im Kot nach einer einmaligen Invasion ist relativ stark und kann über viele Monate auch quantitativ verfolgt werden. Zur Haltung verschiedener *Schistosoma mansoni*-Stämme sind Affen als Stammtiere besonders geeignet. Allerdings ist zu berücksichtigen, daß Affen in unterschiedlichen Zeiträumen auch eine Immunität ausbilden können, die die „Ei"ausscheidung schließlich zum Verschwinden bringt.

Hunde, Katzen, Kaninchen und *Meerschweinchen* sind als Endwirte für *Schistosoma mansoni* ungeeignet. Während Hunde gegen Invasionen mit *Schistosoma mansoni* völlig refraktär sind, entwickeln sich in Katzen, Kaninchen und Meerschweinchen, selbst bei hohen Invasionsdosen, nur wenige Cercarien zu allerdings recht großen und geschlechtsreifen Würmern. „Eier" können im Kot der Tiere nicht nachgewiesen werden.

In ausgedehnten Invasionsversuchen prüften KUNTZ u. MALAKATIS (1955b) die Empfänglichkeit von *9 Nagerarten (Mus musculus praetextus, Rattus rattus, Arvicanthis niloticus, Acomys cahirinus, Gerbillus pyramidum, Jaculus jaculus, Meriones s. shawi, Psammomys o. obesus, Nesokia indica suilla)*, von 3 Raubtieren: dem ägyptischen Wiesel *(Mustela nivalis subpalmata)*, dem ägyptischen Mungo *(Herpestes i. ichneumon)* und dem ägyptischen Fuchs *(Vulpes v. aegyptica)* und von *einem* Insektenfresser, nämlich dem ägyptischen Ohrenigel *(Hemiechinus auritus aegypticus)* für Invasionen mit *Schistosoma mansoni*. Dabei erwiesen sich die Nager als die empfindlichste Gruppe, während die Empfänglichkeit der Raubtiere praktisch bedeutungslos war. Der ägyptische Igel als Insektenfresser nahm eine Mittelstellung zwischen den beiden anderen Gruppen ein. Innerhalb der einzelnen Tierarten fanden KUNTZ u. MALAKATIS jedoch erhebliche Unterschiede hinsichtlich Menge und Größe der zur Entwicklung kommenden Würmer und ihrer Eiproduktion. Besonders günstige Invasions- und Entwicklungsbedingungen konnten sie bei der Nilratte *(Arvicanthis niloticus)* feststellen.

Die *Reisratten (Oryzomys palustris palustris* und *Oryzomys palustris natator)* ließen sich nach Untersuchungen von MOORE u. MELENEY (1952a) ebenfalls mit *Schistosoma mansoni* infizieren. Allerdings war der Prozentsatz der zur Entwicklung gelangenden Cercarien gering. Diese wenigen Würmer wurden aber geschlechtsreif, und mit dem Kot der Ratten wurden gut entwickelte Schistosomen„eier" ausgeschieden.

Ein in Mexiko, Mittelamerika und Südamerika beheimatetes Nagetier, das *Aguti (Dasyprocta aguti)*, erwies sich nach Versuchen von PRICE (1953) empfänglich für *Schistosoma mansoni*. Obgleich sich die Würmer in der Mehrzahl in den Pfortadervenen der Leber und einige in den Mesenterialvenen gut entwickelten, war die „Ei"ausscheidung im Stuhl nur spärlich und unregelmäßig.

β) **Schistosoma haematobium.** Nach Angaben von BRUMPT (1928) lassen sich verschiedene Affenarten, Meerschweinchen, Albinomäuse, Albinoratten und Igel mit *Schistosoma haematobium* invadieren. STUNKARD (1946) verwendete für seine Untersuchungen als „Ei"-ausscheider invadierte Rennmäuse und Paviane. Mit Frage der experimentellen Übertragbarkeit von *Schistosoma haematobium* auf der Laboratoriumstiere beschäftigten sich ferner ALVES (1948) und MELENEY u. Mitarb. (1953). WATSON, AZIM u. HALAWANI (1948) führten ihre chemotherapeutischen Versuche an experimentell mit *Schistosoma haematobium* invadierten Mäusen durch. Die ersten erfolgreichen Invasionen bei Goldhamstern *(Mesocricetus auratus)* gelangen STANDEN (1949b), doch hatte er nicht genügend Material, um den Verlauf der Invasion weiter beobachten zu können.

In vergleichenden experimentellen Untersuchungen prüften MOORE u. MELENEY (1954), KUNTZ u. MALAKATIS (1955c) [zit. bei CRAIG u. FAUST, 1957] und KUNTZ (1961a) die Brauchbarkeit verschiedener Tiere als Endwirte für *Schistosoma haematobium*. MOORE u. MELENEY invadierten Albinomäuse mit 150 Cercarien und Goldhamster mit 200 Cercarien pro Tier percutan und fanden bei der Sektion 6—20 Wochen nach der Invasion bei Mäusen im Durchschnitt 5,3 Würmer (= 3,5%) und bei Goldhamstern 33,8 Würmer pro Tier (= 16,9% der verabreichten Cercarien). Albinoratten, Meerschweinchen und Kaninchen waren völlig oder nahezu völlig refraktär gegen Invasionen mit *Schistosoma haematobium*.

KUNTZ u. MALAKATIS (1955c) untersuchten neben Mäusen, Goldhamstern, Meerschweinchen, Albinoratten und Kaninchen noch Baumwollratten *(Sigmodon hispidus)*, Hunde, Katzen, Ziegen, Meerkatzen *(Cercopithecus)* und Paviane *(Papio hamadryas)* auf ihre Empfänglichkeit gegenüber percutanen *Haematobium*-Invasionen. Sie bezeichneten Albinoratten, Baumwollratten und Meerschweinchen als ungeeignete Wirte für *Schistosoma haematobium*. Kaninchen und Hunde waren völlig refraktär, und in Katzen entwickelte sich nur ein sehr geringer Prozentsatz der verabreichten Cercarien zu kleinen unreifen Würmern. Ziegen ließen sich ebenfalls invadieren, doch war auch hier die Zahl der aufgefundenen Würmer extrem klein.

Meerkatzen und Paviane erwiesen sich dagegen als gute Wirte für *Schistosoma haematobium*, allerdings ist die Empfänglichkeit der Primaten sehr unterschiedlich, und die Parasiten erreichen nicht immer die Venen des Urogenitalsystems. KUNTZ u. MALAKATIS (1955c) fanden bei diesen Tieren 15—20% der verabreichten Cercarien als geschlechtsreife Würmer wieder. Neben den bisher genannten Affenarten kommen nach neueren Untersuchungen von VOGEL (unveröff.) auch Schimpansen als geeignete Endwirte für *Schistosoma haematobium* in Frage.

In weiteren ausgedehnten Untersuchungen prüften KUNTZ u. MALAKATIS (1955c) 9 Nagerarten, 3 Raubtierarten und einen Insektenfresser auf ihre Empfindlichkeit gegen Invasionen mit *Schistosoma haematobium*. Die Invasion erfolgte percutan mit Cercarien aus natürlich infizierten Schnecken *(Bulinus truncatus)*. Im wesentlichen kamen sie zu folgendem Ergebnis: Die Invasion mit *Schistosoma haematobium* geht zwar bei einer ganzen Anzahl von Arten an, doch erwiesen sich die *Nager* als die empfänglichste Gruppe. Der *Ohrenigel (Hemiechinus auritus aegypticus)* sowie die 3 Raubtiere, das ägyptische Wiesel *(Mustela nivalis subpalmata)*, der ägyptische Mungo *(Herpestes i. ichneumon)* sowie der ägyptische Fuchs *(Vulpes v. aegyptica)* ließen sich nicht invadieren (vgl. auch KUNTZ, 1961).

Als der geeignete Wirt für *Schistosoma haematobium* konnte die Nilratte *(Arvicanthis niloticus)* ermittelt werden, die über 3 Jahre kontinuierlich gut entwickelte *Haematobium*-„Eier" mit dem Kot ausschied.

γ) **Schistosoma japonicum.** Als Endwirte für experimentelle Invasionen mit *Schistosoma japonicum* kommen Mäuse, Goldhamster, Ratten, Kaninchen, Affen, Hunde und Katzen in Frage. CRAM u. FIGGAT (1947) fanden bei Invasionen mit *Schistosoma japonicum* an Hamstern etwa 50% der verabreichten Cercarien als geschlechtsreife Würmer wieder, während der entsprechende Vergleichswert bei Invasionen mit *Schistosoma mansoni* nur etwa 33% betrug. Für langfristige experimentelle Untersuchungen eignen sich besonders Affen und Hunde. Allerdings ist die Eiausscheidung vor allem bei Hunden quantitativ sehr unterschiedlich, und sie kann bei Affen nach mehreren Monaten infolge Ausbildung einer Immunität ganz versiegen. VOGEL u. MINNING (1953) fanden bei einigen Kaninchen im Mittel

38,5% und TATSUO (1939) 35,7% der verabreichten Cercarien als geschlechtsreife Würmer wieder. Die Angabe eines entsprechenden Prozentsatzes bei Affen stößt insofern auf Schwierigkeiten, als dieser Wert von einer evtl. Resistenzbildung beeinflußt werden kann und darüber hinaus großen Schwankungen unterworfen ist. Er dürfte nach einmaliger Invasion im Mittel bei etwa 20% liegen. In Ratten und Meerschweinchen entwickeln sich zwar die verabreichten Cercarien von *Schistosoma japonicum* in den größeren Mesenterialgefäßen zu erwachsenen Würmern, doch können nur selten „Eier" im Stuhl nachgewiesen werden.

Zwischen den einzelnen *Japonicum*-Stämmen verschiedenen geographischen Ursprungs bestehen allerdings gewisse Unterschiede hinsichtlich ihrer Infektiosität, doch kann hierauf im einzelnen nicht eingegangen werden.

4. Anleitung zur experimentellen Invasion der Endwirte

Zur Invasion der Endwirte mit *Schistosoma haematobium*, *Schistosoma mansoni* und *Schistosoma japonicum* kann man sich der verschiedensten Methoden bedienen.

a) Baden der Tiere in cercarienhaltigem Wasser für 30—45 min.

b) Eintauchen der Schwänze von Mäusen nach entsprechendem Fixieren der Tiere in eine Cercariensuspension für 30—45 min.

c) Vaselin-Ringmethode. Einem fixierten Tier wird die Haut rasiert und hier ein Ring von Vaseline angelegt, in dem eine bestimmte Menge cercarienhaltigen Wassers aufgetragen und für 30 min belassen wird.

d) Ein an beiden Seiten offener Zylinder wird mit einem Ende auf der rasierten Bauchhaut der Tiere fixiert und danach eine entsprechende Cercariensuspension eingebracht.

e) Deckglasmethode. 2 Tropfen cercarienhaltigen Wassers werden auf ein Deckglas gegeben, unter dem Mikroskop die Anzahl der Cercarien bestimmt und dann das Deckglas auf die rasierte Haut aufgelegt.

f) Orale Invasion. Unterkiefer und Zunge der Tiere werden fixiert und eine entsprechende Menge einer Cercariensuspension in die Mundhöhle getropft; durch die Fixierung werden die Tiere etwa 10 min am Schlucken gehindert.

g) Intraperitoneale Invasion. Injektion der entsprechenden Menge einer cercarienhaltigen Flüssigkeit in die Bauchhöhle.

h) Subcutane Invasion. Injektion der Cercariensuspension unter die Haut.

i) Einbringen einer Cercariensuspension z. B. in die Conjunctiven von Kaninchen und Hunden.

Es ist im Rahmen dieses Beitrages nicht möglich, auf die vielen Einzelergebnisse einzugehen, die von zahlreichen Autoren mit den obengenannten Invasionsmethoden erzielt wurden (WATSON, AZIM u. HALAWANI, 1948; WATSON u. AZIM, 1949; YOLLES, MOORE u. MELENEY, 1949; LAGRANGE u. SCHEECQMANS, 1951b; KIKUTH u. GÖNNERT, 1949; OLIVIER u. STIREWALT, 1952; LUTTERMOSER, 1954; BERRIOS-DURAN, 1955; MCCARTHY, REINERTSON u. THOMPSON, 1954; CRAM u. BOZICEVICH, 1944; VOGEL, 1948; u.a.).

Die Wahl der Invasionsmethode ergibt sich aus der Fragestellung des Tierversuches, aus dem Bedarf an invadierten Versuchstieren, aus der Forderung hinsichtlich Genauigkeit der zu verabreichenden Cercarienmengen. *Bei der Durchführung von Reihenversuchen z. B. in der Chemotherapie kommt es weniger auf die genaue Zahl der verabreichten Cercarienmenge an als auf die Notwendigkeit, eine größere Tierzahl in möglichst kurzer Zeit mit einem hohen Invasionserfolg und einer befriedigenden Überlebensrate der invadierten Tiere zu erhalten. Hier bietet sich in Übereinstimmung mit* KIKUTH u. GÖNNERT (1948, 1949) *die subcutane Invasion z. B. mit Schistosoma mansoni als Invasionsmethode der Wahl an.* Bei Mäusen, Goldhamstern, Baumwollratten gelingt die Invasion im allgemeinen so sicher, daß auf eine Überprüfung der „Ei"-ausscheidung vor Einsetzen in den chemotherapeutischen Versuch nahezu verzichtet werden kann. Eine Voraussetzung ist hierzu allerdings notwendig, daß die Invasion von einer erfahrenen und die Technik beherrschenden Arbeitskraft durchgeführt wird. Sonst sind anfangs selbstverständlich zusätzlich Untersuchungen mit invadierten, aber unbehandelten Kontrolltieren durchzuführen. Zur Feststellung der für die Invasion notwendigen Cercarienmenge werden nach gründlichem Umrühren aus der Cercariensuspension mindestens 3 Proben entnommen und nach Formalin-Zusatz die Cercarien ausgezählt. Aus dem errechneten Mittelwert ergibt sich das den einzelnen Tieren zu applizierende Volumen der vorhandenen Cercariensuspension. Die durch Umrühren erreichbare gleichmäßige Verteilung der Cercarien von *Schistosoma mansoni* und *Schistosoma haematobium* im Wasser ist ein erheblicher Vorteil gegenüber den sich an der Wasseroberfläche anheftenden Cercarien von *Schistosoma japonicum*. Die subcutane Invasionsmethode ist in diesem letzten Falle mit befriedigender Gleichmäßigkeit nur dann durchführbar, wenn man die entsprechende Cercarienzahl unter Lupenkontrolle mit der Spritze und einer geeigneten Kanüle von der Wasseroberfläche aufzieht. Will man allerdings bei Invasionen mit *Schistosoma japonicum* die genaue Cercarienzahl ermitteln, so dürfte die Deckglasmethode nach ROSE u. KOH (1935) [zit. bei VOGEL u. MINNING, 1952], wie sie auch VOGEL (1948) verwendet hat, die Invasionsmethode der Wahl sein. Die mit der bereits beschriebenen Technik gesammelten Cercarien von *Schistosoma japonicum* werden mit Hilfe von Deckgläsern von der Wasseroberfläche abgehoben, unter der Lupe ausgezählt und durch Auflegen der Deckgläser auf die rasierte Haut der Tiere gebracht. Es ist dabei von wesentlicher Bedeutung, daß man ein Eintrocknen der Cercarien durch Auftröpfeln weiterer Flüssigkeitsmengen verhindert. Zur gleichartigen Invasion von Mäusen empfiehlt es sich, eine nach der Methode von TATSUO (1939) gemischte und entsprechend konzentrierte Cercariensuspension mit nur einem Deckglas zu verwenden.

Unter Berücksichtigung der zahlreichen Veröffentlichungen und eigener Erfahrungen ergeben sich zur Erzielung einer mittelstarken Invasion bei subcutaner Invasionsmethode etwa folgende Cercarien-Richtzahlen:

Schistosoma mansoni
- Mäuse . . . . 40— 60 Cercarien pro Tier
- Goldhamster . . . . 30— 40 Cercarien pro Tier
- Baumwollratten . . . . 100—140 Cercarien pro Tier
- Affen . . . . 200—600 Cercarien pro Tier

Schistosoma haematobium
- Mäuse . . . . 150— 200 Cercarien pro Tier
- Goldhamster . . . . 100— 150 Cercarien pro Tier
- Affen . . . . 300—1000 Cercarien pro Tier

Schistosoma japonicum
- Mäuse . . . . 40— 50 Cercarien pro Tier
- Goldhamster . . . . 30— 40 Cercarien pro Tier
- Affen (bis 5 kg Körpergewicht) . . 200—500 Cercarien pro Tier
- Kaninchen . . . . 250—300 Cercarien pro Tier
- Katzen . . . . 200—250 Cercarien pro Tier
- Hunde (bis 20 kg Körpergewicht) . 300—600 Cercarien pro Tier

Die subcutane Invasionsmethode ist naturgemäß z. B. zur Prüfung der Repellent-Wirkung chemischer Substanzen oder bei Studien über die Wanderung der Cercarien in der Haut nicht anwendbar. Für derartige Untersuchungen haben sich die Schwanzinvasionen der Maus und die percutane Invasion am Kaninchenohr als geeignet erwiesen. Verschiedene Autoren beschäftigen sich mit der Technik solcher Invasionen besonders auch im Hinblick auf eine brauchbare Fixierung der Versuchstiere während der Exposition (WRIGHT, BAUMAN u. FRY, 1948, [zit. bei

VOGEL u. MINNING, 1952]; OLIVIER u. STIREWALT, 1952; LUTTERMOSER, 1954; BERRIOS-DURAN, 1955). Dabei ist bei Kaninchen eine etwa 30—45 min anhaltende tiefe Narkose nicht zu umgehen, während man Mäuse in entsprechenden Apparaten ausreichend fixieren und zur Invasion ruhigstellen kann. Mit der von McCARTHY, REINERTSON u. THOMPSON (1954) und LÄMMLER (1958) beschriebenen Technik ist selbst die Routineinvasion größerer Tierzahlen in einfacher Weise möglich (Abb. 8a u. b). Enthält die Cercariensuspension 200 Cercarien pro Maus, so

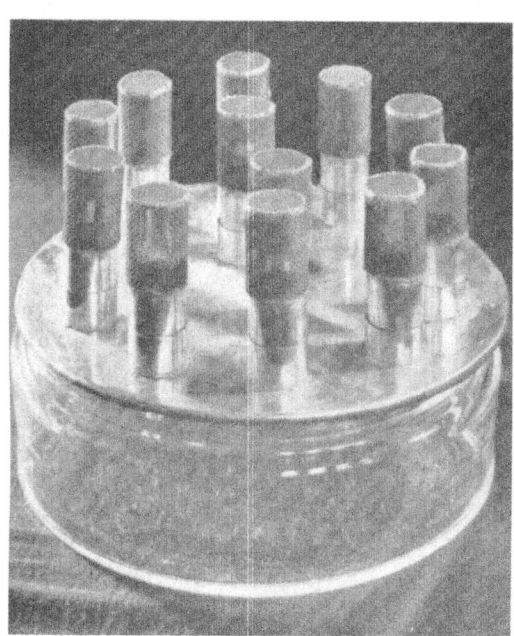 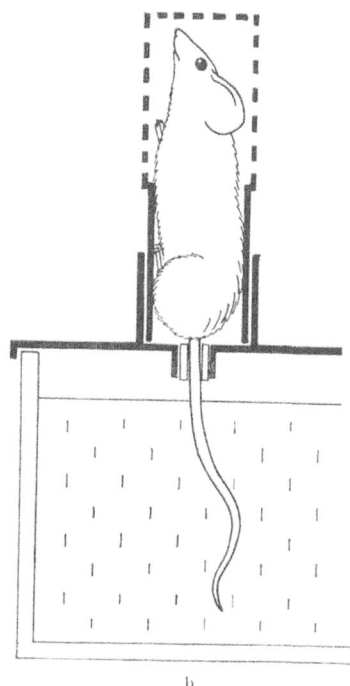

Abb. 8a u. b. Apparat zur Schwanzinfektion von Mäusen mit *Schistosoma mansoni*. a Invasionsbatterie für 12 Mäuse. b Eine Maus wird mit Cercarien invadiert. Nach LÄMMLER, 1958

genügt schon eine Einwirkungszeit von etwa 30 min, um bei nahezu allen Tieren eine starke Invasion zu setzen. Verwendet man nur 40—50 Cercarien pro Maus, empfiehlt es sich, die Invasionszeit auf 45—60 min auszudehnen.

5. Wanderungsweg im Endwirt

Berühren die *Schistosoma*-Cercarien die menschliche oder tierische Haut, so heften sie sich bekanntlich mit den Saugnäpfen fest und bohren sich innerhalb weniger Minuten unter Abwerfen des Schwanzes in das Stratum corneum ein. Über 85% der applizierten Cercarien gelingt es, in die Haut erwachsener Menschen und Affen bzw. in die Schwanzhaut von Mäusen einzudringen (STIREWALT, 1956). Hierbei treten die beiden vorderen am Kopf mündenden Drüsenpaare in Tätigkeit, die ein gewebslösendes Sekret liefern. Nach einer Ruhepause, die weniger als 10 min und mehr als 24 Std betragen kann, setzen die Cercarien ihren Weg in die unteren Hautschichten fort, wobei sie auch den Sekretinhalt der beiden hinteren Kopfdrüsenpaare verbrauchen (GORDON u. GRIFFITHS, 1951) [zit. bei PIEKARSKI, 1954]. Die Cercarien dringen schließlich in die Hautvenen ein, die sie nach etwa 16—20 Std erreicht haben, und werden passiv mit dem Blutstrom weitergetragen. Nach eingehenden Untersuchungen von FAUST, JONES u. HOFFMAN (1934) und FAUST u. MELENEY (1924) an *Schistosoma mansoni* und *japonicum* überwinden die Larven das Capillarsystem der Lunge und nach Passieren der Mesenterialarterien auch das Capillarsystem der Darmwand (Abb. 9). In den Pfortaderästen der Leber sind sie vom 4.—6. Tag an nachweisbar. Dort reifen die Larven innerhalb von 16 Tagen heran und wandern gegen den Pfortaderstrom in die Wurzeln der Mesenterialvenen.

Schistosoma haematobium erreicht beim Menschen die Venen des Urogenitalsystems durch die unteren Mesenterial-, Pudendal- oder Hämorrhoidalanastomosen. Nach experimentellen Untersuchungen von VOGEL (1942) [zit. bei PIEKARSKI, 1954] an Mäusen finden sich die ersten Eier von *Schistosoma japonicum* am 26. Tag post invasionem in den Gefäßen der Leber und am 28. Tag in denen des Darmes. Die von den geschlechtsreifen Weibchen abgelegten „Eier" sind bereits gefurcht, und erst auf ihrer Wanderung über die Venen zum Darm oder zur Blase entwickelt sich in der Eischale das Miracidium.

Die ersten „Eier" im Kot der Versuchstiere können bei *Schistosoma mansoni* nach 40—42 Tagen und bei *Schistosoma japonicum* nach 37—40 Tagen (Ende der Präpatentperiode) nachgewiesen werden. *Schistosoma haematobium* siedelt sich ebenso wie die beiden anderen *Schistosoma*-Arten sowohl bei Mäusen als auch bei Goldhamstern und Affen im Venensystem der Pfortader und des Mesenteriums an. MOORE u. MELENEY (1954) fanden bei Hamstern die ersten Eier im Kot 10 Wochen nach der Invasion. In Einzelfällen können aber auch Eiläsionen in der Blasenschleimhaut und Eier im Urinsediment der Versuchstiere 20—30 Wochen post invasionem nachgewiesen werden.

d) Die Pathologie der experimentellen Schistosomiasis

Zahlreiche Veröffentlichungen zur Pathologie der Schistosomiasis beziehen sich vorwiegend auf Untersuchungen an menschlichem Sektionsmaterial, wobei es in den meisten Fällen nicht möglich war, das Alter und die Stärke der Invasion zu bestimmen.

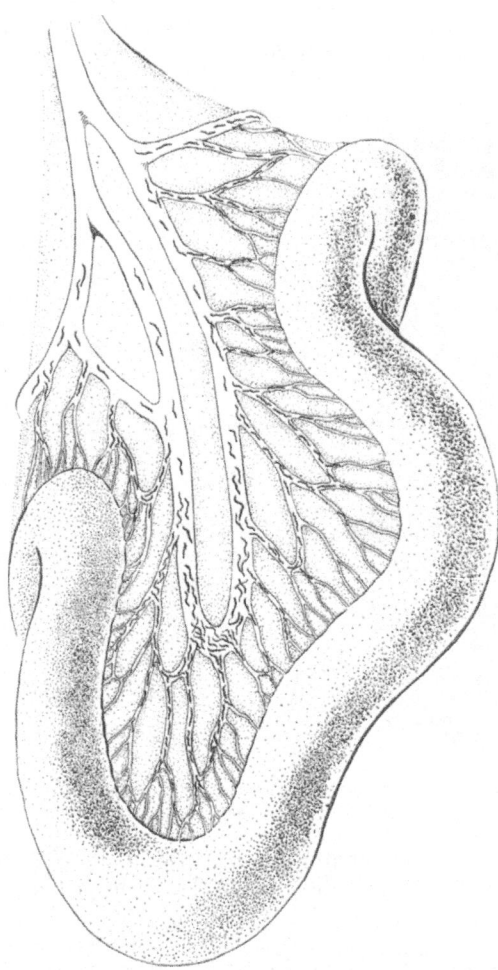

Abb. 9. *Schistosoma japonicum* in den Mesenterialgefäßen einer Dünndarmschlinge des Menschen. Übersicht über die Lage der geschlechtsreifen Würmer, die noch bis in die feinsten Capillaren eindringen können. Nach PIEKARSKI, 1954

Von experimentellen Studien zur Pathologie der *Schistosomiasis mansoni* sind besonders die Arbeiten von FAIRLEY (1920) vorwiegend an Affen, BRUMPT u. CHEVALLIER (1931) an Mäusen und Ratten, KOPPISCH (1937) an Kaninchen und Ratten, KRAKOWER, HOFFMAN u. AXTMEYER (1940) an Ratten und (1943) an Meerschweinchen, von JAFFÉ, MAYER u. PIFANO (1945) an eingeschlechtlichen Mäuse- und Meerschweincheninvasionen sowie von GÖNNERT u. ALTMANN (1948) an Mäusen zu erwähnen. Über die *Schistosomiasis japonica* arbeiteten FAUST u. MELENEY (1924) an Kaninchen und Hunden, HOEPPLI (1932) [zit. bei FAUST, 1949] an diesen und anderen Versuchstieren sowie LEE (1932) an der eingeschlechtlichen Invasion des chinesischen Hamsters. Die Untersuchungen mit *Schistosoma haematobium* gehen zurück auf FAIRLEY (1920) und BRUMPT u. CHEVALLIER (1931). Mit der Histopathologie der experimentellen Schistosomiasis nach Invasionen mit allen drei menschlichen *Schistosoma*-Arten innerhalb und nach Ende der Präpatentperiode beschäftigten sich auch MELENEY u. Mitarb. (1952) [zit. bei PIEKARSKI, 1954] und MELENEY u. Mitarb. (1953).

Es ist im Rahmen dieses Beitrages nicht möglich, auf das pathologische Gesamtbild einzugehen sowie die zahlreichen Einzelfaktoren zu analysieren, die das pathogenetische Geschehen im Endwirt nach einer experimentellen *Schistosoma*-Invasion beeinflussen. Die umfangreichen und gründlichen Untersuchungen von GÖNNERT (1955a und b) erbrachten nicht nur eine Vertiefung unseres Wissens über schon bekannte Veränderungen, sondern auch wertvolle neue Erkenntnisse über die Pathologie der Leber bei der experimentellen Schistosomiasis der Maus.

e) Mikroskopische Diagnose

Zum Nachweis der Invasion eines Endwirtes mit einer der drei menschlichen *Schistosoma*-Arten kann die Ausscheidung der „Eier" im Kot verwertet werden. Allerdings ist diese beträchtlichen Schwankungen unterworfen, so daß man bei Einzeluntersuchungen *von der Menge der im Kot nachweisbaren „Eier" nicht auf die Stärke der Invasion schließen kann*. Bei Mäusen, Goldhamstern und Baumwollratten genügt im allgemeinen die direkte Untersuchung mehrerer Kotbällchen im Quetschpräparat. Bei Affen, Hunden und Katzen verwendet man zweckmäßigerweise das Sedimentverfahren oder die TELEMANN-Anreicherung. Zur quantitativen Eizählung eignen sich die Verfahren nach STOLL-HAUSHEER und die TELEMANN-Anreicherung in Kombination mit der ZSCHUCKE-Kammer. Zur Unterstützung der Eidiagnose empfiehlt es sich, insbesondere beim Vorhandensein nur weniger „Eier" im Kot, den *Miracidien-Schlüpfversuch* nach FÜLLEBORN zu verwenden (vgl. auch BLACKIE, 1961).

f) Die experimentelle Schistosomiasis der Laboratoriumstiere als Modellversuch für chemotherapeutische Untersuchungen

Zur Durchführung chemotherapeutischer Untersuchungen haben sich experimentell mit *Schistosoma mansoni, Schistosoma haematobium* und *Schistosoma japonicum* invadierte Laboratoriumstiere als durchaus geeignet erwiesen. Über Einzelheiten der experimentellen Invasion, über die Empfänglichkeit der verschiedenen Laboratoriumstiere für die drei *Schistosoma*-Arten wurde bereits ausführlich berichtet, so daß in diesem Zusammenhang nur noch die Methoden zur Beurteilung und Auswertung der chemotherapeutischen Wirkung chemischer Verbindungen zu berücksichtigen sind. Zur Feststellung einer *Schistosoma*-Invasion kann man neben der „Ei"ausscheidung im Kot die Zahl und den Sitz der Würmer, den Nachweis der Schistosomen-Eier in der Darmwand und vor allem in der Leber sowie die Verteilung des braun-schwarzen aus dem Darm der Würmer stammenden Pigmentes in der Leber heranziehen. Welches dieser Kriterien nun zur Beurteilung der chemotherapeutischen Wirkung eines Präparates herangezogen werden kann, ist einmal von der *Schistosoma*-Art und zum anderen vom Versuchstier abhängig. Es ist nicht möglich, für die verschiedensten Fragestellungen ein allgemeingültiges Rezept anzugeben, auch können in diesem Zusammenhang nicht alle Methoden ausführlich beschrieben werden.

Für die Routineprüfung chemischer Substanzen an größeren Zahlen von Tieren und verschiedenen Tierarten ist es in Übereinstimmung mit KIKUTH u. GÖNNERT (1948, 1949) in erster Linie die „*Ei"ausscheidung im Kot*, die zunächst über die chemotherapeutische Wirkung einer Substanz Aufschluß gibt. Invadiert man die Versuchstiere mit der obenangegebenen Cercarienzahl subcutan, so sind die natürlichen Schwankungen der Eizahl im Kot ohne besondere Bedeutung. Bei genügend langer Nachbeobachtung, z. B. bei Affen- und Hundeversuchen, läßt sich ein Rezidiv nach einer zunächst erfolgreichen Behandlung auch mit Hilfe der Kotuntersuchung sicher feststellen. Finden sich in einer Kotprobe nur wenige

„Eier", oder handelt es sich darum, die Lebensfähigkeit der ausgeschiedenen „Eier" zu überprüfen, so empfiehlt sich die Anwendung des *Miracidien-Schlüpfversuches* nach FÜLLEBORN. Ein zweites Kriterium besteht darin, zur Beurteilung der chemotherapeutischen Wirksamkeit eines Präparates die *Feststellung der Würmer* nach *Zahl, Sitz, Aussehen und Lebensfähigkeit* heranzuziehen. Der größte Teil der gepaarten geschlechtsreifen Würmer hält sich normalerweise in der Pfortader und in den Mesenterialvenen auf, erst nach einer irgendwie gearteten Schädigung verlassen die Würmer diesen Sitz und werden, die Pärchen häufig getrennt, in die Leber eingeschwemmt. Die Bewertung der Wirkung eines Präparates speziell und allein nach Sitz und Verteilung der Würmer (BUEDING, RUPPENDER u. MCKINNON, 1954) kann aber unter Umständen zu Fehldeutungen Anlaß geben. Zur Feststellung der Wurmzahl genügt im allgemeinen die Untersuchung mit bloßem Auge, in Zweifelsfällen unter Zuhilfenahme einer Lupe. Die Herstellung eines Quetschpräparates der Gesamtleber zwischen zwei Glasplatten ist bei wirksamen Präparaten angezeigt. Genaue Feststellungen hinsichtlich der Wurmzahl, auch zur Untersuchung verschiedener Entwicklungsstadien, erlaubt die von YOLLES u. Mitarb. (1947) beschriebene Perfusionsmethode, deren Anwendung für den chemotherapeutischen Reihenversuch allerdings kaum in Frage kommt. Von wesentlicher Bedeutung ist der *Zeitpunkt der Sektion* nach einer Behandlung, der nicht früher als 4 Wochen, besser aber erst 6 Wochen später liegen sollte. Da die Lebensdauer der Eier in der Leber höchstens 4 Wochen beträgt (VOGEL, 1942; GÖNNERT, 1955a und b), sind bei der Untersuchung des Leberquetschpräparates, nach einer erfolgreichen Behandlung, in den Pseudotuberkeln keine lebenden *Schistosoma*-Eier mehr zu finden. Der *Eibefund im Leberquetschpräparat* ist daher als drittes Kriterium von besonderem Interesse, denn nicht selten entgehen einzelne lebende Weibchen der Untersuchung, und nur das Vorhandensein lebender Eier weist dann auf eine solche Möglichkeit hin. Bei der Beurteilung eines Chemotherapeuticums ist weiterhin zu berücksichtigen, daß auch nach einer erfolgreichen Behandlung die Würmer nicht sofort absterben müssen. Es ist daher auch aus diesem Grunde eine zu frühzeitige Sektion der Tiere zu vermeiden.

Die Beurteilung und Auswertung der Wirkung eines Präparates unter alleiniger Berücksichtigung der bei der Sektion aufgefundenen lebenden bzw. toten Würmer im Vergleich zu einer unbehandelten Kontrollgruppe, wie sie SCHUBERT (1948) beschrieb, läßt viel zu wünschen übrig. Selbst bei der Anwendung einer adäquaten Invasionstechnik sind die Schwankungen in der Zahl der Würmer so groß, daß nur die Heranziehung größerer Tierzahlen eine einigermaßen befriedigende Auswertung zuläßt. Die vorwiegend sterilisierende Wirkung eines Präparates auf die *Schistosoma*-Weibchen, ohne daß diese abgetötet werden, als deren Folge die Eiausscheidung im Kot aber für Wochen oder gänzlich beseitigt wird, bleibt bei dieser Auswertungsmethode unberücksichtigt.

In Anlehnung an die Methodik der Prüfung eines Präparates beim Menschen ist es insbesondere in Affenversuchen notwendig, die Eiausscheidung nach einer erfolgreichen Behandlung noch etwa 4—6 Monate quantitativ zu verfolgen und auf diesem Wege die „Dosis curativa minima" (D_c 95) zu ermitteln. Die Festlegung derjenigen, meist höheren Dosis, die über eine völlige Beseitigung der Eiausscheidung hinaus in der Lage ist, alle Würmer abzutöten, ist bei Affenversuchen erst in zweiter Linie von Interesse.

Das von BUEDING u. PETERS (1951) beschriebene Verfahren zur Prüfung von Verbindungen auf *Schistosoma*-Wirksamkeit geht davon aus, daß die Parasiten, deren Wirtstiere mit 2-Methyl-1,4-naphthochinon behandelt wurden, in vitro eine signifikant reduzierte Glykolyse erkennen lassen. Auf Grund dieser Ergebnisse legten die Autoren einen Antiglykolyse-Index zur Messung schistosomawirksamer Verbindungen fest. Neben der Tatsache, daß die Methode zur Bestimmung des Antiglykolyse-Index sehr kompliziert ist, erhebt sich die Frage, ob allen bisher bekannten antimonfreien und den neueren metallfreien Schistosomiasismitteln die Hemmung der Glykolyse gemeinsam ist und diese daher als alleiniges Kriterium ausreicht.

Grundlage der von LUTTERMOSER (1954) beschriebenen Methode ist die Verlängerung der Lebenszeit mit tödlichen Cercariendosen invadierter Mäuse durch eine Behandlung am 35. Tag post invasionem. Sie berücksichtigt weiterhin die Zahl der nach dieser frühzeitigen Behandlung noch auftretenden Eigranulome und die Zahl der toten Würmer bzw. Wurmherde in der Leber. Unsere heutigen Kenntnisse über die Beeinflußbarkeit bzw. die Therapieresistenz einer Schistosomen-Invasion innerhalb der Präpatentperiode, wie sie uns durch die Untersuchungen von DEMEILLON, ENGLAND u. LÄMMLER (1956) und LÄMMLER (1958) vermittelt wurden, lassen es angezeigt sein, mit dem Therapieversuch erst dann zu beginnen, wenn der größte Teil der Würmer die Geschlechtsreife erreicht und die Eiausscheidung im Kot eingesetzt hat. Der von LUTTERMOSER (1954) mit dem 35. Tag post invasionem angegebene Behandlungsbeginn wäre daher auf den 40.—42. Tag zu verschieben; in diesem Fall ist aber dann die empfohlene Auswertungsmethode nicht mehr anwendbar.

Für die Routineprüfung hinsichtlich der Wirkung unbekannter Substanzen dürfte die von KIKUTH u. GÖNNERT (1948, 1949) mitgeteilte Versuchstechnik die Methode der Wahl sein. Sie berücksichtigt sowohl die ,,Ei''ausscheidung im Kot, die Untersuchung auf lebende oder geschädigte Würmer und das Vorhandensein von Wurmresten als auch die Verteilung des *Schistosoma*-Pigmentes und den Eibefund im Leberquetschpräparat. Die Durchführung dieser Untersuchungen ist technisch einfach, wenig zeitraubend, und die Befunde vermitteln auch bei geringen Tierzahlen ein relativ gutes Bild über die *Schistosoma*-Wirksamkeit chemischer Verbindungen.

Die Fortschritte auf dem Gebiet der experimentellen Chemotherapie der Schistosomiasis der letzten Jahre haben aber gezeigt, daß die Ergebnisse des Mäuseversuches sich nicht ohne weiteres auf andere *Schistosoma*-Modellinvasionen übertragen lassen und bestenfalls Anhaltspunkte für die Erfolgsaussichten bei der Behandlung menschlicher *Schistosoma*-Invasionen gestatten. *Eine stärkere Heranziehung des Affen als Versuchstier wird daher in der Zukunft unumgänglich notwendig sein.* Zwar sind auch die Ergebnisse des Affenversuches nicht unbedingt auf den Menschen übertragbar, doch dürfte eine im Affenversuch hochwirksame und gut verträgliche Verbindung größere Erfolgschancen haben. Wie mehrjährige Untersuchungen gezeigt haben (LÄMMLER, unveröff.), kann die bisher nur selten verwendete *Schistosoma mansoni*-Invasion des *Goldhamsters* als dritter chemotherapeutischer Modellversuch wertvolle Erkenntnisse liefern. Zahlreiche Verbindungen erwiesen sich im Mäuseversuch bei oraler Applikation als hochwirksam gegen *Schistosoma mansoni* und zeigten dennoch keinerlei Wirkung im Goldhamsterversuch. Demgegenüber war bisher aber keine der im Goldhamsterversuch wirksamen Substanzen im Mäuseversuch völlig wirkungslos. Aus diesen kurz skizzierten Erfahrungen ergibt sich, daß die *Schistosoma mansoni*-Invasion der Maus nach wie vor als Screening-Methode der Wahl angesehen werden kann, darüber hinaus aber eine Prüfung im Goldhamster- und Affenversuch unerläßlich notwendig ist. Ausschlaggebend für ein wirksames Präparat bleibt aber letztlich doch die klinische Untersuchung am Menschen.

Spezielle Literaturangaben über die Schistosomatidae

Eine Monographie ,,Bilharziasis oder Schistosomuminfektionen'' von AD. LUTZ u. G. A. LUTZ erschien in: KOLLE, W., R. KRAUS u. P. UHLENHUTH ,,Handbuch der pathogenen Mikroorganismen'', 3. Aufl. (1929), 6. Bd., 2. Teil, S. 873. Eine Bibliographie über die Schistosomen des Menschen und der Tiere von 1931 bis 1948 verfaßte A. BOUILLON [Mém. Acad. roy. Sci. colon. Belge Sci. nat. et méd. 18, Fasc. 5 (1950)]. Die Literatur, die sich auf die Schistosomiasis japonica auf den Philippinen von 1906 bis 1950 bezieht, hat T. P. PESIGAN gegeben [J. Philipp. med. Ass. 27, 275—327 (1951)]. Die "Bibliography on Bilharziasis 1949—1958", W.H.O. (Genf) 1960, bringt die vollen Titel von 2781 Arbeiten in der Originalsprache. Die im Text erwähnten Autoren, bei denen sowohl die entsprechenden Literaturstellen in den Lehrbüchern als auch im Spezialliteraturverzeichnis fehlen, sind in dieser Bibliographie der W.H.O., 1960, zu finden.

ALVES,W.: Observations on S. mattheei and S. haematobium adults and eggs from experimental animals and man. (Demonstration). Trans. roy. Soc. trop. Med. Hyg. **41**, 430 (1948).

ANDDRADE, Z. A., and T. BARKA: Histochemical observations on experimental schistosomiasis of mouse. Amer. J. trop. Med. Hyg. **11**, 12 (1962).

ARCHIBALD, R. G.: The endemiology and epidemiology of schistosomiasis in the Sudan. J. trop. Med. Hyg. **36**, 345 (1933).

AZIM, A. M., and C. H. BARLOW: Studies on the development of Bilharzia haematobium and Bilharzia mansoni in experimentally infected mice (Mus musculus). 5th Annual Rep. Bilharz. Snail Destruct. Sec. 1946—1947 Ministry of Health Cairo p. 32 (1948).

BETTENCOURT, A., et J. BORGES: Le Planorbis metidjensis, hôte intermédiaire du Schistosoma haematobium au Portugal. Confirmation expérimentale. C.R.Soc.Biol. (Paris) **87**, 1039 (1922).

BLACKIE, W. K.: The laboratory diagnosis of bilharziasis. J. Helminth. Suppl., 9 (1961).

BRANDT, J. L., and E. P. FINCH: A method for removal of adult S. mansoni from experimentally infected rabbits. Proc. Soc. exp. Biol. (N. Y.) **61**, 22 (1946).

BRUCE, J. I., E. H. SADUN and M. J. SCHOENBECHLER: The prophylactic and curative activity of sodium antimony dimercapto succinate (TWSb) in experimental infections with Schistosoma mansoni. Amer. J. trop. Med. Hyg. **11**, 25 (1962).

BRUMPT, E.: L'homme est-il le seul semeur de germes dans le cas de la bilharziose vésicale ? Bull. Acad. Méd. (Paris) **100**, 813 (1928).

—, et P. CHEVALLIER: La rate et les spleno-hépatites des bilharzioses expérimentales. Ann. Parasit. hum. comp. **9**, 15 (1931).

CAMERON, T. W.: A new definitive host for Schistosoma mansoni. J. Helminth. **6**, 219 (1928).

CAWSTON, F. G.: The experimental infestation of fresh water snails with special reference to the bilharzia parasite. S. Afr. J. clin. Sci. **18**, 396 (1922).

CRAM, E. B., and J. BOZICEVICH: Experimental Schistosome mansoni infection by intraperitoneal injection. Trop. Med. Hyg. News **1**, 16 (1944).

—, and W. B. FIGGAT: Experimental mammalian infection with the schistosomes of man. II. Comparative study of Schistosoma mansoni and S. japonicum infections reproduced by immersion and by intraperitoneal injection. Nat. Inst. Hlth Bull. **189**, 106 (1947).

— M. JONES and W. H. WRIGHT: A potential intermediate host of Schistosoma mansoni. Science **101**, 302 (1945).

DAWOOD, M. M., u. A. GISMANN: Schistosomiasen (Bilharziosen) und ihre Überträger in Afrika und angrenzenden Gebieten um 1955. Weltseuchenatlas III, 87 (1959).

DE WITT, W. B.: Two devices useful for maintaining aquaterraria. Turtox News **29**, 58 (1951).

ERHARDT, A.: Schistosomiasis in Ost- und Südostasien. Weltseuchenatlas III, 97 (1961).

FAIRLEY, N. H.: A comparative study of experimental bilharziosis in monkeys contrasted with the hitherto described lesions in man. J. Path. Bact. **23**, 289 (1920).

FRÖMMING, E.: Biologie der mitteleuropäischen Süßwasserschnecken. Berlin 1956.

HUBENDICK, B.: Phylogeny in the Planorbidae. Trans. Zool. Soc. London **28**, 453 (1955).

HUNTER, G. W., R. B. CRANDALL, D. E. ZICKAFOOSE and Q. B. PURVIS: Studies on schistosomiasis. XVIII. Some factors affecting resistance to Schistosoma mansoni infections in albino mice. Amer. J. trop. Med. Hyg. **11**, 17 (1962).

IDRIS, E.: Die Schistosomiasis. Selecta **3**, 5 (1961).

JAFFÉ, R., M. MAYER y C. F. PIFANO: Estudios biológicos y anatomopatológicos en animales infectados con un solo sexo de Schistosoma mansoni. Rev. Sanid. Asist. soc. **10**, 95 (1945).

JANSEN, G.: Schistosomiasis mansoni in Südamerika (1908—1953). Weltseuchenatlas III, 93 (1959).

JONES, M. F., and F. J. BRADY: Survival of Schistosoma japonicum cercariae at various temperatures in several types of water. Nat. Inst. Hlth Bull. **189**, 131 (1947).

KRAKOWER, C. A.: Some observations on the effects of physical and chemical agents on the cercariae of Schistosoma mansoni. Puerto Rico J. publ. Hlth **16**, 26 (1940).

— W. A. HOFFMAN and J. H. AXTMAYER: The fate of Schistosomes (S. mansoni) in experimental infections of normal and vitamin A deficient white rats. Puerto Rico J. publ. Hlth **16**, 269 (1940).

— — — Portal systemic collateral veins in the guineapig with schistosomal cirrhosis of the liver and a discussion of congestive splenomegaly. Arch. Path. **36**, 39 (1943).

KUNTZ, R. E.: Passage of eggs by hosts infected with Schistosoma haematobium. J. Helminth. Suppl., 107 (1961a).

— Passage of eggs by hosts infected with *Schistosoma mansoni*, with emphasis on rodents. J. Parasit. **47**, 905 (1961b).

LÄMMLER, G.: Beiträge zur experimentellen Schistosomiasis. I. Mitt. Untersuchungen zur Chemoprophylaxe der Bilharziose. Z. Tropenmed. **9**, 294 (1958).

LEE, C. U.: Certain biological and pathological aspects of Schistosomiasis japonica as studied in hamsters (Cricetus griseus). C. R. Congr. Intern. de Méd. Trop. et d'Hyg. (Cairo 1928) **4**, 373 (1932).

MAYER, M., y C. F. PIFANO: Estudios biologicos y patologicos en animales infectados con Schistosoma mansoni (infecciones bi- y unisexuales). Rev. Sanid. Asist. soc. **7**, 419 (1942).

NOSNY, P., Y. NOSNY, H.-L. O'CONNOR et H. ROBERT: La bilharziose urinaire. Presse méd. **69**, 1345 (1961).

SCHUBERT, M.: Conditions for drug testing in experimental Schistosomiasis mansoni in mice. Amer. J. trop. Med. **28**, 121 (1948).

STIREWALT, M. A.: Penetration of host skin by cercariae of Schistosoma mansoni. I. Observed entry in skin of mouse, hamster, rat, monkey and man. Naval Med. Res. Inst. **14**, 475 (1956).

STRONG, J. P., H. C. McGILL and J. H. MILLER: Schistosomiasis mansoni in the Kenya baboon. Amer. J. trop. Med. Hyg. **10**, 25 (1961).

STUNKARD, H. W.: Possible snail hosts of human schistosomes in the United States. J. Parasitol. **32**, 539 (1946).

SUGIURA, S.: Studies on Oncomelania nosophora (Robson), an intermediate host of Schistosoma japonicum. Mitt. Path. Inst. med. Fak. Niigata H. **31** (1933).

TATSUO, KATO: Methods for collecting cercariae of Schistosomum japonicum and report of experiments in inoculation. Kitasato Arch. exp. Med. **16**, 340 (1939).

THOMPSON, P. E., J. E. MEISENHELDER and H. NAJARIAN: Laboratory studies on the effects of tris(p-aminophenyl)-carbonium salts, tris (p-aminophenyl)methanol, and lucanthone hydrochloride against Schistosoma mansoni. Amer. J. trop. Med. Hyg. **11**, 31 (1962).

WARD, P. A., D. TRAVIS and R. E. RUE: Studies on schistosomiasis, methods of establishing and maintaining snails in the laboratory. Nat. Inst. Hlth Bull. **189**, 70 (1947).

WATSON, J. M., A. M. AZIM and A. HALAWANI: Investigations on the antibilharzial action of Miracil D (Nilodin). Trans. roy. Soc. trop. Med. Hyg. **42**, 37 (1948).

WHO Chronicle: Nature and extent of the problem of bilharziasis. **13**, 3 (1959).

World Health Organization: Study group of the ecology of intermediate snail hosts of Bilharziasis. Technical Report. Report Ser. **120** (1957).

YOLLES, T. R., D. V. MOORE, D. L. DEGIUSTI, C. L. RIPSOM and H. E. MELENEY: A technique for the perfusion of laboratory animals for the recovery of schistosomes. J. Parasitol. **33**, 419 (1947).

II. Großer Leberegel [Fasciola hepatica (LINNÉ, 1758)]

a) Verbreitung und Bedeutung

Der große Leberegel, *Fasciola hepatica*, ist der Erreger der Leberegelkrankheit und vorwiegend ein Parasit von Haustieren. Das Vorkommen seiner Entwicklungsstadien in feuchten Niederungen und in Überschwemmungsgebieten, an Flüssen, Bächen und Wassergräben führt oft zu schweren Infektionen und Verlusten insbesondere bei Wiederkäuern. Damit wird der Leberegelbefall zu einem ernährungswirtschaftlichen Problem.

Die Leberegelkrankheit tritt auf allen Kontinenten und überall dort auf, wo die zur Entwicklung von *Fasciola hepatica* notwendigen Süßwasserschnecken günstige Lebensbedingungen finden.

Fasciola hepatica-Invasionen bei Menschen sind ebenfalls in allen Erdteilen und in den Gebieten beobachtet worden, wo der Parasit gehäuft bei Wiederkäuern vorkommt. Da aber die Gesamtzahl der bisher bekanntgewordenen Fälle bei nur 800—900 (PIEKARSKI, 1954; COUDERT u. TRIOZON, 1958) liegt, ist er als Krankheitserreger des Menschen nur von geringer Bedeutung.

b) Morphologie

Der große Leberegel ist ein blattförmiger Parasit, etwa 20—40 mm lang und 6—14 mm breit. Frisch aus den Gallengängen entnommene Leberegel besitzen eine bräunlichgraue Farbe und sind sehr lebhaft beweglich. Die näheren morphologischen Einzelheiten sind in Abb. 10 dargestellt.

Die relativ sehr großen Eier von *Fasciola hepatica* sind oval, 130—145 μ: 70—90 μ groß, besitzen eine dünne, bräunliche Schale, die an einem Pol in einen uhrglasähnlichen Deckel umgeformt ist (Abb. 3). Bei der Ablage enthalten die Eischalen eine befruchtete, zweikernige, von zahlreichen Dotterzellen umgebene Zygote.

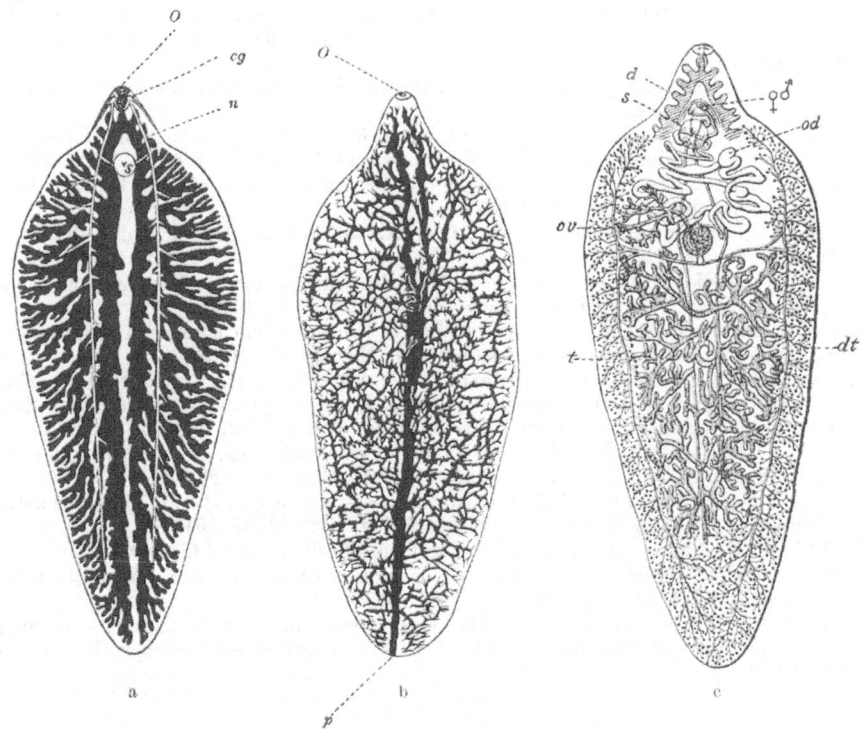

Abb. 10. *Fasciola hepatica*. *a* Darmkanal und Nervensystem, *b* Exkretionssystem, injiziert (nach SOMMER), *c* Geschlechtsorgane, *cg* Hirnganglion, *d* Darm, *dt* Dotterstock, *n* Längsnerven, *O* Mundöffnung mit Mundsaugnapf, *od* Uterus, *ov* Ovar, *p* Exkretionsporus, *s* Bauchsaugnapf, *t* Hoden (Vergr. 3 ×). WESENBERG-LUND, 1934. (Aus PIEKARSKI, 1954)

c) Entwicklung

Der Entwicklungsgang des Leberegels *(Fasciola hepatica)*, wie er in der schematischen Abb. 11 wiedergegeben ist, vollzieht sich unter optimalen Bedingungen in der Außenwelt, im Zwischenwirt und im Endwirt innerhalb von rund 5 Monaten. Die Zwischenwirtrolle der sog. Zwergschlammschnecke *Lymnaea (Galba) truncatula* ist schon seit langem bekannt, dagegen konnte der Wanderungsweg im Endwirt erst durch die Untersuchungen von SHIRAI (1927), VOGEL (1934) und SCHUMACHER, 1938 (zit. bei PIEKARSKI, 1954) geklärt werden (vgl. auch DAWES, 1961a, b).

1. Zwischenwirte, Züchtung und Haltung im Laboratorium

Zwischenwirt des großen Leberegels ist in Europa, West- und Nordasien die in diesem Raum weitverbreitete Leberegel- oder Zwergschlammschnecke *Lymnaea (Galba) truncatula* MÜLLER[1] (Abb. 12). Sie ist klein und unscheinbar mit einer Schale von 7—11 mm Höhe und 3—4 mm Breite und kommt überall da vor, wo die Umwelt ihren notwendigen Lebensbedingungen entspricht: in kleinsten, auch

---

[1] Die Nomenklatur der Lymnaeidae richtet sich nach HUBENDICK (1951).

zeitweise austrocknenden Gewässern, in Quellen und Drainageabflüssen, in Wiesen- und Straßengräben, in überrieselten Felsen und Wagenspuren auf Wegen mit nassem Untergrund, in Tränken auf Viehweiden und ähnlichen Wasserbehältern; an Flüssen und Bächen meist nur in der schlammigen Uferregion.

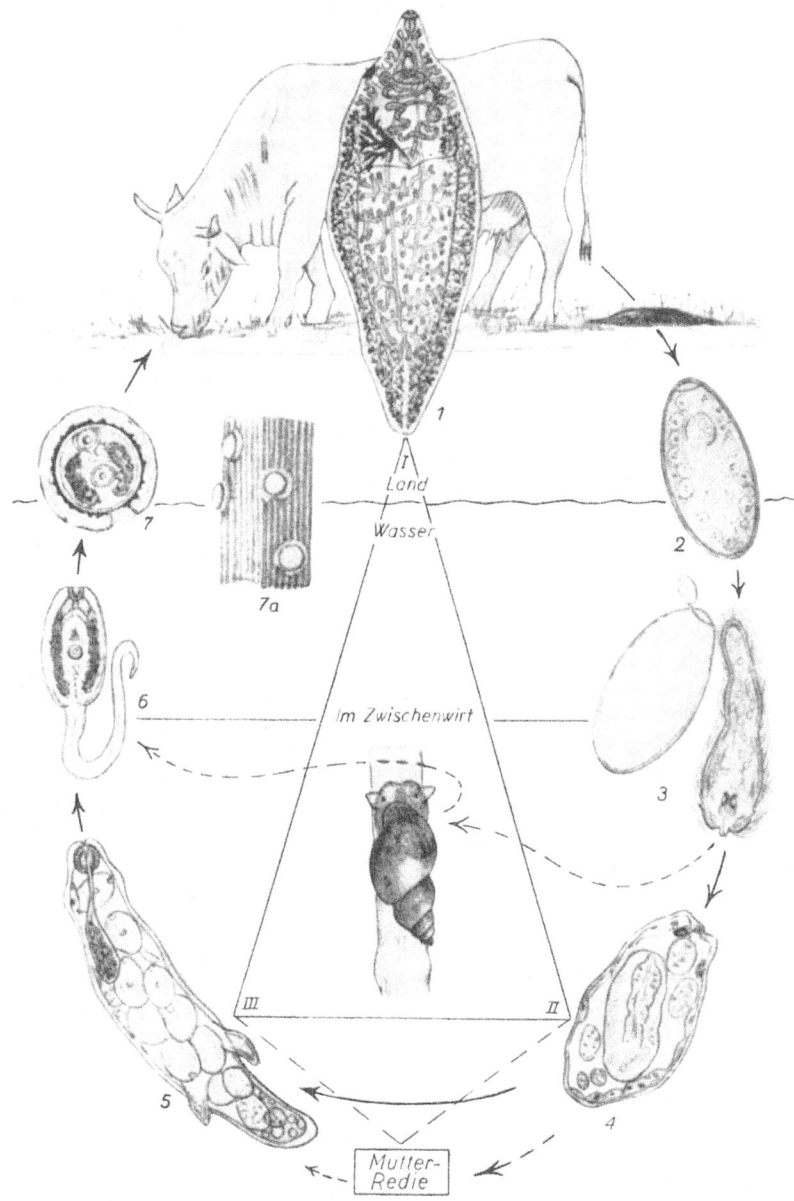

Abb. 11. Entwicklungscyclus von *Fasciola hepatica*. *1* erwachsener Leberegel, *2* ungefurchtes Ei aus dem Kot des Endwirtes, *3* im Wasser schlüpfendes Miracidium, *4* Sporocyste und *5* Redie aus dem Zwischenwirt, *6* freischwimmende Cercarie, *7* und *7a* Cercariencysten; *I*, *II*, *III* erwachsene Individuen der Geschlechts- und der beiden Larvengenerationen. Nach MATTES, 1954; aus WIGAND u. MATTES, 1958

Zur *Züchtung und Haltung im Laboratorium* eignen sich besonders unglasierte Tonschalen, deren Böden mit einer etwa 1—2 mm dicken, von natürlichen

Schneckenfundplätzen stammenden Schlammschicht bedeckt sind (SCHUMACHER, 1938; TAYLOR u. MOZLEY, 1948). Die Tonschalen werden etwas schräg aufgestellt, damit nur ein Teil des Schlammes vom Wasser überspült wird und die Schnecken, ihrer amphibischen Lebensweise entsprechend, die Möglichkeit haben, sich auch auf feuchtem Schlamm außerhalb des Wassers aufzuhalten. Besondere Sorgfalt ist auf die Wahl des Wassers zu legen. Leitungswasser ist in den meisten Fällen ungeeignet, während ein nicht zu hartes Quellwasser den Anforderungen im allgemeinen genügen wird. Übermäßiges Verdunsten wird durch eine die Tonschalen abdeckende Glasscheibe verhindert. Durch regelmäßiges Befeuchten des Schlammes sind die Schalen vor dem Austrocknen zu schützen, um die den Schnecken zusagenden Lebensbedingungen zu erhalten, wobei auf die von SCHUMACHER (1938) empfohlene Dauerberieselung verzichtet werden kann.

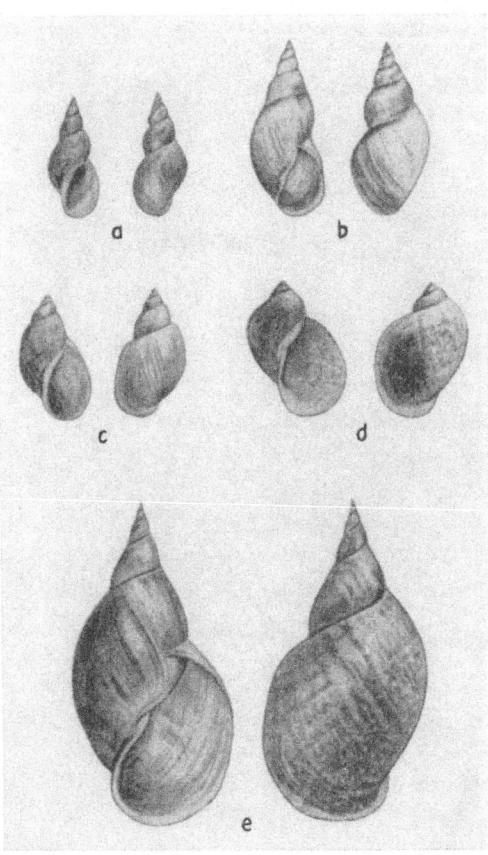

Abb. 12. Zwischenwirte von *Fasciola hepatica*. a der Hauptzwischenwirt *Lymnaea truncatula* (Vergr. 1,5:1), b—e weitere Lymnaeiden, bei denen experimentelle Invasionen gelungen sind (Vergr. 1:1), b *Galba palustris*, c *Radix peregra*, d *Radix ovata*, e *Lymnaea stagnalis*. Nach WIGAND u. MATTES, 1958

Ein reichlicher Algenbelag in den Tonschalen ist ein notwendiger und die Haltung der Schnecken begünstigender Faktor. Zur Förderung des Algenwachstums müssen die Schalen möglichst hell aufgestellt werden. Bei starkem Schneckenbesatz empfiehlt sich eine zusätzliche Fütterung mit einem käuflichen Fischfutter, wobei nur so viel gereicht werden darf, wie tatsächlich gefressen wird. Alle Reste müssen sorgfältig entfernt werden, um eine Verunreinigung des Wassers zu vermeiden.

Die optimale Haltungstemperatur liegt für *Lymnaea truncatula* bei 17—21° C. Im Hinblick auf eine möglichst rasche Entwicklung der Leberegellarven kann aber eine Temperatur zwischen 20 und 25° C gewählt werden, wobei aber mit einer größeren Sterblichkeitsrate der Schnecken gerechnet werden muß.

In den Verbreitungsgebieten von *Fasciola hepatica*, in denen *Lymnaea truncatula* fehlt oder selten vorkommt (Afrika), übernehmen andere Schlammschneckenarten die Rolle des Zwischenwirtes. Als Beispiele hierfür mögen folgende Arten dienen:

Lymnaea viridis QUOY u. GAIMARD in Japan (ONO u. ISODA, 1951 = *Lymnaea pervia*) und auf den Philippinen (DE JESUS, 1935 = *Lymnaea philippinensis*); *Lymnaea brazieri* SMITH (nach HUBENDICK, 1951, wahrscheinlich identisch mit *Lymnaea lessoni* DESHAYES) in Australien (MCKAY, 1926); *Lymnaea bulimoides* LEA in Nordamerika (SHAW, 1931); *Lymnaea humilis* SAY in Nordamerika (SHAW, 1931 = *Lymnaea ferruginea;* KRULL, 1933 = *Lymnaea modicellus*) und in Mexiko (MAZOTTI, 1956); *Lymnaea viator* d'ORBIGNY (REY, 1957, Brasilien) und

Lymnaea cousini JOUSSEAUME (BRUMPT u. Mitarb. 1940 = *Lymnaea bogotensis*, Kolumbien) in Südamerika; *Lymnaea natalensis* KRAUSS in Südafrika (PORTER, 1920, zit. bei FAUST, 1949).

Aus der Tatsache, daß außer *Lymnaea truncatula* auch andere Schneckenarten dem großen Leberegel als Zwischenwirte dienen können, ergab sich die Frage, ob diese Möglichkeit auch für andere europäische Schlammschnecken besteht. Experimentell ist dieser Nachweis gelungen. Die vollständige Entwicklung bis zu Cercarien konnte in *Lymnaea stagnalis* (NÖLLER u. SPREHN, 1924; KENDALL, 1950), in *Lymnaea palustris* (REICHMUTH, 1936, zit. bei PIEKARSKI, 1954; KENDALL, 1950) beobachtet werden. Im allgemeinen blieb jedoch die Entwicklung unvollständig (NÖLLER u. SPREHN, 1925, *Lymnaea palustris;* HATZKY, 1940, *Lymnaea stagnalis, Lymnaea palustris;* KENDALL, 1950, *Lymnaea peregra;* STIEGLER, 1954), und die eingedrungenen Miracidien starben als Sporocysten oder Redien vorzeitig ab. Es hat sich außerdem gezeigt, daß insbesondere nur ganz junge Schnecken dieser Arten sich infizieren lassen, während *Lymnaea truncatula* in jedem Alter und jeder Größe ohne Schwierigkeiten infiziert werden kann.

Alle diese Befunde und die Tatsache, daß in Europa nur *Lymnaea truncatula* als natürlich infizierte Schnecke auf den verseuchten Weiden regelmäßig angetroffen wird, weisen darauf hin, daß *Lymnaea truncatula* in *Europa* der einzige wichtige Zwischenwirt des großen Leberegels ist und daß den anderen Arten, wenn sie sich auch gelegentlich infizieren können, keinerlei praktische Bedeutung als Zwischenwirt zukommt.

2. Gewinnung des Infektionsmaterials

Die Eier von *Fasciola hepatica* sind unter günstigen Bedingungen monatelang lebensfähig. Während die Entwicklung der Eier bei Temperaturen unter 10° C, z. B. bei Aufbewahrung der wäßrigen Eisuspension im Kühlschrank, stehen bleibt, entwickelt sich die bewimperte Larve, das Miracidium, bei 18—20° C in 3 Wochen, bei 25° C schon in 10 Tagen (MATTES, 1949, zit. bei CRAIG u. FAUST, 1957). Stellt man die nahezu voll entwickelten Miracidien, die aber noch von der Eischale umgeben sind, in den Kühlschrank bei etwa 6—10° C, so kann man diese als Infektionsreservoir wochenlang aufbewahren. Nach dem Herausnehmen dieser „Eier" aus dem Kühlschrank und Verbringen in Zimmertemperatur schwärmen die Miracidien schon nach wenigen Minuten aus. Die für experimentelle Infektionen notwendigen Leberegeleier gewinnt man am einfachsten aus den Gallenblasen geschlachteter und infizierter Rinder und Schafe durch Ausspülen nach Art des Sedimentverfahrens.

Zur Infektion der Schnecken bringt man nun je 5—7 Miracidien mit wenig Wasser in ein Blockschälchen und setzt *eine* Schnecke dazu oder bei Masseninfektionen je 5—7 Miracidien pro Schnecke in eine Petrischale, in der sich etwa 30 Schnecken befinden. Schon nach etwa einer halben Stunde sind die Miracidien in die Schnecken eingedrungen. Die Erfahrungen haben gezeigt, daß die Überlebensrate der infizierten Schnecken bei der viel einfacheren Masseninfektion etwa der der Einzelinfektion entspricht.

Nach der Durchwanderung des Schneckengewebes wachsen die Miracidien in der Gegend der Atemhöhlenwand zu einer sackförmigen 0,3—0,5 mm langen Sporocyste heran, aus der etwa 2—3 Wochen später die in ihnen entwickelten Jungredien herausbrechen und zur Mitteldarmdrüse wandern, wo sie ihre Entwicklung beenden (MATTES, 1949). In diesen Mutterredien können weitere Tochterredien oder direkt Cercarien gebildet werden. Die Entwicklungsdauer ist abhängig von der Temperatur, bei der die infizierten Schnecken gehalten werden.

Zur Gewinnung von encystierten Cercarien stellt man (bei einer Haltungstemperatur von 23—25° C) etwa 5 Wochen nach der Infektion die Schnecken mit den nun schwärmreifen Cercarien für kurze Zeit in den Kühlschrank und setzt sie dann wieder in normaltemperiertes Wasser in Tonschalen um. Durch den Temperaturschock beginnen die Cercarien schon nach etwa 15—30 min auszuschwärmen. Die Mehrzahl der Cercarien setzt sich schon nach kurzer Zeit, und zwar mit

Vorliebe dicht unter der Wasseroberfläche, fest und encystiert sich; vereinzelt können sie aber auch bis zu mehreren Stunden im Wasser frei umherschwimmen. Ausnahmsweise kann die Encystierung an der Wasseroberfläche erfolgen. Die Cysten (Abb. 13) haben anfangs Kugelgestalt und einen Durchmesser von ~ 250 μ. Sie können also gut mit einer Lupe erkannt werden. Durch Schrumpfung können sie später etwas abgeflacht erscheinen. Zur Gewinnung von Cystenmaterial für Invasionsversuche hat sich folgende Methode besonders bewährt:

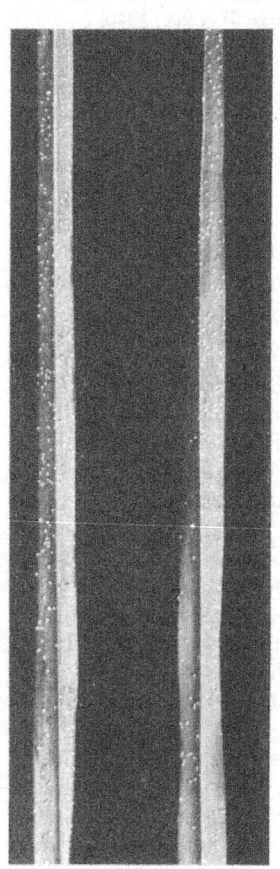

Abb. 13. *Fasciola hepatica*. Cysten mit Metacercarien an Grashalmen klebend. Nach SCHUMACHER, 1939; aus PIEKARSKI, 1954

Man legt Grashalme auf die Wasseroberfläche, wodurch erreicht wird, daß die Cercarien sich nur auf der einen Seite ansetzen, was die spätere Auszählung der Cysten wesentlich erleichtert. Die Cystendichte läßt sich dadurch steuern, daß man während des Schwärmens die ausreichend besetzten Halme entfernt und durch neue ersetzt. Die Zahl der aufgelegten Halme richtet sich nach der Stärke des Schwärmens. Zur Durchführung von Versuchstierinvasionen werden die Grashalme entsprechend der für die einzelnen Tiere notwendigen Cystenzahl in Stücke zerschnitten und diese den Tieren oral verabreicht.

3. Invasion der Endwirte

Neben den am häufigsten invadierten Wiederkäuern (Rind, Schaf und Ziege) liegen zahlreiche Beobachtungen über *Fasciola hepatica*-Befall bei anderen Tieren vor, so z. B. beim Pferd, Esel, Schwein, Hund und Katze, weiterhin bei einigen wildlebenden Tieren wie Hase, Reh, Hirsch, Gemse, Elch, Büffel, Kamel, Lama, Elefant und Känguruh, sowie bei Eichhörnchen, Biber, Biberratte und Bisamratte. *Experimentelle Invasionen an Laboratoriumstieren sind möglich bei Mäusen, Goldhamstern, Baumwollratten, Albinoratten, Meerschweinchen, Kaninchen und Affen*. Während experimentell invadierte Mäuse und Goldhamster selbst bei der Invasion mit nur einer Metacercarie schon nach wenigen Wochen der Invasion erliegen (RÜTHER, zit. nach WIGAND u. MATTES, 1958), überstehen Albinoratten und Kaninchen die Invasion zu einem hohen Prozentsatz und werden leberegel-„positiv". Baumwollratten und Meerschweinchen lassen sich ebenfalls sehr leicht mit *Fasciola hepatica* invadieren, doch auch hier bleiben nur wenige Tiere bis zum Ende der Präpatentperiode am Leben (SCHUMACHER, 1938; LÄMMLER, 1959). Demgegenüber lassen sich Hunde, Katzen und Affen nur sehr schwer mit *Fasciola hepatica* invadieren.

Zur Invasion der Versuchstiere verabreicht man abgezählte Mengen der an Grashalmen haftenden Cysten per os, bei Kaninchen etwa 40—60, bei Albinoratten etwa 10 Cysten. Während bei Kaninchen das Einlegen der Grashalme in die Mundhöhle befriedigende Ergebnisse bringt, hat sich bei Albinoratten die Verabreichung der Cysten mit einer Magensonde besser bewährt (LÄMMLER, 1959). Beide Tierarten überstehen die Invasion recht gut und werden zu 75—85% leberegel-„positiv".

Der Mensch kann sich *nur* invadieren, indem er Gräser, Brunnenkresse usw. ißt, an denen sich Metacercariencysten angeheftet haben. Es sind also praktisch nur Rohkostfanatiker gefährdet!

4. Wanderung im Endwirt

Nach den Untersuchungen von SCHUMACHER (1938) beginnt schon eine halbe Stunde post invasionem der junge Leberegel im Dünndarm seines Wirtes die Cystenhülle zu verlassen. Etwa 24 Std post invasionem hat der größte Teil der Leberegel die Darmwand passiert und sich in der Bauchhöhle angesammelt. Schon nach 48 Std beginnen sie, sich in die Leber einzubohren, so daß nach 4—6 Tagen sich nur noch vereinzelte Exemplare in der Bauchhöhle befinden. Nachdem der junge Leberegel einige Zeit im Leberparenchym umhergewandert ist, sucht er die Gallengänge auf. Durchschnittlich nach etwa 7 Wochen haben die Leberegel erst die Hauptgallengänge erreicht. Etwa 8 Wochen post invasionem können bei Kaninchen und Albinoratten die ersten Leberegeleier im Kot nachgewiesen werden.

d) Transplantationsversuche mit erwachsenen Leberegeln

Ausgehend von der Tatsache, daß in vitro-Versuche zur Auffindung neuer leberegelwirksamer Substanzen nicht ausreichen, andererseits Routinetierversuche an Kaninchen in größerem Maßstabe kostspielig sind und wegen des komplizierten Entwicklungskreislaufes des Leberegels nur in entsprechend eingerichteten und eingearbeiteten Speziallaboratorien durchgeführt werden können, befaßte sich LIENERT (1959) mit der Transplantation geschlechtsreifer Leberegel in die Bauchhöhle oder unter die Rückenhaut von Albinoratten. Er verfolgte dabei das Ziel, derartig mit *Fasciola hepatica* implantierte Albinoratten für einen einfacheren Screening-Test in vivo heranzuziehen. LIENERT hatte zu diesem Zeitpunkt noch keine Kenntnis davon, daß sich Albinoratten auch sehr gut experimentell mit *Fasciola hepatica* infizieren lassen und zu chemotherapeutischen Untersuchungen herangezogen werden können (LÄMMLER, 1959). LIENERT transplantierte geschlechtsreife Leberegel, die er frisch aus den Gallengängen geschlachteter Wiederkäuer entnommen hatte, in die Bauchhöhle von Albinoratten und fand nach 6 Tagen im Durchschnitt noch 49% der Leberegel lebend. Die Implantation der Leberegel unter die Rückenhaut von Albinoratten ergab eine Überlebensrate von 90%.

In weiteren Arbeiten, auf die im einzelnen nicht eingegangen werden kann, prüfte LIENERT die Brauchbarkeit der Leberegeltransplantation unter die Rückenhaut von Albinoratten als Screening-Methode für experimentell-chemotherapeutische Untersuchungen und kam zu dem Ergebnis, daß die Methode zu Versuchen mit dieser Fragestellung herangezogen werden kann.

e) Die Pathologie der experimentellen Fasciolose

Die Invasion der Tiere mit *Fasciola hepatica* führt, insbesondere bei stärkerem Befall, zu teilweise schweren pathologisch-anatomischen Veränderungen der Leber und sogar zum Exitus. Unsere Kenntnisse über das im Tier ablaufende pathologische Geschehen verdanken wir älteren eingehenden Untersuchungen vorwiegend an Schafen und Rindern (COMPES, 1923; u. a.). Seit der Aufklärung des Wanderungsweges von *Fasciola hepatica* im Endwirt unter anderen durch SCHUMACHER (1938) war es auch möglich, die an sich bekannten Veränderungen pathogenetisch einzuordnen. URQUHART (1954, 1956) befaßte sich in ausgedehnten Untersuchungen an experimentell mit *Fasciola hepatica* invadierten Kaninchen mit den pathologisch-anatomischen und histologischen Veränderungen der akuten und chronischen Fasciolose. Seine Ergebnisse, auf die im einzelnen nicht eingegangen werden kann, stimmen im wesentlichen mit den bereits aus Untersuchungen an Schafen und Rindern bekannten Veränderungen überein.

Im Vordergrund des pathologischen Geschehens stehen die durch die Einwanderung des Leberegels hervorgerufenen vielseitigen Umbauprozesse in der Leber, die in ähnlicher Weise auch bei experimentell invadierten Albinoratten nachgewiesen werden können (LÄMMLER, 1959). Während beim Kaninchen aber ein Teil der Leberegel auch in den intrahepatischen Gallengängen zu finden ist, siedeln sich diese bei der Albinoratte ausschließlich in einer 1—2 cm langen und 0,5—1 cm breiten ampullenförmigen Erweiterung des abführenden Gallenganges an (Abb. 14). Ein weiteres Charakteristicum, insbesondere der chronischen Fasciolose, ist die bei schwerem Leberegelbefall auftretende Anämie, die sowohl bei Schafen und Rindern als auch bei invadierten Kaninchen und Albinoratten beobachtet werden kann. Während man zunächst annahm, daß die Ursache dieser Anämie ein hämolytisches Toxin der Parasiten ist (MÖNNIG, 1950; CAMERON, 1951),

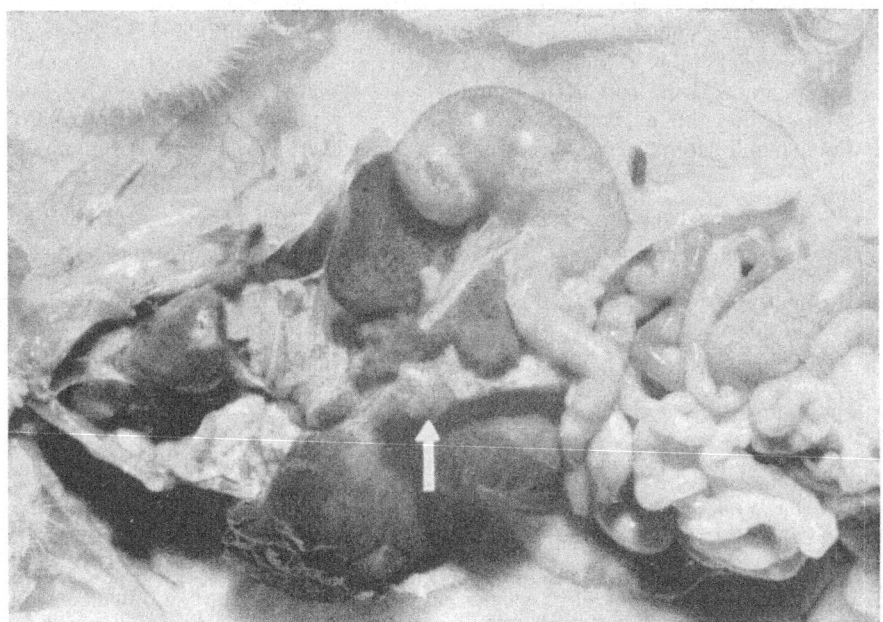

Abb. 14. Ampullenförmig erweiterter Gallengang einer mit *Fasciola hepatica* infizierten, unbehandelten Albinoratte (s. Pfeil). Nach LÄMMLER, 1959

kam URQUHART (1955) auf Grund ausgedehnter Untersuchungen zu der Überzeugung, daß die Ursache der Anämie allein im Blutverlust der Tiere zu suchen ist. JENNINGS, MULLIGAN u. URQUHART, 1955, 1956 (zit. bei CRAIG u. FAUST, 1957) konnten in ihren Studien mit Radioisotopen die Ansicht STEPHENSONs, 1947 (zit. bei CRAIG u. FAUST, 1957) bestätigen, daß sich *Fasciola hepatica* im wesentlichen von dem Blut des Wirtstieres ernährt. In Versuchen an mit *Fasciola hepatica* invadierten Kaninchen konnten sie feststellen, daß *ein* Leberegel pro Tag etwa 0,2 ml Blut aufnimmt. Einem Kaninchen, das 30 Leberegel in seinen Gallengängen beherbergt, werden also täglich etwa 6 ml Blut entzogen. Diese Autoren fanden eine weitere Bestätigung darin, daß das Verhältnis der P^{32}-markierten Erythrocyten zu dem J^{131}-markierten Serum-Albumin im Leberegel immer höher war als im Blut selbst, in der Galle dagegen niedriger als im Blut und in den Leberegeln. Dieses Ergebnis dürfte auf eine bevorzugte Aufnahme oder eine Retention der Erythrocyten im Vergleich zum Plasma in den Leberegeln hinweisen.

f) Diagnose

Zum Nachweis der Leberegeleier im Kot hat sich insbesondere bei Pflanzenfressern das Sedimentverfahren bisher am besten bewährt. Infolge des hohen spezifischen Gewichtes der Leberegeleier gehen bei dem mehrmaligen Ausspülen des Kotes nur wenige Eier verloren, so daß auch quantitative Untersuchungen mit dieser Methode durchaus möglich sind. Bei der Diagnose des Leberegelbefalles der Albinoratte liefert das TELEMANN-Verfahren insofern bessere Ergebnisse, als durch die Anreicherung mit Äther-Salzsäure die Kotbestandteile im Bodensatz sehr wesentlich verringert werden und dadurch das Auffinden der Leberegeleier sehr viel leichter ist.

g) Die experimentelle Fasciolose der Laboratoriumstiere als Modellversuch für chemotherapeutische Untersuchungen

Die Einzelheiten der experimentellen Invasion von Kaninchen und Albinoratten wurden oben bereits ausführlich erwähnt. Es hat sich nun als sehr wertvoll erwiesen, derartig experimentell invadierte Laboratoriumstiere für chemotherapeutische Untersuchungen heranzuziehen (LÄMMLER, 1955, 1956, 1960).

Behandelt man mit *Fasciola hepatica* invadierte Kaninchen und Albinoratten mit einem leberegelwirksamen Chemotherapeuticum, so sterben die Leberegel in den Gallengängen nach kurzer Zeit ab und können bei der Sektion nur noch als völlig nekrotische Gebilde vorgefunden werden. Die bisher kaum beachtete Tatsache, daß die Leberegel unter dem Einfluß eines wirksamen Medikamentes an ihrem caudalen Ende zu nekrotisieren beginnen und diese Nekrose je nach der Höhe der verabreichten Dosis sich in Richtung des Mundsaugnapfes ausdehnt, bis sie schließlich den ganzen Leberegel erfaßt, kann dabei zur Auswertung der Wirksamkeit einer Substanz herangezogen werden. Als Kriterium der Wirksamkeit eines Präparates wird bei der Sektion 48 Std nach der Behandlung der Gesamtbefall der Leber mit *Fasciola hepatica* im Verhältnis zu den abgetöteten bzw. teilnekrotisierten Leberegeln ausgewertet. Es wird zu diesem Zweck eine Quereinteilung des Leberegels senkrecht zur Längsachse in 10 gleiche Teile angenommen. Je nachdem, wieweit nun die Nekrose bei dem einzelnen Leberegel caudal beginnend in Richtung auf den Mundsaugnapf fortgeschritten ist, werden die Nekroseziffern (NZ) von 0,1—1,0 eingesetzt. Die Summe aller dieser Einzelziffern gibt die Gesamtschädigung (GS) der Leberegel durch das Präparat. Setzt man nun die Gesamtzahl der bei der Sektion vorgefundenen Leberegel (LZ) zu der berechneten Gesamtschädigung in Beziehung, so erhält man die Wirksamkeit der jeweils angewendeten Dosis des Leberegelmittels in Prozent:

$$\frac{\text{berechnete Gesamtschädigung (GS)} \cdot 100}{\text{Gesamtzahl der Leberegel (LZ)}} = \text{Wirkung (W) in \%}.$$

Als Dosis curativa minima für die geprüfte Verbindung wird diejenige Dosierung angenommen, mit der bei einmaliger Applikation per os, subcutan oder intravenös eine nach dieser Berechnung 90—100%ige Wirkung erzielt werden konnte (LÄMMLER, 1956). Diese Auswertungsmethode ist aber selbstverständlich nur dann befriedigend anwendbar, wenn in den Gallengängen, wie z. B. bei Kanincheninvasionen, eine größere Anzahl Leberegel angesiedelt ist.

Bei der Invasion von Albinoratten mit 10 Cysten von *Fasciola hepatica* sind in den Gallengängen im allgemeinen aber nicht mehr als 3 Leberegel vorzufinden. Zur Auswertung der Wirksamkeit eines Präparates im Rattenversuch ist daher die regelmäßige Kotuntersuchung einer größeren Anzahl invadierter Ratten auf Leberegeleier vor und nach der Behandlung geeigneter. Die Sektion der Ratten erfolgt erst 7 Tage nach der Behandlung durch Eröffnung der bereits erwähnten ampullenförmigen Erweiterung des Gallenganges. Bei wirksamen Präparaten sind zu diesem Zeitpunkt Leberegel oder Leberegelteile nicht mehr nachweisbar (LÄMMLER, 1959, 1960).

Spezielle Literaturangaben über Fasciola hepatica

Brumpt, E., J. Velasquez, H. Ucroz et L. Ch. Brumpt: Découverte de l'hôte intermédiaire, Limnaea bogotensis Pilsbry, de la grande douve, Fasciola hepatica, en Colombie. Ann. Parasit. hum. comp. **17**, 563 (1940).

Compes, H.: Beitrag zur pathologischen Histologie der Distomatosis der Schafs- und Rinderleber. Inaug.-Diss. Berlin (1923).

Coudert, J., et F. Triozon: Recherche sur l'épidémiologie de la distomatose humaine à Fasciola hepatica. A propos d'une épidémie recente. Rev. Hyg. Méd. soc. **6**, 840 (1958).

Dawes, B.: On the early stages of Fasciola hepatica penetrating into the liver of an experimental host, the mouse: a histological picture. J. Helminthol. Suppl. 41 (1961a).

— Juvenile stages of Fasciola hepatica in the liver of the mouse. Nature (Lond.) **190**, 646 (1961b).

Faiguenbaum, J., A. Feres, P. Donckaster, A. Atias, A. Jarpa, G. Niedmann, F. Donoso, M. Rubio y J. Meruane: Human fascioliasis of the liver. Bol. Chil. Parasit. **17**, 7 (1962).

Hatzky, W.: Beitrag zur Biologie, Haltung, Zucht und Bekämpfung der Leberegelschnecke (Galba truncatula) und verwandter Schnecken; Infektionsversuche mit Leberegelmiracidien. Inaug.-Diss. Hannover (1940).

Hubendick, B.: Recent Lymnaeidae. Kungl. Svenska Vetenskapsakadem. Handlingar, Fyärde Serien, Bd. 3, No. 1, 1. Stockholm (1951).

Jennings, F. W., W. Mulligan and G. M. Urquhart: Some isotopic studies on the blood associated with Fasciola hepatica infections in rabbits. Trans. roy. Soc. trop. Med. Hyg. **49**, 305 (1955).

de Jesus, Z.: Lymnaea philippinensis, an intermediate host of Fasciola hepatica in the Philippines, with some observations on the bionomics of the parasite. Philipp. J. Sci. **58** (3), 299 (1935).

Kendall, S. B.: Snail hosts of Fasciola hepatica in Britain. J. Helminth. **24**, 63 (1950).

Krull, W. H.: New snail and rabbit hosts for Fasciola hepatica Linn. J. Parasitol. **20**, 49 (1933).

Lämmler, G.: Die Chemotherapie der Fasciolose. Zugleich ein Beitrag zur experimentell-chemotherapeutischen Untersuchungsmethodik. Arzneimittel-Forsch. **5**, 497 (1955).

— Die Chemotherapie der Fasciolose. II. Mitt. Über vergleichende experimentell-chemotherapeutische Untersuchungen an der Leberegelerkrankung des Kaninchens. Z. Tropenmed. **7**, 289 (1956).

— Die Chemotherapie der Fasciolose. III. Mitt. Über die experimentelle Fasciola hepatica-Infektion der Albinoratte. Z. Tropenmed. **10**, 379 (1959).

Lienert, E.: Experimentelle Untersuchungen zur Chemotherapie der Distomatose. I und II. Wien. tierärztl. Mschr. **46**, 172, 423 (1959).

Mazotti, L.: Lymnaea humilis (Say), hesped intermediario de Fasciola hepatica. Rev. Inst. Salubr. Enferm. trop. (Méx.) **16**, 21 (1956).

McKay, A. C.: An intermediate host of Fasciola hepatica in New South Wales. J. Aust. Vet. Ass. **2**, 9 (1926).

Nöller, W., u. C. Sprehn: Die Entwicklung des Leberegels bis zur Zerkarie in Limnaea stagnalis. Berl. tierärztl. Wschr. **40**, 369 (1924).

— — Das Verhalten von Mirazidien des Leberegels Fasciola hepatica in Limnaea palustris. Dtsch. tierärztl. Wschr. **33**, 611 (1925).

Ono, Y., and M. Isoda: Studies on the fascioliasis. I. Observations on the life history of Fasciola hepatica. Jap. J. vet. Sci. **13** (2), 87 (1951).

Rey, L.: Fasciola hepatica no gado, no Rio Grande do sul. Investigacoes sôbre a possibilidade de ocorrência de casos humanos. Rev. bras. Malar, **9**, 473 (1957).

Shaw, J. N.: Some notes on liver-fluke investigations. J. Amer. vet. med. Ass. **78**, 19 (1931).

Shirai, M.: The biological observation on the cysts of Fasciola hepatica and the route of migration of young worms in the final host. Sci. Rep. Gov. Inst. inf. Dis. (Tokyo) **6**, 511 (1927).

Stiegler, L.: Untersuchungen über die Zwischenwirtsspezifität von Fasciola hepatica im Raume Nordbayern. Z. Parasitenk. **16**, 322 (1954).

Taylor, E. L., and A. Mozley: A culture method for Lymnaea truncatula. Nature (Lond.) **161**, 894 (1948).

Urquhart, G. M.: The rabbit as host in experimental fascioliasis. Exp. Parasit. **3**, 38 (1954).

— Experimental fascioliasis in the rabbit. Thesis Glasgow University, 1955.

— The Pathology of Experimental Fascioliasis in the rabbit. J. Pathol. Bact. **71**, 301 (1956)

III. Kleiner Leberegel [Dicrocoelium dendriticum (RUDOLPHI, 1819)]

a) Bedeutung und Verbreitung

Der kleine Leberegel oder Lanzettegel, *Dicrocoelium dendriticum* (RUDOLPHI, 1819) (= *Dicrocoelium lanceatum*) ist der Erreger der Dicrocoeliose und hauptsächlich ein Parasit der Wiederkäuer. Seine wichtigsten Verbreitungsgebiete liegen in den gemäßigten Zonen der nördlichen Halbkugel. Er ist nicht nur in Europa, Asien und Nordafrika zu finden, sondern auch in Südamerika und seit 1931 in Nordamerika.

In dem für seine Entwicklung geeigneten Biotop ist er ein sehr häufig vorkommender Parasit der Rinder, vor allem aber der Schafe, Ziegen und Wildkaninchen. Lanzettegelvorkommen wurden weiterhin beobachtet bei: Hase, Ziesel, Reh, Hirsch, Damwild, Elch, Kamel, Schwein, Wildschwein, Pferd, Hund und Bär.

Invasionen des Menschen mit *Dicrocoelium dendriticum* sind aus 20 Ländern bekannt (SCHEID, MENDHEIM u. AMENDA, 1950; zit. bei CRAIG u. FAUST, 1957; VOGEL u. MINNING, 1952; SIGALAS u. Mitarb., 1959). Nach SKWORZOW (1936) sollen in manchen Gebieten der Sowjetunion Invasionen des Menschen häufiger vorkommen.

b) Morphologie

Der kleine Leberegel oder Lanzettegel ist 6 bis 10 mm lang, 1,5—2 mm breit, lanzettförmig und hat seine größte Breite hinter der Körpermitte. Der Mundsaugnapf liegt am Vorderende, der Bauchsaugnapf am Ende des ersten Körperfünftels. Der kugelige Pharynx geht über in einen etwa 0,5 mm langen Oesophagus, der die Darmgabelung unmittelbar vor dem Bauchsaugnapf erreicht. Die Darmschenkel sind im Gegensatz zu *Fasciola hepatica* eng und unverzweigt. Die beiden großen, leicht gelappten Hoden liegen schräg hintereinander unmittelbar hinter dem Bauchsaugnapf, also in der *vorderen* Körperhälfte. Das kleine, rundliche Ovar schließt

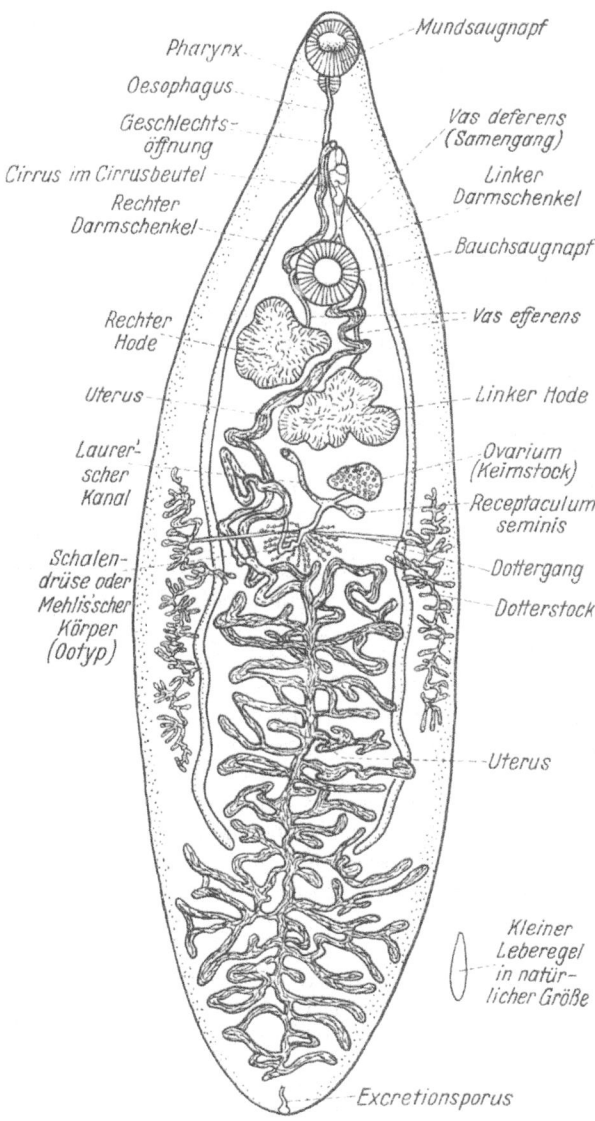

Abb. 15. *Dicrocoelium dendriticum*. In 20facher Vergrößerung.
Nach BRUMPT, NEVEU-LEMAIRE u. ERHARDT, 1951

sich median an die Hoden an. Die Dotterstöcke nehmen als traubige Drüsen die Seitenfelder im Bereich der Körpermitte ein, während die ganze hintere Hälfte von den quergelagerten Uterusschlingen eingenommen wird. Neben dem Cirrusbeutel vor dem Bauchsaugnapf mündet der Uterus nach außen. Das Exkretionssystem besteht aus 24 Terminalzellen. Die von diesen ableitenden Kanäle sammeln sich in zwei Hauptgefäßen, die etwa in der Körpermitte zu der am Hinterende nach außen mündenden Exkretionsblase zusammenfließen. Die Cuticula des Lanzettegels ist glatt und besitzt keine Stacheln (Abb. 15).

Die dickschaligen, dunkelbraunen und gedeckelten „Eier" (Abb. 3) sind etwa 38—45 μ lang und 22—30 μ breit. Sie enthalten schon im Uterus ein ovales, nur am Vorderende bewimpertes Miracidium mit einem Bohrstachel und einem rudimentären Darmsack.

c) Entwicklung

Die ersten eingehenden Untersuchungen zur Aufklärung des Lebenscyclus von *Dicrocoelium dendriticum* wurden von NÖLLER, 1929, 1932a und b (alle zit. bei MATTES, 1937) und VOGEL, 1929 (zit. bei FAUST, 1949) durchgeführt. Beide Autoren kamen nach systematischem Studium der Schneckenfauna auf stark lanzettegelverseuchten Weiden zu der Erkenntnis, daß bestimmte xerophile *Landschnecken* die Zwischenwirte sein müßten.

In umfangreichen Untersuchungen konnten von MATTES, 1933, 1934, 1936, 1937 (alle zit. bei MATTES, 1937) und NEUHAUS, 1936 (zit. bei CRAIG u. FAUST, 1957), 1938 (zit. bei PIEKARSKI, 1954) der Beweis für die Richtigkeit dieser Vermutungen geliefert und wichtige Phasen der Entwicklung des Lanzettegels geklärt werden. Schwierigkeiten bereitete die Invasion der Endwirte, denn die Verfütterung von Schleimballen an Meerschweinchen und Kaninchen blieb zunächst ohne Erfolg. Nachdem es NEUHAUS (1936, 1938) angeblich doch gelang, durch wiederholte Verfütterung von Schleimballen 3 Schafe experimentell zu invadieren, schien auch das letzte Glied der Entwicklungskette geklärt. Die weitere Suche nach einem Transportwirt, dessen Existenz VOGEL (1929) und NÖLLER (1932a und b) vermutet hatten, wurde daher zunächst aufgegeben. Erst KRULL u. MAPES zogen die Möglichkeit eines zweiten Zwischenwirtes wieder in Erwägung, als bei ihren im Staate New York durchgeführten Untersuchungen 1952/53 (z. T. zit. bei CRAIG u. FAUST, 1957; und WIGAND u. MATTES, 1958) die Versuche, 4 Schafe mit Schleimballen aus dem dortigen Zwischenwirt zu invadieren, ergebnislos verliefen. Es gelang ihnen nachzuweisen, daß *Ameisen* im Lebenscyclus von *Dicrocoelium dendriticum* die Rolle eines zweiten Zwischenwirtes übernehmen.

In Deutschland führten daraufhin VOGEL u. FALCÃO, 1954 (zit. bei CRAIG u. FAUST, 1957) ähnliche Untersuchungen durch und konnten hier die Rolle der Ameisen als 2. Zwischenwirt bestätigen. Auch die neuen Untersuchungen von HOHORST u. GRAEFE (1961 und später) haben eindeutig ergeben, daß die Entwicklung nur über einen ersten und zweiten Zwischenwirt möglich ist (vgl. auch HOHORST u. LÄMMLER, 1962).

Zum Entwicklungsgang des Lanzettegels gehören somit 3 Wirte: Landschnecke — Ameise — Säugetier (Abb. 16). Die von NEUHAUS u. MATTES früher vertretene Ansicht, daß auch eine direkte Invasion der Endwirte durch Schleimballen möglich ist, kann heute nicht mehr aufrechterhalten werden, denn bei allen späteren Untersuchungen konnten dafür keine Anhaltspunkte gefunden werden.

1. Zwischenwirte, Züchtung und Haltung

α) Schnecken. Eine große Anzahl gehäusetragender, xerophiler Landschneckenarten aus verschiedenen Familien der Ordnung Pulmonata kommt als 1. Zwischenwirt für *Dicrocoelium dendriticum* in Frage. Nach Angaben von MATTES (1936) und VOGEL (1954) gehören in Deutschland hierzu in erster Linie *Zebrina detrita*, dann *Helicella ericetorum* und *Helicella candidula* (Abb. 17). Nachdem auch feststeht, daß die *Cercaria vitrina* LINSTOW mit der Lanzettegelcercarie identisch ist, dürften auf Grund von *Cercaria vitrina*-Funden noch weitere Schneckenarten zum

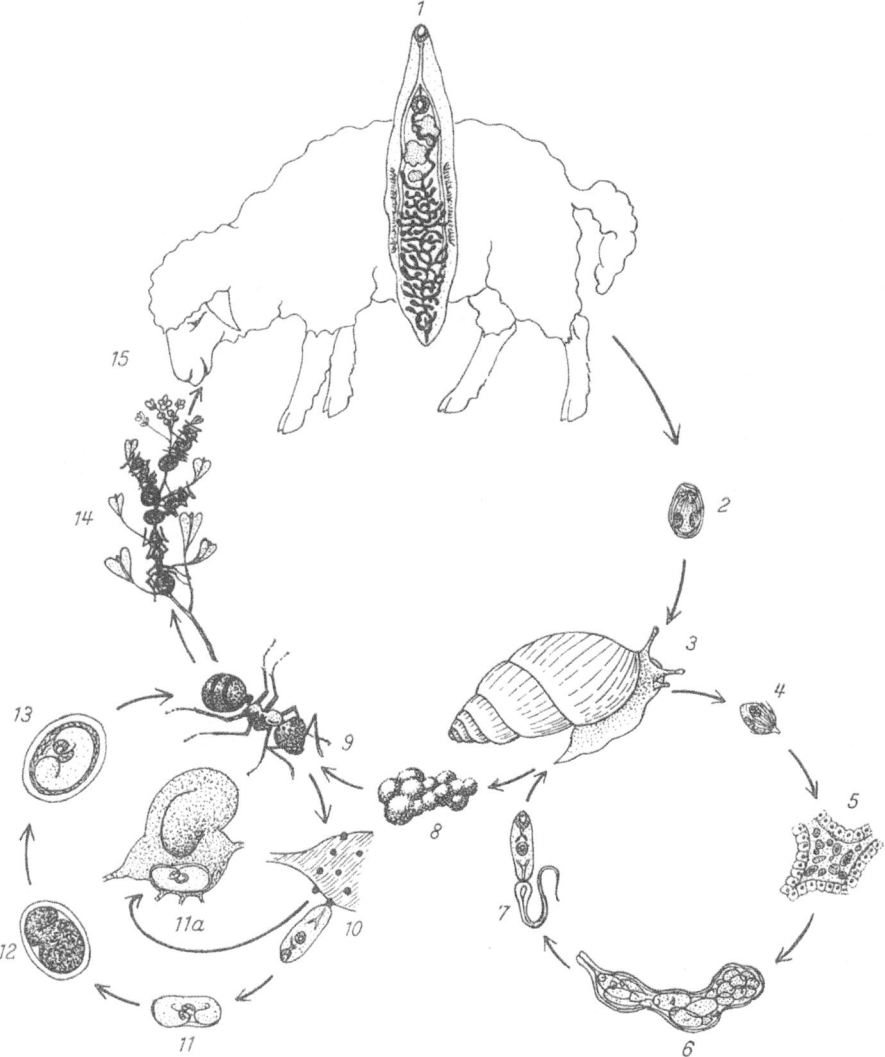

Abb. 16. *Dicrocoelium dendriticum*. Entwicklungscyclus. *1* Erwachsener Lanzettegel in der Leber des Endwirtes, *2* Die Eier gelangen mit der Galle in den Darm und mit dem Kot in die Außenwelt, *3 Erster Zwischenwirt:* Landschnecke (Zebrina detrita u. a.). Infektion durch zufälliges Verzehren der Lanzettegeleier, *4* Das Miracidium schlüpft im Schneckendarm und wandert nach der Mitteldarmdrüse, *5* Mutter-Sporocyste im Zwischengewebe der Mitteldarmdrüse, *6* Tochter-Sporocyste mit Cercarien-Brut, *7* Cercarie, *8* Von der Schnecke ausgeschiedene Schleimballen-Traube mit Cercarien, *9 Zweiter Zwischenwirt:* Ameise (Serviformica rufibarbis u. a.) Infektion durch Verzehren der Schleimballen, *10* Die Cercarien bohren sich unter Zurücklassen des Schwanzes durch die Kropfwand und encystieren sich hauptsächlich im Gaster (vereinzelt auch im Thorax und Kopf). Am Kropf bleiben die Einbohrstellen an den punktförmigen Wundverschlüssen erkennbar, *11a* „Hirnwurm" im Unterschlundganglion der Ameise, *11* Junge Metacercarie mit sehr dünner Cystenhülle aus dem Gaster. *12* Ältere, aber noch unreife Metacercarie, *13* Reife Metacercarie, *14 Transportwirt:* Pflanze mit festgebissenen infizierten Ameisen, *15* Infektion des *Endwirtes* durch zufälliges Verzehren infizierter Ameisen. Nach HOHORST u. LÄMMLER, 1962

Kreis der Überträgerschnecken zählen. MATTES (1936) nennt in diesem Zusammenhang *Theba carthusiana, Torquilla frumentum* und *Euomphalia strigella*. PAVLOV

(1941) fand in Bulgarien *Helicella obvia* als 1. Zwischenwirt des Lanzettegels und konnte diese Schneckenart auch experimentell infizieren.

In der UdSSR kommen nach Untersuchungen verschiedener Autoren noch 20 weitere Schneckenarten als 1. Zwischenwirte für *Dicrocoelium dendriticum* in Frage, doch kann hierauf im einzelnen nicht eingegangen werden. Im Staate New York schließlich hat MAPES (1951) als dortigen 1. Zwischenwirt *Cionella lubrica* festgestellt.

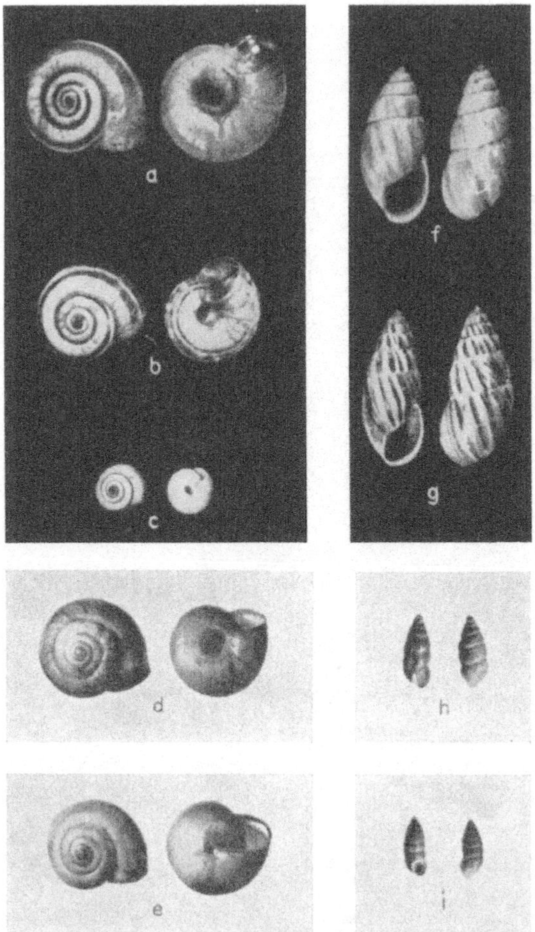

Die Züchtung oder Haltung der xerophilen Schnecken in Glasgefäßen oder anderen Behältern unter Laboratoriumsbedingungen ist schwierig und wenig erfolgversprechend. Es hat sich dagegen gezeigt, daß man diese Schnecken sehr gut im Freien in Versuchsfeldern in einem ihrer Lebensweise angepaßten Biotop über viele Monate lebend erhalten kann. Die Schnecken werden an ihren natürlichen Fundplätzen gesammelt und die einzelnen Versuchsfelder mit ihnen besetzt. Bei sehr trockenem Wetter kann gelegentliches Begießen der Schneckengärten von Nutzen sein. Da die Schnecken sich vorwiegend von vermodernden Pflanzenteilen ernähren, ist eine zusätzliche Fütterung nur bei stärkerem Besatz der Versuchsfelder notwendig. (Vgl. HOHORST u. LÄMMLER, 1962).

Abb. 17. Zwischenwirte von *Dicrocoelium dendriticum*. a *Helicella ericetorum*, b *Helicella obvia*, c *Helicella candidula*, d *Euomphalia strigella*, e *Theba carthusiana*, f *Zebrina detrita*, g *Zebrina detrita* var. *radiata*, h *Ena obscura*, i *Abida frumentum*. Natürliche Größe. Nach WIGAND u. MATTES, 1958

β) **Ameisen.** Die ersten Erkenntnisse über die Rolle der Ameisen im Lebenscyclus des Lanzettegels gehen, wie oben erwähnt, zurück auf eingehende Untersuchungen von KRULL u. MAPES in Amerika (1952e, 1953b). Sie fanden in der Ameisenart *Formica fusca* den zweiten Zwischenwirt von *Dicrocoelium dendriticum*. VOGEL u. FALCÃO (1954) prüften diese Befunde in Deutschland nach und kamen zu den gleichen Ergebnissen. Den Autoren gelang es auch, einige im Laboratorium gehaltene Ameisenkolonien der folgenden Arten: *Formica fusca*, *Formica rufibarbis fuscorufibarbis* und *Formica gagates* experimentell mit Schleimballen zu invadieren.

HOHORST u. GRAEFE (1961) sowie HOHORST u. LÄMMLER (1962) fanden in Deutschland natürlich invadierte *Formica rufibarbis*, *Formica cunicularia* und *Formica fusca* und konnten diese Arten auch experimentell invadieren. Sie stellten fest, daß sich bei jeder invadierten Ameise eine Metacercarie (in seltenen Fällen auch zwei) im Unterschlundganglion ansiedelt („Hirnwurm") und daß die Ameisen mit reifen Metacercarien ein besonderes Verhalten zeigen, das offenbar durch den „Hirnwurm" ausgelöst wird. Solche Ameisen klettern im Nestbereich auf die äußersten Spitzen der Pflanzen und verbeißen sich dort mit ihren Mandibeln in den Blättern oder Blüten, wobei eine deutliche Bevorzugung bestimmter Pflanzenarten erkennbar ist. Auf diese Weise können die invadierten Ameisen mühelos in großer Zahl von den Endwirten mit den Pflanzen gefressen werden. Es zeigte sich ferner, daß reife Metacercarien nicht nur im Abdomen (Gaster) der Ameisen vorkommen können, sondern gelegentlich auch im Thorax oder Kopf. Die Anzahl der Cysten pro Ameise beträgt nach HOHORST u. GRAEFE (1961) im Durchschnitt etwa 40—50, in seltenen Fällen über 200. Auch Superinvasionen wurden häufig beobachtet.

Die für die Invasionsversuche notwendigen, weit verbreiteten Ameisen gewinnt man durch Ausgraben der Nester. Die Bestimmung der Art läßt man am einfachsten durch einen Spezialisten durchführen.

Bei der Haltung der Ameisen im Laboratorium bei Zimmertemperatur ist vor allem dem Feuchtigkeitsbedürfnis der Tiere Rechnung zu tragen. Gipsnester einfachster Bauart oder Glasgefäße, deren Boden mit Gips ausgegossen ist, sind für diese Zwecke sehr gut geeignet (HOHORST u. LÄMMLER, 1962). Der Gips muß stets feucht gehalten werden; man achte aber darauf, daß es zu keiner Schimmelbildung kommt. Als Nahrung werden mit Wasser verdünnter Honig sowie kleine Fleischstückchen oder Teile von Regenwürmern oder irgendwelchen Insektenlarven gereicht. Am besten hält man die Ameisen in Kolonien zu 50—200 Exemplaren. Eine Königin ist zur Haltung von Ameisen keineswegs erforderlich.

2. Gewinnung des Infektionsmaterials

Die Eier von *Dicrocoelium dendriticum* sind unter günstigen Bedingungen monatelang lebensfähig. Man gewinnt sie am einfachsten durch Ausspülen der Gallenblasen geschlachteter und invadierter Schafe nach Art des Sedimentverfahrens. Da die „Eier" bereits das infektionstüchtige Miracidium enthalten, kann man sie sofort zur Schneckeninfektion heranziehen. Nachdem die „Eier" von den Schnecken aufgenommen worden sind und den Schlund passiert haben, erfolgt das *Ausschlüpfen des Miracidiums in dem* vor der Mitteldarmdrüse gelegenen *Darm*abschnitt. Von hier aus wandern die Miracidien zur Mitteldarmdrüse und wachsen hier zu unregelmäßig verzweigten, hüllenlosen Sporocysten 1. Ordnung heran. In diesen Muttersporocysten entwickeln sich schließlich die Tochtersporocysten (Sporocysten 2. Ordnung), in welchen je etwa 10—40 Cercarien zur Entwicklung kommen. Die reifen Cercarien dringen nach Verlassen der Sporocysten durch den Geburtskanal aktiv in die Atemhöhle der Schnecke ein. Dort werden die die Cercarien enthaltenden Schleimkugeln oder Sammelcysten gebildet, die dann bei den Atembewegungen der Schnecke aus der Atemöffnung herausgepreßt werden (Abb. 18). Bis zu 15 und mehr solcher Sammelcysten vereinigen sich dann zu

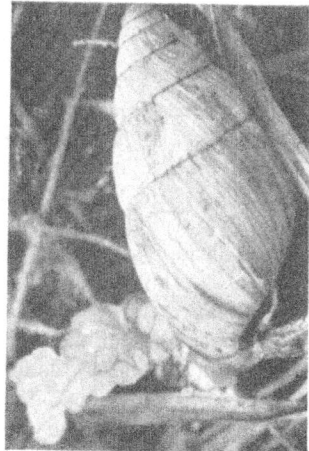

Abb. 18. *Dicrocoelium dendriticum*. Schleimballen mit Sammelcysten, von der Trockenschnecke *Zebrina detrita* ausgestoßen. Nach NEUHAUS, 1938; aus PIEKARSKI, 1954

einem ketten- oder traubenförmigen Schleimballen, der beim Davonkriechen der Schnecke an der Unterlage haften bleibt. Nach den Feststellungen von NEUHAUS (1936) kann eine einzige von der Schnecke ausgestoßene Schleimballentraube 1000 bis 6000 reife Cercarien enthalten. In der Natur scheiden die Schnecken diese Schleimballen besonders an Regentagen aus, die auf eine längere Sonnenwetterperiode folgen. Man findet sie dann meist in Bodennähe auf den Pflanzen. Zur Gewinnung der Schleimballen im Laboratorium hat sich folgende von KRULL u. MAPES (1952a) beschriebene Methode bewährt. Die Schnecken werden in eine mit angefeuchtetem Gras ausgelegte Glasschale gelegt und über Nacht in einen Kühlschrank gestellt (5—10° C). Die Abkühlung wirkt als starker Anreiz zur Abgabe der Schleimballen, die man dann am nächsten Morgen an den Wänden der Glasschale und auf den Gräsern findet. Bei Zimmertemperatur aufgestellt, scheiden die Schnecken im Laufe des Tages noch weitere Schleimballen aus (vgl. auch HOHORST u. LÄMMLER, 1962).

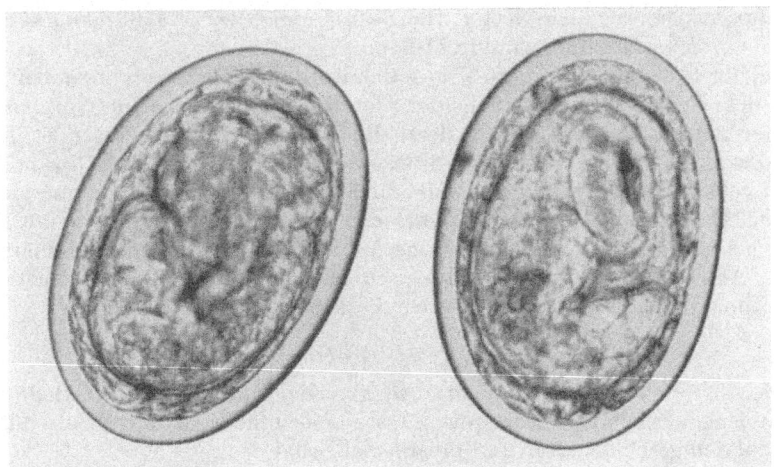

Abb. 19. *Dicrocoelium dendriticum*. Cysten mit reifen Metacercarien aus *Formica rufibarbis* v. *fusco-rufibarbis*. Vergr. 150 ×. Nach VOGEL u. FALCÃO, 1954

Verfüttert man nun derartige Schleimballen an die obengenannten Ameisenarten, so gelangen die Cercarien zunächst, wie HOHORST u. GRAEFE (1961) festgestellt haben, in den Kropf (Sozialmagen), der am vorderen Ende des Gasters gelegen ist. Im Verlauf von wenigen Stunden bohren sich die Cercarien durch die Kropfwand und gelangen, unter Zurücklassen des Schwanzes, in die Leibeshöhle. Die Bohrkanäle werden von den Cercarien mit einer besonderen Substanz verschlossen und bleiben an den punktförmigen, schwärzlich-braunen Wundverschlüssen für immer erkennbar. Da jede Cercarie durch einen eigenen Bohrkanal eindringt, läßt sich die Gesamtzahl der eingewanderten Cercarien durch Auszählen der Wundverschlüsse jederzeit ermitteln.

Die Mehrzahl der Cercarien verbleibt im allgemeinen im Gaster und bildet im Laufe von 2—3 Tagen die erste dünne Cystenmembran. Ein Teil der Cercarien kann aber auch nach dem Kopf oder Thorax wandern, um sich dort zu entwickeln. Eine einzelne Cercarie dringt in jedem Fall, wie bereits erwähnt, in das Unterschlundganglion des Kopfes ein und bildet dort eine Cyste mit meist sehr dünner, membranartiger Hülle („Hirnwurm"). Im Verlauf von 40—45 Tagen (bei 25° C) ist die Entwicklung der Metacercarien in den Ameisen beendet. Die je eine Metacercarie enthaltenden Cysten haben die Form eines regelmäßigen Ellipsoids und sind im Durchschnitt 365 μ lang und 250 μ breit (Abb. 19). Die Dicke der farblos durchsichtigen Cystenmembran beträgt im Mittel bei reifen Cysten etwa 20 μ, bei unreifen Cysten ist sie sehr viel dünner (VOGEL u. FALCÃO,

1954). Zur Gewinnung der Cysten (vgl. HOHORST u. LÄMMLER, 1962) trennt man den mit Äther leicht narkotisierten Ameisen den Hinterleib (Gaster) ab und zerzupft ihn in einem Tropfen physiologischer Kochsalzlösung auf einem Objektträger. Die frei im Gaster liegenden Cysten lassen sich ohne besondere Schwierigkeiten isolieren. Sie sind makroskopisch gerade noch erkennbar und können mit einer feinen Glaspipette leicht herausgezogen werden.

Bei Aufbewahrung der Cysten in physiologischer Kochsalzlösung oder in natürlich invadierten Ameisen im Kühlschrank bei etwa 4° C bleiben diese bis 10 Tage invasionstüchtig (KRULL, 1956).

3. Invasion der Endwirte

Nach Untersuchungen von KRULL u. MAPES (1952b), KRULL, 1958 (zit. bei KOTLAN, 1960), VOGEL u. FALCÃO (1954), sowie SWADZJAN (1959) lassen sich sowohl Schafe als auch Kaninchen, Meerschweinchen, Goldhamster und Mäuse mit Metacercarien invadieren. Zur Invasion der Laboratoriumstiere verfüttert man am zweckmäßigsten die vorher isolierten und ausgezählten Cysten (HOHORST u. LÄMMLER, 1962). Beim Verfüttern von ganzen Ameisen ist eine genaue Dosierung unmöglich, da man nicht weiß, ob und wie stark die einzelnen Ameisen invadiert sind. Nach den Ergebnissen von VOGEL u. FALÃCO (1954), KRULL (1956) und den neueren Untersuchungen von HOHORST u. GRAEFE (1961) dürften zur Invasion von Goldhamstern 15—25 Cysten, Kaninchen 400—500 und von Schafen etwa 1000 Cysten ausreichend sein und einen für chemotherapeutische Untersuchungen brauchbaren Lanzettegelbefall zur Folge haben.

Bei der Überprüfung einiger Laboratoriumstiere auf ihre Eignung als Endwirte für *Dicrocoelium dendriticum* kam KRULL (1956) zu folgenden Ergebnissen:

Die *Albinomaus* ist kein geeigneter Wirt. Die Lanzettegel erreichen nur gelegentlich die Geschlechtsreife und werden dann bis 3,5 mm groß. Meist behalten sie aber die Größe der Metacercarien.

Albinoratten sind unabhängig vom Alter resistent gegen *Dicrocoelium*-Invasionen. Nur wenige Tage p.i. konnte KRULL (1956) in der Leber unreife Würmer nachweisen.

Das *Meerschweinchen* ist ein wenig geeigneter Endwirt, da nur ein kleiner Teil der verfütterten Metacercarien zur Entwicklung kommt. Die Lanzettegel erreichen nur eine Größe bis 7,5 mm und siedeln sich mit Vorliebe in den kleinen Gallengängen der Leber an.

Als ein ausgezeichneter Endwirt für *Dicrocoelium dendriticum* erwies sich der *Goldhamster*. 50% der verfütterten Metacercarien wurden als Lanzettegel wiedergefunden. Der Sitz der Lanzettegel ist meist in den Hauptgallengängen und in der Gallenblase, wo sie verhältnismäßig leicht zu finden sind. Die ersten Eier im Kot konnte KRULL (1956) 51 Tage p.i. nachweisen.

Das *Kaninchen* erwies sich ebenfalls als ein guter Endwirt für *Dicrocoelium dendriticum*. Da wie bei Meerschweinchen vorwiegend die kleinen Gallengänge besiedelt werden, ist beim Kaninchen und Meerschweinchen das Auffinden der Lanzettegel schwierig.

Zwei von KRULL invadierte *Katzen* blieben negativ, während HOHORST u. GRAEFE (1961) eine Katze invadieren konnten.

Der *Mensch* kann sich *nur* invadieren, indem er zufällig infektiöse Ameisen verschluckt.

4. Wanderung im Endwirt

Die den Tieren verabreichten Cysten gelangen mit der Nahrung in den Darm; dort schlüpfen unter der Einwirkung des Darmsaftes die Metacercarien aus und wandern durch den Gallengang an ihren späteren Ansiedlungsort.

Nach einer Präpatentperiode von etwa 60 Tagen können schließlich die Lanzettegel-„Eier" im Kot der Laboratoriumstiere nachgewiesen werden. Der Prozentsatz der im Gallensystem wiedergefundenen Würmer, bezogen auf die Zahl der verfütterten Metacercarien, betrug nach VOGEL u. FALCÃO (1954) bei einem Kaninchen 15,9, bei einem Schaf 33,3 und bei einer Maus 31,6. KRULL u. MAPES (1953b) fanden bei Schafen 43 Tage nach Verabreichung von 1968 Cysten 165 Lanzettegel in den Gallengängen (= 8,4%).

Über die *Pathologie* der experimentellen Dicrocoeliose sind Untersuchungen bisher nicht bekannt geworden. Berücksichtigt man aber die bei Schafen, selbst bei starkem Befall, nur geringfügigen pathologisch-anatomischen Veränderungen der Gallengänge, so dürften diese sich auch bei den experimentell invadierten Versuchstieren in einem unbedeutenden Rahmen halten.

d) Die experimentelle Dicrocoeliose als Modellversuch für chemotherapeutische Untersuchungen

Chemotherapeutische Untersuchungen wurden bisher nur an der natürlichen Dicrocoeliose des Schafes durchgeführt. Mit der Aufklärung des Lebenscyclus von *Dicrocoelium dendriticum* vor einigen Jahren dürfte nunmehr auch eine experimentell-chemotherapeutische Bearbeitung dieser Invasion möglich sein. Die umfangreichen Untersuchungen von HOHORST u. GRAEFE (1961) haben besonders im Hinblick auf den Aufbau einer solchen Modellinvasion unter Laboratoriumsbedingungen wertvolle Erkenntnisse erbracht.

Als ein brauchbares Versuchstier für derartige Untersuchungen bietet sich der *Goldhamster* an, da in diesem kleinen Wirt die Lanzettegel verhältnismäßig groß werden, in einem hohen Prozentsatz zur Entwicklung kommen und in den Hauptgallengängen leicht zu finden sind.

Spezielle Literaturangaben über Dicrocoelium dendriticum

HOHORST, W., u. G. GRAEFE: Ameisen — obligatorischer Zwischenwirt des Lanzettegels (Dicrocoelium dendriticum). Naturwissenschaften **48**, 229 (1961).
— — Die Rolle der Ameisen im Entwicklungsgang des Lanzettegels (Dicrocoelium dendriticum). I. Mitt.: Metacercarien im Unterschlundganglion lenken das Verhalten der Ameisen mit reifen Lanzettegel-Cysten. Z. Parasitenk. in Vorbereitung.
— u. G. LÄMMLER: Experimentelle Dicrocoeliose-Studien. Z. Tropenmed. **13**, 377 (1962).
KRULL, W. H.: Experiments involving potential definitive hosts of Dicrocoelium dendriticum (RUDOLPHI, 1819) Looss, 1899; Dicrocoeliidae. Cornell Vet. **46**, 511 (1956).
—, and C. R. MAPES: Studies on the biology of Dicrocoelium dendriticum (RUDOLPHI, 1819) Looss, 1899 (Trematoda: Dicrocoeliidae) including its relation to the intermediate host Cionella lubrica (MÜLLER). IV. Infection experiments involving definite hosts. Cornell Vet. **42**, 277 (1952b).
— VI. Observations on the life cycle and biology of C. lubrica. Cornell Vet. **42**, 464 (1952d).
— VIII. The cotton-tail rabbit, Sylvilagus floridanus MEARUSI, as a definite host. Cornell Vet. **43**, 199 (1953a).
MAPES, C. R.: Studies on the biology of Dicrocoelium dendriticum (RUDOLPHI, 1819) Looss, 1899 (Trematoda: Dicrocoeliidae) including its relation to the intermediate host Cionella lubrica (MÜLLER). I. A study of Dicrocoelium dendriticum and Dicrocoelium infection. Cornell Vet. **41**, 382 (1951).
—, and W. H. KRULL: Studies on the biology of Dicrocoelium dendriticum (RUDOLPHI, 1819) Looss, 1899 (Trematoda: Dicrocoeliidae) including its relation to the intermediate host Cionella lubrica. II. Collection of the snail, Cionella lubrica, and its maintenance in the laboratory. Cornell Vet. **41**, 433 (1951).
MATTES, O.: Abschließender Bericht über die in den letzten Jahren am Marburger Zoologischen Institut durchgeführten Untersuchungen zur Aufdeckung des Entwicklungsganges des Lanzettegels. S.-B. Ges. z. B. ges. Naturwiss. zu Marburg **72**, 69 (1937).
NÖLLER, W.: Über die Rolle der Wildkaninchen als Lanzettegelträger in einem Thüringer Lanzettegelgebiet. Tierärztl. Rundsch. **38**, 190 (1932).
PAVLOV, P.: Helicella obvia ZIEGLER, ospite intermedio del Dicrocoelium lanceatum STILES e HASSALL, 1896. Riv. Parassitol. **5**, 253 (1941).
SIGALAS, R., I. LENG-LEVY, I. DAVID-CHAUSSÉ, R. VEAUX, C. WONE et I. NAIL: A propos d'un cas de distomatose hépato-bilaire à Dicrocoelium dendriticum. J. Méd. Bordeaux **5**, 585 (1959).
SWADŽJAN, P. K.: (Die Wanderungswege der Metacercarien von Dicrocoelium lanceolatum STILES u. HASSAL, 1896 im Organismus des Endwirtes.) (Russisch). Veterinariya, Moscow **36**, 45 (1959).

IV. Der Katzenleberegel [Opisthorchis felineus (Riv.) = Opisthorchis tenuicollis (Rud.)]

a) Allgemeines und geographische Verbreitung

Die Opisthorchiasis spielt in großen Teilen von Europa und Asien bei Mensch und Tier, die sich durch den Genuß von rohen, Metacercarien enthaltenden Fischen invadieren, eine große pathogene Rolle. Sie tritt in bestimmten Gebieten als wahre Seuche bei Mensch und Tier auf. Die geographische Verbreitung der Opisthorchiasis stimmt im allgemeinen mit dem Vorkommen der Süßwasserschnecke *Bithynia leachi* und der Verbreitung von karpfenartigen Fischen *(Cyprinidae)* überein. Sie erstreckt sich über weite Teile Europas, Westsibiriens und Südostasiens (vgl. ERHARDT, 1935, 1952; ERHARDT, SCHULZE u. HÖRNING, 1959; ERHARDT, GERMER u. HÖRNING, 1962).

In Ostasien, insbesondere in China, ist der nahe verwandte Chinesische Leberegel *Opisthorchis (= Clonorchis) sinensis* (COBB.) bei Mensch und Tier weit verbreitet. Als erste Zwischenwirte kommen ebenfalls Süßwasserschnecken wie *Parafossalurus striatulus* und verwandte Arten in Betracht, als zweite Zwischenwirte ebenfalls Fische, die zur Familie der Karpfen *(Cyprinidae)* gehören. In den USA und auch in Südamerika kommt die nahe verwandte Art *Opisthorchis pseudofelineus* WARD bei der Katze und dem Coyoten *(Canis latrans* SAY) vor. Sie ist nach BISSERU (1957) auch beim Menschen nachgewiesen.

b) Morphologie

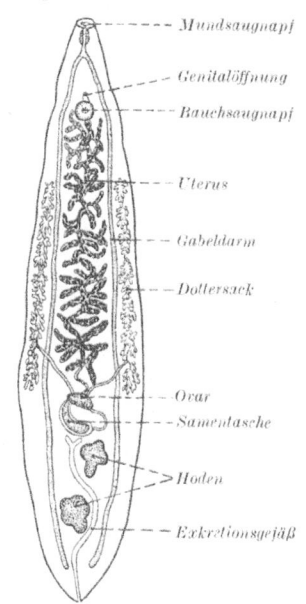

Abb. 20. *Opisthorchis felineus.* Schema der Organisation (etwa 6 ×). Nach PIEKARSKI, 1954

ERHARDT (1935) beschreibt den Katzenleberegel auf Grund eines großen Materials, das ihm seinerzeit zu vergleichenden systematischen Untersuchungen vorlag, folgendermaßen (Abb. 20):

Die Länge des Körpers beträgt 2,5—12,5 mm (im Durchschnitt 5—8 mm), die Breite 0,5—2,5 mm. Die anfangs vorhandenen Hautschuppen sind am 20. Tage nach der Invasion verschwunden. Der Mundsaugnapf hat dieselbe Größe wie der Bauchsaugnapf, letzterer liegt auf der Grenze des vordersten und zweiten Körperviertels. Der Oesophagus ist kaum größer als der dicht hinter dem Mundsaugnapf liegende Pharynx.

Die Darmschenkel reichen fast bis zum Hinterrande des Körpers. Die Exkretionsblase ist S-förmig. Die Hoden liegen *im hintersten Körperviertel*, der vordere ist meist 4-, der hintere 5-lappig. Das median gelegene Ovar ist mehr oder weniger schwach gelappt. Das Receptaculum seminis ist meist von birnenförmiger Gestalt. Die Vesicula seminalis und der LAURERsche Kanal sind gut entwickelt. Der Uterus ist stark gewunden. Die Dotterstöcke erstrecken sich von der Höhe des Ovars ungefähr bis zum Bauchsaugnapf und bestehen jederseits meist aus 8 Follikelgruppen. Die MEHLISsche Drüse ist diffus und sehr umfangreich. Der Genitalporus liegt unmittelbar vor dem Bauchsaugnapf. Die „Eier" sind 21—32 μ lang und 10—17 μ breit (Abb. 3).

c) Entwicklung

Der Entwicklungscyclus des Katzenleberegels wurde von VOGEL (1934) geklärt und im Jahre 1934 ausführlich beschrieben (Abb. 21). Wir entnehmen dieser Arbeit die wichtigsten Daten:

52 Saugwürmer (Trematodes)

Die „Eier" müssen zur Weiterentwicklung ins Wasser gelangen. Der erste Zwischenwirt für *Opisthorchis felineus* ist die Süßwasserschnecke *Bithynia leachi* (SHEPP.). Sie lebt vorwiegend im klaren pflanzenreichen Wasser langsam fließender oder stehender Gräben, kommt aber auch in Flüssen und Seen vor. *Ein Schlüpfen*

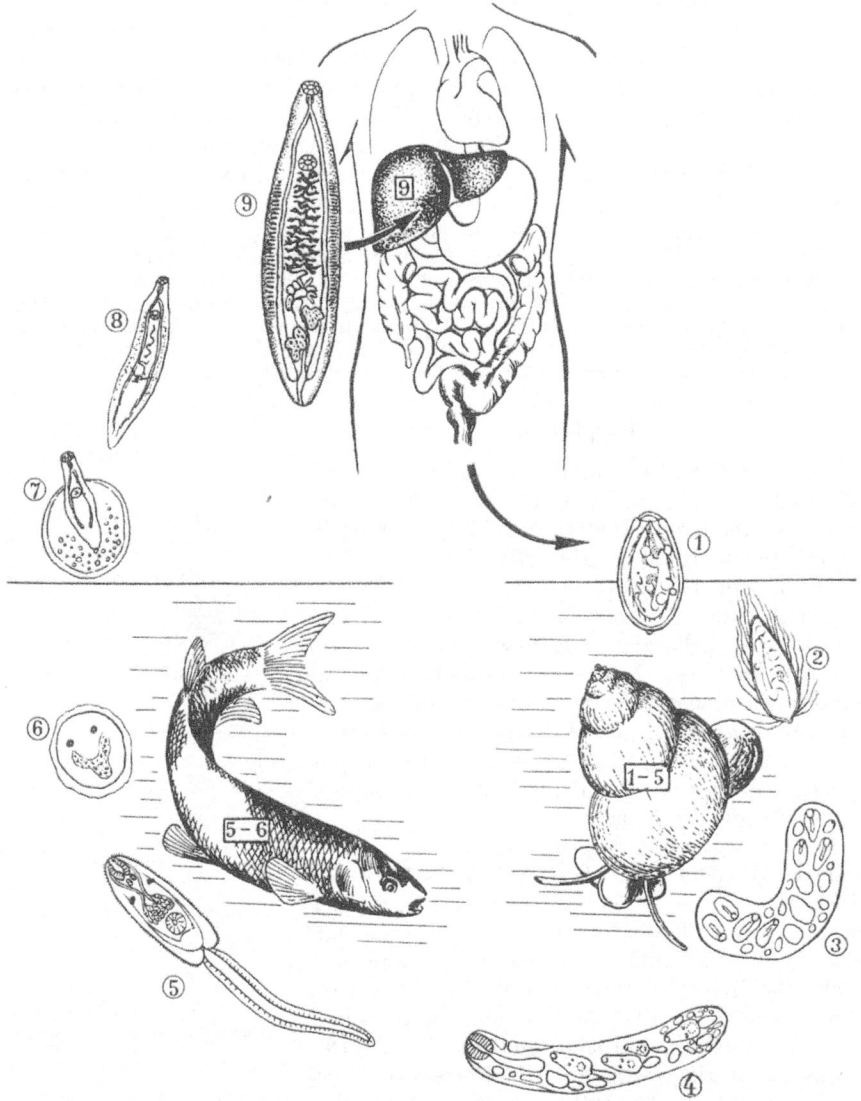

Abb. 21. *Opisthorchis felineus*. Schematische Darstellung des Entwicklungskreislaufes zwischen Schnecke (1. Zwischenwirt mit den Stadien 1—5), Süßwasserfisch (2. Zwischenwirt mit den Stadien 5 und 6) und Mensch (Endwirt mit den Stadien 7—9, definitiver Sitz in der Leber, 9). *1* Abgelegtes Ei mit Miracidium, *2* in der Schnecke geschlüpftes Miracidium, *3* Sporocyste, *4* Redie, *5* Cercarie, *6* Metacercarie, *7* schlüpfende Metacercarie, *8* junger Leberegel, *9* geschlechtsreifer Wurm. (Einzelabbildungen unterschiedlich vergrößert.) Nach PIEKARSKI, 1954

der Larven (Miracidien) aus der Eischale in freiem Wasser findet nicht statt, dagegen wird die Wimperlarve im Darmkanal der Schnecke frei. Die Muttersporocysten entwickeln sich in der unmittelbaren Nachbarschaft des Enddarmes von *Bithynia leachi*, wo sie im Laufe von 25—30 Tagen zu 1,2—1,85 mm langen Schläuchen heranwachsen. Etwa 1 Monat nach der Infektion beginnen die jungen Redien aus den Sporocysten auszutreten und nach der Verdauungsdrüse zu wandern. Die Redien sind farblos und ohne Fußstummel. Ihr Verdauungssystem besteht aus einem kräftigen Pharynx, einem kleinen Darmblindsack und einer Gruppe einzelliger Drüsen, die in den Pharynx einmünden. Die Cercarien verlassen die Redie in einem unreifen Stadium und vollenden ihre Entwicklung frei im Gewebe zwischen den Läppchen der Mitteldarmdrüse.

Etwa 2 Monate nach der Infektion beginnen die Cercarien aus der Schnecke auszuschwärmen. Der Austritt erfolgt zwischen 6 und 20 Uhr mit einem Maximum von 12—16 Uhr. Die Cercarie zeigt eine Photo- und Geotaxis und sucht, da letztere die stärkere ist, aktiv die Bodenzone der Gewässer auf. Die Schwimmbewegung erfolgt intermittierend. Auf eine kurze Bewegungsphase, die die Cercarie gewöhnlich ein kleines Stück über den Boden emporführt, folgt eine Ruhepause, in der die Larve in charakteristischer Schwebestellung („Tabakspfeifenform") (Abb. 22) abwärtssinkt oder vorübergehend am Boden ruht. Durch künstliche Erschütterungen des Wassers sowie plötzlichen Wechsel der Lichtintensität werden am Boden ruhende oder abwärtsschwebende Cercarien zu raschem Aufwärtswirbeln angeregt.

Vermutlich lösen Wassererschütterungen durch Fische, die dicht über dem Boden schwimmen, vielleicht auch Fischschatten, die gleiche Reaktion aus und bringen die Cercarien in engen Kontakt mit ihrem zweiten Zwischenwirt. Diese zweiten Zwischenwirte gehören alle zu den karpfenartigen Fischen *(Cyprinidae)*. Junge Grün- und Goldschleien *(Tinca tinca vulgaris* und var. *chrysitis)* sowie Goldorfen *(Idus idus orfus)* lassen sich experimentell leicht mit *Opisthorchis* invadieren. Unmittelbar nach der Festheftung an der Fischhaut wird der Cercarienschwanz abgeworfen. Die Wanderung der Larven zum endgültigen Sitz erfolgt im Gewebe, nicht in den Blutgefäßen, und ist im allgemeinen sehr begrenzt. Die Kopf- und Kiemenregion experimentell invadierter junger Schleien enthält allein die Hälfte

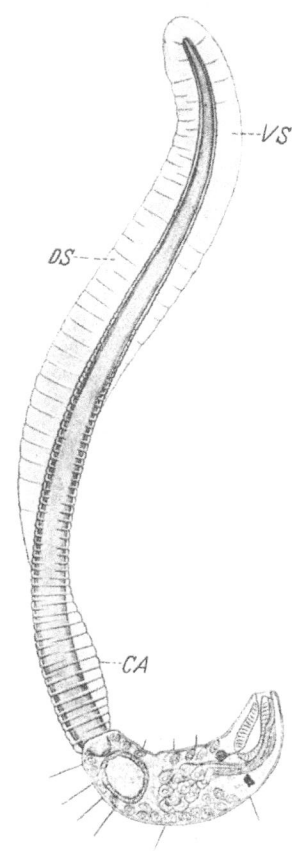

Abb. 22.
Opisthorchis felineus. Cercarie in Seitenansicht. *CA* Cuticulaabhebung der Schwanzbasis (Schwanzscheibe), *DS* dorsale Schwanzmembran, *VS* Ventrale Schwanzmembran (210×). Nach VOGEL, 1934; aus PIEKARSKI, 1954

sämtlicher eingedrungener Cercarien, weil hier neben der Percutaninvasion eine Invasion von der Mund- und Kiemenhöhle aus durch mit dem Atemwasser eingesaugte Cercarien stattfindet. Der endgültige Sitz im Rumpf ist vorwiegend die Muskulatur, im Kopfe mehr das Bindegewebe. 24 Std nach der Invasion hat die Encystierung schon begonnen.

Die Invasionsreife der *Opisthorchis*-Metacercarie tritt bei einer Wassertemperatur von 18—20° knapp 6 Wochen nach der Cercarieninvasion des Wirtsfisches ein. Wird ein *Opisthorchis*-befallener Fisch vom Endwirt (Katze, Hund, Mensch usw.) ungar verzehrt, so werden im Magen zunächst die Cysten aus dem Fischgewebe herausgelöst und die bindegewebigen Kapseln verdaut. Vom Duodenum aus wandern die jungen Katzenleberegel in die Mündung des Ductus choledochus ein und steigen in den Gallengängen zur Leber empor. Die beiden Eigentümlichkeiten des jungen Parasiten, unmittelbar nach Übertritt ins Duodenum auszuschlüpfen und dann sofort an der Darmwand Halt zu fassen, verringern die Gefahr des Vorbeipassierens an der Eintrittspforte zur Leber. Das Larvenmaximum befindet sich nach $2^1/_2$—5 Std im Duodenum, nach 10 Std in den unteren Gallenwegen und von 20 Std an in den Gallengängen der Leber.

d) Experimentelle Invasion

Als Laboratoriumstiere, die experimentell zu invadieren sind, kommen als Endwirte praktisch nur *Katzen* in Frage. Der Katzenleberegel benötigt, wie aus

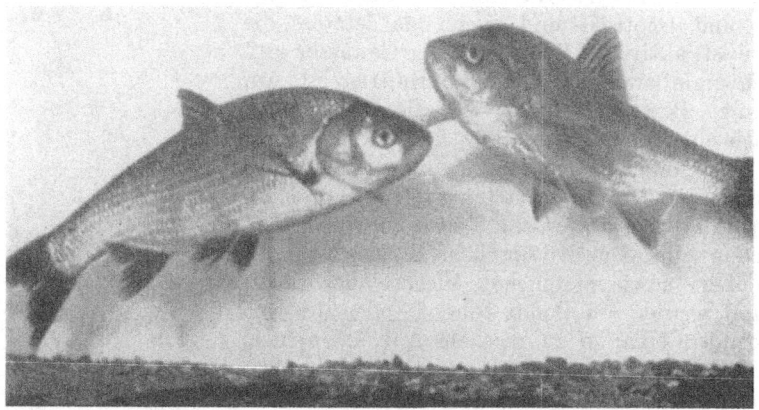

Abb. 23. Tapare *(Idus idus)*, zweiter Zwischenwirt (Hilfswirt) von *Opisthorchis felineus*.
Nach VOGEL, 1934; aus SZIDAT u. WIGAND, 1934

dem vorhergehenden Kapitel hervorgeht, *zwei* Zwischenwirte, nämlich die Süßwasserschnecke *Bithynia leachi* (SHEPP.) sowie Süßwasserfische, die zur Familie der Karpfen *(Cyprinidae)* gehören, z. B. die bereits genannten Schleien und Goldorfen sowie Tapare *(Idus idus)* (Abb. 23).

Der Gang der Invasion, der für die oben genannten chinesischen und amerikanischen Arten mutatis mutandis derselbe ist, ist in kurzen Worten folgendermaßen: Zunächst müssen die Süßwasserschnecken *Opisthorchis*-,,Eier" fressen, alsdann müssen sich die in der Schnecke schlüpfenden Miracidien in den Schnecken entwickeln und die ins Wasser ausgeschwärmten Cercarien in karpfenartige Fische eindringen und dort zu Metacercarien heranwachsen. Erst dann sind die Fische infektiös. Mit derartigen rohen infektiösen Fischen sind die Katzen zu füttern. *Auch der Mensch kann sich nur mit rohen infektiösen Fischen, also z. B. nicht mit den Opisthorchis-,,eiern", invadieren. Eine versehentliche Laboratoriumsinvasion des Menschen mit dem Katzenleberegel ist also so gut wie ausgeschlossen.* Die Katzen vertragen rund 1000 Katzenleberegel ohne weiteres.

Im einzelnen ist hierbei folgendes zu beachten. Besitzt der betreffende Experimentator selbst keine invadierten Katzen, muß er sich zunächst *Opisthorchis*-,,eier"haltigen Katzenkot besorgen (vielleicht vom Hamburger Tropeninstitut). Dann ist nach VOGEL (1934) folgendermaßen vorzugehen: Der frische Katzenkot wird zunächst mit reichlich Wasser aufgeschwemmt, dann wird durch 4—6mal wiederholtes Sedimentieren und Abgießen des überstehenden Wassers schließlich ein reiner Bodensatz erhalten, der fast nur aus unverdaulichen Nahrungsresten und großen Mengen von *Opisthorchis*-,,Eiern" besteht. Dieses Sediment wird nun in einer Glasschale mit den Schnecken zusammengebracht. So gut wie alle Schnecken nehmen den Bodensatz bereitwillig als Nahrung auf, besonders dann, wenn sie 1—2 Tage vorher gehungert haben. Nach 6—25 Std werden die Schnecken aus dem Infektionsgefäß entfernt und in Aquarien überführt.

Die als *erster* Zwischenwirt dienende Süßwasserschnecke *Bithynia leachi* (SHEPP.) (Abb. 24) kommt in Teichen, Gräben und langsam fließenden Gewässern der Verbreitungsgebiete der Opisthorchiasis (vielleicht außer im südostasiatischen Verbreitungsgebiet) vor. Im nördlichen und mittleren Deutschland, südlich bis Thüringen und isoliert bei Frankfurt/Main ist sie an den angegebenen Örtlichkeiten anzutreffen. Sie fehlt aber in Sachsen und Schlesien (GEYER, 1927). Diese Art ist in Deutschland wesentlich seltener als die nahe verwandte *Bithynia tentaculata* L. (VOGEL, 1934). Da für den Nichtzoologen die Unterscheidung der beiden Arten nicht leicht ist, empfiehlt es sich, die Bestimmung der gesammelten Schnecken durch ein Naturkundemuseum vornehmen zu lassen, da ja der einzige erste Zwischenwirt *Bithynia leachi* ist. VOGEL (1934) hielt in seinen Untersuchungen die Schnecken in einem Holztrog bei durchschnittlich etwa 22° C Wassertemperatur.

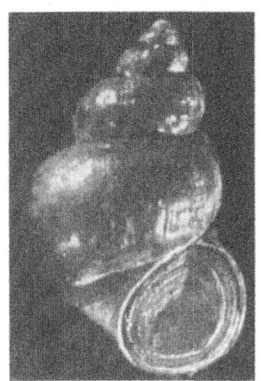

Abb. 24. Süßwasserschnecke (*Bithynia leachi*), der erste Zwischenwirt von *Opisthorchis felineus* (6 ×). Nach VOGEL, 1934; aus SZIDAT u. WIGAND, 1934

Die *zweiten* Zwischenwirte, also die Fische, kann man aus Aquarienhandlungen beziehen. Man hält sie in einem passenden Aquarium und bringt die infektiösen Schnecken etwa 2 Monate nach ihrer Infektion in das Aquarium. Das Maximum des Ausschwärmens der Cercarien erfolgt nach VOGEL (1934) von 12—16 Uhr. Unmittelbar nach der Festsetzung an der Fischhaut wird der Cercarienschwanz abgeworfen. 24 Std nach der Invasion der Fische hat schon in der Muskulatur die Encystierung zu den Metacercarien begonnen. Die Invasionsreife der *Opisthorchis*-Metacercarie tritt bei einer Wassertemperatur von 18—20° C knapp 6 Wochen nach der Cercarieninvasion des Wirtfisches ein (vgl. oben).

Die Invasion der Katzen ist äußerst einfach. Nachdem man ihnen 24 Std lang nichts zu fressen gegeben hat, füttert man sie mit den infektiösen Fischen, die natürlich roh gegeben werden müssen. Schon in der 3. und 4. Woche nach der Invasion sind die Katzenleberegel zu geschlechtsreifen Tieren herangewachsen und legen ihre Eier ab (etwa 1000 innerhalb von 24 Std pro 1 Egel). Nähere Einzelheiten siehe bei VOGEL (1934), dessen Arbeit auch die vorstehenden Daten entnommen sind. Die Durchführung der *Sektion* wird am Ende des letzten Abschnittes beschrieben.

e) Patho-Histiogenese und Klinik

Die Patho-Histiogenese und Klinik der Opisthorchiasis bzw. der nahe verwandten Clonorchiasis ist gerade ausführlich von ERHARDT, GERMER u. HÖRNING (1962) geschildert worden, so daß der Leser, der sich für diese Fragen näher interessiert, auf diese Monographie verwiesen sei. Wie bei den meisten parasitären Erkrankungen hängen auch bei der Opisthorchiasis die pathologischen Erscheinungen von der Stärke des Befalles ab. Wie bereits oben erwähnt, kann die Katze, ohne größere Symptome zu zeigen, bis zu etwa 1000 Katzenleberegel beherbergen. Bei der Opisthorchiasis des Menschen sind zu unterscheiden: a) die „gesunden" Parasitenträger, b) die unkomplizierte Leberegelkrankheit und c) die komplizierte Leberegelkrankheit. Bei fortdauerndem und stärkerem Reiz von seiten des

Parasiten kommt es zu einer Zunahme der periportalen Fibrose sowie einer überschießenden Proliferation der Gallengänge (Abb. 25), die schließlich das Bild der Gallengangsadenose bilden. Als Komplikation sind zu nennen Obturation, bakterielle Infektion und Hepatom, ferner Gallenwegsverschluß, Dyskinese der Gallenwege, Cholangitis, Cholecystitis und Pankreatitis. In den schwersten Fällen kommt es zur Lebercirrhose. In Ländern, in denen die Opisthorchiasis endemisch vorkommt, findet sich eine auffällige Häufung von Fällen mit primärem Lebercarcinom. Es ist aber bisher nicht eindeutig geklärt worden, ob ein direkter Kausalzusammenhang zwischen *Opisthorchis*befall und malignem Wachstum besteht.

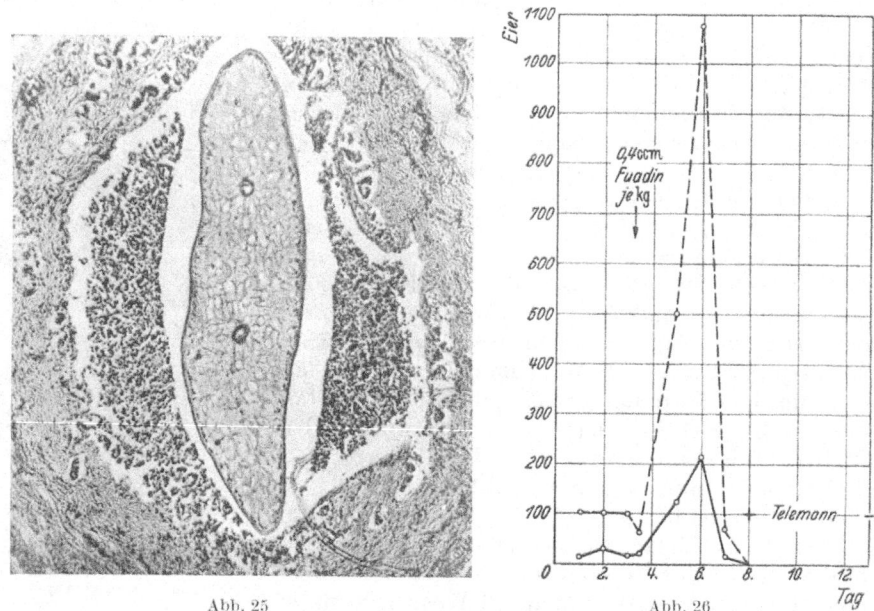

Abb. 25   Abb. 26

Abb. 25. *Opisthorchis felineus*. Gallengang einer Katze bei chronischer Opisthorchiasis mit starker Epitheldesquamation (66 ×). Nach VOGEL, 1934; aus PIEKARSKI, 1954

Abb. 26. Wirkung des dreiwertigen Antimonpräparates Fuadin in therapeutischer Dosis (0,4 ccm subcutan pro Kilogramm Lebendgewicht der Katze) auf die Eiablage von *Opisthorchis felineus* im Tierversuch. Die ausgezogene Kurve gibt die täglich in 1/186,7 g flüssigen Katzenkotes ausgezählte, die gestrichelte Kurve die in 1/186,7 g Trockenkot berechnete Anzahl der Wurmeier an. Vor Gabe des Präparates verläuft die gestrichelte Kurve fast geradlinig, d. h. es wird täglich dieselbe Eiermenge ausgeschieden, und zwar von jedem Wurm rund 1000 Eier. Nach Injektion des Specificums Fuadin am 3. Versuchstage erfolgt eine starke Mehrausschwemmung von Wurmeiern, die einen mehr als 10fachen Anstieg der Kurve am 6. Tage bedingt Darauf fällt die Kurve steil ab. Am 8. Tage sind nur noch mit der TELEMANN-Anreicherung Wurmeier zu finden, am 13. Tage gar keine mehr. Die Sektion ergibt eine 100%ige Abtötung der Katzenleberegel. Im Reagenzglasversuch jedoch ist das Fuadin unwirksam auf die Katzenleberegel. Ein typisches Beispiel für indirekte Wirkung („Transportform/Wirkform"). Nach ERHARDT, 1932; aus BRUMPT, NEVEU-LEMAIRE u. ERHARDT, 1951

f) Die Opisthorchiasis der Katze als Modell zur Prüfung von therapeutischen Substanzen

Diese Modellversuche sind bereits mehrfach (ERHARDT, 1935; ERHARDT, GERMER u. HÖRNING, 1962) beschrieben und relativ einfach. Bei quantitativen Untersuchungen des Katzenkotes kann man den Durchschnittswert der innerhalb von 24 Std abgelegten „Eier" und daraus wiederum ungefähr die Anzahl der Katzenleberegel berechnen. Nach einigen Tagen derartiger quantitativer Untersuchungen gibt man die zu prüfende Substanz. Der erste therapeutische Effekt einer wirksamen Substanz zeigt sich in einer Mehrausschwemmung von Eiern etwa am 3. Tage nach Applikation des Präparates (Abb. 26). Nach etwa weiteren 8 Tagen wird die Katze getötet und seziert. Werden keine Katzenleberegel gefunden, ergibt sich eine 100%ige Wirkung. Sind noch Würmer vorhanden, so kann man aus der errechneten Egelzahl und den tatsächlich gefundenen Würmern ungefähr den Prozentsatz der mindestens abgetöteten (und im Darm zersetzten) Würmer bestimmen. Im Kot findet man keine abgetriebenen Katzenegel.

Bei der *Sektion* der Leber bzw. des Pankreas der Katze geht man folgendermaßen vor: Nachdem die Katze getötet ist, zerschneidet man vorsichtig die genannten Organe in kleine Stücke und drückt dieselben mit den Fingern kräftig aus. Befinden sich noch Katzenleberegel in diesen Organen, so werden die Egel herausgepreßt, die wegen ihrer Größe gut erkennbar sind. Darauf bringt man diese Egel in eine auf 40° C erwärmte physiologische Kochsalzlösung. Die lebenden weißlichen Egel zeichnen sich dann durch lebhafte Bewegungen aus, während die abgetöteten meistens von Gallenfarbstoffen imprägniert und natürlich unbeweglich sind. Sind die Würmer aber durch eine wirksame Substanz, z. B. Fuadin, schon seit einigen Tagen abgetötet, wurden sie mit der Gallenflüssigkeit in den Darm gespült und dort meist in kurzer Zeit vollständig zersetzt, so daß man im Darm kaum noch abgetötete Egel findet.

Wichtigste spezielle Literaturangaben über Opisthorchis felineus

BISSERU, B.: On the genus Opisthorchis R. BLANCHARD, 1895, with a note on the occurrence of O.geminus (LOOSS, 1896) in new avian hosts. J. Helminth. 31, 187 (1957).

ERHARDT, A.: Systematik und geographische Verbreitung der Gattung Opisthorchis R. BLANCHARD, 1895, sowie Beiträge zur Chemotherapie und Pathologie der Opisthorchiasis. Z. Parasitenk. 8, 188 (1935).

— Opisthorchiasis in Europa und Westsibirien 1836—1951. Weltseuchenatlas I, 103 (1952).

— W. D. GERMER u. B. HÖRNING: Die Opisthorchiasis, hervorgerufen durch den Katzenleberegel (Opisthorchis felineus). Parasitolog. Schriftenreihe, H. 15 (1962).

— W. SCHULZE u. B. HÖRNING: Die Verbreitung der wichtigsten Trematodenarten des Menschen in Asien unter besonderer Berücksichtigung der Angaben seit 1939. Weltseuchenatlas III, 107 und 135 (1959).

GEYER, D.: Unsere Land- und Süßwasser-Mollusken. 3. Aufl. Stuttgart 1927.

VOGEL, H.: Der Entwicklungscyclus von Opisthorchis felineus (RIV.) nebst Bemerkungen über die Systematik und Epidemiologie. Zoologica 33, H. 86 (1934).

V. Lungenegel [Paragonimus westermani (Kerbert, 1878)]

a) Verbreitung und Bedeutung

Der Lungenegel *Paragonimus westermani* (KERBERT, 1878) [= *ringeri* (COBBOLD)] ist ein Parasit des Menschen, der seinen Sitz in der Lunge hat. Die Hauptverbreitungsgebiete im Fernen Osten sind Indochina, China, Formosa, Korea, Japan, Philippinen, Ostindien und Neuguinea. Seltener hat man ihn in Afrika und in Südamerika gefunden. (Vgl. ERHARDT, SCHULZE u. HÖRNING, 1959; YOKOGAWA, CORT u. YOKOGAWA, 1960; LANDMANN, NGU u. THAI, 1961.)

Paragonimus westermani kommt außer beim Menschen auch bei einigen Haussäugetieren (Hund, Katze, Schwein) und bei zahlreichen Raubsäugetieren vor. Natürliche Invasionen wurden bisher beim Tiger, Leopard, Panther, Fuchs, Wolf, Waschbär, Biber, Vielfraß, Nerz, Marder, Marderhund, sowie bei Wildkatzen und bei krabbenfressenden Mungos gefunden.

Die in Nordamerika auftretende Form *Paragonimus kellikotti* WARD 1908 wurde bisher — von einer Ausnahme abgesehen — nur bei Hunden, Katzen, Wildkatzen, Schweinen, Ziegen, sowie bei Nerz, Fuchs und Bisamratte beobachtet. Es ist noch nicht entschieden, ob die ursprünglich beschriebene Art *Paragonimus westermani* als identisch mit dem nordamerikanischen Lungenegel angesehen werden kann. KOBAYASHI, 1919 (zit. bei YOKOGAWA u. Mitarb., 1960) und auch AMEEL, 1934 (zit. bei YOKOGAWA u. Mitarb., 1960) glauben, daß die morphologischen Unterschiede der schuppenförmigen Hautstacheln unter Berücksichtigung der biologischen Variabilität zu einer sicheren Artabgrenzung nicht ausreichen. Vom Standpunkt der experimentellen Parasitologie ist diese Frage aber ohne besondere Bedeutung, so daß in den weiteren Ausführungen auf eine getrennte Besprechung der oben genannten Parasiten verzichtet werden kann. Dasselbe gilt für *Paragonimus ringeri*.

Experimentelle Untersuchungen wurden mit *Paragonimus westermani* infolge des komplizierten Entwicklungskreislaufes bisher nur in geringem Umfang durchgeführt und konzentrierten sich im wesentlichen auf chemotherapeutische Versuche (YOKOGAWA u. RO, 1939, 1942; YOKOGAWA, RO, WAKISAKA u. RO, 1940; BROWN u. HUSSEY, 1947, zit. bei YOKOGAWA u. Mitarb., 1960; HAMADA, 1959; GRANZ, 1960a u. b).

b) Morphologie

Der erwachsene, rötlichbraune bis fleischfarbene Lungenegel ist durchschnittlich etwa 12—14 mm lang, 5 mm breit und 4 mm dick. Seine Gestalt wird mit der einer Kaffeebohne verglichen. Die Haut ist feinbestachelt, und der etwas hervorragende Bauchsaugnapf liegt ventral vor der Körpermitte. Die beiden Darmschenkel schließen sich an den kurzen Oesophagus an und verlaufen etwas wellig bis fast zum Hinterende. Die schmale Exkretionsblase erstreckt sich von der Gabelungsstelle des Darmes fast durch den ganzen Wurm bis zu dem ventral gelegenen Exkretionsporus. Das unpaare gelappte Ovar liegt neben dem Bauchsaugnapf, die paarigen, unregelmäßig gelappten Hoden im letzten Körperdrittel. Der dem Ovar gegenüberlegende Uterusknäuel mündet dicht unterhalb des Bauchsaugnapfes. Die Dotterstöcke sind paarig und füllen die beiden Körperseiten nahezu aus (Abb. 27).

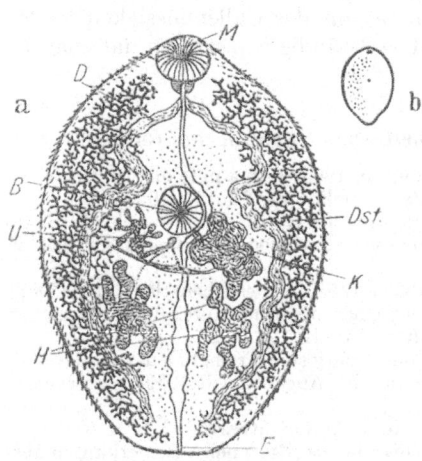

Abb. 27 *Paragonimus westermani*. a in 5facher Vergrößerung, b in natürlicher Größe. *M* Mundsaugnapf, *D* Darmschenkel, *B* Bauchsaugnapf, *U* Uterus, *Dst* Dotterstock, *K* Keimstock oder Ovar, *H* Hoden, *E* Exkretionsporus. Nach MANSON; aus BRUMPT, NEVEU-LEMAIRE u. ERHARDT, 1951

Die Größe der goldbraunen „Eier" ist sehr wechselnd und durchschnittlich 90:55 μ. Sie besitzen einen deutlich abgesetzten Deckel (Abb. 3).

c) Entwicklung

Die Aufklärung des komplizierten Entwicklungscyclus des Lungenegels geht zurück auf umfangreiche Untersuchungen von ANDO, 1915, 1919; NAKAGAWA, 1916, 1917, 1919; YOSHIDA, 1916; KOBAYASHI, 1918—1921; YOKOGAWA, 1917 und AMEEL, 1931a, b; 1932a, b; 1934 (alle zit. bei YOKOGAWA u. Mitarb., 1960). Die Autoren konnten feststellen, daß als erste Zwischenwirte Schnecken und als zweite Zwischenwirte Süßwasserkrabben notwendig sind (Abb. 28). Weitere Einzelheiten der Entwicklung von *Paragonimus westermani* können der umfangreichen Monographie von YOKOGAWA, CORT u. YOKOGAWA (1960) entnommen werden.

1. Gewinnung des Infektionsmaterials

Die „Eier" von *Paragonimus westermani* (Abb. 3) gewinnt man entweder aus dem Kot invadierter Tiere durch Auswaschen mit Hilfe des Sedimentverfahrens, oder man entnimmt sie direkt aus den Lungencysten, die meistens je zwei geschlechtsreife Lungenegel beherbergen. Die frisch abgelegten Eier enthalten meist eine Eizelle, die von 5—10 Dotterzellen umgeben ist. Bei Aufbewahrung dieser zusammengesetzten Eier im Kühlschrank (7° C) findet eine Entwicklung nicht statt. Dagegen ist das Miracidium bei optimaler Temperatur von 27° C schon in 3 Wochen schlüpfreif. Nach Untersuchungen von AMEEL (1934) kann man die ,,Eier" mit vollentwickeltem Miracidium sowohl im Wärmeschrank als auch bei Zimmertemperatur mehrere Monate aufbewahren, ohne daß es zu einem Schlüpfen der Miracidien kommt. Stellt man jedoch die Eikulturen nur wenige Minuten in den

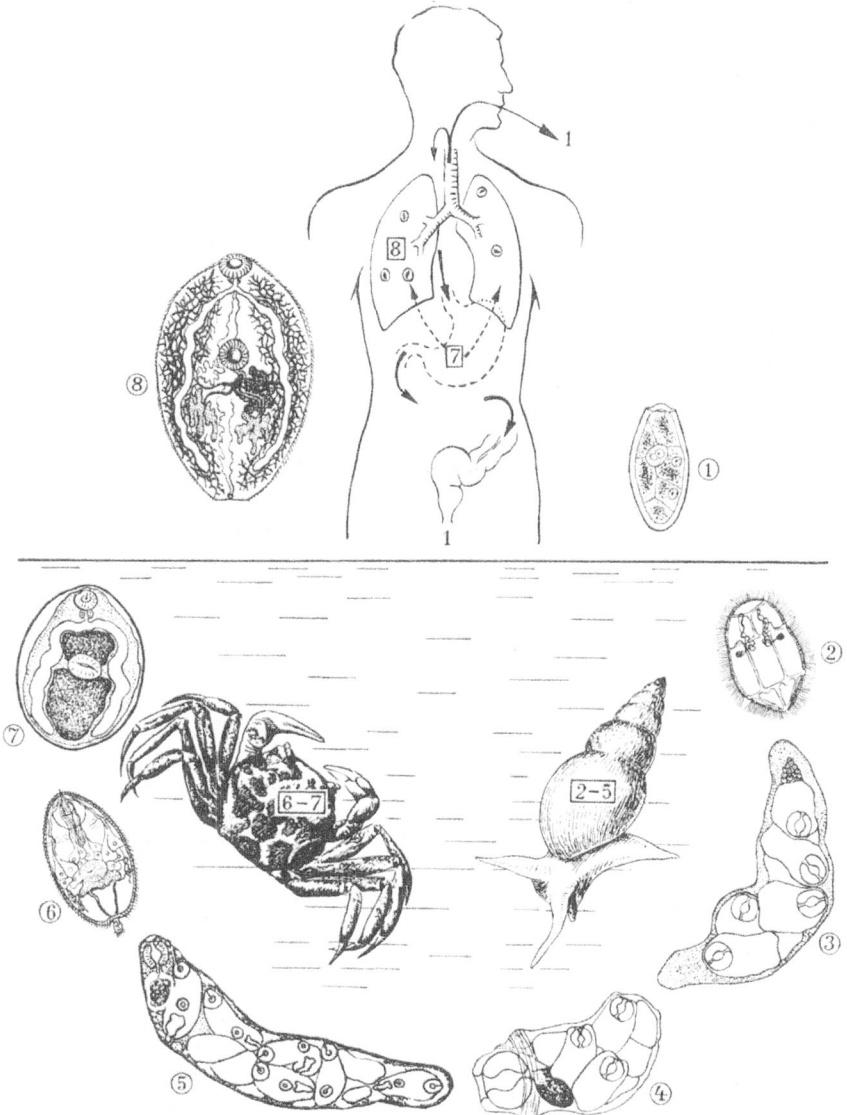

Abb. 28. *Paragonimus westermani*. Schematische Darstellung des Entwicklungskreislaufes zwischen Schnecke (1. *Zwischenwirt* mit den Stadien 2—5), Krabbe (2. *Zwischenwirt* mit den Stadien 6 und 7) und Mensch (*Endwirt* mit dem geschlechtsreifen Wurm 8). *1* Abgelegtes, unentwickeltes Ei, *2* Miracidium (nur Exkretionssystem und Anordnung der bewimperten Epithelzellen eingezeichnet), *3* reife Sporocyste mit Mutterredien, *4* reife Mutterredie mit Tochterredien, *5* reife Tochterredien mit Cercarien, *6* freischwimmende (,,mikrocerke") Cercarie nach dem Verlassen der Schnecke, *7* Metacercarie aus der Krabbe, *8* geschlechtsreifer Lungenegel. (Einzelabbildungen unterschiedlich vergrößert). Nach PIEKARSKI, 1954

Kühlschrank und bewahrt sie dann bei Zimmertemperatur auf, so setzt nach diesem Temperaturschock schon nach wenigen Minuten das Schlüpfen der Miracidien ein. Da die *Paragonimus*,,eier" schon nach kurzem Austrocknen absterben, empfiehlt es sich, die Kulturschalen stets feucht zu halten.

2. Entwicklung im 1. Zwischenwirt

Die ersten Zwischenwirte von *Paragonimus westermani* sind fast alle Schnecken aus der Familie der *Melanidae*. Bisher sind folgende Schneckenarten als Zwischenwirte ermittelt worden:

Semisulcospira libertina (GOULD) (= *Melania libertina*) (Abb. 29).
Semisulcospira libertina extensa (MARTENS) (= *Melania extensa*).
Brotia paucicincta (MARTENS).
Brotia gottschei (MARTENS).
Brotia asperata (LAMARCK).
Melania touchena (HUEDE).
Thiara (Terabia) granifera (LAMARCK) (= *Melania obliquegranosa*).
Hua (Hua) amurensis (GERSTFELD) (= *Melania amurensis*).
Pomatiopsis lapidaria (SAY).

Für Südamerika wird *Ampullaria luteosoma* (Familie *Ampullaridae*) als Zwischenwirt angegeben.

Eine Methode zur Haltung und Zucht dieser Schnecken im Laboratorium ist bisher noch nicht bekannt geworden. Zur Durchführung experimenteller Untersuchungen ist man daher auf ein Sammeln der Zwischenwirte in ihrem natürlichen Biotop angewiesen.

Das Eindringen der Miracidien von *Paragonimus westermani* erfolgt vorwiegend am Kopf oder in der Nackenregion, sie können aber auch über die Mantelhöhle der Schnecken einwandern. Zur Infektion eignen sich am besten junge Schnecken von etwa 1 mm Länge.

Beim Eindringen werfen die Miracidien die Wimperzellen ab und reifen in der Schnecke zu Sporocysten heran. Die teilweise amphibische Lebensweise der Schnecken ist für die Infektion kein Hindernis, da die Miracidien selbst bei nur geringer Feuchtigkeit infektionstüchtig bleiben und sich in einem dünnen Wasser-Film oder in Tautropfen fortbewegen können. AMEEL (1934) konnte bei experimentellen Infektionen von *Pomatiopsis lapidaria* einen nahezu 100%igen Infektionserfolg feststellen.

Die Sporocysten liegen vorwiegend in der Nähe des Darmes, des Oesophagus und des Magens frei im lymphatischen System, sie können praktisch aber in allen Teilen des Schneckenkörpers gefunden werden.

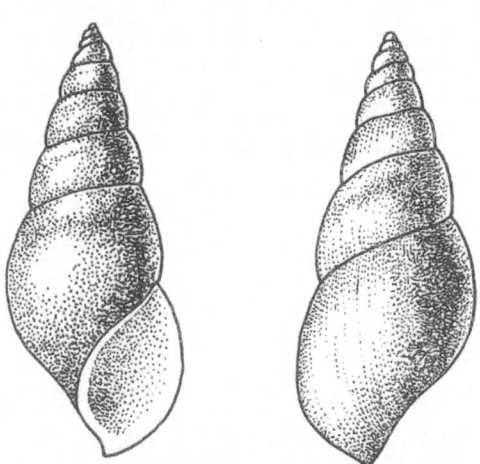

Abb.29. Kronenschnecke [*Semisulcospira (= Melania) libertina*]. Erster Zwischenwirt von *Paragonimus westermani* (3,5 ×). Nach BRUMPT, NEVEU-LEMAIRE u. ERHARDT, 1951

In den schlauchartigen Sporocysten sind schon nach 29 Tagen junge Redien der ersten Generation nachweisbar. Die Tochterredien liegen ebenfalls vorwiegend im lymphatischen System, im Bereich des Magens, der Mitteldarmdrüse und des Darmes, und können etwa 70 Tage nach experimenteller Infektion der Schnecken nachgewiesen werden.

3. Entwicklung im 2. Zwischenwirt

Nach einer Entwicklungszeit von mindestens 78 Tagen verlassen die ersten Cercarien die Schnecken und dringen in die als Transportwirte dienenden Krebse ein. In Übereinstimmung mit den Lebensgewohnheiten der Krebse geschieht dies vorwiegend am Nachmittag oder nachts. Durch die teilweise amphibische Lebensweise der Schnecken gelangen die Cercarien ins Wasser, in dem sie sich schlängelnd fortbewegen können. Das Eindringen in die 2. Zwischenwirte erfolgt an den dünnsten Chitinteilen an der Unterseite des Krebsabdomens und an den Intersegmentalhäuten. Die Cercarien encystieren sich vorwiegend in der Muskulatur der Beine und des Thorax sowie in den Kiemen oder in den Eingeweiden des Cephalothorax. Als Zwischenwirte von *Paragonimus westermani* sind bisher folgende Süßwasserkrabben und Flußkrebse bekannt geworden:

Eriocheir japonicus DE HAAN,
Eriocheir sinensis MILNE-EDWARDS,
Potamon (Geothelphusa) dehaani WHITE (Abb. 30),
Potamon (Geothelphusa) obtusipes (SIMPSON),
Potamon (Geothelphusa) denticulus MILNE-EDWARDS,
Potamon (Potamon) rathbuni DE MANN,
Parathelphusa sinensis MILNE-EDWARDS,
Parathelphusa (Barythelphusa) grapsoides (MILNE-EDWARDS),
Pseudothelphusa iturbei RATHBUN,
Cambaroides similis KOELBEE,
Cambaroides dauricus (PALLAS),
Cambaroides schrenekii KESELER,
Procambarus clarkii
Orconectes (Cambarus) propinquus (GIRARD) und andere Species.

Nach Untersuchungen von TSUDA (1959a) entspricht die Verteilung der Metacercarien von *Paragonimus westermani* in Rumpf, Beinen und Kiemen infizierter

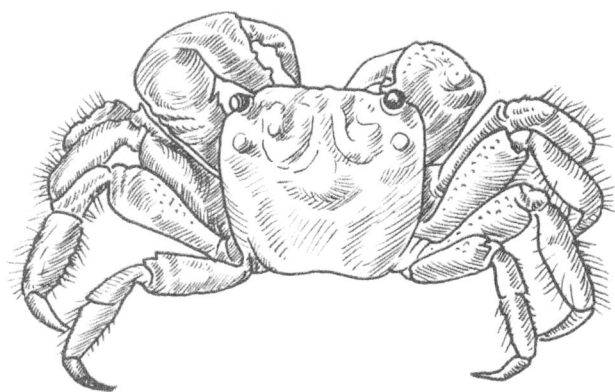

Abb. 30. Die Süßwasserkrabbe *Potamon (Geothelphusa) dehaani*, ein zweiter Zwischenwirt von *Paragonimus westermani*. Nach BRUMPT, NEVEU-LEMAIRE u. ERHARDT, 1951

Süßwasserkrabben *(Eriocheir japonicus)* etwa dem Verhältnis 2,1 : 1,6 : 1,0. Bei nordamerikanischen Flußkrebsen der Gattung *Cambarus* (= *Orconectes*) fand AMEEL (1934) dagegen die Metacercarien immer im Bereich des Herzens (Abb. 31). Die rundlich-ovalen und reifen Cysten mit den Metacercarien haben einen Durchmesser von 300—450 μ. Die kräftige Cystenwand ist durchsichtig und permeabel.

Die Entwicklung der Metacercarien vom Zeitpunkt der Encystierung im 2. Zwischenwirt bis zur Invasionsreife ist stark temperaturabhängig. Bei optimaler Temperatur haben sie nach 7 Wochen ihre volle Größe und Invasionstüchtigkeit erreicht.

Die Gewinnung einer größeren Anzahl von Metacercarien erfolgt in einfacher Weise durch Vermahlen der Weichteile des Krebses in einem Fleischwolf, Abtrennung der groben Fleischbestandteile mit Hilfe eines Metallsiebes und Anreicherung der Metacercarien im Sediment durch mehrmaliges Ausspülen mit physiologischer Kochsalzlösung. In 0,4—0,85%iger Kochsalzlösung sowie in 0,5—1,0%iger Natriumbicarbonatlösung können die so gewonnenen Metacercarien über längere Zeit lebensfähig erhalten werden (TSUDA, 1959b). 0,2%ige Salzsäure tötet die Metacercarien innerhalb 24 Std ab, ebenso Temperaturen über 50° C. Dagegen überleben die Metacercarien eine längere Aufbewahrung im Kühlschrank bei 0—2° C.

4. Invasion der Endwirte

Die Invasion der Endwirte erfolgt durch Verfüttern des mit Cysten besiedelten Krebsfleisches oder abgezählter Cystenmengen. Im Darm verlassen die Metacercarien die Cystenhülle, durchbohren im Bereich des Jejunums die Darmwand und gelangen auf diesem Wege in die Leibeshöhle. Von hier aus wandern sie durch das Zwerchfell in die Pleurahöhle und erreichen schon nach 3 Tagen ihren endgültigen Sitz in der Lunge, wo sie sich bald oberflächlich, bald in der Tiefe ansiedeln und vom Wirtsorganismus mit einer bindegewebigen Hülle umgeben werden (Abb. 32). Vier Wochen post invasionem ist die mit einer Öffnung versehene

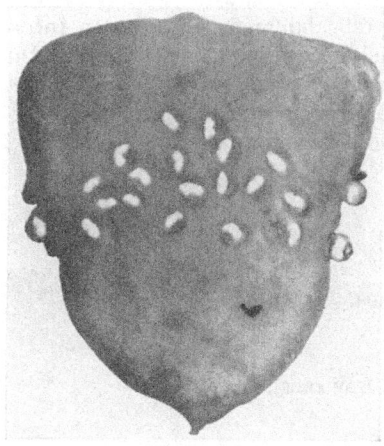

Abb. 31. *Paragonimus westermani*. Metacercarien am Herz des zweiten Zwischenwirtes (Krebs) (10×). Nach AMEEL; aus PIEKARSKI, 1954

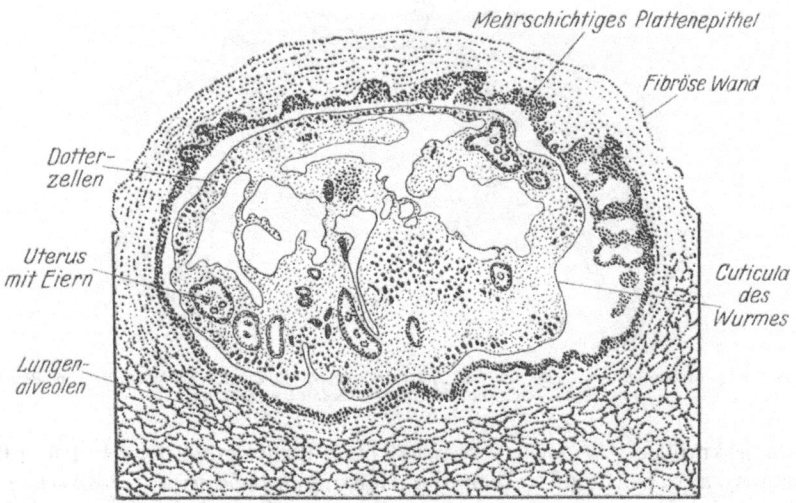

Abb. 32. *Paragonimus westermani*. Schnitt durch eine Cyste. In der Mitte der Cyste befindet sich der Parasit, der durch seine Gegenwart die Bildung des mehrschichtigen Plattenepithels hervorgerufen hat. Nach BRUMPT, NEVEU-LEMAIRE u. ERHARDT, 1951

Kaverne, in der die Egel liegen, voll ausgebildet. Etwa 6 Wochen nach der Invasion des Endwirtes können die ersten Eier im Sputum und im Kot nachgewiesen werden. In Abweichung von diesem Invasionsweg können beim Menschen auch das Zentralnervensystem sowie die verschiedenen Bauchorgane befallen werden. Der Mensch kann sich nur mit Essen von infektiösem Krabben- oder Krebsfleisch infizieren. Dies kommt zwar häufig in den sog. Entwicklungsländern vor, dürfte aber wohl bei zivilisierten Menschen ausgeschlossen sein.

Bei Haus- und Pelztieren siedeln sich die Egel am häufigsten in der Lunge an. Die mit einer derben Wandung umgebenen, erbsen- bis haselnußgroßen Cysten sind oft als Knoten an der Lungenoberfläche zu erkennen. Liegen sie tiefer im Lungengewebe, sind sie von außen meist nicht sichtbar. Bei Schweinen, Hunden, Katzen und Ratten enthalten die Cysten gewöhnlich 2 Würmer. Bei starker Invasion kann sich diese Zahl aber auch bis 4 und 6 Egel erhöhen. Durch Verschmelzung naheliegender Cysten kann es zur Bildung von Kavernen kommen, die mit einer blutigeitrigen Masse, bestehend aus Lymphocyten, Erythrocyten, Leukocyten, insbesondere auch eosinophilen Zellen, desquamierten Epithelien und *Paragonimus*eiern ausgefüllt sind. Die Cysten sind entweder unmittelbar oder mittels eines kurzen Kanals mit den Luftwegen, mit der Pleurahöhle usw. verbunden.

d) Diagnose

Die *Paragonimus*eier können bei vorliegendem Lungenbefall leicht im Sputum nachgewiesen werden. Zur Eidiagnose im Kot invadierter Tiere eignet sich das Sedimentverfahren oder die TELEMANN-Anreicherung. Hierbei ist eine Verwechslung mit den recht ähnlichen, aber kleineren Eiern vom Fischbandwurm *(Diphyllobothrium latum)* in Betracht zu ziehen. Über die Diagnostik durch Intrakutanreaktion vgl. LANDMAN, THAI u. THAN (1961).

e) Die experimentelle Paragonimiasis als Modellversuch für chemotherapeutische Untersuchungen

Experimentell-chemotherapeutische Untersuchungen wurden mit *Paragonimus westermani* bisher nur in geringem Umfang durchgeführt. Infolge des komplizierten Entwicklungscyclus des Lungenegels ist es bisher nicht gelungen, den gesamten Kreislauf in das Laboratorium zu übertragen. In endemischen Gebieten Ostasiens und in bestimmten Gegenden Nordamerikas ist allerdings die Beschaffung ausreichender Metacercarien zur experimentellen Invasion der Endwirte ohne besondere Schwierigkeiten möglich. Nach KOBAYASHI schwankt die Zahl der Metacercarien in invadierten Flußkrebsen von eins bis zu mehreren hundert, in einem Fall konnte er sogar 1016 Metacercarien in einem einzigen Krebs ermitteln.

Berücksichtigt man noch den beträchtlichen *Prozentsatz* der invadierten 2. Zwischenwirte in endemischen Gebieten — HUANG u. CHIN, 1958 (zit. bei YOKOGAWA u. Mitarb., 1960) fanden Metacercarien von *Paragonimus westermani* in 16,6% von *Eriocheir japonicus* —, so wird der teilweise *starke natürliche Befall verschiedener Haus- und Pelztiere* verständlich. Das Vorhandensein natürlich invadierter Tiere (Hunde und Katzen) erspart daher in diesen Gebieten meist die Durchführung experimenteller Invasionen.

Zur Beurteilung der Wirksamkeit eines Chemotherapeuticums gegen *Paragonismus westermani* ist eine mehrwöchige Kontrolle der Eiausscheidung im Kot notwendig, doch gibt letztlich erst die *Sektion* der Tiere und der Nachweis der Abtötung der Egel in den Lungencysten Aufschluß über den Behandlungserfolg. Die Beseitigung der Eiausscheidung im Kot der Tiere reicht als Beweis für eine spezifische chemotherapeutische Wirkung einer Substanz nicht aus, wie bei einer ganzen Reihe von Helmintheninvasionen.

Spezielle Literaturangaben über Paragonimus westermani

Ando, R.: A new endemic region of lung-distomatosis in Gifu Prefecture and the intermediate host of the parasites and encysted distome of the same. (Japanese). Chugai-Iji-Shinpo (In- und Ausländische Med. Nachrichten) Nr. 845 (1915); zit. nach Ameel, D. J., Amer. J. Hyg. **19**, 279 (1934).
— Structure and biological study of the cercaria of Paragonimus (Japanese). Chugai-Iji-Shinpo (Chugai Med. J.) Suppl. Nr. 983, 1 (1919); zit. nach D. J. Ameel. Amer. J. Hyg. **19**, 279 (1934).
Erhardt, A., W. Schulze u. B. Hörning: Die Verbreitung der wichtigsten Trematodenarten in Asien unter besonderer Berücksichtigung der Angaben seit 1939. Weltseuchenatlas III, 107 und 135 (1959).
Granz, W.: Die Paragonimus westermani (ringeri)-Infektion des Menschen I und II. Münch. med. Wschr. **102**, 1866 und 1929 (1960).
Hamada, M.: Studies on experimental Paragonimiasis. Shikoku Acta med. **14**, 417 (1959). Ref.: Trop. Dis. Bull. **56**, 1159 (1959).
Landmann, H., D. V. Ngu u. D. D. Thai: Paragonimiasis in Vietnam. Dtsch. Gesundh.-Wes. **16**, 1355 (1961).
— D. D. Thai u. D. T. Than: Beitrag zur Diagnostik der Paragonimiasis durch Intrakutanreaktion mit Antigen von Fasciolopsis buski und Fasciola hepatica. Zbl. Bakt., I. Abt. Orig. **182**, 417 (1961).
Mariano, G.Y.: Studies on Paragonimiasis. I. The molluscan and crustacean hosts of Paragonimus in the Philippines. Philipp. J. Sci. **86**, 37 (1957). Ref.: Ber. ges. Biol. Abt. A; Ber. wiss. Biol. **128**, 327 (1959).
— G. A. Noble and B. D. Cabrera: Studies on Paragonimiasis. II. The morphology of some of the larval stages of Paragonimus in the Philippines. Philipp. J. Sci. **86**, 47 (1957). Ref.: Ber. ges. Biol. Abt. A; Ber. wiss. Biol. **128**, 327 (1959).
Shimizu, M.: Studies on the cercaria parasitic in Semisulcospira libertina in Tokushima Prefecture. Shikoku Acta Med. **13**, 626 (1958) (Japanese). English summary. Ref.: Trop. Dis. Bull. **56**, 745 (1959).
Tsuda, M.: Biological studies on Paragonimus westermani. I. On a new technique for collection of the metacercariae of Paragonimus westermani from the second intermediate host and on the distribution of the metacercariae in Eriocheir japonicus by this technique Japanese J. Parasit. **8**, 805 (1959a). Ref.: Trop. Dis. Bull. **57**, 492 (1960).
— Biological studies on Paragonimus westermani. II. On the resistance of the metacercariae of Paragonimus westermani. Japanese J. Parasit. **8**, 812 (1959b). Ref.: Trop. Dis. Bull. **57**, 492 (1960).
Yokogawa, S., W. W. Cort and M. Yokogawa: Paragonimus and Paragonimiasis. Exp. Parasit. **10**, 81 und 139 (1960).

D. Bandwürmer (Cestodes)[1]

a) Morphologie

Die Bandwürmer stellen eine Ordnung der Plattwürmer *(Plathelminthes)* dar und sind demzufolge dorso-ventral abgeflachte Würmer. Sie sind durch den Besitz eines reich entwickelten Parenchyms ausgezeichnet. *Es fehlen Sinnes- und Verdauungsorgane* völlig. Die Bandwürmer sind meist Hermaphroditen.

Der bandförmige Körper dieser Tiere verjüngt sich nach vorn und beginnt mit einem Scolex, der aus einem Kopf und einer darauffolgenden Sprossungszone besteht, von der die Bildung neuer Bandwurmglieder (= Proglottiden) ausgeht. Der Kopf ist mit verschiedenen Haftorganen ausgerüstet, die als Sauggruben (Bothrien und Bothridien), Saugnäpfe (Acetabula) und Haken entwickelt sein können und zur Befestigung in der Darmschleimhaut des Wirtes dienen. Die Haken stehen bei manchen Taeniiden in einem Kranz am sog. Rostellum, einem muskulösen Zapfen am Scheitel des Kopfes. Die von der Sprossungszone gelieferten Proglottiden werden in ihrer Gesamtheit als Bandwurmkette (Strobila) bezeichnet. Eine solche Strobila kann aus 3—4500 Gliedern bestehen und eine Länge von über 10 m erreichen. Jedoch gibt es auch um vieles kleinere Arten, z. B. der Gattung

---

[1] Vgl. Wardle, R. A., and J. A. McLeod: The Zoology of Tapeworms. Minneapolis 1952.

Echinococcus, die nur wenige Millimeter erreichen. Nerven- und Exkretionssystem sowie eine längsverlaufende Parenchymmuskulatur verbindet jedes Individuum zu einer Einheit. Infolge des erwähnten Bildungsmodus befinden sich die ältesten Glieder am Hinterende des Wurmes.

Das *Integument* eines Bandwurmes setzt sich aus einer mehrschichtigen Cuticula zusammen, an die sich nach innen Ring- und Längsmuskulatur sowie eine Subcuticula (Hypodermis) anschließen. Das Innere des Wurmkörpers ist von einem *Parenchym* als Grundgewebe erfüllt, in das die meisten Organe eingebettet sind.

Das *Nervensystem* besteht aus einem im Scolex liegenden „Gehirn", einigen den ganzen Wurm durchlaufenden Marksträngen und einem unter dem Hautmuskelschlauch befindlichen Nervenplexus. Die Einzelelemente dieses Plexus vereinigen sich zu sog. Marksträngen. Sie sind in jeder Proglottide und im Scolex durch mindestens eine Ringkommissur verbunden. Meist schließt sich an die Ringkommissur im Scolex unmittelbar das „Gehirn" an, von dem auch die Haftorgane innerviert werden.

Die Aufnahme der Nahrung erfolgt durch die Cuticula. Als *Exkretionsorgane* dienen Protonephridien. Sie führen über kleinere Seitenkanäle in zwei verschieden große, lateral verlaufende Hauptkanäle, die am Hinterende jedes Gliedes und im Scolex miteinander verbunden sind. Ist die zuerst gebildete Proglottide noch vorhanden, so vereinigen sich die Exkretionskanäle beider Seiten zu einer Harnblase, die einen eigenen Ausführungsgang besitzt. Andernfalls münden die Kanäle getrennt und offen am Hinterrande des letzten Gliedes.

Die *Geschlechtsorgane* sind sehr stark entwickelt. Meist enthält jede Proglottide zuerst einen männlichen und dann einen weiblichen Geschlechtsapparat (Proterandrie).

Die *männlichen* Geschlechtsorgane bestehen meist aus zahlreichen Hodenbläschen, deren Ausführgänge (Vasa efferentia) in ein Vas deferens münden. Das Vas deferens tritt in einen Cirrusbeutel ein und ist in seinem Endabschnitt als Cirrus (Penis) ausgebildet.

Die *weiblichen* Geschlechtsorgane setzen sich aus Ovar, Dotterstock, Uterus und MEHLISschem Körper (Schalendrüse) zusammen. Das Ovar ist immer paarig angelegt, während der Dotterstock paarig oder unpaar sein kann. Die beiden Ausführungsgänge des Ovars vereinigen sich zum Oviduct, der nach Einmündung des Samenganges (Ductus seminalis) als Befruchtungsgang bezeichnet wird. Der Samengang selbst nimmt seinen Ursprung von der Vagina, die oft unmittelbar neben dem Cirrus in einem gemeinsamen rand- oder flächenständigen Genitalatrium liegt, und erweitert sich vor seiner Vereinigung mit dem Ovidukt zu einer Samentasche (Receptaculum seminis). Der Befruchtungsgang nimmt auch den Dottergang auf und mündet in die sog. Schalendrüse, von der auch der Uterus abzweigt. Der Uterus endet entweder blind, so daß die Eier erst nach dem Austritt der Endglieder aus dem Darm des Wirtes durch Platzen des Uterus entleert werden, oder aber er besitzt eine eigene Ausführungsöffnung.

b) Entwicklung

Die Bandwürmer entwickeln sich meist indirekt, d. h., ihre Entwicklung verläuft über bestimmte Larvenstadien, die in Zwischenwirten heranwachsen. Nur in seltenen Fällen *kann* der vollständige Entwicklungscyclus im gleichen Wirtsindividuum erfolgen, das dann definitionsgemäß sowohl den Zwischenwirt als auch den Endwirt darstellt *(z. B. Taenia solium)*.

Aus dem befruchteten Ei entsteht eine mit einer harten Schale versehene Oncosphäre (= Sechshakenlarve), die auch als Embryophore bezeichnet wird. Zur

Weiterentwicklung muß sie bei den meisten Arten von einem Zwischenwirt verschluckt werden. In dessen Darmtrakt wird die Schale durch die Einwirkung der Verdauungsfermente aufgelöst. Die freie Oncosphäre dringt dann aktiv in das Wirtsgewebe ein, wo sie sich zum invasionsfähigen Finnenstadium weiterentwickelt. Je nach ihrem Bau unterscheidet man verschiedene Finnentypen (vgl. Abb. 33). Zur endgültigen Umwandlung in den geschlechtsreifen Bandwurm ist die orale Aufnahme der invasionsfähigen Finne durch einen entsprechenden Endwirt erforderlich, in dessen Darm die Entwicklung abgeschlossen wird.

Bei manchen Bandwürmern ist in den Entwicklungscyclus ein zweiter Zwischenwirt eingeschaltet (z. B. bei *Diphyllobothrium latum*). Hier wird das sog. Coracidium zunächst durch Sprengung des Eideckels frei und schwimmt im Wasser herum, bis es vom 1. Zwischenwirt, einem kleinen Krebs (Hüpferling) der Gattung *Cyclops* oder *Diaptomus* aufgenommen wird, in dem es sich zum sog. Procercoid entwickelt. Im 2. Zwischenwirt, einem Fisch, erfolgt die Weiterentwicklung zum sog. Plerocercoid. Dies kann auch geschehen, wenn dieser erste Fisch (Friedfisch) von einem zweiten Fisch (Raubfisch, z. B. Hecht) gefressen wird. Der zweite Fisch wird dann als Warte- oder Stapelwirt bezeichnet. Erst nach Aufnahme des infektiösen Fisches durch den Endwirt wächst dieses Plerocercoid zum geschlechtsreifen Bandwurm heran.

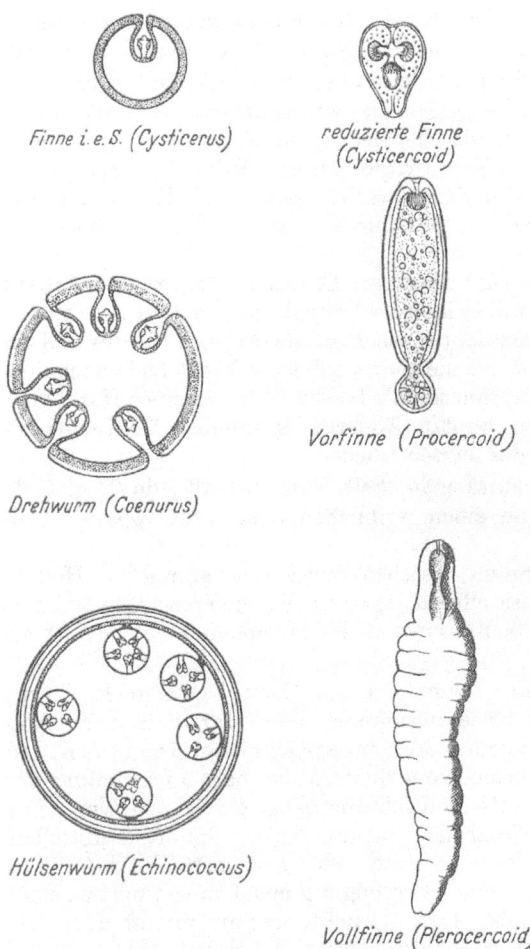

Abb. 33. Finnenformen. Schemata in verschiedenen Vergrößerungen. Nach BRUMPT, NEVEU-LEMAIRE u. ERHARDT, 1951

c) Bedeutung und Verbreitung

Als Parasiten des Menschen können sowohl die Geschlechtstiere als auch die Finnen verschiedener Bandwurmarten von Bedeutung sein, da der Mensch den Bandwürmern als End- oder Zwischenwirt dient. Die wichtigsten, nur als Geschlechtstiere im Menschen vorkommenden Arten sind

Diphyllobothrium latum (L. 1758),

Dipylidium caninum (L. 1758) und

Taenia saginata GOEZE 1782.

Sowohl als Geschlechtstiere als auch als Finnen kommen im Menschen vor
Taenia solium LINNÉ 1758 und
Hymenolepis straminea (GOEZE 1782) (= *H. nana* = *H. fraterna;* vgl.
BRUMPT, 1949; ERHARDT, 1951; KOTLAN, 1960).
Nur als Zwischenwirt dient der *Mensch* für
Echinococcus granulosus (BATSCH 1786) und
Echinococcus multilocularis LEUCKART 1863.

Die Bandwürmer sind weit, z. T. kosmopolitisch verbreitet (nähere Angaben vgl. FAUST, 1949). Die Gesamtzahl der von ihnen befallenen Menschen wird von STOLL (1947) auf 72 Mill. geschätzt, die sich folgendermaßen auf die einzelnen Species verteilen:

Taenia saginata 39 Millionen (vor allem in Afrika und der Sowjetunion),
Taenia solium 3 Millionen (vor allem in Asien),
Hymenolepis straminea 20 Millionen (vor allem in Asien),
Diphyllobothrium latum 10 Millionen (vor allem Ostseeküste, Nordrußland und asiatischer Teil der Sowjetunion).

Gegenüber der großen Zahl von Trägern geschlechtsreifer Bandwürmer tritt der Befall des Menschen mit Finnen (Cysticercose und Echinococcose) rein zahlenmäßig stark zurück (vgl. STOLL, 1947), doch ist seine Bedeutung nicht zu unterschätzen, da im allgemeinen die Finnen gefährlich sind.

d) Experimentelle Invasionen im allgemeinen

Entsprechend den geschilderten Verhältnissen müssen die Versuchstiere je nachdem, ob man einen Befall mit Finnen oder geschlechtsreifen Bandwürmern zu erzielen wünscht, entweder mit Bandwurmeiern oder Finnen invadiert werden. Für Laboratoriumsversuche mit *Geschlechtstieren* eignen sich besonders die Invasionen der Katze mit Finnen von *Hydatigera taeniaeformis* sowie die der Ratte und Maus mit Finnen von *Hymenolepis diminuta* und *Hymenolepis straminea*. Für die *Cysticercose* dienen die Invasionen der Ratte und Maus mit den „Eiern" des genannten Katzenbandwurmes. In der Ratte und Maus entwickeln sich diese zum *Strobilocercus fasciolaris*, der Finne des Katzenbandwurmes *(Hydatigera taeniaeformis)*.

I. Zwergbandwürmer (Hymenolepididae)

a) Verbreitung und Bedeutung

Der Zwergbandwurm des Menschen *Hymenolepis straminea = nana* (v. SIEBOLD 1852) kommt hauptsächlich in den wärmeren Ländern vor. Größere Befallszahlen wurden in Südeuropa, insbesondere im Mittelmeerraum, in Südrußland, im südlichen Nordamerika und in Südamerika beobachtet. Er ist vorwiegend ein Parasit der Kinder, bei welchen er im Alter zwischen 4 und 10 Jahren besonders häufig festgestellt werden kann. Die gebietsweise starke Verseuchung ist in erster Linie auf die dort herrschenden ungünstigen hygienischen und sanitären Verhältnisse zurückzuführen und in zweiter Linie auf dispositionelle Umstellung des Menschen (ERHARDT, 1951).

Eine biologisch verschiedene Form der gleichen Art scheint der bei Mäusen und Ratten vorkommende und kosmopolitisch verbreitete Zwergbandwurm *Hymenolepis straminea fraterna = nana* var. *fraterna* (STILES) zu sein. (Über die Problematik der Artfrage bei *Hymenolepis straminea* und *Hymenolepis fraterna* bzw. *Hymenolepis straminea fraterna* vergl. BRUMPT, 1949; ERHARDT, 1951; CAVIER, 1956; KOTLAN, 1960.) Er ist in Laboratoriumstierzuchten sehr häufig anzutreffen und experimentell auch auf die Feldmaus [*Microtus arvalis* (PALLAS)] und die Waldmaus [*Apodemus silvaticus* (L.)] übertragbar.

Eine weitere *Hymenolepis*-Art ist der besonders bei Ratten, aber auch bei anderen Nagetieren vorkommende sog. Rattenbandwurm *Hymenolepis diminuta* (RUDOLPHI, 1819), der in über 200 Fällen aus verschiedensten Ländern auch als Parasit des Menschen beschrieben wurde. Außer bei der Haus- und Wanderratte ist diese Bandwurmart gelegentlich auch bei der Feldmaus, der Waldmaus und anderen Nagern *(Grammomys surdaster, Praomys tullborgi jacksoni)* sowie in seltenen Fällen beim Hund und bei dem Affen *Cercopithecus smithi* beobachtet worden.

Von experimentell-biologischem Interesse ist neben *Hymenolepis diminuta* vor allem *Hymenolepis straminea fraterna*, da diese Art ohne Zwischenwirt übertragen werden kann.

Experimentelle Untersuchungen wurden von zahlreichen Autoren auch mit *Hymenolepis straminea* durchgeführt, wobei insbesondere die Frage der Übertragbarkeit vom Menschen auf die Ratte und umgekehrt im Vordergrund stand (SAEKI, 1920; zit. bei FAUST, 1949). Daß die Übertragung auch ohne Zwischenwirt möglich ist, konnte von verschiedenen Autoren experimentell bewiesen werden.

SCHILLER (1959b, d) gelangen direkte und indirekte experimentelle Invasionen mit einem Stamm von *Hymenolepis straminea* bei Goldhamstern *(Mesocricetus auratus)*, Albinohamstern (Albinoform von *Mesocricetus auratus*), Albinoratten [Albinoform von *Rattus norvegicus* (BERKENHOUT)], bei Albinomäusen, bei 3 Sciuriden-(Eichhörnchen)Arten: *Sciurus carolinensis pennsylvanicus* ORD, *Tamiasciurus hudsonicus* (ERXLEBEN) und *Glaucomys volans querceti* (BANGS) sowie bei dem Waldmurmeltier [*Marmota monax* (L.)], einem nordamerikanischen Backenhörnchen [*Tamias striatus* (L.)], einer Taschenspringmaus (*Dipodomys merriami merriami* MEARNS), dem Sumpfkaninchen [*Oryzomys palustris* (HARLAN)] und *Perognathus longimembris longimembris* (COUES), allerdings mit sehr unterschiedlichem Invasionserfolg.

Weitere Arbeiten befaßten sich mit morphologischen, biologischen und immunologischen Problemen, wozu sowohl *Hymenolepis straminea* und *Hymenolepis straminea fraterna* als auch *Hymenolepis diminuta* herangezogen wurde (SHORB, 1933, zit. bei FAUST, 1949; CHANDLER, 1939, 1940; LARSH, 1945, 1946; BAILEY, 1947, 1951, zit. bei VOGEL u. MINNING, 1952, bzw. WIGAND u. MATTES, 1958; BECK, 1950, 1951, zit. bei CRAIG u. FAUST, 1957; CHANDLER, READ u. NICHOLAS, 1950; MENDHEIM, 1953; READ u. VOGE, 1954; HEYNEMAN, 1958; VOGE u. HEYNEMANN, 1957, 1958; GOODCHILD, 1958; ROMAN, 1958; ROTHMAN, 1958, 1959; SCHILLER, 1959a, c; u. a.). Auf die zahlreichen Arbeiten über biochemische Fragen kann hier nicht eingegangen werden.

b) Morphologie

Die Zwergbandwürmer *Hymenolepis straminea* und *Hymenolepis straminea fraterna* sind morphologisch nicht unterscheidbar. Die geschlechtsreifen Bandwürmer sind im allgemeinen 1—6 cm lang und etwa 0,8—1,0 mm breit (Abb. 34 und 35). Die Strobila besteht aus 100—200 sehr kurzen und breiten Gliedern. Die reifen Proglottiden zerfallen bereits im Darm des Wirtes bzw. entlassen die ovalen 48—60 μ × 36—48 μ großen Eier, bevor sie sich von der Strobila loslösen. Die Eier besitzen zwei Hüllen und enthalten in ihrem Inneren eine sechshakige, fast kugelförmige Oncosphäre (Abb. 36).

Hymenolepis diminuta wird etwa 20—60 cm lang, 4 mm breit, und die Strobila kann 600—1000 Glieder enthalten. Im Gegensatz zu *Hymenolepis straminea* ist der Scolex von *Hymenolepis diminuta* unbewaffnet. Die kugeligen oder rund-ovalen Eier besitzen ebenfalls zwei Hüllen und können eine Größe von 70—86 μ × 16 bis 70 μ erreichen. Sie werden ebenfalls im Darm des Wirtes bereits frei und können so, mit dem Kot überall verstreut, von den Zwischenwirten leicht aufgenommen werden.

c) Entwicklung

Die Entwicklung und Übertragung von *Hymenolepis straminea* ohne Einschaltung eines Zwischenwirtes war bereits seit langem bekannt. Doch erst BACIGALUPO, (zit. bei WIGAND u. MATTES, 1958) und später auch BRUMPT, 1933 (zit. bei WIGAND u. MATTES, 1958) konnten nachweisen, daß auch eine Entwicklung mit Wirtswechsel erfolgen kann. Sie fanden in Käfern *(Tenebrionidae)* und in den Larven verschiedener Floharten die Cysticercoide von *Hymenolepis straminea*, die BRUMPT (1933) auch aus geschlechtsreifen Mehlkäfern *(Tenebrio molitor)* isolierte und genauer beschrieb.

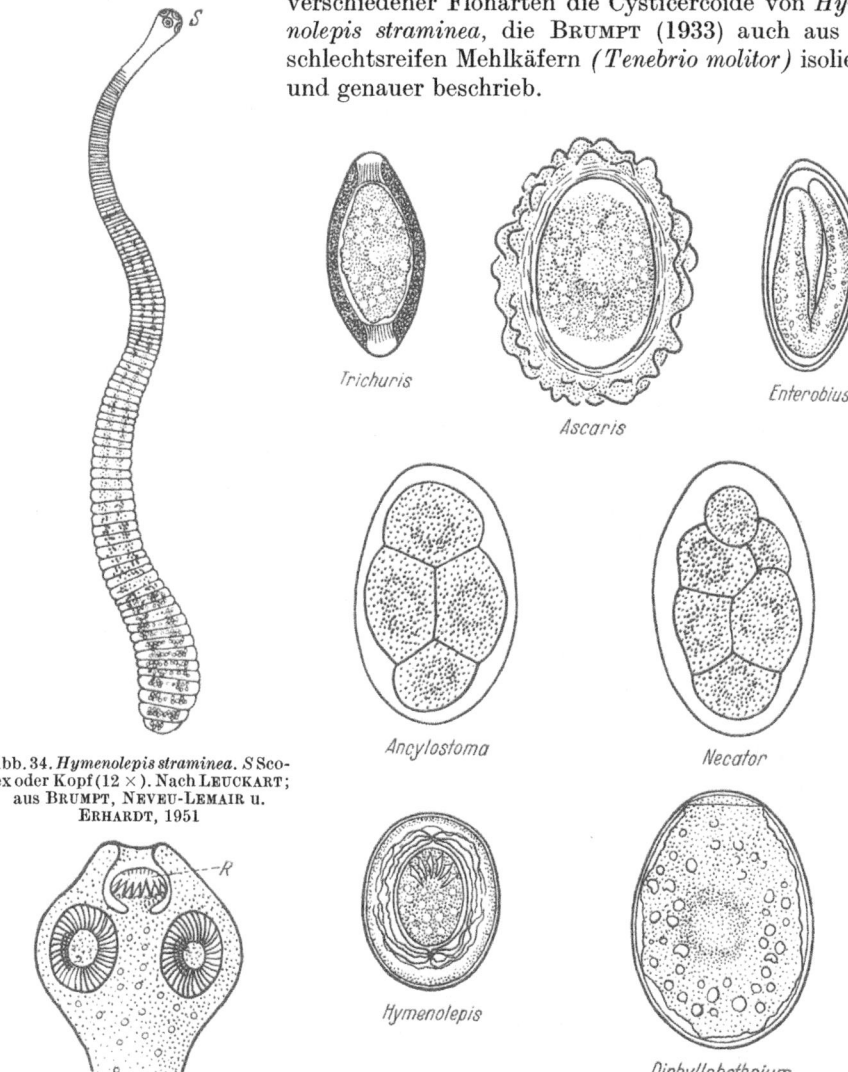

Abb. 34. *Hymenolepis straminea*. S Scolex oder Kopf (12 ×). Nach LEUCKART; aus BRUMPT, NEVEU-LEMAIR u. ERHARDT, 1951

Abb. 35. *Hymenolepis straminea*. Scolex oder Kopf mit eingezogenem Rostellum (*R*). Nach R. BLANCHARD; aus BRUMPT, NEVEU-LEMAIRE u. ERHARDT, 1951

Abb. 36. Eier der wichtigsten im Menschen parasitierenden Fadenwürmer und Bandwürmer in 550facher Vergrößerung. Nach BRUMPT, NEVEU-LEMAIRE u. ERHARDT, 1951

SCHILLER (1959a) konnte in seinen experimentellen Untersuchungen mit einem Stamm von *Hymenolepis straminea* folgende Insekten experimentell invadieren: Die Käfer *Tribolium confusum*, *Tribolium castaneum*, *Dermestes lardarius*, *Sitophylus oryza* und die Wachsmotte *(Galleria mellonella)*; dagegen gelang es ihm nicht mit der Schabe *Periplaneta americana*, dem Mehlkäfer *Tenebrio molitor* und *Passalus cornutus*.

Die Übertragung von *Hymenolepis diminuta* erfolgt dagegen nur durch Zwischenwirte (OLDHAM, 1931, zit. bei WIGAND u. MATTES, 1958). MENDHEIM, 1951, 1953 (zit. bei WIGAND u. MATTES, 1958) konnte als Überträger zahlreiche Käfer, Kleinschmetterlinge, Schaben, Flöhe und andere Insekten ermitteln.

1. Gewinnung des Invasionsmaterials

Zur Durchführung experimenteller Untersuchungen erweist es sich trotz Vorkommens natürlicher Invasionen häufig als notwendig, Ratten mit *Hymenolepis diminuta* und Mäuse mit *Hymenolepis straminea fraterna* experimentell zu invadieren. Die Gewinnung des Invasionsmaterials ist bei der letzteren Art relativ einfach, da die Übertragung ohne Einschaltung eines Zwischenwirtes erfolgt und die Eier in den reifen Proglottiden und im Kot der Mäuse bereits invasionstüchtig sind.

Die aus dem Darm invadierter Mäuse gewonnenen Exemplare von *Hymenolepis straminea fraterna* zerkleinert man vorsichtig entweder mit der Kante eines Objektträgers in einer Petrischale, oder man zerreibt die Bandwurmteile in einem Gazebeutel. Aus diesem Material stellt man mit physiologischer Kochsalzlösung eine Suspension her. Zur Reinigung der Suspension gießt man diese durch ein feines Drahtsieb oder durch Gaze und trennt dadurch die Bandwurmeier von den übrigen, gröberen Bandwurmbestandteilen. Nun zählt man in einfacher Weise auf dem Objektträger oder mit Hilfe einer Zählkammer, pro Volumeneinheit, die noch unbeschädigten und bewegliche Sechshakenlarven (Oncosphären) enthaltenden „Bandwurmeier" aus. Die Invasion der Mäuse erfolgt schließlich durch Verabreichen einer entsprechenden Menge der Eisuspension mit der Sonde per os.

2. Entwicklung in Zwischenwirten

Zur Durchführung experimenteller Invasionen mit *Hymenolepis diminuta* ist es zunächst notwendig, eine ausreichende Zahl der Zwischenwirte zu beschaffen. Nach Untersuchungen von OLDHAM (1931), FAUST (1949) und MENDHEIM (1951, 1953) kommen hierfür zahlreiche Insekten aus verschiedenen Ordnungen in Frage:

Spinnfüßler (*Embidea*)	*Embia argentina*
Schaben (*Blattaria*)	*Blatta orientalis, Blatella germanica, Periplaneta americana*
Geradflügler (*Orthoptera*)	*Anisolabis annulipes*
Flöhe (*Aphaniptera*)	*Ctenocephalides canis, Nosopsyllus fasciatus, Orchopeas wickhami, Pulex irritans, Xenopsylla cheopis, Ctenopsyllus segnis*
Schmetterlinge (*Lepidoptera*)	*Aglossa dimidiata, Aphornia gularis, Pyralis farinalis, Tinea granella, Tinea pellionella, Galleria mellonella*
Käfer (*Coleoptera*)	*Akis spinosa, Scaurus striatus, Tenebrio molitor, Tenebrio obscurus, Tribolium confusum, Tribolium destructor, Tribolium castaneum, Tribolium ferugineum, Ulosonia parvicornis, Dermestes lardarius, Dermestes peruvianus, Dermestes vulpinus, Stegobium paniceum, Aphodius distinctus, Dyscinetus gagates, Geotrupes stercorosus, Niptus hololeucus, Sitophylus oryza.*

Aus dieser großen Zahl von Insekten sind unter den Bedingungen der Laboratoriumspraxis nur wenige Arten als Zwischenwirte für *Hymenolepis diminuta* besonders geeignet. Nach den Erfahrungen von MENDHEIM (1955) ist es zweckmäßiger, mit *Tribolium*- oder *Dermestes*-Arten zu arbeiten, da diese nur 1—2 Monate bzw. wenige Monate zu ihrer Entwicklung benötigen. Auch VOGE u. HEYNEMAN (1957), SCHILLER (1959a) u. a. verwendeten den Reismehlkäfer (*Tribolium confusum*) als Zwischenwirt für ihre Untersuchungen. Der erheblich größere Mehlkäfer *Tenebrio molitor* hat dagegen eine Entwicklungsdauer von 1—2 Jahren. BECK (1952) und SEELKOPF (1952, 1955) verwendeten bei ihren Untersuchungen den letzteren als Zwischenwirt für *Hymenolepis diminuta*. Da die genannten Zwischenwirte als Vorratsschädlinge weit verbreitet sind, stößt ihre Beschaffung auf keinerlei Schwierigkeiten. Jedoch empfiehlt es sich auf jeden Fall, die Bestimmung durch einen Spezialisten vornehmen zu lassen.

Die Haltung und Zucht der Zwischenwirte kann sowohl bei Zimmertemperatur als auch im Brutschrank erfolgen. MENDHEIM (1955) empfiehlt als Nährsubstrat für *Tribolium* Schwarzmehl mit einem Zusatz von Nährhefe und etwas tierischem Eiweiß. Als Zuchtbehälter verwendete er 5 l fassende Zuchtgläser. Auch der Speckkäfer *Dermestes lardarius* ist als Zwischenwirt für *Hymenolepis diminuta* sehr gut geeignet. Zur Invasion der Zwischenwirte vermischt man reife Proglottiden mit etwas Brot und füttert damit die Imagines der oben genannten Arten. SEELKOPF (1952) verabreichte an 50 Mehlkäfer 3mal je 10 Bandwürmer und erzielte damit befriedigende Invasionen. Die etwa eine Woche alten, völlig schwarzen Mehlkäfer werden zu diesem Zweck nach SEELKOPF (1952) zu je 50 Stück in eine mit Filtrierpapier ausgelegte Petrischale von 20 cm Durchmesser gesetzt. Nach drei Tagen haben die Tiere dann einen derartigen Durst und Hunger, daß sie sich gierig auf die ihnen vorgelegten Bandwurmproglottiden stürzen. Bei Flöhen und Kleinschmetterlingen erfolgt die Ansteckung stets im Larvenstadium. Nach Aufnahme der „Eier" werden im Darm der Zwischenwirte die Oncosphären frei, dringen in die Leibeshöhle ein und entwickeln sich hier zum Cysticercoid. In *Tribolium confusum* entwickeln sich die finnenähnlichen Stadien, die sog. Cysticercoide, von *Hymenolepis diminuta*, nach Untersuchungen von VOGE u. TURNER (1956), bei einer Haltungstemperatur der Zwischenwirte bei 15° C in etwa 65 Tagen und bei 37° C in 5 Tagen. Temperaturen darunter und darüber sind ungeeignet.

Schon bei 38,5° C tritt eine Hemmung in der strukturellen Differenzierung und im Wachstum ein (VOGE u. HEYNEMAN, 1958; VOGE, 1961). Die Autoren empfehlen für die Haltung der Zwischenwirte im Laboratorium 30° C als optimale Temperatur. Hierbei entwickeln sich die Cysticercoide in etwa 10 Tagen. Die Zahl der Cysticercoide pro Käfer *(Tribolium confusum)* betrug in den Versuchen von VOGE u. TURNER (1956) mit *Hymenolepis diminuta* bei einer Haltungstemperatur von 30° C 19 pro Käfer. Allerdings kann der Befall einzelner Zwischenwirte auch erheblich höher sein. MENDHEIM (1953) zählte z. B. in einem einzigen Rattenfloh 102 Bandwurmlarven. VOGE u. HEYNEMAN (1957) unterscheiden 5 Entwicklungsstadien der Cysticercoide von *Hymenolepis diminuta* und *Hymenolepis straminea:*

Stadium 1: Entwicklung zu einer soliden Zellkugel; das allgemeine Aussehen entspricht noch einer Hexacanthus-Larve.
Stadium 2: Wachstum und Bildung eines Hohlraumes.
Stadium 3: Beginn der Scolexdifferenzierung, Streckung des Körpers, Bildung einer vorderen Scolexanlage und einer hinteren Blase.
Stadium 4: Weitere Scolexdifferenzierung und seine Verlagerung in die Blase.
Stadium 5: Beendigung der Differenzierung und Reifung.

Das Kriterium für die Reife der Cysticercoide ist ihre Invasionstüchtigkeit, die dann erreicht ist, wenn der Schwanzteil die 1—3fache Länge des eigentlichen Körpers erreicht hat und die den Scolex einschließende rudimentäre Blase nach vorn keine Öffnung mehr erkennen läßt, sondern als doppelwandige Hülle den weißlichen punktförmigen Scolex umgibt. Zur Untersuchung der Cysticercoide auf ihre Invasionsfähigkeit schneidet man nach SEELKOPF (1952) 1—2 dekapitierte Käfer drei bis vier Wochen nach der Invasion zwischen Bruststück und Hinterleib durch. Nach Entfernung der Flügeldecken und Flügel wird der Hinterleib ventralwärts eröffnet und der Verdauungstrakt herausgezogen. Das in der Leibeshöhle verbleibende Fettgewebe wird auf einen Objektträger gebracht. Nach Zugabe eines Wassertropfens und Bedecken mit einem Deckgläschen unter leichtem Aufdrücken werden die Umgebung des Verdauungstraktus und das Fettgewebe mikroskopisch betrachtet. Die Cysticercoide, die sich hauptsächlich im Fettgewebe aufhalten, sind ohne Schwanzanhang etwa 0,3 mm lang und 0,15 mm breit und lassen sich mit bloßem Auge gerade erkennen.

3. Invasion der Endwirte

Die experimentelle Invasion der Mäuse mit *Hymenolepis straminea fraterna* erfolgt durch Verabreichung eines entsprechenden Volumens der Eisuspension per os. Bei unsauberem Arbeiten kann sich der Mensch auf demselben Wege mit *Hymenolepis straminea* invadieren.

Im Magen, vor allem aber im Darm der Mäuse werden die Oncosphären frei und dringen binnen 10 Std in die Darmzotten ein. Dort entwickeln sie sich in etwa 4 Tagen zu Cysticercoiden (Abb. 37), um dann einige Tage später wieder in das Darmlumen zurückzukehren.

Während nach Untersuchungen von HUNNINEN, 1953 (zit. bei CRAIG u. FAUST, 1957) die Entwicklung der Cysticercoide vor allem in der ersten Dünndarmhälfte stattfindet, fand BADALJAN (1938) vorwiegend die Zotten des hinteren Dünndarmabschnittes mit Cysticercoiden besetzt. Nach etwa zwei Wochen sind in den Proglottiden bereits larvenhaltige „Eier" nachweisbar. Die Ausscheidung der *Hymenolepis*-„Eier" im Kot beginnt im allgemeinen schon 15 Tage post invasionem.

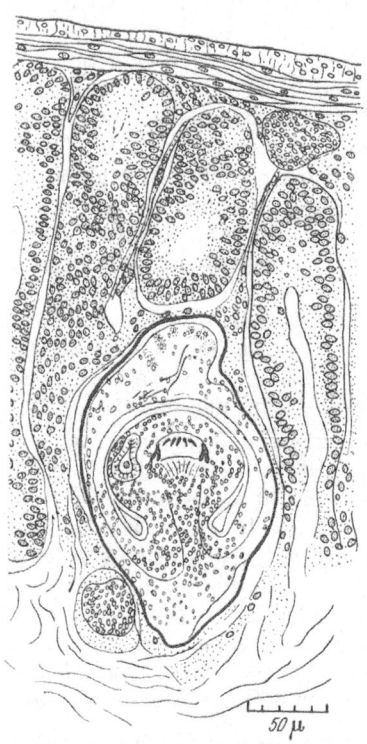

Abb. 37. *Hymenolepis straminea*. Cysticercoid (Finne) in einer Darmzotte. Nach BRUMPT, NEVEU-LEMAIRE u. ERHARDT, 1951

Die Zahl der zur Entwicklung gelangenden Bandwürmer ist naturgemäß abhängig von der Invasionsdosis. Sie ist aber auch nach der Verabreichung gleicher Eizahlen großen Schwankungen unterworfen. Sowohl das Alter der Mäuse als auch die Anwesenheit bereits erwachsener Bandwürmer können den Invasionserfolg beeinflussen, da nach Untersuchungen von HEARIN, 1941 (zit. bei WIGAND u. MATTES, 1958) eine Maus schon 12 Std nach einer Erstinvasion eine vollständige Immunität gegen eine Zweitinvasion besitzt. Invadiert man junge, etwa 6 Wochen alte Albinomäuse mit etwa 50—150 Eiern pro Tier, so sind zwar die Befallszahlen am Ende der Präpatentperiode sehr unterschiedlich, doch geht bei nahezu allen Mäusen die Invasion an.

Zur Invasion der Ratten mit *Hymenolepis diminuta* verfüttert man nach Angaben von MENDHEIM (1955) pro Ratte etwa 6—8 Käfer der Art *Tribolium confusum* oder 4—5 Käfer der Art *Dermestes lardarius*, die invasionstüchtige Cysticercoide enthalten. In eigenen Versuchen kamen nach der Verabreichung von je 3 invadierten Käfern *(Tribolium confusum)* 1—15 Bandwürmer pro Ratte zur Reife (LÄMMLER, unveröff.). Hierzu werden die Käfer nach SEELKOPF (1952), wie oben geschildert, präpariert, und der Hinterleib wird zusammen mit etwas angefeuchtetem Brot vorsichtig zerquetscht. Die zu invadierenden Ratten werden mindestens 24 Std vor der Invasion ohne Nahrung in Einzelkäfige gesetzt, damit sie die ihnen vorgelegten Käfer möglichst rasch und restlos auffressen. Erfahrungsgemäß geht die Invasion bei etwa 8 Wochen alten Ratten am leichtesten an; ältere Ratten sind oft nur schwer zu invadieren.

Der Bandwurm entwickelt sich im Dünndarm der Ratte innerhalb von etwa 16—17 Tagen zur Geschlechtsreife. BECK (1951) konnte die ersten Eier im Kot nach 18—19 Tagen nachweisen und beobachtete ein starkes Ansteigen der Eiausscheidung auf ein Vielfaches vom 20. bis etwa zum 30. Tag post invasionem.

Die Befallsstärke der Ratten ist großen Schwankungen unterworfen, insbesondere bedingt durch die oft unterschiedliche Zahl der Cysticercoide in den verfütterten Zwischenwirten. Sie dürfte im allgemeinen zwischen 1 und 15 Bandwürmern pro Ratte liegen. Selbstverständlich können in Einzelfällen auch höhere Befallszahlen ermittelt werden (MENDHEIM, 1953).

d) Diagnose

Zum Nachweis der charakteristischen *Hymenolepis*-Eier eignet sich die Anreicherung mit gesättigter Kochsalzlösung. Bessere Ergebnisse liefert nach MENDHEIM (1955) die Anreicherung mit gesättigter Zinkchloridlösung.

e) Die experimentelle Hymenolepis-Invasion der Ratte und Maus als Modellversuch für chemotherapeutische Untersuchungen

Chemotherapeutische Versuche an der *Hymenolepis straminea fraterna*-Invasion der Maus wurden erstmals von CULBERTSON (1940) durchgeführt. HOLTON (1947) übernahm diese Methode und verwendete sie zur biologischen Wertbestimmung von Filix-Präparaten.

Da *Hymenolepis nana* infolge ihrer Kleinheit verhältnismäßig leicht übersehen werden kann, zog SEELKOPF (1952) zur biologischen Wertbestimmung von Filix-Substanzen die *Hymenolepis diminuta*-Invasion der Ratte vor. Die Untersuchungen der obigen Autoren zeigten aber, daß die *Hymenolepis*-Invasion als Modellversuch für chemotherapeutische Untersuchungen nur bedingt geeignet ist. Nach Ansicht von MENDHEIM (1955) scheitert das Verfahren von SEELKOPF (1952) an der Tatsache, daß das „Alles-oder-nichts-Gesetz" nicht eindeutig zutrifft, d. h., daß auch mit höheren Dosen dieser Substanzen angeblich keine 100%ige Wirkung erzielt werden kann. Ähnliches gilt unter bestimmten Bedingungen auch für die *Hymenolepis straminea fraterna*-Invasion der Maus. Diese Erfahrungen sind wohl auch der Grund, daß die so einfache *Hymenolepis straminea fraterna*-Invasion der Maus erst in neuerer Zeit wieder für chemotherapeutische Untersuchungen herangezogen wurde (STEWARD, 1955a; CASTEL, HARANT u. GRAS, 1958a u. b; CASTEL u. GRAS, 1957; GÖNNERT u. SCHRAUFSTÄTTER, 1960; STRUFE u. GÖNNERT, 1960). Sie ist zweifellos kein adäquater Modellversuch; *dennoch ist sie auf Grund umfangreicher eigener Erfahrungen als chemotherapeutische Prüfungsmethode durchaus geeignet*. Allerdings sind mit *vermifugen* Substanzen keine eindeutigen Befunde zu erzielen. Prüft man dagegen die bekannten und neueren *vermicid wirksamen* Bandwurmmittel, so liefern auch die *Hymenolepis*-Invasionen wertvolle und reproduzierbare Ergebnisse. Es ist dabei nicht erforderlich und meist auch nicht möglich, den Bandwurmabgang bei den einzelnen Tieren zu verfolgen und zu registrieren, sondern es genügt die Feststellung der Bandwurmzahlen bei den behandelten Tieren im Vergleich zu entsprechenden Kontrolltieren. Die auf diese

Weise ermittelte Wirkung entspricht der sog. „indirekten Wirksamkeit" nach STEWARD (1955b), die nach der folgenden Formel errechnet wird:

$$\text{Indirekte Wirksamkeit in \%} = \frac{\left(\dfrac{\text{Durchschnitts-Wurmbefall}}{\text{in der unbehandelten Gruppe}} - \dfrac{\text{Durchschnitts-Wurmbefall}}{\text{in der behandelten Gruppe}}\right) \times 100}{\text{Durchschnitts-Wurmbefall in der unbehandelten Gruppe}}.$$

Nach der experimentellen Invasion der Mäuse mit Eiern von *Hymenolepis straminea fraterna* und der Ratten mit Cysticercoiden von *Hymenolepis diminuta* erfolgt die Behandlung mit Beginn der Eiausscheidung, d. h. 15 bzw. 20 Tage post invasionem. Zur Feststellung der *Dosis curativa minima* genügt im allgemeinen eine einmalige orale Applikation des wirksamen Medikamentes. Bei der Sektion der Tiere etwa 4 Tage nach der Behandlung wird der Bandwurmbefall im Dünndarm ermittelt und im Vergleich zu Kontrollen ausgewertet.

Der Quotient aus der *Dosis maxima tolerata* (D_t 5) und der *Dosis curativa minima* (D_c 95) ergibt den *chemotherapeutischen Index* der geprüften, wirksamen Substanz. Diese Festlegung des chemotherapeutischen Index erlaubt bekanntlich eine vergleichende Beurteilung verschiedener Substanzen und gibt wertvolle Aufschlüsse hinsichtlich der Abhängigkeit von Konstitution und Wirkung.

Spezielle Literaturangaben über Hymenolepididae

BADALJAN, A. L.: Localisation of the cysticercoids of Hymenolepis nana in the intestine of the white mouse. Med. parasit. a. parasit. Dis. **7**, 580 (1938).

BECK, J. W.: The effects of various factors on the tapeworm, Hymenolepis diminuta, as indicated by the measurement of egg production in single-worm infections. The Rice Institute. Doctor's thesis (1950).

— Effect of gonadectomy and gonadal hormones of singly established Hymenolepis diminuta in rats. Exp. Parasit. **1**, 109 (1952).

CASTEL, P., et G. GRAS: Les composés organiques de l'étain. Soc. Pharm. Montpellier. 197 (1957).

— H. HARANT et G. GRAS: Étude expérimentale et clinique du pouvoir anthelminthique des dérivés minéraux de l'étain. Thérapie **13**, 843 (1958a).

— — — Les possibilités anthelminthiques des composés organiques de l'étain. Thérapie **13**, 865 (1958b).

CAVIER, M. R.: Sur une nouvelle technique pharmacologique d'essai des taenifuges. Ann. pharm. franç. **14**, 545 (1956).

CHANDLER, A. C.: The effects of number and age of worms on development of primary and secondary infections with Hymenolepis diminuta in rats, and an investigation into the true nature of "premunition" in tapeworm infections. Amer. J. Hyg. **29**, 105 (1939).

— Failure of artificial immunization to influence Hymenolepis diminuta infections in rats. Amer. J. Hyg. **31**, 17 (1940).

— C. P. READ and H. O. NICHOLAS: Observations on certain phases of nutrition and host-parasite relations of Hymenolepis diminuta in white rats. J. Parasit. **36**, 523 (1950).

CULBERTSON, J. T.: The elimination of the tapeworm Hymenolepis fraterna from mice by the administration of atabrine. J. Pharmacol. exp. Ther. **70**, 309 (1940).

ERHARDT, A.: Vergleichende Untersuchungen über den Helminthenbefall von Deutschen, Turkestanern und Armeniern auf dem Balkan. Z. hyg. Zool. **39**, 1 (1951).

GÖNNERT, R., u. E. SCHRAUFSTÄTTER: Experimentelle Untersuchungen mit N-(2'-Chlor-4'-nitro-phenyl)-5-chlorsalicylamid, einem neuen Bandwurmmittel. Arzneimittel-Forsch. **10**, 881 (1960).

GOODCHILD, C. G.: Growth and maturation of the cestode Hymenolepis diminuta in bileless hosts. J. Parasit. **44**, 352 (1958).

HEYNEMAN, D.: Effect of temperature on rate of development and viability of the cestode Hymenolepis nana in its intermediate host. Exp. Parasit. **7**, 374 (1958).

HOLTON, P.: The biological estimation of substances used in treating cestode infections. Brit. J. Pharmacol. **2**, 100 (1947).

LARSH, J. E.: Effects of alcohol on natural resistance to the dwarf tapeworm in mice. J. Parasit. **31**, 291 (1945).

— A comparison of the percentage development of a mouse strain of Hymenolepis in alcoholic and non-alcoholic rats and mice. J. Parasit. **32**, 61 (1946).

MENDHEIM, H.: Insekten als Zwischenwirte von Helminthen nebst einigen Bemerkungen über neue Zwischenwirte des Rattenbandwurms. Nachrichtenbl. d. Bayer. Entomol. II, (9) (1953).
— Erfahrungen mit der Testung von Wurmmitteln an der bandwurminfizierten Ratte. Arzneimittel-Forsch. **5**, 296 (1955).
READ, C. P., and M. VOGE: The size attained by Hymenolepis diminuta in different host species. J. Parasit. **40**, 88 (1954).
ROMAN, E.: Possibilité d'infestation par Hymenolepis nana fraterna des rongeurs adultes traités par la cortisone. C. R. Soc. Biol. (Paris) **152**, 105 (1958).
ROTHMAN, A. H.: Role of bile salts in the biology of tapeworms. I. Effects on the metabolism of Hymenolepis diminuta and Oochoristica symmetrica. Exp. Parasit. **7**, 328 (1958).
— Studies on the excystment of tapeworms. Exp. Parasit. **8**, 336 (1959).
SCHILLER, E. L.: Experimental studies on morphological variations in the cestode genus Hymenolepis. I. Morphology and development of the cysticercoid of Hymenolepis nana in Tribolium confusum. Exp. Parasit. **8**, 91 (1959a).
— Experimental studies on morphological variations in the cestode genus Hymenolepis. II. Growth, development and reproduction of the strobilate phase of Hymenolepis nana in different mammalian host species. Exp. Parasit. **8**, 215 (1959b).
— Experimental studies on morphological variations in the cestode genus Hymenolepis. III. X-Irradiation as a mechanism for facilitating analyses in Hymenolepis nana. Exp. Parasit. **8**, 427 (1959c).
— Experimental studies on morphological variations in the cestode genus Hymenolepis. IV. Influence of the host on variation in Hymenolepis nana. Exp. Parasit. **8**, 581 (1959d).
SEELKOPF, K.: Biologische Wertbestimmung von Filix-Präparaten. Arzneimittel-Forsch. **2**, 55 (1952).
— Erfahrungen mit der Testung von Wurmmitteln an der bandwurminfizierten Ratte. Arzneimittel-Forsch. **5**, 298 (1955).
STEWARD, J. S.: Anthelmintic studies: III. A taenicidal testing technique. Parasitology **45**, 255 (1955a).
— Anthelmintic studies: IV. The loss of efficiency by division of the dose. Parasitology **45**, 266 (1955b).
STRUFE, R., u. R. GÖNNERT: Experimentelle Untersuchungen mit N-(2'-Chlor-4'-nitro-phenyl)-5-chlorsalicylamid, einem neuen Bandwurmmittel. Arzneimittel-Forsch. **10**, 886 (1960).
VOGE, M.: Effect of high temperature stress on histogenesis in the cysticercoid of Hymenolepis diminuta (Cestoda: Cyclophyllidea). J. Parasit. **47**, 189 (1961).
—, and D. HEYNEMAN: Development of Hymenolepis nana and Hymenolepis diminuta (Cestoda: Hymenolepididae) in the intermediate host Tribolium confusum. Univ. Calif. Publ. Zool. **59**, (9), 549 (1957).
— — Effect of high temperature on the larval development of Hymenolepis nana and Hymenolepis diminuta (Cestoda: Cyclophyllidae). J. Parasit. **44**, 249 (1958).
—, and J. A. TURNER: Effect of temperature on larval development of the cestode, Hymenolepis diminuta. Exp. Parasit. **5**, 580 (1956).

II. Invasionen der Katze mit Hydatigera taeniaeformis (BATSCH, 1786) und der Ratte und Maus mit Strobilocercus fasciolaris (RUDOLPHI, 1808)

Als *Endwirte* des geschlechtsreifen Katzenbandwurmes [*Hydatigera (Taenia) taeniaeformis (= crassicollis)*] kommen in erster Linie die Katze, aber auch verschiedene andere fleischfressende Raubtiere *(Carnivoren)* in Betracht, während als *Zwischenwirte* für die *Finne* [*Strobilocercus (Cysticercus) fasciolaris*] vor allem die Maus, aber auch Ratte und weitere Nagetiere dienen (vgl. MENDHEIM, 1948a, b).

a) Morphologie

Der Katzenbandwurm ist 15—60 cm lang; sein 1,7 mm breiter Scolex besitzt ein Rostellum mit einem Doppelkranz von 26—52 (meist 34) Haken sowie 4 vorstehende Saugnäpfe (Abb. 38); eine besonders abgesetzte Halsregion fehlt. Die graviden Proglottiden sind etwa 5 mm breit und in ausgestrecktem Zustande mehrmals so lang. Die an der rechten oder linken Körperseite gelegenen Genitalöffnungen alternieren unregelmäßig. Die rundlichen Eier haben einen Durchmesser von 31—37 μ.

b) Entwicklung

Unsere Kenntnisse der Entwicklungsgeschichte von *Hydatigera taeniaeformis* gehen vor allem auf die Untersuchungen von LEUCKART, 1855, 1856 (zit. bei ROHDE, 1960); RAUM (1883); VOGEL, 1888 (zit. bei ROHDE, 1960); HOFMANN, 1901 (zit. bei ROHDE, 1960); RÖSSLER (1902); BARTELS, 1902 (zit. bei ROHDE, 1960); BULLOCK u. CURTIS, 1924 (zit. bei HUTCHISON, 1958); MLODZIANOWSKA (1931); BULLOCK, DUNNING u. CURTIS (1934); JOYEUX u. BAER, 1938 (zit. bei HUTCHISON, 1958); und CRUSZ, 1947 (zit. bei BRAND, 1952), 1948a, b zurück. Entwicklung, Wachstum und Anatomie wurden neuerdings von REES, 1952 (zit. bei HUTCHISON, 1958), HUTCHISON (1958, 1959), ROHDE (1960) und HINZ (1961, 1962) gründlich bearbeitet (vgl. auch WAITZ, 1961).

1. Entwicklung der Finnen

In den Uteri der graviden Proglottiden befinden sich die sog. Embryophoren, d. h. die beschalten Oncosphären (Sechshakenlarven) innerhalb der Eihülle. Sie

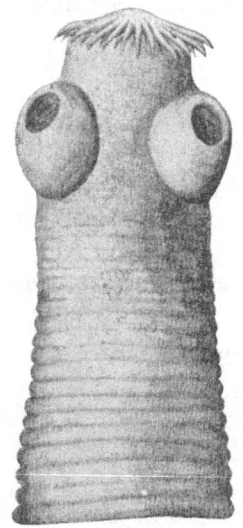
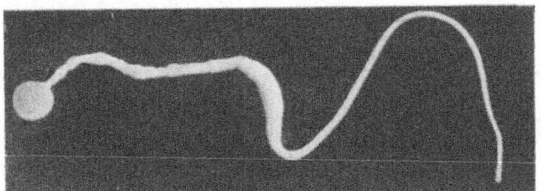

Abb. 38. *Hydatigera taeniaeformis*. Vorderende. Nach FIEBIGER, 1947

Abb. 39. *Strobilocercus fasciolaris* (Finne von *Hydatigera taeniaeformis*), vom Finnenbalg befreit; etwa natürliche Größe. Nach PIEKARSKI, 1954

werden nach Abstoßung der Proglottiden von der Bandwurmkette und deren Ablage aus dem Katzendarm und nachfolgender Maceration der reifen Glieder im äußeren Milieu frei und können so direkt oder aber auch mit den noch unversehrten abgegangenen Proglottiden von den entsprechenden Zwischenwirten (Ratte, Maus usw.) aufgenommen werden. In deren Verdauungstractus schlüpfen die Oncosphären aus ihrer Schale, durchbohren die Darmwand und gelangen so in die Blutgefäße und mit dem Blutstrom in die Leber. Dort wandern sie zunächst umher, wobei sie die sog. „Bohrgänge" erzeugen. Schließlich setzen sie sich in der Leber oder in ihrer unmittelbaren Umgebung fest.

Im Laufe der weiteren Entwicklung wird 7 Tage p.i. eine undifferenzierte Blase von 0,5 mm Durchmesser sichtbar; 14 Tage p.i. ist bereits eine Kopfanlage vorhanden; die Finne hat dann einen Durchmesser von 2 mm. 30 Tage p.i. liegen invaginierte Strobilocercen mit Saugnäpfen und Haken vor. Am 42. Tage erfolgt schließlich die Ausstülpung des Strobilocercus, der am 48. Tag zu strobilieren, d. h. Proglottiden zu bilden, beginnt. Frühestens nach 60 Tagen ist das invasionsfähige Stadium erreicht, das von einem vom Zwischenwirte stammenden Finnenbalg umgeben wird; das Wachstum wird jedoch erst nach 22—26 Wochen abgeschlossen.

Die im Finnenbalg eingeschlossene invasionsfähige Finne entspricht zwar in vielen Charakteristica einem Cysticercus, besitzt aber im Gegensatz zu anderen Finnen bereits eine Reihe von Proglottiden (mit einer Schwanzblase am Hinterende) und heißt deshalb Strobilocercus. Scolex und Hals der Finne sind bereits im Finnenbalg ausgestülpt (Abb. 39).

2. Entwicklung der geschlechtsreifen Bandwürmer

Für die abschließende Entwicklung zum geschlechtsreifen Bandwurm ist die orale Aufnahme der invasionsfähigen Finne durch den Endwirt (Katze usw.) erforderlich. Im Darmtractus des Endwirtes erfolgt die Entcystierung der Finnen; die Schwanzblase und ein Teil der Strobila, die sog. Pseudostrobila (HUTCHISON, 1959), werden verdaut. In vitro läßt sich die Entcystierung durch Pepsin-HCl auslösen, während die Anwendung von Gallensalz, Trypsin oder Gallensalz-Trypsin nur einen ungenügenden Effekt hervorruft (ROTHMAN, 1959). Die nunmehr aus dem Balg freigewordenen Finnen setzen sich durch Eindringen ihres Scolex in die *Lieberkühn*schen Krypten des Dünndarmes fest und beginnen sofort mit der Bildung neuer Proglottiden. Auch die nach Verdauung der Pseudostrobila noch vorhandenen (bereits älteren) Proglottiden wachsen weiter heran. Die Präpatentperiode im Endwirt beträgt 36—42 Tage.

c) Experimentelle Invasionen mit dem Katzenbandwurm

Der geschlechtsreife Katzenbandwurm *(Hydatigera taeniaeformis)* und vor allem auch die zugehörige Finne *(Strobilocercus fasciolaris)* waren häufig Gegenstand von Untersuchungen, die Immunisierungsvorgänge, etwaige Sarkombildung, Abhängigkeit des Infektionsgrades von Geschlecht und Geschlechtshormonen der Wirtstiere sowie chemische Zusammensetzung und Stoffwechselvorgänge usw. zum Inhalt hatten. Zum Teil wurden diese Untersuchungen an Geschlechtstieren und Finnen durchgeführt, die auf natürliche Invasionen zurückgingen. Eine größere Zahl von Untersuchungen wurde jedoch auch an Material vorgenommen, das ein Ergebnis experimenteller Invasionen war, so daß die entsprechenden Publikationen z. T. Angaben über das von uns zu behandelnde Thema enthalten. Die wichtigsten Arbeiten sind bei HUTCHISON (1958), ROHDE (1960) und HINZ (1962) angeführt.

Die Ausarbeitung exakter Methoden zur experimentellen Invasion von weißen Mäusen bzw. weißen Ratten mit Oncosphären ist das Verdienst von HUTCHISON (1958) bzw. ROHDE (1960) und HINZ (1962). Letzterer stellte fest, daß die Invasionen bei Mäusen wesentlich besser angehen als bei Ratten. Versuche, auch Goldhamster zu invadieren, schlugen fehl, da die Embryophoren den Darmtrakt der Versuchstiere unversehrt passierten und nach Vorverdauungsversuchen *in vitro* sowieso kein Invasionserfolg zu erzielen war (WANTLAND, 1953, OLIVIER, 1962a). Ebensowenig eignen sich Meerschweinchen als Versuchstiere, da bereits 28 bis 31 Tage p.i. niemals lebende Finnen in den Lebern aufzufinden sind (OLIVIER, 1962a).

Experimente zur Invasion der Katzen mit Finnen führte HUTCHISON (1959) durch.

1. Experimentelle Invasionen von Mäusen und Ratten mit Oncosphären zur Gewinnung von Finnen

Für eine erfolgreiche Invasion weißer Ratten und Mäuse mit Oncosphären ist eine Reihe von Voraussetzungen zu beachten, die zunächst besprochen werden sollen.

α) Aufbewahrung der Oncosphären. Die Oncosphären verlieren sowohl bei trockener Aufbewahrung als auch bei Aufbewahrung in flüssigen Medien schnell ihre Invasionsfähigkeit (ROHDE, 1960). Dieser Prozeß kann aber durch Unterkühlung (+ 4° C) stark verzögert werden, obwohl auch dann die Zahl der invasionsfähigen Oncosphären laufend abnimmt. CAMPBELL, 1938a (zit. bei ROHDE, 1960) bzw. HUTCHISON (1958) stellten fest, daß Aufbewahrung bei Unterkühlung die Invasionsfähigkeit der Oncosphären z. T. bis zu 2 bzw. 5 Monaten erhält. Trotz dieser Aufbewahrungsmöglichkeit empfiehlt sich aber — namentlich für „quantitative" Invasionen — die Verwendung frischer Proglottiden (ROHDE, 1960).

β) Auswahl der Oncosphären. Von den meisten Autoren wurden im allgemeinen immer die Oncosphären der letzten Proglottiden einer Strobila benutzt, nachdem sie auf ihren Entwicklungszustand kontrolliert worden waren. Nach

Erfahrungen von ROHDE (1960) ist eine solche Kontrolle für Routineuntersuchungen nicht nötig; denn sofern die Proglottiden in ausgestrecktem Zustand ein Verhältnis der Länge zur Breite von 4:1 oder mehr besitzen, sind praktisch alle Oncosphären invasionsfähig, so daß eine sichere Invasion möglich ist, während mit abnehmender Proglottidenlänge die Invasionsstärke geringer wird. Eine Kontrolle der Embryophoren auf ihren Entwicklungszustand erübrigt sich auch nach den Untersuchungen von JONES, SEGARRA u. WYANT (1960). Diese Autoren stellten bei Ausmessungen aus den hinteren 12 Proglottiden fest, daß die letzten 6 Proglottiden Embryophoren einheitlicher Morphologie und Reife enthalten und bei sofortiger Entnahme in WANTLANDs Medium prompt und annähernd gleichzeitig ausschlüpfen, also auch invasionsfähig sind. Nach Untersuchungen von HINZ (1962) erzielt man dann die größte Zahl ausgewachsener Finnen, wenn das Invasionsmaterial aus Katzen stammt, die zahlreiche Bandwürmer beherbergen.

γ) **Verabreichung der Oncosphären.** Gewinnung und Verabreichung der Oncosphären wurde entsprechend den zu untersuchenden Problemen bisher verschieden gehandhabt (vgl. ROHDE, 1960). Zunächst, als die Aufklärung des Entwicklungscyclus und der Bau der Entwicklungsstadien zur Debatte standen, wurden große Mengen reifer Proglottiden einfach an Ratten und Mäuse verfüttert, wobei aber immer nur ein Teil der Versuchstiere erfolgreich invadiert werden konnte.

In einer späteren Untersuchungsperiode, die etwaige Sarkombildung, Immunisierungsvorgänge usw. zum Inhalt hatte, wurden erstmals quantitative Invasionen durchgeführt (BULLOCK u. CURTIS, 1920a; MILLER u. DAWLEY, 1929; MILLER, 1931a, b, 1932b, 1935; MILLER u. GARDINER, 1932; MILLER u. MASSIE, 1932 u. a.; vgl. ROHDE, 1960); die Oncosphärensuspensionen wurden dabei entweder in gleicher Menge auf Brot gebracht und anschließend verfüttert oder mittels einer Sonde verabreicht.

Andere Autoren (CAMPBELL, 1938a, b, c, 1939; CAMPBELL u. MELCHER, 1940, alle zit. bei ROHDE, 1960; GREENFIELD, 1942, zit. bei HUTCHISON, 1958; KRAUT, 1956, zit. bei ROHDE, 1960; HUTCHISON, 1958; ROHDE, 1960) verfuhren methodisch in folgender Weise: Nach Zerfetzen der reifen Proglottiden wurden die Oncosphären in 0,85- oder 0,9%iger Kochsalzlösung suspendiert, unter dem Mikroskop ausgezählt und mittels einer Magensonde appliziert.

δ) **Auszählung der Oncosphären.** KRAUT (1956) benutzte zur Auszählung eine Blutkörperchenzählkammer, ROHDE (1960) eine ZSCHUCKE-Zählkammer (Inhalt 0,075 cm^3). Über die Genauigkeit der Oncosphärenzählmethode mittels der ZSCHUCKE-Zählkammer macht ROHDE (1960) nähere Angaben. Daraus ist ersichtlich, daß die Genauigkeit der Methode praktisch von der Konzentration der Oncosphärensuspension unabhängig ist. Außerdem ist auch die Oncosphärendichte in den einzelnen Fünfteln der Zählkammer mehr oder weniger gleich, so daß hiermit eine Methode für routinemäßige quantitative Invasionen gegeben ist.

ε) **Anzahl der zu verabreichenden Oncosphären.** Nur ein geringer Teil der Oncosphären entwickelt sich zur Finne und auch von diesen erreicht nur ein geringer Prozentsatz das invasionsfähige Stadium (die meisten sterben relativ jung ab und verkalken).

Die Ergebnisse der verschiedenen Autoren weichen allerdings so stark voneinander ab, daß man auf Grund der vorliegenden Literatur eigentlich nur von einer qualitativen, nicht aber von einer quantitativen Invasion sprechen kann. Außerdem schwankt selbst bei Verabreichung der gleichen Anzahl von Oncosphären pro Maus und Ratte die Zahl der später in den Lebern auftretenden Finnen beträchtlich. Auch geht ein großer Teil der Finnen auf frühen Invasionsstadien zugrunde und verkalkt, es nimmt also mit zunehmendem Alter der Invasion die Zahl der lebenden Finnen in den Lebern ab (vgl. ROHDE, 1960 und HINZ, 1962).

Für eine rationelle Invasion von Ratten und Mäusen empfiehlt sich die Benutzung geringer Invasionsdosen (etwa 200—500 Eier pro Versuchstier), da nach Verabreichung geringer Eimengen im allgemeinen mehr ausgewachsene Finnen entstehen und außerdem mit dem vorhandenen Eimaterial mehr Tiere invadiert werden können (HINZ, 1962).

Quantitative Untersuchungen über das Schlüpfen und die Invasionsfähigkeit der Oncosphären wurden in jüngster Zeit auch von HUFFMAN und JONES (1962) durchgeführt.

ζ) **Alter der Versuchstiere.** Eine weitere wichtige Voraussetzung für erfolgreiche Invasionen ist die Auswahl von Zwischenwirten geeigneten Alters. CURTIS, DUNNING u. BULLOCK, 1933 (zit. bei VON BRAND, 1952) stellten fest, daß sich nur relativ junge Tiere gut invadieren lassen. GREENFIELD (1942), HUTCHISON (1958), ROHDE (1960) sowie DOW u. JARRETT (1960) bestätigten diese Beobachtung. Genauere Untersuchungen von GREENFIELD (1942) ergaben, daß sich am besten 25 Tage alte weiße Ratten invadieren lassen, während dies bei älteren Tieren wegen der sich entwickelnden Resistenz mit zunehmendem Alter immer schwieriger wird. ROHDE (1960) zufolge können nur junge, 25—50 g schwere Tiere zu 100% invadiert werden. HUTCHISON (1958) empfiehlt für die experimentelle Invasion weißer Mäuse die Benutzung relativ junger Tiere, nämlich solcher im Alter von 45—75 Tagen, während DOW u. JARRETT (1960) die höchste Befallsstärke bei 21 Tage alten Mäusen erzielten.

Eine bemerkenswerte Resistenz besitzen auch neugeborene oder ganz junge Ratten (bis 7 Tage alt), eine Tatsache, die GREENFIELD (1942) mit der möglichen Übertragung einer die Entwicklung der Finnen hemmenden Substanz vom Muttertier auf das Jungtier und mit dem Fehlen von Fermenten für die Entcystierung der Oncosphären erklärt.

η) **Geschlecht der Versuchstiere.** Auch das Geschlecht des Zwischenwirtes ist nicht ohne Einfluß auf das Angehen der Invasion. Unter anderen befaßten sich CURTIS, DUNNING u. BULLOCK (1933), CAMPBELL (1939), CAMPBELL u. MELCHER (1940) sowie DOW u. JARRETT (1960) mit diesem Problem. CAMPBELL (1939) konnte bei experimentellen Invasionen feststellen, daß bei weiblichen Ratten nur etwa 60—80% der Befallsstärke von männlichen Ratten zu erreichen war. Durch entsprechende Hormoninjektionen konnte er die Resistenz gegenüber dem Befall mit *Strobilocercus fasciolaris* verändern. DOW u. JARRETT (1960) kamen in Untersuchungen an experimentell invadierten Mäusen zu Ergebnissen, die eine so weitgehende Verallgemeinerung nicht zulassen. Ihren Untersuchungen zufolge bestehen signifikante Unterschiede in der Befallsstärke von ♂♂ und ♀♀ nur bei manchen Mäusestämmen und auch da nur bei Tieren, die in einem bestimmten Alter (14 oder 21 Tage) invadiert wurden (vgl. auch OLIVIER, 1962a). Um hohe Befallsstärken zu erreichen, dürfte sich aber doch die Benutzung männlicher Laboratoriumstiere empfehlen.

ϑ) **Stamm der Versuchstiere.** Wie bereits erwähnt, spielt auch die Art des Versuchstierstammes bei der Durchführung erfolgreicher Invasionen eine Rolle. DOW u. JARRETT (1960) stellten fest, daß sich manche Mäusestämme wesentlich „besser" invadieren lassen als andere, d. h., die erreichbare Befallsstärke ist bei verschiedenen Stämmen verschieden (DOW u. JARRETT berichten über Unterschiede von annähernd 100%). OLIVIER (1962a) kam in Untersuchungen an Ratten und Mäusen zu dem gleichen Ergebnis.

ι) **Durchführung der Invasionen.** Unter Berücksichtigung der oben geschilderten Verhältnisse kann man bei experimentellen Invasionen verschieden vorgehen, je nachdem ob „quantitativ" invadiert werden soll oder nicht. Im einfachsten Falle kann man gravide Proglottiden oder durch Zerfetzen der Proglottiden gewonnene beschalte Oncosphären den Mäusen und Ratten mit dem Futter vermischt vorsetzen oder als Suspension mit einer Magensonde verabreichen.

Geht es jedoch darum, größere Mengen von Laboratoriumstieren „quantitativ" zu invadieren, so empfiehlt es sich, nach den von HUTCHISON (1958) bzw. ROHDE (1960) für weiße Mäuse bzw. Ratten ausgearbeiteten Methoden vorzugehen.

Für die experimentelle Invasion *weißer Mäuse* (HUTCHISON, 1958) werden geschlechtsreife Bandwürmer *(Hydatigera taeniaeformis)* dem Darm gerade getöteter Katzen entnommen, in Leitungswasser gewaschen und ihre letzten Proglottiden, die im ausgestreckten Zustand ein Verhältnis der Länge zur Breite von mindestens 4 : 1 besitzen sollen (ROHDE, 1960), auf das Entwicklungsstadium der Eier kontrolliert. Sind diese voll embryoniert, d. h. ist die Sechshakenlarve deutlich zu erkennen, so können die Proglottiden zwecks weiterer Verwendung in physiologischer Kochsalzlösung bei 4° C aufbewahrt werden; wegen des Bakterienwachstums ist allerdings ein häufiges Wechseln der Salzlösung erforderlich.

Auf diese Weise aufbewahrtes Material ist noch nach 5 Monaten infektiös, doch empfiehlt sich wegen der im Laufe der Zeit ständigen weiteren Abnahme infektiöser Oncosphären seine baldige Verwendung. Die Proglottiden werden dann längs der Uterushauptachse halbiert und die Embryophoren aus den Seitenzweigen des Uterus herausgepreßt. Schließlich werden die in Wasser suspendierten Embryophoren 21 Tage alten Mäusen (möglichst ♂♂) in abgezählten Mengen mittels einer Magensonde verabreicht. Länger als 14 Tage aufbewahrte Proglottiden neigen zur Degeneration und werden brüchig. Die erhaltenen Bruchstücke können ohne Schwierigkeit die Sonde passieren. Allerdings schließt dieses letztere Verfahren eine „quantitative" Invasion vollkommen aus.

Bei der experimentellen Invasion *weißer Ratten* mit beschalten Oncosphären von *Hydatigera taeniaeformis* geht man am besten folgendermaßen vor (ROHDE, 1960): Zur Gewinnung gravider Proglottiden wird eine mit *Hydatigera taeniaeformis* invadierte Katze getötet und seziert und der Bandwurm dem Dünndarm entnommen. Seine letzten graviden Proglottiden, die mindestens ein Längen-Breiten-Verhältnis von 4:1 aufweisen, werden sehr fein zerzupft und in einer abgemessenen Menge einer 0,9%igen Kochsalzlösung suspendiert. Einfacher als das zeitraubende Zerzupfen ist es, die Proglottiden in der Uterushauptachse zu halbieren und die Embryophoren aus den Seitenzweigen des Uterus herauszupressen und dann in Kochsalzlösung zu suspendieren (HUTCHISON, 1958; HINZ, 1961, 1962). Anschließend entnimmt man der gründlich umgerührten Suspension einige Proben, mit denen man einige ZSCHUCKE-Zählkammern (0,075 cm^3 Inhalt) beschickt. Nach Auszählung der in den Zählkammern vorhandenen beschalten Oncosphären kann man dann die Gesamtzahl der in der Suspension enthaltenen Oncosphären errechnen und damit — entsprechend der gewünschten Oncosphärenzahl — die Zahl der Versuchstiere und die Suspensionsmenge pro Versuchstier bestimmen.

Aus den oben erwähnten Gründen invadiert man nun männliche, 25—50 g schwere (ROHDE, 1960) bzw. 25 Tage alte (GREENFIELD, 1942) weiße Ratten bzw. weiße Mäuse (HINZ, 1962) mit der gewünschten Oncosphärenzahl mittels einer Magensonde.

2. Die Cysticercose der Ratte und Maus als Modell zur Prüfung von therapeutischen Substanzen

Bei Experimenten, die an der Cysticercose vorgenommen werden sollen, ist zu bedenken, daß zwar bereits 60 Tage p.i. invasionsfähige Strobilocercen vorliegen, diese aber erst 22—26 Wochen p.i. ihr Wachstum abschließen. Ferner ist die trotz gleicher Oncosphärenzahl sich ergebende Schwankungsbreite in der Zahl der sich entwickelnden Finnen sowie der Fehler durch spontan absterbende und verkalkende Finnen zu berücksichtigen.

ROHDE (1960) äußert sich zu dieser Frage folgendermaßen: „Will man prüfen, ob eine Substanz im adäquaten Modellversuch einen chemotherapeutischen Effekt auf noch *nicht ausgewachsene* Finnen hat, so muß der Fehler, der durch das Vorhandensein zahlreicher toter Finnen entsteht, durch Untersuchung einer großen

Zahl behandelter Versuchstiere und einer großen Zahl unbehandelter Kontrolltiere (jeweils mindestens etwa 20) eingeschränkt werden. Nur so können signifikante Unterschiede in der Zahl der toten Finnen bei behandelten und nicht behandelten Ratten erwartet und somit eine therapeutische Wirkung einwandfrei nachgewiesen werden.

Sollen *ausgewachsene* Finnen behandelt werden, so erscheint eine Laparotomie aller Ratten kurz vor Beginn des Therapieversuches (etwa 4—5 Monate nach der Invasion) angebracht. Die Ratten, die keine ausgewachsenen Finnen enthalten, müssen ausgeschieden werden, und die Zahl der invadierten Versuchs- und Kontrolltiere kann dann kleiner gehalten werden, da ausgewachsene Finnen in der Zeit von 3—7 Monaten p.i. anscheinend ausnahmslos am Leben sind. Ein größerer Fehler, der durch das Vorhandensein ausgewachsener abgestorbener Finnen auftreten könnte, braucht also nicht befürchtet zu werden.

Die Prüfung auf einen vermiciden Effekt eines Präparates läßt sich ebenso durchführen, wie es von ERHARDT (1948, 1951) für die Kaninchencysticercose angegeben wird. Die Finnen werden nach Abschluß der Behandlung aus den Bälgen präpariert und in auf etwa 40° C erwärmte physiologische Kochsalzlösung gebracht, wo sie, falls sie noch leben, lebhafte Bewegungen ausführen." (Vgl. auch HINZ, 1961.)

3. Experimentelle Invasionen von Katzen mit Finnen zur Gewinnung von geschlechtsreifen Bandwürmern

Über die experimentelle Invasion von Katzen mit Finnen von *Hydatigera taeniaeformis* liegen relativ wenige Erfahrungen vor; u.a. führten MILLER, 1932a (zit. bei HUTCHISON, 1958) und 1932c; CAMPBELL (1938a, b, c); CAMPBELL u. MELCHER (1940) sowie HOPKINS u. HUTCHISON (1960) solche Invasionen durch. Eine entsprechende Methode wurde von HUTCHISON (1959) ausgearbeitet.

Selbstverständliche Voraussetzung einer erfolgreichen Invasion ist das Einbringen *lebender* Finnen in den Verdauungstrakt der Katzen. Statt invadierte Lebern zu verfüttern, bringt man deshalb besser die aus ihren Bälgen herauspräparierten Finnen mittels einer Sonde in den Magen der Katze.

Zweckmäßigerweise verwendet man Finnen im Alter von 60 Tagen, da diese mit Sicherheit infektiös sind. Zu diesem Zeitpunkt weisen sie ein durchschnittliches Gewicht von 20 mg auf (HUTCHISON, 1958). Die Verwendung schwererer und damit größerer Finnen verbietet sich, weil die dann notwendige größere Sonde den Oesophagus der Katze nicht mehr passieren kann.

Bei der Auswahl der Versuchstiere ist auch zu berücksichtigen, daß zu junge Katzen nicht geeignet sind. MILLER (1932a), der gerade entwöhnte Katzen mit Finnen invadierte, stellte nämlich fest, daß ein großer Prozentsatz der Tiere innerhalb der ersten zwei Monate nach der Invasion starb.

Bei der Durchführung experimenteller Invasionen verfährt man am besten folgendermaßen (HUTCHISON, 1959):

Die *Finnen* werden aus den Lebern experimentell (oder natürlich) invadierter *weißer Mäuse* bzw. *Ratten* herauspräpariert und nach Entfernung des Finnenbalges in physiologischer Kochsalzlösung gewaschen. Nach vorsichtigem Abtrocknen mittels Filterpapier wird das Gewicht festgestellt und das gewogene Exemplar mit anderen Finnen gleicher Größe in physiologischer Kochsalzlösung aufbewahrt. Es werden aus den obenerwähnten Gründen nur Finnen von 20 mg Frischgewicht benutzt. Spätestens drei Stunden nach Entnahme der Finnen aus den Lebern werden noch nicht geschlechtsreife, mindestens jedoch 10 Wochen alte Katzen mit der gewünschten Menge von Finnen invadiert. Die Verabreichung der Finnen erfolgt mittels einer Magensonde. Um die Sondenöffnung für die Finnen passierbar zu machen, erwärmt man die physiologische Kochsalzlösung am besten auf 38° C, da die Strobilocercen dann stärker aktiv werden und sich ihre vorderen Proglottiden strecken, die sich nach dem Lösen aus dem Balg stark kontrahiert haben. Infolge der Streckung verringert sich der Durchmesser der Finne, so daß nunmehr die Sonde passiert werden kann. Die Strobilocercen setzen sich dann im Dünndarm der Katzen fest, wobei ein Teil der bereits vorhandenen Proglottiden als Pseudostrobila sowie die Schwanzblase, wie bereits oben erwähnt, verdaut werden, und beginnen sofort mit der Sprossung. Die Präpatentperiode für *Hydatigera taeniaeformis* beträgt in der Katze nur 36—42 Tage (HUTCHISON, 1959).

4. Die Taeniose der Katze als Modell zur Prüfung von therapeutischen Substanzen

Dieser Modellversuch ist verhältnismäßig einfach. Da keine kontinuierliche Eiablage bzw. kein regelmäßiger Abgang von Proglottiden erfolgt, kann man auch aus der Zahl der spontan im Kot des Versuchstieres gefundenen Eier bzw. Proglottiden keine genauen Schlüsse auf die Invasionsstärke ziehen, d. h. man kann nach erfolgter experimenteller Invasion — natürlich unter Berücksichtigung der Präpatentperiode — mit der Applikation der Substanzen beginnen, ohne Voruntersuchungen durchführen zu müssen. Der Nachteil, die Befallsstärke nicht beurteilen zu können, wird dadurch aufgehoben, daß die Bandwürmer im Darm oft nicht zersetzt, sondern gleich abgetrieben werden. Gegebenenfalls ist mit dem Wurmmittel ein Abführmittel zu geben. Aus der Zahl der abgetriebenen und bei der Sektion gefundenen Parasiten ergibt sich also meist einwandfrei, ein wie hoher Prozentsatz der Würmer mindestens abgetrieben ist (vgl. ERHARDT, 1948).

Es ist bei der Auswertung von wirksamen Bandwurmmitteln, z. B. Filmaronöl, darauf zu achten, daß die Bandwürmer der Katze im Gegensatz zu den entsprechenden Bandwurminvasionen des Menschen verhältnismäßig leicht abzutreiben sind (EICHHOLTZ u. ERHARDT, 1942).

Spezielle Literaturangaben über Hydatigera taeniaeformis

BULLOCK, F. D., and M. R. CURTIS: A preliminary report on the experimental production of sarcoma of the liver of rats. Proc. Soc. exp. Biol. (N. Y.) 18, 29 (1920a).
— W. F. DUNNING and M. R. CURTIS: Observations on the digestion of the shells of the eggs of Taenia taeniaeformis. Amer. J. Cancer 20, 390 (1934).
CRUSZ, H.: On the transverse fission of Cysticercus pisiformis in experimentally infested rabbits, and the phylogenetic significance of asexual phenomena in cysticerci. J. Helminth. 22, 165 (1948a).
— Further studies on the development of Cysticercus fasciolaris and Cysticercus pisiformis, with special reference to the growth and sclerotization of the rostellar hooks. J. Helminth. 22, 179 (1948b).
Dow, C., and W. F. H. JARRETT: Age, strain and sex differences in susceptibility to Cysticercus fasciolaris in the mouse. Exp. Parasit. 10, 72 (1960).
EICHHOLTZ, F., u. A. ERHARDT: Wurmmittel. Der Nachweis ihrer Spezifität im chemotherapeutischen Versuch unter besonderer Berücksichtigung des Phenolabkömmlings 430 Kl (Knoll). Dtsch. Tropenmed. Z. 46, 275 (1942).
ERHARDT, A.: Die chemotherapeutische Prüfung von Wurmmitteln. Pharmazie 3, 49 (1948).
HINZ, E.: Chemotherapeutische Untersuchungen an der experimentellen Zystizerkose der Ratte, hervorgerufen durch Strobilocercus (Cysticercus) fasciolaris. Z. Tropenmed. 12, 430 (1961).
— Vergleichende Untersuchungen an der experimentellen Zystizerkose von Ratte und Maus. Z. Tropenmed. 13, 182 (1962).
HOPKINS, C. A., and W. M. HUTCHISON: Studies on Hydatigera taeniaeformis. III. The water content of larval and adult worms. Exp. Parasit. 9, 257 (1960).
HUFFMANN, J. L., and A. W. JONES: Hatchability, Viability, and Infectivity of Hydatigera taeniaeformis Eggs. Exp. Parasit. 12, 120 (1962).
HUTCHISON, W. M.: Studies on Hydatigera (Taenia) taeniaeformis. I. Growth of the larval stage. J. Parasit. 44, 574 (1958).
— Studies on Hydatigera (Taenia) taeniaeformis. II. Growth of the adult phase. Exp. Parasit. 8, 557 (1959).

Jones, A. W., J. M. Segarra and K. D. Wyant: Growth and hatching of taeniid eggs. J. Parasit. **46**, 170 (1960).
Mendheim, H.: Helminthen aus Kleinsäugern des Glatzer Schneeberges. 1. Über Taenia taeniaeformis. Dtsch. Zool. Z. **1**, 133 (1948a).
— Beiträge zur Biologie, Verbreitung des Katzenbandwurmes.Tierärztl. Umsch. Nr.1/2 (1948b).
Miller, H. M.: The production of artificial immunity in the albino rat to a metazoan parasite. J. Prev. Med. **5**, 429 (1931a).
— Further studies on immunity to a metazoan parasite, Cysticercus fasciolaris. J. Prev. Med. **6**, 37 (1932b).
— Superinfection of cats with Taenia taeniaeformis. J. Parasit. **18**, 126 (1932c).
— Experiments on acquired immunity to a metazoan parasite by use of non-specific worm materials. Amer. J. Hyg. **21**, 27 (1935).
—, and E. Massie: Persistance of acquired immunity to cysticercus fasciolaris after removal of the worms. J. Prev. Med. **6**, 31 (1932).
Mlodzianowska, B.: Über die jüngsten Entwicklungsstadien von Cysticercus fasciolaris Rud., der Larve von Taenia taeniaeformis Bloch, auf Grund von Experimentaluntersuchungen. Bull. int. Acad. Polon. (Ser. B) Sci. Nat. II. Zool. **3/5**, 475 (1931).
Olivier, L.: Natural resistance to Taenia taeniaeformis. I. Strain differences in susceptibility of rodents. J. Parasit. **48**, 373 (1962a).
— Studies on natural resistance to Taenia taeniaeformis in mice. II. The effect of cortisone. J. Parasit. **48**, 758 (1962b).
Rohde, K.: Quantitative Infektion von weißen Ratten mit Eiern des Katzenbandwurmes (Taenia taeniaeformis) und deren Entwicklung zur Finne (Cysticercus fasciolaris). Z. Tropenmed. **11**, 43 (1960).
Rothman, A. H.: Studies on the excystment of tapeworms. Exp. Parasit. **8**, 336 (1959).
Waitz, J. A.: Studies of the ultrastructure of larval *Hydatigera taeniaeformis*. J. Parasit. **47** (Suppl.), 27 (1961).
Wantland, W. W.: Cysticercus fasciolaris in the Syrian Hamster. J. Parasit. **39**, 667 (1953).

E. Fadenwürmer (Nematodes)

a) Morphologie

Die Nematoden sind drehrund, langgestreckt und fadenförmig. Ihre Größe schwankt von 0,5 mm bis zu 1 m Länge. Der Mund liegt meist terminal (Ausnahme z. B. Hakenwürmer), während der *After* des gut ausgebildeten Darmes im allgemeinen ventral vor dem Körperhinterende ausmündet (Ausnahme = *Trichinella spiralis* mit terminalem After). Manche Organsysteme weisen Zellkonstanz (Eutelie) auf. Den Nematoden fehlt jede Bewimperung. Sie leben frei oder parasitisch. Hier interessieren nur die letzten.

Den Körper umgibt eine aus Proteinen bestehende charakteristisch geschichtete Cuticula.

Das Nervensystem besteht aus einer ringförmigen Kommissur in Höhe des Oesophagus und von dieser ausgehenden Längsnerven, die nach vorn zu bestimmten Sinnespapillen im Mundbereich ziehen und dorthin sowie nach hinten innerhalb der Körperlinien verlaufen. Die zugehörigen Ganglien bestehen aus relativ lockeren Verbänden von Nervenzellen, die sich um die Ringkommissur gruppieren sowie in den Verlauf der Ventrallinie eingeschaltet sind.

Sinnesorgane sind spärlich entwickelt. Neben den Sinnespapillen im Mundbereich werden auch solche von anderen Körperregionen beschrieben.

Die Längsmuskulatur wird aus einer einzigen Schicht von Muskelzellen gebildet, die der Subcuticula anliegen und durch Plasmafortsätze mit den Nervensträngen in Verbindung stehen.

Der Darmtractus ist ebenfalls sehr einfach gebaut. Der meist terminal liegende Mund geht in einen Pharynx bzw. Oesophagus über, dem sich ein langgestreckter Mitteldarm und ein kurzer Enddarm anschließen.

Die lateralen Epidermisleisten enthalten das Exkretionssystem, das aus je einem durchgehenden Exkretionskanal besteht. Beide Kanäle sind im Bereich der Ringkommissur durch eine Brücke verbunden, so daß also ein H-förmiges

Exkretionsgefäß vorliegt, das in der Gegend des Pharynx ausmündet. Es besteht aus einer einzigen Zelle.

Der Raum zwischen Körperwandung und Darmtractus wird von einer primären Leibeshöhle (= Pseudocoel) eingenommen, die von Flüssigkeit erfüllt und mit lamellarem Isolationsgewebe ausgekleidet ist. In der Leibeshöhle liegen auch die Geschlechtsorgane.

Die Nematoden sind *getrenntgeschlechtlich*. In beiden Geschlechtern sind die Geschlechtsorgane schlauchförmig ausgebildet. Die weiblichen Geschlechtsorgane sind einfach *(Trichinella, Trichuris)* oder doppelt angelegt und bestehen aus Ovar, Oviduct und Uterus, die ohne merkliche Abgrenzung ineinander übergehen. Sind zwei Genitalschläuche vorhanden, so vereinigen sich die beiden Uterusschläuche in ihrem Endabschnitt. In dem einen wie in dem anderen Falle schließt an den Uterus die Vagina als kurzer Gang an, der mit der Vulva nach außen mündet. Die Vulva liegt immer ventral, meist im mittleren Körperabschnitt, kann aber auch weit nach vorn oder hinten verlagert sein.

Die männlichen Geschlechtsorgane, die immer unpaar sind, beginnen mit dem Hoden, auf den ein Vas deferens folgt. Der als Vesicula seminalis bezeichnete Endteil mündet durch den Ductus ejaculatorius am Körperende in den Enddarm, so daß beim Männchen eine Kloake vorhanden ist. Meist besitzen die Männchen 1 Spiculum oder 2 Spicula, cuticulare Haken, die bei der Begattung rhythmisch in die Vagina des Weibchens gestoßen werden und die Überleitung der Spermien sichern. Nur 1 Spiculum finden wir bei den *Oxyuridae*, während bei *Trichinella spiralis* Spicula sogar völlig fehlen. Bei manchen Arten ist das Hinterende des Männchens durch die Ausbildung einer taschenartigen Erweiterung, der Bursa copulatrix, gekennzeichnet, die bei der Copula die Geschlechtsöffnung des Weibchens umfaßt.

b) Entwicklung

Die Nematoden sind ovipar, ovovivipar oder vivipar. Ihre Larven entwickeln sich zunächst in der Eihülle, die bei manchen Arten eine Zeitlang als Scheide erhalten bleiben kann. Sie häuten sich im Laufe ihrer Entwicklung meist viermal, ehe sie zum geschlechtsreifen Wurm heranwachsen.

Die Entwicklung verläuft entweder direkt *(z. B. Toxocara, Ancylostoma, Oxyuren)* oder indirekt *(z. B. Filarien)*. Im ersten Falle ist also kein Zwischenwirt vorhanden, während bei indirekter Entwicklung Zwischenwirt und Endwirt für den Ablauf des Lebenscyclus erforderlich sind. Die hier besprochenen Arten mit indirekter Entwicklung sind diheteroxen, besitzen also einen Zwischenwirt und einen Endwirt. Dabei wird als Endwirt der Wirt bezeichnet, in dem die Würmer geschlechtsreif werden, während der Zwischenwirt bestimmte Larvenstadien beherbergt. Eine Sonderstellung hinsichtlich ihrer Entwicklung nimmt *Trichinella spiralis* ein. Die geschlechtsreifen Würmer leben in der Darmschleimhaut, die infektiösen Larven (Muskeltrichinen) in der Muskulatur desselben Wirtsindividuums. Um sich wieder zu Geschlechtstieren entwickeln zu können, müssen aber die Larven von einem anderen Tier, das allerdings der gleichen Species (z. B. Ratten) angehören kann, aufgenommen werden.

I. Die Trichine [Trichinella spiralis (Owen, 1835)]

a) Allgemeines und geographische Verbreitung

Die Trichinose, die bei Mensch und Tier praktisch über die ganze Erde verbreitet ist (LAMINA, 1961), kann beim Menschen je nach der Stärke des Befalles eine gefährliche, zum Tode führende Krankheit darstellen. Der Entwicklungscyclus der Trichine wurde bereits weitgehend im vorigen Jahrhundert aufgeklärt.

Als Invasionsquelle für den Menschen hat bekanntlich das trichinöse Hausschwein eine besondere Bedeutung. In den USA und in Mexiko ist ein hoher Prozentsatz der Schweine invadiert. In Deutschland ist dank der obligatorischen Trichinenschau die Trichinose beim Menschen stark zurückgegangen, wenn auch durch Fahrlässigkeit (Schwarzschlachtungen) gelegentlich immer wieder Invasionen aufflackern. Daß in Deutschland die Trichinose noch nicht völlig ausgerottet ist, hängt damit zusammen, daß u. a. Füchse, Dachse, Ratten usw. als Reservewirte relativ häufig vorkommen.

In Anbetracht der Schwere der Krankheit hat die Trichinose, abgesehen von den Darstellungen in den Lehrbüchern der Parasitologie, ausführliche Bearbeitungen gefunden. Von diesen Monographien, die zahlreiche Literaturzitate enthalten, seien die von STÄUBLI, 1909 (zit. bei PIEKARSKI, 1954); GRUBER, 1926 (zit. bei PIEKARSKI, 1954); SEIFERT (1929), HEMMERT-HALSWICK u. BUGGE, 1934 (zit. bei VOGEL u. MINNING, 1952) und das neuere Werk von GOULD (1945) erwähnt.

b) Morphologie

Die männlichen und weiblichen geschlechtsreifen Trichinen entwickeln sich im Dünndarm der Wirtstiere. Die ausgewachsenen männlichen Tiere sind 1,4 bis 1,8 mm lang und 0,04 mm breit, die weiblichen 3—4 mm lang und 0,06 mm breit (Abb. 40). Die Cuticula und die darunter gelegene Längsmuskulatur umgibt die Leibeshöhle. Am Verdauungsapparat können Munddarm, Oesophagus mit den von GRAHAM (1897) beschriebenen einzelligen Drüsen und der Darm unterschieden werden. Der After liegt terminal. Längs des Oesophagus befindet sich der Zellkörper, der aus zahlreichen, dichtgelagerten Zellen besteht. Es handelt sich nicht um ein Zellsyncytium, sondern die Zellen sind durch eine sublichtmikroskopisch deutlich faßbare Membran geschieden. Die Zellen enthalten gut erhaltene Mitochondrien und reichlich Ergastoplasma. Im hinteren Abschnitt der Darmtrichine ist vorzugsweise der Geschlechtsapparat gelegen. So weist die weibliche Darmtrichine ein unpaares Ovarium auf, von dem aus die Eier durch den Eileiter in den Uterus gelangen. In das Receptaculum seminis werden die Spermien bei der Begattung aufgenommen. Im Uterus kommen nach der Befruchtung alle Entwicklungsstadien vor. Die Jungtrichinen gelangen durch die weit vorn gelegene Vagina nach außen. Die kleinere männliche Darmtrichine enthält im hinteren Abschnitt

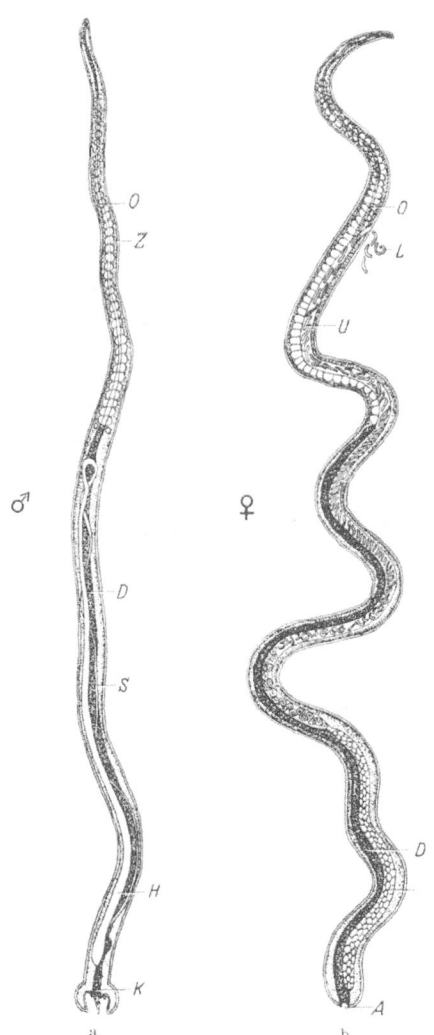

Abb. 40 a u. b. *Trichinella spiralis.* a Männchen; b Weibchen. *A* After, *D* Darm, *H* Hoden, *K* Kloake, *L* Larve, *O* Oesophagus, *Ov* Ovar, *S* Samenleiter, *U* Uterus, *Z* Zellenkörper (a 100 ×, b 50 ×). Nach CSOKOR; aus PIEKARSKI, 1954

der Leibeshöhle unpaare Hoden. Am hinteren Körperende befinden sich zwei konische Zapfen (keine Spicula!), die als Halteorgan bei der Kopulation gedeutet werden. Vom Hoden geht das Vas deferens ab, das vor dem Hinterende in die Kloake mündet.

Die jungen Trichinen, die lebend geboren werden, sind 0,08—0,12 mm lange und 0,006 mm breite Würmchen. Sie sind von einer Cuticula umgeben. Als Organ findet sich lediglich ein Darmkanal, der von einem Zellstrang umgeben ist. Mit dem Eintritt in die quergestreifte Muskulatur des Wirtes verlängern sich die Trichinen um das 8- bis 10fache und verdicken sich um das 5- bis 6fache.

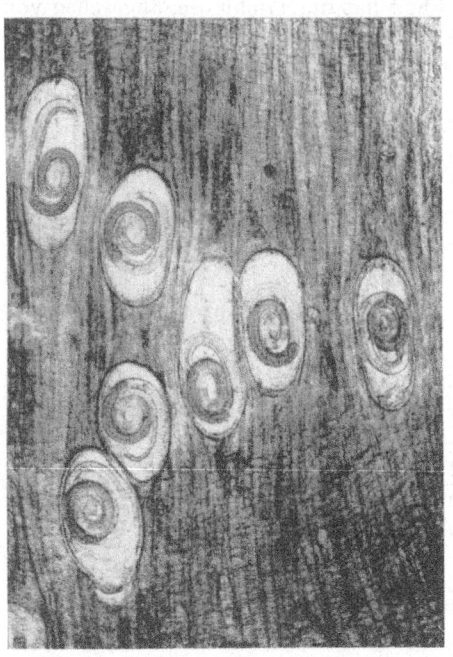

Abb. 41. *Trichinella spiralis*. Eingekapselte Larven in der Muskulatur. Frisches Quetschpräparat (50 ×). Nach VOGEL; aus VOGEL u. MINNING, 1952

Die Muskeltrichine (Länge = 0,8 bis 1,0 mm) (Abb. 41) läßt einen, den ganzen Körper durchziehenden Darm mit Mund und Afteröffnung, Oesophagus, Chylusmagen und Enddarm erkennen. Das Genitalsystem ist in der hinteren Körperhälfte bereits angelegt. Die Muskeltrichinen sind geschlechtlich deutlich differenziert (RICHELS, 1954).

Es ist seit langem bekannt, daß die Muskeln der Wirte nicht gleichmäßig mit Trichinen befallen werden. Als bevorzugte Muskeln können Zwerchfell-, Intercostal-, Kau-, Zungen-, Kehlkopf- und Augenmuskulatur betrachtet werden. Bei der Ratte fand THEMANN (1956) Zwerchfell- und Kaumuskulatur am stärksten befallen. Als mögliche Ursache der Bevorzugung gewisser Muskeln werden u. a. Glykogengehalt und Durchblutungsverhältnisse angesehen.

c) Entwicklung und pathologische Veränderungen in der Muskulatur

Durch die Aufnahme von trichinösem Muskelfleisch erfolgt die Invasion. Die Muskeltrichinen werden durch die Salzsäure des Magens aus ihren Kapseln befreit und gelangen in den *Dünndarm*, den Hauptansiedlungsort der Darmtrichinen. Die Trichinen dringen sofort nach Freiwerden aus der Kapsel in die Mucosa ein und sind nach 18 Std endgültig sexuell differenziert. Das Geschlechtsverhältnis von ♀: ♂ beträgt 2:1. Der überwiegende Prozentsatz der Trichinen befindet sich beim Menschen im ersten Viertel des Dünndarmes. Hinsichtlich der Lokalisation der Darmtrichinen bestehen aber zwischen den Laboratoriumstieren gewisse Unterschiede.

22—24 Std nach der Invasion befinden sich die Trichinen erneut im Lumen des Dünndarmes (GURSCH, 1949; zit. bei PIEKARSKI, 1954). Die Kopulation erfolgt meistens innerhalb der Mucosa. Die Weibchen legen die Larven zum größten Teil vom 4.—8. Tag, spätestens jedoch innerhalb von 14 Tagen nach der Invasion ab. Während die Anzahl der Darmtrichinen im Dünndarm nach 14 Tagen beträchtlich abnimmt, verbleiben sie im Dickdarm sehr viel länger (bis zum 54. Tag). Die Anzahl der abgelegten Larven beträgt pro Weibchen 1300—1500.

Die Larven gelangen von den intestinalen Lymphgefäßen in den Ductus thoracicus. Von dort werden sie über das Herz in den peripheren Blutkreislauf geschwemmt. Im Blut sind die Trichinen zwischen dem 6. und 25. Tag nachweisbar. Die Invasion der Skeletmuskulatur erfolgt zum gleichen Zeitpunkt. Die Jungtrichinen treten dabei aus den Capillaren aus und dringen in die Muskelfasern ein.

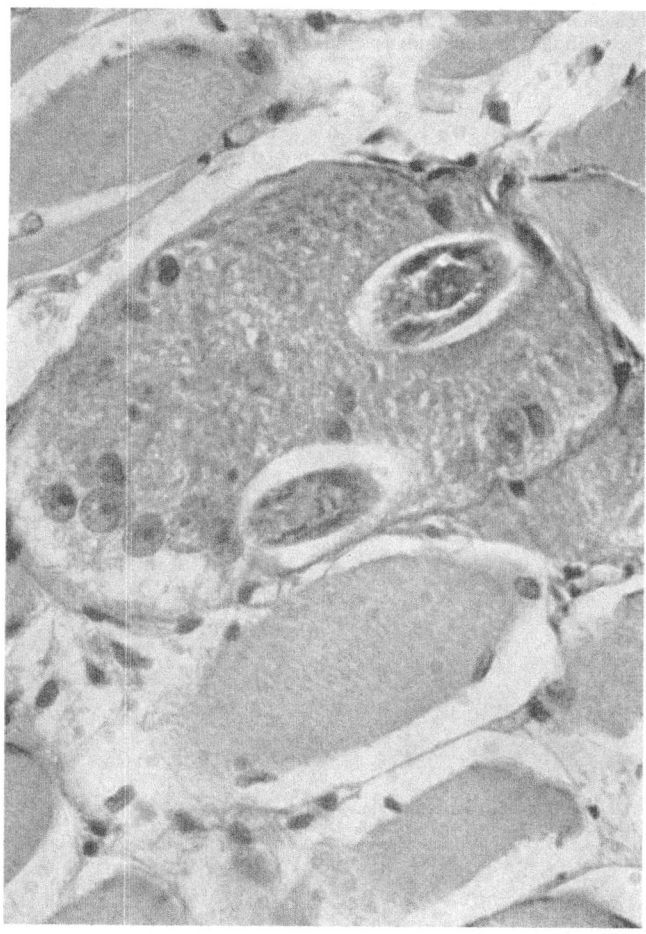

Abb. 42. *Trichinella spiralis*. Eingekapselte Larve im Querschnitt. In der inneren Kapselzone ist lichtmikroskopisch neben zahlreichen Zellkernen eine homogen erscheinende Masse erkennbar, die als „Muskeldetritus" angesprochen wird (800 ×). Original von THEMANN

Der Eintritt der Trichinen in die quergestreifte Muskulatur führt zu zahlreichen Veränderungen in der befallenen Muskelfaser. Die lichtmikroskopischen Befunde ermitteln eine basophile Entartung der Muskelfasern, die in späteren Stadien (14.—22. Tag) mit einer entzündlichen Infiltration aus Eosinophilen, Fibroblasten, Histiocyten und Monocyten verbunden ist. Die Trichine rollt sich allmählich auf. Um die aufgerollte Trichine bildet sich eine Bindegewebshülle aus Kollagenfasern aus, die die Trichine allseitig umschließt. Nach abgeschlossener Kapselbildung ist lichtmikroskopisch deutlich die innere Kapselzone, bestehend aus dem Muskeldetritus und der Trichine von der äußeren bindegeweblichen Kapselzone abgrenzbar (Abb. 42). Ausführliche Erläuterungen über die histologischen

Veränderungen in der Muskulatur nebst Hinweisen auf die Problematik finden sich bei HEMMERT-HALSWICK u. BUGGE (1934). *Elektronenmikroskopische Untersuchungen konnten die Kenntnisse über den Vorgang der Kapselbildung erweitern* (THEMANN, 1960a, b). Danach sind folgende zeitlich annähernd abgrenzbare Stadien faßbar:

In unmittelbarer Nachbarschaft der Trichinen kann am 10. bis 12. Tag p.i. zunächst ein geringer körniger Zerfall der Muskelfilamente beobachtet werden, gleichzeitig ist in den befallenen Muskelzellen eine Zellkernvermehrung zu erkennen. Die Querstreifung bleibt im wesentlichen unverändert. Mitochondrien und Sarkoplasmareticulum sind in ihrer Struktur vom normalen nicht abweichend.

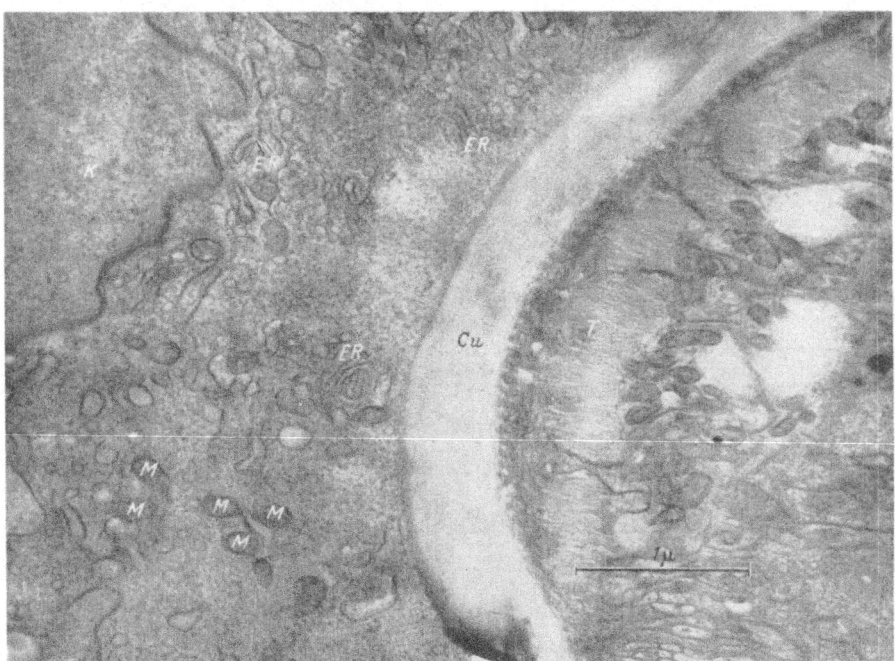

Abb. 43. *Trichinella spiralis.* Elektronenmikroskopische Aufnahme aus dem Bereich der inneren Kapselzone mit angeschnittener Trichine. Es zeigt sich sehr deutlich, daß der sog. „Muskeldetritus" alle Merkmale einer lebenden Zelle hat. *Cu* Cuticula der Trichine, *ER* Endoplasmatisches Reticulum, *K* Zellkern, *M* Mitochondrien, *T* Trichine (32000 ×). Original von THEMANN

Es erfolgen am 13. bis 15. Tag p.i. Auflösung der Muskelfilamente, Erweiterung des Sarkoplasmareticulums, Verlust der Querstreifung und Auftreten zahlreicher Vacuolen. In diese Phase fällt die Aufrollung der Trichine.

Am 16. bis 22. Tag p.i. sind Muskelfilamente nicht mehr vorhanden. Es kommt zu einer sehr starken Vermehrung des endoplasmatischen Reticulums. Das dichte Protoplasma liegt der Trichine unmittelbar an. Außerhalb der entdifferenzierten Muskelzelle ist das vermehrte Auftreten von Bindegewebszellen erkennbar. In diesem Stadium beginnt die erste Faserbildung. Die Fasern liegen in Längsrichtung um die Muskelzelle und lassen zunächst keine für das Kollagen typische Querstreifung erkennen.

Die innere Kapselzone — gebildet von der entdifferenzierten Muskelzelle — hat am 23. bis 30. Tag p.i. eine noch stärkere Vermehrung des endoplasmatischen Reticulums aufzuweisen. Während in Nachbarschaft der Zellkerne hauptsächlich Doppelmembranen mit PALADEgranula vorliegen, finden sich in dem Zellkern entfernten Bereichen ausschließlich glattwandige Cytomembranen. Die Mitochondrien sind unverändert.

Die äußere Kapselzone (Faserschicht) hat sich verdickt und ist, bedingt durch die Verschiedenwertigkeit im Richtungsverlauf der Fasern, netzartig aufgebaut. Die außen gelegenen Faserschichten sind aus Kollagenfasern aufgebaut.

Nach 3—6—9—15 Monaten p.i. finden sich in der inneren Kapselzone eng parallel gelagerte glattwandige Cytomembranen. Zellkerne und Mitochondrien sind erhalten. Das Protoplasma ist weniger dicht als in der Anfangsphase der Kapselbildung (Abb. 43).

In der äußeren Kapselzone finden sich 15 Monate p.i. Kalkablagerungen (Abb. 44). Die Veränderungen in der Muskelzelle nach der Invasion einer Trichine werden als funktionelle Anpassung gedeutet. Ein Muskeldetritus ist also im Unterschied zu der herkömmlichen Auffassung nicht existent.

Innerhalb der ersten 19 Tage geht das Wachstum der Trichinen vonstatten. Ausgewachsene Muskeltrichinen haben eine Länge von 0,830—0,894 mm und eine Breite von 0,030—0,033 mm (nach HEMMERT-HALSWICK u. BUGGE, 1934).

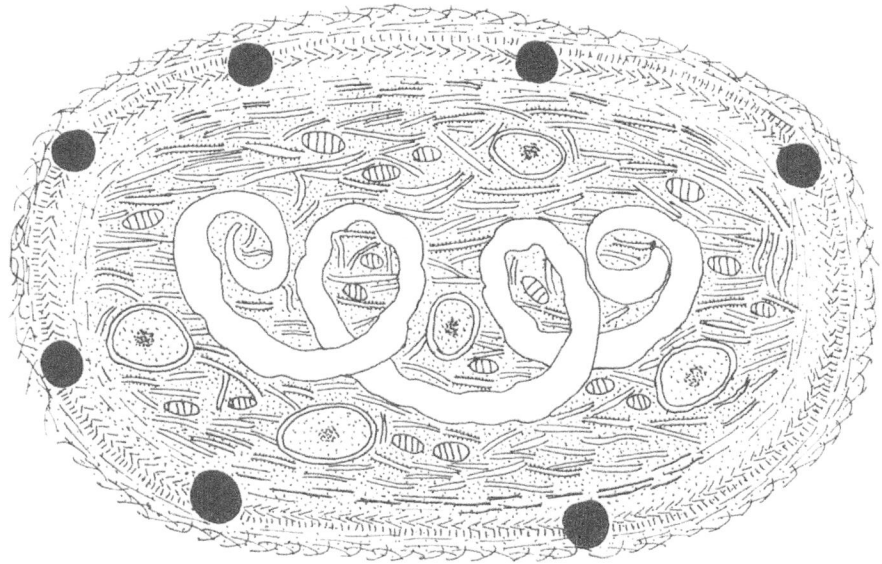

Abb. 44. *Trichinella spiralis*. Schema einer Trichinenkapsel mit beginnender Verkalkung 15 Monate nach der Invasion. Angefertigt nach elektronenmikroskopischen Aufnahmen. Original von THEMANN

d) Experimentelle Invasion von Laboratoriumstieren

Die künstliche Invasion von Laboratoriumstieren mit Trichinen kann durch zweierlei Methoden erfolgen:
a) Durch Fütterung von trichinösem Muskelfleisch;
b) durch Applikation isolierter Muskeltrichinen mit Hilfe einer Magensonde.

1. Verfütterung von trichinösem Muskelfleisch

Die Verfütterung von trichinösem Muskelfleisch gelingt ohne Schwierigkeiten bei Ratten und Mäusen, die 24 Std gehungert haben. Im einzelnen wird wie folgt vorgegangen: Das Muskelfleisch wird zerkleinert und verfüttert; für eine quantitative Invasion müssen vorher die Trichinen im Kompressorium ausgezählt werden. Die Stücke werden in einer Glasschale den Versuchstieren zum Fraß geboten. Die Einzelhaltung der Tiere im Glasgefäß ist erforderlich, da sonst die Möglichkeit einer Kontrolle über die Aufnahme des Fleisches nicht gegeben ist. Gewöhnlich nehmen die Versuchstiere — *vornehmlich Ratten* — das Fleisch innerhalb von 1—2 bis 12 Std als Nahrung zu sich. Die Freßlust kann durch Abdunkelung des Raumes oder Käfigs gesteigert werden. Auch ist die vorherige Gewöhnung der Versuchstiere an Fleischnahrung vorteilhaft. Bei Berücksichtigung der angeführten Punkte ist eine einwandfreie Invasion gewährleistet.

2. Invasion von isolierten Muskeltrichinen

Die Invasion von *isolierten* Muskeltrichinen an Versuchstieren mit Hilfe einer Magensonde stellt eine sehr exakte Invasionsmethode dar. Die Muskeltrichinen werden im künstlichen Magensaft nach der auf S. 91 angegebenen Methode gewonnen. Die Auszählung kann entweder im Kompressorium unter dem Trichinoskop erfolgen bzw. auch in einer Petrischale bei starker Lupenvergrößerung durchgeführt werden. Die sichere Einführung der Magensonde wird durch leichtes Narkotisieren der Versuchstiere wesentlich erleichtert. BERGER u. STÄHELIN (1929) konnten bei Meerschweinchen und Ratten auch durch Injektion von trächtigen Darmtrichinen in die Muskulatur eine echte Muskeltrichinosis erzeugen.

Für Routineinvasionen kommen andere Methoden nicht in Frage.

Für die Durchführung einer experimentellen Trichinose bei Laboratoriumstieren ist die Kenntnis über das Verhalten der Tiere gegenüber Trichinose von Bedeutung.

Die Maus ist für die experimentelle Trichinosis geeignet. Die letale Dosis ist variabel. Nach RAPPAPORT (1943) beträgt sie 30 Muskeltrichinen pro Gramm Körpergewicht in einigen Fällen, in den meisten Fällen jedoch 50—60 Larven pro Gramm. Nach neueren Untersuchungen (EWERT u. OLSON, 1961) liegt die Dl_{50} bei 24 g schweren Mäusen bei 77 Muskeltrichinen, die Dl_{100} bei 208 Muskeltrichinen pro kg Körpergewicht. ROTH, 1938a, 1938b (zit. bei VOGEL u. MINNING, 1952) konnte zeigen, daß in weißen Laboratoriumsmäusen und grauen Hausmäusen sich durchschnittlich 315 Larven von einer weiblichen Trichine entwickeln.

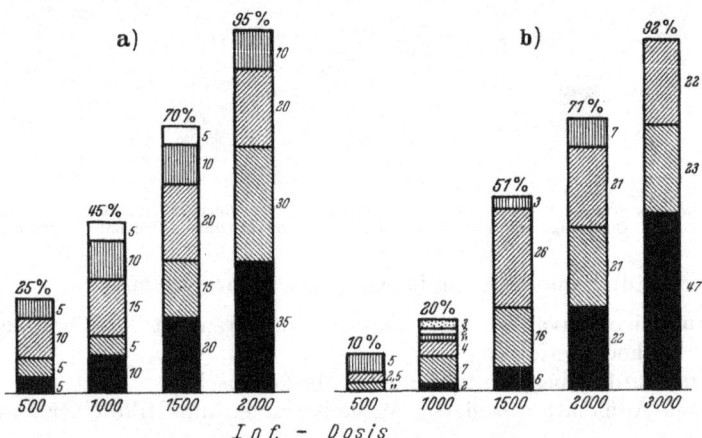

Abb. 45a u. b. Die Relation der Letalität zur Invasionsdosis und Gewicht der Ratten unter besonderer Berücksichtigung der zeitlichen Verhältnisse bei der Trichinose. a Gewicht der Ratten: 100—120 g. Anzahl der Ratten: 190. b Gewicht der Ratten: 160—180 g. Anzahl der Ratten: 495. Letalität in Prozent. ■ 1—10 Tage post invasionem = Intestinalphase. ▨ 11—20, ▨ 21—30, ▥ 31-40, □ 41—50, ▦ 51—60 Tage post invasionem = Intoxikationsphase und Muskelphase. Inv.-Dosis = Anzahl der verabreichten Muskeltrichinen. Nach THEMANN, 1956

Die Ratte läßt sich mit Trichinen sehr leicht invadieren. ROTH (1939) gelang eine Invasion mit 2, 3 und 4 Muskeltrichinen. Die Dl_{50} beträgt bei Ratten im Gewicht von 150—180 g ungefähr 1500 Muskeltrichinen. Bei jüngeren und leichteren Tieren liegt sie tiefer (Abb. 45).

Bei Dosen von 2000—3000 Muskeltrichinen ist die Letalität in der Intestinalphase bereits sehr hoch (THEMANN, 1956).

In jüngeren Ratten entwickeln sich pro Weibchen mehr Muskeltrichinen als in älteren Tieren. Bei mittleren und schweren Invasionen zeigen die Ratten pathologische Veränderungen (vgl. THEMANN, 1956). Bei sehr geringen Invasionen kann die Trichinosis ohne sichtbare Krankheitssymptome verlaufen.

Trichineninvasionen bei Meerschweinchen, Kaninchen, Hamstern, Katzen und Hunden kommen für Routineuntersuchungen nicht in Frage. Doch sei auf die einschlägigen Arbeiten von ROTH (1938a, b), STÄUBLI (1909), SADUN u. NORMAN (1956) u. a. hingewiesen.

e) Modellversuche zur Testierung von Präparaten, die auf die verschiedenen Trichinenstadien wirken sollen

Für die Modellversuche kommt praktisch nur die Invasion von weißen Laboratoriumsratten in Frage. Zur Feststellung, ob nun ein Präparat auf die einzelnen Stadien wirkt oder nicht, ist der *Nachweis* des Vorkommens der entsprechenden Stadien bei behandelten und unbehandelten invadierten Ratten notwendig.

1. Nachweis von Darmtrichinen

Nach RAPPAPORT (1943) müssen die Tiere zum Nachweis von *Darmtrichinen* für 6—12 Std vor der Sektion fasten. Danach wird der Dünndarm entfernt, geöffnet und in 25 cm^3 Kochsalzlösung gegeben. Abkühlung fördert die Trennung der Würmer von der Mucosa und macht den Darm für die lichtmikroskopische Durchmusterung nach noch haftengebliebenen Trichinen geeigneter. Der größte Teil der Darmtrichinen befindet sich in der Kochsalzlösung. Eine Auszählung derselben kann mit Hilfe einer Lupe leicht vorgenommen werden.

Die Darmtrichinen können auch auf folgende Weise isoliert werden. Der *Mäuse*darm wird in 1—1,5 cm lange Stücke zerschnitten und in 0,05%ige Kalilauge gebracht. Pro Mäusedarm werden 45 cm^3 Flüssigkeit genommen. Nach Aufbewahrung im Kühlschrank für 10—14 Std bei 5°C wird das Gefäß kräftig durchgeschüttelt, die Darmreste entfernt und anschließend 5 min lang bei 1000 bis 1500 Umdrehungen zentrifugiert. Der Bodensatz wird so lange mit physiologischer Kochsalzlösung ausgewaschen, bis die überstehende Flüssigkeit klar bleibt.

2. Nachweis von Bluttrichinen

Für den Nachweis der *im Blut* befindlichen Jungtrichinen gibt STÄUBLI folgende Methode an: 1 cm^3 Venenblut wird mit 10 cm^3 3%iger Essigsäure vermischt und zentrifugiert. Das Sediment wird mit Methylalkohol fixiert und nach GIEMSA gefärbt.

3. Nachweis von Muskeltrichinen

Für den Nachweis der *Muskeltrichinen* kommen folgende Methoden in Frage:

α) Quetschmethode im Kompressorium. Das für die Untersuchung vorgesehene Muskelfleisch wird dabei in Stücke von 1—2 mm Kantenlänge zerschnitten und anschließend im Kompressorium auf Muskeltrichinen unter dem Mikroskop untersucht. Die Methode ist für eine quantitative Auswertung geeignet, jedoch nicht, wenn die Muskeln junge kleine eingekapselte Trichinen enthalten.

Zur Vermeidung der Eintrocknung des Muskelfleisches im Kompressorium empfiehlt sich die Zugabe von physiologischer Kochsalzlösung.

β) Nachweis durch Isolierung im Salzsäure-Pepsingemisch. Trichinenhaltige Fleischstücke werden weitgehend zerkleinert und mit Verdauungsflüssigkeit übergossen. Auf 40 g Fleisch rechnet man 1 l. Die Verdauungsflüssigkeit setzt sich zusammen aus 1,1—1,3% Salzsäure und 1—1,6% Pepsin.

Die Bebrütungsdauer beträgt 20 Std bei 37°C bis 43°C und soll unter ständigem Umrühren erfolgen (60—90 Umdrehungen pro Minute). Nach Beendigung der Bebrütung wird alles durch Gaze filtriert. Das Filtrat wird bei 2000 Umdrehungen pro Minute zentrifugiert. Im Bodensatz können die Trichinen nachgewiesen werden. Die Auswertung erfolgt am leichtesten im Kompressorium unter dem Mikroskop bzw. Trichinoskop.

Zur Durchführung der künstlichen Verdauung eignet sich die übliche Sieb-Trichter-Methode nach BAERMANN (vgl. BRUMPT/NEVEU-LEMAIRE/ERHARDT, 1951, S. 143 und REICHENOW, VOGEL u. WEYER, 1952, S. 180). Dabei wird das zerkleinerte Muskelfleisch auf einem Sieb mit 1 mm Maschenbreite zubereitet. Dieses Sieb gibt man in einen mit Verdauungsflüssigkeit gefüllten Glastrichter, an dessen dünnem Auslaufende ein mit einer Klemme versehener Gummischlauch angebracht ist. Der Trichter wird an einem Stativ angebracht. Das Schlauchende ragt in ein darunter stehendes Reagenzglas hinein. Die durch die Verdauungssäfte freigesetzten Trichinen wandern aus dem Sieb aus und fallen zu Boden. Nach Beendigung der Bebrütung können durch Öffnen der Klemmen am Gummischlauch die Trichinen in dem Reagenzglas aufgefangen werden.

Diese Methode gilt als sehr zuverlässig und empfiehlt sich besonders für die quantitative Erfassung von sehr jungen, jedoch bereits eingekapselten Muskelstadien. Ausführliche Beschreibungen dieser und ähnlicher Methoden bringt GOULD (1945).

γ) **Macerationsmethoden.** Für die Isolierung junger, nicht eingekapselter Muskeltrichinen wird die *Macerationsmethode* angewandt. Dies ist notwendig, da diese Trichinen durch den Verdauungssaft innerhalb von Minuten (bei ganz jungen Formen) bis zu 24 Std (bei älteren Trichinen) abgetötet werden.

Nach LEVIN (1941) eignet sich für die Isolierung junger Trichinenlarven folgende Methode: Das trichinenhaltige Fleisch wird durch ein Sieb gerührt. Eine Portion von 25 g wird in einen 500 cm^3 Erlenmeyerkolben getan und mit 125 cm^3 physiologischer Kochsalzlösung übergossen. In den Kolben werden Glasperlen gegeben, und der Kolben wird 3—4 min lang kräftig geschüttelt. Die Flüssigkeit wird dann durch einen auf einer Saugflasche angebrachten „60-meshμ" Büchner-Trichter filtriert. Das Fleisch wird wieder gewaschen und filtriert. Die Flüssigkeit wird zu dem ersten Filtrat zugegeben. Dann wird das Fleisch mit 250 cm^3 physiologischer Kochsalzlösung übergossen, das eine Stunde lang bei Raumtemperatur belüftet wird. Die Flüssigkeit wird filtriert und zu dem ersten Filtrat zugegeben. Das Fleisch wird erneut gewaschen. Das gesamte Filtrat wird zentrifugiert und die überstehende Flüssigkeit auf darin noch befindliche Trichinen untersucht. Durch Zugabe von 5%igem Formaldehyd und Aufbewahrung bei 5° C sind die in dem Sediment befindlichen Trichinen unbegrenzt haltbar. Die Bestimmung der Anzahl der Trichinen im Sediment kann erfolgen, indem man 1 cm^3 Proben von dem Konzentrat nimmt, mit bestimmter Menge Flüssigkeit verdünnt und in der Petrischale auszählt. Die Anwendung der Macerationsmethode empfiehlt sich vom 6. bis 21. Tag nach der Invasion.

δ) **Serologische Untersuchungsverfahren.** Die serologischen Untersuchungsverfahren haben ein besonderes Interesse bei der Diagnose menschlicher Trichinosen erlangt. Sie sind jedoch gleichermaßen auch bei der experimentellen Trichinose anwendbar. Folgende Verfahren sind hier zu nennen:

Präzipitationsmethode mit totem Trichinenantigen
Komplementbindungsmethode
Präzipitationsmethode mit lebenden Trichinenlarven.

Auf nähere Einzelheiten über diese Methoden kann aus Raummangel hier nicht näher eingegangen werden, jedoch sei auf folgende Spezialarbeiten verwiesen:

GAAZE, 1949 (zit. bei PIEKARSKI, 1954); TRAWINSKI u. MATERNOWSKA, 1934 (zit. bei PIEKARSKI, 1954); TRAWINSKI (1936); AUGUSTINE u. THEILER, 1932 (zit. bei PIEKARSKI, 1954); ROTH (1945); WAGNER, 1942 (zit. bei PIEKARSKI, 1954); MCNAUGHT, BEARD u. MYERS, 1941 (zit. bei CRAIG u. FAUST, 1957); (vgl. GOULD, 1945).

f) Krankheitsbilder beim Menschen

Die Krankheitsbilder der Trichinose sind ausführlich bei VOGEL (1952) geschildert worden. Der hier gegebenen knappen Übersicht legen wir die Ausführungen von VOGEL zugrunde.

Die Schwere und Dauer der Trichinose werden in erster Linie durch die *Zahl der aufgenommenen Muskeltrichinen* bestimmt. Die große Mehrzahl der Invasionen verläuft symptomlos oder leicht und uncharakteristisch. Bei schweren Fällen können als *Prodromalsymptome* Diarrhoen, Erbrechen, Leibschmerzen und Muskelschwäche auftreten, ferner eine starke *Eosinophilie*. Die *eigentliche Krankheit* setzt mehr oder weniger plötzlich mit Muskelschmerzen, Lidödemen und hohem Fieber ein. *Störungen der Kreislauforgane* bilden die häufigste *Todesursache* und können sich in einer Myokarditis, einer Atonie des peripheren Zirkulationssystems, in Ödemen der unteren Körperpartie und in einer Neigung zu Blutungen mit thrombo-embolischen Prozessen äußern. Auch mit Thrombosen, Lungeninfarkten oder massiven tödlichen Lungenembolien ist vorwiegend in schweren Fällen zu rechnen. Bewußtsein und Orientierung sind selbst bei mit auffälliger Apathie dahindämmernden Schwerkranken meist nicht gestört.

Die *Rekonvaleszenz* zieht sich bei schweren Erkrankungen gewöhnlich über Monate hin.

Abschließend sei vermerkt, daß bei der Durchführung der experimentellen Trichinosis im Laboratorium darauf zu achten ist, daß eine Aufnahme von trichineninvadiertem Muskelfleisch bzw. von isolierten Muskeltrichinen durch den Experimentator unterbleibt. Bei Einhaltung dieser Vorschrift ist das Arbeiten mit Trichinen ungefährlich.

Spezielle Literaturangaben über Trichinella spiralis

BERGER, E., u. A. STÄHELIN: Studien über den Mechanismus der Trichinelleninfektion. Zbl. Bakt. I. Abt. Orig. **111**, 144 (1929).
EWERT, A., and L. J. OLSON: The use of mouse oral LD_{50} to evuluate the immunogenicity of Trichinella metabolic antigens. Tex. Rep. Biol. Med. **19**, 580 (1961).
GOULD, S. E.: Trichinosis. Springfield (Illinois) 1945.
LAMINA, J.: Die Verbreitung der Trichinella spiralis bei Mensch und Tier in der Welt. Dtsch. tierärztl. Wschr. **68**, 268—273 (1961).
LARSH, J. E.: Experimental Trichiniasis; Advances in Parasitology, Vol. 1, 213, herausgegeben von BEN DAWES. London and New York (1963).
RAPPAPORT, L.: A comparison of three strains of Trichinella spiralis. Amer. J. trop. Med. Hyg. **3**, 351 (1943).
RICHELS, I.: Histologische Studien zu den Problemen der Zellkonstanz, Untersuchungen zur mikroskopischen Anatomie im Lebenszyklus von Trichinella spiralis. Zbl. Bakt. I. Abt. Orig. **163**, 43 (1954).
ROTH, H.: On the localisation of adult trichinae in the intestine. J. Parasit. **24**, 225 (1938a).
— Serodiagnosis of trichinosis by microscopical testing with living Trichina larvae. Nature (Lond.) **155**, 758 (1945).
SADUN, E. H., and L. NORMAN: Effect of single inocula, of varied size, on the resistance of hamsters to Trichinella spiralis. J. Parasit. **42**, 608 (1956).
SEIFERT, O.: Trichinose, Handb. d. path. Mikroorg. 3. Aufl., Bd. 6, Teil 2, 995 (1929).
THEMANN, H.: Die experimentelle Rattentrichinose unter dem Einfluß von Calciumbehandlung. Z. Parasitk. **17**, 300 (1956).
— Elektronenmikroskopischer Beitrag zur Entwicklung und zum Aufbau der Trichinenkapsel. Wiadomosci Parazytologiczine. Rok **6**, 352 (1960a).
— Licht- und elektronenmikroskopische Untersuchungen zum Aufbau und zur Entwicklung der Trichinenkapsel. Verh. dtsch. zool. Ges. Bonn, Zool. Anz. Suppl. **24**, 215 (1960b).
TRAWINSKI, A.: Neue Diagnosemethode der Trichinose. Z. Fleisch- u. Milchhyg. **5**, 570 (1936).

II. Peitschenwürmer (Trichuridae)

a) Verbreitung und Bedeutung

Die Peitschenwürmer *(Trichuridae)* kommen sowohl beim Menschen als auch bei einigen wildlebenden und domestizierten Säugetieren vor. Die bekanntesten Arten sind *Trichuris trichiura* (L. 1771), *Trichuris vulpis* (FROELICH 1789), *Trichuris ovis* (ABILDGAARD 1795) und *Trichuris leporis* (FROELICH 1789). Der Ansiedlungsort der Parasiten ist vorzugsweise der Blinddarm. Als Erreger der

Trichuriasis des Menschen ist *Trichuris trichiura* die wichtigste Peitschenwurmart. Seine Verbreitung steht in enger Beziehung zu den örtlichen hygienischen Verhältnissen, und da die Entwicklungsbedingungen im wesentlichen mit denen des Menschenspulwurmes *(Ascaris lumbricoides)* übereinstimmen, kommen diese Arten häufig im gleichen Wirtsindividuum vor.

Der Peitschenwurm des Menschen ist über die ganze Erde, hauptsächlich aber in wärmeren Ländern verbreitet. Nach Schätzungen von STOLL (1947) beträgt die Zahl der *Trichuris*-Träger auf der ganzen Erde 355,1 Millionen. Wenn auch die Invasion im allgemeinen als harmlos gilt, verursacht sie, insbesondere bei Kindern, wie die zahlreichen hierüber erschienenen Arbeiten zeigen, gelegentlich doch klinische Symptome ernsterer Natur (NAUCK, 1929; SWARTZWELDER, 1939; WHITTIER, EINHORN u. MILLER, 1945; TEUSCH, 1948; JUNG u. BEAVER, 1952; JUNG u. JELIFFE, 1952; RIEGEL, 1957; u. a.).

Von geringerer Bedeutung ist naturgemäß der viel seltener vorkommende *Trichuris vulpis*-Befall bei Hunden. Auch hier zeigt sich das klinische Bild der Trichuriasis nur dann, wenn ein Massenbefall vorliegt. Allerdings ist die *Trichuris vulpis*-Invasion des Hundes insofern von Interesse, als sie zur Prüfung und Entwicklung neuer gegen *Trichuris* wirksamer Chemotherapeutica herangezogen werden kann (CORENZWIT, 1935; HORNING, 1935; SRIVASTAVA, 1942; STEINBACH, 1953; ENZIE, 1953; MAGRANE, 1954; BURCH, 1954; EHRENFORD u. Mitarb., 1955; JORDAN, 1955; LÄMMLER, 1958). Infolge des teilweisen intramuralen Sitzes der Parasiten, ähnlich wie bei den Peitschenwürmern des Menschen, stellt die Peitschenwurminvasion des Hundes einen adäquaten Modellversuch dar.

Zur Durchführung derartiger Untersuchungen erweist es sich häufig als notwendig, Hunde experimentell mit Peitschenwürmern zu invadieren.

b) Morphologie

Der Peitschenwurm des Hundes, *Trichuris vulpis* (Abb. 46) ist ein grauweißer, etwa 45—75 mm langer Nematode, dessen haardünner, fadenförmiger und nur den Oesophagus enthaltender Vorderleib fast drei Viertel der Gesamtlänge einnimmt. Das walzenförmig verdickte Körperende trägt beim Männchen ein in einer artcharakteristischen, zylindrischen Scheide hängendes, ausstülpbares Spiculum und enthält die unpaaren Geschlechtsorgane (Hoden, Vas deferens, Vesicula seminalis). Das *Trichuris*-Weibchen hat ein Ovarium, das sich fadenförmig durch den Hinterleib windet und in den Eileiter, Uterus und die Vagina übergeht. Die *Trichuris*-Eier sind sehr charakteristisch und nur mit *Capillaria*eiern zu verwechseln. Sie sind hellbraun bis dunkelbraun, etwa 75 : 38 μ groß und besitzen eine dicke, aus 4 Hüllen zusammengesetzte Schale. An den beiden Eipolen befinden sich farblose Pfröpfe (Abb. 36, 74).

c) Die experimentelle Trichuris vulpis-Invasion des Hundes

1. Gewinnung des Invasionsmaterials

Die Voraussetzung für das Gelingen experimenteller *Trichuris vulpis*-Invasionen ist zunächst die Beschaffung ausreichenden Eimaterials. Die von *einem Trichuris*-Weibchen täglich abgelegte Eimenge kann mit 2000 angenommen werden; bei einem Verhältnis der Männchen zu den Weibchen von etwa 1 : 2 ergibt sich pro Wurm eine Durchschnittseiausscheidung von täglich etwa 1350 Eiern (MILLER, 1941; zit. bei CRAIG u. FAUST, 1957). Es ist daher selbst bei einem nur mittelgradigen *Trichuris*-Befall nicht allzu schwierig, eine größere Anzahl *Trichuris*-Eier zu sammeln.

Die Eier von *Trichuris vulpis* sind zum Zeitpunkt der Ablage und Ausscheidung mit dem Kot noch ungefurcht und verhalten sich gegenüber den verschiedenen

Anreicherungsmethoden wie *Ascaris*-Eier. Zur Gewinnung des Invasionsmaterials wird der Kot von Hunden, bei denen zuvor ein *Trichuris*-Befall festgestellt worden war, mit gesättigter Kochsalzlösung verdünnt und, falls notwendig, mit einem

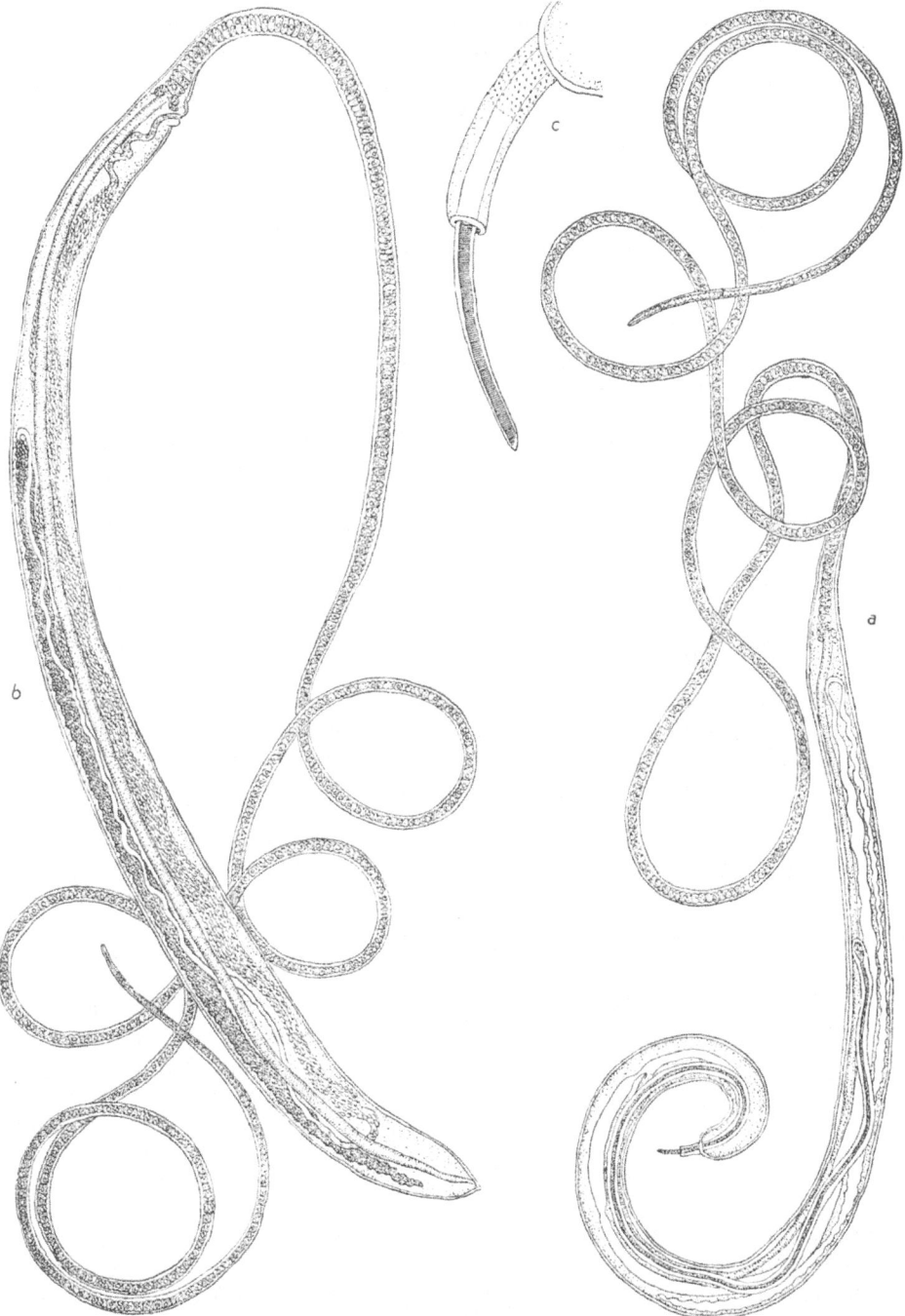

Abb. 46. *Trichuris vulpis*. a Männchen, b Weibchen, c Hinterende des Männchens. Nach CSOKOR; aus FIEBIGER, 1947

Rührwerk gut homogenisiert. Nach dem Abgießen der Kotsuspension durch ein geeignetes Sieb erfolgt die Anreicherung der Eier durch Zentrifugieren bei etwa 2000 Umdrehungen 3 min lang. Mittels Pipette oder durch Dekantieren wird nun eine 1—2 cm dicke Schicht der Kotsuspension aus den Zentrifugengläsern von oben entnommen und die darin angereicherten *Trichuris*-Eier durch wiederholtes Ausspülen mit Leitungswasser nach Art des Sedimentverfahrens von der Kochsalzlösung befreit. Da nach den Untersuchungen von DINNIK u. DINNIK, 1937 (zit bei. PIEKARSKI, 1954) selbst in gesättigter Kochsalzlösung sich *Trichuris trichiura*-Eier normal entwickeln, ist eine Schädigung nicht zu erwarten. Bei Zimmertemperatur entwickeln sich in den Eischalen von *Trichuris vulpis* in etwa 25—30 Tagen die invasionsreifen Larven. Läßt man dagegen die „Eier" in einem Wärmeschrank bei Temperaturen zwischen 30—34°C zur Entwicklung kommen, so ist man schon nach 14 Tagen in der Lage, Hunde erfolgreich zu invadieren.

2. *Invasion der Hunde*

Zur Invasion der Hunde stellt man sich aus dem Kulturmaterial eine Eisuspension her, zählt die invasionsfähigen *Trichuris*-„Eier" pro Volumeneinheit aus und injiziert die entsprechende Menge der Suspension mit Hilfe einer Spritze in die Mundhöhle oder mit einer Schlundsonde in den Magen der Tiere. Verabreicht man etwa 500—3000 *Trichuris*-„Eier" je nach Größe der Hunde, so geht bei einem hohen Prozentsatz der Tiere die Invasion an. Allerdings ist die Zahl der im Blinddarm angesiedelten Peitschenwürmer — wie bei fast allen Helminthen — großen Schwankungen unterworfen.

Im Duodenum und im oberen Teil des Jejunums schlüpfen aus einem der beiden Polpfröpfe der Eischale die fadenförmigen Larven I aus und dringen z. T. schon innerhalb 24 Std, meist über die Krypten der LIEBERKÜHNschen Drüsen, in die Mucosa des Darmes ein.

Vom zweiten bis zum sechsten Tag nach der Invasion liegen die Larven nahezu unbeweglich und aufgerollt im Grunde der LIEBERKÜHNschen Drüsen und im Stroma. Die Rückwanderung in das Darmlumen beginnt etwa am sechsten Tage und erreicht ihren Höhepunkt etwa am zehnten Tage post invasionem. Nach

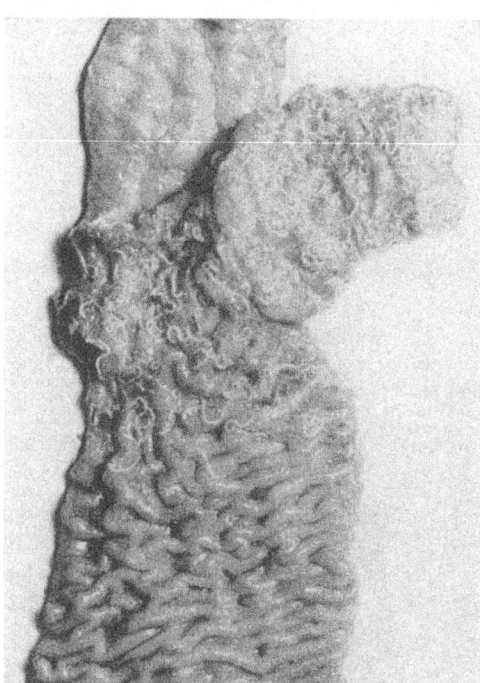

Abb. 47. Darm eines Hundes mit *Trichuris vulpis*-Befall. Nach LÄMMLER, 1958

Untersuchungen von MILLER, 1947 (zit. bei CRAIG u. FAUST, 1957) erreichen diese Larven nicht vor dem zehnten Tag nach der Invasion die unteren Teile des Darmes. Eine Häutung der Larven findet weder in der Eischale noch in den ersten zehn Tagen nach der Invasion statt. An ihrem endgültigen Ansiedlungsort im Coecum und Colon ascendens wachsen die Larven zur Geschlechtsreife heran (Abb. 47). Mit ihrem peitschenähnlichen Vorderteil bohren sich die Würmer durch das Oberflächenepithel in die Schleimhaut ein, wobei die Bohrgänge eine Tiefe bis zu $2/3$ der Schleimhaut erreichen können (BORCHERT, 1954).

Die Eier von *Trichuris vulpis* können nach einer Präpatentperiode von 70 bis 80 Tagen im Kot der Wirte nachgewiesen werden.

d) Diagnose

Zum Nachweis der charakteristischen *Trichuris*-Eier eignet sich die Anreicherung mit gesättigter Kochsalzlösung. Bei nur schwachem Peitschenwurmbefall liefert allerdings das TELEMANN-Verfahren bessere Ergebnisse (LÄMMLER, 1958). Für quantitative Untersuchungen können die üblichen quantitativen Anreicherungsmethoden herangezogen werden.

e) Die experimentelle Trichuris vulpis-Invasion des Hundes als Modellversuch für chemotherapeutische Untersuchungen

Die Peitschenwurminvasion des Hundes wird schon seit langem zur Prüfung anthelminthisch wirksamer Verbindungen herangezogen. Doch erst mit der Auffindung neuer hochwirksamer Substanzen ergab sich die Möglichkeit, die Brauchbarkeit der Modellinvasion unter Beweis zu stellen (EHRENFORD u. Mitarb., 1955; LÄMMLER, 1958).

Die Behandlung der experimentell invadierten Versuchstiere erfolgt mit Beginn der Eiausscheidung am Ende der Präpatentperiode. Die Präparate verabreicht man zweckmäßigerweise entweder in Form von Tabletten oder als Pulver bzw. Öl abgefüllt in Gelatinekapseln. Die Applikation derartiger Zubereitungen in den Rachen der Hunde ist meist einfacher und sicherer als die Eingabe eines Medikamentes mit Hilfe der Magensonde. Hinzu kommt, daß Hunde allein durch den Sondenreiz häufig mit Erbrechen reagieren.

Bei der Prüfung von *Trichuris*-Mitteln empfiehlt es sich zunächst, ein mindestens dreitägiges Kurschema anzuwenden, da die Peitschenwürmer infolge ihres intramuralen Sitzes, insbesondere im Bereich des Blinddarmes, nach einer einmaligen Gabe nur ungenügend beeinflußt werden, vorausgesetzt, daß es sich nicht um hochwirksame Substanzen handelt.

Zur Überprüfung des Behandlungserfolges dienen wöchentliche Kotuntersuchungen mit Hilfe der Kochsalzanreicherung oder des TELEMANN-Verfahrens. Der Wurmabgang wird durch Auswaschen des in den ersten 3 Tagen nach der jeweiligen Behandlung abgesetzten Gesamtkotes ermittelt. Eine Behandlung ist nur dann erfolgreich, wenn in einem Zeitraum von mindestens 3—4 Wochen nach der Behandlung keine *Trichuris*-Eier im Kot der Tiere mehr nachgewiesen werden können. Jedoch ist der einzig sichere Nachweis einer Wirksamkeit oder Unwirksamkeit einer Substanz auf Weibchen und *Männchen* nur durch die Sektion feststellbar.

Spezielle Literaturangaben über Peitschenwürmer (Trichuridae)

EHRENFORD, F. A., A. B. RICHARDS, B. E. ABREU, E. R. BOCKSTAHLER, L. C. WEAVER and C. A. BUNDE: Trichuricidal activity of phthalofyne and certain related compounds. J. Pharmacol. exp. Ther. 114, 318 (1955).

LÄMMLER, G.: Die Chemotherapie der Trichuriasis. Untersuchungen an experimentell mit Trichuris vulpis infizierten Hunden. Z. Tropenmed. 9, 204 (1958).

III. Zwergfadenwürmer (Strongyloidae)

a) Allgemeines und geographische Verbreitung

Die Strongyloidose des *Menschen* wird durch den Zwergfadenwurm *Strongyloides stercoralis* (BAVAY 1876) hervorgerufen. Die Invasion ist auch unter dem Namen

Anguillulosis bzw. Anguilluliasis bekannt. Die Strongyloidose des Menschen kommt vor allen Dingen in den warmen Ländern, aber auch in der gemäßigten Zone vereinzelt bei Bergarbeitern vor.

b) Morphologie und Entwicklung

Der Zwergfadenwurm, Kotälchen oder Darmälchen ist ein sehr kleiner Fadenwurm und besonders bemerkenswert wegen seines Generationswechsels, der von BRUMPT, NEVEU-LEMAIRE, ERHARDT (1951) folgendermaßen geschildert wird:

Es bestehen zwei Generationen, die miteinander abwechseln. Die eine Generation lebt parasitisch, die andere frei.

Die *parasitische, intestinale, filariforme* oder *strongyloide Generation* (Abb. 48) besteht wahrscheinlich nur aus Weibchen. Diese sind 2,2 mm lang und 34 μ breit. Die Vulva liegt im hinteren Drittel des Körpers, und der Uterus enthält 5—9 ellipsoide Eier von 50—58 μ Länge und 30—34 μ Breite. Die gelegentlich gefundenen, etwa 700 μ langen und angeblich zu dieser Art gehörenden Männchen haften nur oberflächlich an der Schleimhaut und werden bald mit dem Stuhl entleert (direkte, homogenetische oder parthenogenetische Entwicklung).

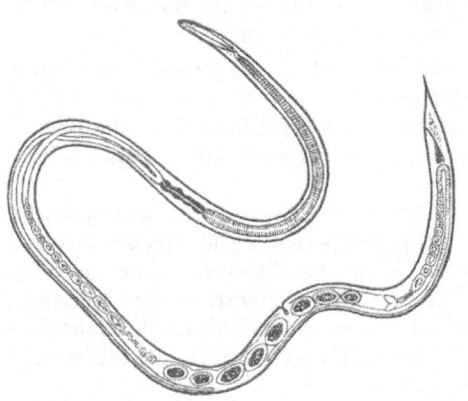

Abb. 48. *Strongyloides stercoralis*. Parthenogenetisches Weibchen. 72 ×. Nach LOOSS; aus BRUMPT, NEVEU-LEMAIRE u. ERHARDT, 1951

Die *frei lebende, stercorale* oder *rhabditiforme Generation* besteht aus beiden Geschlechtern. Das Männchen ist 0,7 mm lang und 36 μ breit, sein Schwanz ist fadenförmig gebogen, und es besitzt zwei 30 μ lange, gekrümmte Spicula. Das Weibchen ist 1 mm lang und 50 μ breit. Die Vulva liegt etwas hinter der Körpermitte. Die ellipsoiden, von einer zarten Hülle umgebenen Eier haben eine Länge von 70 μ und eine Breite von 45 μ (indirekte oder zweigeschlechtliche heterogonetische Entwicklung).

Weitere Einzelheiten sind jedem Lehrbuch der Parasitologie zu entnehmen.

c) Pathogene Bedeutung für den Menschen

Bei der Strongyloidose des Menschen handelt es sich um eine sehr hartnäckige Invasionskrankheit. Die Ursache für das oft jahrzehntelange Bestehen einer *Strongyloidesinvasion* und für gelegentlichen tödlichen Ausgang sind *Selbstinvasionen*, die nach VOGEL u. MINNING (1952) auf folgende Weise zustande kommen können:

1. Rhabditiforme Larven, die mit dem Kot in der Analgegend haften bleiben, können sich in weniger als 24 Std in filariforme Larven umwandeln, in die Analhaut eindringen und in die Blutbahn gelangen *(Autoinvasion* oder *Exoautoinvasion)*.

2. Rhabditiforme Larven aus den oberen Dünndarmpartien können sich, wenn sie z. B. bei Obstipation längere Zeit im Darm verweilen, in filariforme Larven umwandeln, die die unteren Darmpartien befallen und so die Invasion weiterführen *(Superinvasion* oder indirekte *Endoautoinvasion)*.

3. Rhabditiforme Larven können gelegentlich die Muscularis mucosae durchdringen, in die äußeren Darmschichten gelangen, wobei sie sich auf dieser Wanderung in filariforme Larven umwandeln. Es können aber auch rhabditiforme Larven in den äußeren Darmschichten vorkommen, wo sie das Lymph- bzw. Blutsystem befallen. In der Leber wurden bei beiden Typen dieser direkten *Endoautoinvasion* filariforme Larven nachgewiesen.

In der *Lunge* verursachen die *Larven* bei ihrem Übertritt in die Alveolen Hämorrhagien, Bronchitis, Bronchopneumonien und asthmatische Beschwerden. Darminvasionen können durch mehr oder weniger massiven Befall mit Larven oder durch die parthenogenetischen Weibchen hervorgerufen werden. Leibschmerzen sind ein sehr häufiges Symptom, die jahrelang bestehen können. Wegen näherer Einzelheiten über Pathogenese, Pathologie und Krankheitsbilder vgl. VOGEL u. MINNING (1952).

d) Strongyloidose der Ratte als Modellversuch zur Prüfung von therapeutischen Substanzen und experimentelle Übertragung von Strongyloides ratti SANDGROUND auf die Ratte

Für die experimentelle Übertragung der Strongyloidose auf Laboratoriumstiere eignet sich besonders der Zwerg-

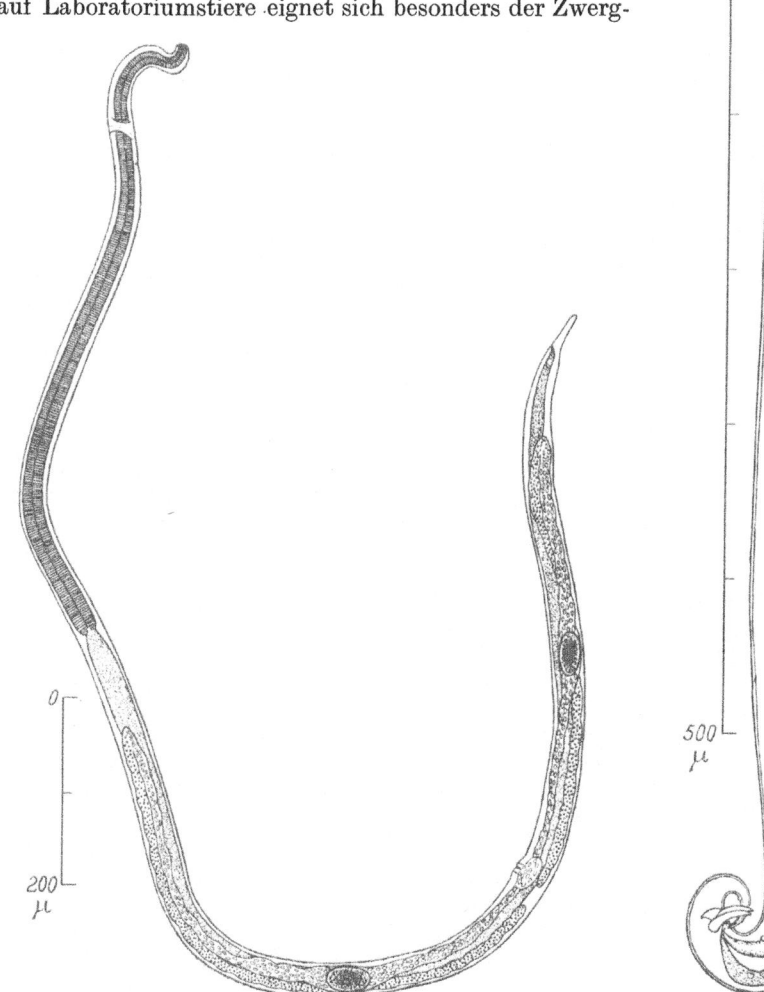

Abb. 49. *Strongyloides ratti*. Parasitisches Weibchen aus dem Dünndarm einer experimentell invadierten weißen Ratte. Nach ROMAN, 1951

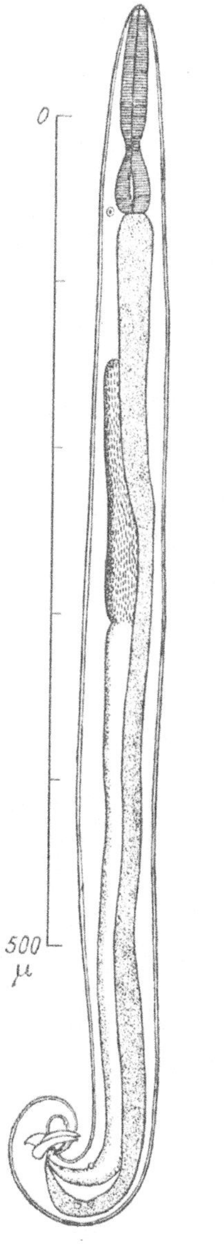

Abb. 50. *Strongyloides ratti*. Männchen der freilebenden Generation aus einer 5 Tage alten Kotkultur einer weißen Ratte. ROMAN, 1951

fadenwurm der Ratte (*Strongyloides ratti* SANDGROUND, 1925). Die parasitischen Weibchen (Abb. 49) sind im Durchschnitt 2,35 mm lang. Die freilebenden

Männchen (0,82 mm) (Abb. 50) und Weibchen (1,12—1,20 mm) (Abb. 51) sind kleiner als die parasitischen Weibchen. Die Art läßt sich besonders leicht auf die Ratte und schwerer auf die Maus übertragen (BRACKETT u. BLIZNICK, 1949).

Die Invasion der Ratte benutzte zuerst ARREAZA-GUZMAN (1935) zur Prüfung von Wurmmitteln. Der Modellversuch wurde später von ERHARDT u. DENECKE (1939) weiter ausgearbeitet.

Wenn einem zunächst keine invadierten weißen Laboratoriumsratten zur Verfügung stehen oder man von anderen Instituten keine erhalten kann, muß man wild lebende Wanderratten [*Epimys norvegicus* (ERXLEBEN)] fangen und feststellen, ob

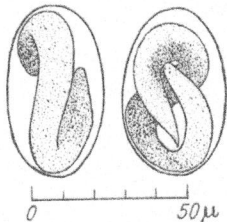

Abb. 52. *Strongyloides ratti*. Larvenhaltige „Eier". Nach ROMAN, 1951

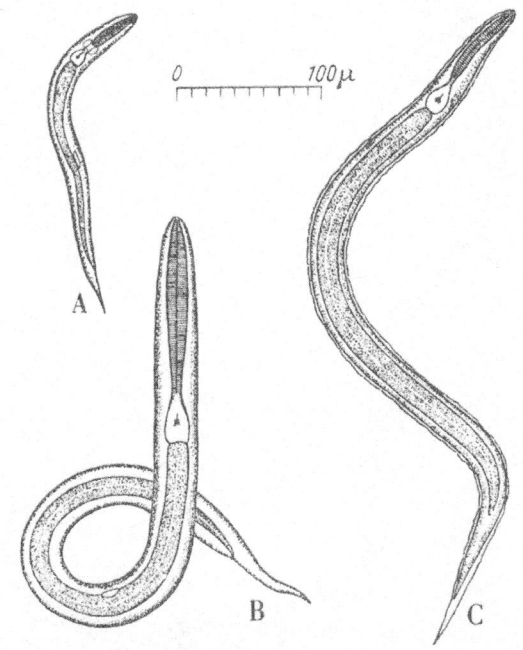

Abb. 51. *Strongyloides ratti*. Weibchen der freilebenden Generation aus einer 5 Tage alten Kotkultur einer weißen Ratte. Nach ROMAN, 1951

Abb. 53. *Strongyloides ratti*. A. Frisch geschlüpfte rhabditiforme Larve; B. Etwas älteres Stadium nach 4 Tagen; C. Rhabditiforme Larve während der 1. Häutung. Nach ROMAN, 1951

dieselben mit *Strongyloides ratti* natürlich invadiert sind. Bei diesen Ratten kommt die Invasion besonders in den USA ziemlich häufig vor. Um den Befall einer Ratte nachzuweisen, muß man im Kot der zu untersuchenden lebenden Tiere die meist zahlreichen Eier (Abb. 52) bzw. die selten vorkommenden rhabditiformen Larven (Abb. 53) des Zwergfadenwurmes auffinden. Dazu geht man folgendermaßen vor:

Man legt eine *Rattenkotkultur* an, die von BRUMPT ausgearbeitet und von LANGERON (1949 und früher) beschrieben wurde. Diese wird von ARREAZA-GUZMAN (1935) und von ROMAN (1955) dem Sinne nach folgendermaßen angesetzt: Der gesammelte und in einem kleinen Mörser mit Wasser verrührte Rattenkot wird durch engmaschige Gaze filtriert. Auf diese Art und Weise werden die größeren Kotpartikelchen zurückgehalten, während die Flüssigkeit mit den Eiern das Filter passiert. Diese eierhaltige Flüssigkeit gießt man in eine Petrischale, die vorher mit Fließpapier ausgelegt ist. Bei einer Temperatur von 27° C haben sich bereits in 2 Tagen die invasionsfähigen filariformen Stadien entwickelt (Abb. 54).

Außer dieser sehr einfachen Züchtungsmethode kann man aber auch die bei der Ancylostomiasis geschilderte *Trichterkultur* mit Kotkohlebrei anwenden (vgl. auch Abb. 62).

Da sowohl die rhabditiformen als auch die filariformen Larven von *Strongyloides* und *Ancylostoma* für den Nichtparasitologen nur sehr schwer zu unterscheiden sind, ist es notwendig, falls man gleichzeitig beide Arten in Versuch

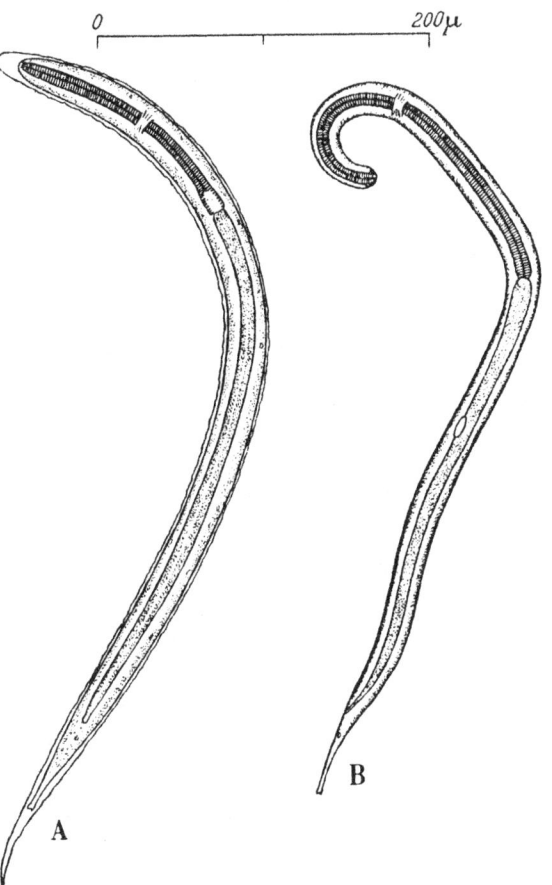

Abb. 54. *Strongyloides ratti*. A. Encystierte filariforme Larve; B. Invasionsfähige filariforme Larve nach Abwerfen der „Cyste". Nach ROMAN, 1951

nimmt, dafür zu sorgen, die Kulturen beider Arten räumlich möglichst getrennt anzusetzen, damit es nicht zu Mischinvasionen kommt. Dasselbe gilt natürlich auch für die Haltung der invadierten Laboratoriumstiere. Im übrigen ist Autoinvasion bei den Ratten möglich (BRUMPT, 1949).

Zur *percutanen* Invasion badet man die weißen Laboratoriumsratten, die vorher durch ein kurzes (10 min langes) lauwarmes Bad vom Kot, Urin usw. gereinigt wurden, in wenig Wasser von einer Temperatur von 39°C, das die gezüchteten filariformen Larven enthält, ungefähr $1^1/_2$ Std lang. In den ersten 30 Tagen nach der Invasion legen entweder die jungen *Strongyloides*-Weibchen täglich wesentlich mehr Eier ab als die alten, oder ein großer Teil der inzwischen geschlechtsreif gewordenen Würmer stirbt in diesem Zeitraum ab. Die überlebenden Würmer würden im letzteren Fall offenbar erheblich länger am Leben bleiben als die anderen und legen sehr regelmäßig ihre Eier ab. Vom 30. Invasionstage ab ist nämlich die tägliche Eiablage so konstant, daß man aus der Zahl der abgelegten Eier Rückschlüsse auf die Zahl der vorhandenen Würmer ziehen kann.

Der weitere Verlauf der Untersuchung ist derselbe wie bei der *Opisthorchiasis*. Bei der Sektion ist jedoch zu beachten, daß die Zwergfadenwürmer mikroskopisch klein sind. Man muß also den gesamten Rattendarm in zahlreiche kleine Stücke zerschneiden und die Schleimhaut dieser Darmstücke mit je einem Objektträger abschaben. Dann legt man auf jeden Objektträger einen anderen, drückt dieselben aufeinander, ohne daß vom abgekratzten Darmschleim etwas verlorengeht, und untersucht den Darmschleim bei schwacher Vergrößerung unter dem Mikroskop auf etwa vorhandene Zwergfadenwürmer.

Eine Invasion des Menschen mit *Strongyloides ratti* ist wegen der erheblichen Wirtsspezifität dieser Art nicht zu befürchten. Der Zwergfadenwurm des Menschen *(Strongyloides stercoralis)* läßt sich auch auf Hunde übertragen. Wegen der Invasionsgefahr für den Menschen ist aber davon abzuraten, mit *Strongyloides stercoralis* an Hunden im Laboratorium zu arbeiten.

Spezielle Literaturangaben über die Strongyloidose

Die wichtigste ältere Literatur ist bei Arreaza-Guzman (1935) und bei Erhardt u. Denecke (1939) angegeben.

Arreaza-Guzman, A.: Contribution expérimentale a l'étude du traitement de la Strongyloidose. Paris (1935).

Brackett, S., and A. Bliznick: An attempt to adapt Strongyloides ratti to the mouse. J. Parasit. **35**, 41 (1949).

Erhardt, A., et K. Denecke: Recherches de chimiothérapie sur la Strongyloidose des rats. Ann. Parasit. hum. comp. **17**, 199 (1939).

Roman, E.: Étude écologique et morphologique sur les Acanthocéphales et les Nématodes parasites des rats de la région lyonnaise. Mém. Mus. Nat., Ser. A. Zool., II, 49 (1951).

— Comportement des stades libres de Strongyloides ratti vis-a-vis de quelques variations du milieu. Revista Ibérica de Parasitologia, Granada (Espana). Extraordinario, 397. Marzo 1955.

IV. Hakenwürmer (Ancylostomatidae)

a) Allgemeines und Verbreitung

Einige Arten aus der Familie der Hakenwürmer spielen eine bedeutende Rolle als Erreger der Ancylostomiasis des Menschen (Hakenwurmkrankheit, Bergarbeiter-Anämie, Tunnel- oder Grubenkrankheit), deren Verbreitung sich hauptsächlich auf die Gebiete zwischen dem 30. Grad südlicher Breite und dem 40. Grad nördlicher Breite erstreckt (weitere Einzelheiten vgl. Erhardt u. Schulze, 1961). Es handelt sich dabei in erster Linie um 2 Arten, nämlich

Ancylostoma duodenale (Dubini 1843) (Abb. 55) und

Necator americanus Stiles 1902;

drei weitere Arten spielen als Gelegenheitsparasiten eine Rolle, und zwar:

Ancylostoma braziliense De Faria 1910,

Ancylostoma malayanum (Alessandrini 1905) und

Ancylostoma caninum (Ercolani 1859).

Die Gesamtzahl der Hakenwurmträger in der Welt wird von Stoll (1947) auf 457 Mill. Menschen geschätzt.

Von den genannten Arten kommen *Ancylostoma braziliense* und *Necator americanus* auch beim Hund vor; auch *Ancylostoma duodenale* läßt sich auf junge Hunde und Katzen übertragen, doch wachsen nur wenige Larven zu geschlechtsreifen Würmern heran, und der Befall ist nur von kurzer Dauer.

Wesentlich besser eignen sich dagegen für experimentelle Invasionen der Katzenhakenwurm *(Ancylostoma tubaeforme)* und der Hundehakenwurm *(Ancylostoma caninum)*, die meistens im Jejunum ihrer spezifischen Wirtstiere (Katze bzw. Hund) leben (Abb. 56). Eine außerdem häufig im Hundedarm vorkommende Art ist *Uncinaria stenocephala*. Äußerlich hat die Gattung *Uncinaria* große Ähnlichkeit mit der Gattung *Ancylostoma*, doch fehlen ihr die sog. Zähne (vgl. Abb. 57). In diesem Beitrag wird auf *Uncinaria stenocephala* nicht näher eingegangen.

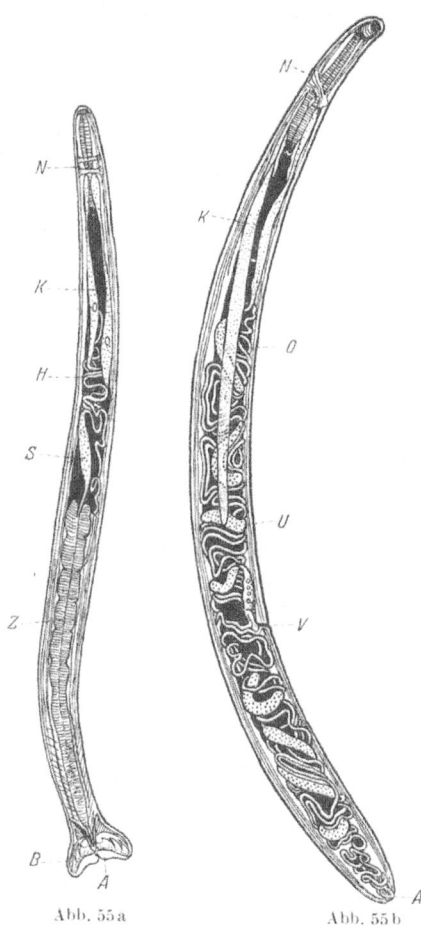
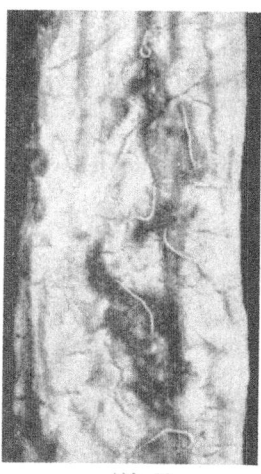

Abb. 55a u. b. *Ancylostoma duodenale*. a Männchen; *N* Nervenring, *K* Kopfdrüsen, *H* Hoden, *S* Samenblase, *Z* Zementdrüse, *B* Bursa copulatrix, *A* After. 10×. b Weibchen: *N* Nervenring, *K* Kopfdrüsen, *O* Ovar, *U* Uterus, *V* Vulva, *A* After. 10×. Nach Looss; aus Brumpt, Neveu-Lemaire u. Erhardt, 1951

Abb. 56. Hundedarm mit *Ancylostoma caninum*. Nach Fiebiger, 1947

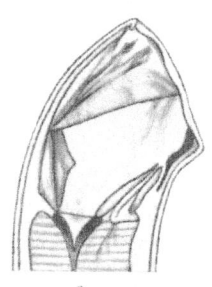
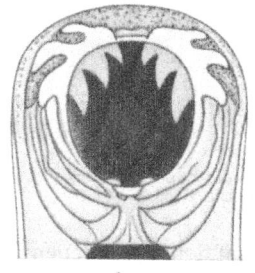
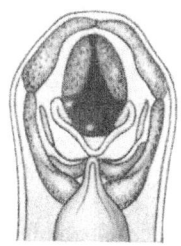

Abb. 57a—c. Vorderenden von Hakenwürmern. a *Uncinaria stenocephala*. Lateralansicht. b *Ancylostoma caninum*. Dorsalansicht. c *Uncinaria stenocephala*. Dorsalansicht. Nach Looss; aus Schmid u. Hieronymi, 1955

b) Ancylostoma tubaeforme (ZEDER, 1800) und Ancylostoma caninum (ERCOLANI, 1859)

Ancylostoma tubaeforme und *Ancylostoma caninum* sind nahe miteinander verwandt und wurden, obwohl beide Arten bereits vor über 100 Jahren beschrieben wurden, praktisch noch bis vor kurzer Zeit für identisch gehalten. Ihre artliche Eigenständigkeit wurde dann in neuerer Zeit durch die Arbeiten von BIOCCA (1954), BÖHM, 1955 (zit. bei KOTLAN, 1960), ROHDE (1959), FITZSIMMONS (1961 a, b) und BURROWS (1962) durch vergleichende Untersuchungen sichergestellt, nachdem schon vorher Übertragungsversuche Zweifel an der Identität der im Hund und in der Katze parasitierenden Hakenwürmer hatten aufkommen lassen. (Vgl. z. B. CHANDLER, 1925; SCOTT, 1929 a, b, 1930; MCCOY, 1931; FOSTER u. DAENGSVANG, 1932; BRUMPT, 1949; EICHHOLTZ u. ERHARDT, 1942).

Die Beschaffung dieser Hakenwürmer ist relativ einfach. Man muß zunächst Kotuntersuchungen von einer größeren Anzahl von Hunden und Katzen auf Eier solange durchführen, bis man natürlich invadierte Tiere findet. Da die Eier der Hundehakenwürmer [*Ancylostoma caninum* und *Uncinaria stenocephala* (RAILLIET 1884)] praktisch nicht zu unterscheiden sind, muß man die zunächst gefundenen invadierten Hunde töten und sezieren, um festzustellen, welche von beiden Arten im Darm vorkommen.

c) Morphologie

Die Männchen beider *Ancylostoma*-Arten werden durchschnittlich 7—15 mm, die Weibchen 8—13 mm lang, jedoch erreicht *Ancylostoma caninum* gegenüber *Ancylostoma tubaeforme* eine größere maximale Breite. Ein weiterer Unterschied besteht in der stärker dorsalwärts gerichteten Krümmung des Vorderendes von *Ancylostoma tubaeforme*. Beide Arten besitzen eine relativ große, aufgeblähte Mundkapsel, die jedoch bei *Ancylostoma tuabaeforme* etwas kürzer ist. Diese Mundkapsel trägt auf 2 ventralen Zahnleisten je drei Zähne, die bei *Ancylostoma tubaeforme* relativ robuster sind (Abb. 58). Daneben sind in der Mundkapsel zwei Dorsalzähne und ein

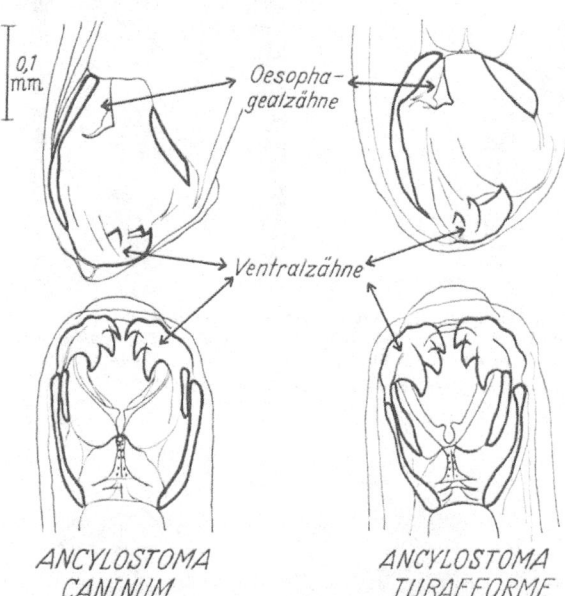
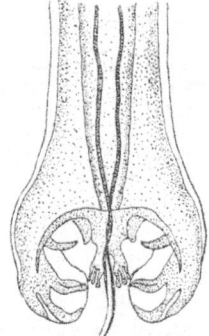

Abb. 58. Mundkapsel von *Ancylostoma caninum* und *Ancylostoma tubaeforme*. Oben Seiten-, unten Dorsalansicht. Nach ROHDE, 1959

Abb. 59. *Ancylostoma caninum*. Hinterende. Nach FIEBIGER, 1947

Paar Oesophagealzähne vorhanden, von denen letztere bei *Ancylostoma tubaeforme* weiter vorspringen und einen stärker gekrümmten oberen Rand besitzen. Der an die Mundkapsel anschließende, bei *Ancylostoma tubaeforme* etwas kürzer ausgebildete Oesophagus ist gegen den Mitteldarm durch einen Klappenapparat (Valva) begrenzt. Der Mitteldarm verläuft geradlinig und endet beim Männchen terminal in der Begattungstasche *(Bursa copulatrix)*, beim Weibchen ventral vor der Schwanzspitze *(Spina)*. Der Exkretionsporus liegt bei *Ancylostoma caninum* weiter vom Vorderende entfernt als bei *Ancylostoma tubaeforme*.

Die männlichen Geschlechtsorgane bestehen aus unpaaren Hoden, Vesicula seminalis und Ductus ejaculatorius, zu denen die Hilfsorgane bei der Begattung noch Zementdrüse, Spicula und Bursa copulatrix kommen. Die Spicula erreichen bei *Ancylostoma tubaeforme* eine Länge von 1,2—1,6 mm, während sie bei *Ancylostoma caninum* immer kürzer als 1 mm sind. Die Bursa copulatrix (Abb. 59) wird durch ein System von Rippen gestützt; sie ist bei *Ancylostoma tubaeforme* kleiner und auch sonst in einigen andern Merkmalen von der bei *Ancylostoma caninum* unterschieden (nähere Einzelheiten vgl. BIOCCA, 1954, und ROHDE, 1959).

Die weiblichen Geschlechtsorgane sind paarig angelegt und bestehen aus Ovar, Ovidukt, Uterus und Ovijektor und münden über eine unpaare Vagina mit der am Ende des 2. Körperdrittels gelegenen Vulva nach außen. Der Abstand zwischen Anus und Schwanzspitze ist bei den Weibchen von *Ancylostoma tubaeforme* etwas kleiner als bei *Ancylostoma caninum*.

Die Eier beider Arten sind etwa 60—80 μ lang und 35—50 μ breit und befinden sich bei der Ablage im 1-, 2-, 4- oder 8-Zellenstadium (Abb. 74, vgl. auch Abb. 36).

Für den Pharmakologen empfiehlt es sich, zwecks Unterscheidung dieser beiden morphologisch sehr ähnlichen Arten eine Anzahl Exemplare zur Differentialdiagnose einem Spezialisten zu senden.

d) Entwicklung

Bevor wir auf die Entwicklung der Hunde- und Katzenhakenwürmer näher eingehen, geben wir der Übersichtlichkeit halber in Form von Tab. 2 die Entwicklung des Hakenwurmes des Menschen *(Ancylostoma duodenale)* nach ERHARDT u. SCHULZE (1961) wieder.

Tabelle 2. *Übersicht über die Entwicklung des Hakenwurms (Ancylostoma duodenale).*
Nach ERHARDT u. SCHULZE (1961)

Eier
| Die mit dem Stuhl ausgeschiedenen Eier enthalten 2, 4 oder 8 Blastomeren. *Im Freien* entwickeln sich die Larven in der Eihülle und schlüpfen nach 24 Std aus.

Rhabditiforme Larven (1. Stadium)
| Bei 27°C häuten sie sich am 3. Tage, d. h., es wird eine zweite Larvenhaut gebildet und die erste abgestreift.

Filariforme Larven (2. Stadium)
| Am 5. Tage wird die 2. Häutung vorbereitet, d. h., die alte (zweite) Haut wird nur abgehoben (nicht abgeworfen) und umgibt die darunter liegende, neugebildete (dritte) Haut der Larve wie eine Scheide („Cyste").

Invasionsfähige encystierte filariforme Larven (3. Stadium, A)
| Diese Larven dringen meistens durch die unverletzte Haut (selten bei Aufnahme larvenhaltigen Wassers durch den Mund) in den Menschen ein. Hierbei wird die Scheide (2. Larvenhaut) abgestreift, d. h. die 2. Häutung beendet.

Excystierte filariforme Larven ohne Mundkapsel (3. Stadium, B)
| Sie passieren mit dem Blutstrom die rechte Herzkammer und Lunge und gelangen dann in die Luftröhre. Durch den Schluckakt gelangen sie in die Speiseröhre, von dort durch den Magen und Zwölffingerdarm in das Jejunum. Während der Wanderung beginnt die 3. Häutung und wird zwischen dem 3. und 7. Tage nach der Ansiedlung im Jejunum beendet, d. h., die 3. Larvenhaut wird abgestreift.

Larven mit provisorischer Mundkapsel (4. Stadium)
| Ungefähr am 13. Tage findet die 4. Häutung statt, d. h., die 4. Larvenhaut wird abgestreift.

Würmer mit definitiver Mundkapsel (5. und letztes Stadium)
| In 3—4 Wochen wachsen die Würmer heran.

Geschlechtsreife männliche und weibliche Würmer ————————→ *Eier*

Die Entwicklung der Hunde- und Katzenhakenwürmer sowie das Verhalten ihrer Larvenstadien wurde von mehreren Autoren studiert (z. B. Fülleborn u. Schilling-Torgau, 1911; Miyagawa, 1913, 1916; Fülleborn, 1914, 1924, 1927, 1932; Yoshida, 1920; Khalil, 1922; Asada, 1925; Yokogawa u. Oiso, 1925a, b; Yokogawa, 1926, 1927; Scott, 1928; Miyagawa

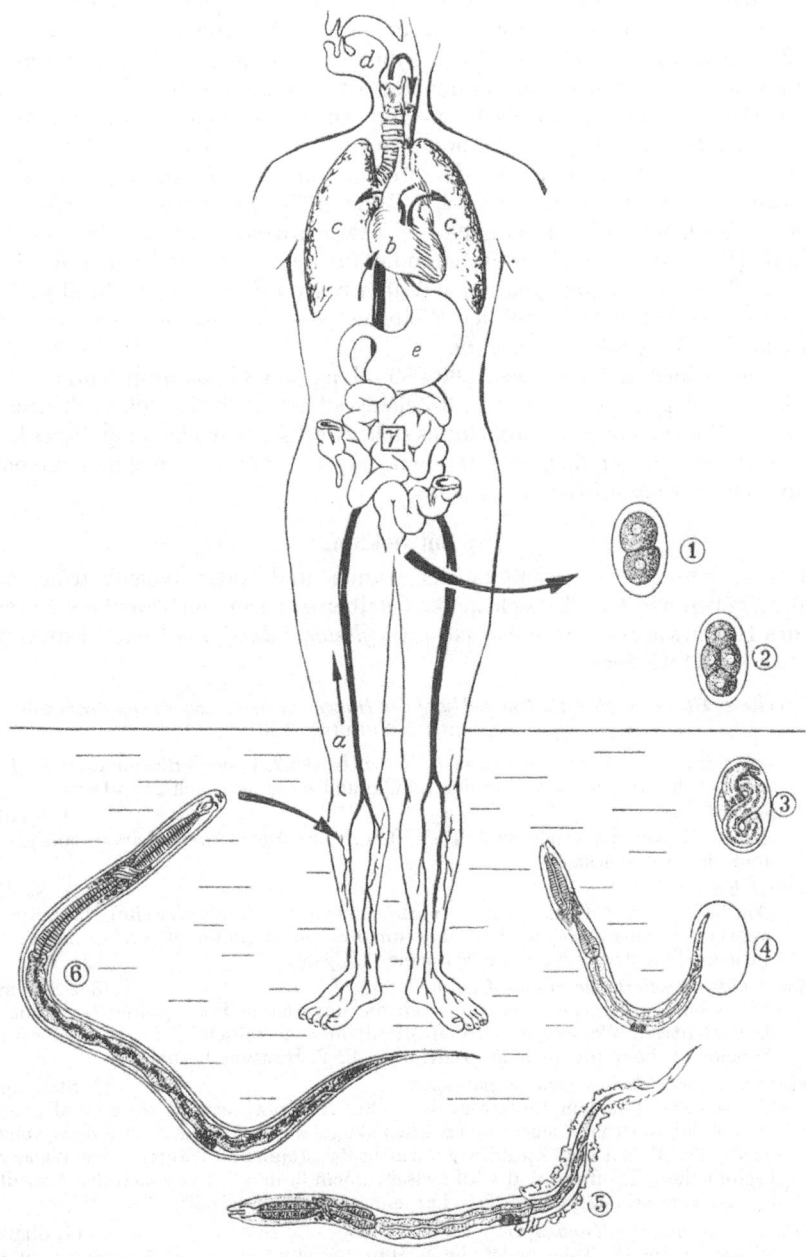

Abb. 60. *Ancylostoma duodenale*. Schematische Darstellung des Entwicklungscyclus. *1* und *2* zwei- bzw. vierzelliges, ausgeschiedenes Ei; *3* „Ei" mit Larve; *4* rhabditiforme Larve beim Schlüpfen; *5* Häutung der rhabditiformen Larve; *6* gescheidete filariforme Larve (invasionsfähig). *a—e* Wanderungsweg im Menschen: Über die Venen (*a*), zum Herzen (*b*) und über Lunge (*c*), Schlund (*d*) und Magen (*e*) zum Dünndarm (*7*). (Vergr. der Einzelabbildungen unterschiedlich). Nach Piekarski, 1954

u. OKADA, 1930, 1931; OKADA, 1931; NAGOYA, 1931a—c; NAKAJIMA, 1931; FOSTER u. DAENGSVANG, 1932; FOSTER u. CROSS, 1934, zit. bei WIGAND u. MATTES, 1958; SCHWARTZ u. ALICATA, 1934a; AKETAGAWA, 1938; MATSUSAKI, 1950a; HARADA, 1952; NICHOLS, 1956; ROHDE, 1959). Diesen Untersuchungen zufolge verläuft die Entwicklung von *Ancylostoma caninum* und *Ancylostoma tubaeforme* folgendermaßen:

Die von den begatteten Weibchen abgelegten Eier gelangen mit dem Kot ins Freie, und es entwickeln sich unter günstigen Umweltbedingungen (Wärme, Feuchtigkeit) innerhalb von 24 Std in den Eihüllen die relativ kurzen, dicken, mit einem spitz auslaufenden Schwanz versehenen ,,rhabditiformen'' Larven, die sich durch den Besitz eines Oesophagealbulbus auszeichnen (die Eier und Larven sind denen von *Ancylostoma duodenale* zum Verwechseln ähnlich, vgl. Abb. 60 u. 74). Die rhabditiformen Larven schlüpfen aus, häuten sich und ergeben die etwa 0,4 mm langen *filariformen* oder *strongyloiden* Larven, die keinen scharf ausgeprägten Bulbus mehr besitzen. Innerhalb von 4—6 Tagen nach der Eiablage erfolgt die 2. Häutung, bei der die alte Cuticula nur abgehoben — nicht abgeworfen — wird und als Schutzhülle am Larvenkörper verbleibt. Man spricht daher von *encystierten* oder *gescheideten filariformen* Larven. Erst diese sind invasionsfähig und im Gegensatz zu den filariformen Larven makroskopisch zu erkennen, da sie eine Länge von fast 1 mm erreichen; doch empfiehlt sich eine Untersuchung unter der Lupe bei schwacher Vergrößerung.

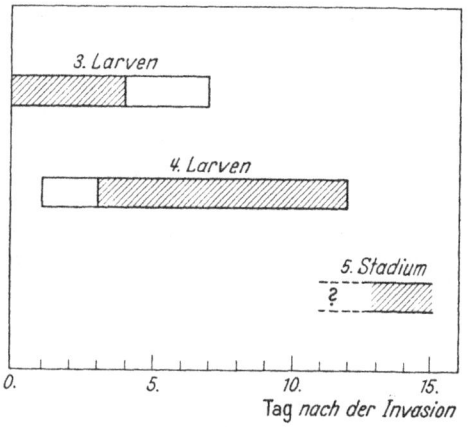

Abb. 61. Auftreten der einzelnen Entwicklungsstadien von *Ancylostoma tubaeforme* in der Katze zu verschiedenen Zeiten p.i. bei oraler Invasion. ▨ = häufiges Auftreten, ☐ = seltenes Auftreten. Nach ROHDE, 1959

Die Dauer der Entwicklung bis zur Invasionslarve ist temperaturabhängig. Als optimal erweisen sich Temperaturen von 25—30°C. Mit abnehmender Temperatur verzögert sich die Entwicklung immer mehr und kommt schließlich unterhalb von 8—10°C völlig zum Stillstand (vgl. KOTLAN, 1960), obwohl auch dann noch Embryonen und Larven längere Zeit am Leben bleiben können. Neben der Temperatur spielen Feuchtigkeit und Bodenbeschaffenheit eine wichtige Rolle für die Entwicklung.

Das freilebende, invasionsfähige Larvenstadium ist nicht zur Nahrungsaufnahme befähigt, sondern zehrt von den gespeicherten Reservestoffen, kann aber monatelang bis zu deren völligem Verbrauch am Leben bleiben.

Mit den im Boden lebenden Invasionslarven invadieren sich nun die Wirtstiere *percutan* oder *oral;* außerdem kann ein Befall auch durch *intrauterine* Invasion zustande kommen [ADLER u. CLARK, 1922; FOSTER, 1933 (zit. bei WIGAND u. MATTES, 1958) und 1935; und YUTUK, 1949 (zit. bei WIGAND u. MATTES, 1958) und 1954].

Bei *percutaner* Invasion gelangen die Larven nach Abwerfen ihrer ,,Scheide'' mit dem Blut über die rechte Herzhälfte in die Lunge und von dort über Bronchien, Luftröhre und Oesophagus in den Dünndarm, wo es zur endgültigen Ansiedlung kommt. In der Lunge oder in der Schleimhaut des Dünndarmes kommt es zur dritten Häutung. Die daraus hervorgehende 4. Larve ist durch den Besitz einer provisorischen Mundkapsel ausgezeichnet. Anschließend erfolgt in der Schleimhaut die vierte und letzte Häutung; danach wird die Geschlechtsreife erreicht.

Nach *oraler* Invasion führen die Larven meist keine Lungen-Trachea-Wanderung durch, sondern gelangen direkt über den Magen in den Dünndarm, wo sie sich ansiedeln und zum adulten Stadium heranwachsen. (Über die zeitliche Verteilung der Larven von *Ancylostoma tubaeforme* in der Katze nach oraler Invasion vgl. Abb. 61.)

Zur Frage der Unterscheidbarkeit der Larvenstadien von *Ancylostoma tubaeforme* und *Ancylostoma caninum* hat ROHDE (1959) festgestellt, daß Larven des zweiten und dritten Stadiums keine signifikanten Unterschiede in der Breite, in den Abständen After-Schwanzspitze, Vulva-Hinterende, Exkretionsporus-Vorderende und in der Länge des Oesophagus aufweisen, während derartige Unterschiede bei vierten Larven, die größer als 3—4 mm sind, auftreten.

Die Präpatentperiode beider Arten in ihren spezifischen Wirtstieren ist unterschiedlich. Sie beträgt nach ROHDE (1959) für *Ancylostoma caninum* im Hund 17—21, für *Ancylostome tubaeforme* in der Katze 21—30 Tage. Diese Feststellung deckt sich insofern mit den Angaben anderer Autoren, als auch diese eine längere Präpatentperiode für den „Katzenhakenwurm" angeben.

e) Pathologie

Die schädigende Wirkung der Hakenwürmer beruht auf dem durch sie verursachten Blutverlust der Wirtstiere. Dieser entsteht dadurch, daß die in Mucosa und Submucosa mit den Zähnen der Mundkapsel verankerten Hakenwürmer sich von Blut und Schleimhautgewebe ernähren, vor allem aber dadurch, daß sie von Zeit zu Zeit ihre Anheftungsstelle wechseln und dort blutige Wunden hinterlassen, die lange nachbluten, da das Blut durch die Einwirkung des Kopfdrüsensekretes nicht sofort gerinnt.

Nach KOTLAN (1960) äußert sich der Befall von Katzen und Hunden mit *Ancylostoma* folgendermaßen: „Ein schwacher Befall verläuft meist symptomlos. Auch ein mäßiger Befall (etwa 50—100 Würmer) kann längere Zeit hindurch ohne Krankheitserscheinungen bestehen, falls das Wirtstier in qualitativer und quantitativer Hinsicht gut genährt ist. Ein starker Befall ruft innerhalb etwa 3—4 Wochen einen augenfälligen anämischen Zustand und starke Abmagerung hervor." ERHARDT (1938) konnte feststellen, daß bei jungen Katzen schon 50 geschlechtsreife Exemplare von *Ancylostoma* zum Tode der Versuchstiere führen können.

Nach WELLS, 1931 (zit. bei KOTLAN, 1960) beträgt der durch einen einzigen Wurm verursachte Blutverlust binnen 24 Std etwa 0,8 cm^3, während FOSTER u. LANDSBERG, 1934 (zit. bei CRAIG u. FAUST, 1957) 0,1 cm^3 angeben.

f) Experimentelle Invasionen von Katzen bzw. Hunden mit Larven von Ancylostoma tubaeforme bzw. Ancylostoma caninum

Da die Larven der beiden Arten praktisch nicht zu unterscheiden sind, ist, falls man mit beiden Arten gleichzeitig arbeitet, strengstens darauf zu achten, daß Mischinvasionen vermieden werden. Man muß also die Zuchten möglichst weit entfernt voneinander ansetzen.

Voraussetzung für die Durchführung experimenteller Invasionen ist selbstverständlich die Beschaffung von Hakenwurmeiern sowie die *Züchtung von invasionsfähigen Larven*. Dies geschieht in einfachster Weise durch das Ansetzen sog. Kot-Kohle-Kulturen. Zu diesem Zweck wird der eier- bzw. larvenhaltige Kot einer invadierten Katze bzw. eines invadierten Hundes unter Hinzufügen von Wasser gründlich mit Tierkohle (z. B. Carbo medicinalis MERCK) verrührt, so daß ein fester, keinesfalls aber zu feuchter Brei entsteht, da zu hohe Feuchtigkeit und Acidität entwicklungshemmend wirken. Der Kot-Kohle-Brei wird nunmehr in Petrischalen, die mit angefeuchtetem Filterpapier ausgelegt sind, gebracht und in dicker Schicht ($^1/_2$—1 cm) ausgestrichen. Um Austrocknen zu vermeiden, werden die Deckel auf die Petrischalen gelegt (abwechselndes Austrocknen und Anfeuchten der Kulturen bewirkt nämlich das Absterben der Larven). Anschließend werden die Petrischalen mit den Kulturen in einen Thermostaten gestellt und bei 26—27° C gehalten. Innerhalb von 5—6 Tagen treten dann die ersten invasionsfähigen Larven auf.

Es besteht natürlich auch die Möglichkeit, die Züchtung bei niedrigeren Temperaturen durchzuführen (etwa bei Zimmertemperatur), doch muß man dann mit einer längeren Zeitspanne bis zum Auftreten der gescheideten filariformen Larven rechnen, da die Entwicklungsgeschwindigkeit ja temperaturabhängig ist (s. o.) und mit sinkender Temperatur langsamer abläuft. Optimale Bedingungen herrschen aber bei der oben angegebenen Temperatur von 26—27°C.

Zur Gewinnung der invasionsfähigen Larven macht man sich deren Tendenz zunutze, Oberfläche und feuchtes Milieu aufzusuchen. Zu diesem Zweck wird Wasser von einer Temperatur von etwa 37° C auf die Kulturen gegossen, die Petrischale wird hin und her geschwenkt und das nunmehr larvenhaltige Wasser in ein Gefäß abgegossen. Um festzustellen, ob auch tatsächlich invasionsfähige Larven vorhanden sind, empfiehlt es sich, eine mikroskopische Kontrolle durchzuführen; die Scheide der Invasionslarve ist bereits bei schwächeren Vergrößerungen im Hellfeld sichtbar. Da bei einmaligem Abschwemmen aber nicht alle in der Kultur vorhandenen Larven erfaßt werden bzw. noch nicht alle Larven das Invasionsstadium erreicht haben und zur Oberfläche aufgestiegen sind, kann man die beschriebene Prozedur in bestimmten Zeitabständen wiederholen. Dabei ist zu berücksichtigen, daß man dadurch die in der Kultur verbliebenen Larven einem mehrmaligen Wechsel der Feuchtigkeit aussetzt, der entwicklungshemmend bzw. abtötend wirkt (vgl. BEAVER, 1953, zit. bei PIEKARSKI, 1954). Es ist deshalb evtl. ratsam, mit dem ersten Abschwemmen länger als 5—6 Tage nach dem Ansetzen der Kultur zu warten.

Man kann die Invasionslarven aber auch *anders* als durch *Abschwemmen* gewinnen. FÜLLEBORN (1932) gibt folgende Methode an:

Die Kot-Kohle-Masse wird nach Ablauf der für die Entwicklung zur invasionsfähigen Larve notwendigen Zeit portionsweise auf Stücke von grobem Baumwollgewebe gelegt und zu etwa 6 cm großen Bündeln zusammengebunden. Anschließend taucht man diese Stoffbündel zunächst in vorher geschmolzenen und wieder auf 40° C abgekühlten 1,5%igen Agar und dann in mit warmem Wasser (etwa 45° C) gefüllte Spitzgläser. Dabei müssen die Bündel völlig vom Wasser bedeckt sein, dürfen aber den Boden der Spitzgläser nicht berühren. Nunmehr können sich die Larven aus den Bündeln herausbohren. Durch die Tränkung mit dem Agar wird eine Verunreinigung des Wassers durch die Kohle sowie größtenteils ein Hindurchtreten möglicherweise vorhandener „freilebender" Nematoden vermieden, während die *Ancylostoma*-Larven ungehindert passieren können (vgl. FÜLLEBORN, 1925). Die Larven sinken nach dem Heraustreten aus den Bündeln auf den Boden der Spitzgläser und können von dort mittels einer Pipette aufgenommen werden.

Eine *zweite Methode*, invasionsfähige Hakenwurmlarven *zu züchten*, wurde von FÜLLEBORN (1911, 1921, 1924, 1932) entwickelt, um bei *Ancylostoma duodenale*, *Necator americanus* und *Strongyloides stercoralis* Laboratoriumsinvasionen zu vermeiden. ERHARDT (1951) beschreibt dieses Verfahren folgendermaßen: „FÜLLEBORN (1924) hat einen besonderen Züchtungsapparat hergestellt, die sog. Trichterkultur, der von ERHARDT (1938) modifiziert wurde und in Abb. 62 wiedergegeben ist. Durch diesen Züchtungsapparat werden Laboratoriumsinvasionen vermieden. Die Einzelheiten des Apparates sind aus der Abb. 62 zu ersehen. Der eierhaltige Kohle-Kot-Brei wird auf sterilem Sand ausgebreitet. Der Sand wird vorher in ein geschwärztes trichterförmiges Drahtgewebe gebracht, das seinerseits auf einem

Glastrichter liegt. Man bringt den ganzen Züchtungsapparat in einen Thermostaten von 25—30° C. Nach 5—6 Tagen treten die ersten invasionsfähigen Larven auf, jedoch bleiben dieselben mindestens mehrere Monate am Leben. Will man die Larven gewinnen, so nimmt man den Züchtungsapparat aus dem Thermostaten heraus, gießt in den Blechtrichter so viel heißes Wasser, bis es aus dem 10 mm großen Loch (auf der rechten Seite der Abb. 62) hinauszulaufen beginnt. Die nun aufsteigenden Wasserdämpfe schlagen sich auf dem Drahtgewebe nieder und locken die invasionsfähigen Larven an, die sich zu Hunderten als sog. ‚Zöpfchen' auf dem Gewebe ansammeln. Man entnimmt nun die Larven in großer Anzahl, indem man die ‚Zöpfchen' mit einer Platinöse abhebt oder indem man auf die Kultur bzw. die Gaze eine etwas angefeuchtete Petrischale umgekehrt hinauflegt, in der sich Larven sammeln."

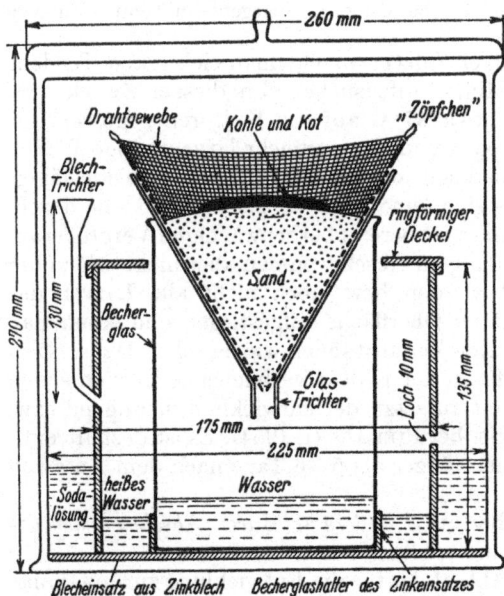

Abb. 62. Züchtungsapparat für Larven von *Ancylostoma*, *Necator* und *Strongyloides*. Gießt man in den Blechtrichter heißes Wasser, so wandern die invasionsfähigen Larven aus dem Kot-Kohle-Brei in die äußersten Spitzen des Drahtgewebes, wo sich die aufsteigenden Wasserdämpfe niedergeschlagen haben, und sammeln sich hier in sog. „Zöpfchen", die aus Hunderten von Larven bestehen können. Die Sodalösung verhindert ein Entweichen der Larven. Nach ERHARDT unter Zugrundelegung der Trichterkultur nach FÜLLEBORN; aus BRUMPT, NEVEU-LEMAIRE u. ERHARDT, 1951

Schließlich sei noch erwähnt, daß Larven von *Ancylostoma caninum* auch auf Hühnerembryonen- oder Rattenleberextrakten gezüchtet werden können (WEINSTEIN, 1949; zit. bei CRAIG u. FAUST, 1957).

Mit den auf die eine oder andere Weise gewonnenen invasionsfähigen Larven können nun Katzen bzw. Hunde percutan oder oral invadiert werden. Im ersteren Falle spritzt man zweckmäßigerweise eine abgezählte Larvenmenge subcutan in den Rücken der Katze bzw. des Hundes. Obwohl die percutane Invasion einen bestimmt stärkeren Befall bewirkt (KOTLAN, 1960), ist die orale Invasion doch die häufiger angewandte Methode. Zu diesem Zweck verabreicht man üblicherweise 150—200 Larven pro Versuchstier in einer geringen Wassermenge mit der Schlundsonde.

Da bei jungen Katzen im Gewicht von 600—700 g schon 50 geschlechtsreife *Ancylostoma*-Würmer zum Tode der Versuchstiere führen können, empfiehlt ERHARDT (1938), Katzen mit nur 100—150 Larven zu invadieren, weil nur ein Teil der Larven angeht (s. u.). Zur Durchführung einer quantitativen Invasion geht man nach ERHARDT (1938) am besten folgendermaßen vor:

„Zu diesem Zwecke bringt man die Larven in ein graduiertes Gefäß und füllt es mit Wasser bis zu 7,5 cm³ an. Das mit dem larvenhaltigen Wasser ausgefüllte Gefäß wird jetzt gut durchgeschüttelt und ein „kleiner Tropfen" (0,075 cm³) der Flüssigkeit in die Zählkammer von ZSCHUCKE (1931) getan und die Anzahl der Larven darin festgestellt. Dasselbe geschieht mit einer zweiten Probe. Die hundertfache Anzahl des gefundenen Durchschnittswertes ergibt die ungefähre Menge der im graduierten Gefäß vorhandenen Larven, woraus sich leicht errechnen läßt, wieviel der Flüssigkeit man braucht, um das Versuchstier mit 100—150 Larven zu infizieren. Nun wird die larvenhaltige Flüssigkeit im Gefäß noch einmal gut durchgeschüttelt und die entsprechende Menge zur Invasion verwandt.

Eine andere einfache Invasionsmethode ist folgende: Man ermittelt aus 2 Proben quantitativ die in 1 g des Kotes vorkommende Eierzahl (s. u.). Dann setzt man die Kultur mit einer Kotmenge an, die rechnerisch etwa 200 Ancylostomaeier enthält. Erscheinen in der Kultur die invasionsfähigen Larven, so verrührt man die gesamte Menge des Kohlekotbreies mit viel Wasser und gibt die larvenhaltige Flüssigkeit den Katzen mit der Schlundsonde per os."

Bei der oralen Invasion von Katzen verwendet man am besten die in den pharmakologischen Instituten üblichen Holzkästen, die einen verschiebbaren Deckel mit halbkreisförmigem Ausschnitt besitzen. Ein weiterer halbkreisförmiger Ausschnitt befindet sich an der Vorderseite des Kastens. Die Katze wird nun so eingesetzt, daß ihr Hals nach dem Zuschieben des Deckels in der sich aus den beiden Ausschnitten ergebenden Öffnung steckt. Durch eine verschiebbare und feststellbare Platte wird verhindert, daß sich die Katze bewegen kann. Nach Einführung eines durchlöcherten Holzknebels in die Schnauze der Katze kann dann eine angefeuchtete Gummisonde eingeführt werden, und die Verabreichung der Invasionslarven erfolgen.

Über den Prozentsatz der Larven, die sich nach oraler Invasion im Darm zu geschlechtsreifen Würmern entwickeln, gehen die Angaben der verschiedenen Autoren auseinander. Der Durchschnitt dürfte bei einem oder zwei Dritteln liegen (vgl. SARLES, 1929c; ERHARDT, 1938).

g) Die Ancylostomiasis der Katze und des Hundes als Modell zur Prüfung von therapeutischen Substanzen

Die Testierungsmethode wurde zunächst von HALL (1921) angewandt und von ERHARDT (1938) weiter ausgearbeitet. Zunächst sind mehrere quantitative Untersuchungen des Katzen- bzw. Hundekotes in Abständen von 24 Std notwendig. Anschließend kann die Applikation der zu prüfenden Substanz erfolgen, an die sich wiederum mehr oder weniger quantitative Untersuchungen des Kotes anschließen müssen. Abgesehen von der von ERHARDT (1938) geschilderten quantitativen Eierzählmethode, hat sich für Routineuntersuchungen der einfacher durchzuführende quantitative TELEMANN nach ERHARDT (1941) bewährt. Man geht dabei folgendermaßen vor: ,,Die innerhalb von 24 Std abgelegten Stuhlmengen werden durch Hinzufügen von mehr oder weniger Wasser (nach Augenmaß) möglichst auf dieselbe flüssige Konsistenz gebracht, gründlichst verrührt und abgemessen. Von diesem flüssigen Kot werden von verschiedenen Stellen mit einem kleinen Löffel insgesamt 1,5 cm^3 in ein graduiertes bzw. mit einer entsprechenden Marke versehenes Zentrifugenglas getan und nach der Anreicherungsmethode von TELEMANN behandelt. Nach dem zweiten Zentrifugieren wird nur so viel Wasser abgegossen, daß im Zentrifugenglas 1,5 cm^3 eierhaltige Flüssigkeit übrigbleibt; diese wird mit einem kleinen Glasstab verrührt und in die Zählkammer von ZSCHUCKE gebracht, die 0,075 cm^3 faßt. Die in der Kammer gefundene Anzahl der Eier muß mit 20 multipliziert werden, um die Zahl der Eier in der verwendeten Kotprobe (1,5 cm^3) zu finden. Aus dem so erhaltenen Wert und der Gesamtmenge des flüssigen Kotes läßt sich leicht errechnen, wieviel Eier innerhalb von 24 Std abgelegt wurden" (ERHARDT, 1951).

Abgetötete, aber nicht schnell ausgeschiedene Ancylostoma werden im Darm der Katze bzw. des Hundes zersetzt.

Die Anzahl der Eier, die ein Hakenwurmweibchen täglich legt, hängt zunächst von der Species ab. Die Resultate der Autoren, die Ancylostoma caninum auf die

Eiablage untersucht haben, weichen erheblich untereinander ab. HERRICK (1928) fand, daß ein Weibchen von *Ancylostoma caninum* im Hund im Durchschnitt 10000 Eier legt. Das Alter der Würmer und die Stärke der Invasion ist bei der Eiablage von großer Bedeutung; so fand SARLES (1929a), daß die Eiablage bei 23 Tage alten Würmern im Hund zwischen 4300 und 8800 schwankte, während 31 Tage alte Würmer 7200—28400 Eier ablegten. Bei starker Invasion war die tägliche Eiablage eines Weibchens geringer als bei schwacher. (Zur Abhängigkeit der Eiproduktion von Befallstärke und Superinvasionen vgl. KRUPP, 1961.)

ERHARDT (1938) stellte fest, daß bei einer Katze, die natürlich mit *Ancylostoma tubaeforme* invadiert war, ein Weibchen täglich 7300 Eier, errechnet als Durchschnittswert von 54 Versuchstagen, legte, und daß bei einer anderen ebenfalls natürlich invadierten Katze der entsprechende Wert 9500 betrug, errechnet als Durchschnittswert von 14 Versuchstagen.

Bei der großen Variation in der Menge der täglich abgelegten Eier ist es demzufolge nicht möglich, aus der Zahl der Eier genaue Rückschlüsse auf die Zahl der Parasiten zu machen, was man z. B. bei *Opisthorchis* kann. So legten bei den Untersuchungen die einzelnen Katzenhakenwurmweibchen im Durchschnitt pro Tag in 1 g Trockenkot 373—2520 Eier. Das Verhältnis zwischen Männchen und Weibchen ist im allgemeinen 1: 1. Aus allen diesen Gründen ist für quantitative Arbeiten größter Wert darauf zu legen, die Katzen möglichst gleichmäßig mit 100—150 *Ancylostoma*-Larven zu infizieren.

Die natürliche Lebenslänge von *Ancylostoma caninum* ist nach den Untersuchungen von SARLES (1929b) in jungen Hunden sehr verschieden. Die meisten Würmer gehen im ersten halben Jahr nach der Infektion zugrunde, während einige ungefähr zwei Jahre am Leben bleiben.

Da nach Geben eines Medikamentes die Weibchen bekanntlich mit der Eierproduktion aufhören können, ohne selbst abgetötet zu sein, da ferner auch die Würmer abgetötet und im Darm verdaut sein können, ohne mit dem Kot abzugehen, und da endlich das Präparat nicht auf die Männchen zu wirken braucht, ist zum Schluß einer Untersuchung stets die *Sektion* notwendig.

h) Experimentelle Invasionen von Nagetieren und Insekten mit Hakenwurmlarven

Außer einer Invasion der spezifischen Endwirte, in denen die Larven zu geschlechtsreifen Hakenwürmern heranwachsen, ist es auch möglich, andere Tiere zu invadieren, wobei es allerdings nur zu einer geringfügigen Weiterentwicklung kommt (MIYAGAWA, 1916; YOKOGAWA u. OISO, 1925a, c; HUNG, 1925; YOKOGAWA, 1926; FÜLLEBORN, 1926, 1927; SCOTT, 1927, 1928; NAKAJIMA, 1931a, b; NAGOYA, 1931d; SCHWARTZ u. ALICATA, 1934b; KERR, 1935, 1938a, b (zit. bei PIEKARSKI, 1954); SAWADA, 1935, 1936; MATSUSAKI, 1950b; COX, 1952a, b; LINDQUIST, 1952; NICHOLS, 1956; SOH, 1958; ROHDE, 1959; u. a.]. Die genannten Autoren invadierten Nagetiere (Mäuse, Ratten, Meerschweinchen, Hamster, Kaninchen) per os oder percutan mit Larven von verschiedenen Hakenwurmarten, z. B. von *Ancylostoma duodenale, Ancylostoma caninum, Ancylostoma tubaeforme, Necator americanus* oder *Uncinaria stenocephala*.

Bei der Invasion der Nagetiere kann in der gleichen Weise verfahren werden, wie dies für die Invasion von Katzen bzw. Hunden mit Larven von *Ancylostoma tubaeforme* bzw. *Ancylostoma caninum* beschrieben wurde.

Mit Ausnahme der Larven von *Uncinaria* (FÜLLEBORN, 1927) führen die Larven aller Arten sowohl nach oraler als auch percutaner Invasion eine Körperwanderung in den Nagetieren durch, ohne daß die Entwicklung allerdings weiter als bis zur beginnenden dritten Häutung geht.

Die auf Grund der bisherigen Untersuchungen ermittelte Lebensdauer der Larven in den unspezifischen Wirten ist für die verschiedenen Species verschieden. Das Maximum von über einem Jahr erreichen die Larven von *Ancylostoma caninum* (MATSUSAKI, 1950; NICHOLS, 1956).

Neuerdings berichtet LITTLE (1961) darüber, daß sich auch Schaben *(Blattella germanica, Periplaneta americana, Periplaneta fuliginosa)* und Mehlkäfer *(Tenebrio molitor)* mit Larven von *Ancylostoma caninum* invadieren lassen. Dies geschieht, indem man die Insekten auf die Kot-Kohle-Kulturen setzt oder ihnen invasionsfähige Larven in die Leibeshöhle injiziert. Lebende Larven, die sich jedoch nicht weiter entwickeln, konnten in verschiedenen Organen, besonders aber in den MALPIGHIschen Gefäßen (Exkretionsorganen) noch 80 Tage p.i. nachgewiesen werden. Nach 38 Tagen p.i. aus Schaben wiedergewonnene Larven konnten erfolgreich auf Mäuse übertragen werden, so daß Insekten bzw. Nagetiere möglicherweise als Stapelwirte für Hakenwurmlarven dienen.

Spezielle Literaturangaben über Hakenwürmer (Ancylostomatidae)

Die im Text angeführten, in diesem Verzeichnis aber nicht angegebenen Arbeiten sind bei ERHARDT (1938), ERHARDT u. SCHULZE (1961) und ROHDE (1959) zitiert.

ADLER, S., and E. J. CLARK: Intra-uterine infection with Ancylostoma caninum in dogs. Ann. trop. Med. Parasit. **16**, 353 (1922).

AKETAGAWA, H.: Some experimental contributions on oral and cutaneous infection of hookworms. Jap. J. exp. Med. **16**, 85 (1938).

ASADA, J.: Studies on the development of ancylostoma with special reference to the meaning of per-os infestations. Tokyo Iji-Shinshi (Tokyo Med. News), No. 2438 (1925).

BURROWS, R. B.: Comparative morphology of Ancylostoma tubaeforme (ZEDER, 1800) and Ancylostoma caninum (ERCOLANI, 1859). J. Parasit. **48**, 715 (1962).

COX, H. W.: The effect of concurrent infection with the dog hookworm, Ancylostoma caninum, on natural resistance of mice to infection with Trichinella spiralis. J. Parasit. **38** (Suppl.), 19 (1952a).

— The effect of concurrent infection with the dog hookworm, Ancylostoma caninum, on the acquired resistance of mice to infection with Trichinella spiralis. J. Parasit. **38** (Suppl.), 20 (1952b).

ERHARDT, A.: Testierungsmethode Ancylostoma-wirksamer Präparate und chemotherapeutische Untersuchungen an der Ancylostomiasis der Katze. Arch. Schiffs- u. Tropenhyg. **42**, 108 (1938).

—, u. W. SCHULZE: Die Verbreitung der Ankylostomiasis des Menschen unter besonderer Berücksichtigung der Angaben seit 1939. Welt-Seuchen-Atlas, Teil III, 137 (1961).

FITZSIMMONS, W. M.: Observations on the parasites of the domestic cat. Vet. Med. **56**, 68 (1961a).

— The so-called cat and dog strains of Ancylostoma caninum. Vet. Rec. **73**, 585 (1961b).

FOSTER, A. O.: Further observations on prenatal hookworm infection of dogs. J. Parasit. **21**, 302 (1935).

FÜLLEBORN, F.: Experimenteller Nachweis für den Übergang von Hakenwurmlarven aus dem Blute der Lungenarterien in die vom großen Kreislauf versorgten Organe. Arch. Schiffs- u. Tropenhyg. **30**, 679 (1926).

— Über die Taxen und das sonstige Verhalten der infektionsfähigen Larven von Strongyloides und Ancylostoma. Zbl. Bakt., I. Abt. Orig. **126**, 161 (1932).

HARADA, F.: Investigations of Hookworm larvae. 1. On the phototropism of infective larvae of Ancylostoma caninum. Yokohama Med. Bull. **3**, 34 (1952).

HUNG, S. L.: Note on attempts to infect rats with human hookworms. J. Parasit. **14**, 113 (1925).

KERR, K. B.: Resistance in mice to Ancylostoma caninum. J. Parasit. **21**, 427 (1935).

— Attempts to induce an artificial immunity against the dog hookworm, Ancylostoma caninum, and the pig ascaris, Ascaris lumbricoides suum. Amer. J. Hyg. **27**, 52 (1938a).

KHALIL, M.: Thermotropism in Ancylostoma larvae. Proc. roy. Soc. Med., Sect. Trop. Dis. a. Paras. **15**, 16 (1922).

KRUPP, I. M.: Effects of crowding and of superinfection on habitat and egg production in Ancylostoma caninum. J. Parasit. **47**, 957 (1961).

LINDQUIST, W. D.: Infections of Ancylostoma caninum in abnormal hosts. J. Parasit. **38**, 80 (1952).

LITTLE, M. D.: Observations on the possible role of insects as paratenic hosts for Ancylostoma caninum. J. Parasit. **47**, 263 (1961).

MATSUSAKI, G.: Studies on the life history of the hookworm. Yokohama Med. Bull. **1**, 111 (1950) und **2**, 154 (1950).

MIYAGAWA, Y.: Über den Wanderungsweg des Ancylostomum duodenale (caninum) bei oraler Infektion. Vorläufige Mitteilung. Zbl. Bakt., I. Abt. Orig., **68**, 201 (1913).

—, and R. OKADA: Biological significance of the lung journey of Anchylostoma larvae in the normal host. Jap. J. exp. Med. 8, 285 (1930) u. **9**, 151 (1931).

NAGOYA, T.: Fate of Anchylostoma caninum larvae orally or percutaneously transmitted etc. Jap. J. exp. Med. **9**, 573, 587, 595 u. 603 (1931).

NAKAJIMA, K.: Experimental study on the development of Anchylostoma duodenale. Jap. J. exp. Med. **9**, 553 u. 569 (1931).

NICHOLS, R. L.: The etiology of visceral larva migrans. II. Comparative larval morphology of Ascaris lumbricoides, Necator americanus, Strongyloides stercoralis and Ancylostoma caninum. J. Parasit. **42**, 363 (1956).

OKADA, R.: Experimental studies on the oral and percutaneous infection of Anchylostoma caninum. Jap. J. exp. Med. **9**, 209, 223, 237 u. 269 (1931).

ROHDE, K.: Vergleichende Untersuchungen über die Hakenwürmer des Hundes und der Katze und Betrachtungen über ihre Phylogenie. Z. Tropenmed. **10**, 402 (1959).

SAWADA, T.: On the migration of the larvae of A. duodenale in cutaneously infected nonspecific hosts and histological findings of the organs in their course of migration. Keio-Igaku, Collected Papers, **9**, 1843 (1935).

— Observations on growth and development of A. duodenale in non-specific host. Keio-Igaku, Collected Papers, **10**, 67 (1936).

SCHWARTZ, B., and E. ALICATA: Development of Ancylostoma caninum following percutaneous infection. J. Parasit. **20**, 326 (1934a).

— — Development of the human hookworm, Necator americanus, in guinea-pigs. Amer. J. Hyg. **20**, 317 (1934b).

SCOTT, J. A.: An experimental study of the development of Ancylostoma caninum in normal and abnormal hosts. Amer. J. Hyg. 8, 158 (1928).

— Strains of the dog hookworm, Ancylostoma caninum, specific to the dog and the cat. Science **69**, 526 (1929b).

SOH, C. T.: The distribution and persistance of hookworm larvae in the tissues of mice in relation to species and to routes of inoculation. J. Parasit. 44, 515 (1958).

YOKOGAWA, S.: Results of comparative studies on oral and cutaneous infection of dogs with Anchylostoma caninum. Trans. Jap. Path. Soc. 17, 1 (1927).

YOSHIDA, S.: A new course for migrating Ancylostoma and Strongyloides larvae after oral infection. J. Parasit. 7, 46 (1920).

YUTUC, L. M.: The incidence and prepatent period of Ancylostoma caninum and Toxocara canis in prenatally infected puppies. J. Parasit. 40 (Suppl.), 18 (1954).

V. Madenwürmer (Oxyuridae)

a) Allgemeines und Verbreitung der Menschenoxyuren

Die einzige zu der Familie der Oxyuridae gehörende, beim Menschen vorkommende Art ist der kosmopolitisch verbreitete Madenwurm [*Enterobius (= Oxyuris) vermicularis* (L. 1758)]. Die Zahl der befallenen Menschen wird von STOLL (1947) mit 209 Millionen angegeben, eine Zahl, die auf Grund der oft falschen Nachweismethoden der Eier sicher zu gering ist. Nähere Angaben über die Biologie und Therapie der Menschenoxyuren vgl. Tab. 3.

In *pathologischer* Hinsicht stellt die Oxyuriasis der Menschen im allgemeinen mehr eine „Plage" als eine Krankheit dar; vgl. ERHARDT u. WIGAND, 1949 (zit. bei WIGAND u. MATTES, 1958). Zur *Therapie* der Oxyuriasis kommen heute praktisch nur noch Piperazinpräparate in Frage (vgl. u. a. ERHARDT, 1955a, b).

Enterobius vermicularis ist außer beim Menschen nur noch ausnahmsweise bei Affen nachgewiesen worden und läßt sich auf Grund dieser hohen Wirtsspezifität nicht auf die üblichen Laboratoriumstiere übertragen. Nahe verwandte Arten kommen aber bei Laboratoriumstieren vor, nämlich

Passalurus ambiguus (RUDOLPHI, 1819) beim Kaninchen (ERHARDT u. GIESER, 1941, zit. bei PIEKARSKI, 1954);

Syphacia obvelata (RUDOLPHI, 1802) bei der Maus (vgl. HUSSEY, 1956, 1957);

Aspiculuris tetraptera (NIETSCH, 1821) bei der Maus und zahlreichen anderen Nagetierarten (vgl. MATHIES, 1959a), aber selten bei der Ratte.

Da keine der genannten Arten auf den Menschen übertragbar ist, besteht für den Experimentator beim Arbeiten mit Nagetieroxyuren keine Gefahr, sich zu invadieren.

Tabelle 3. *Wichtigste Daten zur Biologie der Oxyuriasis (Enterobiasis) und ihre Behandlung nach* ERHARDT

(Unter Zugrundelegung der klinischen Tab. VI/1 der Med. Klin. **1949** Nr. 4, verändert nach ERHARDT)

Daten aus dem Entwicklungsgang der Oxyuren	*Möglichkeiten der Therapie der Oxyuriasis*
Infektion mit Oxyuren-„Eiern", die innerhalb der Eihülle bereits die Larven enthalten.	*Vermeidung weiterer Infektionen* (Ohne weitere Infektion ist die Oxyuriasis spätestens nach 101 Tagen von selbst ausgeheilt.) Konsequent 2 bis 3 Monate lang regelmäßig jeden Morgen und jeden Abend After waschen. (Dadurch werden 99% der abgelegten Wurmeier entfernt.) Analsalben töten zwar weder die Wurmeier noch die weiblichen Würmer, dämmen aber die Verbreitung der Wurmeier ein durch Verkleben der Eier und Beseitigung des Juckreizes. Systematische Anwendung des Staubsaugers im Schlafzimmer (Bett!), in Schulräumen usw. Nach jedem Stuhlgang und vor jedem Essen die Hände waschen.
durch *Mund* (mit verunreinigter Nahrung oder Staub) oder *Nase* (mit Einatmungsluft, die Oxyuren-Eier enthält, wie an Plätzen mit vielen Oxyuren-Trägern [Schulräumen!] möglich)	
oder ausnahmsweise *per anum* durch Rückwanderung der am After gelegentlich geschlüpften Larven („Retrofektion")	
im *Magen* oder *Dünndarm* Schlüpfen der Larven aus der Eihülle	
Larvenentwicklung im Lumen oder z. T. in der Schleimhaut des Dünndarms und der Appendix (intramurale Larven) oder in den Schleimhautkrypten (intrakryptale Larven)	
Weibchen 0,8—1,2 cm lang / Männchen 0,5 cm lang	*Beseitigung der Oxyuren durch Piperazin* Ätiologische Wirkung außer bei Piperazin nur bei wenigen Substanzen — und dann nur in verhältnismäßig hoher Dosierung — nachgewiesen. Kriterium für die Wirksamkeit der Mittel: Nach Applikation zunächst Massenabgang von Würmern, danach dürfen 5 Wochen weder Würmer noch Wurmeier am After oder im Stuhl gefunden werden. Da intramurale und intrakryptale Larven medikamentös nicht angreifbar sind, ist vielfach 10 Tage nach der ersten Kur eine Wiederholungskur mit Piperazinpräparaten zweckmäßig. Kurzkuren sind im allgemeinen unwirksam.
Kopulation	
Männchen bleiben in den oberen Darmabschnitten, werden nach ihrem Tode hier z. T. zersetzt.	
Caecum: bevorzugter Sammelort der Weibchen.	
Anus: Weibchen steigen kurz vor ihrem Lebensende zum Rectum herab, werden dann entweder mit Stuhlgang ausgeschieden oder kriechen aktiv aus dem After heraus.	*Beschleunigung der Entfernung der kurz vor der Eiablage befindlichen Oxyuren* Rectale Einläufe mit möglichst kühlem (lauwarmem) Wasser bzw. Seifenwasser. Die Infektion kommt dadurch zwar meist nicht zum Erlöschen, die Möglichkeit zur Reinfektion und ebenso die zur „Retrofektion" werden aber stark eingedämmt. Zusätze zur Einlaufflüssigkeit, z. B. Knoblauch u. ä., erhöhen nicht die Wirksamkeit.
Anus-Umgebung: Ein begattetes Weibchen liefert etwa 12000 Eier, in Form eines Geleges von 1 mm Durchmesser oder verstreut sie. Danach stirbt es.	*Vernichtung der Oxyuren-Weibchen und -Eier in der Anus-Umgebung* Medikamentöse Abtötung der Oxyuren-Weibchen und -Eier am Anus ist nicht möglich. Abtreibung der Oxyuren-Weibchen durch Piperazin. Eindämmung des Verstreuens der Oxyuren-Eier durch Salben.
Unter Einfluß des Luftsauerstoffs und bei Körperwärme entwickelt sich in der Eihülle der Embryo innerhalb 6 Std zur Larve.	
Erst in diesem Stadium sind die „Eier" infektionsfähig. (In ausgetrockneten, verstäubten „Eiern" bleibt die invasionsfähige Larve wochenlang lebend.)	*Vermeidung des Transports von Oxyuren-„Eiern" an Stellen, von denen aus sie zur Infektion führen können* (s. oben) In erster Linie Bekämpfung der Infektionsquelle, also der Eiablage am After (s. oben). Entfernung der ausgestreuten Wurmeier mit dem Staubsauger. Anwendung von Salben.
Infektion mit infektionsfähigen Oxyuren-„Eiern" (s. o.).	

Zeitspanne zwischen Infektion und Eiablage in der Anus-Umgebung 37–101 Tage

b) Passalurus ambiguus (Rudolphi, 1819)

1. Morphologie

Passalurus ambiguus besitzt vier Kopfpapillen, sowie schmale Seitenanhänge an der Kopfgegend (Abb.63A); das kurze Vestibulum ist mit 3 Zähnen an der Basis versehen, die die Oesophagusöffnung umgeben; der Oesophagus ist keulenförmig,

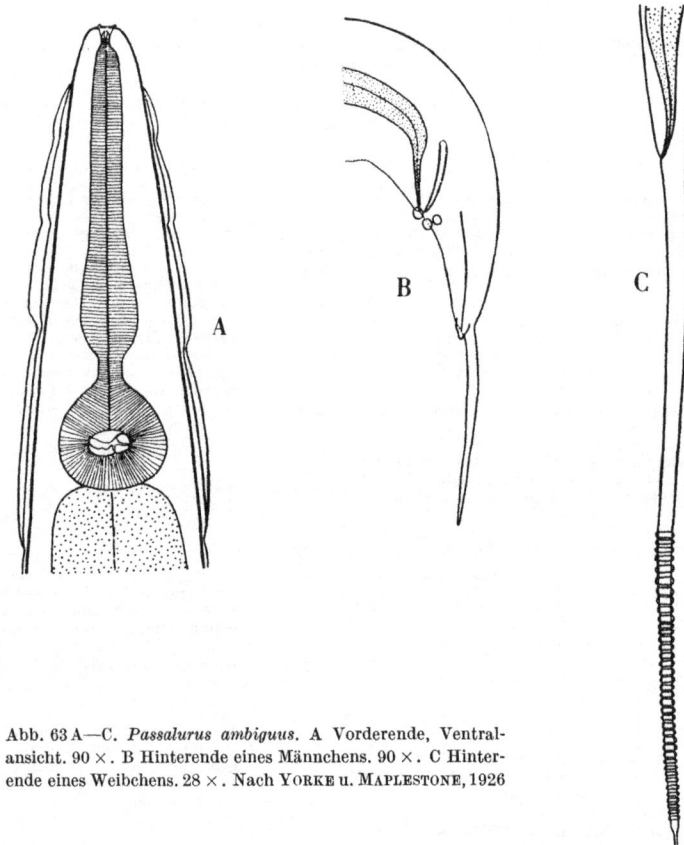

Abb. 63A—C. *Passalurus ambiguus*. A Vorderende, Ventralansicht. 90 ×. B Hinterende eines Männchens. 90 ×. C Hinterende eines Weibchens. 28 ×. Nach Yorke u. Maplestone, 1926

mit einem hinteren Bulbus, der mit einer Valva versehen und durch eine Einschnürung vom vorderen Teil des Oesophagus getrennt ist; der Exkretionsporus befindet sich hinter dem Bulbus.

Das *Männchen* ist 3—5 mm lang und besitzt einen langen Schwanz (Abb. 63B); sein Körper verjüngt sich hinter dem Anus und endet in einem langen dünnen Fortsatz. Die schmalen caudalen Alae sind auf den breiteren Schwanzabschnitt beschränkt. Charakteristisch sind 3 Paar große sich berührende stiellose pericloacale Papillen sowie ein Paar kleine stiellose Papillen unmittelbar hinter dem Anus und zwei auf Stielen sitzende Papillen an der Basis der Schwanzstelle, die die Alae trägt. Das einzige Spiculum ist relativ kurz.

Das *Weibchen* ist 8—12 mm lang. Sein Schwanz ist stark verlängert und endet in einem langen dünnen Fortsatz (Abb.63C), die Vulva liegt im vorderen Fünftel des Körpers; die Uterusschläuche verlaufen parallel; die Eier sind 90—105×43μ groß (Abb. 64) (nach Yorke u. Maplestone, 1926; weitere Einzelheiten bei Roman, 1951).

2. Entwicklung

Nachdem sich bereits VOGEL u. DINNIK mit der Entwicklung von *Passalurus ambiguus* beschäftigt, die Untersuchungen aber nicht abgeschlossen, sondern ihre Ergebnisse BOECKER zur Verfügung gestellt hatten, klärte dieser den Entwicklungscyclus von *Passalurus* vollständig. Die folgenden Ausführungen sind den Arbeiten von BOECKER, 1952 (zit. bei PIEKARSKI, 1954) und 1953a (zit. bei WIGAND u. MATTES, 1958) entnommen.

Passalurus ambiguus legt seine Eier größtenteils innerhalb des Rectums vom Kaninchen ab. Abgelegte Eier zeigen das sogenannte Blastula-Stadium. Bei der Körpertemperatur des Wirtstieres entwickelt sich innerhalb der Eischale eine Larve, die sich zweimal häutet und damit das dritte Entwicklungsstadium oder kurz die „dritte Larve" darstellt. Damit ist die Larvenentwicklung innerhalb der Eihülle abgeschlossen, und *erst jetzt ist das „Ei" invasionsfähig*. Die Eier gelangen bei der Defäkation nach außen oder bleiben am Anus des Wirtstieres haften, wo sie durch Lecken von den Kaninchen oral aufgenommen werden. Aus den invasionsfähigen „Eiern" schlüpfen dann im Dünndarm die erwähnten dritten Larven aus der Eihülle aus und siedeln sich im Caecum an. Ein Teil dieser Larven dringt häufig in die Schleimhautkrypten der Appendix ein und kann sich hier weiterentwickeln (Abb.65) (*intrakryptale* Larven). Ein anderer Teil der Larven dringt sogar in das Mucosagewebe, sog. *intramurale* Larven (Abb. 66). Der größere Teil der dritten Larven entwickelt sich aber wohl im Darmlumen. Demnach handelt es sich bei den

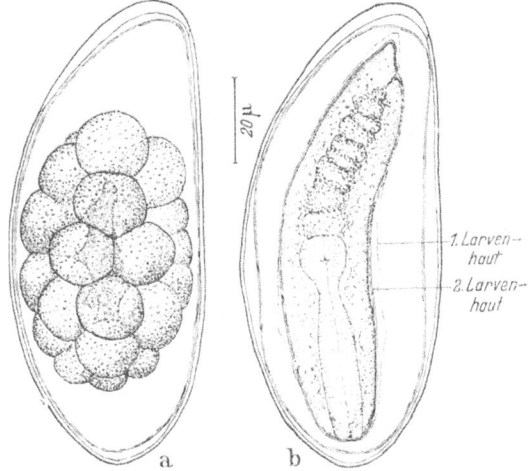

Abb. 64a u. b. *Passalurus ambiguus*. a Blastula-Ei. b 3. Larve innerhalb der 4 Eihüllen. Man erkennt die teilweise abgehobene 1. und 2. Larvenhaut. Nach DINNIK, 1945; aus BOECKER, 1953

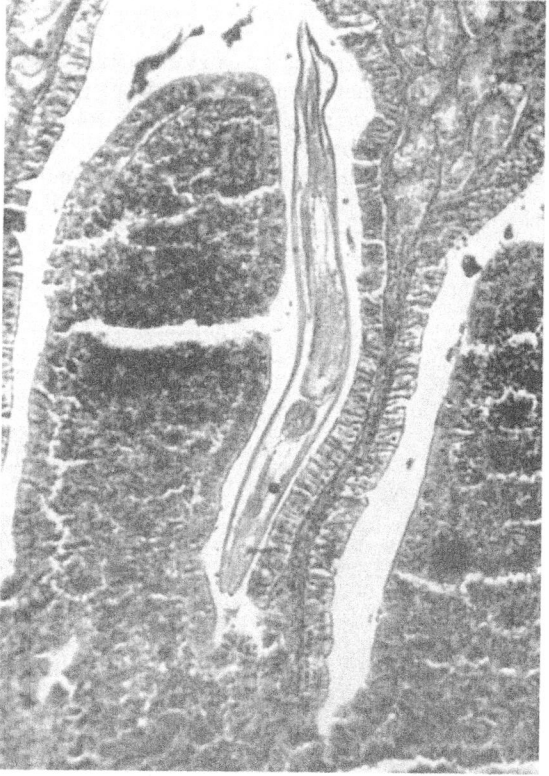

Abb.65. *Passalurus ambiguus*. Ältere dritte intrakryptale Larve (Längsschnitt) in der Appendix eines Kaninchens. 100 ×. Nach BOECKER, 1952

intrakryptalen und intramuralen Stadien um einen fakultativen Schleimhautparasitismus; vgl. auch BOECKER, 1953b (zit. bei WIGAND u. MATTES, 1958).

Aus der dritten Larve geht nach einer weiteren (also der dritten) Häutung die vierte Larve hervor. Auch die vierte Larve von *Passalurus ambiguus* ist ebenso wie die dritte hauptsächlich im Lumen des Caecums anzutreffen.

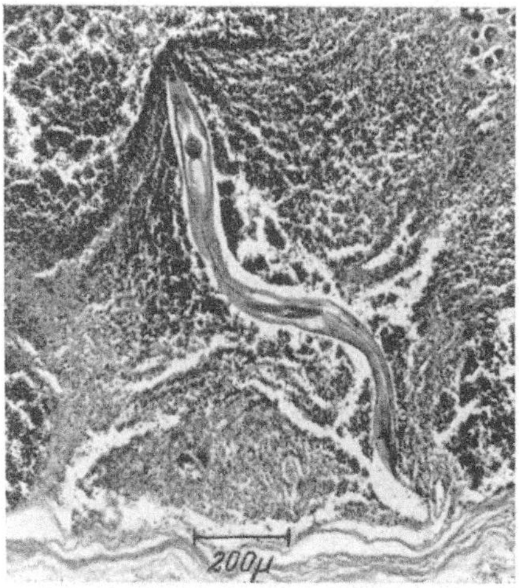

Die vierten Larven häuten sich, nachdem sie zu einer gewissen Größe, die in bestimmten Grenzen variiert, herangewachsen sind. Aus diesem letzten Häutungsprozeß geht das fünfte Stadium hervor, das ausschließlich im Darmlumen heranwächst und geschlechtsreif wird.

In Abb. 67 ist der Verlauf der zeitlichen Entwicklung in Form eines Diagramms dargestellt (nach BOECKER, 1952).

3. Experimentelle Invasion von Kaninchen mit Eiern von Passalurus ambiguus

Die Methode für diese Invasion wurde von BOECKER (1952) ausgearbeitet. Danach verfährt man folgendermaßen: Für die experimentellen Invasionen mit *Passalurus ambiguus* eignen sich am besten junge Kaninchen aus einer oxyurenfreien Zucht. Weiterhin ist es zweckmäßig, etwa 10 natürlich invadierte Kaninchen (Nachweismethoden bei BOECKER, 1953a, und ERHARDT, 1951) als Eiausscheider zur Verfügung zu haben. Die einzelnen Invasionen müssen mit mindestens 1000—3000 invasionsfähigen „Eiern" ausgeführt werden. Für diese massiven Invasionen sind die sich im Rectum entwickelnden Eier (s. o.) nicht in ausreichender

Abb. 66. *Passalurus ambiguus*. Eine intramurale vierte Larve aus dem Colon des Kaninchens im Längsschnitt.
Nach BOECKER, 1953

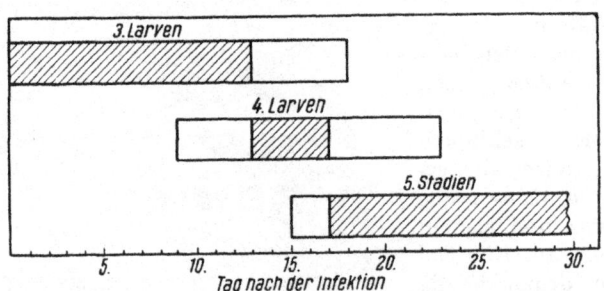

Abb. 67. *Passalurus ambiguus*. Übersichtsschema über die zeitliche Entwicklung der verschiedenen Stadien nach experimenteller Invasion. ▨ = starkes, ☐ = geringes Auftreten der verschiedenen Entwicklungsstadien nach der Invasion. Die fünften Stadien sind in maximaler Anzahl bis etwa zum 60. Tage nach der Invasion zu finden.
Nach BOECKER, 1952

Zahl zu erhalten. Daher werden die leichter in größeren Mengen zu gewinnenden Blastula-„Eier" (Abb. 64) verwendet, die dann unter künstlichen Bedingungen zur Weiterentwicklung bis zum invasionsfähigen Stadium gebracht werden müssen. Dabei geht man folgendermaßen vor:

Die natürlich invadierten Tiere sind in Käfigen auf Holzrosten mit darunter gestellten Blechschubladen zu halten. Die Schubladen sind überspannt mit einem feinmaschigen Drahtnetz. Der Kot kann so durch die Holzroste auf das Drahtnetz der Schublade fallen. Das Auffangen der Faeces auf dem Drahtnetz verhindert ein nachträgliches Zerfallen der Kotpillen im Urin, der durch das Drahtnetz in die Blechschublade hineinfließt.

Am besten sucht man sich die an den Kotpillen haftenden Eigelege heraus, die in jedem Fall aus Blastula-,,Eiern" (Abb. 64) bestehen und für eine Weiterentwicklung im Thermostaten in Frage kommen. Diese Gelege sind makroskopisch als schimmelartige Flecken an den Faeces erkennbar. Eine Prüfung mit dem Mikroskop oder einer Lupe, ob es sich um Eier und nicht etwa um Pilzhyphen oder auskristallisierten Harnstoff handelt, ist für den Anfänger erforderlich.

Eine weitere Möglichkeit, Blastula-,,Eier" zu gewinnen, besteht darin, legereife Weibchen, die mit dem Kot ausgeschieden oder durch einen rectalen Einlauf mit 40 cm³ einer Schmierseifenlösung oder einer 2%igen Kochsalzlösung (HÖHN, 1943) herausbefördert werden, zu sammeln. Ersteres geschieht am besten dadurch, daß man den Kaninchenkot etwa 30 min in Wasser erweichen läßt, ihn zerzupft und die Würmer aus der Kotaufschwemmung heraussucht. Die Eier müssen in dem einen wie in dem anderen Fall aus den Parasiten herausgedrückt und zunächst mikroskopisch untersucht werden; denn oft enthalten die ausgeschiedenen Weibchen Eier, die das Blastula-Stadium noch nicht erreicht haben und für eine künstliche Weiterentwicklung nicht zu gebrauchen sind.

Das Eimaterial, das von den Kotpillen stammt oder aus den Parasitenweibchen herauspräpariert wurde, wird zwecks künstlicher Weiterentwicklung wie folgt behandelt.

Die Eier werden mit einem Tropfen Wasser auf Objektträgern ausgebreitet und nach Verdunsten des Wassertropfens in eine Petrischale mit Deckel (Durchmesser etwa 14 cm) gelegt, in der sich etwa 1,5 g Watte befindet, die mit 5 cm³ Wasser angefeuchtet wurde. Nach Einstellen der Schale in einen Thermostaten sind die ,,Eier" bei einer Temperatur von 38°C nach 24 Std invasionsfähig.

Es ist darauf zu achten, daß für die Gewinnung des Eimaterials die Untersuchung des Kaninchenkotes mindestens täglich stattfindet und so die Parasiteneier möglichst bald nach ihrer Ablage in den Thermostaten gelangen. Denn älteres Material entwickelt sich nur schlecht oder gar nicht, oder die wenigen Larven sind nicht vital genug, um eine Invasion herbeizuführen.

Die Invasion der Kaninchen geschieht folgendermaßen: Die bei 38°C im Thermostaten bebrüteten Passalurus-,,Eier" werden nach 24 Std aus dem Brutschrank herausgenommen. Die Eischalen enthalten dann die invasionsfähigen Larven. Hierauf werden die Eier mit einer Rasierklinge von der Unterlage abgelöst, mit etwas feuchtem Weißbrot zu einem Kügelchen verknetet und dem Versuchstier ins Maul geschoben. Invasionen mit der Schlundsonde sind nicht zu empfehlen, da die obenerwähnte Methode einfacher ist und sicherer zum Erfolge führt. Die Präpatentperiode dauert 56—64 Tage.

4. Die Oxyuriasis des Kaninchens als Modell zur Prüfung therapeutischer Substanzen

Dieser Modellversuch wurde von ERHARDT u. GIESER (1941) ausgearbeitet, von HÖHN (1943) vereinfacht und später von ERHARDT (1948, 1951, 1955b) wiederholt geschildert.

Die folgenden Ausführungen sind der Arbeit von ERHARDT (1948) entnommen.

,,Bei dieser Testierungsmethode muß man von der Tatsache ausgehen, daß aus der Zahl der im Kaninchenkot gefundenen Oxyureneier keinerlei Rückschlüsse auf die Infektion des Kaninchens mit Oxyuren gezogen werden können. Ferner muß die verhältnismäßig kurze Lebensdauer der Oxyuren berücksichtigt werden und der Umstand, daß die abgetöteten kleineren Würmer im Darm der Kaninchenreservewirte verdaut werden können und demzufolge nicht im Kot gefunden zu werden brauchen, während die über 6 mm großen Weibchen wohl zum größten

Teil im abgelegten Kot nachweisbar sind, wenigstens wenn die Kotablage regelmäßig erfolgt. Tritt jedoch nach Gabe eines stark vermiciden Präparates Verstopfung ein, die sich über mehrere Tage hin erstreckt, so können in diesem Fall auch alle großen Weibchen verdaut bzw. zersetzt werden.

Alle durch diese Eigentümlichkeiten bedingten Fehlerquellen werden bei folgender Methode ausgeschaltet.

Durch einen chirurgischen Eingriff in die Bauchhöhle (ERHARDT u. GIESER, 1941) oder einen rectalen Einlauf von 40 cm^3 einer 1%igen Schmierseifenlösung oder einer 2%igen Kochsalzlösung (HÖHN, 1943) wird vor Beginn des eigentlichen Versuches festgestellt, ob die Tiere gut mit Oxyuren infiziert sind oder nicht.

Und zwar erfolgen diese Feststellungen folgendermaßen:

a) Nach Eröffnung der Bauchhöhle kann man bei starker Invasion durch die Darmwand hindurch erkennen, wie sich die Würmer im Darmlumen bewegen. Sind aber keine Würmer zu sehen, so eröffnet man auch den Blinddarm, befördert mit einem stumpfen Instrument etwa 5—10 g Kot heraus und stellt in dieser Probe fest, ob Würmer vorhanden sind oder nicht.

b) In den ersten Tagen nach dem rectalen Einlauf werden bei guter Invasion mit dem Kot vorübergehend Oxyuren ausgeschieden, ohne daß die Gesamtzahl der Oxyuren im Darm hierdurch merklich zurückgeht.

Für die Testierung kommen nur Kaninchen in Frage, die wenigstens mit 100 Würmern natürlich infiziert sind und ein Mindestgewicht von etwa 2000 g haben. Derartige Kaninchen erhalten etwa 24 Std nach der Operation oder am vierten Tage nach dem Einlauf das zu untersuchende Wurmmittel. Daraufhin wird von dem Versuchstier täglich der Kot genauestens auf abgegangene Oxyuren, und zwar in erster Linie auf die großen Weibchen, untersucht. Am vierten Tage nach Applikation des Präparates stellt man durch Sektion fest, ob im Versuchstier noch Oxyuren vorhanden sind oder nicht. Aus der Zahl der im abgelegten Kot und der im Darmtrakt gefundenen toten Oxyuren einerseits und den im Darm möglicherweise noch lebend angetroffenen Würmern andererseits läßt sich ohne weiteres berechnen, wieviel Oxyuren durch das untersuchte Präparat *mindestens* abgetötet bzw. abgetrieben sind.

Will man das Versuchstier nach Gabe eines unwirksamen Präparates noch für weitere Untersuchungen verwenden, so erhält es am vierten Tage nach Gabe des Mittels einen rectalen Einlauf. Weist man durch diesen Einlauf, wie oben angegeben, noch genügend lebende Oxyuren nach, so steht einem neuen Versuch mit demselben Tier nichts im Wege (HÖHN, 1943)."

c) Syphacia obvelata (RUDOLPHI, 1802)

Im allgemeinen werden Maus, Ratte und andere Nagetiere als Wirte von *Syphacia obvelata* angegeben. Nach Untersuchungen von HUSSEY (1956, 1957) sind jedoch die einerseits in der Maus und andererseits in der Ratte vorkommenden Madenwürmer der Gattung *Syphacia* nicht identisch. Beim Parasiten der Maus handelt es sich um *Syphacia obvelata*, während in der Ratte eine andere nahe verwandte Art, nämlich *Syphacia muris*, vorkommen soll. Auf die zuletzt genannte Art soll hier nicht weiter eingegangen werden.

1. Morphologie

Der Mund von *Syphacia obvelata* wird durch 3 Lippen begrenzt; kleine cervicale Alae sind vorhanden; das Vestibulum fehlt; der Oesophagus ist keulenförmig mit einem hinteren Bulbus, der einen Valvaapparat besitzt und vom Rest durch eine Einschnürung getrennt ist.

Das *Männchen* (Abb. 68) ist 1—1,6 mm lang; 2 oder 3 cuticulare Höcker befinden sich auf der ventralen Oberfläche; das Hinterende ist ventral gebogen, der

Körper ventral hinter der Kloake abgeschnitten, verjüngt sich dann plötzlich und endet in einem langen zugespitzten Schwanz; schmale Schwanzalae sind vorhanden und auf den ersten Teil des Schwanzes beschränkt; 2 Paar präanaler und 1 Paar postanaler gestielter Papillen stützen die Alae hinten; das Spiculum ist relativ lang und deutlich sichtbar; das Gubernaculum liegt quer.

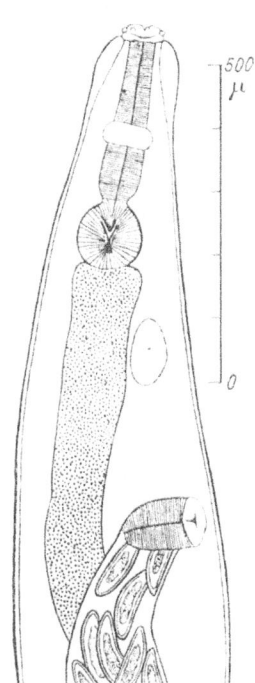

Abb. 68. *Syphacia obvelata*. Männchen aus dem Kot einer Maus. Nach ROMAN, 1951

Abb. 69. *Syphacia obvelata*. Vorderende eines Weibchens aus dem Dickdarm einer Hausmaus *(Mus musculus)*. Nach ROMAN, 1951

Das *Weibchen* (Abb. 69) ist 4—6 mm lang; der Schwanz ist lang und zugespitzt; die Vulva befindet sich im vorderen Körperteil hinter dem Exkretionsporus; eine kurze Vagina, die häufig vorgestreckt wird, besitzt einen Ovijektor, der wegen seines dicken Muskelmantels auffällt; ein sehr langer Uterus und zwei Ovarien sind vorhanden; die Receptacula seminis sind eng und verlaufen parallel; die „Eier" (Abb. 70) sind $120-125 \times 30-40\ \mu$ groß. (Nach YORKE u. MAPLESTONE, 1926; weitere Einzelheiten bei ROMAN, 1951).

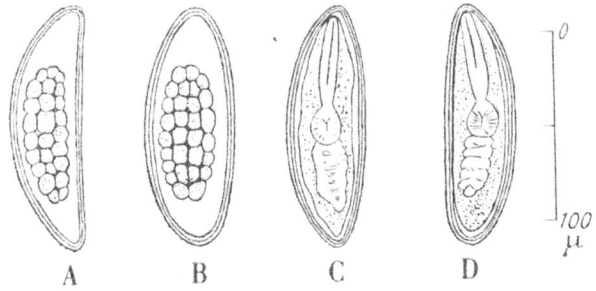

Abb. 70. *Syphacia obvelata*. A und B Uteruseier. C Larve in den Eihüllen nach 24 stündiger Entwicklung bei 37° C. D Larve in den Eihüllen nach 24 stündiger Entwicklung bei 26° C. Nach ROMAN, 1951

2. Entwicklung

Unsere Kenntnis der Entwicklungsgeschichte von *Syphacia obvelata* gründet sich auf Untersuchungen von VOGEL (1926), PHILPOT (1924), LAWLER (1939), DESCHIENS (1944), PRINCE, 1950; (zit. bei CRAIG u. FAUST, 1957), EMUNDS (1952), insbesondere aber auf die von CHAN (1951, 1952a).

Nach CHAN (1952a) verläuft die Entwicklung folgendermaßen:

Der Lebenszyklus der *Syphacia obvelata* verläuft direkt, d. h. ohne Zwischenwirte. *Junge* Mäuse invadieren und reinvadieren sich durch Verschlucken der in den Eischalen sich befindenden invasionsfähigen Larven aus dem perianalen Bereich der Wirte oder durch orale Aufnahme verschmutzter Stoffe ihrer Umgebung. Aus diesen „Eiern" schlüpfen die Larven und entwickeln sich nur im Darm zu Geschlechtstieren. *Syphacia*-Eier, die im perianalen Bereich abgelegt werden, sind nach einigen Stunden invasionsfähig.

Die ersten geschlüpften Larven (etwa 0,2 mm lang) befinden sich 1 Std p.i. in den hinteren beiden Dritteln des Dünndarmes. 24 Std p.i. halten sie sich bereits überwiegend im Caecum, dem definitiven Hauptsitz, auf; sie sind dann etwa 0,35 mm lang. Die geschlechtliche Differenzierung beginnt 2 Tage p.i. ($\male$ 0,5 mm lang, $\female$ 0,6 mm lang). Wie VOGEL (1926) bereits festgestellt hatte, findet die Kopulation statt, wenn die Weibchen die Größe ausgewachsener Männchen erreicht haben. Dies ist frühestens 4 Tage p.i. der Fall. Nach Ablauf eines weiteren Tages sind die Männchen erwachsen (1—1,6 mm lang). Die Weibchen sind zu diesem Zeitpunkt etwa 2,6 mm lang. Sie werden bis zum 9. Tage gravid, wandern am 12. bis 15. Tage aus dem Caecum des Wirtstieres in das Rectum und legen schließlich außerhalb des Darmes im perianalen Bereich alle ihre Eier gleichzeitig ab. Wie die *Enterobius*-Weibchen setzen die *Syphacia*-Weibchen ihre Eier wahrscheinlich sehr selten im Darmlumen des Wirtstieres ab.

3. Experimentelle Invasion von Mäusen mit Eiern von Syphacia obvelata

LYNCH u. HOEGL (1959) stellten in Untersuchungen an natürlich mit *Syphacia obvelata* invadierten Mäusen fest, daß 20—25 g schwere Tiere am stärksten befallen waren und der Invasionsgrad mit ab- und zunehmendem Gewicht geringer wurde. Folglich dürfte das Alter der Versuchstiere nicht ohne Einfluß auf das Angehen experimenteller Invasionen sein. Bei den von CHAN (1952a, b, 1956) durchgeführten Versuchen bewährten sich am besten 3—4 Wochen alte Mäuse (15—20 g schwer). Wie DUNN und BROWN (1962) experimentell nachweisen konnten, übt die Trächtigkeit keinen Einfluß auf die Befallstärke aus.

Die Beschaffung von Ausgangsmaterial ist im allgemeinen nicht schwierig, da ein hoher Prozentsatz von Mäusen natürlich mit *Syphacia obvelata* invadiert ist. Der Nachweis der Invasion erfolgt durch Untersuchung der Aftergegend der Mäuse auf abgelegte Eier. Ein spezielles Verfahren wurde auch von HUSSEY u. ALGER (1951) ausgearbeitet.

Eine — allerdings schwer reproduzierbare — Methode zur experimentellen Invasion wurde von CHAN (1952a) ausgearbeitet. Danach benutzt man Eier von *Syphacia*-Weibchen, die man aus dem unteren Mäusedickdarm herauspräpariert. Wenn die Weibchen im Auswanderungsstadium gesammelt werden, legen sie ihre Eier fast unmittelbar nach Berührung mit der Luft ab. Aus diesem Grunde ist eine schnelle Lagerung auf einer geeigneten Unterlage erforderlich. Für diesen Zweck empfiehlt CHAN die Benutzung von Petrischalen, die mit einer etwa 0,5 cm hohen Schicht Aqua dest. gefüllt werden. Über das Wasser breitet man dann Cellophan, dessen Rand die Seiten der Petrischale um etwa 1 cm überragen soll. Auf die Cellophan-Oberfläche werden schließlich die Eier gelegt und in der offenen Petrischale gelagert.

Diese Art der Lagerung garantiert günstige Entwicklungsbedingungen, da die erforderliche Feuchtigkeit so am besten gewährleistet ist. In zu feuchtem oder zu trockenem Milieu ist nämlich die Entwicklung stark verzögert oder meist sogar völlig unterbunden. Ein Zudecken der Petrischalen würde wegen der Entstehung von Kondensationswasser auf der Cellophanoberfläche die Entwicklung der Eier ebenfalls ungünstig beeinflussen.

Die Dauer der Entwicklung bis zur invasionsfähigen Larve ist temperaturabhängig. So haben sich z. B. bei Aufbewahrung bei 29°C nach 20—24 Std, bei 37°C aber schon nach 5 Std invasionsfähige Larven in den Eischalen entwickelt. Nach Ablauf einer entsprechenden Zeit kann dann die Invasion 3—4 Wochen alter Mäuse mit den larvenhaltigen invasionsfähigen „Eiern" (etwa 500) mittels einer Magensonde erfolgen.

Wie bereits oben erwähnt wurde, ist die von CHAN (1952a) entwickelte Methode schwer reproduzierbar. In einer kurz darauffolgenden Publikation (CHAN, 1952b), die chemotherapeutische Studien zum Inhalt hat, berichtet er über die Invasion parasitenfreier Mäuse unter Umgehen der experimentellen Verabreichung invasionsfähiger larvenhaltiger „Eier". Er führt die Invasion einfach in der Weise durch, daß er die zu invadierenden Tiere mit bereits natürlich oder experimentell invadierten Mäusen zusammensetzt. Diese Methode möchten auch wir empfehlen. Während der Zeit der Wanderung gravider *Syphacia*-Weibchen (12.—15. Tag p.i.) werden diese Mäuse mit den zu invadierenden in Petrischalen gehalten. Die im perianalen Bereich der „Spender-Mäuse" abgelegten Eier werden in der Petrischale verstreut; es entwickeln sich in ihnen die invasionsfähigen Larven, mit denen sich dann die Mäuse selbständig per os invadieren. Da sich die Invasion der Versuchstiere über einige Tage hinzieht, beherbergen sie später Würmer verschiedener Entwicklungsstadien, was besonders berücksichtigt werden muß.

In Weiterentwicklung seiner Experimente hat CHAN (1956) eine bessere Methode ausgearbeitet, die besonders die Gewinnung des Invasionsmaterials berücksichtigt und in gewisser Weise eine Kombination der oben angegebenen Verfahren darstellt. Es ist nämlich schwierig, ausreichende Mengen von Invasionsmaterial aus dem perianalen Bereich invadierter Mäuse oder genügend gravide Weibchen aus dem Caecum zu erhalten, wenn das Invasionsalter unbekannt ist oder die natürlich invadierten Mäuse nur wenige gravide Weibchen z. Z. der Sektion beherbergen. Zur Vermeidung dieser Schwierigkeiten geht CHAN (1956) folgendermaßen vor:

3—4 Wochen alte Mäuse-♂♂ (15—20 g schwer) werden für die Dauer von 24 Std mit invadierten Spendermäusen zusammengesetzt und invadieren sich bei dieser Gelegenheit durch Aufnahme invasionsfähiger „Eier", die von den Spendermäusen verstreut werden. 12—14 Tage p.i. werden die Versuchstiere getötet und seziert (sie beherbergten jeweils durchschnittlich 100 Würmer, von denen sich 20 bis 30% im unteren Dickdarmabschnitt befanden). Der untere Colonabschnitt wird nun unter Kochsalzlösung eröffnet; die Würmer legen dann sofort ihre Eier ab. Kochsalzlösung wird deshalb benutzt, weil Wasser oder hypotonische Lösungen später das Ausschlüpfen der Larven bewirken würden. Eine Züchtung bei 37°C führt schon nach 3—5 Std zur Entwicklung aktiv beweglicher Larven in den Eischalen. Diese können dann sofort zur Invasion benutzt oder aber bei niedrigen Temperaturen (1—4°C) aufbewahrt werden, die sie bis zu 14 Tagen ohne Schädigung vertragen. Die Invasion von Mäusen mit je 300 invasionsfähigen Eiern führt zu einer Befallsstärke von etwa 200 Würmern pro Maus.

d) Aspiculuris tetraptera (NIETSCH, 1821)

1. Morphologie

Der Mund von *Aspiculuris tetraptera* ist mit 3 Lippen versehen. Die quergestreifte Cuticula besitzt breite cervicale Alae, die plötzlich hinten auf der Höhe des Oesophagealbulbus enden; von dort verlaufen schmale Seitenanhänge zum Hinterende des Wurmes. Der Oesophagus ist etwa keulenförmig und endet hinten in einem gut entwickelten Bulbus, der einen Valva-Apparat enthält und vom Rest des Oesophagus durch eine Einschnürung getrennt ist.

Das *Männchen* ist 2—2,5 mm lang. Es besitzt einen konischen Schwanz mit caudalen Alae, die quer in 3 Abschnitte geteilt sind, von denen der vordere der größte ist. Es sind ein Paar präanaler und einige Paare postanaler Papillen vorhanden. Spiculum und Gubernaculum fehlen (Abb. 71).

Das *Weibchen* wird 2—4 mm lang (Abb. 72). Es hat ebenfalls einen konischen Schwanz. Die Vulva liegt vor der Körpermitte. Die Eier sind 84—90 × 37—40 μ groß (Abb. 73). (YORKE u. MAPLESTONE, 1926; weitere Einzelheiten bei ROMAN, 1951).

2. Entwicklung

Die Entwicklungsgeschichte von *Aspiculuris tetraptera* wurde durch die Untersuchungen von PHILPOT (1924), HSÜ (1951), EMUNDS (1952), HSIEH (1952) u. a. aufgeklärt.

Die *Aspiculuris*-Eier werden, sobald die Weibchen geschlechtsreif sind (im Gegensatz zu den Eiern von *Enterobius* und *Syphacia*), nach und nach im *Darm* abgelegt (BOECKER u. ERHARDT, 1955) und gelangen mit dem Kot nach draußen. Die Entwicklung der Larven in der Eihülle (Abb. 73) ist temperaturabhängig. So liegen z. B. nach PHILPOT (1924, zit. HSÜ, 1951) bei Züchtung in Wasser bei 22°C nach 68 Std, bei 37°C schon nach 20 Std bewegliche Embryonen in der Eihülle vor. KEELING (1961) zufolge beträgt die Entwicklungsdauer bis zum invasionsfähigen Stadium bei 27°C 5—7 Tage. Mit den in der Eihülle befindlichen invasionsfähigen Larven invadieren sich nun die Mäuse per os, oder es erfolgt vielleicht auch, wie HSÜ (1951) angeblich nachweisen konnte, eine Retrofektion per anum. 30 min bis 1 Std nach oraler Invasion schlüpfen im Dünndarm bzw. im Caecum die Larven aus den Eihüllen. HSÜ (1951) hat in umfangreichen in-vitro-Versuchen die Voraussetzungen für das Schlüpfen näher untersucht. Nach CHAN (1955) wandern die Larven zunächst in die unteren Dickdarmabschnitte und, beginnend am 8. Tage nach der Invasion, wieder aufwärts in den oberen Abschnitt des Colons, wo sich vom 11.—28. Tage an die Mehrzahl der Würmer aufhält. Die Präpatentperiode beträgt nach HSIEH (1952) 24 Tage. Ein großer Teil der Männchen stirbt schon bald, nachdem die Weibchen die Geschlechtsreife erreicht haben. Die Lebensdauer der Weibchen beläuft sich auf 45—50 Tage.

3. Experimentelle Invasion von Mäusen mit Eiern von Aspiculuris tetraptera

Untersuchungen von MATHIES (1954, 1959a, b, 1962) zufolge benutzt man für experimentelle Invasionen am besten 3 Wochen alte Mäuse-♂♂, da die Invasion bei ♀♀ im allgemeinen schlechter angeht, was besonders nach Eintritt der Geschlechtsreife der Fall ist. Wie bei anderen Parasiten nehmen auch bei *Aspiculuris tetraptera* Geschlecht und Geschlechtshormone des Wirtes Einfluß auf das Angehen der Invasion. (Vgl. auch STAHL, 1961). Jedoch konnten DUNN und BROWN (1962) nach experimentellen Invasionen keine statistisch signifikanten Unterschiede in der Befallstärke von trächtigen Mäusen und Kontrolltieren feststellen.

Voraussetzung für die Durchführung experimenteller Invasionen ist die Beschaffung natürlich invadierter Mäuse, was wegen der hohen Befallsrate relativ leicht ist (Nachweismethoden der Eier im Mäusekot bei HUSSEY u. ALGER, 1951).

Nach HSIEH (1952) werden die aus legereifen *Aspiculuris*-Weibchen herauspräparierten Eier 8 Tage in einer Petrischale, die mit etwas Wasser gefüllt ist, bei 27°C gehalten. Nach dieser Zeit haben sich in der Eihülle die Larven entwickelt (vgl. auch KEELING, 1961 s. o.). Mit diesen invasionsfähigen larvenhaltigen „Eiern" werden die Mäuse sofort mit Hilfe einer Magensonde invadiert.

Man kann die in den Eihüllen sich befindenden Larven aber auch länger als 8 Tage durch Aufbewahrung bei 1—4°C am Leben erhalten (CHAN, 1953), muß sie dann aber 2—3 Std vor der Invasion in einen Thermostaten (37°C) übertragen. CHAN (1953) benutzte für seine Unterkühlungsversuche „Eier" von 3 verschiedenen

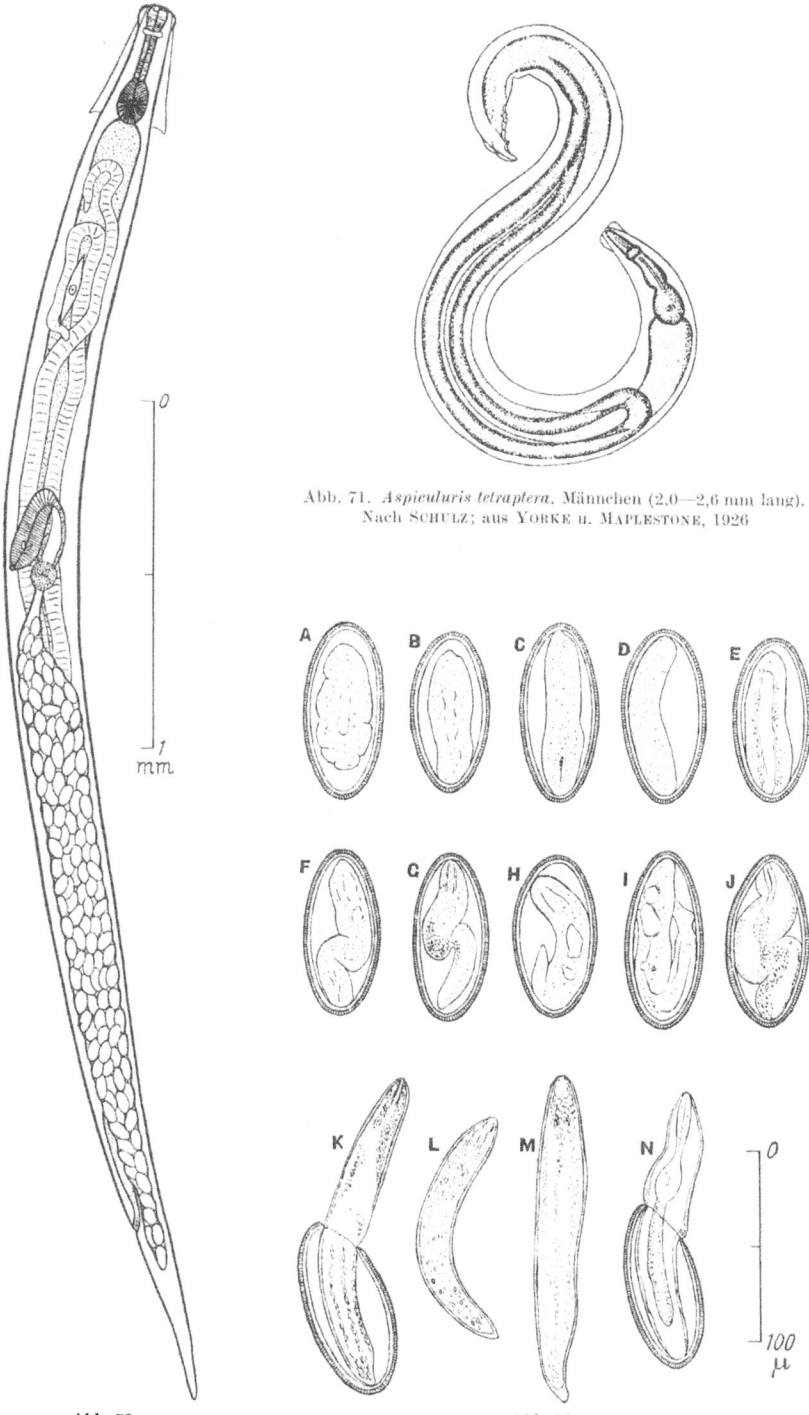

Abb. 71. *Aspiculuris tetraptera*. Männchen (2,0—2,6 mm lang). Nach SCHULZ; aus YORKE u. MAPLESTONE, 1926

Abb. 72   Abb. 73

Abb. 72. *Aspiculuris tetraptera*. Weibchen aus dem Dickdarm der Hausmaus *(Mus musculus)*. Nach ROMAN, 1951
Abb. 73. *Aspiculuris tetraptera*. Entwicklungscyclus. Aus dem Uterus-Ei (*A*) (Morulastadium) entwickeln sich bei einer Außentemperatur von 26° C innerhalb von 14 Tagen invasionsfähige Stadien (*E—J*), die nach Aufnahme durch den neuen Wirt in dessen Darm als rhabditiforme Larven schlüpfen (*N*). Nach ROMAN, 1951

Entwicklungsstadien: 1. „Eier", die bereits gefurcht waren und aus Weibchen herauspräpariert wurden; 2. „Eier", die nach zwei- bis viertägiger Aufbewahrung bei 27°C bereits bewegliche Embryonen ausgebildet hatten; 3. „Eier", die nach 5 bis 7tägiger Züchtung bei 27°C bereits invasionfähige Larven enthielten. In allen drei Fällen waren nach 40tägiger Aufbewahrung der „Eier" bei 1—4°C keine Schädigungen aufgetreten, da nach Rückführung der „Eier" in optimale Temperatur- und Feuchtigkeitsverhältnisse die Weiterentwicklung bis zur Ausbildung invasionsfähiger Larven erfolgte und anschließende Invasionsversuche erfolgreich verliefen. Bei der dritten Gruppe lag offensichtlich auch keine Minderung der Rate schlüpfender Larven vor.

e) Die Oxyureninvasionen der Maus als Modell zur Prüfung von therapeutischen Substanzen

Die Invasionen der Maus mit *Syphacia obvelata* und *Aspiculuris tetraptera* wurden häufig zur Prüfung von Substanzen auf ihre oxyuricide Wirkung benutzt (vgl. BOECKER u. ERHARDT, 1955). Die große Mehrzahl der Untersuchungen wurde allerdings an *natürlich* invadierten Mäusen durchgeführt. BOECKER u. ERHARDT (1955) untersuchten das Problem, ob die Oxyureninvasionen der Maus einen „adäquaten Modellversuch" darstellen, wie dies für die Kaninchenoxyuriasis bewiesen werden konnte (ERHARDT u. GIESER, 1941; ERHARDT, 1948b, 1951, 1955b), und kamen zu dem Schluß, daß dies im allgemeinen nicht der Fall ist.

Nach experimenteller oder natürlicher Invasion verfährt man bei der Testierung von Substanzen nach BOECKER u. ERHARDT (1955) folgendermaßen:

Bei den Versuchen werden die Substanzen stets oral appliziert. Die in der Literatur oft angegebene anale Verabreichung scheint von vornherein wenig geeignet zu sein, da ja die Oxyurenmittel beim Menschen per os gegeben werden müssen, um überhaupt an den Sitz der Oxyuren zu gelangen. Nach Applikation eines Präparates untersucht man den von jeder einzelnen Versuchsmaus abgesetzten Gesamtkot an vier aufeinanderfolgenden Tagen auf ausgeschiedene Oxyuren. Hiernach werden die Mäuse getötet und seziert. So kann jeweils pro Maus der genaue Effekt der geprüften Substanz quantitativ ausgewertet werden. Es empfiehlt sich ferner, bei derartigen Untersuchungen an Mäusen *einer* Zucht durch Kontrolluntersuchungen an nicht behandelten natürlich invadierten Tieren durch Sektion festzustellen, wie hoch der Prozentsatz von diesen Mäusen mit den beiden Oxyurenarten invadiert ist.

Spezielle Literaturangaben über Madenwürmer (Oxyuridae)

BOECKER, H., u. A. ERHARDT: Chemotherapeutische Untersuchungen an den natürlichen Oxyureninfektionen der Maus zur Testierung von Oxyurenmitteln. Z. Tropenmed. **6**, 198 (1955).
CHAN, K. F.: Life cycle studies of Syphacia obvelata and their relationship to chemotherapy. J. Parasit. **37** (Suppl.), 14 (1951).
— Life cycle studies on the nematode Syphacia obvelata. Amer. J. Hyg. **56**, 14 (1952a).
— Chemotherapeutic studies on Syphacia obvelata in mice. Amer. J. Hyg. **56**, 22 (1952b).
— The effect of storage at low temperatures on the infecitivity of Aspiculuris tetraptera eggs. J. Parasit. **39** (Suppl.), 42 (1953).
— The distribution of larval stages of Aspiculuris tetraptera in the intestine of mice. J. Parasit. **41**, 529 (1955).
— Methods for securing infective eggs of Syphacia obvelata from infected mice. J. Parasit. **42** (Suppl.), 18 (1956).
DESCHIENS, R.: Sur les conditions expérimentales d'évolution et d'éclosion des oeufs d'oxyurides. Bull. Soc. Path. exot. **37**, 310 (1944b).
DUNN, M. C., and H. W. BROWN: Effect of pregnancy on pinworm infections in albino mice. J. Parasit. **48**, 32 (1962).

EMUNDS, R. M.: Beiträge zur Morphologie, Biologie und Entwicklungsgeschichte der Mäuse oxyuren. Diss. Bonn 1952.
ERHARDT, A.: Neue Gesichtspunkte in der Behandlung der Oxyuriasis und Askariasis. Pharm. Ztg. (Frankfurt) 91—100, Nr. 51, 1432 (1955a).
— Chemotherapeutische Untersuchungen an der Kaninchen-Oxyuriasis mit Piperazinhydrat. Zur Pharmakotherapie der Oxyuriasis VI. Arzneimittel-Forsch. 5, 350 (1955b).
HÖHN, F.: Neue Testierungsmethode für Oxyurenpräparate an der Oxyuriasis des Kaninchens. Diss. Heidelberg 1943.
HSIEH, K. N.: The effect of the standard pinworm chemotherapeutic agents on the mouse-pinworm Aspiculuris tetraptera. Amer. J. Hyg. 56, 287 (1952).
HSÜ, K. C.: Experimental studies on egg development, hatching and retroinfection in Aspiculuris tetraptera. J. Helminth. 25, 131 (1951).
HUSSEY, K. L.: Syphacia muris and its distribution. J. Parasit. 42 (Suppl.), 13 (1956).
— Syphacia muris vs. S. obvelata in laboratory rats and mice. J. Parasit. 43, 555 (1957).
—, and N. E. ALGER: Laboratory methods for the examination of mice for oxyurids. J. Parasit. 37, 327 (1951).
KEELING, J. E. D.: Experimental trichuriasis. I. Antagonism between Trichuris muris and Aspiculuris tetraptera in the albino mouse. J. Parasit. 47, 641 (1961).
LAWLER, H. J.: Demonstration of the life history of the nematode Syphacia obvelata (RUDOLPHI, 1802). J. Parasit. 25, 442 (1939).
LYNCH, J. E., and E. E. HOEGL: Syphacia obvelata as an anthelmintic test organism. Exp. Parasit. 8, 568 (1959).
MATHIES, A. W.: The influence of sex on mouse pinworm infection. J. Parasit. 40, 702 (1954).
— Certain aspects of the host-parasite relationship of Aspiculuris tetraptera, a mouse pinworm. I. Host specifity and age resistance. Exp. Parasit. 8, 31 (1959a).
— Certain aspects of host-parasite relationship of Aspiculuris tetraptera, a mouse pinworm. II. Sex resistance. Exp. Parasit. 8, 39 (1959b).
— Certain aspects of the host-parasite relationship of Aspiculusis tetraptera, a mouse pinworm. III. Effect of cortisone. J. Parasit. 48, 244 (1962).
PHILPOT, F.: Notes on the eggs and early development of some species of oxyuridae. J. Helminth. 2, 239 (1924).
ROMAN, E.: Étude écologique et morphologique sur les acantocéphales et les nématodes parasites des rats de la région lyonnaise. Mém. Mus. Nat., Sér. A. Zool. 2, 49 (1951).
STAHL, W., Influence of age and sex on the susceptibility of albino mice to infection with Aspicularis tetraptera. J. Parasit. 47, 939 (1961).
VOGEL, R.: Zur Kenntnis der Fortpflanzung, Eireifung, Befruchtung und Furchung von Oxyuris obvelata BREMSER. Zool. Jb., Abt. Allg. Zool. u. Physiol. 42, 243 (1926).

VI. Spulwürmer (Ascarididae)

a) Verbreitung und Bedeutung

Die Ascariden oder Spulwürmer sind kosmopolitisch verbreitete Parasiten des Menschen und der Tiere. STOLL (1947) schätzte die Zahl der Spulwurmträger in der Welt auf 644 Mill., d. h., auf ein Viertel der gesamten Bevölkerung der Erde. Vom Menschenspulwurm *(Ascaris lumbricoides)* können Menschen aller Altersklassen befallen werden, jedoch ist bei Kindern mittleren Alters eine größere Befallshäufigkeit festzustellen.

Neben dem Spulwurm des Menschen, *Ascaris lumbricoides*, sind folgende bei Säugetieren vorkommende Spulwurm-Arten von Interesse:

Ascaris lumbricoides var. suum (GOEZE 1782), der Spulwurm des Schweines,

Toxascaris leonina (v. LINSTOW 1902), eine bei Hunden, Katzen, Füchsen und wildlebenden Feliden vorkommende Spulwurmart,

Toxocara canis (WERNER 1782), der Spulwurm des Hundes,

Toxocara cati (SCHRANK 1788), der Spulwurm der Hauskatze und von wildlebenden Feliden,

Parascaris equorum (GOEZE 1782), der Spulwurm des Pferdes, und

Neoascaris vitulorum (GOEZE 1782), der Spulwurm der Kälber.

Die angeführten Spulwurm-Arten der Tiere sind ebenfalls kosmopolitisch verbreitet und führen bei stärkerem Befall, besonders bei Jungtieren, zu ähnlich schweren Erkrankungen, wie sie bei Kindern hinreichend bekannt sind. Invasionen mit tierischen *Spulwurm*-Arten sind auch beim Menschen beobachtet worden. Allerdings kommt es nur sehr selten zu einer Ansiedlung geschlechtsreifer Würmer im Darm (MENDHEIM, SCHEID u. SCHMIDT, 1952, zit. bei WIGAND u. MATTES, 1958). In den meisten Fällen bleiben die Larven in den verschiedensten Organen und Geweben des Menschen stekken, und sie sind dort Ursache der Larven-Granulomatose (BEAVER u. Mitarb., 1952; KARPINSKI, EVERTS-SAWITZ, 1956; BEAVER, 1956, alle zit. bei KOTLAN, 1960; GIBSON, 1960).

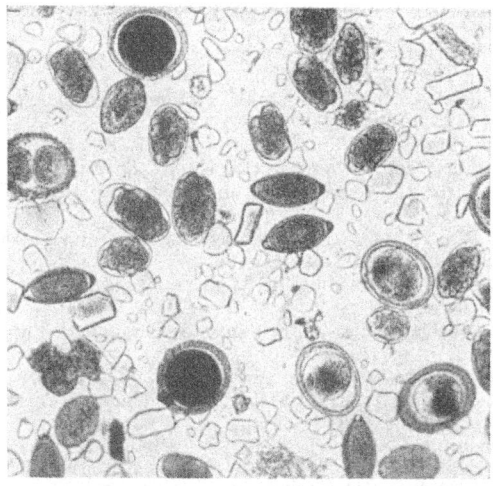

Abb. 74. Kotprobe eines Hundes (Kochsalzanreicherung) mit Eiern von Spulwürmern, Hakenwürmern, Peitschenwürmern. Nach LÄMMLER, 1958

Vom Standpunkt der experimentellen Biologie sind die Spulwurm-Arten des Pferdes *(Parascaris equorum)* und der Kälber *(Neoascaris vitulorum)* nur von geringerem Interesse. Auch *Ascaris lumbricoides var. suum* wird mit Ausnahme von in vitro-Versuchen sowie zur Klärung biologischer, biochemischer und immunologischer Probleme in Versuchen an kleineren Laborversuchstieren (KERR, 1938; zit. bei PIEKARSKI, 1954; BECKER, 1951; zit. bei KOTLAN, 1960; BAUER, 1955; zit. bei WIGAND u. MATTES, 1958; BUCK, 1957; zit. bei WIGAND u. MATTES, 1958; SCHMIDT, 1957; zit. bei WIGAND u. MATTES, 1958; MÜNNICH, 1958) nur selten zu experimentellen Untersuchungen herangezogen, da das Schwein als Versuchstier in mehreren Gesichtspunkten wenig geeignet ist.

Es sind in erster Linie die Ascariden-Invasionen des Hundes und der Katze, die zur Erforschung chemotherapeutischer und anderer Probleme Verwendung finden. Infolge der gleichartigen Biologie von *Ascaris lumbricoides* einerseits und *Toxocara canis* bzw. *Toxocara cati* andererseits ist eine solche Beschränkung auf die letztgenannten Spulwurmarten und deren Endwirte auch durchaus vertretbar.

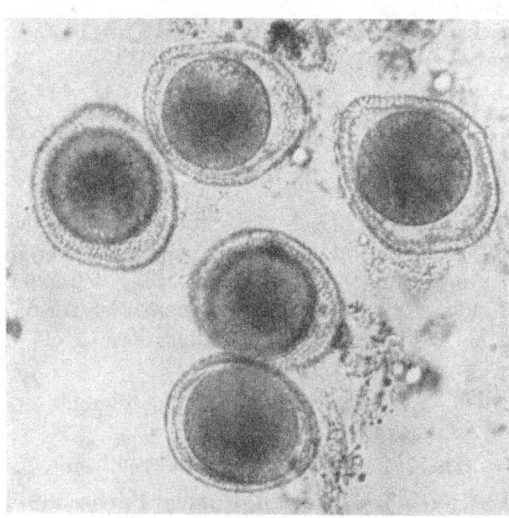

Abb. 75. Eier von *Toxocara cati*. 360 ×. Nach SZIDAT; aus SZIDAT u. WIGAND, 1934

b) Morphologie

Die Ascariden (Spulwürmer) sind verhältnismäßig große, drehrunde, langgestreckte Würmer, deren Dicke von der Mitte aus nach vorn und hinten allmählich abnimmt. Ihre Farbe ist meist rötlich-grau oder gelblich. Die Größe der

Würmer ist bei den einzelnen Arten sehr unterschiedlich:

Ascaris lumbricoides var. *hominum*	♂ 14—25 cm,	♀ 20—40 cm
Ascaris lumbricoides var. *suum*	♂ 14—18 cm,	♀ 20—25 cm
Toxocara cati	♂ 3— 7 cm,	♀ 4—10 cm
Toxocara canis	♂ 5—10 cm,	♀ 6—12 cm
Toxascaris leonina	♂ 3— 7 cm,	♀ 4—10 cm
Parascaris equorum	♂ 15—25 cm,	♀ 20—37 cm
Neoascaris vitulorum	♂ 15—20 cm,	♀ 20—30 cm.

Die Ascarideneier sind dickschalig und zum Zeitpunkt der Ablage z. T. noch ungefurcht (Abb. 74, 75). Sitz der Würmer ist der Dünndarm.

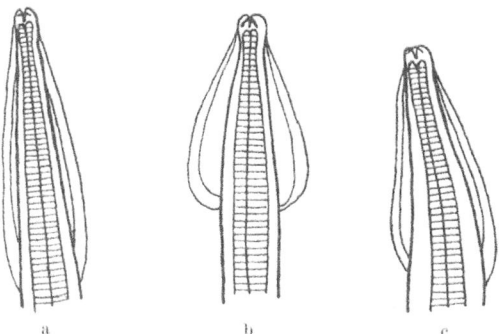

Abb. 76a—c. Vorderenden von a *Toxascaris leonina*, b *Toxocara cati*, c *Toxocara canis*. 11 ×. Nach BORCHERT, 1958

Bezüglich weiterer morphologischer Einzelheiten und der Unterscheidungsmerkmale der verschiedenen Spulwurmarten wird auf die einschlägigen Lehrbücher verwiesen (vgl. auch Abb. 76).

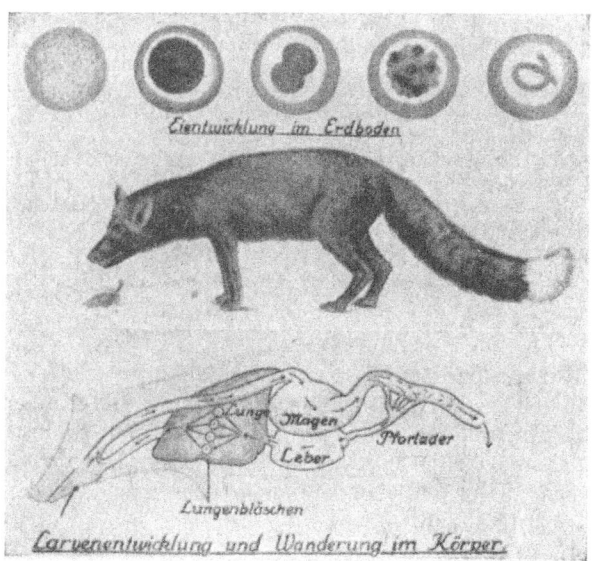

Abb. 77. Larvenentwicklung und Wanderung der Spulwürmer im Körper der Raubtiere. Nach SPREHN, 1932

c) Entwicklung

Die Entwicklung des Menschenspulwurmes *(Ascaris lumbricoides)* ist in Tab. 4, die Entwicklung des Hundespulwurmes *(Toxocara canis)* in Abb. 77 schematisch wiedergegeben.

Tabelle 4. *Entwicklung des Menschenspulwurmes (Ascaris lumbricoides L.) nach* ERHARDT (1950)

Befruchtetes Ei, noch ungefurcht, mit Faeces ausgeschieden, mit Dung in Gartenboden.
↓ Bei Luftzutritt, Feuchtigkeit, Temperatur von 22—23° C in 9—13 (evtl. —26) Tagen
Larve (nach Furchung): Noch in Eischale. Kann zwar unter besonderen Bedingungen im Boden 5—7 Jahre leben bleiben; überlebt aber meist den nächsten Winter bzw. Sommer nicht.

Übertragung durch verschmutzten Boden, Papiergeld, roh genossene Vegetabilien (Radieschen, Salate), Fallobst:

Perorale Aufnahme der Eier, die die Larven enthalten.
↓
Duodenum: Larven schlüpfen aus.
↓
    durch Darmwand
    ↓
    Pfortaderwurzel → mit Blut zur Leber↘
    ↓   ↗*Herz* → Art. pulmonalis.
    Lymphgefäße des Darmes → Lymphstrom↗   ↓
etwa 2—3 Wochen   Lunge. ——
                                                              ↓
↓   Sämtliche Körperorgane ← Aorta ← Herz ← Vena pulm.
    Larven gehen hier spurenlos zugrunde. —
    Über Placenta können sie   *Alveolen*
    in den Fetus gelangen.
    (Man hat bei 4 bis   ↓
    6 Wochen alten Säuglingen ausgewachsene   *Trachea*
    Würmer gefunden.)   ↓
                                                              Schlund

Jejunum ← Duodenum ← Magen ← mit Speichel verschluckt ←————————

Entwicklung der Larven zu geschlechtsreifen Würmern [etwa $2^1/_2$ Monate nach Eiaufnahme]. Vorhandensein von 50—100 Würmern nicht selten, gelegentlich bis zu 1000 und mehr, in Bündeln nebeneinanderliegend.

Die Würmer können aktiv wandern, so z. B. (bei Hyp- oder Anacidität) in den Magen, von wo sie erbrochen werden. Gelegentlich sind Würmer in der Nase, im Tränen-Nasengang, im Mittelohr, in Gallenwegen usw. und in der Bauchhöhle (nach Durchbohren der Darmwand) gefunden worden.

Ein Weibchen legt nach der Befruchtung täglich 200000 Eier, im ganzen 27 Millionen Eier. Lebensdauer der Ascariden: Einige Monate.

1. Gewinnung des Invasionsmaterials

Zur Durchführung experimenteller Untersuchungen mit verschiedenster Fragestellung erweist es sich häufig als notwendig, Hunde und Katzen sowie kleine Laboratoriumstiere in größerer Zahl experimentell mit Spulwürmern zu invadieren. Die Beschaffung ausreichenden Invasionsmaterials ist insofern nicht schwierig, als von den Spulwurm-Weibchen viele Millionen Eier ausgeschieden werden. Bei *Toxocara canis* wird diese Zahl mit über 60 Mill. Eier im Leben *eines* Weibchens angegeben.

Zur Gewinnung der Eier wird eine größere Menge Kot von Hunden oder Katzen, bei denen zuvor ein starker Befall mit Spulwürmern festgestellt worden war, gesammelt und einem kombinierten Flotations-Sedimentationsverfahren unterworfen. Zur Flotation versetzt man den Kot mit gesättigter Kochsalzlösung im Verhältnis 1:10 und stellt daraus durch kräftiges Rühren, gegebenenfalls mit einem Rührwerk, eine feine Suspension her. Nach dem Abgießen der Suspension durch ein geeignetes Drahtsieb, zur Abtrennung evtl. größerer Kotpartikel, erfolgt die Anreicherung der Spulwurmeier durch Zentrifugieren in 50 oder 100 ml fassenden Zentrifugenröhrchen bei ungefähr 2000 Umdrehungen für etwa 2 min. Danach entnimmt man mittels Pipette oder durch Dekantieren eine 1—2 cm dicke oberflächliche Schicht des angereicherten Kotes aus den Zentrifugenröhrchen und befreit die darin enthaltenen Parasiteneier von Kochsalzlösung durch wiederholtes Ausspülen mit Leitungswasser in etwa 1 l fassenden Gefäßen oder Meßzylindern nach Art des Sedimentverfahrens. Die im Sediment abermals angereicherten Eier gießt man nun in Petrischalen um (Schichtdicke 2—4 mm) und verwahrt diese bei Zimmertemperatur. Störendes Pilzwachstum oder andere Zersetzungsvorgänge werden durch einen Zusatz von 0,5% Formalin verhindert. Man kann Spulwurmeier auch dadurch gewinnen, daß man aus den bei Sektionen oder Wurmkuren anfallenden Spulwürmern die Uteri geschlechtsreifer Weibchen herauspräpariert, die Eier isoliert und in einer wäßrigen Suspension in Petrischalen entwickeln läßt.

2. Entwicklung der Larve im „Ei"

Die Eientwicklung geht innerhalb des Kotes nur sehr zögernd vor sich. Sobald die Eier aber in ein feuchtes, sauerstoffhaltiges Medium gelangen, setzt die Entwicklung sehr bald ein. Die Entwicklungsgeschwindigkeit ist dabei stark temperaturabhängig. Das Temperaturoptimum liegt bei 26—30°C. Hält man die Kulturen im Bereich dieses Temperaturoptimums, so ist schon nach 12—14 Tagen die Larvenentwicklung innerhalb der Eischale abgeschlossen.

SCHACHER, 1957 (zit. bei KOTLAN, 1960) beobachtete bei seinen 0,5%igen Formalin-Kulturen von *Toxocara canis* nach einer Entwicklungszeit von 5 Tagen zwischen 26—30°C einen wurmförmigen Embryo und nach 9 Tagen die erste Larvenhäutung. Die „Eier" von *Toxascaris leonina* lassen schon nach 48 Std das Morula-Stadium erkennen. 62 Std nach Anlegen der Kultur sind die meisten „Eier" bereits embryoniert, d. h. sie enthalten eine Larve.

Das erste Larvenstadium ist aber noch nicht invasionstüchtig. Erst die zweite bescheidete Larve ist in der Lage, sowohl bei Hunden und Katzen als auch bei Nagetieren eine Invasion hervorzurufen. SARLES u. STOLL (1935) beobachteten die erste Larvenhäutung in Eikulturen von *Toxocara cati* nach 17 Tagen, doch waren diese erst nach Ablauf von 20 Tagen invasionstüchtig. Entgegen der bisherigen Ansicht, daß die Spulwurmlarven im Ei nur eine Häutung vollziehen, kommt HENNER (1959) nach Vorbehandlung der embryonierten Eier oder auch der Larven mit Tyrode und 30%iger Salzsäurelösung zu der Feststellung, daß sich die Spulwurmlarven schon in der Eischale zweimal häuten, also zwei Scheiden besitzen, und erst die dritte Larve invasionstüchtig ist.

Genaue Angaben über die Morphologie der verschiedenen Larvenstadien von *Toxocara canis* finden sich bei NICHOLS, 1956 (zit. bei CRAIG u. FAUST, 1957) und SCHACHER (1957), für *Toxocara cati* bei SPRENT (1959).

Zur Durchführung von Invasionsversuchen ist es notwendig, nach Abschluß der morphologischen Differenzierung der Larve in der Eischale noch mindestens eine Woche, besser 2—3 Wochen verstreichen zu lassen, da erst nach dieser Zeitspanne ein großer Teil der Larven das Invasionsstadium erreicht hat. Nach Untersuchungen von MATTES u. Mitarb. (1958) ist die Lebensdauer der Spulwurmlarven nicht mit deren Invasionstüchtigkeit gleichzusetzen. Die Autoren konnten feststellen, daß 6—8 Monate nach Abschluß der Embryonalentwicklung die Larven nicht mehr invasionsfähig waren, obgleich sie sich noch Monate später innerhalb der Eischale bewegten. Allerdings ist die Dauer der Invasionstüchtigkeit sehr stark abhängig von den Lebensbedingungen der Larven, wobei insbesondere die Temperatur und die Sauerstoffzufuhr eine Rolle spielen. In der Praxis ist es daher notwendig, in regelmäßigen Abständen kurzfristig den Deckel der Kulturschale abzunehmen und evtl. verdunstetes Wasser zu ersetzen.

Die Aufbewahrung des Eimaterials bei Zimmertemperatur sichert eine längere Reserve von invasionsfähigem Material als die Unterbringung im Wärmeschrank bei 28—30°C, da bei dieser Temperatur die Invasionsfähigkeit schneller verlorengeht.

Zur Vorbereitung der Invasion vereinigt man den Inhalt mehrerer Kulturschalen und zählt in einfacher Weise auf dem Objektträger oder mit Hilfe einer Zählkammer die larvenhaltigen Spulwurm-,,Eier" pro Volumeneinheit aus. Bei Verwendung von 0,5%igen Formalinkulturen empfiehlt es sich, zuvor das Formalin auszuwaschen.

3. Infektion der Endwirte

Zur Durchführung experimenteller Spulwurminvasionen mit den verschiedenen Spulwurmarten eignen sich neben den artspezifischen Endwirten einige Laboratoriumstiere, wie Mäuse, Meerschweinchen, Albinoratten und Kaninchen.

Zahlreiche Autoren haben sich mit derartigen Untersuchungen beschäftigt und den Ablauf des Invasionsgeschehens in Laboratoriumstieren und in den natürlichen Endwirten studiert (STEWART, 1917, zit. bei WIGAND u. MATTES, 1958; 1918, zit. bei LAPAGE, 1956; FÜLLEBORN, 1921a, zit. bei WIGAND u. MATTES, 1958; 1921b, zit. bei PIEKARSKI, 1954; 1922, zit. bei WIGAND u. MATTES, 1958; 1925; HOEPPLI, FENG u. LI, 1949; SPRENT, 1952, 1953, zit. bei KOTLAN, 1960; 1955; 1959; SMITH u. BEAVER, 1953, zit. bei CRAIG u. FAUST, 1957; PIKE, 1960; LEE, 1960; OSHIMA, 1961a, b; OLSON, 1961; ROMMEL, 1961; u. a.). Es ist dabei zwischen den natürlichen bzw. artspezifischen Endwirten zu unterscheiden, bei welchen es nach einer experimentellen Invasion zur Ansiedlung geschlechtsreifer Würmer im Darm kommt, und zwischen den falschen Wirten, die in gewissem Maße auch als Zwischenwirte fungieren können. Bei den letzteren gelingt zwar die Invasion, doch erreichen die Spulwurmlarven nicht den Magen-Darm-Kanal, sondern werden in den verschiedensten Organen und Geweben abgefangen und sind dort die Ursache der sog. Nematoden-Knötchen oder Larven-Granulome.

α) **Spulwurminvasionen bei kleinen Laboratoriumstieren.** Zur Invasion von *Mäusen*, *Albinoratten*, *Meerschweinchen* und *Kaninchen* verabreicht man invasionstüchtige ,,Eier" entweder mit der Schlundsonde, oder man mischt sie dem Futter der Tiere bei.

Nach Passieren des Magens schlüpfen die invasionstüchtigen, sekundären Larven aus den Eischalen aus, bohren sich in die Schleimhaut ein und gelangen, mit Ausnahme von *Toxascaris leonina*, über die Vena porta und nicht über die freie Bauchhöhle zur Leber. FÜLLEBORN (1921a) konnte schon 4 Std nach Verfütterung der ,,Eier" von *Ascaris lumbricoides* an Meerschweinchen die Larven zu Dutzenden im Blutzentrifugat der Pfortader-Wurzel und zu Hunderten in der Leber nachweisen. 24 Std nach der Invasion findet sich die Mehrzahl der Larven im Blutzentrifugat der Pfortader-Wurzel und nur ein kleiner Teil bereits in der Lunge. Nach Untersuchungen von SPRENT, 1956 (zit. bei KOTLAN, 1960) ist bei invadierten Mäusen schon nach 48 Std ein großer Teil der Larven in der Lunge nachzuweisen. Während bei den natürlichen Endwirten die immer noch im zweiten Stadium befindlichen Larven zum größten Teil von den Lungencapillaren aus in die Alveolen eindringen, passieren sie bei den Nagetieren die Lungencapillaren und gelangen über die Lungenvenen in den großen Kreislauf. Dadurch kommt es bei diesen Tieren zu einer Streuung der Larven in nahezu alle Organe und Gewebe. FÜLLEBORN (1925) konnte bereits nachweisen, daß selbst *Ascaris*-Larven mit einer Dicke bis zu 20 μ in der Lage sind, die stark erweiterten Capillaren zu passieren. Nach Untersuchungen von GERBIL'SKIJ u. SYČ (1957) können *Ascaris*-Larven in der Lunge auch durch Anastomosen, die zwischen den Verzweigungen der Lungenarterie und -vene bestehen, aus dem kleinen in den großen Blutkreislauf überwandern. SPRENT (1955) beobachtete bei seinen Invasionsversuchen an Mäusen, daß die Larven von *Toxocara canis* schon innerhalb 3—4 Tagen in großer Zahl das Gehirn der Tiere erreichen. Eine Entwicklung und Ansiedlung der *Ascaris*-Larven im Darmkanal der Nagetiere findet im allgemeinen nicht statt. Die in die Organe und Gewebe von Nagetieren eingewanderten Spulwurmlarven zeigen beim Wachstum noch keine Häutung und behalten zu einem großen Teil monatelang ihre Lebens- und Invasionsfähigkeit. Neuerdings ist jedoch BERGER, WOOD u. WILLEY (1961) der experimentelle Nachweis gelungen, daß sich *Ascaris lumbricoides* var. *suum* im Kaninchen bis zum geschlechtsreifen Stadium weiterentwickeln kann.

Matoff u. Wassileff, 1958 (zit. bei Kotlan, 1960) verabreichten Kaninchen je 3000 embryonierte Eier von *Toxascaris leonina* und fanden einige Tage später bei der Sektion die meisten Larven in der Darmwand (vornehmlich im Caecum) und in den Mesenteriallymphknoten, zum Teil aber auch in der Muskulatur der Tiere. Die letzteren Ergebnisse bestätigen die Befunde von Fülleborn (1922) und beweisen, daß auch die Larven von *Toxascaris leonina* nach Passieren der Lungengefäße in den großen Kreislauf gelangen können.

Nach neueren Untersuchungen von Sprent (1959) halten sich die Larven von *Toxascaris leonina* in invadierten Mäusen etwa 1 Woche p.i. im Bereich der Darmwand auf und wandern dann zum größten Teil in das somatische Gewebe weiter.

β) **Spulwurminvasionen bei Hunden und Katzen.** Die Invasion der Versuchstiere erfolgt entweder durch Applikation eines entsprechenden Volumens der Eisuspension in die Mundhöhle oder durch Vermischen der larvenhaltigen Eierschalen mit dem Futter der Tiere. Zur Erzielung mittlerer bis starker Invasionen empfiehlt es sich, bei Hunden etwa 10 000 und bei Katzen etwa 5000 embryonierte Spulwurmeier pro Tier zu verwenden. Da ältere Hunde häufig schon eine gewisse Immunität von vorausgegangenen, natürlichen Invasionen besitzen, gelingt es nur einem Teil der Larven, in die Darmwand einzudringen, der Rest wird meist wieder mit dem Kot entleert. Die im Darm ausgeschlüpften Larven von *Toxocara canis* und *Toxocara cati* dringen sonst schon nach kurzer Zeit in die Darmwand ein und können bereits 24 Std später in der Leber und vereinzelt in der Lunge nachgewiesen werden. Während der überwiegende Teil der Larven erst nach 5—7 Tagen die Lunge erreicht, haben andere Larven zum gleichen Zeitpunkt im Oesophagus und an der Magenwand schon ihre zweite Häutung beendet und lassen in diesem dritten Larvenstadium bereits eine geschlechtliche Differenzierung erkennen (Schacher, 1957). 14—21 Tage post invasionem hat ein beträchtlicher Teil der Larven den Dünndarm erreicht und die dritte Häutung vollzogen. Das dritte Larvenstadium entwickelt sich somit im allgemeinen im Bereich der Magenwand, während das vierte Larvenstadium sowohl im Mageninhalt und an der Dünndarmwand als auch im Dünndarminhalt gefunden werden kann. Die Masse der vierten Larven erreicht den endgültigen Ansiedlungsort im Dünndarm 35—40 Tage nach der Invasion; hier erfolgt auch die vierte Häutung. Der Nachweis der ersten Eier im Kot gelingt bei Katzen, die mit *Toxocara cati* invadiert wurden, 56—58 Tage nach der oralen Invasion. Bei *Toxocara canis* beträgt die Präpatentperiode ebenfalls 58 Tage.

Toxascaris leonina unterscheidet sich in der Entwicklung von *Toxocara canis* und *Toxocara cati* dadurch, daß nach oraler Invasion mit embryonierten Eiern nur wenige Larven die Lunge erreichen. Der größte Teil der zweiten Larven dringt nur in die Darmwand ein, einige gelangen auf diesem Wege bis in die Mesenterial-Lymphknoten (Matoff u. Wassileff, 1958). Hier machen die Larven die zweite und dritte Häutung durch und wandern nach 14—18 Tagen als vierte Larven in das Darmlumen zurück (Sprent, 1959). Das adulte Stadium erreichen die Larven von *Toxascaris leonina* nach einer vierten Häutung frühestens 28 Tage p.i. und wachsen dann zu Geschlechtstieren heran.

Verabreicht man die aus invadierten Nagetieren gewonnenen Gewebelarven von *Toxocara canis, Toxocara cati* und *Toxascaris leonina* an Hunden bzw. Katzen per os, so findet eine Körperwanderung nicht mehr statt. Die Larven verbleiben im Magen-Darm-Kanal und entwickeln sich zur Geschlechtsreife. Matoff u. Wassileff (1958) konnten feststellen, daß derartige mit *Toxascaris*-Gewebelarven invadierte Hunde schon 46—51 Tage post invasionem Eier mit dem Kot ausscheiden, während die Präpatentperiode nach der Invasion mit larvenhaltigen Eierschalen 61—65 Tage beträgt; Sprent (1959) fand bei einem Katzenstamm von *Toxascaris leonina* erst nach 74 Tagen die ersten Eier im Kot. Verfüttert man dagegen aus Nagetieren gewonnene Gewebelarven erneut an Nagetiere per os, so verhalten sich diese genauso wie eben aus den Eiern geschlüpfte *Toxocara*-Larven (Fülleborn, 1921b). Damit ist es berechtigt, von einer Art Zwischenwirtrolle der Nagetiere zu sprechen, wobei allerdings bisher nicht bekannt ist, inwieweit Nagetiere in der Praxis bei der Übertragung der Fleischfresser-Spulwürmer von Bedeutung sind.

Die Tatsache, daß bei neugeborenen Hunden gelegentlich geschlechtsreife Spulwürmer im Darm nachgewiesen werden können, veranlaßte FÜLLEBORN schon 1921 (b), diesbezügliche experimentelle Untersuchungen durchzuführen. In Versuchen an Hunden konnte er beweisen, daß *Toxocara canis* auch *intrauterin* übertragen werden kann, während dies bei *Toxascaris leonina* bisher nicht gelang.

SPRENT (1958) fand nach einer experimentellen Invasion der Muttertiere das dritte Larvenstadium von *Toxocara canis* in der Lunge neugeborener Welpen schon innerhalb der ersten Woche der Entwicklungsphase. Die dritte Häutung vollzieht sich im Magen der Welpen schon einen Tag nach der Geburt. Die vierte Häutung erfolgt bereits am Anfang der zweiten Woche der Entwicklung, wobei die Larven schon 5—7 mm lang werden. Nach Untersuchungen von DOUGLAS u. BAKER (1959) ist eine Invasion der Feten trächtiger Hündinnen nicht vor dem 42. Trächtigkeitstage nachweisbar.

Zu Laboratoriumsinvasionen des Menschen kann es nur bei grober Fahrlässigkeit kommen.

d) Pathologie der experimentellen Ascaridiasis

Beobachtungen über die bei der Wanderung der *Ascaris*-Larven im Organismus des Wirtes auftretenden pathologischen Veränderungen gehen zurück auf Untersuchungen von FÜLLEBORN (1921a), HÖPPLI (1923), SMIRNOW (1928) u. a. .

Nach Verfütterung sog. embryonierter Eier verlassen die *Ascaris*-Larven im unteren Abschnitt des Dünndarmes die Eihülle und dringen durch die Darmkrypten in die Darmwand ein. Etwa einen Tag nach der Invasion zeigt die mikroskopische Untersuchung eine Erweiterung der Blut- und auch der Lymphgefäße, punktförmige Blutungen im Bereich der Mucosa und eine verstreute, vornehmlich polynucleare Infiltration (SMIRNOW, 1928). Um die in die Submucosa eingedrungenen Larven bildet sich ein zelliges, zahlreiche eosinophile Leukocyten enthaltendes Infiltrat. Die Immobilisation eines Teiles der Larven findet hauptsächlich in der Membrana propria mucosae statt (BOGDANOVIČ, 1958). Andere Larven, insbesondere bei Invasionen mit *Toxascaris leonina*, sind auch in Knötchen im Gekröse oder in den Lymphknoten zu finden. Die Larven von *Toxocara canis* und *Toxocara cati* gelangen über die Darmvenen und die Pfortader in die Leber und wandern von hier über die Venae sublobulares schließlich in die Vena cava. Die Migration der Larven führt zu einer Erweiterung der Lebercapillaren, stellenweise zur Auswanderung einkerniger und polynuclearer Zellelemente in das interlobuläre Bindegewebe, an die sich später Lymphocyten, Fibroblasten und eosinophile Leukocyten anschließen. Nach Wochen werden die in das Gewebe ausgewanderten Larven bindegewebig abgekapselt.

Das histologische Bild der *Lunge* ist zunächst je nach Stärke der Invasion, durch Blutextravasate verschiedener Größe gekennzeichnet. Von der zweiten Woche post invasionem an kann man jedoch in der Lunge eine starke Beteiligung eosinophiler Leukocyten beobachten. In diesem Stadium der Invasion tritt dann auch die Eosinophilie des Blutes mehr und mehr in den Vordergrund. CHAUDHURI (1959) konnte bei Meerschweinchen, die er mit 1000—1400 „Eiern" von *Toxocara canis* invadiert hatte, eine Erhöhung der Eosinophilen im Blut von 3% auf 30 bis 55% beobachten.

Die Spulwurm-Granulome, die nach massiven Invasionen, insbesondere mit *Toxocara canis*, auch sehr zahlreich in anderen Organen der Versuchstiere gefunden werden können, haben im Prinzip den gleichen Aufbau wie die Larvenherde in der Leber.

Es dürfte sich in diesem Zusammenhang erübrigen, auf die Pathologie des Darmes bei der Spulwurm-Invasion der natürlichen Endwirte einzugehen, da mit wenigen Ausnahmen histologisch faßbare Veränderungen bei diesen Tieren nur im Falle massiver Invasionen beobachtet werden können.

e) Diagnose

Zum Nachweis der *Ascariden*-Eier im Stuhl eignet sich, soweit quantitative Angaben nicht erforderlich sind, die einfach zu handhabende Anreicherung mit gesättigter Kochsalzlösung. Bei der quantitativen Auszählung liefert die Zählkammer von Zschucke (1931) und die von Wetzel, 1951, (zit. bei Borchert, 1958) verbesserte sog. McMaster-Kammer von Gordon u. Whitlock (1939) gute Ergebnisse.

Für chemotherapeutische Untersuchungen empfiehlt Wellensiek (1954) wegen der gründlicheren Erfassung der Eier das Anreicherungsverfahren nach Telemann in Kombination mit der Zschucke-Zählkammer, den sog. quantitativen Telemann nach Erhardt (1941).

f) Die experimentelle Spulwurminvasion der Katze und des Hundes als Modellversuch für chemotherapeutische Untersuchungen

Die Behandlung natürlich oder experimentell mit Spulwürmern invadierter Katzen und Hunde zur Durchführung chemotherapeutischer Untersuchungen erfolgt einige Tage nach Ende der Präpatentperiode, d. h., mit Beginn einer stärkeren Eiausscheidung im Kot. Die Präparate verabreicht man den Tieren zweckmäßigerweise in Tablettenform oder abgefüllt in Gelatine-Steckkapseln per os. Die Applikation flüssiger Substanzen mit Hilfe einer Magensonde ist zwar möglich, doch kommt es hierbei allein durch den Sondenreiz gelegentlich zu unliebsamem Erbrechen der Tiere. Das Präparat kann einmal oder in Form einer Kur mehrmals verabreicht werden. Die Dosierung muß, wie stets bei pharmakologischen Untersuchungen, auf das Körpergewicht der Tiere bezogen werden.

Die Kriterien zur Beurteilung der chemotherapeutischen Wirkung eines Präparates sind:

a) Der Nachweis der abgetriebenen Würmer. Zum Nachweis der durch das Präparat abgetriebenen Würmer wird der gesamte von den Tieren bis 3 Tage nach der letzten Behandlung abgesetzte Kot gesammelt und nach Art des Sedimentverfahrens in etwa 5 l Wasser fassenden Glasgefäßen ausgespült, bis die Spülflüssigkeit nur noch wenig getrübt ist. Die im Bodensatz gesammelten Spulwürmer lassen sich dann leicht auszählen. Gleichzeitig empfiehlt es sich, in etwa auf 35 bis 40°C angewärmtem Wasser die Motilität der Parasiten zu prüfen.

b) Die Kontrolle der Eiausscheidung mit Hilfe von Anreicherungsverfahren. Zur Zählung der Wurmeier im Kot gibt es eine Reihe mehr oder weniger guter qualitativer und quantitativer Methoden. Für den einfachen, qualitativen Nachweis, der auch eine Schätzung hinsichtlich der Quantität der Spulwurmeier im Kot zuläßt, ist die Kochsalz-Anreicherung hervorragend geeignet, dagegen muß man sich zur genauen quantitativen Auswertung der bekannten Zählkammern bedienen.

Zur schnellen und einwandfreien Sicherstellung des Ergebnisses einer Wurmkur ist die *Sektion* der Versuchstiere frühestens 4—5 Tage nach der letzten Behandlung notwendig, zumal um auch festzustellen, ob alle Männchen abgetrieben oder getötet sind. Ist die Sektion aus bestimmten Gründen nicht möglich, so ist eine Spulwurmtherapie nur in bezug auf die Weibchen dann erfolgreich, wenn mindestens bis zum 20. Tag nach Ende der Behandlung keine Spulwurm-Eier im Kot der Tiere nachgewiesen werden können.

Nach Untersuchungen von Eichholtz u. Erhardt (1942) ist die Spulwurminvasion des Hundes als Modellversuch für chemotherapeutische Untersuchungen weniger geeignet als die *Toxocara*-Invasion der Katze, da beim Hund die Spulwürmer leichter abgetrieben werden können. Es gibt heute allerdings auch Substanzen, die sowohl im Hunde- als auch Katzenversuch sehr gut wirksam sind und dennoch als Spulwurmmittel beim Menschen völlig versagen (Lämmler, unveröff.). Diese Erkenntnis zeigt, daß man, wie es auch Erhardt (1948) betont, die Ergebnisse des Tierversuches nicht ohne weiteres auf den Menschen übertragen kann;

die letzte Entscheidung über den therapeutischen Wert eines Präparates wird immer, gleich welcher Modellinvasion man sich bedient, bei der Anwendung am Menschen fallen. Unter diesem Gesichtspunkt ist die Spulwurminvasion der Katze und des Hundes aber auch heute noch ein nicht zu ersetzender Modellversuch für chemotherapeutische Untersuchungen.

Spezielle Literaturangaben über Spulwürmer (Ascarididae)

BERGER, H., I. B. WOOD and C. H. WILLEY: Observations on the development and egg production of Ascaris suum in rabbits. J. Parasit. 47 (Suppl.), 15 (1961).
BOGDANOVIČ, V. V.: Über pathologische Veränderungen an den Wirtsorganen in den 1. Stadien der Wanderung von Askariden-Larven (russisch). Med. Parazit. (Mosk.) 27, 571 (1958).
CHAUDHURI, R. N.: Tropical eosinophilia, experiments with Toxocara canis. Lancet Nr. 7101, 493 (1959).
DOUGLAS, J. R., and N. F. BAKER: The chronology of experimental intrauterine infections with Toxocara canis (WERNER, 1782) in the dog. J. Parasit. 45, 43 (1959).
EICHHOLTZ, F., u. A. ERHARDT: Wurmmittel. Der Nachweis ihrer Spezifität im chemotherapeutischen Versuch unter besonderer Berücksichtigung des Phenolabkömmlings 430 Kl (KNOLL). Dtsch. Tropenmed. Z. 46, 275 (1942).
ERHARDT, A.: Chemotherapeutische Untersuchungen mit 430-Kl, einem Spezifikum mit großem therapeutischen Index gegen die Ancylostomiasis, Trichuriasis, Ascaridose und Taeniose (Taenia- u. Dipylidiuminfektion) der Katze. Dtsch. Tropenmed. Z. 45, 449 (1941).
— Daten zur Bekämpfung der Askaridiasis. Klin. Tab. VI/5, Beil. zur Med. Klin. Nr. 19 (1950).
FÜLLEBORN, F.: Über die Durchlässigkeit der Blutkapillaren für Nematodenlarven bzw. für unbewegliche Körper von ähnlicher Dicke sowie über den Transport solcher Gebilde durch das Flimmerepithel der Luftwege. Arch. Schiffs- u. Tropenhyg. 29, Beiheft 3 (1925).
GERBIL'SKIJ, V. L. ,u. J. SYČ: Über die Wege des Eindringens der Askaridenlarven in das Gefäßsystem des großen Kreislaufes (russisch). Med Parazit. (Mosk.) 26, 177 (1957).
GIBSON, T. E.: Toxocara canis as a hazard to Public Health. Vet. Rec. 72, 772 (1960).
GORDON, H. McL., and H. V. WHITLOCK: J. Counc. Sci. Ind. Res. Aust. 12, 50 (1939); zit. nach WETZEL: Tierärztl. Umsch. 6, 209 (1951).
HENNER, S.: Untersuchungen über die Häutung von Larven verschiedener Askaridenarten während ihrer präparasitischen Phase. Inaug.-Diss. München (1959).
HÖPPLI, R.: Die durch Ascarislarven bei experimenteller Infektion im Tierkörper bewirkten anatomischen Veränderungen. Virchows Arch. Path. Anat. 244, 159 (1923).
— L. C. FENG and F. LI: Histological reactions in liver of mice due to larvae of different Ascaris species. Peking Nat. Hist. Bull. 18, 119 (1949).
LEE, H. F.: Effects of superinfection on the behavior of Toxocara canis larvae in mice. J. Parasit. 46, 583 (1960).
MÜNNICH, H.: Histochemische Untersuchungen über die Wirkung von Ascaris-Larven auf die Leber der Maus. Naturwissenschaften 45, 551 (1958).
OLSON, L. J.: Distribution of Toxocara canis larvae in normal mice, and in mice infected with Toxocara, Ascaris lumbricoides or Trichinella spiralis. J. Parasit. 47 (Suppl.), 18 (1961).
OSHIMA, T.: Standardization of techniques for infecting mice with Toxocara canis and observations on the normal migration routes of the larvae. J. Parasit. 47, 652 (1961a).
— Influence of pregnancy and lactation on migration of the larvae of Toxocara canis in mice. J. Parasit. 47, 657 (1961b).
PIKE, E. H.: Effect of Diethylcarbamazine, Oxophenarsine hydrochloride and piperazine citrate on Toxocara canis larvae in mice. Exp. Parasit. 9, 223 (1960).
ROMMEL, M.: Die experimentelle Infektion des Meerschweinchens mit Haustierparasiten. Vet. Diss. München 1961.
SARLES, M. P., and N. R. STOLL: On the resistance of the cat to superimposed infection with the ascarid, Toxocara cati. J. Parasit. 21, 277 (1935).
SMIRNOW, G. G.: Untersuchungen über die Wirkung der Helminthen auf ihre Wirte. II. Zur Frage der pathologischen Veränderungen bei der Migration der Ascaris-Arten im Körper des Wirts. Zbl. Bakt., I. Abt. Orig. 105, 426 (1928).
SPRENT, J. F. A.: On the migratory behaviour of the larvae of various ascaris species in white mice. J. infect. Dis. 90, 165 (1952).
— On the Invasion of the central nervous system by nematodes. II. Invasion of the nervous system in Ascariasis. Parasitology 45, 41 (1955).
— Observations on the development of Toxocara canis (WERNER, 1782) in the dog. Parasitology 48, 184 (1958).
— The life history and development of Toxascaris leonina (VON LINSTOW, 1902) in the dog and cat. Parasitology 49, 330 (1959).

WELLENSIEK, U.: Vergleichende Untersuchungen mit der Helmintheneier-Zählkammer von ZSCHUCKE und der sog. MCMASTER-Zählkammer unter besonderer Berücksichtigung ihrer Anwendung im chemotherapeutischen Versuch. Z. Tropenmed. **5**, 296 (1954).

ZSCHUCKE, J.: Eine Kammer für die mikroskopische Zählung von Helmintheneiern und -larven. Arch. Schiffs- u. Tropenhyg. **35**, 357 (1931).

VII. Filarien (Filariidae)

a) Allgemeines und Verbreitung

Mehrere Filarienarten besitzen als Erreger menschlicher Krankheiten (z. B. Elephantiasis) eine außerordentlich große Bedeutung.

Folgende Species sind am wichtigsten:
Wuchereria bancrofti (COBBOLD, 1877),
Wuchereria (Brugia) malayi (BRUG, 1927),
Onchocerca volvulus (LEUCKART, 1893) und
Loa loa (COBBOLD, 1864).

Zwei weitere Arten [*Acanthocheilonema (= Dipetalonema) perstans* (MANSON, 1891) und *Mansonella ozzardi* (MANSON, 1897)] sind ebenfalls Parasiten des Menschen, spielen aber für die menschliche Gesundheit nur eine untergeordnete Rolle. Auf den Medinawurm [*Dracunculus medinensis* (L. 1758)], der zu einer anderen Familie gehört, soll hier nicht näher eingegangen werden.

Das Verbreitungsgebiet der menschenpathogenen Filarienarten erstreckt sich auf die Gebiete zwischen dem 41. Grad nördlicher Breite und dem 28. Grad südlicher Breite in der Alten Welt, auf der westlichen Hemisphäre zwischen den beiden Wendekreisen (nähere Einzelheiten bei ERHARDT u. WELLENSIEK, 1955, 1956a, b).

STOLL (1947) schätzt die Gesamtzahl der Filarienträger unter den Menschen auf etwa 250 Millionen, auf die sich die einzelnen Arten folgendermaßen verteilen:

Wuchereria bancrofti | *Wuchereria malayi*	189 Millionen
Onchocerca volvulus	20 Millionen
Loa loa	13 Millionen
Acanthocheilonema perstans	27 Millionen
Mansonella ozzardi	7 Millionen

Haupt-Endwirt dieser Filarienarten ist der Mensch.

Auf Grund dieser hohen Wirtsspezifität ist eine Übertragung der menschenpathogenen Arten auf die üblichen Laboratoriumstiere (abgesehen von Affen) nicht möglich, so daß man zur Durchführung experimenteller Invasionen auf andere Filarienarten zurückgreifen muß. Früher verwendete man hierzu die Invasion des Hundes mit der Herzfilarie *Dirofilaria immitis* (LEIDY, 1856) (vgl. z. B. BAILEY 1958a, b), die durch Stechmücken der Gattung *Culex* und *Aedes* übertragen wird (vgl. z. B. TAYLOR, 1960c; SYMES, 1960) oder die Filariose des Wasserfrosches *(Rana esculenta* L.), deren Erreger *Icosiella neglecta* (DIESING, 1851) und deren Überträger die Gnitze (Ceratopogonide) *Forcipomyia velox* WINN. und die Schmetterlingsmücke (Psychodide) *Sycorax silacea* CURTIS sind (vgl. DESPORTES, 1942; LAGRANGE, 1949; MINNING u. DING, 1951). Heutzutage benutzt man aber als Modellversuch die aus mehreren Gründen vorteilhaftere Invasion der Baumwollratte *(Sigmodon hispidus)* und der weißen Laboratoriumsratte mit der Filarie *Litomosoides carinii*, auf die sich unsere Darstellung aus Raummangel beschränken wird.

b) Litomosoides carinii (TRAVASSOS, 1919)

Die geschlechtsreifen Filarien leben in der Pleurahöhle, seltener in der Peritonealhöhle von Baumwollratten und anderen Nagetieren (VAZ, 1934; BELL u. BROWN, 1945). Überträger (Zwischenwirt) dieser Filarie ist die tropische Rattenmilbe *Bdellonyssus (= Liponyssus = Ornithonyssus) bacoti* (WILLIAMS u. BROWN, 1945, 1946; SCOTT u. CROSS, 1946).

1. Morphologie

Litomosoides carinii ist fadenförmig und cylindrisch. Das Kopfende ist abgestumpft und in der Seitenansicht ungleichmäßig gerundet. Auf die Mundöffnung folgt ein 24 μ langes Vestibulum, an das sich ein nicht unterteilter 600—800 μ langer Oesophagus anschließt, der mit einem schwach erweiterten Bulbus beginnt.

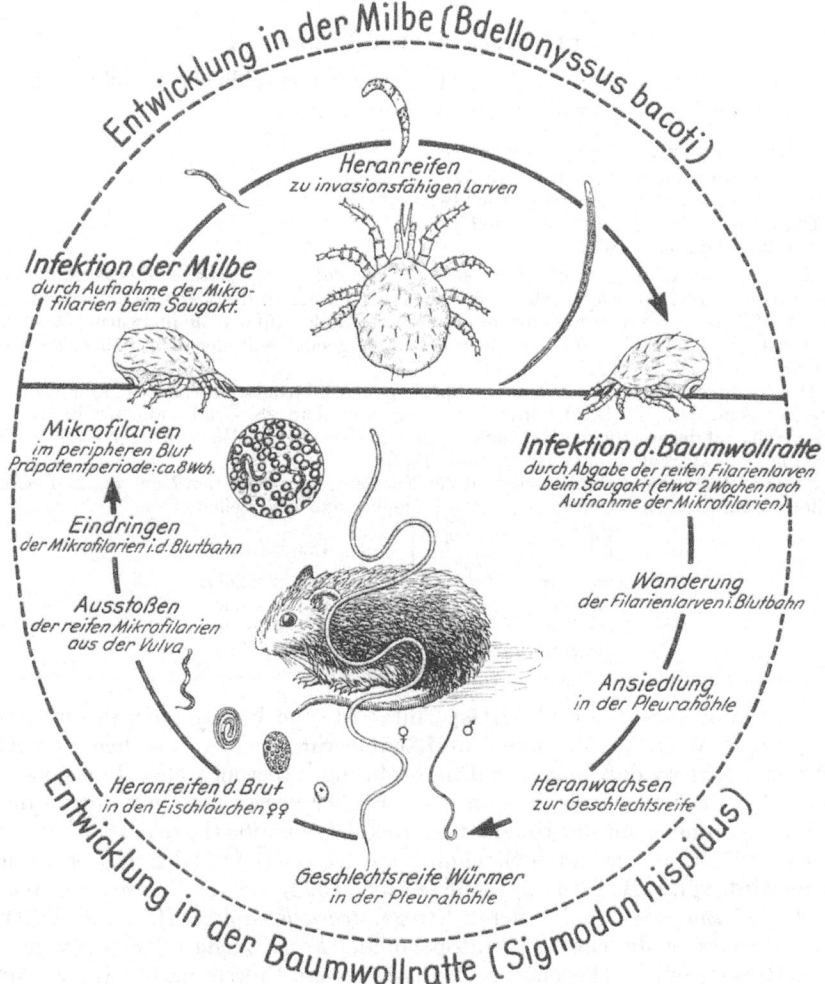

Abb. 78. Entwicklungscyclus der Filarie *Litomosoides carinii* (schematisch). Nach WAGNER, 1956a

Das *Männchen* ist 24—28 mm (maximal 32 mm) lang und hat einen Durchmesser von 120—140 μ. Sein Hinterende ist eingerollt. Die Kloakenöffnung liegt 150 bis 220 μ von der Schwanzspitze entfernt. Präanale Papillen fehlen. 4—5 Paar postanaler Papillen sind vorhanden. Der Hoden verläuft gerade und gabelt sich etwa 600 μ vor der Kloake in 2 Äste, die in den verschieden ausgebildeten Spicula enden.

Das *Weibchen* ist 80—100 mm (maximal etwa 150 mm) lang bei einem Durchmesser von etwa 300—325 μ. Die Vulva ist etwa die doppelte Länge des Oesophagus vom Vorderende entfernt. Die Vagina ist zweiteilig. Der bulbusähnliche, muskulöse, fast 1 mm lange Endabschnitt ist als Ejektionsapparat ausgebildet. Auf ihn folgt eine dünnwandige Röhre, die sich nach 300—400 μ in die beiden Uterusschläuche gabelt. Der Anus ist 0,5—1 mm von der Schwanzspitze entfernt. An der äußersten Schwanzspitze befinden sich zwei winzige Papillen.

Angaben über die Morphologie der geschlechtsreifen Würmer finden sich in den Arbeiten von Travassos (1919), Mazza (1928), Chandler (1930), Ochoterena u. Caballero (1932), Vogel u. Gabaldon (1932), Vaz (1934) sowie Cross u. Scott (1947).

2. Entwicklung

Endwirte von *Litomosoides carinii* sind die Baumwollratte *(Sigmodon hispidus)* und einige andere Nagetiere, während als Zwischenwirt die tropische Rattenmilbe *Bdellonyssus bacoti* dient.

Die Entwicklung von *Litomosoides carinii* (Abb. 78) sowie das Verhalten und die Morphologie der Entwicklungsstadien ist durch zahlreiche Arbeiten bekannt (Harwood, 1932; Bell u. Brown, 1945; Cross u. Scott, 1945, 1947; Scott, 1945, 1946, 1958; Williams u. Brown, 1945; Bertram, Unsworth u. Gordon, 1946a; Bertram, 1947, 1949, 1950a, b, 1953a; Wharton, 1947; Hawking u. Sewell, 1948; Kershaw, 1948, 1949a, b, 1953; Kershaw u. Bertram, 1948; Williams, 1948; Stefanopoulo u. Ovazza, 1949; Hughes, 1950; Scott, Macdonald u. Terman, 1951; Freer, 1953; Scott u. Macdonald, 1953a; Hawking, 1954, 1956; Webber, 1954a, b; McFadzean u. Smiles, 1956; Wagner, 1956a; Rohde, 1959a; Taylor, 1960a, b).

Die Entwicklung beginnt nach der Befruchtung des Eies im Uterus mit der Ausbildung der Mikrofilarie in der Eihülle, die als Scheide erhalten bleibt, wie es

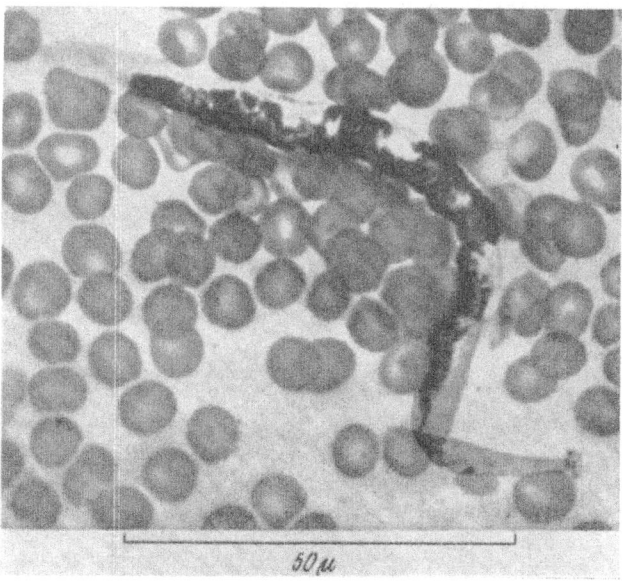

Abb. 79. Mikrofilarie von *Litomosoides carinii* aus dem Blut einer experimentell invadierten Baumwollratte. 1100 ×. Nach Wagner, 1956a

auch bei menschenpathogenen Filarien z. T. der Fall ist. Die bescheidenen Mikrofilarien haben (einschließlich der Scheide) etwa eine Länge von 100 μ, während ihr Durchmesser etwa 5—7 μ beträgt (Abb. 79). Sie werden in die Pleurahöhle abgesetzt und gelangen innerhalb einiger Stunden über Lungencapillaren und Herz ins periphere Blut, wo sie erstmals 50 Tage nach der Invasion angetroffen werden können.

Schätzungsweise werden von einer Baumwollrattenfilarie innerhalb von 24 Std durchschnittlich 15000—18000 Mikrofilarien produziert, jedoch ist die für gewisse menschenpathogene Filarienarten charakteristische Periodizität *(Microfilaria diurna, Microfilaria nocturna)* nicht vorhanden.

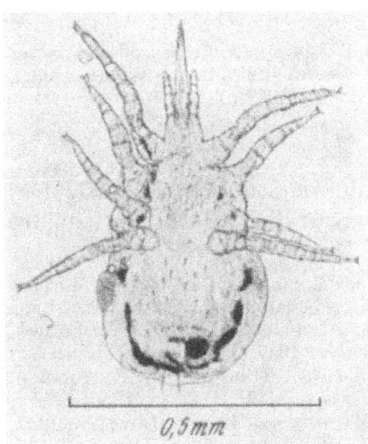

Zur weiteren Entwicklung ist die Aufnahme der Mikrofilarien durch den Zwischenwirt, die Milbe *Bdellonyssus bacoti* (Abb. 80) erforderlich. Die Übertragung erfolgt durch den Saugakt. Die Mikrofilarien gelangen mit dem aufgenommenen Blut in Magen und Blindsäcke der Milbe, wo sie innerhalb kurzer Zeit ihre Scheide abwerfen und ins Hämocoel oder umgebende Gewebe einwandern. Dort können sie sich zu den invasionsfähigen Larvenformen weiterentwickeln (Abb. 81), und zwar wachsen sie innerhalb einer Woche unter starker Verdickung zum sog. ,,Wurststadium" heran (120 μ lang, 15 μ breit). Der Endabschnitt nimmt am Dickenwachstum nicht teil und bildet einen schmalen Schwanz.

Abb. 80. Die Milbe *Bdellonyssus bacoti*; nüchtern. Nach WAGNER, 1956a

Nach 2 Häutungen liegen zwei verschiedene Gruppen von Larven vor, die sich durch ihre Länge unterscheiden (0,8 bzw. 1 mm lang) und möglicherweise die

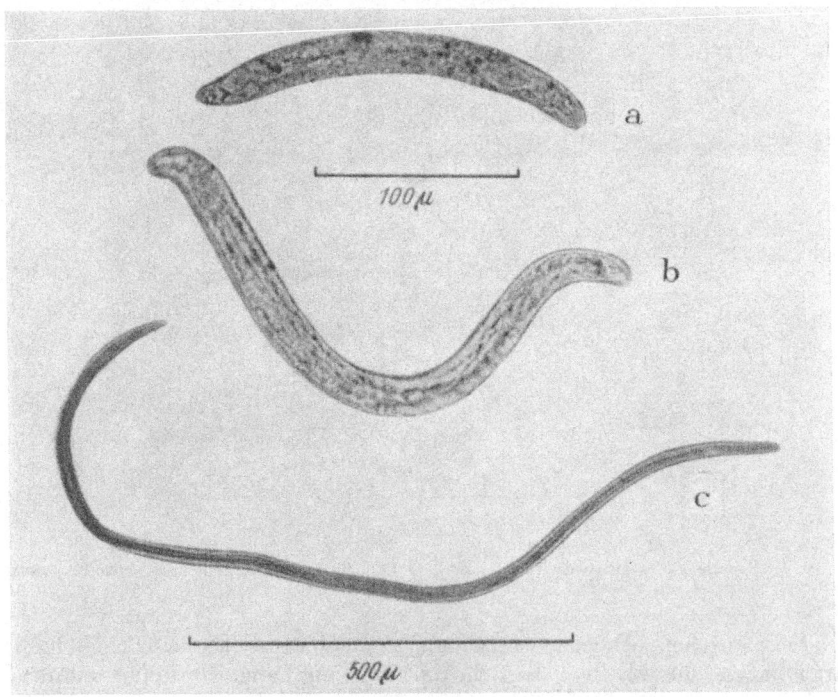

Abb. 81. Jungfilarien von *Litomosoides carinii*; Entwicklung bis zur invasionsfähigen Larve (c). Nach WAGNER, 1956a

beiden Geschlechter darstellen. Mit der Ausbildung der dritten Larve ist das invasionsfähige Stadium erreicht. Die gesamte Entwicklung in der Milbe dauert normalerweise 13—14 Tage.

Die Larven müssen zu ihrer Weiterentwicklung in den Endwirt gelangen. Diese Übertragung geschieht ebenfalls durch den Saugakt. Über die auf die Übertragung folgende Wanderung der Filarienlarven ist nur soviel bekannt, daß sie wenigstens anfangs in den Lymph- oder Blutgefäßen stattfindet. Nach mehreren Tagen (6—10) sind die ersten Larven in der Pleurahöhle nachweisbar. Bald nach Erreichen der Brusthöhle treten die Larven in zwei weitere Häutungen ein; anschließend erfolgt das Heranwachsen zu den geschlechtsreifen Würmern. Voll ausgewachsen sind die Filarien etwa 10—11 Wochen p.i. Die Zahl der weiblichen Würmer ist meistens etwas größer als die der männlichen.

Die Lebensdauer von *Litomosoides carinii* beträgt etwa 1 Jahr, doch beginnen Einkapselung und Tod schon 6 Monate nach der Invasion. Angeblich können die eingekapselten Würmer mit der Zeit resorbiert werden.

3. Pathologie

Im allgemeinen wird der Befall mit Litomosoides carinii von den Endwirten ohne besondere Beeinträchtigung vertragen.

BERTRAM (1953a) berichtet, daß Baumwollratten, die einer Superinvasion unterworfen wurden, sich durch geringeres Gewicht von nicht invadierten Tieren unterscheiden. WILLIAMS (1948) beobachtet den gleichen Unterschied bei invadierten und nicht invadierten Wildfängen.

Die von den Filarien hervorgerufenen Veränderungen wurden von WHARTON (1946, 1947) gründlich analysiert. Außerdem berichten SCOTT u. CROSS (1945) über tumorerregende Eigenschaften von *Litomosoides*. WHARTON (1947) faßt seine Beobachtungen folgendermaßen zusammen: Das einzige klinische Anzeichen ist eine um das $2^1/_2$fache vergrößerte Milz, die follikuläre Hyperplasie aufweist. Die Invasion bewirkt die Ausbildung papillöser Knötchen, die die visceralen und parietalen Teile der Pleura bedecken. Die Knötchen entstehen infolge einer ödematösen Reaktion der Pleura, auf die eine Infiltration von Lymphocyten, Neutrophilen, Eosinophilen und später Plasmazellen und Fibrocyten erfolgt. Bei schweren Invasionen kommen Fibrose und Erweiterungen der Lymphgefäße in der Pleura zustande. Das Lungengewebe weist Hypertrophie der angrenzenden Alveolarzellen auf. WHARTON (1947), WAGNER (1956a) und ROHDE (1959b) konnten außer den genannten Erscheinungen eine geringfügige Eosinophilie bei invadierten Baumwollratten bzw. weißen Ratten nachweisen. Lebende Mikrofilarien rufen nur einen geringen oder überhaupt keinen Effekt beim Endwirt hervor.

c) Entwicklung und Morphologie der Milbe Bdellonyssus bacoti (HIRST, 1913)

Die Milbe *Bdellonyssus (= Liponyssus = Ornithonyssus) bacoti* (Abb. 80) ist als Ektoparasit von Ratten, Mäusen, Meerschweinchen und Eichhörnchen (WILLIAMS, 1946) in Canada, Teilen der USA, Südamerika, England, Afrika, Formosa, Hawaii und Australien verbreitet (BAKER, zit. bei WILLIAMS, 1946; BROWNING, 1950, zit. bei PIEKARSKI. 1954).

Nähere Angaben über die Morphologie, Biologie und Entwicklung der Milbe finden sich in den Arbeiten von HIRST (1913, 1914), EWING (1923), HOLDAWAY (1926), SHELMIRE u. DOVE (1931), DOVE u. SHELMIRE (1931, 1932), FINNEGAN (1945), OLSON u. DAHMS (1946), WILLIAMS (1946), BERTRAM, UNSWORTH u. GORDON (1946a), SCOTT (1949), SKALIY u. HAYES (1949), HUGHES (1949, 1952), GORIROSSI (1950), OVAZZA (1950), SCOTT u. BLYNN (1951), SCHWAB, ALLEN u. SULKIN (1952), SUDD (1952).

Die adulten *Männchen* werden bis etwa 0,7 mm lang, die *Weibchen* bis etwa 1 mm lang und 0,6 mm breit. Infolge reichlicher Blutaufnahme (0,4 cm^3), erreichen sie nach dem Saugakt eine Länge von 1,5 mm. Die durchschnittliche Lebensdauer der Weibchen beträgt etwa 62 Tage.

Die Eiablage beginnt etwa 2 Tage nach dem Blutmahl und dauert normalerweise 2—3 Tage, erfolgt aber nicht auf dem Wirtstier. Durchschnittlich werden von einem Weibchen etwa 100 Eier abgelegt. Die ovalen Eier messen 0,3 × 0,2 mm. Aus unbefruchteten Eiern entstehen parthenogenetisch Männchen. Zunächst entwickelt sich aber aus dem Ei ein sechsbeiniges *Larvenstadium* (0,5 mm lang, 0,2 mm breit), das keine Nahrung zu sich nimmt und sich bereits nach 24 Std häutet. Aus dieser Häutung geht eine blutsaugende *Protonymphe* hervor (0,6 mm lang, 0,3 mm breit). 24 Std nach der Blutaufnahme findet die zweite Häutung statt, deren Ergebnis die *Deutonymphe* ist. Diese saugt kein Blut und hält sich auch nicht auf einem Wirtstier auf. Innerhalb von weiteren 24—30 Std erfolgt die dritte und letzte Häutung, aus der die adulten Männchen und Weibchen hervorgehen. Unter günstigen Bedingungen dauert der gesamte Entwicklungscyclus der Milbe $11^{1}/_{2}$ bis 12 Tage.

d) Züchtung der Milbe Bdellonyssus bacoti

Wichtige Voraussetzung für eine erfolgreiche Züchtung der Milbe ist die Einhaltung bestimmter Temperaturen und Luftfeuchtigkeitsverhältnisse, da diese Faktoren das Ausmaß der Eiablage und die Entwicklungsgeschwindigkeit bestimmen.

OVAZZA (1950) stellte fest, daß z. B. bei 25° C und 80% relativer Feuchtigkeit wie auch bei 30° C und 75—90% relativer Feuchtigkeit der Entwicklungscyclus der Milbe in 10 Tagen abgeschlossen ist, während bei 18° C und 65% relativer Feuchtigkeit 28 Tage benötigt werden. SKALIY u. HAYES (1949) zufolge werden bei 6—8° C keine Eier gelegt. 12—14° C sind wahrscheinlich die niedrigsten Temperaturen, bei denen es zur Eiablage kommt und sich die Milben entwickeln können. Bei niedrigen und mittleren Temperaturen vertragen die Milben große Schwankungen der Feuchtigkeit, mit zunehmender Temperatur bedürfen sie aber höherer Feuchtigkeit. *Die besten Ergebnisse im Laboratorium erhält man bei 28° C und 60—70% relativer Feuchtigkeit* (W.-H. WAGNER, brieflich 8. 11. 1957). Unter diesen Bedingungen entwickeln sich 62,5% der abgelegten Eier zu geschlechtsreifen Milben.

Methoden zur erfolgreichen Züchtung von *Bdellonyssus bacoti* werden u. a. von WILLIAMS (1946), SCOTT, STEMBRIDGE u. SISLEY (1947), SKALIY u. HAYES (1949), WAGNER (1956a), ROHDE (1959a, b) sowie CAMIN u. EHRLICH (1960) angegeben. Im allgemeinen haben sich zur Züchtung der Milben die verschiedensten Methoden bewährt. Nach WAGNER (1956a) eignen sich sehr gut große, runde Gläser, in deren mit Baumwolle ausgefüttertem Boden die Milben an frei, ohne Käfig eingesetzten Baumwollratten saugen können. Es gelingt auf diese Weise, die Milben ohne größere Schwierigkeiten zur Vermehrung zu bringen. In ähnlicher Weise wie WAGNER (1956a) verfährt ROHDE (1959a, b), dessen Methode sich nach unseren Erfahrungen sehr gut bewährt. Nach ROHDE (1959a) werden die Milben innerhalb eines Thermostaten bei 27° C in Glasgefäßen (40 cm hoch, 25 cm Durchmesser) gezüchtet, die mit einer 3—4 cm dicken angefeuchteten Sägemehlschicht und darüber mit aufgelockerter Baumwolle ausgefüllt sind. Der Boden des Thermostaten ist mit einer 1—2 cm hohen Wasserschicht bedeckt. Außerdem werden die Gefäße täglich mit einem Wasserzerstäuber leicht ausgespritzt, so daß die relative Luftfeuchtigkeit im Thermostaten etwa 90% beträgt. Gefüttert werden die Milben durch 24stündiges Einsetzen von Baumwollratten oder weißen Ratten zweimal wöchentlich. In Abständen von 4—5 Wochen müssen die Gefäße gesäubert und Sägemehl sowie Baumwolle erneuert werden.

In jüngster Zeit beschreiben CAMIN u. EHRLICH (1960) einen Zuchtkäfig (Abb. 82), der die Säuberung — d. h. die Entfernung von Kot und Urin der in die Käfige eingesetzten Spendertiere — ohne Störung der Milbenentwicklung ermöglicht. Die gesamte Anordnung besteht aus zwei verschiedenen Gefäßen, von denen das größere einen Metallzylinder (20 cm hoch, 28 cm Durchmesser), das kleinere einen in der Aufsicht dreieckigen Käfig (Abb. 83) von etwa 23 cm Seitenlänge darstellt.

Das zylindrische Gefäß besitzt 5 cm unterhalb des Oberrandes einen im Winkel von 30° angeschweißten ringförmigen Metallkragen, der den Oberrand des Zylinders um 2,5 cm überragt. Der Kragenring hat einen Durchmesser von 38 cm. Ein den Rand des Kragens übergreifender, mit einem Griff versehener Deckel verschließt das ganze Gefäß. Der Deckel besitzt außerdem 3 Öffnungen, von denen zwei vergittert sind und der Durchlüftung dienen, während die dritte die Wasserflasche zur Versorgung des Wirtstieres aufnehmen soll.

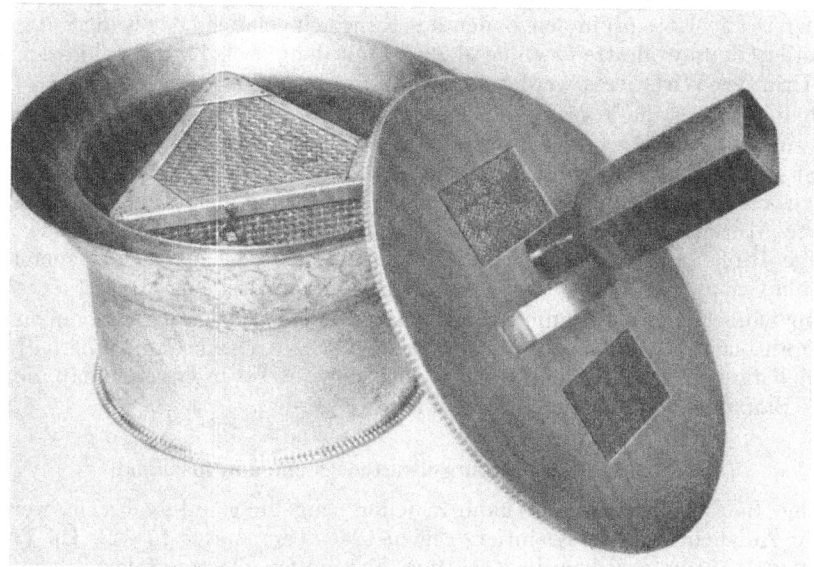

Abb. 82. Milbenzüchtungskäfig mit Deckel und dreieckigem Innenkäfig. (Nähere Erläuterungen im Text.) Nach CAMIN u. EHRLICH, 1960

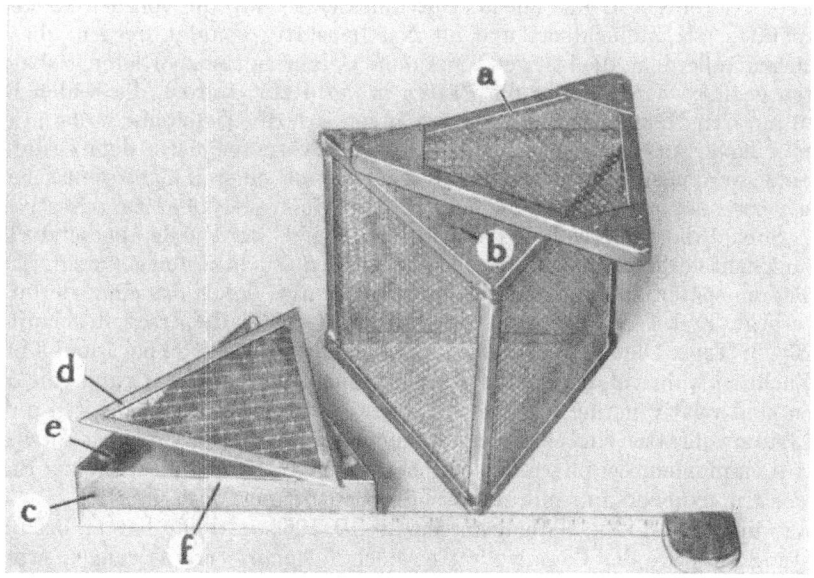

Abb. 83. Dreieckiger Innenkäfig für die Züchtung von Milben. a Deckel, b Haken, c Blechgefäß des Kotes usw., d Bodenplatte, e Vorsprünge zur Auflage der Bodenplatte, f Falzen zur Befestigung der Bodenplatte. Nach CAMIN u. EHRLICH, 1960

Der dreieckige Käfig (Abb. 83) kann oben durch einen mit Haken (b) versehenen Deckel (a) verschlossen werden. Als Einsatz für den Boden des Käfigs dient eine dreieckige Blechschachtel (c), die nicht mit dem Käfig verbunden ist. Sie besitzt innen unterhalb ihres Oberrandes Vorsprünge (e), auf die eine ebenfalls dreieckige Drahtplatte (d) gelegt wird. Durch Falzen (f) am Oberrand der Blechschachtel wird bewirkt, daß mit der Bodenplatte gleichzeitig die Schachtel angehoben werden kann. Der Käfig wird nun in den Metallzylinder gestellt, das Blechgefäß (c) mit der Drahtplatte (d) in den Boden des Käfigs eingelassen, der Käfig mit einem Wirtstier (Baumwollratte usw.) besetzt und mit dem Deckel (a) verschlossen. Kot und Urin des Wirtstieres werden nun vom Blechgefäß (c) aufgefangen.

Bedingt durch die Form des Käfigs sind 3 Hohlräume innerhalb des Zylinders ausgespart, die bis etwa 2,5 cm unterhalb des oberen Randes mit Baumwolle angefüllt und dann mit Milben besetzt werden können. Um ein Entweichen der Milben zu verhindern und um eine für die Entwicklung der Milben ausreichend feuchte Atmosphäre zu schaffen, wird die durch den Kragen entstandene ringförmige Rinne mit Wasser angefüllt; auch empfiehlt sich aus dem zuerst genannten Grund, die Wasserflasche mit Petroleum einzureiben.

Zur Säuberung kann nunmehr die Ratte aus dem Innenkäfig genommen und die Drahtplatte (d) mitsamt der anhängenden Blechschachtel (c) innerhalb des Käfigs herausgezogen, gesäubert und wieder eingesetzt werden, ohne daß die sich in der Baumwolle aufhaltenden Milben gestört werden.

e) Züchtung der Baumwollratten (Sigmodon hispidus)

Eine Baumwollrattenzucht kann in jeder Umgebung untergebracht werden, die zur Aufzucht anderer Kleintiere geeignet ist (Temperatur 17—21° C). VOGEL u. THER (1960) beschreiben die Züchtung von Baumwollratten folgendermaßen[1]:

„Als Einzelkäfig dient ein Metallbehälter (50 × 30 × 20), dessen Vorderseite und Deckel aus einem starken Drahtgeflecht bestehen. In den Kästen liegen unglasierte Tonröhren (Länge 20 cm, Durchmesser 10 cm). die von den Ratten als Schlafstätte, als Zufluchtsort und als Nestbaustätte benutzt werden; diese ermöglichen außerdem, die bissigen Tiere ohne Gefahr zu transportieren. Sobald der Kasten geöffnet wird, fliehen die Ratten in das Rohr; werden die beiden Rohrenden mit den Händen verschlossen, so lassen sich die Tiere ohne Mühe in einen anderen Käfig versetzen. Als Futter dient ein Körnergemisch, dem Grünfutter zugesetzt werden soll; Wasser erhalten die Tiere aus einer Hängetropfflasche. Als Streu verwendet man Sägespäne; ein Bündel Holzwolle dient zum Nestbau im Rohr. Sobald die Baumwollratten 40 g schwer sind, werden sie abgesetzt. Tiere, die zur Zucht vorgesehen sind, werden paarweise in Zuchtkästen gebracht. Erfolgt das Paaren später, so kann es zu Kämpfen kommen, denen das eine oder andere Tier erliegt. Erst 4 Wochen später erfolgt der Deckakt; die Tragzeit beläuft sich auf 26—28 Tage. Die Zahl der Jungen pro Wurf liegt im Mittel bei 7 und 8 Stück. Die Zucht ist während des ganzen Jahres möglich. Verluste auf Grund von Infektionen sind relativ gering, obwohl die Tiere gegen zahlreiche Parasiten anfällig sind. Baumwollratten sind sensible Tiere; eine sorgfältige Betreuung ist notwendig. Es wird empfohlen, bei pharmakologischen Untersuchungen die Tiere zur Sicherheit des Untersuchers nur mit Handschuhen anzufassen."

Wie uns Dr. WENK, Tübingen, am 29. 10. 1963 mitteilt, hat er bei obiger Züchtungsmethode der Baumwollratten noch folgende Verbesserungen erprobt: „Es werden nicht zwei, sondern nur ein Weibchen mit einem Männchen zusammengesetzt, die Pärchen leben in Aquarien (50 × 25 × 30) auf Torfmull und Holzwolle mit einer Tonröhre (Vermeidung von jeglichem Luftzug) und als Wichtigstes, die

---

[1] Siehe The UFAW Handbook on the Care and Management of Laboratory Animals. Herausg. A. N. WORDEN.

Aquarien befinden sich in einem Gestell, daß allseitig mit einem undurchsichtigen Plastikvorhang abgeschirmt ist. Wir haben festgestellt, daß optische Belästigung und Lärm die Tiere am meisten schädigt. Das Tageslicht hat von oben Zutritt; es scheint wichtig zu sein, da die Tiere im Sommer viel häufiger werfen als im Winter, und in dämmrigen Räumen gehaltene Tiere werfen überhaupt nicht. Zum Körnerfutter erhalten die Tiere regelmäßig Möhren. Ein Pärchen wirft mitunter bis zu fünfmal je 6—8 Junge. Die Pärchen werden 24 Tage alt zusammengesetzt und werfen zum ersten Mal mit 3—4 Monaten."

f) Experimentelle Invasionen

Seit der Einführung der Filariasis der Baumwollratte als Modellversuch für chemotherapeutische Zwecke durch CULBERTSON u. ROSE (1944a, b), die zunächst mit natürlich invadierten Ratten arbeiteten, haben sich viele Autoren um die erfolgreiche Durchführung experimenteller Invasionen bemüht. Dafür wurden zunächst die natürlichen Wirte, die Baumwollratten, benutzt (z. B. SCOTT, 1946, 1947a; SCOTT u. CROSS, 1946; WHARTON, 1946; BERTRAM, UNSWORTH u. GORDON, 1946a; BERTRAM, 1947, 1949, 1950a, b, 1953a, b; SCOTT, STEMBRIDGE u. SISLEY, 1947; WILLIAMS, 1948; KERSHAW, WILLIAMSON u. BERTRAM, 1949; SCOTT, MACDONALD u. TERMAN, 1951; SCOTT u. MACDONALD, 1953a; MACDONALD u. SCOTT, 1949, 1953a). Wegen der schwierigen Handhabung dieser Tiere begannen aber bald Versuche zur Durchführung experimenteller Invasionen mit leichter zu haltenden Tieren wie Hamstern, weißen Mäusen und weißen Ratten (vgl. WAGNER, 1956a; ROHDE, 1959a, b).

Invadierte Baumwollratten und Milben erhält man in Deutschland wahrscheinlich am leichtesten durch die Parasitologischen Institute der Arzneimittelindustrie, soweit dieselben entsprechende Forschungsarbeiten durchführen.

Die Gefahr einer Invasion besteht für den Experimentator nicht, da Invasionen mit *Litomosoides carinii* beim Menschen nicht angehen.

Experimentelle Invasionen können auf verschiedene Weise durchgeführt werden:

unter Benutzung des natürlichen Übertragungsmodus durch die Milbe *Bdellonyssus bacoti;*

durch subcutane Implantation invasionsfähiger Larven;

durch Transplantation geschlechtsreifer Filarien.

1. Experimentelle Invasionen von Milben mit Mikrofilarien und die Übertragung der invasionsfähigen Larven auf den Endwirt

Diese Invasionsmethoden beruhen auf der Ausnutzung des normalen Entwicklungscyclus von *Litomosoides carinii*. Die Art der Durchführung ergibt sich zum größten Teil schon aus den für die Züchtung der Milben gegebenen Anweisungen, d. h. man läßt die Milben zunächst an invadierten Tieren (Spendertieren) saugen, und nach einer bestimmten Zeitspanne (etwa 14 Tage), die die Mikrofilarien für ihre Entwicklung zur invasionsfähigen Larve benötigen, setzt man dann die zu invadierenden Tiere den Milben aus.

Je nach der Häufigkeit und Dauer der Invasion spricht man von „einfacher Invasion" oder „Superinvasion", und zwar liegt eine einfache Invasion dann vor, wenn die *Baumwollratten* usw. nur einmal für kürzere Zeit (bis 24 Std) potentieller Invasion ausgesetzt werden, während der Terminus „Superinvasion" besagt, daß die Tiere mindestens zweimal oder über längere Zeiträume invadiert werden (BERTRAM, 1953a).

α) **Invasionen von Baumwollratten.** Die zu diesem Zweck entwickelten Methoden zeichnen sich nur durch graduelle, nicht aber prinzipielle Unterschiede aus. Im einfachsten Falle geht man in der Weise vor, daß man invadierte und zu invadierende Ratten gemeinsam in Käfigen oder anderen Gefäßen hält, die gleichzeitig in einer für die Züchtung der Milben (siehe dort) geeigneten Weise ausgestattet sind (vgl. z. B. BERTRAM, UNSWORTH u. GORDON, 1946a; WILLIAMS, 1948; BERTRAM, 1953a). Eine geringe Abwandlung bilden Doppelkäfige oder unmittelbar nebeneinander gestellte Einzelkäfige, in denen invadierte und zu invadierende Tiere getrennt untergebracht sind, die Milben aber ungehindert vom einen Käfig zum anderen gelangen und damit ihre Überträgerfunktion ausüben können (z. B. SCOTT u. CROSS, 1946). In den genannten Fällen dienen also die Käfige gleichzeitig der Züchtung der Milben und der Haltung der Baumwollratten.

Im allgemeinen ist es jedoch üblich, Milben und Baumwollratten getrennt zu züchten bzw. zu halten. Zweckmäßigerweise erfolgt die Züchtung an invadierten Tieren, so daß laufend Milben zur Verfügung stehen, die invasionsfähige Larven beherbergen. Die in dieser Weise vorgenommenen Experimente unterscheiden sich nur darin voneinander, daß entweder die Ratten (frei oder in Käfigen) in die Milbenzuchtgefäße eingesetzt oder Milben den Zuchtgefäßen entnommen und auf die Ratten übertragen werden.

In der Praxis bewährt hat sich folgende Methode: *In Abständen von etwa 5—7 Tagen wird jeweils eine Spenderratte in ein Milbenzuchtgefäß gesetzt. Nach Ablauf von etwa 14 Tagen verfährt man mit einer zu invadierenden Ratte in gleicher Weise.* ROHDE (1959a, b) zufolge sind die Ratten bis auf wenige Ausnahmen immer invadiert.

Methoden zur *quantitativen* Invasion wurden ebenfalls ausgearbeitet, so z. B. von SCOTT, 1948 (zit. bei PIEKARSKI, 1954); KERSHAW, WILLIAMSON u. BERTRAM (1949) und BERTRAM (1949, 1950a, b, 1953a). Dabei verfährt man im Prinzip in der gleichen soeben geschilderten Weise. Man invadiert Milben mit Mikrofilarien durch einmaliges Einsetzen von Spenderratten in die Zuchtgefäße. Nach Ablauf von etwa 14 Tagen entnimmt man der invadierten Milbenpopulation eine bestimmte Anzahl von Tieren (mindestens etwa 50), seziert und untersucht sie auf die Menge der beherbergten invasionsfähigen Larven und bestimmt deren durchschnittliche Anzahl pro Milbe. Anschließend läßt man eine bestimmte Anzahl von Milben der gleichen Population an einer zu invadierenden Baumwollratte saugen. Da aber bei einem Saugakt nicht alle Larven übertragen werden (BERTRAM, 1947; KERSHAW, WILLIAMSON u. BERTRAM, 1949), ist es erforderlich, die Milben nach dem Blutmahl abzusammeln und wiederum auf Filarienlarven zu untersuchen. Aus der Differenz kann dann auf die tatsächlich übertragene Zahl von Larven geschlossen werden.

Schwierigkeiten bereitet dabei häufig das Wiederauffinden der Milben nach dem Saugakt. Praktisch ist es unmöglich, sämtliche Milben wieder zu erhalten, es sei denn, man verfährt in der von SKALIY u. HAYES (1949) für die Milbenzüchtung ausgearbeiteten Methode (siehe dort).

Nach BERTRAM (1953a) ist die ungefähre Vorhersage der Invasionsrate der Baumwollratten mit adulten Filarien schwierig. Je höher nämlich der Prozentsatz der invadierten Milben und je unterschiedlicher ihre Invasionsrate mit Filarienlarven ist, mit um so mehr Unsicherheit ist die Bestimmung der Larvenzahl einer Milbengruppe behaftet und damit schließlich auch (nach der Invasion) die Bestimmung der Zahl der geschlechtsreifen Filarien in den Baumwollratten.

Bei der Durchführung quantitativer Invasionen empfiehlt sich deshalb die Benutzung von Milbenpopulationen mit niedrigen Invasionsraten.

β) **Invasionen von weißen Ratten.** Versuche zur Durchführung experimenteller Invasionen von Hamstern (HAWKING u. BURROUGHS, 1946), weißen Mäusen (HAWKING u. BURROUGHS, 1946; WAGNER, 1956a) und weißen Ratten (BERTRAM, UNSWORTH u. GORDON, 1946a, b;

Scott u. Cross, 1946; Scott, Sisley u. Stembridge, 1946; Williams, 1948; Olson, Scott u. Macdonald, 1955; Wagner, 1956a; Olson, 1957, 1958, 1959; Rohde, 1959a, b; Sen u. Bhattacharya, 1961) wurden ebenfalls in der für Baumwollratten beschriebenen Weise vorgenommen. Aber erst die von Rohde (1959a, b) ausgearbeitete Methode brachte eine befriedigende Lösung, auf Grund derer sich routinemäßige Invasionen vornehmen lassen. Weiße Ratten sind auf diese Weise praktisch zu 100% zu invadieren. Wegen der einfachen Züchtung und Haltung der überall käuflichen weißen Laboratoriumsratten bedeutet die Verwendung dieser Tiere einen großen praktischen Fortschritt. Als Spendertiere für die Milben müssen allerdings immer wieder Baumwollratten dienen. Rohde (1959a, b) gibt dazu eine Anweisung, die wir folgendermaßen abgeändert haben:

Die Milben werden einmal wöchentlich durch 24stündiges Einsetzen von invadierten Baumwollratten in die Milbenzuchtgefäße gefüttert und invadiert. 15 Tage nachdem die Milben erstmals invadiert worden sind, erfolgt die Invasion 30—40 g schwerer Albinoratten ebenfalls durch 24stündiges Einsetzen in die Zuchtgefäße. Die weißen Ratten müssen allerdings *zweimal* innerhalb von 14 Tagen invadiert werden.

2. Implantation invasionsfähiger Larven

Implantationsversuche mit invasionsfähigen Larven bei Baumwollratten bzw. weißen Ratten wurden mehrfach unternommen (Scott, Macdonald u. Terman, 1951; Scott u. Macdonald, 1953a, 1956, 1958; Macdonald u. Scott, 1949, 1953a; Scott, Macdonald u. Olson, 1955, 1956, 1957, 1958a, b, c; Scott, 1947a, 1959; Briggs, 1957). Für Routineuntersuchungen kommen derartige Methoden allerdings praktisch nicht in Frage.

Scott u. Macdonald (1953a) geben eine genaue Beschreibung der Methode. Sie verfuhren folgendermaßen:

Sobald die Milben das adulte Stadium erreicht hatten, wurde ihnen ein Blutmahl an invadierten Baumwollratten ermöglicht. Nach Ablauf der für die Entwicklung der Filarienlarven notwendigen Zeit wurden die Milben in 50- oder 100%ige Tyrodelösung überführt und nach einem Schnitt in das Integument der Körperinhalt mittels zweier Nadeln herausgepreßt. Die Larven wurden dann mit Hilfe einer Pipette auf ein Deckglas übertragen, die noch nicht invasionsfähigen und die zerstörten Larven herausgelesen und verworfen und die verbleibenden dritten Larven ausgezählt. Nachdem ein Einschnitt in die Haut einer betäubten Ratte ausgeführt und eine subcutane Tasche angelegt worden war, wurden die Larven vom Deckglas in diese Tasche gebracht und der Einschnitt vernäht. Auf gleiche Weise wurden Larven in die Peritonealhöhle implantiert.

In anderen Experimenten von Scott u. Macdonald (1953a) wurden abgezählte Larvenmengen mit einem Tropfer oder auf Agar- oder Gelatine-Plättchen in die subcutanen Taschen eingeführt, wobei immer 100%ige Tyrodelösung benutzt wurde.

Bei der Sektion der auf diese Weise invadierten Baumwollratten konnten 41—70% der Larven wieder aufgefunden werden. Dagegen fielen Implantationsversuche mit intakten lebenden oder eingeschnittenen Milben, die invasionsfähige Larven beherbergten, wesentlich ungünstiger aus.

3. Transplantation geschlechtsreifer Filarien

Transplantationsversuche mit geschlechtsreifen Filarien wurden verschiedentlich zur Durchführung experimenteller Invasionen vorgenommen (vgl. Rohde, 1959a). Übereinstimmend wird berichtet, daß die transplantierten Würmer nicht mehr als 2—3 Wochen überleben, wobei sich männliche Filarien meist resistenter erweisen. Eine erfolgreiche Invasion läßt sich also auf diese Weise nicht erreichen.

g) Die Filariose der Baumwollratte und der weißen Ratte als Modell zur Prüfung von therapeutischen Substanzen

Dieser Modellversuch wurde erstmals von Culbertson u. Rose (1944a, b) zur Testierung von Substanzen auf ihre filaricide Wirkung benutzt und anschließend von anderen Forschern übernommen. Zusammenfassende Darstellungen der Chemotherapie der Filariosen geben Hawking (1955) und Wagner (1956b).

Rohde (1959b) empfiehlt folgende Methode zur Testierung filaricider Substanzen an der experimentellen Filariose der weißen Ratte (etwas abgeändert):

„Etwa 60 Tage p.i. werden 0,05 cm³ Blut aus dem Schwanz (oder dem Augenwinkel) jeder zu untersuchenden Ratte entnommen, mit 5 cm³ Aqua dest. in einem Zentrifugenröhrchen vermischt und anschließend etwa 2 min bei 3000 Umdrehungen pro Minute zentrifugiert. Nach dem Zentrifugieren wird so viel Flüssigkeit abgegossen, daß mit dem Rest gerade eine Zschucke-Zählkammer gefüllt werden kann, und die Mikrofilarien in der Zählkammer bestimmt. Die zu testende Substanz wird appliziert und in der folgenden Woche zweimal die Mikrofilarienzahl mit der soeben geschilderten Methode festgestellt. Nach einer Woche wird die Ratte getötet, seziert und kontrolliert, ob die erwachsenen Würmer noch leben. Dies geschieht am besten durch Überführung der Würmer in auf 37° C erwärmte 0,9%ige Kochsalzlösung, worin sich lebende Würmer äußerst aktiv bewegen, während abgestorbene Filarien selbstverständlich schlaff daliegen.

Die beschriebene Methode ermöglicht die gleichzeitige Kontrolle von makro- und mikrofilaricider Wirkung. Einer Ratte können auch in bestimmten Intervallen wiederholt Dosen einer (unwirksamen) Substanz oder auch mehrerer Substanzen appliziert werden, z. B. in Abständen von je einer Woche. Hat man an weißen Ratten eine wirksame Substanz gefunden, so empfiehlt sich die Überprüfung ihrer Wirkung am natürlichen Wirt, nämlich der Baumwollratte. Auch zum Bestimmen der Wirkungsgeraden einer gefundenen wirksamen Substanz ist die Baumwollratte als natürlicher Wirt der Filarie vorzuziehen."

Natürlich kann die Testierung von vornherein an Baumwollratten vorgenommen werden, und zwar in der gleichen, soeben für weiße Ratten geschilderten Weise. Auch kann die Auszählung der Mikrofilarien nach einer von Brown u. Williams (1945) ausgearbeiteten Methode erfolgen, die auf eine Anreicherung verzichtet und deshalb in erster Linie für Untersuchungen an Baumwollratten geeignet ist. Hierzu wird nach der Blutentnahme aus dem Schwanz der Baumwollratte mit einer graduierten Pipette das Blut auf eine selbstgefertigte Zählkammer gebracht und nach dem Trocknen 45 min mit Giemsa-Lösung gefärbt (1 cm³ konzentrierte Giemsa-Lösung auf 50 cm³ Aqua dest. von p_H 7,2). Abschließend wäscht man das Präparat 15 min mit gepuffertem Aqua dest. und läßt es trocknen; dann kann die Auszählung erfolgen.

Spezielle Literaturangaben über Filarien (Filariidae)

Die im Text erwähnten, in diesem Verzeichnis aber nicht angegebenen Arbeiten sind sämtlich bei Stefanopoulo u. Ovazza (1949) und Wagner (1956a, b) zitiert.

Bailey, R. W.: Dirofilariasis in sentry dogs of the Pacific Air Forces. J. Amer. vet. med. Ass. **133**, 48 (1958a).
— A comparison study of various arsenical preparations as filaricides of Dirofilaria immitis. J. Amer. vet. med. Ass. **133**, 52 (1958b).
Briggs, N. T.: Factors influencing the appearance of precipitates of larvae of Litomosoides carinii in cotton rat and white rat sera. Amer. J. trop. Med. Hyg. **6**, 387 (1957).
Camin, J. H., and P. R. Ehrlich: A cage for maintaining stock colonies of parasitic mites and their hosts. J. Parasit. **46**, 109 (1960).
Erhardt, A., u. U. Wellensiek: Die Verbreitung der Filariosen des Menschen etc. Welt-Seuchen-Atlas II, 141 (1955); III, 101 und 105 (1956).
Finnegan, S.: Acari as agents transmitting typhus in India, Australasia, and the Far East. Econ. Ser. Brit. Mus., No. 16 (1945).
Gorirossi, F. E.: The mouth parts of the adult female tropical rat mite, Bdellonyssus bacoti (Hirst, 1913), Fonseca, 1941 [= Liponyssus bacoti (Hirst)], with observations of the feeding mechanism. J. Parasit. **36**, 301 (1950).
Hawking, F.: The reproductive system of Litomosoides carinii, a filarial parasite of the cotton rat. III. The number of microfilariae produced. Ann. trop. Med. Parasit. **48**, 382 (1954).
Lagrange, E.: Essais de chimiothérapie sur la filaire (Icosiella neglecta) de la grenouille (Rana esculenta). Ann. Parasit. **24**, 49 (1949).

McFadzean, J. A., and J. Smiles: Studies of Litomosoides carinii by phase-contrast microscopy: the development of the larvae. J. Helminth. **30**, 25 (1956).
Olson, L. J.: Studies on the resistance of white rats and cotton rats to infection with Litomosoides carinii (Travassos, 1919), Chandler, 1931. Diss., Univ. of Texas Medical Branch Library, 1957.
— The survival of challenging Litomosoides carinii larvae in immature and mature white rats as influenced by cortisone. J. Parasit. **44** (Suppl.), 37 (1958).
— The survival of migratory and post-migratory stages of Litomosoides carinii in white rats. J. Parasit. **45**, 182 (1959).
— J. A. Scott and E. M. Macdonald: Infection of white rats with the filarial worms of cotton rats. J. Parasit. **41** (Suppl.), 44 (1955).
Ovazza, M.: Quelques observations sur la biologie et plus particulièrement le cycle de Liponyssus bacoti Hirst, 1913. Ann. Parasit. **25**, 178 (1950).
Rohde, K.: Infektionsversuche mit der Baumwollrattenfilarie Litomosoides carinii an weißen Ratten. Z. Tropenmed. **10**, 70 (1959a).
— Testierungsmethode von Filarien-Präparaten an mit Litomosoides carinii infizierten weißen Ratten. Z. Tropenmed. **10**, 385 (1959b).
Scott, J. A.: Longevity of tropical rat mites kept without food. J. Parasit. **35**, 434 (1949).
— Studies on immunity to the filarial worm of cotton rats. 6th Internat. Congr. Trop. Med. & Malaria, 1958 Lisbon-Portugal. Abstr. p. 36 (1958).
— Growth and development of the filarial worms of cotton rats as related to immunity. Proc. XVth Internat. Congr. Zool., London 1958, Sect. VIII, Paper 11, p. 686 (1959).
—, and E. Blynn: Observations on characters for identifying the developmental stages and for determining the sex of live tropical rat mites. J. Parasit. **37**, 519 (1951).
—, and E. M. Macdonald: Immunity to challenging infections of Litomosoides carinii produced by transfer of developing worms. J. Parasit. **42** (Suppl.), 16 (1956).
— — Immunity to challenging infections of Litomosoides carinii produced by transfer of developing worms. J. Parasit. **44**, 187 (1958).
— — and L. J. Olson: The effect of previous infection on filarial worms transferred from one cotton rat to another. J. Parasit. **41** (Suppl.), 44 (1955).
— — — Attempts to produce immunity against the filarial worms of cotton rats by transfer of developing worms. Amer. J. trop. med. Hyg. **5**, 380 (1956).
— — — Comparative experiments with a Florida strain of Litomosoides carinii in Eastern and Texas cotton rats. Exp. Parasit. **6**, 594 (1957).
— — — The early induction in cotton rats of immunity to their filarial worms. J. Parasit. **44**, 507 (1958a).
— — — Susceptibility and acquired immunity of two subspecies of cotton rats to their respective strains of filarial worm parasites. Exp. Parasit. **7**, 418 (1958b).
— — — Attempts to produce immunity against the filarial worms of cotton rats by transfer of developing worms. Amer. J. trop. med. Hyg. **7**, 70 (1958c).
Sen, A. B., and B. K. Bhattacharya: Studies on Litomosoides carinii infection in white rats and black mice. Arch. int. Pharmacodyn. **131**, 379 (1961).
Stefanopoulo, G. J., et M. Ovazza: L'étude expérimentale de la filariose du rat du coton (Sigmodon hispidus) à Litomosoides carinii. Bull. Soc. Path. exot. **42**, 498 (1949).
Sudd, J. H.: Laboratory studies of adult female Bdellonyssus bacoti (Hirst, 1913) (Acarina, Parasitiformes). Ann. trop. med. Parasit. **46**, 158 (1952).
Symes, C. B.: A note on Dirofilaria immitis and its vectors in Fiji. J. Helminth. **34**, 39 (1960).
Taylor, A. E. R.: The spermatogenesis and embryology of Litomosoides carinii and Dirofilaria immitis. J. Helminth. **34**, 3 (1960a).
— Maintenance of filarial worms in vitro. Exp. Parasit. **9**, 113 (1960b).
— The development of Dirofilaria immitis in the mosquito Aedes aegypti. J. Helminth. **34**, 27 (1960c).
Vogel, G., u. L. Ther: Das Verhalten der Baumwollratte zur Beurteilung der neuroleptischen Breite zentraldepressiver Stoffe. Arzneimittel-Forsch. **10**, 806 (1960).
Wagner, W.-H.: Modellinfektionen in der Chemotherapie der Filariosen. Z. Tropenmed. **7**, 163 (1956a).
— Die Chemotherapie der menschlichen Filariosen. Antibiot. et Chemother. (Basel) **3**, 343 (1956b).
Webber, W. A. F.: The reproductive system of Litomosoides carinii, a filarial parasite of the cotton rat. I. Development of gonads and initial insemination. Ann. trop. med. Parasit. **48**, 367 (1954a).
— The reproductive system of Litomosoides carinii, a filarial parasite of the cotton rat. II. The frequency of insemination. Ann. trop. med. Parasit. **48**, 375 (1954b).

Der Beitrag wurde abgeschlossen im Juli 1962.

Experimentelle Infektionen mit pathogenen Protozoen[1]

Von

G. Piekarski[2] und Ch. Meske

Mit 69 Abbildungen

Einleitung

Die experimentelle Erzeugung von Krankheiten durch pathogene Protozoen bei Versuchstieren soll in erster Linie der Erforschung der Erreger dieser Krankheiten selbst dienen. Dabei wird aber auch angestrebt, Aufschlüsse über die Pathogenese und Klinik der Erkrankung sowie über die Wirkung der Erreger auf den Organismus und seine makroskopischen und mikroskopischen pathologischen Veränderungen zu erlangen. Schließlich wird versucht, mit Hilfe der experimentellen Protozoen-Infektion möglichst spezifisch wirkende Heilmittel zur Chemotherapie aufzufinden. Diese Ziele lassen sich jedoch mit den üblichen Laboratoriumstieren nicht immer erreichen, weil sie sich mit diesen Krankheitserregern des Menschen entweder gar nicht infizieren lassen, oder weil es nicht zu denselben Krankheitserscheinungen, die wir beim Menschen beobachten, kommt; denn in manchen Fällen entwickelt sich nur eine latente Infektion ohne krankhafte Erscheinungen (z. B. in Ratten nach einer *Toxoplasma gondii*-Infektion), in anderen entstehen im Versuchstier weit heftigere Reaktionen als beim Menschen (z. B. bei der *Trypanosoma gambiense*-Infektion der Maus). In beiden Versuchstieren haften die genannten Parasiten zwar sehr leicht, doch wirkt sich das Verhältnis zwischen Parasit und Wirt anders aus als bei einer Infektion des *Menschen* mit derselben Protozoenart.

Dieses abweichende Verhalten der Parasiten in manchen Wirtstierarten erschwert das Studium der Pathogenese, Klinik und Pathologie beim Versuchstier im Hinblick auf die Verhältnisse beim Menschen, kann aber der Erforschung von Morphologie und Entwicklung der Parasiten, besonders aber der Suche nach geeigneten Heilmitteln durchaus dienlich sein.

Die Arzneimittelforschung auf dem Gebiet der Infektionskrankheiten des Menschen ist aus naheliegenden Gründen darauf angewiesen, geeignete Modellversuche an die Hand zu bekommen, um im Tierversuch die Wirkung von chemischen Körpern auf die Erreger von Infektionskrankheiten zu prüfen. Dabei wird das Bestreben immer dahin gehen, dieselbe Parasitenart, die beim Menschen zur Erkrankung führt, auch auf Versuchstiere zu verimpfen. Lassen sich dabei nicht die gleichen Krankheitserscheinungen auslösen, die beim Menschen auftreten, so wird man versuchen, wenigstens eine Vermehrung der Erreger in einem Versuchstier zu erzielen, um damit den natürlichen Bedingungen der Krankheitserreger in ihrer Beziehung zum Wirt nahezukommen. Eine Vermehrung und Prüfung des Erregers in vitro allein wird immer unbefriedigend bleiben, doch kommt man ohne

---

[1] Aus dem Institut für Medizinische Parasitologie der Universität Bonn (Direktor: Prof. Dr. G. Piekarski).

[2] Herrn Prof. Dr. Dr. W. Schulemann, Bonn, zum 75. Geburtstage in Verehrung gewidmet.

diese Methode zur Prüfung von Heilmitteln bei manchen Protozoenarten nicht aus, wenn ein Krankheitserreger sich in Versuchstieren gar nicht halten läßt, sondern höchstens in vitro kultiviert werden kann. Hierher gehört von den Protozoen z. B. *Lamblia intestinalis*, der Erreger der Lamblienruhr, bei dem selbst dieser Weg bis vor kurzem nicht gangbar war (vgl. S. 215). Solche Umstände bedeuten verständlicherweise eine besondere Erschwerung bei der Suche nach geeigneten Heilmitteln.

Etwas einfacher liegen die Verhältnisse in der Veterinärmedizin. Bei Krankheitserregern der Haus- und Nutztiere besteht weit eher die Möglichkeit, die Prüfung von Arzneimitteln direkt am kranken Tier vorzunehmen. Dabei spielen – insgesamt gesehen – etwas andere, vorwiegend wirtschaftliche Gesichtspunkte eine Rolle, wodurch die Möglichkeiten zur Erprobung von Heilmitteln von vornherein anders gelagert sind als in der Humanmedizin. Doch auch hier findet man im Schrifttum schon recht zahlreiche Untersuchungen, zu denen sich freiwillige Personen zur Verfügung stellten. Es handelt sich dabei in der Regel – wenn wir von Selbstversuchen absehen (wie z. B. WESTPHAL 1937) – um Gefängnisinsassen, die sich zu derartigen Versuchen bereitwillig meldeten (z. B. bei BEAVER et al. 1956).

Die Protozoenarten, die beim Menschen zu Krankheitserscheinungen führen können, müssen als grundsätzlich pathogen[1] angesehen werden. Der Grad ihrer Pathogenität wechselt mit der Virulenz („effektive Pathogenität"), die stammspezifisch ist und sich unter Umständen durch äußere wie innere Einflüsse verändern kann (z. B. Steigerung der Virulenz durch Tierpassagen oder Minderung der Virulenz, etwa durch ständige in vitro-Kultur). Auf der anderen Seite muß der Wirtsorganismus *potentiell empfänglich* sein, damit ein Parasit überhaupt zu haften vermag. Diese Eigenschaft des Wirtes ist wiederum artgebunden. Dennoch braucht der Parasit nicht unbedingt zu Krankheitserscheinungen zu führen; diese entstehen in Abhängigkeit von der individuellen Disposition des Wirtes, die über die jeweilige *effektive Manifestation* entscheidet. Ein „anfälliger" Wirt wird erkranken, ein „nicht anfälliger" unter Umständen nur symptomlos infiziert bleiben. Aber in Abhängigkeit von äußeren Umständen kann auch ein Wechsel eintreten; aus einem „nicht anfälligen" Wirt kann ein „anfälliger" Wirt werden (z. B. durch unzureichende Ernährung, durch ein Trauma u. ä.). Hier spielen u. a. die so wichtigen Faktoren, die von SELYE als „stressors" zusammenfassend gekennzeichnet wurden, eine wichtige Rolle, wie Versuche über die Wirkung von Corticosteroiden auf den Infektionsablauf gezeigt haben (vgl. z. B. FRIEBEL 1952a, b, NOBLE 1961, 1962 und S. 186 und 231 dieser Arbeit).

In den folgenden Ausführungen wird dem Begriff der *Inkubationszeit*, das ist der Zeitraum zwischen Infektion und Auftreten der ersten klinischen Symptome, die sog. *Präpatentperiode* oder *Präpatenz* zur Seite gestellt; sie umfaßt den Zeitraum zwischen Inoculation und erstem Auftreten von Parasiten im Blut, Urin, Stuhl oder Sputum. Meist fällt sie mit der Inkubationszeit zusammen.

Die Abtötung der Erreger durch die Arzneimittel beschränkt sich vielfach sicher nicht auf eine rein chemische Wirkung auf den Parasiten, sondern stellt oft das Ergebnis einer kombinierten Wirkung von Pharmakon und Wirtsreaktion dar. Bei der Auswahl der Versuchstiere, die für einen solchen Modellversuch verwendet werden könnten, ist zu bedenken, daß – wie schon eingangs erwähnt – der Erreger nicht in jeder Wirtstierart die gleichen Krankheitserscheinungen herbeiführt; sie können in Abhängigkeit von dem jeweiligen Parasit-Wirt-Verhältnis recht unterschiedlich sein. So läßt sich *Trypanosoma gambiense*, der Erreger der Schlafkrankheit, z. B. in der Maus wie in einem künstlichen Nährboden vermehren; der Parasit erfährt von seiten des Wirtes keine Einschränkungen. Anders dagegen liegen die Verhältnisse im Meerschweinchen: Zwar kommt es im Laufe der Infektion auch hier zu einer starken Parasitämie, aber nach einigen Tagen treten bereits Antikörper auf, die zu einer Verminderung der Trypanosomenzahl führen. Die überlebenden Parasiten vermehren sich danach wieder stärker; es tritt eine neue

---

[1] Es sei in diesem Zusammenhang ausdrücklich auf die Begründung dieser im folgenden hier vertretenen Auffassungen in dem Beitrag von G. PIEKARSKI über „Symbiose und Parasitismus" im Handbuch der allgemeinen Pathologie, Springer Verlag, Heidelberg 1964, und „Kritische Betrachtung zum Parasit-Wirt-Verhältnis". Arch. Hyg. Bakt. **147**, 381—393 (1963) hingewiesen.

Trypanosomen-,,Generation" auf. Aber auch diese erfährt durch neue Antikörper eine Reduktion. So folgen mehrere, an verschiedene Antikörper gewöhnte Trypanosomen-Generationen aufeinander, zwischendurch schwinden dabei die Erreger vorübergehend fast völlig aus dem peripheren Blut, aber dann kommt es doch zu einer erneuten ungehemmten Vermehrung der Trypanosomen, die schließlich zum Tode des Meerschweinchens führt. Während sich der Parasit in der Maus wesentlich anders verhält als im Menschen, ist der Verlauf der Infektion im Meerschweinchen der beim Menschen ähnlich. Es lassen sich also parasitologische Befunde bei einer Wirtsart nicht ohne Prüfung auf eine andere übertragen.

Ein weiteres Beispiel stellt das *Plasmodium* der Vögel, *Plasmodium praecox*, dar. Es entwickelt sich in Singvögeln und führt zu latenten Infektionen. Aber Pinguine, die im Antwerpener Garten durch *Culex pipiens* mit *P. praecox* infiziert wurden, gingen an der Infektion zugrunde; hier zeigte der Parasit hohe Virulenz. Noch deutlicher sind die Unterschiede bei *Toxoplasma gondii*. Weiße Mäuse, Meerschweinchen und Kaninchen gehen bei einer Infektion mit hoch virulenten Toxoplasmen innerhalb weniger Tage zugrunde; adulte Hunde, Katzen und Ratten dagegen lassen sich zwar infizieren, erkranken aber meist so gut wie gar nicht und bleiben lange Zeit latente Parasitenträger. Hier verhalten sich Hund und Ratte gegenüber einer *Toxoplasma*-Infektion so ähnlich wie der erwachsene Mensch. — Manchmal spielt auch das Alter der Versuchstiere für den Infektionsverlauf eine wesentliche Rolle. So sterben Säuglingsratten an einer *Toxoplasma*-Infektion, erwachsene Tiere dagegen nicht.

Diese Umstände müssen bei der Suche nach einem geeigneten Versuchsmodell berücksichtigt werden, will man zu reproduzierbaren Resultaten gelangen. Es wird also nicht immer gelingen, mit einem menschenpathogenen Erreger beim Tier die gleichen Krankheitserscheinungen herbeizuführen, die wir beim Menschen beobachten.

Hier sei auf einen in der Parasitologie allgemein vertretenen Grundsatz hingewiesen: Je länger eine Parasit-Wirt-Beziehung — phylogenetisch betrachtet — besteht, desto weniger wird der Wirt durch den Parasiten geschädigt, um so besser hat sich der Wirt ,,angepaßt", um so weniger virulent erscheint der Parasit. Die Berechtigung dieses Satzes läßt sich in gewissen Grenzen belegen, wenn wir z. B. diejenigen Parasitenarten des Menschen betrachten, bei denen Arthropoden als Zwischenwirte fungieren (z. B. Trypanosomen, Plasmodien). Es darf angenommen werden, daß diese Parasiten ursprünglich nur in dem wirbellosen Wirt (z. B. *Glossina*, *Triatoma*, *Anopheles*) lebten und erst sekundär in den Menschen oder in ein Wirbeltier gelangten. Danach müßten die Arthopoden als die phylogenetisch älteren Wirte von den Parasiten weniger betroffen sein. In der Tat sind diese heute in Vertebraten parasitierenden Protozoen in den wirbellosen Überträgern meistens nicht pathogen und dort als Kommensalen anzusehen (z. B. Trypanosomen in Glossinen oder Triatomen, Leishmanien in Phlebotomen, Plasmodien in Culicinen), dagegen im phylogenetisch jüngeren Wirt, wie z.B. beim Menschen, oft hoch virulent (GARNHAM 1955). Es erscheint aber z. B. *Trypanosoma rhodesiense* auch in manchen Wildtieren (z. B. Antilopen) apathogen; da diese latent infiziert bleiben, ohne jemals zu erkranken, werden sie zu einem gefährlichen Erregerreservoir. Der Mensch dagegen geht ohne Behandlung fast stets zugrunde.

Das Ziel bei der Erprobung von neuen Arzneimitteln wird immer der *adäquate Tierversuch* bleiben; man muß versuchen, geeignete Tiere zu finden, um chemische Körper auf ihre Wirkung gegen bestimmte Krankheitserreger im Wirt prüfen zu können. Nach ERHARDT (1950), der sich um die Auffindung adäquater Modellversuche zur Prüfung von Wurmmitteln große Verdienste erworben hat, sollten für den chemotherapeutischen Test im Hinblick auf den Menschen folgende grundsätzliche Forderungen erfüllt werden:

1. Das infizierte Versuchstier muß möglichst ein Säugetier sein.
2. Der Krankheitserreger muß bei Mensch und Versuchstier möglichst derselben oder einer nahe verwandten Species angehören und bei beiden Wirten ähnliche pathologisch-anatomische und klinische Erscheinungen hervorrufen.

3. Der pharmakologische bzw. chemotherapeutische Effekt muß im Modellversuch quantitativ, z. B. bei Blutparasiten an Hand von Blutausstrichen, bei Darmparasiten durch Untersuchungen von Stuhlproben, genau verfolgbar sein. Am Ende einer Untersuchung ist die Sektion des Versuchstieres unerläßlich, um das Ergebnis schnell und einwandfrei sicherzustellen, ein Vorzug, den nur der Tierversuch bietet.

Die Suche nach Heilmitteln und ihre Prüfung auf Wirksamkeit ist naturgemäß keineswegs schon immer in der oben skizzierten Weise wissenschaftlich betrieben worden. So mag es — historisch betrachtet — von gewissem Interesse sein, zu erwähnen, daß das Chinin, welches seit Jahrhunderten als Fiebermittel bekannt ist, auch gegen die Malariafieber erfolgreich angewendet wurde. Aber erst im Jahre 1867 stellte BINZ erste Untersuchungen mit Chinin an, wobei er freilebende Protozoen (Paramaecien, Colpidien) benutzte und eine toxische Wirkung auf die Zellen feststellen konnte. Als aber MÜHLENS und KIRSCHBAUM (1924) die Chininwirkung auf die inzwischen bekannt gewordenen Vogel-Malaria-Erreger in vitro prüften, blieb ein Erfolg aus. Dagegen vermochte dann ROEHL (1926) bei seinen Versuchen in vivo am Kanarienvogeltest die günstige Wirkung des Chinins auf die Plasmodien zu demonstrieren. Diese Tatsache, daß hier ein Medikament in vitro unwirksam, dagegen in vivo auf die Parasiten deutlich einwirkt, macht die Forderung nach dem adäquaten Tierversuch bei der Suche nach Heilmitteln besonders deutlich.

Bei der Erprobung von Heilmitteln gegen Erreger von Infektionskrankheiten muß neben der Wirkung auf den Erreger auch die Wirkung auf den Wirt berücksichtigt werden. Während der Wirt — Mensch oder Versuchstier — von dem Medikament möglichst unberührt bleiben soll, wird gegenüber dem Erreger eine hohe Wirksamkeit angestrebt. Das Verhältnis zwischen guter Verträglichkeit für den Wirt (z. B. bei Beseitigung von Darmparasiten nach Möglichkeit keine Resorption der chemischen Körper vom Darm) und tödlicher Dosis für den Parasiten (nach Möglichkeit geringste Dosis bei selektiver Wirkung auf den Erreger) kommt in dem sog. *chemotherapeutischen Index* zum Ausdruck.

I. Gewöhnung und Arzneifestigkeit[1]

Die angestrebte Wirkung der Heilmittel auf die Erreger kann erheblich beeinträchtigt werden, wenn sich die Parasiten an die applizierten Medikamente gewöhnen. Ebenso, wie sich der Wirtsorganismus durch wiederholte Gaben eines bestimmten chemischen Körpers an diesen so gewöhnen kann, daß er schließlich übertödliche Dosen verträgt (z. B. Arsenik), vermögen sich auch die Erreger bei Anwendung subkurativer Dosen eines Medikamentes u. U. an das Präparat zu gewöhnen, so daß sie nicht mehr absterben. Diese Gewöhnung kann zu einer *Arzneifestigkeit* führen, die eine Therapie mit dem gleichen Präparat unwirksam werden läßt.

Mit diesem Problem der Arzneifestigkeit beschäftigte sich bereits PAUL EHRLICH (1909, 1910), als er nach einem Heilmittel gegen den Erreger der Schlafkrankheit suchte. Seine Mitarbeiter FRANKE und ROEHL beobachteten, daß bei Anwendung subkurativer Dosen von Arzneimitteln auf eine mit Trypanosomen infizierte Maus eine Gewöhnung der Trypanosomen an übertödliche Dosen dieses Medikamentes möglich ist. Hand in Hand mit dieser Gewöhnung ging eine Festigung der Protozoen gegen diese Präparate, die nach Fortfall der Behandlung mit dem Präparat, an das sie gewöhnt waren, u. U. über viele Monate erhalten blieb und nur allmählich schwand.

EHRLICH sah das Wesen der Arzneifestigkeit aus physiologischer Sicht in einer Impermeabilität der Parasiten gegenüber den Wirkstoffen. YORKE (1934) stellte

---

[1] Diese *erworbene* Eigenschaft sollte streng geschieden werden von der *natürlichen* erblich fixierten *Resistenz* eines Erregers gegen ein Medikament, das als wirkungslos angesprochen wird. Diese Unterscheidung ist notwendig, weil im ausländischen Schrifttum z. B. das englische Wort "resistance" leicht mißverstanden werden kann.

Versuche in vitro an, die diese Annahme zu bestätigen schienen. Er hielt Trypanosomen 1 Std bei 37°C in einem Nährmedium, das im Verhältnis 1:10 Millionen reduziertes Tryparsamid enthielt. Nach Abzentrifugieren der Parasiten ließ sich kein Tryparsamid mehr im Nährboden nachweisen. Verwendete YORKE jedoch einen gegen Tryparsamid gefestigten Trypanosomenstamm, verblieb das Medikament im Nährmedium, war also von den Protozoen nicht aufgenommen worden (YORKE, MURGATROYD und HAWKING 1932, HAWKING 1934, 1937).

Diese Beobachtungen lassen sich aber nicht verallgemeinern; denn HAWKING (1939) beobachtete auch, daß Suramin (Germanin) von normalen wie von suramingefestigten Trypanosomen im gleichen Maße aufgenommen wurde.

Von genetischen Gesichtspunkten ausgehend hat dann VIKTOR JOLLOS in den Jahren 1914—30 versucht, den Grundlagen dieser Erscheinung nachzugehen und kam durch experimentelle Untersuchungen zum Begriff der *Dauermodifikation*. JOLLOS nahm seine Untersuchungen allerdings an freilebenden Protozoen, an Ciliaten der Gattung *Paramaecium*, vor.

JOLLOS erzeugte unter dem Einfluß verschiedener Chemikalien (z. B. arseniger Säure, Calciumverbindungen) und eines Antiparamaecium-Serums sowie erhöhter Temperaturen Modifikationen besonderer Art, d. h. nicht erbliche Veränderungen, für die er ihres besonderen Verhaltens wegen die Bezeichnung Dauermodifikation einführte, um sie von den gewöhnlichen Modifikationen abzugrenzen; denn Dauermodifikationen bleiben — wie JOLLOS nachweisen konnte — im Gegensatz zu gewöhnlichen Modifikationen nach Fortfall der sie auslösenden Faktoren bei vegetativer Vermehrung längere Zeit über Hunderte, ja selbst Tausende von Teilungsschritten hinweg erhalten. Im Gegensatz zur Mutation bilden sie sich aber schließlich im allgemeinen schon bei vegetativer Vermehrung allmählich zurück. Beschleunigen läßt sich dieses Abklingen durch schroffen Wechsel der Außenbedingungen, durch Sexualprozesse, z. B. Auslösung einer Parthenogenese und der Konjugation, ein Befruchtungsakt, der nur bei den Ciliaten in dieser Form besteht. — Ergänzende Untersuchungen an einem mikronucleuslosen und einem normalen Stamm von *Colpoda steini*, einem Ciliat, führten zu dem Resultat, daß der Mikronucleus ganz sicher ohne Einfluß auf das Festigungsgeschehen ist, daß eine erbliche Änderung und eine Mutation im klassischen Sinne durch die Arzneieinwirkung hier nicht entsteht (VON SCHUCKMANN und PIEKARSKI 1940).

Während also eine Arzneifestigkeit nach Ansicht von JOLLOS auf eine sog. Dauermodifikation zurückgehen soll, äußerte YORKE (1934) die Vermutung, daß dieser Erscheinung eine Mutation zugrunde liege. VON JANCSÓ vertrat jedoch den Standpunkt, daß die Festigung, die durch ganz allmählich und kontinuierlich gesteigerte Dosen des applizierten Präparates regelmäßig herbeigeführt werde, mit dem Wesen der Mutation unvereinbar sei.

HAWKING (1961), der erst kürzlich wieder derartige Versuche mit *Trypanosoma rhodesiense* durchführte und dabei die Parasiten in vitro steigenden Dosen von Tryparsamid aussetzte, vertritt hingegen die Ansicht, daß bereits zu Beginn der Behandlung ein kleiner Anteil der Parasitenpopulation gegenüber höchstvertragenen Dosen resistent sei, daß also eine Selektion der schon primär vorhandenen widerstandsfähigen Formen erfolge. BISHOP (1962) dagegen vertritt auf Grund ihrer sehr umfangreichen Erfahrungen auch heute noch den Standpunkt, daß Arzneifestigkeit, die sich bei einer entsprechenden Behandlung erst nach vielen Monaten entwickelt habe, nicht das Resultat einer Selektion und Vermehrung schon vorhandener Individuen sein könne, sondern sich – im Sinne von JOLLOS – allmählich aus primär empfindlichen Zellen entwickle.

Diese Arbeiten haben nun aber durch Untersuchungen aus den letzten Jahren eine neue Richtung erhalten. Aufgefallen war schon immer die gewisse Stabilität der Arzneifestigkeit bei Trypanosomen und anderen Protozoen wie bei Bakterien. Versuche von FULTON haben jetzt gezeigt, daß sich die Arzneifestigkeit eines Stammes auf normale Trypanosomen übertragen („induzieren") läßt. Dazu behandelte er diese mit einem Desoxyribonucleinsäure(DNS)-Extrakt von arzneifesten Stämmen. Mäuse, die mit den „transformierten" Trypanosomen infiziert wurden, ließen sich erst mit höheren Dosen des Medikamentes Trypanosomen-frei machen als Kontrolltiere. Ähnliche Ergebnisse erhielten INOKI und MATSUSHIRO (1960) und INOKI et al. (1961) mit einem Lysat von gefestigten Stämmen. Dabei konnte im Kreuzversuch die Transformation dadurch verhindert werden, daß dem Lysat vor der Behandlung D-Nuclease zugeführt wurde.

Diese Beobachtungen gewinnen im Lichte der Forschungen auf dem Gebiete der Bakteriengenetik einen ganz neuen Aspekt und werden deshalb weitere Untersuchungen notwendig machen. Offenbar handelt es sich bei diesen Erscheinungen weder um Dauermodifikationen im Sinne von JOLLOS, noch um Mutationen im Sinne der klassischen Genetik, sondern um eine Veränderung an ganzen Zellpopulationen, die durch spezifische DNS-Komplexe herbeigeführt werden können (vgl. AVERY et al. 1944).

II. Die wichtigsten Versuchstiere

Für die meisten Protozoenarten des Menschen haben sich im Laufe der letzten Jahre eine Reihe von Versuchstieren für parasitologische und chemotherapeutische Untersuchungen als geeignet erwiesen. Unter diesen gewannen Mäuse, Ratten, Meerschweinchen, Goldhamster, Kaninchen, Kanarienvögel, Küken und erwachsene Hühner die größte Bedeutung. Vgl. Übersicht auf Tab. 1.

Tabelle 1. *Übersicht über die im Text berücksichtigten pathogenen Protozoenarten und die für experimentelle Infektionen geeigneten wichtigsten Laboratoriumstiere, einschließlich der Kultivierungsmethoden*

	Affen	Hunde	Katzen	Kaninchen	Goldhamster	Meerschweinchen	Ratten	Mäuse	Kanarienvögel	Hühner	in vivo Eihaut-Kultur	in vitro Gewebe-Kultur	Künstl. Nährboden
Trypanosoma gambiense / *Trypanosoma rhodesiense*	+	+	+	+		+	+	+			+	(+)[1]	+
Trypanosoma cruzi	+	+	+	+	+	+	+	+			+	+	+
Leishmania donovani	+	+	+	+	+		+	+			(+)	+	+
Leishmania tropica		+						+			(+)	+	+
Leishmania enriettii						+		+					+
Trichomonas vaginalis	+						+	+			+	(+)	+
Lamblia intestinalis													+
Entamoeba histolytica	+	+	+	+	+	+	+	+			(+)	(+)	+
Plasmodium falciparum / *Plasmodium malariae* / *Plasmodium vivax* / *Plasmodium ovale*	+											(+)	
Plasmodium cathemerium									+		+	+	
Plasmodium praecox									+		+		
Plasmodium berghei					+	+	+	+					
Isospora hominis, I. belli													
Toxoplasma gondii	+	+	+	+	+	+	+	+	+	+	+	+	
Pneumocystis carinii				(+)			(+)						
Balantidium coli				+			+	+					+

[1] (+) = gelingt nur mit Einschränkungen.

Die experimentelle Infektion der üblichen Versuchstiere steht aber immer vor der gewissen Schwierigkeit, parasitologisch reine Tiere beliebigen Alters zur Verfügung zu haben, bei denen ein gleichzeitiger, unkontrollierbarer Befall mit anderen Parasiten, einschließlich Bakterien und Viren, mit Sicherheit ausgeschlossen werden kann. Außerdem muß daran gedacht werden, daß sich bei den Tieren sekundär erworbene Resistenz- und Immunitätsfaktoren sowie die Art der Ernährung (s. unten) auf die experimentell gesetzte Infektion auswirken können.

Diese Schwierigkeiten lassen sich in gewissem Grade durch Verwendung von *angebrüteten Hühnereiern*, sog. Eihautkulturen, oder *Gewebekulturen*, umgehen. Der Vorteil der Vermehrung in diesem Gewebe besteht darin, daß ein steriles, gleichsam geschlossenes System zur Verfügung steht, das im allgemeinen mit parasitischen Protozoen nicht behaftet ist. Eine Ausnahme machen wohl nur die Toxoplasmen, die einige Autoren in Hühnereiern gefunden haben (z. B. HULDT, GEISSLER), dort aber nach JONES et al. (1959) sehr selten sein dürften. In der Tat ist das embryonale Gewebe im angebrüteten Hühnerei für sehr viele parasitische Protozoen mehr oder weniger hoch empfänglich, weshalb die Eihautkultur z. B. zur Antigengewinnung gern herangezogen wird.

Der Hühnerembryo ist zu verschiedenen Zeitpunkten und auf verschiedenen Wegen einer Infektion zugänglich; es gibt etwa fünf verschiedene Möglichkeiten, um den Hühnerembryo zu infizieren: 1. über die Chorioallantoismembran, der am häufigsten geübte Weg; 2. die intravenöse Injektion in eine der großen Venen, die sich auf der Chorioallantoismembran ausbreiten; 3. die intraembryonale Inoculation, evtl. in Abwandlung einer intramusculären Injektion oder 4. Injektionen in den Dottersack; 5. Inoculation in andere embryonale Membranen. Im allgemeinen wird eine Inokulation am 10. bis 12. Tag der Bebrütung vorgenommen (vgl. Einzelheiten[1] zur Infektionstechnik bei PIPKIN und JENSEN 1958 außerdem BEVERIDGE und BURNET 1946).

Für die experimentellen Protozoen-Infektionen hat sich, wie in mehreren Publikationen berichtet wird, die *Ernährung der Versuchstiere* als ein wichtiger Wirtsfaktor erwiesen. Das gilt sowohl für Darmparasiten als auch für Blutparasiten. Allgemeingültige Regeln haben sich dabei zwar bisher nicht ergeben, aber die einschlägigen Beobachtungen lassen erkennen, daß die Zusammensetzung der Diät bei der Tierhaltung für die Auswertung von Tierversuchen u. U. von entscheidender Bedeutung sein kann (vgl. z. B. bei GODFREY 1958 für Trypanosomen, bei KRETSCHMAR 1961, 1963 für *Plasmodium berghei*, bei TAYLOR et al. 1952 für *Entamoeba histolytica* u. a.).

Von den in der Tab. 2 angeführten Parasiten, die beim Menschen zu krankhaften Erscheinungen führen können, lassen sich in *Mäusen* folgende Arten vermehren: Fast alle *Trypanosoma*-Arten sowie *Toxoplasma gondii* und *Leishmania donovani*. Die meisten Trypanosomen und *T. gondii* vermehren sich in der Maus so gut wie hemmungslos und töten sie in Abhängigkeit von der Infektionsdosis und Virulenz der Erreger innerhalb weniger Tage bis Wochen; avirulente Stämme führen zu latenten Infektionen. *Leishmania tropica* vermehrt sich auf der Maus schlechter und erfordert außerdem gewisse Vorbereitungen an der Haut der Schwanzwurzel (vgl. S. 198). Zum Studium der Säugetier-Malaria wird auch die Maus in zunehmendem Maße verwendet und mit den Arten *Plasmodium berghei* und *P. vinckei* infiziert.

In *Ratten* vermehren sich Toxoplasmen, Trypanosomen und Entamoeben, allerdings mit sehr unterschiedlicher Reaktion der Tiere. Während Ratten durch Trypanosomen verhältnismäßig schnell getötet werden, vertragen sie Toxoplasmen selbst in größeren Mengen ohne wesentliche klinische Reaktionen. *Entamoeba*-Infektionen verlaufen oft symptomlos. *Plasmodium berghei* vermehrt sich gut.

Das *Meerschweinchen* ist als Versuchstier bei der Kultur von Trypanosomen sehr geeignet, wenngleich die Vermehrung der Parasiten sich nicht so hemmungslos vollzieht wie bei Mäusen. Neuerdings hat es auch für die Ruhramöbenforschung große Bedeutung gewonnen, als man entdeckte, daß sich insbesondere junge Meerschweinchen intracoecal leicht mit *Entamoeba histolytica* infizieren lassen.

---

[1] Siehe auch diesen Band bei KLÖNE, Experimentelle Virusinfektion, S. 318.

Tabelle 2. *Übersicht über die beim Menschen als Parasiten lebenden Protozoen*
(in Anlehnung an PIEKARSKI 1954)

Bevorzugter Sitz der Parasiten	Protozoenart	verursachte Krankheit
I. Blut	*Trypanosoma gambiense* *Trypanosoma rhodesiense* *Trypanosoma cruzi* *Plasmodium vivax* *Plasmodium malariae* *Plasmodium falciparum* *Plasmodium ovale*	} Afrikanische Schlafkrankheit Südamerikanische Chagaskrankheit Malaria tertiana Malaria quartana Malaria tropica Malaria tertiana ovale
II. Gewebe	*Leishmania donovani* *Leishmania tropica* *Leishmania brasiliensis* (*Trypanosoma cruzi*) *Toxoplasma gondii* *Pneumocystis carinii*	Viscerale Leishmaniose (Kala-Azar) Haut-Leishmaniose (Orientbeule) Schleimhaut-Leishmaniose (Südamer.) (s. oben) Toxoplasmose interstit. plasmacell. Pneumonie
III. Vorwiegend im Darm	*Entamoeba histolytica* *Lamblia intestinalis* *Isospora hominis* *Isospora belli* *Balantidium coli*	Amöbenruhr (Amöbiasis) Lamblienruhr } Coccidiose des Menschen Balantidienruhr
IV. Vagina	*Trichomonas vaginalis*	Fluor vaginalis; Colpitis

Auch *Toxoplasma gondii* vermehrt sich in Meerschweinchen, und virulente Stämme töten sie innerhalb weniger Tage.

Der *Goldhamster* erschien zunächst auch als ein geeignetes Laboratoriumstier; die relativ leichte Haltung der hinsichtlich des Futters nicht sehr anspruchsvollen und zudem reinlichen Tiere erweckte anfangs große Hoffnungen. Doch der Mangel eines längeren Schwanzes erwies sich in Verbindung mit der oft recht großen Beißlust der Tiere, insbesondere dann, wenn sie mehrfach, z. B. zur Injektion, in die Hand genommen werden mußten, als hemmend für die Verwendung dieser Tiere. Sie lassen sich leicht mit Toxoplasmen, Trypanosomen, Sarcosporidien und *Trichomonas vaginalis* infizieren und sind besonders für die experimentelle Infektion mit *Leishmania donovani* geeignet.

Kaninchen sind angenehme Versuchstiere, werden jedoch bei chemotherapeutischen Arbeiten nicht in solchem Umfang verwendet wie Mäuse, Meerschweinchen und Ratten, weil die Kosten größerer Versuchsreihen wesentlich höher sind. Sie lassen sich mit *Entamoeba histolytica*, *Balantidium coli*, mit Trypanosomen und Toxoplasmen infizieren.

Katzen wurden lange Zeit zur *Entamoeba histolytica*-Infektion verwendet, sind aber heute weitgehend durch die Meerschweinchen und Ratten verdrängt worden.

Der *Hund* kommt für chemotherapeutische Versuche vorwiegend dann in Frage, wenn es sich um Infektionen mit Parasiten der Hunde selbst handelt. Vielleicht läßt er sich auch zur Prüfung von Präparaten gegen Leishmanien, für die er natürlicher Wirt ist, verwenden.

Affen werden zum Studium von Protozoen-Erkrankungen nur in beschränktem Maße verwendet. In Betracht kommen dabei Amöben, Toxoplasmen und neuerdings vielleicht auch Malaria-Erreger, da man erkannte, daß manche Malaria-Erreger des Menschen auch in Affen zur Vermehrung gelangen (vgl. S. 244ff.).

Kanarienvögel dienen zwar — wie Mäuse — vorwiegend zur Erprobung von Malaria-Heilmitteln, aber die Erregerarten sind nicht identisch mit denen des

Menschen. Die Geschichte der Auffindung der Malaria-Heilmittel zeigt deutlich, daß der Verwandtschaftsgrad zwischen dem Menschen und dem zur Prüfung verwendeten Versuchstier und seiner unter Umständen sehr spezifischen Parasiten nicht für die Erkennung der Wirksamkeit eines Heilmittels entscheidend sein muß; denn die Nagermalaria spielt dabei z. B. zunächst eine geringere Rolle als die der Vögel (MUDROW-REICHENOW 1952).

Es sei an dieser Stelle auf eine zuerst von HALPERN und PACAUD (1951) beschriebene Methode der Blutentnahme bei kleinen Laboratoriumstieren hingewiesen. Diese auch von WESTPHAL et al. (1956) empfohlene Technik besteht aus dem vorsichtigen Einstechen einer Glaspipette in den retroorbitalen Venenplexus. Der Kopf der leicht mit Äther narkotisierten Tiere wird mit der einen Hand auf dem Tisch fixiert, durch Druck auf die Augengegend der Augapfel etwas angehoben und die Pipette in das darunter liegende Venengeflecht parallel der nasalen Augenhöhlenwand 3–4 mm tief eingeführt. Beginnt das Blut zu fließen, soll die Pipette ein wenig zurückgenommen werden. Geeignet für diese Methode der Blutentnahme sind Mäuse, Ratten, Goldhamster, Meerschweinchen, Küken nach der ersten Lebenswoche und auch Kanarienvögel (vgl. auch NÖLLER 1955).

A. Trypanosoma gambiense DUTTON 1902, T. rhodesiense STEPHENS und FANTHAM 1910

(Erreger der Schlafkrankheit)

Zu den klassischen Objekten der chemotherapeutischen Forschung gehören die Erreger der Schlafkrankheit *Trypanosoma gambiense* und *T. rhodesiense*. Ihrer bediente sich schon PAUL EHRLICH bei seinen Forschungen über den Wirkungsmechanismus von Heilmitteln. An Trypanosomen entdeckten FRANKE und ROEHL (1907) auch das Phänomen der Arzneifestigkeit.

Diese beiden *Trypanosoma*-Arten findet man wohl nur in Zentralafrika, etwa zwischen dem 20.° nördlicher und 20.° südlicher Breite, doch sind sie geographisch voneinander getrennt *(T. gambiense vorwiegend in West- und Mittelafrika, T. rhodesiense vorwiegend in Ostafrika).*

I. Morphologie und Entwicklung

Die Trypanosomen (etwa 16–31 μ lang) sind durch ihre schlanke, spindelförmige Gestalt, durch eine am ganzen Körper entlang ziehende, undulierende Membran und den Besitz eines meist endständigen Blepharoplast (weit hinter dem Zellkern!) charakterisiert. Diesem, für die Familie der Trypanosomiden charakteristischen Zellorganell werden stoffwechselphysiologische Aufgaben innerhalb der Zelle zugeschrieben (REICHENOW 1953); WESTPHAL (1960) hält einen „somatisch-funktionellen, kernartigen Charakter" für denkbar. MÜHLPFORDT (1963) bestätigte die von REICHENOW vermuteten stoffwechselphysiologischen Aufgaben des Blepharoplast auf Grund elektronenmikroskopischer Studien; denn nach seinen Befunden steht der Blepharoplast in Verbindung mit Mitochondrien-Strukturen, deren Bedeutung für den Stoffwechsel allgemein anerkannt ist (vgl. dazu auch MÜHLPFORDT und BAYER 1961 und S. 172 und 177).

WALKER (1961) bringt den Blepharoplast wieder mit dem Geißelapparat in Verbindung und hält ihn auf Grund experimenteller Befunde für das übergeordnete Bewegungszentrum. Er richtete einen sehr feinen Lichtstrahl (Durchmesser 4 μ) auf einzelne Bereiche der vorher mit Acriflavin photosensibilisierten Parasiten *(T. gambiense* und *T. rhodesiense).* Traf der Strahl nur die Geißel oder nur das vordere Drittel des Parasitenkörpers oder nur das Mittelstück mit dem Kern, so trat nach durchschnittlich 30—40 sec nur dort eine regionale Erstarrung ein. Wurde dagegen das hintere Ende der Trypanosomenzellen einschließlich Blepharoplast getroffen, so stellte der ganze Zellkörper seine Bewegung ein.

Die Geißel, hier eine Zuggeißel, geht von dem Basalkorn neben dem Blepharoplast aus und zieht am Rande der undulierenden Membran in stark geschwungener Wellenlinie nach vorn, wo sie frei endet. Der Zellkern liegt annähernd in der Mitte der Zelle, doch ändert sich seine Lage in gewissen Grenzen je nach der Trypanosomen-Art und in Abhängigkeit vom jeweiligen Wirt. Die Lage des Blepharoplast zum Zellkern ändert sich unter bestimmten Bedingungen im Überträger (sog. Crithidia-Form; vgl. S. 174ff.), wobei dann der Blepharoplast *vor* den Zellkern gelangt.

Die *Vermehrung* von *T. gambiense* und *T. rhodesiense* erfolgt durch Längs- und Zweiteilung sowohl im strömenden Blut des Wirbeltierwirtes als auch in den als Überträger fungierenden *Glossina*-Arten. Einige andere *Trypanosoma*-Arten der Tiere weisen auch multiple Teilung auf (z. B. *T. lewisi, T. primatum, T. criceti*). Es entstehen dann oft große rosettenartige Formen. Von jedem Basalkorn bildet sich eine neue Geißel, während die alte verlorengeht. Danach zerfällt der Parasit in so viele Trypanosomen, wie Zellkerne entstanden.

Entwicklung im Überträger: *Trypanosoma gambiense* und *T. rhodesiense* werden durch den Stich der Tsetsefliegen (*Glossina*-Arten) auf den Menschen übertragen. Die Fliegen infizieren sich bei der Blutmahlzeit an kranken Menschen oder Trypanosomen-beherbergenden symptomlosen Menschen, Haus- und Wildtieren (z. B. Schwein, Antilope). Nach WIJERS (1958) haften die Parasiten bei jungen Fliegen in den ersten drei Lebenstagen leichter als in älteren Tieren und nach ASHCROFT (1952b) häufiger in Männchen als in Weibchen. In diesen Wirten wandern die Trypanosomen über den Darmkanal zu den Speicheldrüsen. Dabei ändert sich die Lage des Blepharoplast, der *vor* den Zellkern gerät (sog. Crithidia-Stadium). In der Speicheldrüse der *Glossina* wandelt sich der Parasit wieder zur („metacyclischen") Trypanosoma-Form um; diese wird bei der Blutmahlzeit auf den Menschen übertragen. Die Flagellaten vermehren sich sowohl auf dem Crithidia-Stadium als auch als metacyclische Form.

Die gleichen Entwicklungsstadien wie im Darm der *Glossina* entstehen auch bei der Kultur von *Trypanosoma gambiense* und *T. rhodesiense* in künstlichen Nährmedien (vgl. S. 174). Es ist nun eine bekannte Erfahrung, daß sich Säugetiere mit Kultur-Trypanosomen nicht infizieren lassen, weil dabei keine infektiösen metacyclischen Formen vorliegen. Die Blutformen des Menschen lassen sich nach der Erfahrung z. B. von YORKE et al. (1929) sowie HENRARD und PEEL (1950) nur etwa 24 Std in vitro lebend erhalten. Die in vitro-Kultur-Formen unterscheiden sich also physiologisch entscheidend von den Blutformen, eine Tatsache, die bei in-vitro-Versuchen berücksichtigt werden muß. — GORDON und MILLER (1961) berichteten jedoch über erfolgreiche Infektionen von *Glossinen* mit Kulturformen.

Sie infizierten Mäuse mit einem aus Menschen gewonnenen Stamm von *T. rhodesiense* und legten aus dem Mäuseblut eine Kultur nach WEINMAN an. Dann fütterten sie Glossinen (*G. morsitans*) mit Trypanosomen aus der 31. und 32. Kulturpassage, aus der sie 0,2 ml mit etwa 2 Mill. Parasiten entnommen und zu 10 ml frischem Menschenblut gegeben hatten. Durch eine besonders präparierte Meerschweinchenhaut sogen die Fliegen die Lösung ein und wurden anschließend zweimal in der Woche mit der gleichen Lösung, jedoch trypanosomenfrei, gefüttert. Im Speichel der Glossinen ließen sich nach 27 Tagen metacyclische Trypanosomen nachweisen. Nach einer Blutmahlzeit an einem Meerschweinchen fanden sich in seinem Blut die typischen Blutformen des Parasiten. Auf dem Umweg über die *Glossina* läßt sich also auch aus der Kultur heraus eine Infektion an Versuchstieren mit *T. rhodesiense* vornehmen.

Neuerdings ist jedoch mehrfach der Versuch unternommen worden, die Kultur-Trypanosomen durch besondere Zusätze zum Nährmedium zu infektiösen Stadien zu wandeln. So fügte WEINMAN (1957) seinen Kulturen Trehalose, ein Disacchrid, hinzu und in zwei Fällen gelang es ihm, danach Mäuse mit den Kulturformen, die er 51 bzw. 69 Tage auf diese Weise in vitro gehalten hatte, erfolgreich zu infizieren. Diese Befunde konnten durch Kultur weiterer Trypanosomen-Stämme erweitert werden *(T. rhodesiense* und *T. gambiense)* (zitiert bei GEIGY et al. 1959).

BOWMAN et al. (1960) konnten jedoch bei einer Nachprüfung die Ergebnisse von WEINMAN nicht bestätigen. Nach ihren Versuchen benötigen die Trypanosomen jedenfalls keine Trehalose. Sie weisen darauf hin, daß auch WEINMAN nicht nachgewiesen habe, daß die Kulturtrypanosomen Trehalose direkt nutzen. Die Autoren vermuten, daß eine unbekannte Verunreinigung in der verwendeten Trehalose für die von WEINMAN gewonnenen Resultate verantwortlich zu machen sei. Auch LEHMANN (1961) vermochte die Beobachtungen WEINMANs nicht zu bestätigen. Seine Versuche an 6 verschiedenen Kulturmedien, mit und ohne Trehalose, führten zwar zur Entwicklung morphologisch von metacyclischen Trypanosomen nicht unterscheidbaren Stadien, aber eine Übertragung auf Mäuse gelang ihm nicht.

Es erhebt sich dabei die grundsätzliche Frage, wodurch unterscheiden sich die nicht infektiösen Stadien von den infektiösen, metacyclischen Trypanosomen und darüber hinaus die Frage nach den Faktoren, durch die sich pathogene Mikroorganismen von nicht pathogenen gleicher Herkunft unterscheiden. Diesem zentralen Problem der Mikrobiologie widmeten sich GEIGY u. Mitarb. am Beispiel der Trypanosomen. Sie vermochten in den übertragenden Tsetsefliegen *(Glossina morsitans, G. brevipalpis)* Trehalose nachzuweisen. Ganze Fliegen enthalten – nach enzymatischer Bestimmung – etwa 0,1–4 mg, der Darm 10–19 mg und die Speicheldrüsen nur Spuren von Trehalose (bezogen auf 100 g Frischgewicht der Fliegen). Die Autoren nehmen an, daß die Auswirkung der Trehalose auf die Entwicklung der Trypanosomen *vor* dem Erreichen der Speicheldrüsen liegen müßte. Ob Trehalose die Trypanosomen tatsächlich veranlaßt, ihre Entwicklung zum Crithidia-Stadium und zur metacyclischen Form zu beginnen und zu vollenden, muß jedoch noch geklärt werden. Jedenfalls liegen hier sehr bemerkenswerte Ansätze zu weiteren Forschungen über den Wechsel von der pathogenen zur apathogenen Trypanosoma-Zelle vor.

Klinische Erscheinungen: Im *Menschen* gelangen die Trypanosomen nach dem Stich ins periphere Blut (4. bis 7. Tag) und in die Lymphknoten (Adenitis!). An der Stichstelle entsteht als Primäraffekt zunächst eine furunkelartige Erhebung (Inkubationszeit etwa 5 bis 20 Tage). Später, nach etwa 3 Monaten, oft erst nach Jahren, dringen die Erreger in das Zentral-Nerven-System ein (Meningoencephalitis!), wodurch sie zu den Erscheinungen führen, die der Krankheit den Namen gegeben haben. In jedem Stadium der Krankheit vermehren sich die Parasiten. Ohne Behandlung führt die Schlafkrankheit häufig zum Tode. Dabei nimmt sie bei einer *T. rhodesiense*-Infektion meist einen faudroyanten Verlauf.

Bei einer sehr bemerkenswerten *experimentellen T. gambiense-Infektion eines Menschen* durch Übertragung parasitenhaltigen Blutes von einem Meerschweinchen – sie wurde von RADERMECKER (1954) im Zusammenhang mit der Therapie schwerer Psychosen vorgenommen – trat am Tage nach der Infektion eine lokale Schwellung am Injektionsort und 6 Tage später ein erythematöser Plaque mit zahlreichen Trypanosomen auf. Nach 17 Tagen waren die ersten Flagellaten im peripheren Blut nachzuweisen, und nach 34 Tagen waren sie dort so zahlreich, daß eine spezifische Therapie eingeleitet werden mußte. Zwei Monate später war das Blut parasitenfrei.

13 Temperaturgipfel zwischen 38,5 und 39°C wurden während der ersten 6 Tage beobachtet. Nach der 6. Temperaturzacke traten die ersten erkennbaren Wirkungen auf die Psyche des Patienten ein. Die Cerebrospinalflüssigkeit war noch am 30. Tage p. i. normal, aber das Elektroencephalogramm zeigte bereits einen Tag nach der Infektion Abweichungen vom normalen Bild, die im Laufe des weiteren Krankheitsverlaufes zunahmen. Auffallend war, daß sich EEG-Veränderung unabhängig von den Abweichungen im Liquor einstellten. Diese Abweichungen waren progressiv, schwanden jedoch nach spezifischer Therapie bereits innerhalb einer Woche.

Die bemerkenswertesten Merkmale dieses Falles waren 1. das Auftreten der Veränderungen im Elektrencephalogramm innerhalb von 24 Std nach der Infektion, obgleich die Parasiten erst 17 Tage nach Infektion im peripheren Blut erschienen; 2. die EEG-Veränderungen, die unabhängig von den Veränderungen im Liquor cerebrospinalis auftraten; 3. die fortschreitenden Veränderungen konnten durch Antrypolbehandlung gestoppt werden.

FAIRBAIRN und GODFREY (1957) führten eine experimentelle Infektion mit *T. rhodesiense* an einem Freiwilligen durch, der von einer infizierten Tsetsefliege gestochen wurde. Die ersten Trypanosomen traten nach dem neunten Tag nach der Infektion im Blut auf. Es ließen sich mit dem abgenommenen Blut erfolgreich Ratten infizieren, und es gelang, Trypanosomen an der Injektionsstelle nachzuweisen. Ein am 10. Tag excidiertes Hautstück von der Injektionsstelle wies in Tupfpräparaten die typischen langen Blutformen von *T. rhodesiense* auf. In Schnittpräparaten lagen die Parasiten nur in der oberen Schicht des subcutanen Fettgewebes, wo ein Ödem, Lymphexsudat mit Bildung neuer Kollagen-Fasern und markierter Cellular-Infiltration vorlag, während die Dermis nur celluläre Reaktion aufwies.

Aus der über 10 Tage nach dem Fliegenstich währenden Anwesenheit zahlreicher Trypanosomen in diesem begrenzten Hautgebiet und den beobachteten histopathologischen Veränderungen an der Stichstelle schließen die Autoren, daß die metacyclischen Formen an der Stichstelle verbleiben; dort entwickeln sich offenbar die größeren Blutformen. Für die Gewebsreaktion wird möglicherweise ein Exotoxin der Parasiten verantwortlich gemacht.

II. Natürliches Wirtsspektrum

Die für den Menschen pathogenen *Trypanosoma*-Arten können sich — wenn wir von den wirbellosen Überträgern absehen — unter natürlichen Bedingungen in einer Reihe von Haus- und Nutztieren vermehren, z. B. *T. gambiense* in Hausschweinen, Rindern, Ziegen, Schafen und *T. rhodesiense* in Antilopen (HOARE 1955, 1962, HEISCH et al. 1958), ohne daß diese dabei selbst erkranken. Diese Wirte sind deshalb von wesentlicher epidemiologischer Bedeutung; denn sie stellen die großen Erregerreservoire der Trypanosomen für den Menschen dar. HOARE (1962) nimmt jedoch an, daß *T. gambiense* von der Tsetsefliege heute wohl meist ohne Einschaltung eines Reservoirwirtes direkt von Mensch zu Mensch übertragen wird. Im gleichen Sinne äußern sich auch VAN DEN BERGHE und LAMBRECHT (1963), wogegen DAVEY (1958) das Vorhandensein eines tierischen Erregerreservoires auch für *T. rhodesiense* in Frage stellt.

ASHCROFT et al. (1959) haben in langjährigen Beobachtungen die Empfänglichkeit vieler Wildtierarten in Ostafrika für *T. rhodesiense* und *T. brucei* untersucht, um die natürlichen Erregerreservoire zu ergründen. Die meist jungen Tiere, die aus Tsetsefliegen-freien Gebieten stammten, wurden dem Stich infizierter Glossinen ausgesetzt, und der Infektionsverlauf durch Blutuntersuchung und -Übertragung auf Ratten verfolgt. Nach den Ergebnissen dieser Untersuchungen lassen sich die Wildtiere in zwei Gruppen einteilen. 1. Tiere, die der Infektion erliegen und bis zum Tode Parasiten im Blut aufweisen, z. B. Thomson-Gazelle, die Antilopenarten Dik-Dik und der sog. blaue Waldducker und eine Anzahl Raubtiere und Affen. 2. Tiere, die gegen eine Infektion widerstandsfähig sind; hierzu gehören der gemeine Ducker, Elenantilope, Riedbock, Oribi, Buschbock, Impala und die Hyäne. Diese Tiere weisen für eine beträchtliche Zeit Parasiten im Blut auf, ohne jedoch zu erkranken, wogegen Warzen-, Buschund Stachelschweine zwar auch empfänglich sind, jedoch kaum Parasiten im Blut zeigen. Unempfänglich sind Paviane. Diese Befunde, verglichen mit den Untersuchungen an Glossinen, deren Wirte man durch serologische Untersuchung des aufgenommenen Blutes bestimmte (vgl. WEITZ und GLASGOW 1956, GLASGOW et al. 1958), ergaben folgendes Bild: Die Tiere der Gruppe 1 bilden sicher nicht die natürliche Nahrungsquelle für die Tsetsefliegen, dagegen die Wildtiere der zweiten Gruppe.

III. Experimentelles Wirtsspektrum

Fast alle Laboratoriumstiere lassen sich mit *T. gambiense* und *T. rhodesiense* infizieren. Affen [z. B. Schimpansen (BAKER 1962), *Macacus*- und *Cercopithecus*-Arten, jedoch nicht Paviane(!)], Hunde, Katzen, Igel (LAPIERRE et al. 1960), Kaninchen, Meerschweinchen, Ratten und Mäuse sind für *T. gambiense* empfänglich, doch verläuft die Krankheit bei manchen Nagern (z. B. Meerschweinchen) chronisch. Diese sterben allerdings nach einer Infektion mit dem für diese Tiere weitaus virulenteren *T. rhodesiense* in relativ kürzerer Zeit. Bei Mäusen gelingt die Infektion u. U. schon mit einem einzigen Parasiten; die Trypanosomen vermehren sich nämlich in der Maus ungehemmt, wodurch diese schon innerhalb weniger Tage zugrunde geht. Die Übertragung von *T. gambiense* vom Menschen auf Nagetiere gelingt leichter, wenn man zunächst eine Affenpassage einschaltet (HOARE 1949). Schafe und Ziegen erliegen häufig der Infektion.

Während diejenigen Trypanosomen, die im Menschen zu Krankheitserscheinungen führen, jedenfalls bei der experimentellen Infektion ein relativ breites Wirtsspektrum besitzen, ist z. B. das Wirtsspektrum des Ratten-*Trypanosoma*, *Trypanosoma lewisi*, recht klein. Optimal entwickelt sich *T. lewisi* nur in der Ratte, doch gelingt es, auch Meerschweinchen zu infizieren, in denen es jedoch nicht zu starker Vermehrung kommt; nach allgemeinen Erfahrungen bleibt die Infektion nicht länger als 13 Tage bestehen. In Mäusen läßt sich *T. lewisi* nur etwa 24 Std halten, wobei es wohl nicht zu einer Vermehrung kommt. Die Übertragungen von Maus zu Maus sind nur gelegentlich gelungen. RONDSKY (1910/11) und LINCICOME (1958) konnten Mäuse unter normalen Umständen auch nicht länger als 24 Std mit *T. lewisi* infizieren, doch gelang eine wesentliche Verlängerung der Überlebenszeit der Parasiten, wenn den Mäusen intraperitoneal täglich 1 ml normales Rattenserum zugeführt wurde. Die Überlebenszeit verlängerte sich um etwa 6—9 Tage. Danach wurden die Versuche wegen der Gefahr einer anaphylaktischen Reaktion abgebrochen. Anscheinend übt das zugefügte homologe Rattenserum eine schützende Wirkung auf *T. lewisi* aus, so daß es gegen den Einfluß des RES geschützt bleibt. Eine andere Erklärung liegt vielleicht darin, daß lebensnotwendige Stoffe aus dem Rattenserum notwendig sind, um *Trypanosoma lewisi* im heterologen Wirt lebensfähig zu erhalten.

Die *Dauerhaltung* von *T. gambiense* und *T. rhodesiense* empfiehlt sich auf Meerschweinchen durch Überimpfung von parasitenhaltigem Blut. Die Passagen (i. p. oder s. c.) folgen bei *T. gambiense* am besten in Abständen von etwa 6 bis 12 Wochen. — *Mäuse* bleiben nur 2—5 Tage am Leben, *Ratten* etwa 7—10 Tage. Bei diesen Arten empfiehlt es sich, für den Fall einer Dauerhaltung die Überimpfung jeweils mit sehr kleinen Parasitenmengen vorzunehmen. Die Dauer der Präpatenz nach der Überimpfung ist umgekehrt proportional der zur Infektion verwendeten Zahl von Trypanosomen (BAKER 1960; vgl. dazu Aufbewahrung bei tiefer Unterkühlung S. 173).

Bei der Haltung von Trypanosomen in Versuchstieren ist es nicht unwichtig, auf die Zusammensetzung des Futters für die Wirtstiere zu achten. So stören z. B. Zusätze von Lebertran die Vermehrung von *Trypanosoma congolense* und *T. vivax* erheblich, während sich diese Diät auf *T. cruzi* und *T. brucei* nicht auswirkt. Vitamin E-Gaben vermögen jedoch die Vermehrung von *T. congolense* und *T. vivax* wieder zu normalisieren. GODFREY (1958) sieht die Wirkungen des Lebertrans in der Umwandlung seiner ungesättigten Fettsäuren in Peroxyde durch den Wirtsorganismus. Diese beeinflussen den Stoffwechsel der Parasiten. Vitamin E verhindert wahrscheinlich die Umwandlung der Fettsäuren (vgl. dazu auch GODFREY 1957a, b).

Der *Virulenzgrad* der Trypanosomen steht in einer gewissen Abhängigkeit vom Wechsel des Wirtstieres (s. auch bei *T. cruzi*, S. 181). ASHCROFT (1960) berichtete z. B. über einen aus einem Patienten isolierten *T. rhodesiense*-Stamm, der über 20 Jahre lang in zwei Linien gehalten wurde, und zwar einmal im Wechsel von Tsetsefliege und Schaf (Linie-T) und zum anderen ausschließlich in Säugetierwirten durch direkte Blutübertragung (Mäuse, Ratten; Linie-W). Die beiden

Linien zeigten schließlich einige auffallende Abweichungen, u. a. in ihren Virulenzgraden. So rief Linie-T bei menschlichen Freiwilligen keine Infektion mehr hervor, im Gegensatz zu Linie-W, die sich in Ratten gut, in Affen, Kaninchen, Meerschweinchen und Schafen jedoch nur schlecht vermehrte. Tiere, die eine Infektion mit Parasiten der W-Linie überstanden hatten, konnten mit solchen der Linie-T reinfiziert werden, nicht aber mit W-Trypanosomen, die sich auch nicht mehr in der *Glossina* weiterzuentwickeln vermochten. Es bestanden auch Unterschiede gegenüber der Wirkung von Arzneimitteln; Tryparsamid wirkte stärker auf W-Flagellaten als auf die der T-Linie.

Hierzu ist ein Selbstversuch von FAIRBAIRN (1956) erwähnenswert. Ein Stamm von *T. rhodesiense* war über $18^{1}/_{2}$ Jahre lang ohne Zwischenschaltung von Insekten in Nagern, hauptsächlich Mäusen, gehalten worden. Nach der 2306. Mauspassage wurde eine Ratte infiziert. FAIRBAIRN ließ sich dann mit dem Blut etwa 25 Mill. Trypanosomen subcutan in den Arm injizieren. Am nächsten Tag entwickelte sich an der Injektionsstelle ein Knötchen, das drei Wochen bestehen blieb. Im Punktat befanden sich mikroskopisch keine Trypanosomen. 4 Wochen nach der Infektion wurden Blutausstriche angefertigt und Blut in Ratten inoculiert. Beide Teste blieben negativ. Nach Messungen FAIRBAIRNs sind die jahrelang ausschließlich in Säugern gehaltenen Trypanosomen in der Größe verschieden von den cyclisch gehaltenen Parasiten des gleichen Stammes.

Dagegen zeigten die Versuche von CORSON (1936) sowie von WILLET und FAIRBAIRN (1955), daß ein über $18^{1}/_{2}$ Jahre in cyclischer Übertragung in Schafen, Antilopen oder Affen gehaltener *T. rhodesiense*-Stamm seine Infektiosität für Menschen nicht verloren hatte.

Übertragungen mit einer Linie dieses Stammes, die ausschließlich in Schafen gehalten worden war, auf 138 Freiwillige waren erfolgreich, wenngleich sich — als Zeichen der Virulenzabnahme — allmählich die Inkubationszeit verlängerte. ASHCROFT beschreibt 1959 weitere Versuche mit dem gleichen, nun bereits 23 Jahre gehaltenen *Trypanosoma*-Stamm. 4 von 5 Freiwilligen wurden mit dem Blut infizierter Ratten infiziert, aber Versuche, Freiwillige durch den Stich zweier infizierter Tsetsefliegen zu infizieren, schlugen fehl, obgleich diese Fliegen auf Ratten die Infektion übertrugen. Jedoch ließen sich zwei dieser Freiwilligen, die durch die Fliege nicht infiziert werden konnten, durch das Blut dieser Ratten infizieren. Der Mißerfolg bei der Übertragung der Trypanosomen auf den Menschen durch Fliegenstiche lag in diesen Fällen offensichtlich an der geringen Zahl von metacyclischen Formen in den Speicheldrüsen der Insekten (maximal 40). Es hat sich gezeigt, daß die Virulenz des verwendeten *T. rhodesiense*-Stammes nach Passagen durch Affen und Antilopen zunahm, bei Passage durch Schafe jedoch nachließ.

Bei *T. brucei* zeigte sich eine Änderung des Virulenzgrades in Abhängigkeit vom Alter der Versuchstiere. ASHCROFT (1959a) infizierte *Ratten* verschiedenen Alters mit Parasiten eines Stammes, der drei Jahre cyclisch in Schafen und die letzten $3^{1}/_{2}$ Monate durch Blutübertragung in Ratten gehalten worden war. Junge Ratten von 50 g lebten nach der Infektion länger als Tiere von höherem Gewicht. Nachdem der Stamm jedoch über 5 Monate durch direkte Übertragung in Jungratten von 50 g Körpergewicht gehalten worden war, hatte er seine Virulenz so gesteigert, daß damit infizierte junge Ratten früher starben als ältere.

Systematische *experimentelle Untersuchungen* an Trypanosomen-infizierten Versuchstieren (Mäuse, Ratten, Kaninchen, Katzen, Hunde und Affen) stellten HOEPPLI und REGENDANZ (1930) an. Sie benutzten dazu *T. gambiense, T. rhodesiense, T. brucei* und *T. equiperdum*, die sie subcutan verimpften.

Sie suchten zunächst in den Flüssigkeiten der Körperhöhlen (ausschließlich des Liquor cerebrospinalis) nach Trypanosomen und studierten den Zusammenhang zwischen diesen und den histopathologischen Veränderungen der entsprechenden Organe. Dabei waren die aufgetretenen Veränderungen bei allen benutzten Versuchstierarten unabhängig von der verwendeten Trypanosomen-Species recht einheitlich. Sie fanden Trypanosomen stets in der Herzbeutelflüssigkeit, wenn pathologische Veränderungen stärkeren Grades an Epi- und Myokard bestanden, manchmal allerdings auch ohne diese. Bei einem Tier wurde auch in der Hydrocelen-Flüssigkeit und in den Hüllen des Hodens zahlreiche Trypanosomen festgestellt. Diese können aus der serösen Flüssigkeit in die Gewebe der Organe gelangen und dort histo-pathologische Veränderungen verursachen.

Bei 48 untersuchten Tieren verschiedener Arten fanden HOEPPLI und REGENDANZ durch Trypanosomen verursachte pathologische Prozesse am Auge. Meist wurde schleimig fibrinöse oder eitrig fibrinöse Conjunctivitis beobachtet und entsprechend häufig das Vorhandensein von Trypanosomen im Sekret des Conjunctivalsackes. Die histologische Untersuchung ergab, daß dann fast stets Trypanosomen auch im subconjunctivalen Gewebe leicht auffindbar waren, besonders zahlreich gewöhnlich in der Gegend der Umschlagfalten der Conjunctiva bulbi et tarsi.

Im Augenkammerwasser treten Trypanosomen — oft in großer Zahl — auf, wenn am Auge pathologische Prozesse (Linsentrübung, Iridocyclitis, Ceratitis, Conjunctivitis) vorliegen. Aus dem Kammerwasser und dem Gewebe der Iris gelangen die Trypanosomen in das Gewebe der Conjunctiva und durch sie hindurch in das Sekret des Conjunctivalsackes. Auch im Plexus chorioideus wurden Trypanosomen außerhalb der Gefäße im Gewebe angetroffen. In derselben Weise wie aus der Conjunctiva in das Conjunctivalsekret können die Trypanosomen aus dem Gewebe des Plexus chorioideus in den Liquor cerebrospinalis eintreten.

Der Austritt der Trypanosomen aus den kleinen Blutgefäßen wird mit einer Giftwirkung der Trypanosomen erklärt, durch welche ein schwacher leukodiapedetischer Zustand der kleinen Gefäße entsteht, der das Austreten der Trypanosomen aus der Blutbahn in das Gewebe ermöglicht.

Die bei den Versuchstieren aufgetretenen *histo-pathologischen Veränderungen* sind nach Ansicht von HOEPPLI und REGENDANZ im wesentlichen nur von der Infektionsdauer abhängig, aber unabhängig von den hier benutzten Trypanosomen-Arten. Die Art des Versuchstieres spielt insofern eine gewisse Rolle, als durch Trypanosomen hervorgerufene entzündliche Veränderungen des Myokards, z. B. bei Affen verhältnismäßig häufig beobachtet werden, während sie bei Hunden und Katzen von den Autoren nicht festgestellt wurden.

Für die bemerkenswertesten histologischen Veränderungen halten HOEPPLI und REGENDANZ die Myo- und Perikarditis mit Einlagerung zahlreicher Trypanosomen in die Entzündungsherde, ferner eine Degeneration der Linse, Iridocyclitis und Conjunctivitis mit Auftreten von Trypanosomen im subconjunctivalen Gewebe, im Gewebe des Corpus ciliare und der Iris. Zusammenfassend stellen die Autoren fest, daß es in der Milz und in den Lymphknoten im Laufe der Infektion zu einem allmählichen Ersatz der Lymphocyten durch Plasmazellen und zum Auftreten zahlreicher Makrophagen kommt. „Im Gehirn findet sich bei Infektionen, die verhältnismäßig bald zum Tode führen, vorwiegend Degeneration der Ganglienzellen. Leber und Lungen zeigten zahlreiche Makrophagen; in der Leber bestand nur in wenigen Fällen eine mäßig starke parenchymatöse Degeneration und ebenso selten ließen sich kleine Nekrosen des Lebergewebes nachweisen. In den Nieren waren die Epithelien der Harnkanälchen häufig geschädigt, die Glomeruli in der Mehrzahl der Fälle unverändert."

In den entzündlichen Veränderungen der verschiedenen Organe herrschen kleine Rundzellen und Makrophagen vor, dazu treten spärlich Plasmazellen und polymorphkernige Leukocyten. Zellinfiltrationen fanden sich außer im Herzmuskel und im Auge auch im periportalen Gewebe der Leber, in den Meningen, im Plexus chorioideus der Seitenventrikel, im interstitiellen Gewebe der Hoden und der Nieren, in der quergestreiften Muskulatur und im Corium.

Affen verschiedener Arten erwerben meist schwere Infektionen, denen sie oft nach einigen Wochen erliegen. *T. gambiense* und *T. rhodesiense* steigern sogar ihre Virulenz nach Passagen durch empfängliche Affen (REICHENOW 1953). Ein von BAKER (1962) mit *T. rhodesiense* infizierter Schimpanse *(Pan troglodytes verus)* entwickelte dagegen nur eine schwache, über fünf Monate anhaltende Parasitämie. Nach dieser Zeit ließen sich auch in der Cerebrospinalflüssigkeit Trypanosomen nachweisen. Ein von BAKER mit *T. brucei* infizierter Schimpanse entwickelte ebenfalls 8 Tage p. i. eine mäßige Parasitämie, starb jedoch dann an einer interkurrenten Infektion. Offenbar ist der Schimpanse im Gegensatz zum Menschen sowohl für *T. rhodesiense* als auch für *T. brucei* empfänglich.

Die für Blutinfektionen mit Trypanosomen unempfänglichen Paviane (s. o.) lassen sich jedoch intralumbal erfolgreich infizieren. Obwohl niemals Parasiten im Blut auftraten, waren die Infektionen des Zentralnervensystems so stark, daß die Tiere nach 1—2 Jahren eingingen (REGENDANZ 1932, BOURGIGNON et al. 1936; zitiert nach REICHENOW 1953).

SMITHERS und TERRY (1959) infizierten drei weibliche Rhesus-Affen im Alter von 9 Monaten intraperitoneal mit *T. gambiense*. 2 der Tiere bekamen je 200 Mill. Parasiten des Stammes „Burroughs Wellcome CH" und das dritte 600000 Trypanosomen vom „Kano"-Stamm injiziert. Die beiden ersten Affen zeigten am dritten Tag nach der Infektion Parasiten im Blut, der dritte am zehnten Tag. Die Tiere bekamen eine Lymphocytose, die bei dem mit dem Stamm „Kano" infizierten Tier mehr als doppelt soviel, nämlich 26000 Lymphocyten pro cmm, wie ein Kontrolltier zeigte. Die Zunahme des γ-Globulins und die Abnahme von Serum-Albumin war deutlich, der Prozentsatz von α- und β-Globulin kaum verändert.

Hunde: Bei einem Hund, den HOEPPLI und REGENDANZ mit *T. rhodesiense* infizierten, traten bei mikroskopischer Untersuchung des Conjunctivalsekretes am 24. Tage p. i. keine Trypanosomen im Augenkammerwasser auf; sie waren jedoch bei einem anderen mit *T. gambiense* infizierten Hunde sowohl im Conjunctivalsekret als auch im Kammerwasser mikroskopisch nachzuweisen. Es lagen zahlreiche Parasiten im peripheren Blut vor.

Katzen: Eine Katze, die HOEPPLI und REGENDANZ mit *T. rhodesiense* infizierten, zeigte nach etwa 40 Tagen eine beiderseitige Ceratitis, die völlige Erblindung des Tieres zur Folge hatte. Im Kammerwasser fanden sich zahlreiche Trypanosomen. — Bei der histologischen Untersuchung wurden die Parasiten im Zwischengewebe der Tränendrüse und im Gewebe der Iris, einzelne im Gewebe der Conjunctiva unter dem Epithel gefunden. Bei einer zweiten Katze bestand 23 Tage nach der Infektion, als im Blut nur wenige Parasiten vorhanden waren, eine eitrig fibrinöse Conjunctivitis und fibrinöse Iritis. Trypanosomen befanden sich sowohl im Conjunctivalsekret als auch im Kammerwasser und in den Maschen der darin befindlichen Fibrinflöckchen sowie im subconjunctivalen Gewebe. Die Parasiten ließen sich auch im Gewebe unter der Retina und den äußeren Teilen der Augenhüllen nachweisen.

Das Sekret des Conjunctivalsackes enthielt der Stärke der Entzündung entsprechend zellige Elemente. Immer waren abgestoßene Epithelien reichlich vorhanden, ferner lymphoide Zellen und bei mehr eitriger Beschaffenheit des Sekrets eine größere Anzahl von polymorphkernigen Leukocyten.

Kaninchen: Im Kaninchen kommt es nach einer Inoculation von *T. gambiense* zu einer langsam fortschreitenden Erkrankung, die mit relativ geringer Parasitämie einhergeht — ganz im Gegensatz zu dem akuten Verlauf mit extrem hohen Parasitenzahlen im Blut bei Mäusen, Ratten und Meerschweinchen. Doch treten auch bei Kaninchen schon nach dem ersten bis zweiten Tag Trypanosomen im peripheren Blut auf. Ein bis zwei Wochen nach Infektionsbeginn treten äußerlich sichtbare Läsionen, vorwiegend rund um die Augen, an der Nase und am Ohr, auf

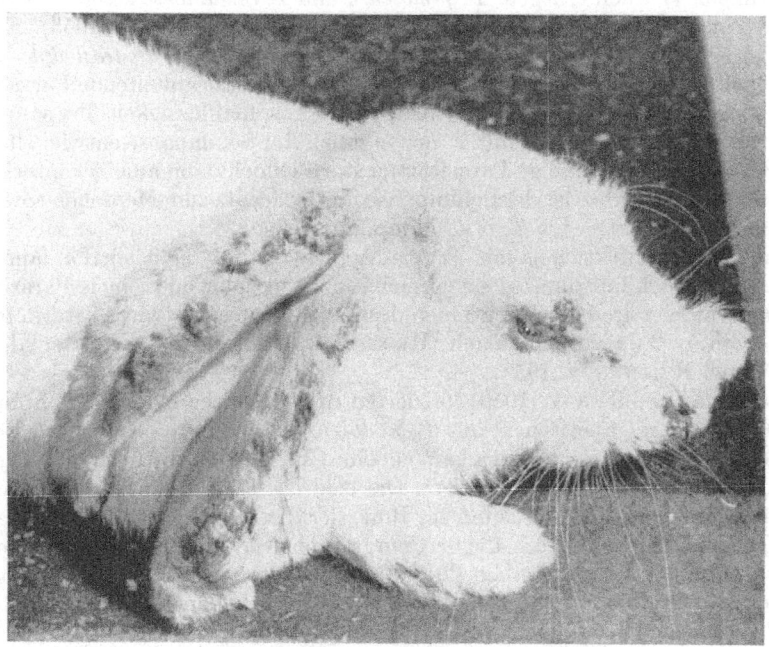

Abb. 1. *Trypanosoma gambiense.* Zahlreiche Läsionen bei einem Kaninchen 55 Tage p. i. (Nach TOBIE und HIGHMAN 1956)

(Abb. 1). Sie nehmen vielfach so an Umfang zu, daß manche Tiere kaum noch zu sehen und zu fressen vermögen. Antibiotica erweisen sich dabei als völlig wirkungslos, dagegen führt eine spezifische Trypanosomen-Therapie zur Heilung. Nach der Untersuchung von TOBIE und HIGHMAN (1956) sterben unbehandelte Tiere zwischen dem 43. bis 63. Tag. Die Tiere verlieren bis zum Tode laufend an Gewicht (vgl. auch bei Maus S. 167).

Ratten: Bei Ratten, die an einer *T. rhodesiense*-Infektion innerhalb von 5 bis 7 Tagen verenden, findet man bei negativen makroskopischen Befunden an der Conjunctiva Trypanosomen zwischen den durch Ödem auseinandergedrängten Fasern des subconjunctivalen Gewebes. Unter 7 mit *T. gambiense* infizierten Ratten befanden sich 2 mit starker Trübung der Augenlinsen; ein Tier zeigte Conjunctivitis. Die Infektionsdauer kann bei Ratten bis zu 90 Tagen betragen (HOEPPLI und REGENDANZ 1930).

Meerschweinchen: Bei Meerschweinchen, die von infizierten Glossinen gestochen wurden, untersuchten GORDON und WILLET (1956) die Parasitenentwicklung von *T. rhodesiense* im Wirt. Zwischen 5 min und 24 Std nach der Infektion fanden sich keine Trypanosomen im Gewebe der Stichstelle. Andererseits ergab Subinoculation von Herzblut während des gleichen Zeitraumes positive Ergebnisse. Tiere, die metacyclische Formen direkt in den Kreislauf injiziert bekommen hatten, zeigten bereits unmittelbar nach der Infektion bis zum Ende der normalen Inkubationszeit infektiöse Trypanosomen. GORDON und WILLET meinen, daß die metacyclischen Formen sich nicht an der Infektionsstelle aufhalten, vielmehr im Blut zu kreisen beginnen, sich binnen kurzem, vielleicht in weniger als 24 Std, in die Blutformen umwandeln und während der Inkubationszeit infektiös bleiben (vgl. dagegen die Arbeit von FAIRBAIRN und GODFREY, S. 161). In vitro-Kulturen von metacyclischen Trypanosomen aus den Speicheldrüsen infizierter Glossinen zeigten Formen, die morphologisch den Blutformen glichen.

Die gleichen Autoren (WILLET und GORDON 1957) infizierten 10 Meerschweinchen durch Glossinenstich mit *T. brucei*. Täglich bis zum Ende der Inkubationszeit wurde ein Tier getötet und untersucht. Vom 3. Tag p. i. an war das Blut positiv, am 4.–7. Tag die Umgebung der Injektionsstelle. Auch Versuche an Ratten und Kaninchen zeigten, daß eine Parasitämie gleichzeitig oder sogar früher als die Parasitenentwicklung an der Stichstelle auftrat. Auch schnell nach der Stichinfektion getötete Meerschweinchen zeigten bereits nach 5 min Parasiten im Blut, ab 3 Std jedoch nicht mehr. Die Infektionsstelle war lediglich 20 und 45 min nach dem Stich positiv. In Kaninchen konnten zwar fast 2 Mill. Trypanosomen in der Umgebung der Infektionsstelle gefunden werden, doch war das Blut schon vorher positiv. Im ganzen deuten die Ergebnisse dieser Versuche an, daß eine besondere Entwicklung der eingedrungenen metacyclischen Parasitenformen an der Infektionsstelle für die Blutinfektion des Wirtes nicht nötig zu sein scheint. Andererseits kann eine starke Vermehrung innerhalb des Geschwürs einen starken Anstieg der Zahl der Trypanosomen im Blut zu Ende der Inkubationsperiode zur Folge haben.

Von BIGOTTI et al. (1962) mit *T. brucei* infizierte Meerschweinchen zeigten makroskopisch septische Verfassung vom hämorrhagischen Typ mit Ödemen und Hirnüberdruck und diffuser Organparenchymatose. Mikroskopisch zeigte sich eine diffuse Reticulo-Endotheliosis zusammen mit degenerativen Herden in den verschiedenen parenchymatisch differenzierten Zellen.

Mäuse: Während des Verlaufs einer *T. gambiense*-Infektion in der Maus treten die ersten Parasiten schon 24 Std nach Inoculation auf. Die Zahl der Erreger steigt kontinuierlich und sehr schnell an. Es läßt sich keine Phase erkennen, in der sich eine vorübergehende Verminderung der Trypanosomenzahl einstellt (etwa durch Trypanolyse). Meist sterben die Mäuse – in Abhängigkeit von der Zahl der inoculierten Flagellaten – innerhalb von 5–10 Tagen. Durch die offenbar ungehemmte Vermehrung, durch die die Maus einem optimalen Nährboden gleicht, eignet sich dieses Versuchstier sehr gut zum Studium einer Arzneimittelwirkung.

Studien über die Wirkung der Trypanosomen auf das ZNS der Maus, wie sie z. B. beim Menschen zu beobachten sind, gelangen TOBIE und HIGHMAN (1956), wenn sie die Maus unvollkommen mit dem Aminonucleosid von Puromycin behandelten, wodurch eine verzögerte, rezidivierende Trypanosomen-Infektion unter charakteristischer Schädigung des ZNS zustande kam (s. auch oben S. 160).

Ausführliche histologische Untersuchungen an der Trypanosomen-infizierten Maus stellten TOBIE und HIGHMAN (1956) an. Da diese Beobachtungen grundsätzlich auch für andere Nagetiere gültig sind, sollen sie ausführlicher wiedergegeben werden.

Im *Gehirn* befanden sich dichte fleckige Infiltrationen in der Pia-Arachnoidea, die sich vorwiegend aus Plasmazellen und Lymphoidzellen zusammensetzten. Manchmal lagen sie zusammen mit zahlreichen großen mononucleären Zellen, z. T. mit Fibroblasten und einigen polymorph-kernigen Leukocyten gemischt. In manchen Bereichen findet man um die Gefäße entzündliche Reaktionen, die von den Meningen ausgehen und sich bis in die Hirnsubstanz erstrecken können (Abb. 2). Schnitte auf der Höhe der Augen zeigten eine Störung der Struktur im Bereich des Rhinencephalon (Abb. 3). In einem Auge einer Maus zeigte die Iris einige entzündliche Reaktionen und war fokal an der vorderen Kapsel der Linse und an der hinteren Oberfläche der Cornea angeheftet.

Leber: Größere entzündliche Herde befanden sich im Bereich der Portal-Gefäße, gelegentlich kleinere Herde entlang der Zentralvenen und in den Sinussoiden. Die entzündliche Reaktion war ähnlich der in den Meningen, aber gewöhnlich

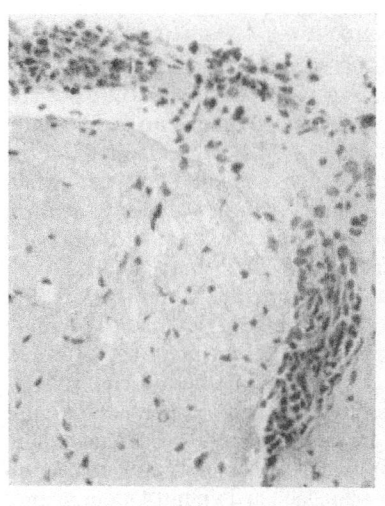
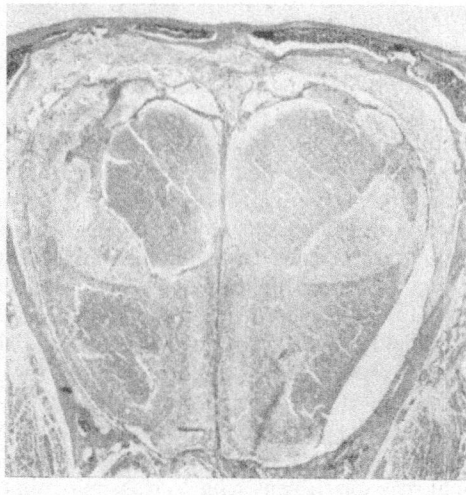

Abb. 2 Abb. 3

Abb. 2. *Trypanosoma gambiense.* Hirnschnitt einer Maus, behandelt mit dem Aminonucleosid von Puromycin, die 98 Tage p. i. getötet wurde. Entzündliche Infiltration der Leptomeninx und des Virchow-Robinschen Raumes in der Großhirnrinde. Hämatoxylin-Azur-Eosin-Färbung (290mal). (Nach TOBIE und HIGHMAN 1956)

Abb. 3. *Trypanosoma gambiense.* Querschnitt in Augenhöhe durch den Schädel einer Maus (142 Tage p. i.), behandelt mit dem Aminonucleosid von Puromycin. Im oberen Teil der Abbildung deutliche Verdickung und Anhaften der Dura an den bluterfüllten und entzündeten weichen Hirnhäuten und Verlagerung des darunterliegenden Gehirns. Hämatoxylin-Azur-Eosin-Färbung (40mal). (Nach TOBIE und HIGHMAN 1956)

herrschten lymphoide Zellen vor. Jugendliche Zellen und Megakaryocyten waren gelegentlich zu finden. In der Nachbarschaft der großen periportalen entzündlichen Herde enthielten die Sinusoide viele entzündliche Zellen und die Leberzellen und Bänder waren aufgelöst, zusammengedrückt, atrophisch und gelegentlich nekrotisch (Abb. 4). Die Kupfferschen Sternzellen waren sowohl zahlen- als auch größenmäßig vermehrt und enthielten gelegentlich phagocytierte rote oder weiße Blutzellen oder Zelldetritus. Eine Maus zeigte eine kleine subkapsulare coagulierte Nekrose und eine kleine Menge von Lipoiden in den zentrolobulären Leberzellen.

Niere: In der Niere befanden sich nur gelegentlich kleine entzündliche Zellherde im Bereich der Arterien und unterhalb der Nierenkapsel und des Nierenepithels oder in dem perirenalen Fettgewebe.

Lungen: Gelegentlich waren entzündliche Herde im Bereich der Blutgefäße und der Bronchien und in den interlobulären und interalveolären Septen (Abb. 5).

Herz: Perivasculäre entzündliche Herde wurden nur selten gefunden. Bei einer Maus entstanden entzündliche Herde an der Wurzel der Aorta mit entzündlichen Zellen, die Intima und Adventitia der Aorta und das Bindegewebe zwischen Muskelfasern der anliegenden Aurikeln infiltrierten (Abb. 6).

Milz: Die Milz zeigte vorspringende Korpuskel, mäßige hämatopoetische Aktivität und eine kleine Menge von Hämosiderin.

In der Skeletmuskulatur waren wenige perivasculäre entzündliche Herde. An der Nebenniere und am Knochenmark waren keine wesentlichen Veränderungen zu beobachten.

Die Serum-Eiweiß-Veränderung bei der *Trypanosoma-brucei*-infizierten Maus untersuchte OLBERG (1955). Dabei ergaben sich erhebliche Proteinverschiebungen im Sinne einer Hypalbuminämie. „Bei den α-Globulinen erfährt das α_1 die stärksten Veränderungen. (Das α_0-Globulin

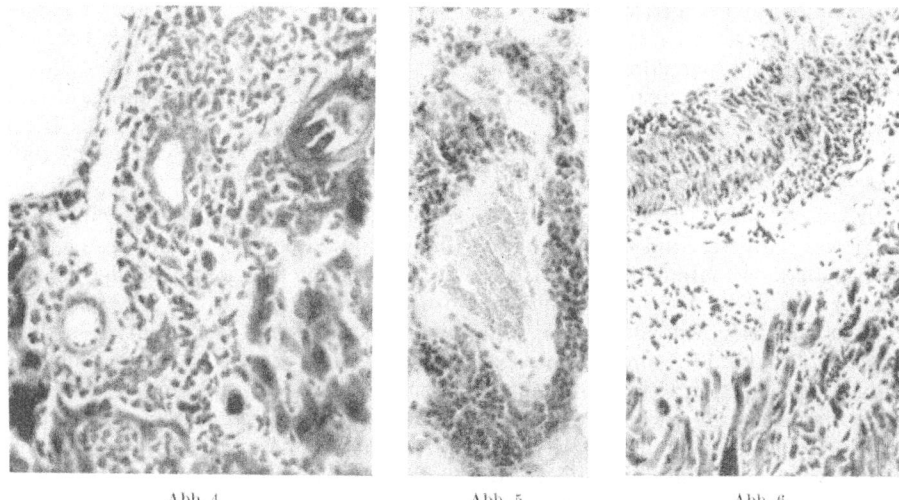

Abb. 4. *Trypanosoma gambiense*. Leber der Maus von Abb. 2 mit Entzündungszellen, die ein periportales Feld und angrenzende Sinusoide infiltrieren. Hämatoxylin-Azur-Eosin-Färbung (240mal). (Nach TOBIE und HIGHMAN 1956)

Abb. 5. *Trypanosoma gambiense*. Lunge der Maus von Abb. 3 mit einem Kranz Entzündungszellen rund um eine Arterie. Hämatoxylin-Azur-Eosin-Färbung (200mal). (Nach TOBIE und HIGHMAN 1956)

Abb. 6. *Trypanosoma gambiense*. Herz der Maus von Abb. 2 mit Entzündungszellen, die das Bindegewebe zwischen den Muskelfasern des rechten Herzohres infiltrieren (im unteren Teil des Bildes) und Intima und Adventitia im oberen Teil der Abbildung. Hämatoxylin-Azur-Eosin-Färbung (150mal). (Nach TOBIE und HIGHMAN 1956)

war häufig nicht erfaßbar.) Die Veränderungen der β-Globuline werden durch die Verschiebungen in der β_3-Fraktion bestimmt." Bemerkenswert ist, daß die Blutsenkung trotz der starken Eiweißveränderungen zu Beginn der Erkrankung normal bleibt. Dann jedoch nimmt die Senkungsgeschwindigkeit erheblich zu, und es scheint zwischen ihr und der Anzahl der Erreger bzw. deren Agglomeration eine Beziehung zu bestehen (vgl. dazu auch GANZIN et al. 1952).

Mäuse mit *T. gambiense*- und *T. evansi*-Infektion zeigen Ähnlichkeiten bezüglich der Veränderungen des Serums und des Leberproteins (HARA et al. 1955). Die Werte bei akutem Krankheitsverlauf unterschieden sich deutlich von denen bei länger überlebenden Tieren. Die infizierten Tiere zeigten erhöhte Werte an Serumprotein und Albumin und keine eindeutige Beziehung zwischen Serum- und Leberprotein-Werten. Der Wert des α_1-Globulins nahm ab, der der β-Fraktion zu. Der γ-Globulin-Gehalt war gegenüber Kontrolltieren deutlich verringert, und seine Veränderungen zeigten Zusammenhänge mit dem Beginn der Parasitämie und dem Anstieg des Milzgewichtes. Möglicherweise verursacht die unterdrückte γ-Globulinbildung den Anstieg der Parasitämie.

Für Mäuse noch stärker pathogen als *T. rhodesiense* ist *T. evansi*. Dieser Parasit vermehrt sich in der Maus ebenfalls ungehemmt wie in einem optimalen Kulturmedium. FRIEBEL (1952a) hat daher die *T. evansi*-Infektion der Maus als biologische Arbeitsmethode ausgebaut und so die Möglichkeit geschaffen, einen jederzeit reproduzierbaren und sicher kontrollierbaren Tierversuch zur Hand zu haben. Auf diese Weise lassen sich schon geringfügige Abweichungen vom normalen Krankheitsverlauf als Folge experimenteller Maßnahmen, z. B. der Einwirkung von Pharmaka, erkennen.

FRIEBEL empfiehlt die *Trypanosoma evansi*-Infektion aus folgenden Gründen:

1. Die Trypanosomen sind für Mäuse so pathogen, daß jede Maus, selbst wenn sie nur mit einem einzigen virulenten Parasiten infiziert worden ist, der Infektion erliegt.
2. Der Krankheitsverlauf vollzieht sich in so kurzer Zeit, daß spezifische Abwehrmaßnahmen von seiten des Wirtes zu spät kommen.
3. Die Infektion kann nicht durch Insekten auf Trypanosomen-freie Laboratoriumstiere übertragen werden.
4. Für Menschen ist *Trypanosoma evansi* nicht pathogen, wodurch Laboratoriumspersonal ungefährdet bleibt.
5. Die Trypanosomen halten sich ausschließlich in Körperflüssigkeiten auf und dringen nicht in Zellen ein.
6. Die Trypanosomen lassen sich in Meerschweinchen vermehren, ohne daß diese schon nach kurzer Zeit zugrunde gehen.

FRIEBEL infizierte zu Beginn seiner Untersuchungen Mäuse mit einzelnen *T. evansi*-Parasiten, um zu einer reinen Linie (Clon) zu kommen. Auch seine Versuchsmäuse stammten aus einem Inzuchtstamm, um auch hier einheitliche Grundlagen zu schaffen. Als Futter erhielten sie Hafer und Wasser.

Die Infektion erfolgt intraperitoneal mit parasitenhaltigem Blut, das dem Spendertier aus der Schwanzspitze entnommen wird. Von dieser darf nicht zu wenig abgeschnitten werden, da man sonst zu stark pressen muß, um die erforderliche Blutmenge zu gewinnen; andererseits kann es — wird zuviel abgeschnitten — zu Nachblutungen kommen. Bei der zweiten und bei weiteren Blutabnahmen genügt es oft, den Schorf abzulösen. Der erste Blutstropfen muß hierbei verworfen werden. FRIEBEL konnte so innerhalb von 5 Tagen bis zu 20mal Blut entnehmen, ohne etwa eine Anämie zu beobachten.

Um genau meßbare Quanten von Trypanosomen zu übertragen, zählte FRIEBEL die Parasitendichte im Spenderblut in Zählkammern nach THOMA. Das Blut verdünnte er zu diesem Zweck im Verhältnis 1 : 200 mit Lockescher Lösung (NaCl 4,0, KCl 0,1, CaCl$_2$ 0,1, MgCl$_2$ 0,1, Na$_2$HPO$_4$ 0,025, Glucose 1,0, Aqua dest. ad 500,0).

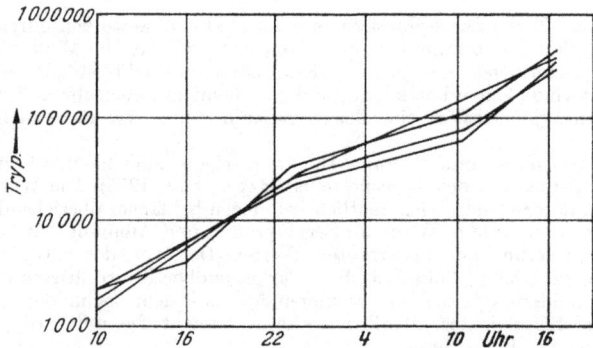

Abb. 7. *Trypanosoma evansi*. Parasitendichte im Blut von 4 Mäusen in den ersten Tagen nach der Infektion. Abszisse: Zeit; Ordinate: Anzahl der Trypanosomen (logarithmisch). Beginn der Aufzeichnung 48 Std nach Übertragung von etwa 1000 Trypanosomen. (Nach FRIEBEL 1952)

Das zur Weiterinfektion verwendete parasitenhaltige Blut soll nur 1 : 50 mit Locke-Lösung verdünnt und schnell übertragen werden. Die Infektion verläuft in den Mäusen praktisch wie in vitro, da der Organismus des Wirtstieres keinerlei Abwehrreaktionen erkennen läßt. Der Anstieg der Parasitenzahl erfolgt fast in Form einer Gerade (Abb. 7), und zwar unabhängig davon, ob die Zahl der injizierten Trypanosomen über oder unter 1 Million liegt (vgl. dagegen KRIJGSMAN 1932).

Diese Versuchsanordnung benutzte FRIEBEL (1952a, b, c), um den Einfluß von Cortison auf die Infektabwehr sowie die Behandlung der Trypanosomen-Infektion mit Trypanblau zu studieren. Danach stört Cortison nicht den Ablauf der Antigen-Antikörper-Reaktion, sondern die Bildung von Antikörpern selbst (vgl. auch z. B. FRIEBEL und KÄSTNER 1954). Entsprechende Versuchsanordnungen bei chemotherapeutischen Versuchen sind leicht durchführbar (s. auch bei *T. cruzi*, S. 184).

Den Verlauf der Wirkung von Trypanblau auf die *T. evansi*-Infektion der Maus zeigt Abb. 8. Nach der Injektion von 125 mg Trypanblau pro Maus sank der Parasitenspiegel zwar zunächst ab, jedoch kam es darauf zum erneuten gleichmäßigen Anstieg der Trypanosomenzahl.

Die Zahl der Trypanosomen im Mäuseblut verdoppelt sich in einer gewissen Zeit. Bei dem erwähnten *T. evansi*-Stamm FRIEBELs lag dieser als Generationsdauer bezeichnete Zeitraum bei sechs Stunden. Der gleiche Wert gilt nach REICHENOW (1921) auch für *T. gambiense*, dagegen vermehrt sich nach den Beobachtungen von DOERR und BERGER (1922) *T. brucei* nach jeweils sieben Stunden auf die doppelte Zahl. Eine sehr kurze Generationsdauer von durchschnittlich vier Stunden und 50 min fand HENIGST (1959) bei einem Stamm von *T. gambiense* in Mäusen, dazu einen erstaunlich hohen Maximalparasitenbefall von 5250000, d. i. die kurz vor dem Tode des Wirtes bestehende Trypanosomenzahl pro mm³, eine Zahl, die weit über den

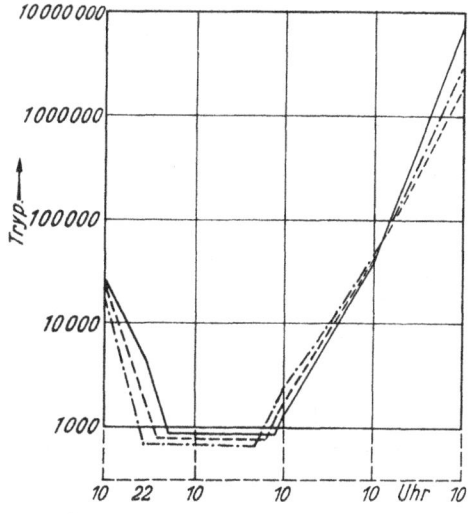

Abb. 8. *Trypanosoma evansi*. Parasitendichte im Blut von 3 Mäusen nach Behandlung mit Trypanblau. Abszisse: Zeit; Ordinate: Anzahl der Trypanosomen (logarithmisch). Beginn der Aufzeichnung zum Anfang der Trypanblaubehandlung und 24 Std nach Übertragung von 1 Million Trypanosomen. (Nach FRIEBEL 1952)

bisher bekannten Werten liegt. Diese Unterschiede basieren offenbar auf der Verschiedenheit der benutzten Trypanosomen-Stämme, sicher auch auf unterschiedlichen Mäuse-Stämmen.

Bei Trypanosomen-Infektionen des Menschen wird mehrfach auch über intrauterine Infektionen des Fetus berichtet. Entsprechende Beobachtungen bei Versuchstieren konnten nur in beschränktem Umfange gemacht werden. Experimentelle Untersuchungen dazu führte WERNER an Mäusen und Goldhamstern durch, die er mit *Trypanosoma equiperdum*, *T. congolense*, *T. gambiense* und *T. cruzi* infizierte (WERNER 1954, 1955).

Es zeigte sich, daß Mäuse, die erst im letzten Zeitraum ihrer Trächtigkeit infiziert wurden, normale Wurfgrößen mit normal entwickelten Jungtieren zur Welt brachten. Jedoch bei Trypanosomen-Infektionen im Anfang der Trächtigkeit war 1. die Zahl der geborenen Jungen niedriger und 2. bei jedem Wurf mindestens die Hälfte der Tiere erheblich kleiner und schwächer als normale Junge. Entsprechende Befunde machte WERNER beim Eröffnen der Uteri abgetöteter, trächtiger Mäuse- und Goldhamsterweibchen. Die Ursache dieser Schädigung der Jungtiere ist noch nicht geklärt; eine intrauterine Infektion der Embryonen findet dabei nicht statt, wie WERNER bei seinen Infektionen an Mäusen, Goldhamstern, Ratten und Meerschweinchen an insgesamt 963 untersuchten Feten nachweisen konnte. Bei Infektionen mit apathogenen Trypanosomenarten, z. B. *T. lewisi*, entwickelten sich in Rattenweibchen gesunde Jungtiere bei normalen Wurfzahlen. Wahrscheinlich hatte die toxische Wirkung der pathogenen Trypanosomen auf die Muttertiere indirekt die Entwicklung der Embryonen beeinträchtigt.

Offenbar hat die Placenta, insbesondere das Chorioektoderm, eine solche Filterwirkung, daß weder Trypanosomen, noch Trypanosomentoxine, noch Antikörper des mütterlichen Blutes auf den Fetus übergehen können. Nach experimenteller mechanischer Schädigung dieser Scheidewand wurden von OLEG (1942) nämlich auch die Feten *Trypanosoma brucei* infizierter Meerschweinchenmütter als infiziert befunden. Histologisch konnte WERNER (1954) keinerlei Veränderungen der Placenten von infizierten gegenüber gesunden Tieren feststellen, so daß die Frage nach der Natur dieser Schutzwirkung noch offen ist.

Diese Untersuchungsergebnisse lassen sich jedoch offenbar nicht ohne weiteres auf menschliche Verhältnisse übertragen, denn immer wieder werden Fälle von konnataler Trypanosomenübertragung beschrieben (vgl. bei *T. cruzi* S. 179).

PAUTRIZEL et al. (1960) versuchten diesen immer wieder auftretenden Widerspruch zwischen Tierexperimenten und humanmedizinischen Beobachtungen bezüglich der konnatalen Trypanosomenübertragung durch Infektionen einzelner Feten von Ratten, Meerschweinchen und Kaninchen in utero zu klären. Bei den Versuchen, die sie mit *Trypanosoma equiperdum* durchführten, ergab sich eine gewisse Resistenz der Embryonen, die bei der Ratte schwächer zu sein scheint als bei Meerschweinchen und Kaninchen.

Mit abgetöteten *Trypanosoma gambiense* vaccinierte Mäuse werden in den meisten Fällen gegen eine Neuinfektion immun. LAPIERRE und ROUSSET (1961b) konnten eine schnellere Immunisierung dann erreichen, wenn sie zur Herstellung der Vaccine Essigsäure verwendeten. Bei Formolgebrauch trat sie zwar später ein, hielt aber länger vor (bis zu drei Monaten).

IV. Arzneifestigkeit

Besondere Bedeutung für die medikamentöse Therapie der Trypanosomen-Infektion hat das schon oben erwähnte Problem der Arzneifestigkeit gewonnen. Trypanosomen lassen sich nämlich relativ schnell an übertödliche Dosen mancher Medikamente gewöhnen, wobei es meist zu einer Giftfestigkeit kommt. Eine lang anhaltende Arzneifestigkeit führt dazu, daß u. U. auch eine wirksame Chemotherapie mit nahe verwandten Mitteln ganz verhindert wird. Experimentelle Prüfungen zeigten, daß die Arzneifestigkeit auch nach einer *Glossina*-Passage bestehen bleiben kann.

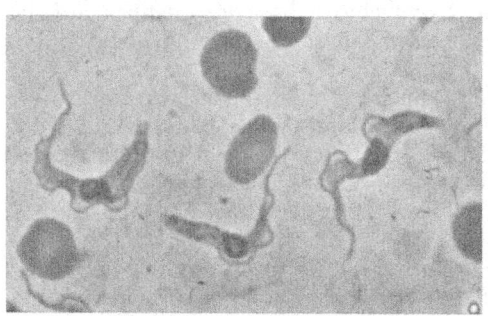

Abb. 9. *Trypanosoma brucei*. „Blepharoplastlose" Trypanosomen (besser: Trypanosomen mit atypischen Blepharoplasten). Färbung: GIEMSA-PIEKARSKI (1000mal).
(Nach MÜHLPFORDT, Original)

Schon eingangs wurde erwähnt, daß WERBITZKY (1910) bei einem gegen Pyronin gefestigten Stamm von *Trypanosoma brucei* bei allen Parasiten den Blepharoplast vermißte (vgl. Abb. 9). Er behandelte daraufhin eine mit Trypanosomen stark infizierte Maus einmal mit einer Injektion von Pyronin (1 ml einer Lösung 1 : 150 auf 20 g Körpergewicht). Bereits am nächsten Tage waren 40—60% der Trypanosomen ohne Blepharoplast. Nach Überimpfung dieser Mischung aus Blepharoplast-haltigen und Blepharoplast-losen Trypanosomen ging der Anteil der Blepharoplast-losen wieder zurück und schwand nach einigen Passagen vollständig. WERBITZKY schloß daraus auf eine größere allgemeine Widerstandskraft der Blepharoplast-haltigen Individuen.

Nach JIROVEC (1929) entstehen die Blepharoplast-losen Trypanosomen durch Störung der Teilungsfähigkeit des Blepharoplast. Bei anhaltender Trypaflavin-Einwirkung nehmen die Blepharoplast-losen Zellen ständig zu, bis schließlich ein völlig reiner Blepharoplast-loser Stamm entstanden ist. Hört der Einfluß der wirksamen Substanz vorzeitig auf, teilen sich die Blepharoplasten wieder, die Blepharoplast-haltigen Zellen nehmen stärker zu (vgl. dazu auch MÜHLPFORDT 1959, 1960). Der Blepharoplast muß aber bei eingetretener Arzneifestigkeit keineswegs schwinden. BUCK (1948) beschrieb z. B. einen p-Rosanilin-gefestigten Stamm von *Trypanosoma brucei*, bei dem – im Gegensatz zu den Erfahrungen mit anderen Stämmen – der Blepharoplast persistierte. Außerdem fehlte dem Stamm die Kreuzresistenz gegenüber einem 4-Amino-2-methylchinolin, die bei einem p-Rosanilin-gefestigten Stamm von *T. equiperdum* nachgewiesen werden konnte.

V. Konservierung durch tiefe Unterkühlung

Trypanosomen lassen sich leichter als die meisten anderen Protozoen durch tiefe Unterkühlung konservieren; sie weisen eine erhebliche Kälteresistenz auf. So konnten WEINMAN und MCALLISTER (1947) *T. gambiense* bei $-70°C$ für 561 Tage und *T. rhodesiense* bei der gleichen Temperatur für 595 Tage lebensfähig erhalten. WEINMAN (1958) vermochte sogar noch nach achtjähriger Aufbewahrung eines *T. rhodesiense*-Stammes bei $-70°C$ über CO_2 in der Tiefkühltruhe mit diesen Flagellaten Tierinfektionen durchzuführen. Bei 5–10% Glycerinzusatz hielten sich bei POLGE und SOLTYS (1957) *T. rhodesiense* und *T. gambiense* bei $-79°C$ 8 Monate lang.

Auch die metacyclischen Formen der *T. brucei*-Gruppe lassen sich einfrieren. CUNNINGHAM und HARLEY (1962) fütterten natürlich infizierte Glossinen mit trypanosomenfreiem Rinderblut durch eine Membran. Mit der Blutmahlzeit gelangten so die metacyclischen Formen in das Rinderblut, das dann unter Zusatz von Glycerol (0,67 ml auf 5 ml Blut) langsam bis auf $-79°C$ eingefroren wurde. Nach drei Wochen wurde das Blut aufgetaut und erfolgreich Mäuseinfektionen vorgenommen.

Die Infektionsfähigkeit von *T. gambiense* und *T. rhodesiense* in Blutkonserven beträgt nach den Untersuchungen NIEMEGEERs (1958) bei Aufbewahrung um $+3°C$ jedoch nicht länger als drei Tage. Daher kann Blut nach mehrtägiger Lagerung selbst in endemischen Schlafkrankheits-Gebieten ohne Bedenken zu Transfusionen verwendet werden.

VI. Kulturverfahren in vivo (Eihautkultur)

Embryonierte Hühnereier haben sich als recht empfänglich für Trypanosomen erwiesen. BIOCCA (1938) injizierte wohl erstmalig *Trypanosoma brucei*, den Erreger der Nagana-Seuche des Wildes in Afrika, in den Allantoissack von 8–14 Tage alten Hühnerembryonen. Die Infektion haftete gut und ließ sich leicht von Embryo zu Embryo via Allantoisflüssigkeit oder Blut übertragen. Eier von Enten oder Perlhühnern ließen sich nicht infizieren.

Nach den ersten erfolgreichen Versuchen BIOCCAs folgten mehrere weitere einschlägige Infektionsversuche mit Trypanosomen der *brucei-evansi*-Gruppe (vgl. dazu Tab. 1, S. 155). Meist wurde die Chorioallantoismembran oder der Chorioallantoissack beimpft und nur in zwei Fällen auch der Dottersack [Technik, vgl. bei PIPKIN und JENSEN (1958)]. Die meisten Versuche waren erfolgreich. Jedoch gehen die Beobachtungen dahin auseinander, daß die meisten Autoren die Parasiten im Blut des Embryos fanden, während RODHAIN und VAN DEN BERGHE (1943) sie nur in der Chorioallantoisflüssigkeit, aber nicht im Blut entdeckten.

Pipkin stellt dazu fest, daß nach seinen Erfahrungen die Infektion nur lange genug bestehen müsse, damit sich auch eine Parasitämie einstellt. Zu dieser Zeit ist allerdings der Embryo schon moribund. Bemerkenswert sind die Untersuchungen von Chabaud (1939), der starke Vermehrung von *T. rhodesiense* („massive Septikämie") in Hühnerembryonen um den 7./8. Tag nach der Infektion beobachtete. Danach setzte eine ständige Verminderung der Parasitenzahl im Blut während der letzten Bebrütungswoche ein. Nach van den Berghe (1943) bleibt eine *T. evansi*-Infektion, die etwa am 10. Bebrütungs-Tag gesetzt wurde, über den 7. oder 8. Tag hinaus noch über den Schlupftermin hinaus bestehen. In einigen Fällen kommt es noch zu einer vorübergehenden Parasitämie in den geschlüpften Küken. Dieses schnelle Schwinden der Parasiten in den jungen Hühnern ist wahrscheinlich auf die Ausbildung von Antikörpern zurückzuführen. Ähnliche Beobachtungen machte Hood (1949) mit *T. brucei*, *T. hippicum* und *T. equiperdum*. An denselben Arten untersuchte Merchant (1947) die Wirkung von Streptomycin am infizierten Dottersack 10 Tage alter Hühnerembryonen. Aber das Antibioticum vermochte die Entwicklung der Trypanosomen nicht zu beeinträchtigen. Parallele Untersuchungen an infizierten Mäusen führten zum gleichen Resultat. Weitere Untersuchungen dazu liegen von San Agustin (1952), Alwar und Ramanujachari (1953), Kawecki und Morzycki (1953) und Alture-Werber (1941) vor.

Es gelingt also ohne wesentliche Schwierigkeiten, Trypanosomen der *brucei-evansi*-Gruppe in den embryonierten Hühnereiern, weniger erfolgreich in Enteneiern, von Embryo zu Embryo auf verschiedenen Wegen zu übertragen. In gewissen Fällen können daher solche Hühnereier als bequeme Kulturmedien anstelle von Kleinsäugern dienen.

VII. Kulturverfahren in vitro

a) Gewebekultur

Nach Ablösung der Plasmakulturen durch die technisch bequemeren, wenn auch materiell aufwendigeren „roller-tube Verfahren" u. a. wurde auch die in-vitro-Gewebekultur mehrfach zur Vermehrung von Trypanosomen herangezogen. Sie führte aber zu keinen recht befriedigenden Ergebnissen. Aber Demarchi und Nicoli (1960) erzielten bei zwei Stämmen von *T. rhodesiense* und drei Stämmen von *T. gambiense* in HELA- oder HEP-Zellen eine, wenn auch langsamere Vermehrung als in Versuchstieren. (Vergleiche dazu auch die Übersicht bei Pipkin 1958.)

Trager (1959) verwendete als Medium eine Tsetse-Fliegenlarven-Gewebekultur. In ihr gelang die vollständige Entwicklung von *T. vivax*, *T. brucei* und *T. congolense* in vitro, d. h. es bildeten sich schließlich metacyclische Formen aus. Trager konnte in zwei Fällen Schafe mit metacyclischen *T. vivax*-Formen aus der Kultur erfolgreich infizieren. Die Kulturen wurden bei 30–32°C gehalten, um schließlich für 19 Std 38°C ausgesetzt zu werden. Diese Temperatur, die nicht alle Flagellaten überstanden, war für die Ausbildung der metacyclischen Formen entscheidend.

b) Künstliche Nährböden

Die in vitro-Kultur von Trypanosomen in künstlichen Nährmedien ist grundsätzlich möglich, doch vermehren sich die Parasiten dabei nicht in der Form, die im strömenden Blut des Menschen auftritt, sondern es erscheinen Stadien, wie sie im Darm der *Glossina* vorliegen.

Die Kulturmedien zur Zucht von Trypanosomen müssen immer Erythrocyten, d. h. Hämatin, ein Eisensalz des Protoporphyrins, enthalten. Es gilt neben der Ascorbinsäure als ein wesentlicher Wachstumsfaktor. Außerdem muß – wie auch immer der Nährboden zusammengesetzt sein mag — Serum anwesend sein. Es ist aber noch ungeklärt, welcher Serumanteil dabei als aktiver Faktor angesehen werden muß. Kennzeichnend für diesen ist, daß er 30 min bei 70° C übersteht, jedoch in demselben Zeitraum bei 100°C zerstört wird. Daneben werden Vitamine der B-Gruppe benötigt (vgl. dazu LWOFF 1951).

Die praktische Durchführung einer in vitro-Kultur für *T. gambiense* und *T. rhodesiense* ist verhältnismäßig einfach. Über die dabei auftretenden Entwicklungsstadien wurde bereits oben berichtet (vgl. S. 159). Nach REICHENOW (1952) wird zu 1 ml Ringerlösung, die 0,6% NaCl enthält, 1 ml Citratblut hinzugefügt (Citratlösung: 1,5 g Natriumcitrat, 0,9 g NaCl, 100 ml Wasser. Davon 10 ml in eine Spritze aufgezogen und mit dieser 10 ml Venenblut entnommen, am besten vom Menschen). In einem Zentrifugenspitzröhrchen bildet sich nach Absetzen des Blutes eine Leukocytenschicht an der Oberfläche. Nach einigen Tagen beimpft man mit einem Tropfen Trypanosomen-haltigen Blutes, das man — ebenfalls unter Verwendung von Citratlösung — entnommen hat und hält die Kultur bei 26°C. In der Leukocytenschicht erfolgt die Vermehrung der Trypanosomen, doch treten nur die schlanken Formen, die sonst im Mitteldarm der Tsetsefliege zu finden sind, auf. Überimpfung auf neue Nährböden empfiehlt sich etwa alle zwei Wochen.

WEINMAN (1946) empfiehlt folgendes Medium zur Haltung von *T. gambiense* und *T. rhodesiense:* 1. 31 g Agar, dest. Wasser auf 1000 ml, im Autoklaven sterilisiert. 2. 12,5 ml inaktiviertes menschliches Citratplasma und 12,5 ml menschliche Erythrocyten. Von Teil 2 werden 25 ml zu 75 ml von Teil 1 hinzugefügt. In Kolle-Flaschen oder schrägstehende Reagenzgläser gefüllt, wird nach der Beimpfung mit Trypanosomen bei Zimmertemperatur aufbewahrt. Das Wachstum der Flagellaten ist von der Menge der eingeimpften Trypanosomen abhängig. So sind bei 10—100 eingeimpften Trypanosomen die Kulturen nach 10 Tagen, bei 1000—10000 übertragenen Parasiten jedoch schon nach 5 Tagen positiv. Das gute Wachstum hält im allgemeinen 10 Tage an. Subkulturen lassen sich durch Einfrieren und Haltung bei −70°C über längere Zeit halten.

Für *T. gambiense* gibt NICOLI (1961) einen neuartigen monophasischen Nährboden aus physiologischer Salzlösung, Glucose, Kalbsserum, hydrolysiertem Casein oder Lactoalbumin und Hämoglobulin aus lebenden roten Blutkörperchen an. Hundert Stunden nach der Beimpfung enthielt ein Kubikmillimeter der Nährlösung 3000—4000 Trypanosomen. Die Trypanosomen stammten teils aus Menschenblut, teils aus dem Glossinendarm.

Bewährt hat sich ferner der sog. NN-Agar nach NOVY und MACNEAL: Extrakt von 125 g Rindfleisch in 1000 ml Wasser, 20 g Agar, 20 g Pepton, 5 g Kochsalz, 10 ml normale $\left(\frac{n}{1}\right)$ Sodalösung. Ein Teil dieses Gemisches wird mit einem Teil steril entnommenen, defibriniertem Kaninchenblut bei 55°C steril gemacht und auf Reagenzgläser abgefüllt. Nach Erstarren in Schräglage stellt man die Röhrchen senkrecht bei 37°C auf, worauf sich Kondenswasser bildet, in welches man das Impfmaterial einbringt. Die erforderlichen Mengen des beschriebenen Nähragars wechseln je nach Trypanosomenart.

PACKCHANIAN (1959) empfiehlt eine Abwandlung des NN-Nährbodens, das sog. NNP-Medium. Der Hauptunterschied besteht in einer doppelten Extraktion des verwendeten Rindfleisches (einer kalten und einer heißen Fraktion), der Verwendung von NaOH anstelle von Na_2CO_3 zur p_H-Einstellung und der Anwendung von Difco-Pepton anstelle von Witte-Pepton.

500 g fein zerkleinertes frisches Rindfleisch wird mit 1000 ml Aqua dest. aufgeschwemmt und über Nacht bei +4°C aufbewahrt, am nächsten Morgen langsam erwärmt und 10 min gekocht. Nach der Filtration durch Gaze werden zu der noch

warmen Brühe 5 g NaCl und 100 g Difco Bacto-Pepton hinzugefügt, der Extrakt auf pH 7,8 mit $\frac{1}{n}$ NaOH eingestellt und erneut 1 Std gekocht. Nach der Filtration über Papier bis zur Klärung wird das Volumen auf 1000 ml mit destilliertem Wasser aufgefüllt und die Infusion im Autoklaven 45—60 min sterilisiert.

Zu 1000 ml dieser Brühe werden nach Filtration 20 g fein pulverisierter Difco Bacto-Agar hinzugefügt. Nach Auflösung des Agars unter lebhaftem Kochen während einer Stunde wird das Volumen wieder mit destilliertem Wasser auf 1000 ml aufgefüllt und die Mischung — je 100 ml — auf geeignete Flaschen von 350 ml Volumen verteilt. Nach erneutem Autoklavieren (45 min) und Abkühlen fällt der pH-Wert im allgemeinen auf 7,4 ab.

Zur Fertigstellung des Nährbodens werden zu je 100 ml der verflüssigten 2%igen und auf 55°-Wasserbad gehaltenen Agarbrühe ein, zwei oder drei Volumen von erwärmten defibriniertem Kaninchenblut hinzugefügt, mit dem Agar gut gemischt und der nun fertige Blutagar mit einer Pasteurpipette — etwa 6—8 ml je Röhrchen — abgefüllt und schräg gestellt zum Erstarren gebracht, am nächsten Tage bei Zimmertemperatur aufgestellt, so daß sich Kondenswasser bildet, und dann wieder in den Kühlraum gebracht.

Das NNP-Medium enthält gewöhnlich 75% Kaninchenblut (1 Teil Agar, 3 Teile Blut) oder 66% Blut (1 Teil Agar, 2 Teile Blut). Nach einigen Subkulturen der Trypanosomen auf dem NNP-Medium kann die Blutkonzentration auf 50% reduziert werden. Meist wurde das Kaninchenvollblut verwendet, bei manchen Versuchen jedoch auch mit demselben Prozentsatz Serum.

Eine Abwandlung läßt sich dadurch einführen, daß anstelle von 2% nur 1,3% Agar und nur 20—40% Kaninchenblut anstelle von 50—75% verwendet werden.

PACKCHANIAN konnte auf dem NNP-Medium neben *T. brucei*, *T. gambiense*, *T. rhodesiense*, *T. congolense*, außerdem *T. cruzi*, *T. duttoni*, *T. melophagium*, *T. rangeli*, aber auch *Leishmania donovani* und *L. tropica* vermehren. Wie auch bei den anderen beschriebenen Kulturmedien sind sowohl die Anfangskulturen als auch die folgenden Subkulturen verschiedenen Alters, die auf dem NNP-Medium wachsen, nicht zur Infektion von Wirbeltieren fähig.

Sehr gut zur Trypanosomen-Haltung ist der Blutagar nach NÖLLER: 1000 ml der in der Bakteriologie gebräuchlichen Nährbouillon aus Rinder- oder Pferdefleisch unter Zusatz von 5 g Kochsalz und 10 g Pepton werden schwach alkalisch gemacht und in ihr 25 g Agar und 2 g Traubenzucker durch halbstündiges Kochen gelöst. Man füllt dann auf Röhrchen ab, verschließt sie mit Wattestopfen und sterilisiert im Dampftopf bei 100° C 30 min. Diese Bouillonagarröhrchen kann man im Kühlschrank aufbewahren. Zur Blutzugabe werden sie durch Erwärmen im Dampftopf wieder verflüssigt und mit gleichen Teilen defibriniertem Pferde- oder Hammelblut vermischt. Diese Mischung gibt man in Reagenzgläser, läßt schräg erstarren und stellt die Röhrchen dann aufrecht bei 37° C für 24 Std in den Thermostaten, wobei sich im unteren Winkel der schrägen Agaroberfläche Kondenswasser ansammelt, in das man dann zur Beimpfung einen Tropfen steril entnommenes *Trypanosoma*-haltiges Blut gibt.

B. Trypanosoma cruzi CHAGAS 1909

(Erreger der Chagas-Krankheit)

Das Verbreitungsgebiet von *Trypanosoma cruzi* erstreckt sich, ähnlich wie beim Erreger der Schlafkrankheit, auf ein geographisch relativ gut abgrenzbares Gebiet, das große Teile von Südamerika, Mittelamerika und Mexiko einschließt, während das südliche Nordamerika so gut wie frei von Chagas-Krankheit erscheint. (Aus den südlichen USA sind bisher nur einzelne Fälle von Chagas-Krankheit beschrieben worden.) Es liegen aber auch einige Beobachtungen über Infektionen mit *T. cruzi* bei Affen aus Indonesien sowie aus Indien vor (BRUMPT 1909, 1949, MALAMOS 1935, FULTON und HARRISON 1946, SENECA und WOLF 1955). Die Ursache für die geographische Begrenzung liegt einerseits in der Bindung des Erregers an bestimmte Überträger (Raubwanzen), sowie an bestimmte klimatische Verhältnisse, unter denen allein sich diese Trypanosomen im Überträger weiter entwickeln können.

I. Morphologie und Entwicklung

Die Gestalt dieser Trypanosomen-Art (Größe mit Geißel etwa 15–20 μ) gleicht weitgehend der von *T. gambiense;* sie ist aber durch einen besonders großen Blepharoplast gekennzeichnet, dessen Feinbau H. SCHULZ und E. MACCLURE (1961) näher beschrieben haben. Diese Formen halten sich im peripheren Blut auf, vermehren sich dort aber nicht, sondern dringen dazu in das Gewebe ein, insbesondere in die Muskelzellen und bilden dort cystenähnliche Vermehrungsstadien (sog. Pseudocysten) aus, wobei die Trypanosomen ihre Geißeln verlieren und in das Leishmania-Stadium übergehen. Durch Zweiteilung entstehen in den Zellen weitere Leishmania-Formen, die sich schließlich befreien und als Trypanosoma-Stadien wieder im Blut erscheinen. Im ständigen Wechsel befallen diese erneut Zellen, werden zu Leishmania- und wiederum zu Trypanosoma-Formen. Nach Beobachtungen von DOMINGUEZ und JAFFÉ (1962) sollen bei starken Infektionen auch im Blut Leishmania-Formen auftreten, die wahrscheinlich aus infizierten und dann geplatzten Capillarendothelzellen stammen.

So beobachtete auch REGO (1956) im Blut infizierter Mäuse 5–11 Tage nach intraperitonealer Infektion Leishmania-Formen, ab dem 6. Tag alle Zwischenstadien bis zur Trypanosomenform und ab dem 8. Tag erschienen Leishmania-Formen im Blut in Makrophagen, Monocyten und einmal auch in Neutrophilen. Die freien Leishmania-Formen im Blut stammen nach Ansicht REGOs aus geplatzten Makrophagen der Milz.

Von SILVA (1958, 1961) werden cystenähnliche Stadien aus den übertragenden Raubwanzen beschrieben; sie messen etwa 2,5—4 × 1,5—2 μ. Sie sollen gegenüber Austrocknung sehr resistent sein und bis zu zwei Jahren überleben können. Den Sonnenstrahlen ausgesetzt, blieben sie einen Monat ungeschädigt und überlebten eine Stunde bei 60—80°C. Die Richtigkeit dieser überraschenden Beobachtungen wird von HOARE (1960) in Zweifel gezogen und bedarf auch sicher einer eingehenden Überprüfung.

Unterschiedlich wird die Frage beantwortet, ob die Trypanosomaformen direkt aus den Leishmania-Stadien hervorgehen oder über ein Crithidia-Stadium. BOCK et al. (1960), die diese zweite Auffassung vertreten, werden von ELKELES (1960) kritisiert, der in Gewebekulturen keine Crithidia-Formen fand. HOARE äußert dazu die Ansicht, daß wahrscheinlich beide Wege der Umwandlung der Trypanosoma-Form angenommen werden dürfen, wie es schon ROMAÑA (1957) beschrieben hatte.

Entwicklung im Überträger: Mit dem Blut können die Trypanosomen von blutsaugenden Wanzen der Gattungen *Triatoma* und *Rhodnius* aufgenommen werden. In diesen machen sie vorübergehend eine Umwandlung zum Crithidia-Stadium durch und werden schließlich im Enddarm der Wanze wieder zu metacyclischen Trypanosomen. Mit dem Kot dieser Wanzen gelangen die Trypanosomen ins Freie. Durch den frisch abgesetzten Kot infiziert sich auch der Mensch, wenn er ihn sich z. B. im Schlaf in die Augen wischt, was bei Kindern häufig ist, oder durch den Juckreiz des Wanzenstiches veranlaßt, in die Stichwunde reibt. Damit schließt sich der Cyclus (vgl. Abb. 10).

Bemerkenswert ist, daß sich die Wanzen untereinander durch Koprophagie und durch Kannibalismus infizieren können, wodurch eine ständige Infektkette innerhalb der Wanzenpopulation unterhalten und die Infektionsgefährdung für den Menschen erheblich erhöht wird. — Hingewiesen sei hier auf die sehr aufschlußreiche Darstellung der epidemiologischen Zusammenhänge von PESSOA (1962), der auf die biologischen Cyclen aufmerksam macht, die in Brasilien je nach Region und den ökologischen Bedingungen der Überträger verschieden sind.

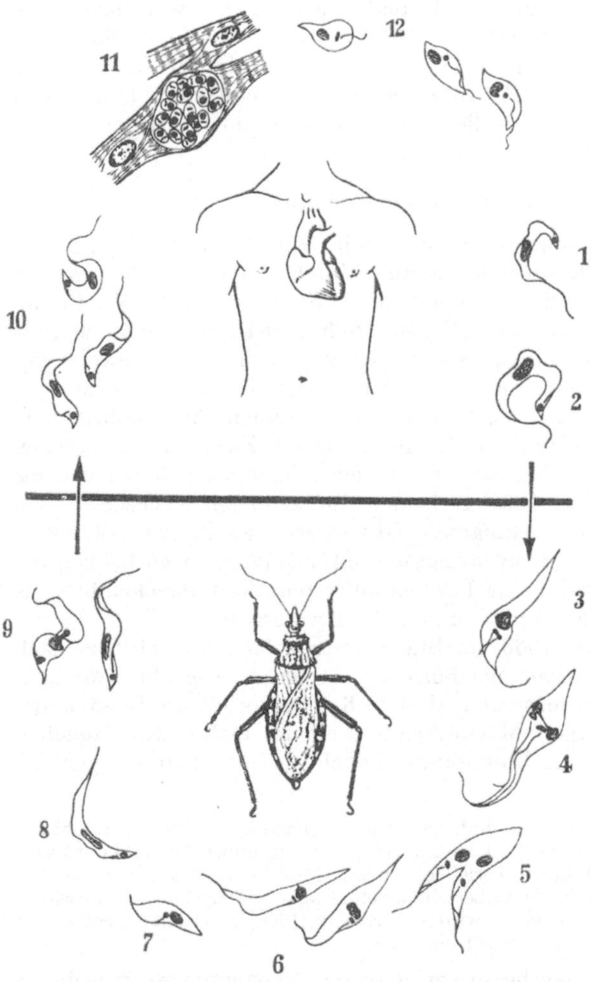

Klinische Erscheinungen: Beim Menschen, vorwiegend bei Kindern, treten im akuten fieberhaften Stadium der Krankheit (Inkubationszeit 1–2 Wochen), in dem sich die Erreger auch im Blut befinden, meist ödematöse, entzündliche Schwellungen im Gesicht (Augen; einseitiges Lidödem mit Conjunctivitis, sog. Romaña's Zeichen), Lymphknotenschwellungen und Anämie auf. Im chronischen Stadium werden vorwiegend die Herzmuskulatur, ZNS, Schilddrüse und Nebennieren betroffen. Typisch ist ferner die durch Zerstörung der Nervenzellen hervorgerufene Dilatation muskulöser Hohlorgane (Megaoesophagus, Megagaster, Megacolon usw.), die KÖBERLE (1957a) unter der Bezeichnung Enteromegalie zusammenfaßt (vgl. auch KÖBERLE und NADOR 1956, KÖBERLE 1956 c, ATIAS et al. 1962, ATIAS und ALMONTE 1962). So zählte KÖBERLE (1960) z. B. in einem 1 mm breiten Ring des unteren Speiseröhrendrittels im Normalfall im Durchschnitt etwa 1000 Ganglienzellen, bei 10 Chagas-Fällen mit Megaoesophagus in 7 Fällen *keine*, in den drei anderen Fällen maximal 14 Ganglienzellen (!).

Auch die Herzganglien werden zerstört, so daß das Herz seiner parasympathischen Nerven beraubt ist. Extreme Bradykardie (Kranke mit 9 Herzschlägen pro Minute!), hervorgerufen durch Sinusknotenschäden, aber auch tachykarde Anfälle sind die Folge. Platzen dann weitere Pseudocysten, so können die dadurch

Abb. 10. *Trypanosoma cruzi*. Schematische Darstellung des Entwicklungscyclus. Trypanosomen aus menschlichem Blut (*1* und *2*) werden aufgenommen und verwandeln sich im Darm von *Triatoma*-Arten in Crithidia-Stadien (*3—4*), sie vermehren sich (*5—6*) und werden im Enddarm zu metacyclischen Trypanosomen (*7—9*). Im Menschen gelangen sie auf dem Blutwege (*10*) in die Organe und werden z. B. in der Muskulatur zu Leishmania-Formen (*11*). Auf diesem Stadium vermehren sie sich lebhaft, wandeln sich zu Crithidia- und Trypanosoma-Formen um (*12*) und treten im Blut als Trypanosomen auf (Tryp. etwa 1200mal). (Nach PIEKARSKI 1954)

frei gewordenen und zugrunde gegangenen Leishmania-Formen durch ihr Endotoxin den plötzlichen Herztod hervorrufen, der für diese Krankheit so typisch ist (KÖBERLE 1957b).

Da die meisten Parasiten zugrunde gehen, sind sie auch nach dem Tode nur selten im Herzen nachweisbar. Die Chagas-Krankheit ist danach eine Krankheit der neurovegetativen Peripherie und nicht der Muskulatur.

Die Prognose der Krankheit ist besonders bei Kindern vielfach schlecht; die Schwere der Krankheit wechselt anscheinend je nach geographischem Bereich, Virulenz der Erreger und nach dem Alter des Patienten zum Zeitpunkt der Infektion.

Mehrfach sind Fälle von *konnataler Chagas-Krankheit* beschrieben worden (vgl. auch die Untersuchungen von WERNER, S. 171). RUBIO et al. (1961) fand in zwei Fällen bereits in den ersten Lebensstunden im Säuglingsblut *T. cruzi*, in denen auch die Xenodiagnose und die Komplementbindungsreaktion sowohl bei den Kindern als auch bei den Müttern positiv ausfielen. Auch LISBOA (1960), ATIAS et al. (1961) und RUBIO et al. (1962) beschreiben Fälle konnatal erworbener Chagas-Krankheit. Aus Chile wird seit 1957 von 10 Krankheitsfällen dieser Art berichtet. Bei dem von DOMINGUEZ und JAFFÉ (1962) beschriebenen Kind, das bereits nach 18 Tagen starb, fanden sich zahlreiche Parasiten im Gehirn, die sich als Leishmania-Stadien sowohl frei im Lumen der Capillaren als auch in den Endothelzellen und anderen, die Gefäße begrenzenden Zellen befanden. Offenbar befallen diese Trypanosomen bei starker Infektion zunächst das Endothel. Nach dem Verlassen der Wirtszellen gelangen dann die Leishmania-Stadien zunächst ins Capillarlumen, wo sie zur Trypanosoma-Form werden.

Bis heute ist die *Pathogenese der bei der Chagas-Krankheit* vorkommenden Veränderungen umstritten. Nach KÖBERLE treten die Läsionen an den Ganglienzellen dann auf, wenn die in ihrer Umgebung befindlichen Vermehrungsstadien („Pseudocysten") platzen und sich die Leishmania-Formen in die beweglichen Trypanosoma-Formen umwandeln, die dann wieder in den Blutstrom gelangen. Bei diesem Vorgang wandeln sich jedoch nicht alle Leishmania-Formen um, und diese unverwandelten gehen nach Platzen der Pseudocyste zugrunde, wobei sie eine Substanz freisetzen, die zu fermentativen Schädigungen der Nervenzellen führt (vgl. dazu KÖBERLE 1959).

Diese Auffassung suchte KÖBERLE (1956a) dadurch zu beweisen, daß er abgetötete Kulturen von *Trypanosoma cruzi* in das Großhirn von Hunden injizierte, wodurch er dort eine Auflösung der Ganglien bewirkte. Die Erreger enthalten also ein Endotoxin, „das in elektiver Weise die Ganglienzellen schädigt und völlig zerstört" (KÖBERLE).

Im Gegensatz hierzu stehen die Befunde von DE OLIVEIRA MUSACCHIO und MEYER (1958), die durch Zugabe von abgestorbenen Trypanosomen zu Nervenzellkulturen von Hühnerembryonen keinerlei toxische Einwirkungen feststellen konnten. So spricht manches für die schon von JAFFÉ (1946) aufgestellte Hypothese, daß die Ursache der Myokardschäden möglicherweise nicht auf einem Toxin der Parasiten beruht, sondern auf autoallergischen Prozessen. Durch das Platzen der Parasitencysten werden zerstörte Herzmuskelsubstanzen freigesetzt, die die Bildung organspezifischer Antikörper bewirken. Deren cytotoxischer Charakter kann die Ursache der chronischen Myokarditis sein; denn JAFFÉ und HOLZ (1948) konnten eine solche bei Kaninchen allein durch wiederholte Injektionen homologen Herzextraktes erzielen. Auch KOZMA (1962) wies bei *Trypanosoma cruzi*-infizierten Meerschweinchen eine positive Reaktion auf homologen Herzmuskelextrakt nach. Diese bestand auch noch dann, wenn sich im Blut der infizierten Tiere keine Parasiten mehr nachweisen ließen; oft war dann sogar noch ein Anstieg der Reaktion festzustellen. KOZMA konnte auch bei Chagas-kranken Menschen in vielen Fällen gegen menschlichen Herzextrakt positive Reaktionen beobachten. Auch JAFFÉ et al. (1961) fanden bei 84% der Meerschweinchen 90 Tage nach der Infektion mit *T. cruzi* eine positive Diffusions-Präcipitationsreaktion gegen Herzextrakt.

Von besonderem Interesse sind die klinischen und parasitologischen Beobachtungen, die MELZER und KOLLERT (1963) bei einer Laboratoriumsinfektion mit *T. cruzi* anstellen konnten. Ein 47jähriger Laborant infizierte sich an der linken Hand durch Verschmutzung einer Schnittwunde mit *Trypanosoma*-haltigen Faeces von Raubwanzen (vermutlich von *Rhodnius prolixus*). Nach 4 Tagen trat ein erysipeloider "rash" am Körper auf, der nach Penicillin-Behandlung nicht zurückging. Nach 3 Wochen traten Chagome von beträchtlicher Größe (bis zu 8 cm) im Gesicht (1), an der Schulter (1), an der Brust (3), Rücken (1), Abdomen (4), linker Leistenbeuge (1) und rechten Bein (3) auf. Anfänglich hatte der Patient Fieber (Temperatur rectal 39,9° C) mit Schüttelfrost und Splenomegalie. Fieber und Milzvergrößerung schwanden nach Therapie mit Nitrofurazon.

Parasitologisch ist von Interesse, daß *T. cruzi* durch Blutkultur und Xenodiagnose isoliert werden konnte, aber im Blutausstrich mikroskopisch nicht nachzuweisen war. Die KBR wie der Präcipitinringtest fielen nach etwa 3 Wochen positiv aus.

Über den sehr bemerkenswerten Fall einer Laboratoriumsinfektion mit *T. cruzi* berichtet ausführlich ARONSON (1962).

Bei diesem von ARONSON (1962) beschriebenen Fall einer Laboratoriumsinfektion traten ebenfalls Fieber von 40°C und ein erythematöser "rash" an Rumpf, Armen und Schenkeln auf, doch wurde das Krankheitsbild durch eine gleichzeitige Infektion mit *Neisseria perflava* überlagert.

II. Natürliches Wirtsspektrum

Das *natürliche Wirtsspektrum* von *Trypanosoma cruzi* ist relativ breit. In den endemischen Gebieten sind es in erster Linie die dort heimischen Gürteltiere der Arten *Dasypus cinctus, D. novemcinctus, D. sexcinctus* und *D. unicinctus*, die die natürlichen Erregerreservoire darstellen. Ebenso werden Beutelratten *(Didelphys-Arten)*, Affen und wahrscheinlich Fledermäuse befallen. – Bei einer systematischen Suche nach dem Reservoir für *T. cruzi* im brasilianischen Amazonasgebiet fand DEANE (1961) diese Parasiten bei den beiden Fledermausarten *Mollossus rufus* und *Phyllostomum hastatus* sowie bei der Raubtierart *Tayra barbara* und (1962) bei dem Pinseläffchen *Callithrix jacchus* aus Bahia. Katzen und Hunde, besonders junge Tiere, stellen eine weitere sehr wichtige Infektionsquelle für die Wanzen dar (vgl. auch GUTIERREZ HOYOS 1962a, b), die ihrerseits auch als ein natürliches Erregerreservoir angesehen werden müssen, weil sie sich auch gegenseitig infizieren (s. o.) (Vgl. auch bei BARRETTO 1963). In manchen Teilen der Vereinigten Staaten sind Waldratten *(Neotoma* spec.*)* und Waschbären *(Procyon lotor)* die natürlichen Wirte für *T. cruzi*.

Für die Abgrenzung des natürlichen Erregerreservoirs ist die Frage entscheidend, ob alle Trypanosomen, die bei systematischer Untersuchung möglicher Reservewirte in Süd- und Mittelamerika (einschließlich der südlichen USA) gefunden wurden, auch tatsächlich zur Art *T. cruzi* gehören. SULLIVAN et al. (1949), WOOD (1952) und NORMAN und KAGAN (1960) haben einige Trypanosomen aus Triatomen und wilden Säugetieren isoliert (z. B. aus Georgia und Florida), die sie zunächst als "*T. cruzi*-like" ansprachen. Spätere immunbiologische Untersuchungen haben jedoch dann wahrscheinlich gemacht, daß diese Trypanosomen-Stämme doch zur Species *T. cruzi* gehören. Sie erwiesen sich aber z. T. als schwach virulent oder avirulent (NORMAN und KAGAN 1960a, b; DEANE 1962).

GARNHAM und GONZALES-MUGABURU (1962) beschrieben allerdings eine neue Art, *T. sanmartini* aus der Affenart *Saimiri sciureus* aus Colombia; sie ist der Art *T. cruzi* im Aussehen sehr ähnlich, unterscheidet sich aber durch geringere Größe, durch endständige Lage des Blepharoplast und durch Fehlen der Leishmania-Stadien im Wirtsgewebe. Diese Art entwickelt sich im Darm von *Rhodnius prolixus*, jedoch nicht in *Triatoma infestans*, läßt sich in verschiedenen künstlichen Nährmedien kultivieren, in jungen Mäusen vermehren, und zwar sowohl durch Blutübertragung als auch durch den Biß (!) des Überträgers.

III. Experimentelles Wirtsspektrum

Das *experimentelle Wirtsspektrum* umfaßt praktisch alle Laboratoriumstiere, wobei die Parasiten-Entwicklung grundsätzlich der im Menschen gleicht. Bei experimentellen Untersuchungen ist aber zu bedenken, daß die aus Menschen und Tieren isolierten *T. cruzi*-Stämme erhebliche Virulenz-Unterschiede aufweisen können (HAUSCHKA 1947, 1950, PIZZI 1957, KAGAN und NORMAN 1960). Ein für die experimentelle Forschung viel verwendeter hoch virulenter Stamm aus Chile („Tulahuen-Stamm") führt z. B. bei 3 Wochen bis 4 Monate alten Mäusen, die mit 1000 Trypanosomen pro g/Körpergewicht infiziert werden, innerhalb von 9 bis 14 Tagen mit 99%iger Sicherheit zum Tod. Aus Nordamerika konnten verschiedene avirulente Stämme isoliert werden.

Die Virulenz von *T. cruzi* ist offenbar – zumindest teilweise – davon abhängig, ob die Parasiten häufiger den Wirtswechsel zwischen Insekt und Säugetier durchmachen. Regelmäßiger Wechsel in diesem Sinne erhöht die Virulenz, während *T. cruzi*-Stämme, die fast ausschließlich von Wanze zu Wanze übertragen wurden, für Wirbeltiere weniger virulent sind.

Auch die genetische Konstitution der Versuchstiere wirkt sich auf den Infektionsverlauf von *T. cruzi* aus, wie PIZZI et al. (1957) an Mäusen demonstrierten. Versuche mit verschiedenen Inzuchtmäusen und Mischlingszuchten ergaben deutliche Unterschiede in der Überlebensrate bei Infektionen mit identischen Dosen virulenter Blutformen von *T. cruzi*. Dadurch wird es notwendig, bei experimentellen Untersuchungen definierte Tierstämme zu verwenden und diese auch anzugeben, um reproduzierbare Ergebnisse zu erlangen; denn das, was für Mäuse als erwiesen gelten darf, wird auch bei anderen Versuchstierarten zu berücksichtigen sein. Jedenfalls sollten bei entsprechenden experimentellen Arbeiten Tiere aus einer bestimmten Quelle, möglichst reinerbige Inzuchttiere, verwendet werden, um zu eindeutigen und reproduzierbaren Ergebnissen zu kommen.

Bekannt ist die Empfänglichkeit für *T. cruzi* von Affen (Schimpansen, Pavianen, *Cercopithecus*-, *Macacus*- und *Cebus*-Arten, Pinseläffchen), Halbaffen *(Lemur mongoz)*, Hunden, Katzen, Igeln, Beutelratten, Kaninchen, Meerschweinchen, Gartenschläfern, Ratten und Mäusen.

Zur *Dauerhaltung* von *T. cruzi* in Versuchstieren empfiehlt es sich, *Ratten* intraperitoneal alle 7–10 Tage, *Mäuse* intraperitoneal alle 10–14 Tage oder subcutan alle 7–10 Tage mit parasitenhaltigem Blut zu überimpfen. KAGAN und NORMAN (1960) empfehlen dazu 12–15 g schwere Mäuse; sie übertragen 30000 bis 50000 Parasiten.

Affen: An experimentell infizierten *Affen (Cebus)* versuchten TORRES und TAVARES (1958) die Pathogenese der chronischen Myokarditis aufzuklären. Ausgehend von dem Gedanken, daß die chronische Form durch wiederholte Reinfektion mit *T. cruzi* zustande komme, infizierten sie *Cebus*-Affen 1–9mal mit 3 verschiedenen *T. cruzi*-Stämmen und untersuchten sie nach 35–252 Tagen nach Infektion. Die histopathologischen Erscheinungen im Herzen zeigten sich in Form von diffuser interstitieller Myokarditis und lymphatischer Stase. Es bestand dort eine Infiltration – in einigen Fällen mit perivasculärer Verbreitung – von Makrophagen, Plasma-Zellen und Lymphocyten, sehr wenig Herzmuskelfaserverlust und nur wenigen Leishmania-Formen in der Herzmuskulatur. Die diffuse Myokarditis der Affen war nicht verbunden mit der für die menschliche Chagas-Krankheit so typischen zerstreuten Fibrosis. TORRES und TAVARES machten zudem die Feststellung, daß sich nach wiederholten Infektionen, die in größerem Abstand vorgenommen werden, eine gewisse aktive Immunität einzustellen scheint; jedenfalls waren die beobachteten Herzmuskelschäden bei längeren Infektionspausen geringer als bei kürzeren.

Ratten sind nur in den ersten 7—8 Wochen nach der Geburt anfällig. Danach sind auch bei vorher infizierten Tieren keine Parasiten im peripheren Blut mehr nachweisbar. Die Letalität liegt bei jung infizierten Ratten bei 25% (REGENDANZ 1930).

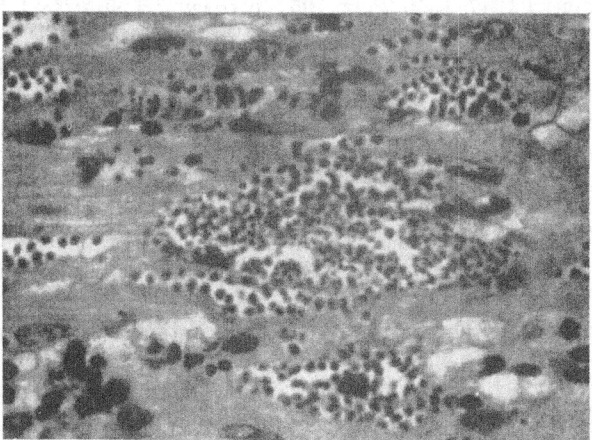

Abb. 11. *Trypanosoma cruzi.* Hochgradiger Parasitenbefall der Herzmuskulatur bei einer Ratte am 12. Krankheitstag. (Nach DE ALCANTARA 1959)

An *T. cruzi*-infizierten weißen Ratten nahm GOMES DE ALCANTARA (1959) genaue Untersuchungen der Herzganglien vor, da die Myokarditis eine der schwersten Krankheitserscheinungen bei der Chagas-Krankheit darstellt (Abb. 11 und 12).

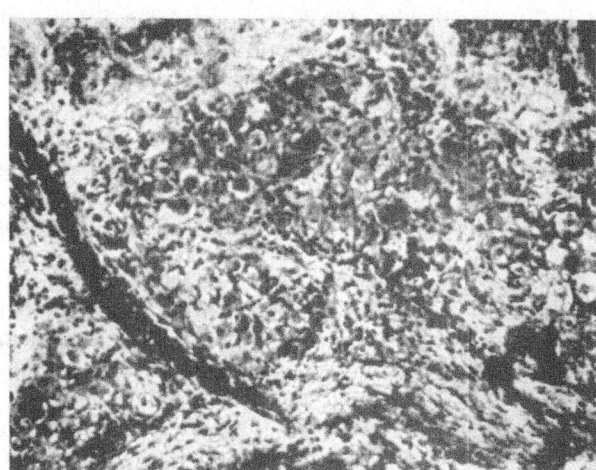

Abb. 12. *Trypanosoma cruzi.* Hochgradige Nervenzellzerstörungen im Herzganglion einer Ratte, 15. Infektionstag. (Nach DE ALCANTARA 1959)

Er konnte durch sorgfältiges Auszählen aller Herzganglien nachweisen, daß während der akuten Phase der Chagas-Krankheit schwere Zerstörungen der Nervenzellen des Herzens auftreten, die bei den Überlebenden im chronischen Stadium dann zur sog. Chagas-Kardiopathie führen. Nach den Infektionen, die durch intraperitoneale Inoculationen von je 0,15 ml Herzblut infizierter Ratten erreicht wurden, fanden sich im Herzen der Tiere im Mittel nur noch 1849 unbeschädigte Ganglienzellen gegenüber durchschnittlich 5500 Ganglien bei gesunden Ratten. Zwei Drittel der Ratten starben zwischen dem 8. und 25. Infektionstag, meist am 12. und 13. Tage, und wurden sofort nach dem Exitus eröffnet und untersucht. Die überlebenden Tiere wurden in der chronischen Phase zwischen dem zweiten und achten Monat nach der Infektion abgetötet. Bei diesen fanden sich durchschnittlich 2642 Nervenzellen pro Herz.

Es hat nach diesen Untersuchungen den Anschein, daß die Hauptzerstörung der Herzganglien in der akuten Phase der Chagas-Krankheit erfolgt und „eine zusätzliche Zerstörung im Verlauf der chronischen Infektion keine entscheidende Rolle im weiteren Krankheitsgeschehen spielt" (GOMES DE ALCANTARA).

Nach KÖBERLE (1959) werden auch die Bronchial- und Pulmonarmuskulatur befallen (Abb. 13), was zur hochgradigen Zerstörung der vegetativen Ganglienzellen führt.

Den Einfluß des Ernährungszustandes, speziell des Vitamin B-Haushaltes, auf die Infektionsbereitschaft untersuchten an weißen Ratten YAEGER und MILLER (1960a, b, c, d). Sie konnten zeigen, daß bei Mangel an Thiamin, Pantothenat oder Pyridoxin die Empfänglichkeit gegenüber *Trypanosoma cruzi* erheblich größer und die Infektionen schwerer waren als bei normal ernährten Tieren. Riboflavinmangel bewirkte dagegen keine erhöhte Empfänglichkeit.

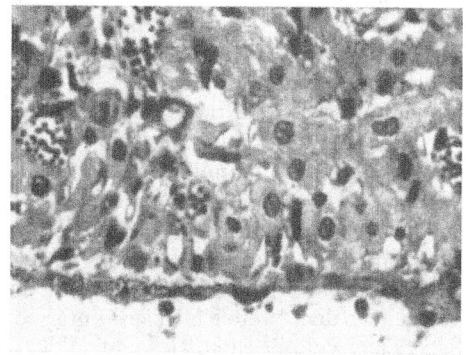

Abb. 13. *Trypanosoma cruzi*. Starker Parasitenbefall der Muskulatur einer Pulmonalvene; Ratte, 12. Krankheitstag. (Nach KÖBERLE 1959)

Meerschweinchen können nach akutem Krankheitsverlauf eingehen, aber auch oft längere chronische Infektionen überdauern (MAYER und DA ROCHA LIMA 1914, REICHENOW 1934). Danach besteht keine Immunität, sondern es können Neuinfektionen erfolgen. Aus den Organen infizierter verendeter Tiere, besonders dem Gehirn, lassen sich Mäuse noch nach mindestens zwei Tagen durch subcutane Übertragung mit *T. cruzi* infizieren (NOWICKI 1939).

DOMINGUEZ und SUAREZ (1962) fanden bei experimentell mit *T. cruzi* infizierten Meerschweinchen akute Myokarditis mit Gruppen guterhaltener Ganglienzellen und solchen mit Zellschwellung, Chromatolyse verschiedenen Grades sowie Randstellung der Kerne und Proliferation der Satellitenzellen. Andere Ganglien zeigten perivasculäre Infiltrate mit Endothelschwellungen und in deren Umgebung regressive Veränderungen, noch andere Ganglienzellen waren von periganglionären Infiltraten, die in die Ganglien eindrangen, umgeben. Ausgedehnte Schädigungen des Perikards mit Ödem, Hyperämie und dichten cellulären Infiltraten von histolymphocytärem Typ mit vereinzelten gelapptkernigen Leukocyten wurden von den Autoren bei akuter Myokarditis stets beobachtet. Häufig lag auch eine End-, Peri- oder Panarteriitis vor. DOMINGUEZ und SUAREZ sehen auf Grund dieser Befunde die Veränderungen des kardialen neurovegetativen Nervensystems als sekundär zur Myokarditis an und nicht als deren Ursache (vgl. dagegen die Ansicht KÖBERLEs, S. 179).

Goldhamster, mit hoch virulenten *T. cruzi*-Stämmen (z. B. „Stamm Peru") infiziert, sterben regelmäßig, doch hängt die Überlebenszeit von der Infektionsdosis ab. Nach i. p.-Inoculation von 300 000 Trypanosomen tritt nach den Untersuchungen von RUBIO (1959) der Tod nach 10—12 Tagen ein, wobei sämtliche Organe starken Parasitenbefall aufweisen. Die Parasitämie steigt schneller an als bei einer Dosis von 30000 Parasiten, wobei die Tiere erst nach 18—25 Tagen starben. Die Organe wiesen dabei nur einen geringen Parasitenbefall auf; extracellulär liegende degenerierte Leishmania-Stadien waren von mononucleären Leukocyten eingeschlossen. Nur im Myokard befanden sich Leishmania- und Trypanosoma-Formen in Teilung, während die Entwicklung der Parasiten in Histiocyten des subcutanen Gewebes gehemmt war.

Bei der Infektion mit geringer Parasitenzahl entwickelte sich offenbar ein geringer Grad von Immunität. Nach Inoculation von abgeschwächten Kulturformen desselben *T. cruzi*-Stammes trat beim Hamster eine stabile Immunität auf, die für längere Zeit gegen eine Superinfektion mit starken Infektionsdosen von Bluttrypanosomen schützte. Die Immunität geht vermutlich sowohl auf celluläre wie humorale Faktoren zurück.

Mäuse lassen sich leicht mit *T. cruzi* infizieren. HAUSCHKA (1947) beobachtete jedoch bei jungen männlichen Tieren einen schwereren Krankheitsverlauf als bei Weibchen.

Je nach Virulenz des *T. cruzi*-Stammes sterben die Mäuse innerhalb weniger Wochen, junge Tiere schneller als ältere. Damit erklären KAGAN und NORMAN (1960) die von HAUSCHKA beobachteten Unterschiede zwischen Männchen und Weibchen; denn weibliche Tiere unter 15 g Körpergewicht sind jünger als männliche Tiere von gleichem Gewicht. Vom Gewicht der Tiere hängt aber der Infektionsverlauf stärker ab als vom Alter der Tiere.

Bei subcutaner Inoculation der Maus mit Blutformen dringen die Parasiten ins Muskelgewebe ein, werden dort zu Leishmania-Stadien, vermehren sich auf diesem und wandeln sich wieder in die Trypanosoma-Form um; im peripheren Blut sind sie (nach FRIEBEL 1952b) erstmalig am 6.—8. Tage nach der Infektion mit Hilfe des „Dicken Tropfens" nachzuweisen. Dabei war es gleichgültig, ob 1000 oder 200000 Trypanosomen übertragen wurden. Nach dem 6. Tag stiegen die Parasitenzahlen weiter an und überschritten die Dichte von 1000 Trypanosomen im mm^3 Blut in relativer Abhängigkeit von der Anzahl der übertragenen Parasiten: Bei 100000 übertragenen Parasiten liegt dieser Zeitpunkt am 8.—10. Tage, bei 1000 Parasiten am 13. Tage. Am 13. oder 14. Tage nach der Infektion war die größte Zahl erreicht. Anschließend kam es dann zum Abfall der Parasitendichte, dem nach einigen Tagen, in den meisten Fällen kurz vor dem Tode der Tiere (zwischen dem 13. und 30. Tag), ein zweiter Anstieg erfolgte. Ganz vereinzelt kam es bei älteren weiblichen Tieren nach langer Krankheitsdauer zur Ausheilung.

FRIEBEL (1952b) teilte seine patho-histologischen Befunde bei der *Trypanosoma cruzi*-Infektion der Maus mit, die er zum Zeitpunkt der annähernd größten Parasitendichte im peripheren Blut (etwa 12 Tage nach subcutaner Inoculation) erheben konnte. Die Histiocyten des Bindegewebes und die Zellen des RES in der Extremitäten-Muskulatur sind relativ reich an Leishmania-Formen, die einzeln oder in Gruppen beisammenliegen. Niemals waren Leishmania-Formen in Zellen des Sarkoplasmas zu finden. In der Milz waren nur vereinzelte Leishmania-Formen in Milzhistiocyten, in der Leber noch seltener. In der Niere kamen sie ausschließlich in dem umgebenden Bindegewebe größerer Gefäße und in der Lunge nur im Gefäßbindegewebe von großen, nahe dem Hilus gelegenen Gefäßen vor. Lymphknoten, Herz und Gehirn waren parasitenfrei. In allen befallenen Organen waren es ausschließlich Zellen des RES, welche Leishmania-Formen enthielten.

Die Gewebsreaktionen waren in der Umgebung der parasitenhaltigen Zellen gering. Entzündliche Erscheinungen traten erst auf, wenn die Parasiten ihre Wirtszellen zerstört hatten und frei wurden. Bemerkenswert war jedoch die reaktive Reticulose, die vor allem in der *Leber* recht erhebliches Ausmaß erreichte. Dabei kam es zur Verbreiterung der Sinus in der Nähe der Zentralvenen; die Endothelauskleidung der z. T. erweiterten Venen fehlte an einigen Stellen. In ihrem Lumen hatten sich zahlreiche, meist monocytenähnliche Makrophagen angesammelt.

Die *Milz* zeigte bis zum Tode der Tiere eine zunehmende Vergrößerung, die jedoch von Tier zu Tier verschieden war (von 192 auf 241 mg). Die Keimzentren wiesen Wucherungen auf; peripher und in die rote Pulpa eingelagert befanden sich zahlreiche Plasmazellen. Die Sinusendothelien wiesen z. T. geschwollene Zellkerne, lockeres Plasma und die Neigung, sich abzulösen, auf, doch war die Begrenzung der Sinus noch erhalten. Die *Lungen* waren im ganzen zellhaltiger als bei Kontrolltieren. In den Capillaren befanden sich zahlreiche Makrophagen.

Die für die Chagas-Krankheit charakteristischen pathologischen Erscheinungen sind auch im Tierexperiment zu beobachten. So wird z. B. bei experimentell mit *T. cruzi* infizierten *Mäusen* und *Hunden* die auch bei der menschlichen Erkrankung festzustellende Vergrößerung von Colon („Megacolon") und Speiseröhre („Megaoesophagus") beobachtet (OKUMARA et al. 1960, OKUMARA und CORREA NETO 1961). Diese basiert auf dem Ausfall der durch die Parasiten geschädigten peripheren Ganglienzellen, worauf auch die oft vorhandene Kardiomegalie zurückzuführen ist. Und zwar schädigt das durch die absterbenden Leishmania-Formen gebildete Toxin die in der Umgebung liegenden Nervenzellen, was oft zur völligen Denervierung der Hohlorgane und zum Bild des Megaoesophagus, Megagaster, Megaduodenum, Megaureter usw. führt. Die Krankheit, die „eine Erscheinung der neurovegetativen Peripherie überall dort ist, wo diese in unmittelbaren Kontakt mit der Muskulatur, gleich welcher Art" tritt (KÖBERLE 1956a), führte bei den Versuchsmäusen OKUMARAs auch zu herdförmiger Myositis der glatten Eingeweidemuskulatur, speziell nahe dem Anus und zu interstitiellen Muskelentzündungen der gestreiften Muskulatur.

Bei experimentell intraperitoneal oder subcutan mit *T. cruzi*-haltigem Blut infizierten Mäusen findet man diese Herde von Leishmania-Formen bereits nach 3–4 Tagen, besonders aber nach dem 7.–8. Tag post infectionem in den glatten Muskelzellen der verschiedensten Organe, so in Blasenwand, Dünndarm, Magen, Speiseröhre (KÖBERLE 1956b).

Da auch im Herzen die Mehrzahl der Parasiten nach Platzen der Pseudocysten zugrunde gehen, ist es erklärlich, daß CLURE und POCHE (1960) bei elektronenmikroskopischen Untersuchungen am Herzen Chagas-kranker Mäuse nur vereinzelt Parasiten in den Herzmuskelzellen fanden. Diese Autoren hatten weiße Mäuse, die einmal infiziert waren, 14–20 Tage nach der Infektion getötet und die Herzen untersucht. In den elektronenmikroskopischen Aufnahmen fanden sich Leishmania-, Trypanosoma- und Crithidia-Formen hauptsächlich in Makrophagen, aber in den Zellen der Herzmuskeln nur wenige Leishmania-Formen. CLURE und POCHE konnten nun jedoch zeigen, daß die Herzmuskeln durch *T. cruzi* in der Weise geschädigt werden, daß ihre Zellen eine Schwellung des endoplasmatischen Reticulums und Auflösungserscheinungen an den Muskelfibrillen zeigten, und zwar in der Nähe geplatzter Pseudocysten und auch im Bereich interstitieller Zellinfiltrate. Da diese Autoren auch Verengungen des Lumens der Blutcapillaren durch Zellödeme des Endothels nachweisen konnten, definieren sie die Veränderungen der Herzmuskelzellen „teilweise als Folge einer von dem Parasiten *(Trypanosoma cruzi)* ausgehenden toxischen Wirkung und teilweise als Folge einer auf Zirkulationsstörungen im Bereich der Blutcapillaren beruhenden Hypoxie". ALENCAR (1960) fand bei infizierten Mäusen eine Infiltration der Herzganglien durch zahlreiche runde Zellen und Histiocyten. Der Entzündungsprozeß erstreckte sich über den ganzen Herzmuskel. Eine Veränderung der Nervenzellen konnte ALENCAR trotz spezifischer Färbemethoden nicht feststellen.

Fast immer ist bei infizierten Mäusen eine nekrotisierende Arteriitis zu beobachten (OKUMARA et al. 1960), die besonders die kleinen Arterien unter der Peritonealauskleidung befällt. Die Gefäßentzündung, die manchmal auch an der Aorta und an der Coronararterie auftritt, ist nach Ansicht OKUMARAs möglicherweise die Folge von Antigen-Antikörper-Reaktionen.

Auch bei einer *T. cruzi*-Infektion der Maus führt eine Blockade des reticuloendothelialen Systems zu besonders starker Vermehrung der Parasiten. GOBLE und BOYD (1962) spritzten Mäuse an fünf aufeinanderfolgenden Tagen intravenös mit kolloidalem Thoriumdioxyd, infizierten sie aber erst am 5. Tag mit *T. cruzi* („Corpus Christi-Stamm" aus Texas). (Vgl. dazu S. 241 bei *Plasmodium*) Gegenüber unbehandelten Tieren war die Infektionsrate und die Parasitämie höher und auch die Sterblichkeitsrate erhöht. Dagegen zeigte eine intraperitoneale Injektion von Trypanblau am 15. Tag der Infektion mit *T. cruzi* (Stamm „Brasil") eine Abnahme der Parasitämie. Sie wird von den Autoren nicht im Sinne einer chemotherapeutischen Wirkung, sondern als Stimulation des RES gedeutet.

Behandlung mit Cortison erhöht die Anfälligkeit von jungen Ratten (SENECA 1952) und Mäusen (CHRISTEN et al. 1951) gegen eine *T. cruzi*-Infektion. Bei Versuchen, die SENECA und IDES (1955) durchführten, zeigte es sich, daß infizierte Mäuse nach Cortison-Behandlung nur zu 11% die zweite Woche p. i. überlebten, Tiere, denen nach der Infektion Hydrocortison gegeben wurde, zu 45%. Die Verabfolgung von Compound S (17-hydroxy-11-deoxycorticosteron) bewirkte keine Änderung des Krankheitsverlaufes gegenüber nur mit *T. cruzi* infizierten Tieren. Cortison, 5 Tage nach Compound S gegeben, erhöhte die Mortalität der *T. cruzi*-Mäuse jedoch auf 100% innerhalb der ersten zwei Wochen. Erfolgt die Applikation von Compound S in einem größeren Zeitraum nach der Cortisongabe, nimmt dieser Effekt stark ab.

FRIEBEL (1952b) studierte ebenfalls die Wirkung des Cortisons auf *T. cruzi*-infizierte Mäuse. Cortison hemmt demnach die spezifischen Abwehrfunktionen beim Wirtstier, führt zur überstürzten Mobilisierung phagocytosebefähigter Zellen und damit zur funktionellen Schädigung und zu Defektbildungen an der Gefäßwand. Die Regeneration von zerstörtem Gewebe wird gehemmt. Im Hinblick auf den Einfluß von Cortison auf die Wirkung der Chemotherapeutica kommt FRIEBEL (1952c) zu dem Ergebnis, „daß Cortison nur dann die Behandlungsergebnisse bei Infektionskrankheiten verschlechtert, wenn das im Einzelfall angewendete Arzneimittel die Mithilfe von spezifischen Abwehrfunktionen des erkrankten Organismus benötigt, um voll wirksam zu werden". Cortison vermindert die Wirkung von Trypanblau bei der *T. cruzi*-infizierten Maus nur dann, wenn das Cortison bereits vor der Infektion verabreicht wurde und dadurch der Bildung von Antikörpern vorbeugt.

Unter bestimmten Bedingungen kann es bei Versuchstieren zu einer Immunität (oder Prämunition ?) gegenüber *T. cruzi* kommen. Mäuse, die mit einem avirulenten Stamm aus dem südlichen Nordamerika infiziert sind, erweisen sich gegenüber einer 4—6 Wochen später vorgenommenen Superinfektion mit einem hochvirulenten *T. cruzi* aus Chile als unempfindlich. KAGAN und NORMAN (1960) sowie NORMAN und KAGAN (1960) schließen daraus, daß der amerikanische avirulente Stamm immunbiologisch gegenüber dem *T. cruzi*-Stamm aus Südamerika identisch ist. Kontrollversuche mit Mäusen, die mit Trypanosomen einer anderen Art vorinfiziert waren *(T. duttoni)*, waren dagegen nicht geschützt. In allen Fällen überlebten die Mäuse die Infektion mit dem virulenten Trypanosomen nicht länger als die Kontrolltiere.

Eine genauere Analyse dieser Immunitätsverhältnisse ergab, daß 2—3 Tage nach der Erstinfektion überhaupt kein Schutz vor Superinfektion besteht; die Mäuse gehen ebenso wie die unbehandelten Kontrolltiere nach etwa 12 Tagen ein. Zwischen dem 7. und 21. Tage bleibt ein Teil der superinfizierten Tiere am Leben. Erst nach 28 Tagen erweisen sich alle Mäuse als geschützt und bleiben es bis zu einem Jahr. Schutz vor letalem Ausgang bei Infektion mit dem hoch virulenten

Stamm *T. cruzi* besteht nicht, wenn die zur Vorbehandlung verwendeten Kulturtrypanosomen mit Merthiolat (Thimerosal = Aethylmercurithiosalicylsaures-Na) abgetötet wurden. Nur vorübergehende Immunität besteht bei vorheriger Injektion von Serum immuner Mäuse. Offenbar besteht ein Schutz nur im Zustand einer Prämunition, der die Mäuse davor bewahrt, nach Superinfektion zugrunde zu gehen (KAGAN und NORMAN 1961, 1962).

Immunität gegenüber einer Superinfektion stellte auch BRENER (1962) fest. Er infizierte weiße Mäuse mit je 75000 Trypanosomen intraperitoneal und verabfolgte einer Gruppe dieser Tiere täglich 53 Tage lang oral Nitrofurazon (100 mg/kg). Die zweite Gruppe der Mäuse erhielt die gleiche Substanz, jedoch erst vom 5. Tage an nach der Infektion. In unbehandelten Mäusen traten bereits am 4. Tage die ersten Trypanosomen im peripheren Blut auf und blieben dort bis zum Tode der Tiere. Einen, drei, fünf bzw. sieben Monate nach dem Abschluß der Behandlung wurden die Tiere erneut mit 4000 Trypanosomen pro g/Körpergewicht infiziert. Es zeigte sich, daß die vom Infektionstag an behandelten Mäuse keinen Unterschied gegenüber den unbehandelten Kontrolltieren aufwiesen. Die erst vom 5. Tag nach der Infektion an behandelten Tiere jedoch hatten nach der Superinfektion nur wenige Trypanosomen im Blut, zeigten also eine gewisse Immunität gegenüber der Reinfektion. Sie war bei den Tieren, die 5 bzw. 7 Monate nach der Nitrofurazon-Behandlung reinfiziert wurden, zunehmend zurückgegangen.

Grundsätzlich gleiche Resultate erzielten GALLIARD et al. (1962). Sie infizierten Mäuse ebenfalls mit avirulenten *T. cruzi*-Stämmen, die nur zu latenten Infektionen führten (Cura- und Romero-Stamm). Wurden solche Mäuse mit hoch virulenten Trypanosomen (Tulahuen-Stamm) superinfiziert, so verlängerte sich die Überlebenszeit in Abhängigkeit von dem Abstand, der zwischen der ersten und zweiten Infektion lag.

IV. Konservierung bei tiefer Unterkühlung

WEINMAN und MCALLISTER (1947) konnten *T. cruzi* aus der Kultur 653 Tage und im Blut 234 Tage lang bei −70°C halten. Sie halten es für zweckmäßig, zunächst nur auf −15°C abzukühlen.

V. Kulturverfahren in vivo (Eihautkultur)

Der erste Versuch, *T. cruzi* in embryonierten Hühnereiern zu kultivieren, wurde von ROUBAUD und ROMAÑA (1939) durchgeführt. Sie infizierten die Chorioallantois teils mit Kulturmaterial, teils mit den metacyclischen Formen, teils mit Exkreten aus infizierten Triatomen der Art *Rhodnius prolixus*, teils mit Citratblut infizierter Meerschweinchen. Aber diese Versuche wie weitere von BIOCCA und PASQUALIN (1942) sowie von RODHAIN und VAN DEN BERGHE (1943) blieben erfolglos. Erst CONEJOS (1948) hatte Erfolg, als er 5–10 Tage alte Hühnerembryonen (nach GANAPATI 1948 auch 10–14 Tage alte) mit *T. cruzi* von einer Glucose-Agar-Leberbrühe-Kultur beimpfte. Nach 4 Tagen fand er nestartige Ansammlungen vermehrungsfähiger Trypanosomen in den Organen. Vom 10. Tage (nach GANAPATI schon vom 5. Tage an) nach der Inoculation erschienen Trypanosomen im peripheren Blut und blieben, bis die Küken schlüpften. Kurz nach dem Schlupf waren Trypanosomen mikroskopisch nicht mehr nachzuweisen, doch die Xenodiagnose mit Triatomen wurde positiv, wenn sie am ersten Lebenstage der Küken Blut saugen konnten. Am 7. Tage nach dem Schlupf waren Trypanosomen in allen Organen, einschließlich Herz, Leber, Milz, Nieren, Muskeln, Lungen und Knochenmark zu finden. Am stärksten waren die histologischen Veränderungen an der Leber, bei der neben zahlreichen Parasitennestern schwere degenerative Prozesse, besonders eine fettige Degeneration zu beobachten war. Die Milz zeigte eine Hyperplasie des RES sowie zahlreiche mit Zellresten erfüllte Makrophagen und zahlreiche Parasiten in lebhafter Vermehrung (vgl. auch bei GANAPATI 1948).

Eine Abwandlung des Kulturverfahrens im embryonierten Hühnerei führten MANSO-SOTO, LORRETTI und RISPOLI (1950) mit der Beimpfung von Eiern durch, die sie 3—4 Tage bei üblicher Bruttemperatur, dann aber bei 4°C hielten, um die Embryonen abzutöten. Diese beimpften sie dann via Dottersack mit Kultur-Trypanosomen und bebrüteten sie nun 6—14 Tage bei 25°C. Die Eier enthielten nun zahlreiche begeißelte Trypanosomen, Crithidia- und Trypanosoma-Formen, vereinzelte Gruppen von Leishmania-Stadien. Passagen von Ei zu Ei und auf Meerschweinchen gelangen ebenfalls. Diese Beobachtungen wurden von PIPKIN (1959) grundsätzlich — wenn auch nur z. T. — bestätigt. So konnte er u. a. Leptomonas-Formen kultivieren, wenn er in die Chorioallantois-Membran impfte und dann bei 28°C bebrütete. So gelangen nach jeweils 6—7 Tagen auch Passagen von Ei zu Ei. Insgesamt kommt aber PIPKIN (1960) zu dem Resultat, daß dieser Kultur-Methode keine wesentliche Bedeutung zuerkannt werden kann.

VI. Kulturverfahren in vitro

a) Gewebekultur

Die Züchtung von *T. cruzi* in Gewebekulturen gelingt seit langem in verschiedenen Zellarten. BOCK, KOLLERT und GÖNNERT (1959) beschreiben die Züchtung in He-La-Zellkulturen. Diese wurden mit Hanks-Lösung ausgewaschen und mit einem Nährmedium beschickt, das etwa 100000—500000 Trypanosomen pro ml enthielt. Dieses Nährmedium setzte sich aus „CW"-Medium + 10% Lactalbuminhydrolysat-Lösung + 10% Kälberserum zusammen. Nach 2—4 Std Bebrütung bei 37°C wurden die Zellkulturen von den noch nicht in die Zellen eingedrungenen Trypanosomen durch Auswaschen und Fütterung mit frischem, nicht infiziertem Nährmedium befreit. Im Abstand von 2—3 Tagen wurde das verbrauchte Nährmedium erneuert. Die Autoren haben bei diesen Kulturversuchen beobachtet, daß die Leishmania-Formen sich zunächst zu Crithidia-Formen und dann erst zu Trypanosoma-Formen umwandeln. Dies steht jedoch im Widerspruch zu der Ansicht anderer Autoren, die die direkte Umbildung der Leishmania-Formen in die Trypanosoma-Formen beschrieben haben (ELKELES 1940, 1957, 1959, 1960, TANG 1958, WOOD 1951 u. a.). In den zuletzt genannten Arbeiten konnte im Wirbeltierwirt keine Crithidia-Form festgestellt werden, sondern nur ein „Aufrollen" der Leishmania- zur Trypanosoma-Form.

Im Hinblick auf die Ausbildung der verschiedenen Entwicklungsstadien in der Gewebekultur sind die Beobachtungen von NEVA et al. (1961) bemerkenswert. Sie hielten die mit *T. cruzi* infizierten Kulturen bei verschiedenen Temperaturen. Bei 26°C bebrütet, wiesen sie vorwiegend begeißelte Formen auf, die bei etwa 33°C nach etwa 4 Tagen unterdrückt wurden. Es bilden sich dann Leishmania-Formen aus, die sich teilen und zu Trypanosomen werden; diese werden aus den infizierten Zellen freigesetzt. Bei 38°C entwickeln sich fast nur Leishmania-Formen; die Ausbildung von begeißelten Formen wird deutlich gehemmt. Bemerkenswert ist die Beobachtung, daß sich das Alter der Original-NNN-Kultur, von der aus die Gewebekultur infiziert wird, auf die Entwicklung der Parasiten auswirkt. Trypanosomen aus Kulturen, die älter als 14 Tage sind, erwiesen sich als stärker infektiös als jüngere Kulturen. Lange Zeit auf künstlichen Nährböden gehaltene *T. cruzi*-Stämme führen u. U. nicht mehr zu einer Parasitämie (z. B. in der Maus).

b) Künstliche Nährböden

Zur in vitro-Kultur auf künstlichem Nährboden von Trypanosoma cruzi entnimmt man mit einer 10 ml Natriumcitrat enthaltenden Spritze 10 ml Blut aus der Vene (möglichst Menschenblut). Hiervon gibt man 1 ml in ein Spitzglas, das 1 ml Lockesche Lösung (mit 0,6% Kochsalz sterilisiert) enthält. Dann wird mit einem Tropfen trypanosomenhaltigen Blutes, das unter Citratverwendung entnommen wurde, beimpft. Die Temperatur soll 26°C betragen. Auch der sog. NN-Agar nach Novy und MacNiel hat sich gut bewährt. Er besteht aus: I. einem Extrakt von 125 g Rindfleisch in 1000 ml Wasser, 20 g Agar, 20 g Pepton, 5 g Kochsalz und 10 ml $\frac{n}{1}$ Sodalösung und II. aus steril entnommenem, defibriniertem Kaninchenblut. Ein Teil von I wird mit einem Teil von II bei 55°C steril gemacht, auf Reagenzgläser abgefüllt, in Schräglage zum Erstarren gebracht und dann bei 37°C senkrecht gestellt. Das Impfmaterial wird in das sich bildende Kondenswasser eingebracht.

Packchanian und Sweets (1947) gelang es, einen Stamm von Trypanosoma cruzi dreizehn Jahre lang ohne Tierpassage im NN-Medium weiterzuzüchten und nach dieser Zeit die 81. Subkultur erfolgreich auf Mäuse zu überimpfen. Bei 8 Mäusen ließen sich — 27—48 Tage nach der Infektion — Trypanosomen mikroskopisch im Blut nachweisen, und aus dem Herzblut aller Mäuse konnten die Autoren neue Kulturen auf NN-Agar anlegen.

Neuerdings wird von Pessat (1961) folgender diphasischer Nährboden zur Züchtung von T. cruzi beschrieben. Die feste Komponente enthält 0,2 % Glucose, 0,4% Kochsalz, 2,5% Agar und entweder 2% Pepton oder Trypticase oder Proteose-Pepton (Difco Nr. 3). Nach 15 min Autoklavieren bei 115°C wird die Mischung bis auf 50°C abgekühlt, mit 10% defibriniertem Rinder- oder Kaninchenblut versetzt und je 5 ml in Röhrchen abgefüllt; schräg liegend soll der Nährboden erstarren. Der flüssige Anteil des Nährmediums besteht aus 0,4 g L(+)-Glutaminsäure, 0,35 g Kochsalz, 1,7 g Pepton, 0,135 g wasserfreiem Na_2HPO_4, 0,02 g KH_2PO_4, 0,005 g reiner D-Glucose und 0,005 g Ascorbinsäure auf 100 ml (?) Wasser. Nach Einstellung des p_H-Wertes auf 7,4 wird zur Verhinderung von Bakterienwachstum auf 400 ml 1 g Chloramphenicol-Succinat zugesetzt. Nach Filtration durch Seitz-EKS-Filter wird das feste Medium mit je 2—3 ml der flüssigen Komponente überschichtet und die Röhrchen verschlossen. 15 Tage nach der Beimpfung sollen sich bis zu 2 Millionen Flagellaten im ml der flüssigen Komponente befinden. Für Haltung bei Zimmertemperatur gibt Pessat eine mehrmonatige Überlebenszeit an, die sich bei Kühlschrankhaltung noch erhöht.

Nährboden nach Nakamura und James (1953): Die Autoren empfehlen einen Blutagar nach folgendem Rezept: Bacto-Agar (Difco) 2,5 g, Trypticase (BBL) 2,0 g, NaCl 0,5 g und Wasser 85 ml. Diese Bestandteile werden in Wasser gelöst und auf p_H-Wert 7,0—7,2 mit 0,1 normaler Natronlauge eingestellt, 15—20 min autoklaviert und bevor das Medium fest wird, mit 10 ml sterilem defibriniertem Kaninchenblut gemischt. Je 25 ml werden in 250 ml Erlenmeyerkolben verteilt. Danach darf das Medium erst kalt werden und erstarren. Über dieses Grundmedium wird ein flüssiger Anteil gebracht, der aus Tryptikase (BBL) 2,0 g, Dextrose 1,0 g und Kochsalz 1,6 g in 200 ml Wasser gelöst wird und auf p_H-Wert 7,0—7,2 mit 0,1 normaler Natronlauge eingestellt wird. Diese Lösung wird wieder autoklaviert und je 50 ml kommen auf die Blutagargrundlage.

Die Nährböden werden mit etwa 4 ml einer 14 Tage alten Kultur von Trypanosoma cruzi beschickt und bei 25°C bebrütet.

Bei der Überprüfung von Arzneimitteln ist es notwendig, das Präparat aseptisch zu dem Medium hinzuzufügen und so einzustellen, daß die gewünschte Endkonzentration entsteht. Nach der Beimpfung des Nährbodens mit etwa 25000000 Trypanosomen einer 14 Tage alten Kultur werden die Kulturen nach einigen Stunden bis etwa 14 Tage ausgezählt. Zur Kontrolle ist eine Zählung der Parasiten in der Blutzählkammer erforderlich (s. auch das Nährmedium von HOREN bei *Leishmania* S. 204).

In der Kultur entspricht die Entwicklung von *T. cruzi* der im Insekt ablaufenden. Nach ein bis zwei Wochen etwa haben sich die metacyclischen Trypanosoma-Formen herangebildet, die sich zur Infektion von Versuchstieren verwenden lassen.

Nach SILVA (1961) lassen sich Kulturen auch von Trypanosomen anlegen, die aus den Raubwanzen gewonnen wurden.

Anhang: Trypanosoma rangeli TEJERA 1920

Erwähnt sei noch die Species *Trypanosoma rangeli* TEJERA 1920, eine in Südamerika (Venezuela, Columbien, Guatemala) mehrfach gefundene Art, die jedoch beim Menschen keinerlei Symptome hervorruft; wenn solche beschrieben wurden, gingen sie wohl immer auf eine gleichzeitige Infektion mit *T. cruzi* zurück. Eine weitere Art, *T. ariarii*, dürfte mit *T. rangeli* (= *T. escomeli*) identisch sein (GROOT 1952, FLOCH und FAURAN 1954, ZELEDON 1954).

Die *Blutformen* von *T. rangeli*, die sich übrigens im Menschen wie im Wirbeltier nicht vermehren, unterscheiden sich durch die erhebliche Größe (über 30 μ), durch die kleinen Blepharoplasten und die stark geschwungene Geißel deutlich von *T. cruzi*. Die *Crithidia-Stadien* in der übertragenden Wanze (Gattung *Rhodnius*) zeichnen sich durch starke Längenunterschiede (15—75 μ) aus. Die Trypanosomenformen aus Wanzen zeigen die gleichen Charakteristika wie die Blutformen; ferner findet man cystenartige Formen. Diese entstehen nach REICHENOW (1957) dadurch, daß das Hinterende der Crithidia-Form sich nach vorn umklappt und „sich als ein zweiter Schenkel an den vorderen Körperteil anschmiegt. Dadurch, daß sich Vorderende und Geißel verkürzen, kommt ein zweischenkeliges, spindelförmiges, mit einem kurzen Geißelstumpf versehenes Gebilde zustande, an dem zwar eine deutliche Cystenmembran nicht nachweisbar ist, das aber doch einen durchaus kompakten Eindruck macht. Diese cystenartige Bildung weist vermutlich im abgesetzten Kot eine erhöhte Widerstandskraft gegenüber den Einflüssen der Außenwelt auf und ist offenbar das Stadium, das der Übertragung von Insekt zu Insekt dient, in dem es durch Koprophagie von Artgenossen aufgenommen wird". Von erfolgreich infizierten Tieren lassen sich Trypanosomen nicht in Passagen weiter übertragen, was auch für die Unfähigkeit spricht, sich im Wirbeltier zu vermehren.

Im *Überträger*, Wanzen der Gattung *Rhodnius*, speziell die Art *Rhodnius prolixus*, besiedelt sich nach der Blutaufnahme die Hämolymphe mit Crithidia-Stadien, die dann in die Speicheldrüse einwandern und zu metacyclischen Formen werden. Die Übertragung erfolgt durch den *Stich* (!) (GROOT 1952).

T. rangeli weist eine bemerkenswerte pathogene Wirkung auf *Rhodnius prolixus* auf. Nymphenstadien, die mit *T. rangeli* infiziert wurden, zeigen verschiedene Schädigungen. Je nach der Zahl der aufgenommenen Trypanosomen treten früher oder später Störungen in der Entwicklung ein. Die Wanzen können sich nicht häuten oder sterben ab. — Die Pathogenität für die Bettwanze *Cimex lectularius* ist sogar noch höher (etwa 80%; innerhalb 8—12 Tage).

Natürliche Infektionen findet man beim Opossum *(Didelphys marsupialis)*. Neben Hunden lassen sich Mäuse, neugeborene Ratten und Affen *(Cebus* sp.*) experimentell* durch den Stich der Wanzen infizieren (PIFANO 1954). Kulturformen eignen sich offenbar nicht zur Infektion (ZELEDON 1954). Bemerkenswert ist, daß die Speicheldrüsen von den Trypanosomen anscheinend erst nach etwa 19 Tagen erreicht werden, so daß entgegenstehende Beobachtungen wohl auf mangelhafte Untersuchungen zurückgehen.

ZAMORANI (1955) stellte vergleichende experimentelle Infektionen an Ratten an, die er nebeneinander zum Vergleich der Pathogenität mit *T. cruzi* und *T. rangeli* intraperitoneal infizierte. Von 46 mit *T. cruzi* infizierten Ratten hatten 43 Schädigungen am Herzmuskel mit Symptomen einer diffusen Myokarditis; zahlreiche Leishmania-Formen befanden sich in den Muskelfasern. Ähnliche Schäden, aber milderen Grades und mehr umschrieben lagen bei 19 von 39 infizierten Ratten einer *T. rangeli*-Infektion vor; Leishmania-Formen im Herzmuskel waren nur bei zwei Tieren zu finden.

C. Leishmania donovani LAVERAN u. MESNIL 1903, L. tropica WRIGHT 1903 und L. brasiliensis VIANNA 1911
(Viscerale, cutane und mucocutane Leishmaniase)

Die Parasiten der Gattung *Leishmania*, zu denen drei wichtige Krankheitserreger der warmen Länder gehören, leben im Menschen ausschließlich intracellulär. Sie lassen sich auf verschiedene Versuchstiere übertragen, in denen sie sich ebenfalls nur intracellulär vermehren. Es gelingt auch die Kultivierung auf künstlichen Medien, wobei ein begeißeltes Stadium, die sog. Leptomonasform, auftritt, die unter natürlichen Bedingungen in den übertragenden Insekten (Arten der Gattung *Phlebotomus*) anzutreffen ist.

Während *L. tropica*, der Erreger der cutanen Leishmaniase oder Orientbeule, hauptsächlich in Indien, im Orient und im westlichen Afrika anzutreffen ist, liegt das Hauptverbreitungsgebiet von *L. donovani*, dem Erreger der visceralen Leishmaniase oder Kala-Azar, in China, Indien, im östlichen Afrika sowie im ganzen Mittelmeergebiet. *L. donovani* ist aber auch in weiten Teilen Südamerikas verbreitet, wo — wie in Süd- und Mittelamerika — auch *L. brasiliensis*, der Erreger der amerikanischen Schleimhaut-Leishmaniase, endemisch ist. Diese letzte Species setzt sich aus mehreren Unterarten zusammen, die sich biologisch und serologisch voneinander unterscheiden lassen und verschiedene klinische Erscheinungen hervorrufen. MEDINA und ROMERO (1959) beschrieben die Subspecies *L. brasiliensis pifanoi* aus Brasilien und Venezuela; *L. b. mexicana* wurde von BIAGI (1953) gefunden. Daneben existieren noch die Unterarten: *L. b. guayanensis* FLOCH (1954) sowie *L. b. peruviana* VELEZ (1913) (PESSÔA 1961, PIFANO 1960) (Vgl. dazu ADLER 1963).

I. Morphologie und Entwicklung

Die *intracellulär* lebenden Leishmanien (Größe etwa $2-5\,\mu$) haben rundlich ovale Gestalt und besitzen neben dem Zellkern einen Blepharoplast, der für die Gruppe der Trypanosomiden (vgl. oben S. 158) charakteristisch ist. Sie halten sich vorwiegend in Endothelzellen auf und vermehren sich durch Zweiteilung. Ist eine Wirtszelle durch mehrere Teilungsfolgen von Parasiten erfüllt, so platzt sie; die freigesetzten Leishmanien dringen in andere Wirtszellen ein. Damit ist der Formwechsel der Leishmanien im Menschen bereits erschöpft (vgl. Abb. 14).

Entwicklung im Überträger: Im *Überträger* — das sind Sandmücken der Gattung *Phlebotomus* und *Sergentomyia* (DOLMATOVA et al. 1962) — erfolgt eine Umwandlung zur sog. Leptomonasform. Diese trägt eine Geißel, die von einem vorn neben dem Blepharoplast gelegenen Basalkorn ausgeht; in den Mücken wandern die Leptomonasformen zunächst darmabwärts und wieder darmaufwärts in den Pharynx, wo sie sich manchmal massenhaft aufhalten. Beim Stich vor der Blutmahlzeit werden die Leishmanien dann gleichsam in die Stichwunde erbrochen; denn sie blockieren den Oesophagus, wodurch die Sandmücken u. U. innerhalb kurzer Zeit zugrunde gehen.

Im Laufe der letzten Jahre sind mehrere Arbeiten erschienen, die durch elektronenmikroskopische Untersuchungen den Feinbau der Leishmanien genau erforscht haben (z. B. CHANG 1956, PYNE und CHAKRABORTY 1958, INOKI, NAKANISHI und NAKABAYASHI 1958). Es ist nicht möglich, auf diese Befunde im einzelnen einzugehen, jedoch wird dieses Verfahren in Zukunft gestatten, die Wirkung von Pharmamaka auf die Zelle genauer zu studieren.

Klinische Erscheinungen: Bei der *visceralen Leishmaniase* vergrößern sich Milz und Leber infolge der durch den Parasitenbefall ausgelösten Wucherung der endothelialen oder makrophagenartigen Zellen (Abb. 15); Anämie und Leukopenie sowie kontinuierliches, unregelmäßiges Fieber sind weitere typische Erscheinungen. Bei dem oft chronischen Verlauf führt die Krankheit ohne Behandlung meist zum Tode. — Die *Haut-Leishmaniase* erzeugt lokale Knoten und Ulcerationen, wobei sich die Erreger in Makrophagen und Leukocyten vermehren. Nach natürlicher Abheilung kommt es zu einer Immunität. — Bei der *amerikanischen Schleimhaut-Leishmaniase* treten erhebliche Zerstörungen der Schleimhäute an Nase, Mund und Pharynx auf, womit oft Mischinfektionen verschiedener Art einhergehen. Mit zunehmender Erforschung lokaler Krankheitsbilder hat sich jedoch das klinische Bild als so man-

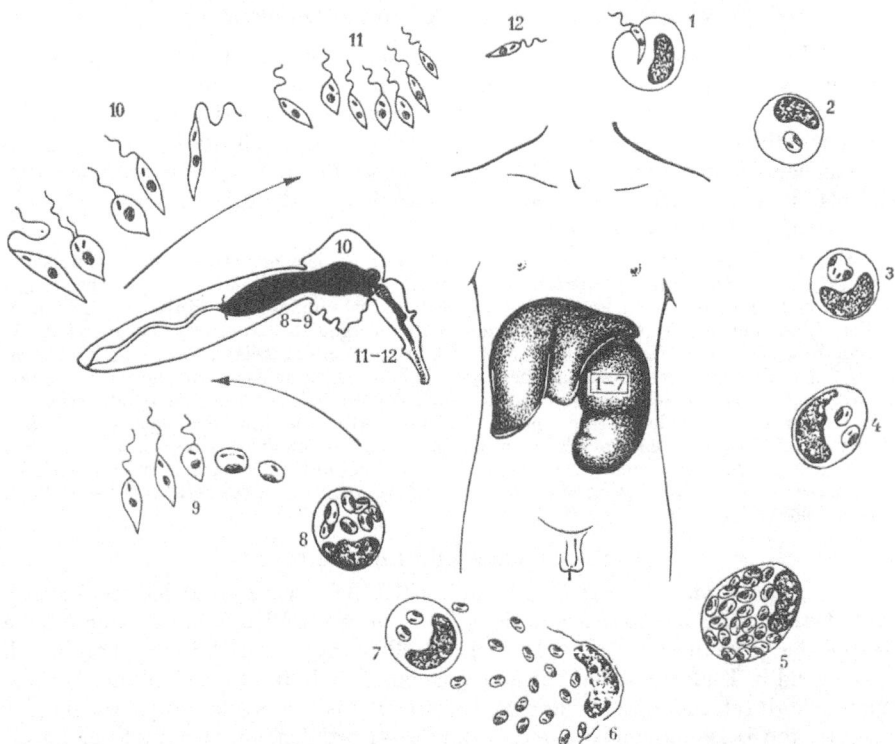

Abb. 14. *Leishmania donovani*. Entwicklungscyclus. *1* von Endothelzelle aufgenommene begeißelte (Leptomonas-) Form; *2—7* Vermehrung durch Zweiteilung und erneuter Befall von Endothelzellen und Monocyten; *8—9* Umwandlung der von Phlebotomen aufgenommenen Leishmanien im Mückenmagen zum begeißelten Stadium, das (*10—12*) wieder aufwärts in den Pharynx wandert und dann als metacyclische Form (*12*) erneut die Infektion setzt. *1—7* vorwiegend in Milz und Leber, die dadurch stark vergrößert werden. (Nach PIEKARSKI 1954)

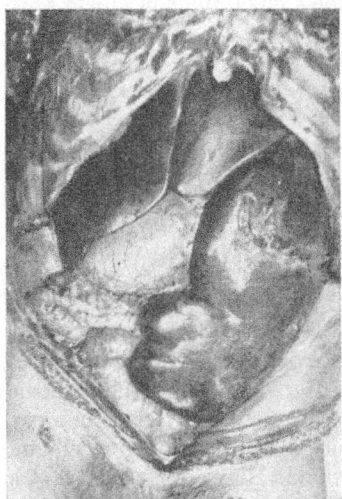

Abb. 15. *Leishmania donovani*. Kala-Azar. Situs der Bauchorgane mit starker Vergrößerung von Leber und Milz. (Nach SNAPPER 1941)

nigfaltig erwiesen, daß dafür auch verschiedene Unterarten der Species *L. brasiliensis* verantwortlich sein dürften (s. o.). Klinisch unterscheidet PESSÔA (1961) eine Schleimhautleishmaniase mit und ohne Beteiligung der Nasenschleimhaut und in beiden Gruppen zwischen benigner und maligner Form.

CONVIT (1958) berichtet von einer in Venezuela aufgetretenen Form der Leishmaniase, die in ihrem Erscheinungsbild an Lepra erinnert. CONVIT vermutet in dem Erreger, der mit 5—7 μ größer als *L. brasiliensis* ist, eine ganz neue Art, weil offenbar auch immunbiologische Unterschiede bestehen. Der Parasit ließ sich kultivieren. In experimentell infizierten Mäusen, Hamstern, Eichhörnchen und Menschen rief der Erreger typische Hautläsionen hervor.

II. Natürliches Wirtsspektrum

Das Wirtsspektrum der Leishmanien ist relativ breit, wenngleich jeweils für die einzelnen Arten sehr verschieden zusammengesetzt.

L. donovani ist im Mittelmeergebiet vor allem bei Hunden zu finden und führt zur sog. Hunde-Leishmaniase, die im typischen Falle durch Hauterscheinungen im Bereich von Augen und Nase und an der Basis der Ohren charakterisiert ist (Abb. 16). Experimentell infizierte Hunde hatten in einem von NICOLAU und PÉRARD (1936) beschriebenen Fall so stark befallene Augen, daß Blindheit eintrat.

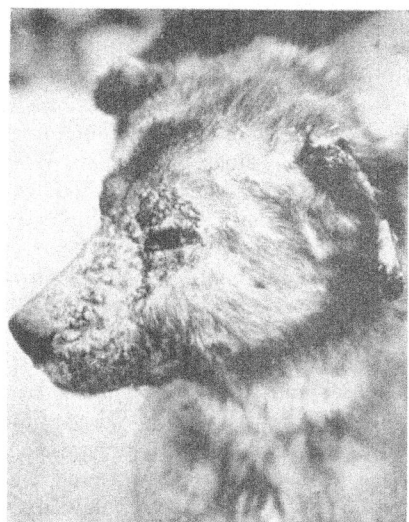
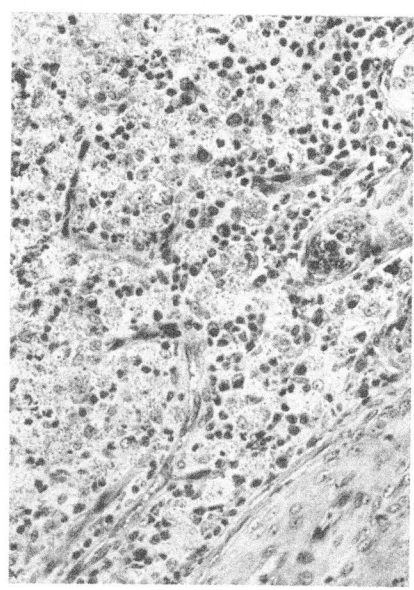

Abb. 16. *Leishmania donovani*. Hunde-Kala-Azar. Hautveränderungen am Kopf, besonders rund um die Augen und an den Ohren. (Nach SNAPPER 1941)

Abb. 17. *Leishmania donovani*. Hunde-Kala-Azar. Schnitt durch die Haut mit zahllosen Parasiten im subcutanen Gewebe. (Nach HOEPPLI aus SNAPPER 1941)

Wenn im Laufe der Erkrankung die Erreger aus dem peripheren Blut schwinden und dann die Haut befallen (Abb. 17), sind Seborrhoe, Schuppenbildung, Haarausfall, Hautschwellung, Knotenbildung und schließlich geschwüriger Zerfall der Haut (Ulcerationen) die Folge. Die Hunde fallen ferner durch starke Abmagerung auf. In den Hautknoten lassen sich die Parasiten leicht nachweisen (vgl. Abb. 18).

Die an Leishmaniase erkrankten Hunde stellen wohl in allen Teilen der Erde (Ausnahme Indien?) das Haupterregerreservoir der Kala-Azar dar, an dem sich die Phlebotomen stets neu infizieren; so z. B. auch in Venezuela, wo TORREALBA et al. (1961) von 109 untersuchten Hunden 20 infizierte fanden. Beseitigung aller Hunde in endemischen Gebieten, auch der äußerlich gesund erscheinenden, ist daher eine der wesentlichsten prophylaktischen Maßnahmen gegen die Kala-Azar. – Wilde Caniden, so in Asien der Schakal *(Canis aureus)*, in Brasilien der Fuchs *Lycopalex vetulus* – sowie besonders Hamster, aber auch manche Mäusearten, Erdhörnchen *(Xerus rutilis)* und Gerbillinen (Gattung *Tatera*) gelten als natürliche Erregerreservoire (vgl. dazu auch HEISCH et al. 1959, HOARE 1962).

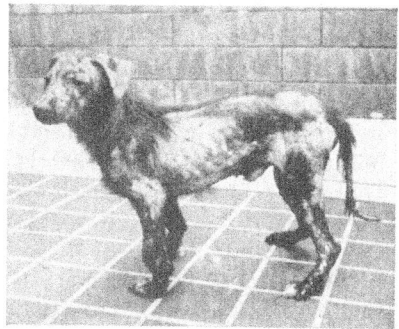

Abb. 18. *Leishmania donovani*. Hunde-Kala-Azar. (Nach SNAPPER 1941)

L. tropica ist in den endemischen Gebieten der Hautleishmaniase unter Zieseln, Gerbillinen und anderen kleinen Nagern weit verbreitet, weshalb sich die systematische Vernichtung dieser natürlichen Reservewirte im Kampf gegen die Verbreitung der Orientbeule als notwendig erwiesen hat. Nach SHEKANOV und SUVOROVA (1960) sind z. B. in Turkmenistan bis zu 35% der Wüstenmaus *Rhombomys opimus* mit *L. tropica* infiziert.

L. brasiliensis wurde bisher bei Affen, Hunden, Agutis und anderen Nagern gefunden.

Diese Art setzt sich jedoch aus mehreren Unterarten mit unterschiedlichem, natürlichen Wirtsspektrum zusammen, doch sind die bisherigen Kenntnisse darüber noch recht mangelhaft. Nach PESSÔA (1961) findet man *L. b. brasiliensis* selten im Hund, häufiger im Paca *(Cuniculus paca)*, *L. b. guayanensis* dagegen in wilden Ratten *(Proechimys, Hoplomys)*; *L. b. peruviana* hat im Hund seinen natürlichen Wirt. Bei der Unterart *L. b. mexicana* werden wildlebende Säuger verdächtigt, und von *L. b. pifanoi* sind die Erreger-Reservoire noch unbekannt. Tatsächlich fanden LAINSON und STRANGWAYS-DIXON (1962) bei einer systematischen Suche nach Erregerreservoiren für *L. b. mexicana* unter den Waldtieren von Britisch-Honduras in der Baumratte *Ototylomys* sp. ein Hauptreservoir. 6 von 13 Tieren waren natürlich infiziert. Danach folgte *Peromyscus* sp.; unter 7 Tieren war ein positives Exemplar. Schließlich erwies sich auch die dornige Taschenmaus *Heteromys* sp. (3 von 44 Tieren) als Leishmaniaträger. Es lagen stets nur kleine weißliche Bezirke am Schwanz vor, in denen Leishmanien gefunden wurden. Nach der Verimpfung dieser Parasiten auf Hamster und Mäuse traten die gleichen Erscheinungen auf wie bei einem vom Menschen isolierten Stamm. Darüber hinaus erzeugte die Verimpfung von Kulturleishmanien, aus *Peromyscus* isoliert, auf einem Freiwilligen eine typische Hautläsion mit zahlreichen Parasiten. Diese Befunde lassen erkennen, daß die Schleimhaut-Leishmaniase in Britisch-Honduras, in Guatemala und Mexiko als Zoonose angesehen werden muß. – Überträger sind auch hier Phlebotomen. Bekannt als Erregerreservoire sind Hunde, Affen, Agutis, Pacas und andere Nager (DEL PONTE 1952, FORATTINI 1960, DE ALENCAR et al. 1960).

III. Experimentelles Wirtsspektrum

Mit *Leishmania donovani* lassen sich viele Säugetiere experimentell infizieren. Bei Affen (z. B. *Macacus-*, *Hylobates-* und *Nycticebus*-Arten), Hunden, Katzen, Ratten und Mäusen verlaufen die Infektionen jedoch oft so schwach, daß diese Tiere für Modellversuche nicht sehr geeignet erscheinen (Einfluß von Protamin- und Vitaminzufuhr auf die Leishmaniasis der Maus siehe bei ACTOR und STAUBER 1959, ACTOR 1960). Wesentlich besser eignen sich hierfür Hamster, und zwar sowohl der europäische Hamster *(Cricetus cricetus)* (MAYER 1926) als auch der chinesische *(Cricetulus griseus)* (SMYLY and YOUNG 1923/24, YOUNG et al. 1923/24, SMYLY 1926, WANG 1938, 1939, 1940) und der heute als Versuchstier viel verwendete syrische Goldhamster *(Mesocricetus auratus)* (ADLER und THEODOR 1931, ADLER und TCHERNOMORETZ 1939, FULTON 1944, GOODWIN 1944, HARRISON und FULTON 1946, STAUBER et al. 1958, LUPASCO et al. 1961). Bei allen Hamstern sind besonders die für die Kala-Azar typischen Leber- oder Milzschädigungen sehr stark ausgeprägt, oft noch stärker als beim Menschen (Abb. 19). Auch die Baumwollratte *(Sigmodon hispidus)* wird verwendet (FULTON und JOYNER 1948, FULTON, JOYNER und CHANDLER 1950, FULTON und NIVEN 1951), zumal diese auch nach i. p.-Infektion mit einer Hamstermilz-Emulsion nicht eingeht.

TARTAGLIA (1960) berichtet über erfolgreiche Infektionen des Siebenschläfers *(Glis glis)* mit *L. donovani*. Die Übertragung von Blut Kala-Azar-kranker Kinder verlief negativ, doch gingen subcutan mit infiziertem Milzpunktat inoculierte Tiere nach einigen Wochen ein. Auch Infektionen mit Milz der verendeten Tiere auf andere Siebenschläfer waren erfolgreich. Ebenfalls lassen sich Eichhörnchen *(Sciurus vulgaris)* (RANQUE und FAURE 1956) mit *L. donovani* infizieren.

Beim *Kaninchen* entstehen nach intradermaler Injektion mit *L. donovani* lokale Ulcerationen der Haut (Abb. 20).

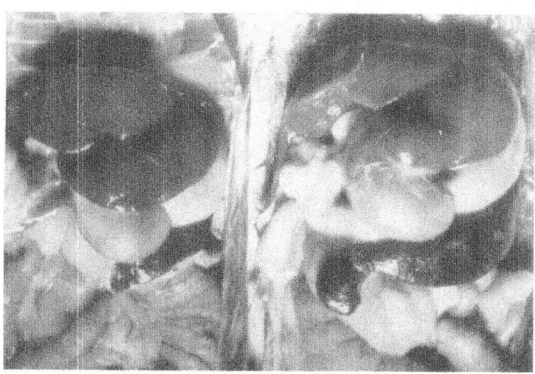

Abb. 19. *Leishmania donovani*. Bauchsitus eines infizierten Hamsters (rechts). Starke Vergrößerung der Milz und Verfettung der Leber. Links Kontrolltier. (Nach GÖNNERT, Original)

Hamster (Goldhamster etwa im Gewicht von 60–100 g), die sich auch für eine Dauerhaltung eines *L. donovani*-Stammes eignen, lassen sich sowohl intraperitoneal als auch subcutan und intrakardial leicht mit *L. donovani* infizieren. Es werden – am besten nach jeweils 6–8 Wochen – 0,2 ml einer 10%igen Milzemulsion eines

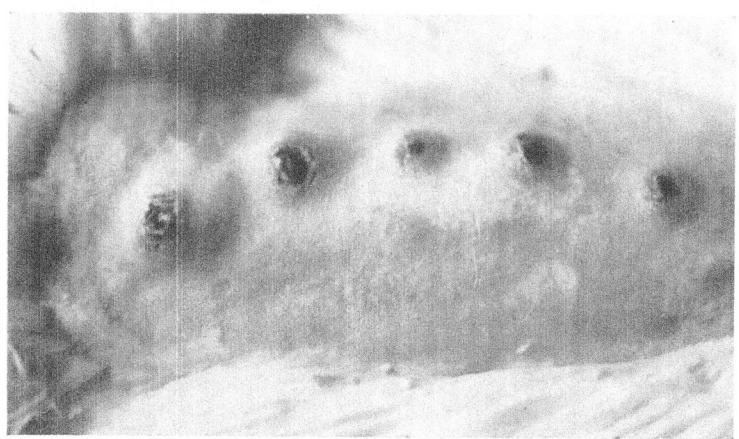

Abb. 20. *Leishmania donovani*. Intracutane lokale Infektion auf der rasierten Rückenhaut eines Kaninchens; Reaktion nach drei Wochen. (Nach WESTPHAL, Original)

8 Wochen zuvor infizierten Tieres i. p. auf neue Tiere übertragen. Die Hamster gehen an der *Leishmania*-Infektion unter dem Zeichen einer starken Infektion von Milz (Abb. 21a, b) und Leber (Abb. 22a, b) gewöhnlich innerhalb von 2–4 Monaten ein (vgl. dazu den sog. 8 Tage-Test nach STAUBER et al 1958, S. 197).

Eine ausführliche Darstellung des Infektionsverlaufes beim Goldhamster nach *intrakardialer* Inoculation beschreibt STAUBER (1955). Unter Benutzung des Khartoum-Stammes von *L. donovani*, der ständig in Hamstern gehalten wurde, erfolgte die Inoculation mit einer Milz-Suspension eines infizierten Hamsters in gepufferter Kochsalzlösung (p$_H$ 7,0). Mit Kochsalzlösung verdünnt, wurden etwa 0,1 ml der homogenisierten Milz intrakardial in den Hamster injiziert. Nach 1, 2,

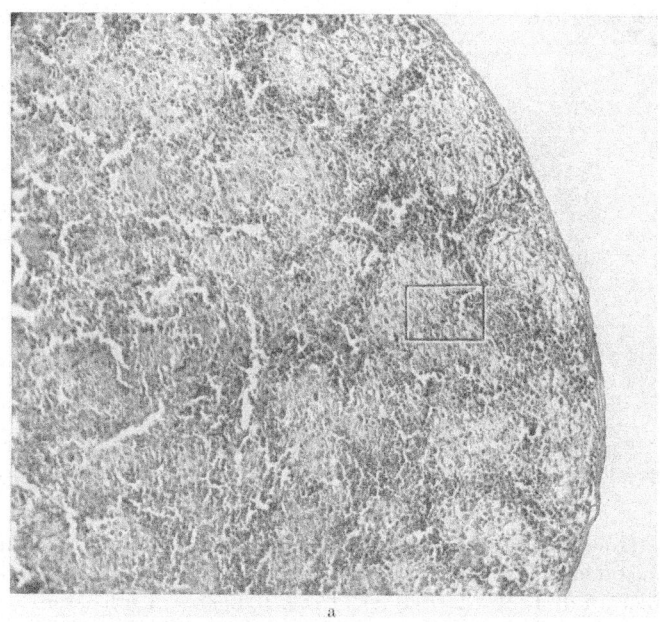

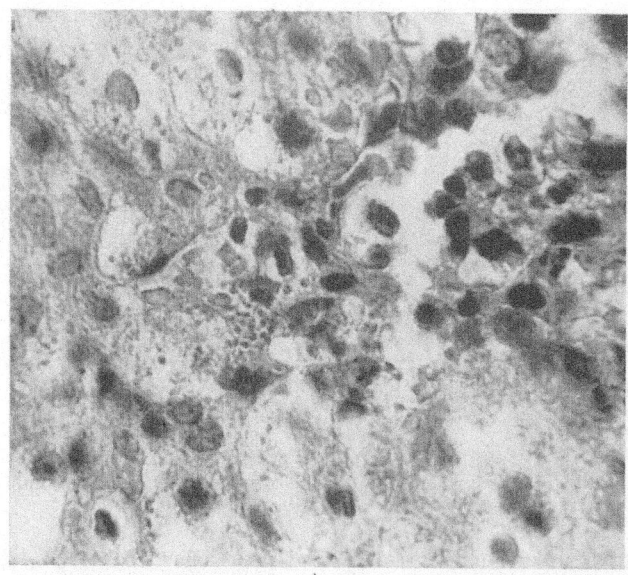

Abb. 21a, b. *Leishmania donovani*. Hamster, Milz. HE-Färbung. a Übersicht; b Endothelwucherung mit zahlreichen Leishmanien. Original

4 und 8 Std, 1, 2, 3, 8 und mehr Tagen wurden die Hamster mit Leuchtgas getötet sowie Blutausstriche und Organtupfpräparate von angeschnittener Leber und Milz angefertigt.

Die Leishmaniasis des Hamsters ist nach STAUBER (1955) durch eine relativ schnelle Vermehrung der Parasiten charakterisiert, die in den ersten 8 Tagen nach der Infektion gleichmäßig fortschreitet (STAUBER et al. 1958). Es bleibt lange Zeit

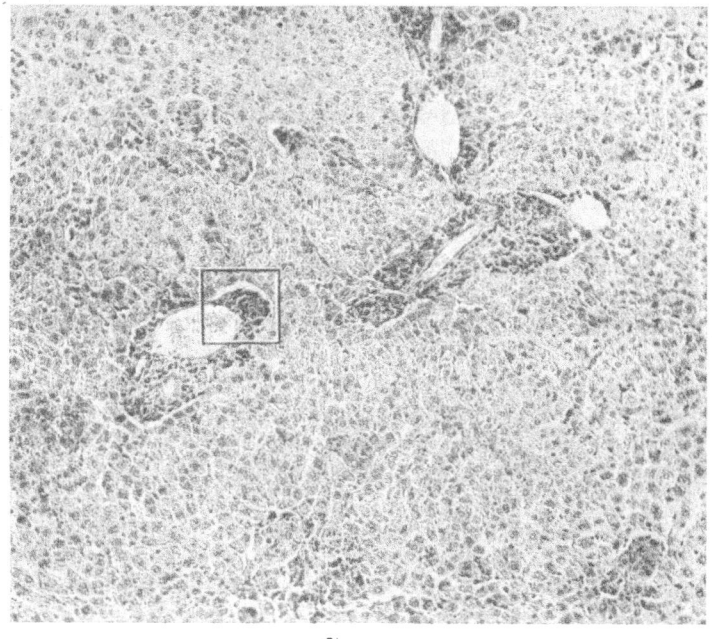

a

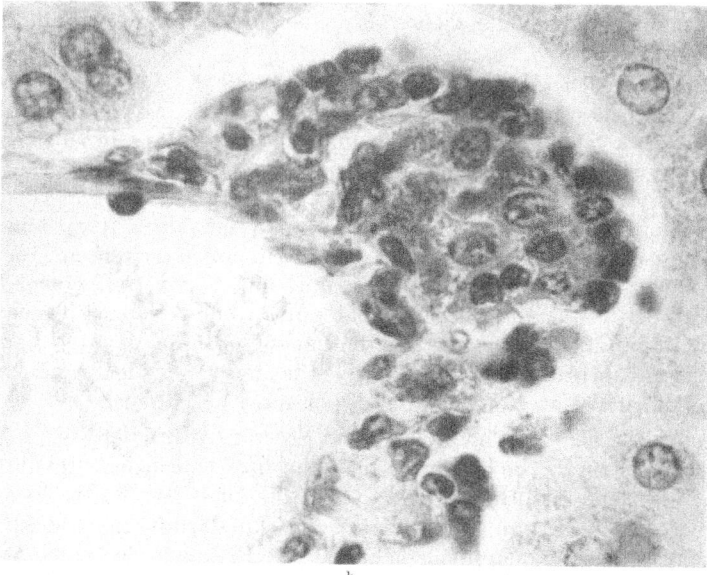

b

Abb. 22a, b. *Leishmania donovani*. Hamsterleber. Innerhalb eines periportalen Feldes erkennt man in a einige epithelioide Granulome und in b in mehreren Zellen Leishmanien (Abb. 22a 100mal; Abb. 22b 1000mal). Original

vor dem Tode ein hoher Parasitenspiegel bestehen. Die Überlebenszeit läßt sich nicht auf weniger als etwa 30 Tage verkürzen, unabhängig von der Zahl der

Parasiten, die inoculiert wurde, was darauf schließen läßt, daß eine Kumulation von Toxinen oder ein Erschöpfungseffekt durch die zahlreichen Parasiten zum Tode führt.

Die Untersuchungen über die Vermehrung der Parasiten in den einzelnen Organen läßt den Verlauf der Krankheit im Hamster verstehen. Dabei ist bemerkenswert, daß selbst bei großen Inoculations-Dosen hinsichtlich des Körpergewichtes, der Nahrungsaufnahme oder des Allgemeinbefindens in der ersten Hälfte der Krankheit wenig zu beobachten ist. Erst danach zeigen sich klinische Erscheinungen, die dann sehr schnell an Stärke zunehmen, bis der Tod eintritt. Hier besteht offenbar eine gewisse Parallele zum Menschen, bei dem meist ebenfalls eine relativ lange Inkubationszeit besteht. Die Leber weist ausgedehnte fettige Degenerationen auf.

Auf die Wirkung der Leishmanien auf die Nebennieren ist mehrfach hingewiesen worden (vgl. Beziehung zur Pigmentbildung beim Menschen). Sie ist auch von STAUBER unter Anwendung histo-chemischer Methoden untersucht worden. Es hat sich unter der Infektion die Verteilung der Alkaliphosphatase und der Lipide verschoben und zu einer Akkumulation von Neutralfetten, Phospholipiden und ungesättigter Glycerine, Cholesterol in den Nebennierenrindenzellen geführt. Die stärksten Veränderungen erfolgten in der Zona fasciculata. Beim normalen Hamster fehlen dagegen in der Nebenniere histo-chemisch nachweisbare Lipide.

Im allgemeinen werden in der Nebenniere relativ wenige Parasiten und diese erst spät gefunden. Der „Stress", der zu den beschriebenen Veränderungen führt, ist meist von allgemeiner Natur und steht mit der relativen Dichte der Leishmanien in der Milz in Beziehung. Cortison-Gaben wirken sich für den Wirt nicht ungünstig aus. Die Zeit bis zum Tode wird durch Injektion relativ großer Dosen des Hormones nicht verkürzt, wenn es über Wochen gegeben wird. Die Zahl der Parasiten in der Milz ändert sich nicht, aber eine Splenomegalie wird unterbunden (STAUBER 1955).

Mäuse lassen sich auf verschiedenem Wege mit *L. donovani* infizieren. Die Parasiten findet man in Milz, Leber und Knochenmark, wo sie meist in geringer Anzahl und zu variablen Zeiträumen anzutreffen sind. Es kommt zu einer begrenzten Hyperplasie des RES, aber nur selten zu histopathologischen Veränderungen, die denen bei der Kala-Azar vergleichbar wären (PHILIPPE und CHADLI 1961). Mäuse können nach den Untersuchungen von CAPPUCCINO (1959) eine gewisse Immunität gegen eine Neuinfektion mit Leishmanien erwerben. Die Autorin infizierte Mäuse zweier verschiedener Stämme mit *L. donovani* vom Khartoum-Stamm intraperitoneal und 30 Tage später intravenös. Nach 8 Tagen kam die erworbene Immunität in einer niedrigeren Parasitenzahl in Milz und Leber als bei Kontrolltieren zum Ausdruck. Zwischen den beiden verwendeten Mäusestämmen bestanden keinerlei Unterschiede hinsichtlich ihres Verhaltens.

L. tropica läßt sich experimentell auf der Schwanzwurzel der weißen Maus vermehren, wenn man z. B. die Epidermis des Schwanzes skarifiziert und die Leishmanien in die so vorbereitete Haut injiziert (Abb. 23). Diese Art der Infektion ist aber nicht immer erfolgreich, zumal die Gefahr von Sekundärinfektionen besteht; dann aber haften die Leishmanien nicht mehr. MAYER, LAAS und SONNENSCHEIN (1934) konnten bei den Schwanzwurzel-infizierten Mäusen nach der vierten Passage auch in Leber und Milz einen starken Leishmanienbefall feststellen. Nach der Schwanzwurzelinfektion entwickelt sich dort zunächst ein kleiner Knoten, dann eine Erosion und schließlich eine Ulceration der Haut. PERSHIN und MOSKALENKO (1962) empfehlen als optimale Infektionsdosis für chemotherapeutische Versuche

250000 Leishmanien pro Versuchstier. Die Verabreichung der zu testenden Präparate soll vor dem Eintritt einer Sekundärinfektion erfolgen.

Nach intraperitonealer Infektion der Maus mit Kulturformen von *L. tropica* befallen die Parasiten Knochenmark, Milz und Leber. Bei subcutaner Inoculation jedoch wird nur die Haut betroffen. PHILIPPE und CHADLI (1961) vermuten aber, daß der Befall der Haut der allgemeinen Generalisation nur vorausgeht. Tatsächlich sind die histopathologischen Veränderungen, die durch die beiden *Leishmania*-Arten hervorgerufen werden, sehr ähnlich, doch sind Mäuse für *L. tropica* anfälliger als für *L. donovani*.

KELLINA (1962) beschreibt die unterschiedlichen lokalen Reaktionen nach Infektionen mit virulenten und avirulenten Stämmen von *L. tropica* bei intradermaler Injektion der Maus. Nach Inoculation von Kultur-Leishmanien (Leptomonas-Form) werfen die Parasiten ihre Geißel ab und nehmen innerhalb der ersten 24 Std rundliche Gestalt an. Nach anfänglichem Zerfall zahlreicher Erreger tritt an der Injektionsstelle nach etwa 3 Tagen eine celluläre Infiltration auf mit starker Vermehrung der überlebenden Parasiten an der Oculationsstelle. Nach anfänglich gleichem Verhalten aller Stämme werden bei einem virulenten Stamm die Erscheinungen nach 7—10 Tagen stärker. Es entsteht ein typisches *Leishmania*-Knötchen

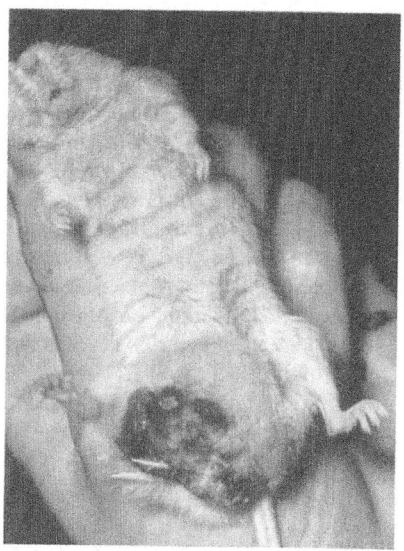

Abb. 23. *Leishmania tropica*. Schwanzwurzelinfektion der Maus (anomal großer Infektionsbereich). (Nach WESTPHAL, Original)

in der Haut, das zahlreiche Parasiten enthält. Bei avirulenten Stämmen tritt nur eine schwache, makroskopisch nicht wahrnehmbare Infiltration auf, die 7—8 Tage bestehen bleibt, dann aber schließlich völlig verschwindet.

Auch für den Tierversuch mit *L. brasiliensis* läßt sich die weiße Maus verwenden (ERCOLI 1961) sowie nach FULLER und GEIMAN (1942) das texanische Erdhörnchen *(Citellus tridecemlineatus)*, wohingegen Goldhamster nach Versuchen der gleichen Autoren nicht geeignet erscheinen.

ERCOLI (1961) infizierte Mäuse in die Rückenhaut im Bereich der Schwanzwurzel mit einem Stamm von *L. brasiliensis*, der von einem Patienten stammte und dauernd auf Mäusen gehalten worden war. Er injizierte zunächst 0,1 ml Exsudat aus einer stark infizierten Läsion in den Bereich der Schwanzwurzel. Später wurde dann noch eine Suspension von zerkleinerten Leishmania-Knötchen eingespritzt. An den Hautläsionen ließ sich das Krankheitsbild verfolgen. Deutliche Hautschäden entwickelten sich erst innerhalb einiger Monate, bei 3 Tieren sogar erst nach fast einem Jahr. Bei chemotherapeutischen Versuchen erwiesen sich allein Glucantime als wirksam (vgl. dazu bei *L. enriettii* S. 200ff).

VAVILOVA (1960) infizierte *Hunde* mit Erregern der beiden Typen von Hautleishmaniase, der trockenen oder städtischen („urban") *(L. tropica tropica = L. t. minor)* und der feuchten oder ländlichen („rural") *(L. tropica major)*-Form. Ebenso wie beim Menschen hielt die feuchte Form länger an als die trockene. Die Leishmanien können immer bis zu den regionalen Lymphknoten vordringen und bleiben noch längere Zeit in der Haut, aber der klinische Prozeß ist damit offensichtlich zu Ende.

Leishmania enriettii Muniz und Medina 1948:

Ähnliche Schleimhautläsionen, wie sie *L. brasiliensis* beim Menschen hervorruft, werden durch die für den Menschen nicht pathogene südamerikanische Art *L. enriettii* Muniz und Medina 1948 beim Meerschweinchen erzeugt (Demina und Kellina 1959).

Diese Art läßt sich leicht auf Nährböden (s. S. 204) kultivieren und auf Meerschweinchen übertragen. Dadurch eignen sich diese Parasiten auch zur Prüfung von *Leishmania*-wirksamen Heilmitteln, worauf auch Ercoli und Fink (1962) hinweisen; sie beobachteten bei ihren chemotherapeutischen Versuchen bemerkenswerte Parallelen zwischen *L. enriettii* und *L. brasiliensis* in Mäusen (vgl. auch Ercoli und Fink 1961). Subcutane Inoculation führt zur Erkrankung der Meerschweinchen. Wie Muniz und Medina (1948) feststellten, erkranken dagegen Rhesusaffen, Hamster, Hunde, weiße Ratten und Mäuse trotz starker Infektionsdosen nicht. Nur ein Hamster *(Mesocricetus auratus)* und ein junger Hund wiesen Hautschäden auf, die aber gering und rückläufig waren. Das sog. brasilianische Opossum *(Cavia aperea)* — eine dem Meerschweinchen nahe verwandte Species — ließ sich auch nicht infizieren. Andererseits ist das Meerschweinchen für *L. tropica* und *L. donovani* nicht empfänglich.

Als bemerkenswertes Merkmal der *L. enriettii*-Infektion des Meerschweinchens bezeichnen Torres et al. (1948) die Ausbildung von Granulomen, die sich besonders aus Histiocyten und Makrophagen zusammensetzen, die viele Parasiten beherbergen. Charakteristisch ist ferner die Bereitschaft und Schnelligkeit, mit der diese

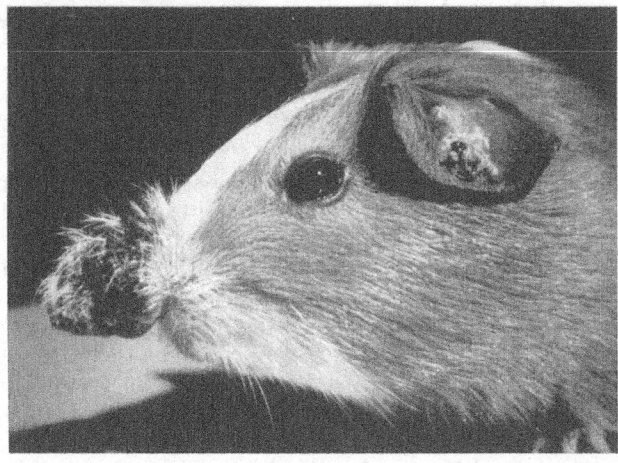

Abb. 24. *Leishmania enriettii*. Starke Läsionen an Nase und Ohr bei infiziertem Meerschweinchen. (Nach Kretschmar, Original)

Zellen in Fibroblasten umgewandelt und dann als Fibrome oder Spindelzell-Sarkome gedeutet werden, Pseudo-Neoplasmata, wie Torres et al. (1948) diese Granulome nennen (eine Kennzeichnung, die — wie H. H. Scott richtig bemerkt — vermieden werden sollte).

Durch intradermale oder subcutane Inoculation von Kultur-Leishmanien entstehen Hautläsionen, die zahlreiche Parasiten enthalten; daneben treten metastasierende Hautveränderungen an verschiedenen Körperteilen auf. Es stellt sich auch Befall der unverletzten Haut — ähnlich wie bei der Hundeleishmaniase *(L. donovani)* — ein. Übertragung von Kulturleishmanien oder von infiziertem Meerschweinchengewebe auf Säuglingsmäuse führte nur zu einer vorübergehenden

Infektion. Die Parasiten befielen Makrophagen und Fibroblasten im subcutanen Bindegewebe. Nur in einem Falle waren sie auch in der Milz nachzuweisen (ADLER und HALFF 1955).

Nach intradermaler Inoculation von *L. enriettii* in das äußere Ohr des Meerschweinchens treten Hautläsionen an den Füßen, Nase, Nasenschleimhaut, am Skrotum und Augenlid auf (Abb. 24, 25). Die Parasiten werden allem Anschein nach mit dem Lymphstrom von der Inoculationsstelle zu einem Lymphknoten der Parotisgruppe fortgetragen, wo sie aufgehalten und abgetötet werden. Die entlegenen Herde an den Füßen entstehen durch Parasiten, die vom Blutstrom zu den Extremitäten verschleppt werden. Hier findet man sie im Knochenmark, wo sie stets sehr zahlreich sind. Von hier aus kommt es zu weiterem Befall der Lymphknoten, die hyperplastisch werden und Parasiten beherbergen, bevor die Schädigungen klinisch feststellbar werden.

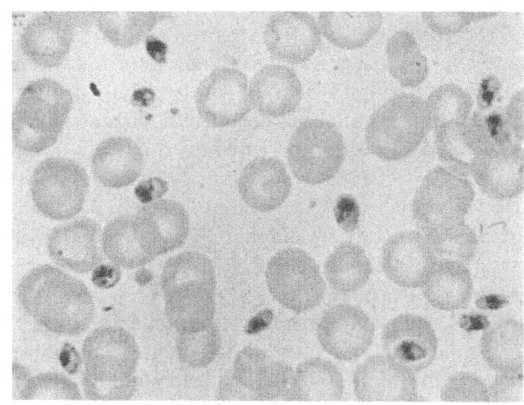

Abb. 25. *Leishmania enriettii*. Tupfpräparat einer Läsion beim Meerschweinchen (1000mal). (Nach KRETSCHMAR, Original)

L. enriettii wurde von COUTINHO (1955) in Meerschweinchenpassagen und auch in vitro auf NNN-Nährboden gehalten. In seinen pathologischen Auswirkungen ähnelt es *L. brasiliensis* und *L. tropica*. Hinsichtlich seiner Reaktion auf Chemotherapeutica verhält sich *L. enriettii* ähnlich wie *L. donovani*. Meerschweinchen, die eine *L. enriettii*-Infektion überstanden haben — durch Spontanheilung oder durch medikamentöse Behandlung —, erwerben gegen eine Neuinfektion eine Immunität (vgl. auch bei DEMINA und KELLINA 1959). Dagegen entsteht durch Vaccination mit Hitze-abgetöteten Kulturformen nur eine unvollständige Immunität. COUTINHO infizierte 68 Meerschweinchen mit einer Leishmanien-Suspension aus den Geschwüren infizierter Meerschweinchen. Bei 98,5% der Tiere ging die Infektion an, und zwar nach einer Inkubationszeit von 4—44, durchschnittlich 14 Tagen. Die Erkrankung verlief schwer oder zeigte keine Neigung zur Spontanheilung. 35 andere Tiere infizierte COUTINHO mit Kulturformen (Leptomonas-Form). Hier bekamen 85,7% eine Infektion; die Inkubationsdauer betrug 13—97, durchschnittlich 18 Tage, und die Krankheit nahm einen gutartigen Verlauf mit 30% Spontanheilungen. 14 Meerschweinchen wurden mit abgetöteten Kulturformen von *L. enriettii* und 17 mit solchen von *L. brasiliensis* geimpft. Diese beiden Versuchsgruppen wurden nach 30 Tagen mit Gewebeformen von *L. enriettii* infiziert. Die mit *L. enriettii* vorbehandelten Tiere bekamen alle nur eine *leichte Infektion* mit 57,1% Heilungen; von den 17 mit *L. brasiliensis* geimpften Tieren erkrankten 14. COUTINHO infizierte auch 10—30 Tage alte Jungtiere von infizierten Müttern; sie verhielten sich nach Inoculation von Gewebeformen der Art *L. enriettii* wie die mit abgetöteten Kulturformen vorbehandelten Meerschweinchen.

Leishmania adleri HEISCH 1958: Mit *Leishmania adleri* aus Eidechsen *(Latastia sp.)* entdeckte HEISCH (1958) in Kenya eine neue *Leishmania*-Art, die er zunächst auf NNN-Nährboden zu kultivieren vermochte (Überträger vermutlich *Phlebotomus clydei*). Bemerkenswert erscheint die Beobachtung, daß diese Art nur aus Herzblut durch Kultur isoliert werden konnte (vgl. dazu *L. enriettii* oben), jedoch weder im Blut noch in Organausstrichen, noch im Schleim aus der Kloake der Eidechsen mikroskopisch gefunden werden konnte. Diese Art ließ sich jedoch intrakardial auf Eidechsen verschiedener Herkunft übertragen. (Es sei erwähnt, daß sich die Arten *L. tropica* und *L. donovani* in Eidechsen nicht vermehrten!)

Erfolgreich vermochte ADLER (1962) auch junge und erwachsene Hamster sowie junge Mäuse intraperitoneal und intrasplenikal mit *L. adleri* zu infizieren, jedoch waren die Erreger nur kulturell nachweisbar. Nur bei 19 von 71 Säuglingsmäusen (1—8 Tage alt) waren auch mikroskopisch 10 Tage nach Inoculation — jedoch nicht später — Parasiten zu entdecken. — Mit gewissem Erfolg gelang auch die Übertragung auf den Menschen, als MANSON-BAHR und HEISCH (1961) freiwillige Personen mit 5 Tage alten Kulturen von *L. adleri* infizierten. Nach intradermaler und subcutaner Injektion entwickelten sich Knötchen, die nach einer Woche bereits kleiner wurden, doch blieb etwa über einen Monat lang eine verhärtete Hautpartie bestehen. Diese Beobachtung gewinnt vielleicht allgemeinere Bedeutung, weil Einwohner im Gebiet von Kenya, die keine Kala-Azar durchgemacht hatten, vielfach positive Leishmanin-Haut-Reaktionen aufwiesen. Man vermutet, daß diese auf latente Infektionen mit primär tierischen *Leishmania*-Arten zurückgehen.

Prüfung von Arzneimitteln: Zur Prüfung von Medikamenten im Hamstertest *(L. donovani)* wird im allgemeinen 4 Wochen nach der Infektion mit der Therapie begonnen, doch bedeutet Überleben der Tiere nicht, daß auch Parasitenfreiheit bestehen muß. Deshalb ist es notwendig, Milz und Leber nach etwa $1^1/_2$, 3 und 6 Monaten — also wiederholt — nach der Behandlung auf Parasitenfreiheit zu prüfen. Dabei reicht es nicht aus, Organausstriche nach Giemsa-Färbung mikroskopisch zu studieren. Vielmehr gelingt der Nachweis einer chemotherapeutischen Wirkung auf die Leishmanien nach GERMUTH et al. (1950), am besten durch eine gezielte Milzpunktion mit Hilfe einer feinen Kanüle durch einen abdominalen Hautschnitt. Mit dem gewonnenen Material wird dann eine Blutagar-Kultur angelegt. Kulturen aus Milzstücken, zermahlener Milz oder Leber ergeben meist schlechteres Wachstum. Selbst ein geringer Parasitenbefall läßt sich noch durch sechswöchige Kultivierung bei 22° C nachweisen. Nach Ansicht der Autoren gilt bereits ein einmaliger negativer Kulturversuch mit dem Milzpunktat „mit 80—85% Zuverlässigkeit" als Kriterium für die Heilung des Versuchstieres. Im Hinblick auf die lange Wirkungszeit der — meist antimonhaltigen — Medikamente soll erst 6 Wochen nach Beendigung der Behandlung mit den oben beschriebenen Testversuchen begonnen werden.

Medikamentöse Behandlung beseitigt die Parasiten oft nicht vollständig, sondern unterdrückt nur ihre Vermehrung. POUL und PALLAS (1962) z. B. hatten mit *L. donovani* infizierte Hunde mit Methylglucamin (Glucantime) behandelt, die daraufhin klinisch vollkommen gesundeten und z. T. noch nach 8 Monaten im Sternalmark, im Kulturversuch, sowie serologisch negativ waren. 12—14 Monate nach der Behandlung rief jedoch die Übertragung von Lymphknotengewebe dieser Tiere auf den Hamster bei diesem eine *Leishmania*-Infektion hervor. Danach können offenbar äußerlich geheilte Hunde dennoch eine gefährliche Infektionsquelle darstellen.

Für die routinemäßige Prüfung von Medikamenten empfehlen STAUBER et al. (1958) den sog. 8 Tage-Test. Er baut auf der Tatsache auf, daß beim Goldhamster (auch bei der Maus) nach intrakardialer Inoculation einer Suspension von *L. donovani* von einem infizierten Tier ein ständiger Anstieg der Parasitenzahl in der Milz und Leber über mehrere Tage zu beobachten ist. Die Autoren haben festgestellt, daß nach Inoculation von 10 Millionen Parasiten in 0,1 ml Organsuspension direkt in das Herz des Hamsters regelmäßig innerhalb einer Stunde Parasiten in bestimmbarer Anzahl in der Leber auftreten. 24 Std nach der Inoculation beginnen die

Autoren mit der Behandlung; die therapeutische Dosis wird in Abhängigkeit vom Körpergewicht einmal täglich über 6 Tage gegeben – meist i. p. Am 8. Tage werden die Tiere getötet und anhand von Organ-, Abdruck- oder Ausstrich-Präparaten von Leber und Milz die vorliegenden Parasiten gezählt. Kontrollen werden von unbehandelten Tieren nach 1–2 Std sowie 4 Tagen nach der Inoculation durchgeführt (vgl. auch CAPPUCCINO und STAUBER 1959).

Bemerkenswert ist die Beobachtung von ERCOLI (1961), daß die Leishmanien ihre Gestalt unter der Wirkung von fünfwertigen Antimonpräparaten verändern (Verlust des Blepharoplast, Abkugelung, cytoplasmatische Granula).

IV. Konservierung durch tiefe Unterkühlung

Mit *L. donovani* infizierte Hamsterorgane können nach WEINMAN und MCALLISTER (1947) bei $-70°C$ über 276 Tage gehalten werden. Die gleichen Autoren konservierten Kulturformen von *L. tropica* 794 Tage lang bei $-70°C$, nachdem sie diese zunächst langsam auf $-15°C$ abgekühlt hatten.

V. Kulturverfahren in vivo (Eihautkultur)

Der erste Versuch, embryonierte Hühnereier zur Kultivierung von *Leishmania*-Arten zu verwenden, geht auf GEIMAN (1940) zurück. Er beimpfte die Chorio-Allantoisflüssigkeit von 5–9 Tage alten Embryonen mit *L. tropica* und fand 3 bis 5 Tage danach zahlreiche, lebhaft bewegliche Leptomonas-Formen. Ein Befall der Eimembranen oder der Blutgefäße des Embryos blieb aus. – Ähnliche Versuche mit *L. brasiliensis* verliefen negativ.

Spätere Inoculations-Versuche von RODHAIN und VAN DEN BERGHE (1943) sowie von BAHRAMY (1943), JONES, RAKE und HAMRE (1944), WALLACE und HAMILTON (1946), TRINÇÃO (1948), OBERLING und ANSARI (1951) waren erfolgreich. Dabei wurden sowohl *L. donovani*, *L. tropica* wie *L. brasiliensis* verwendet. Meist wählten die Autoren dazu die Chlorioallantoismembran oder die Dottersackinfektion.

In ähnlicher Weise wie bei *Trypanosoma cruzi* (vgl. S. 187) versuchten BAHRAMY (1943) und MANSO-SOTO et al. (1950), auch Leishmanien bei Bruttemperaturen zwischen 23 und 28°C im Dottersack zu kultivieren, wie es auch JONES, RAKE und HAMRE (1944) empfahlen. Die Sterblichkeit der Embryonen liegt während der ersten 5 Tage nach der Inoculation in den Dottersack bei etwa 94%. Bei höheren Temperaturen (um 36,5°C) ist zwar die Überlebenszeit der Embryonen höher, aber es treten dann Schwierigkeiten beim Übertragen der Leishmania-Form von Embryo zu Embryo auf. Andererseits betonen OBERLING und ANSARI (1951), daß die Leptomonasformen von *L. tropica* sich sehr gut im Eiweiß von frischen, nicht bebrüteten Eiern vermehren und in angebrüteten Eiern auch dann noch weiter entwickeln, wenn der Embryo – bei 25°C gehalten – abstirbt.

Aus allen diesen und weiteren gleichartigen Beobachtungen ergibt sich, daß sich die intracelluläre Form der *Leishmania*-Arten grundsätzlich in den Zellen der Embryonalhüllen des Hühnchens aufhalten kann, doch darf daran gezweifelt werden, daß eine Invasion des Gewebes des Embryos auch immer tatsächlich erfolgt (PIPKIN 1960).

VI. Kulturverfahren in vitro

a) Gewebekultur

In *Gewebekulturen* lassen sich neben den begeißelten Stadien auch die intracellulären, unbegeißelten Formen zur Vermehrung bringen (HAWKING 1948).

DEGTYAREVA und SASUCHIN (1959) strebten bei der Gewebekultur an, die intracellulären Leishmania-Formen von *L. tropica* zu züchten. Drei verschiedene Gewebe benutzten sie dazu: 1. Muskulatur von Hühnerembryonen; 2. He-La-Zellen und 3. SOTS, einen aus Affenherzen isolierten Zellstamm. Als Nährmedium diente im 1. Fall eine Mischung von 40% Hanks Lösung, 40% Rinderfruchtwasser und 20% Rinderserum; im 2. Fall 40% inaktiviertes Menschenserum und 60% Hanks Lösung; im 3. Fall 85% Medium Nr. 199 (nach MORGAN et al. 1950[1]) und 15% Rinderserum. Diese Kulturböden wurden mit Leptomonas-Formen von *L. tropica* aus NNN-Agar beimpft und bei 37°C gehalten. In allen Fällen befielen die Flagellaten die Wirtszellen, wo sie zur Leishmania-Form wurden und sich durch Zweiteilung vermehrten. Nach etwa 3 Tagen zeigten die Wirtszellen Zerstörungen, und die eingeschlossenen Leishmanien degenerierten.

b) Künstliche Nährböden

Alle drei *Leishmania*-Arten lassen sich relativ leicht in vitro auf künstlichen Nährböden züchten. Dabei entstehen im Nährmedium die gleichen begeißelten sog. Leptomonas-Formen, die sich auch in den übertragenden Insekten (Phlebotomen oder Sandmücken) bilden. Als bevorzugter Nährboden gilt der sog. NNN-Agar, eine von NICOLLE (1908) entwickelte Abart des Nährbodens nach NOVY und MAC-NEAL. Die Grundzusammensetzung des NNN-Agars besteht aus 900 g Wasser, 14 g Agar und 6 g Kochsalz. Hiervon werden 3–4 Teile mit 1 Teil Kaninchen-, Hunde- oder Pferdeblut bei 50–55°C gemischt. – Dann wird, wie beim NN-Agar, auf Reagenzgläser abgefüllt; man läßt schräg liegend erstarren, und stellt dann bei 37°C zur Kondenswasserbildung senkrecht auf. Dieses wird beimpft! Die Kultur-Temperatur soll 20–25°C betragen.

CHANG (1948) empfiehlt ein Agar-freies Kulturmedium, das aus zwei Grundlösungen zusammengesetzt wird: 20 ml 1,5%iges Kaliumchlorid und 2 g Glucose werden in 980 ml 0,9%ige Kochsalzlösung gegeben und dann im Autoklaven sterilisiert (Lösung I). Die Lösung II besteht aus 100 ml Kaninchenserum, 50 ml Rinderleberextrakt (wozu 500 g Leber zerkleinert und in 1 l schwachsaurem Leitungswasser gedämpft und die Brühe dann filtriert wird), 2 g Pepton in 10 ml Aqua dest. gelöst, und 40 ml Hämoglobinlösung (= 1 Teil defibriniertes Kaninchenblut und zwei Teile Aqua dest.). Diese Lösung II wird zentrifugiert und der p_H-Wert vor der Filtration mit Hilfe eines Seitz-Filters auf 8–8,2 eingestellt. Man mischt dann 30 ml der Lösung I mit 6 ml der Lösung II und verteilt das Gemisch auf Reagenzgläser.

Für *Leishmania donovani* (und *Trypanosoma cruzi*) empfiehlt HOREN (1960) einen modifizierten halbfesten Blutagar nach WENYON (1926): 2 g Bacto-Agar und 8,5 g Kochsalz werden in 1000 ml kochenden Aqua dest. gelöst und je 100 ml in etwa 240 ml fassende Flaschen abgefüllt. Diese werden im Autoklaven bei 1 atü Druck und 118°C für 15 min sterilisiert und danach wieder abgekühlt. Zu je 100 ml auf 45–50°C erwärmte Stammlösung werden 10–20 ml steriles Kaninchenblut gegeben. Das Blut muß gründlich gemischt werden, bis eine gleichmäßige Suspension entsteht. Je 10 ml davon werden steril in Reagenzröhrchen abgefüllt und zur Prüfung der Sterilität für 24 Std bei 37°C in den Brutschrank gestellt. Beimpfte Kulturen werden bei Zimmertemperatur (etwa 25°C) gehalten. Die Parasiten konnten ohne Mediumwechsel über 9–11 Monate, eine *L. donovani*-Kultur sogar 30 Monate, lang gehalten werden. Diese Kultur verbindet den Vorteil einer relativ einfachen Zubereitung mit dem der seltenen Überimpfung, die in der Praxis alle 2–3 Monate erfolgen soll.

---

[1] Proc. Soc. Exper. Biol. Med. **73**, 1 (1950).

Bei *L. donovani* ist es ratsam, zur Anlage der Kultur Punktate aus Milz, Leber, Knochenmark oder Drüsen zu verwenden; mit einigen Tropfen Blut ist der Erfolg jedoch fraglich.

Zur Kultivierung von *L. tropica* empfiehlt SENEKJI (1939) folgendes Medium: Zu 50 g Bacto-Rindfleisch fügt man 1000 ml Aqua dest., hält diese Mischung für 1 Std bei 50° C und erhitzt dann für 5 min auf 80° C. Nach 24stündiger Aufbewahrung im Kühlschrank wird filtriert und 20 g Neopepton („Difco"), 5 g Kochsalz und 20 g Agar (Nobel) zugesetzt. Nach Einstellung des p_H-Wertes auf 7,2 bis 7,4 gibt man je 1,5 ml in Reagenzgläser und je 30 ml in Blake-Flaschen[1] mit Metallschraubverschluß und sterilisiert im Autoklaven. Bei 55° C wird dem flüssigen Agar defibriniertes Rattenblut zugesetzt, und zwar jeweils Mengen von 15% des Mediums. Zur besseren Verteilung des Blutes dreht man die Gefäße vorsichtig zwischen den Händen, vermeide jedoch dabei ein Schäumen des Blutes. Röhrchen und Flaschen läßt man in schräger Haltung erstarren und bebrütet sie über Nacht bei 37° C zur Prüfung auf Sterilität und zur Bildung von Kondenswasser. Die Reagenzgläser verschließt man mit genau passenden Gummistopfen. Hat sich kein Kondenswasser gebildet, gibt man noch ein oder zwei Tropfen Kochsalzlösung hinzu; nach einmonatiger Haltung empfiehlt sich dieses immer.

Das Material zur Beimpfung des Nährbodens mit *L. tropica* entnimmt man nicht aus der offenen Orientbeule, sondern sticht vielmehr mit einer Injektionsnadel durch die gesunde Haut in den Rand des Ulcus in die Tiefe. Der erste austretende Blutstropfen ist im allgemeinen sehr reich an Parasiten. Man saugt ihn mit steriler Pasteurpipette auf und beimpft damit sofort, ehe das Blut gerinnt, das Kondenswasser des Kulturröhrchens; zweckmäßigerweise werden mehrere Röhrchen beimpft (Zuchttemperaturen zwischen 18° und 22° C). Nach dem vierten Tag findet man meist schon zahlreiche lebhaft bewegliche Leptomonas-Formen. Mit steriler Pasteurpipette legt man alle 10 Tage Subkulturen an. Auf der schrägen Oberfläche des Agars findet man auch Leishmanien, jedoch hier in stecknadelkopfgroßen Kolonien.

Derartige Kolonien verwendet man zur Beimpfung des Kondenswassers in den Kulturflaschen und lagert die Flaschen schräg. Nach 3—5 Tagen haben sich Kolonien gebildet (etwa 5 mm im Durchmesser) die anfangs durchsichtig, später weiß erscheinen. Aus ihnen gewinnt man sphärische, fast unbewegliche Leishmanien von 20 μ Durchmesser und aus dem Kondenswasser die sehr beweglichen Leptomonas-Formen. Ein Zusatz von antifungalen Antibiotica verhindert nach McMILLAN (1960) im Gegensatz zu Penicillin und Streptomycin das Wachstum der Leptomonas-Formen von *L. donovani*.

Die Leptomonas-Formen lassen sich — wie auch bei der natürlichen Übertragung durch die Sandmücke — experimentell erfolgreich auf Versuchstiere überimpfen. Es muß jedoch damit gerechnet werden, daß die Virulenz der Parasiten bei längerer Züchtungsdauer zurückgeht. Je jünger die Kultur, desto höher die Infektiosität. ADLER (1961) infizierte 3 Hamster intrasplenikal mit einem *L. donovani (infantum)*-Stamm, der 27 Jahre vorher in Malta isoliert und dauernd kultiviert wurde. Erst 8 Monate nach der Inoculation wurden die Tiere positiv. 2 andere Stämme (27 und 23 Jahre gehalten) erwiesen sich für Hamster nicht als infektiös.

Von HEYNEMANN und MANSOUR (1962) liegen Untersuchungen über die Überlebenszeit von *L. donovani* in Organen von natürlich infizierten Hamstern vor. Die Lebensfähigkeit wurde dann durch Einimpfen einer Gewebesuspension in Hamster und in Kulturen nachgewiesen. In trockenen, sterilen Röhrchen, bei +4° C gehalten, enthalten Leber und Milz noch nach 30 Tagen infektiöse Parasiten, wogegen

---

[1] „Blake-Flaschen" nach Katalog rechteckig, Inh.: 1 l.

bei Aufbewahrung dieser Organe in antibiotischer Kochsalzlösung — ebenfalls bei +4°C — die Parasiten kürzere Zeit überleben. Am längsten, nämlich 60 Tage, blieb *L. donovani* lebensfähig, wenn Milzgewebe zunächst 30 min in Locke-Lösung gespült wurden und anschließend in einem trockenen, sterilen Röhrchen bei 4°C gehalten wurde. Im Lebergewebe hielten sich die Parasiten unter der gleichen Bedingung nur 15 Tage. Wurden die Organgewebe wärmer gelagert (bei 17—25°C, 30°C oder 37°C), blieben die Parasiten höchstens 1 Woche infektiös; bei —20°C überlebten sie 15 Tage. In der ganzen Milz hielten sich die Leishmanien bei 37°C 3 Tage, in der Leber dagegen nur 12 Std. Tote Tiere, schnell eingefroren für 4 Tage oder im Kühlschrank für 2 Tage aufbewahrt, enthielten noch lebende Leishmanien in der Milz.

D. Trichomonas vaginalis DONNÉ 1836
(Trichomoniasis)

Trichomonas vaginalis kann beim Menschen sowohl den weiblichen als auch den männlichen Genitaltrakt bewohnen. Die Häufigkeit der Infektion ist bei weiblichen Personen im allgemeinen höher als bei männlichen, doch hat mit dem zunehmenden Interesse an der Infektion des Mannes die Zahl der aufgefundenen positiven Fälle auch bei diesem zugenommen. Allerdings sind die von zahlreichen Autoren veröffentlichten Häufigkeitszahlen außerordentlich unterschiedlich, so daß bisher genaue Angaben nicht gemacht werden können. Während Übereinstimmung darin besteht, daß bei Frauen die Häufigkeit der Infektionen bei 30% liegt, werden bei Männern Zahlen zwischen 1 und 79% genannt (vgl. bei JIRA 1958, BAUER 1962).

T. vaginalis ist weltweit verbreitet. — Die Übertragung von Mensch zu Mensch erfolgt offenbar vorwiegend durch den Geschlechtsakt (JIROVEC 1960).

I. Morphologie und Entwicklung

T. vaginalis, die größte der beim Menschen vorkommenden *Trichomonas*-Arten (bis zu 35 μ) ist von runder bis ovaler Gestalt. Am vorderen Pol liegt der Zellkern mit einer Gruppe von Basalkörnern, von denen die Geißeln ausgehen (4 nach vorn, 1 nach hinten gerichtet). Seitlich zieht eine kurze undulierende Membran etwa bis zur Mitte des Zelleibes entlang; die sie begleitende Geißel endet nicht frei. Außerdem beobachtet man an der Zellgrenze eine Basalfibrille. Die ganze Zelle durchzieht ein sog. Achsenstab, dessen spitzes Ende über den hinteren Pol hinausragt. Gelegentlich findet man in Vaginalabstrichen oder in Kulturen abgekugelte Formen, die nach Übertragung auf frische Nährböden wieder normale Gestalt annehmen oder zugrunde gehen. — Dauerstadien („Cysten") werden nicht ausgebildet.

Klinische Erscheinungen: Der Parasit kann an entzündlichen Prozessen im Bereich der Genitale beteiligt sein. Ob er aber z. B. für eine Colpitis, Urethritis oder Prostatitis allein verantwortlich gemacht werden darf oder nur in Verbindung mit der begleitenden Bakterienflora, bleibt offen. Die Auffassungen über die pathogenetische Bedeutung von *T. vaginalis* gehen vielfach auseinander; diese dürfte jedoch vielfach unterschätzt werden (BAUER 1960, 1963).

II. Natürliches Wirtsspektrum

Natürliche Infektionen mit *T. vaginalis* kommen neben dem Menschen wohl nur unter den Primaten vor. Systematische Untersuchungen, die Aufschluß über das Ausmaß der Verbreitung unter den Tieren vermitteln, liegen jedoch nicht vor.

III. Experimentelles Wirtsspektrum

Affen lassen sich intravaginal mit *T. vaginalis* infizieren. Auch bei Hamstern und Ratten gelangen derartige Infektionsversuche.

CAVIER und MOSSION (1957) übertrugen *T. vaginalis* in die Vagina von kastrierten Ratten, die subcutan täglich Oestradiolgaben erhielten (1,5—2 mg). Nach Absetzen der Hormonbehandlung verblieb die Trichomonaden-Infektion noch 40—76 Tage in der Rattenvagina. Auch subcutane Implantation von 20 mg Oestradiol in nichtkastrierte Ratten ermöglichte eine Infektion mit großer Sicherheit (COMBESCOT et al. 1957, 1958).

Trichomonas foetus, der Genitalparasit der Rinder, vermehrt sich intravaginal auch im Hamster; die Infektionsrate liegt bei 100%, bei Kaninchen jedoch nur bei 78% (MCDONALD et al. 1948).

Weit häufiger wurde der Versuch gemacht, *T. vaginalis* an ortsfremden Körperstellen eines Wirtes („ektopisch") anzusiedeln und zu vermehren. Schon WITTFOGEL (1935) übertrug mit gewissem Erfolg *T. vaginalis* intraperitoneal auf Mäuse und Meerschweinchen, doch war sein Ausgangsmaterial nicht bakterienfrei. Spätere Versuche von SCHNITZER et al. (1950), HAMADA (1953), INOKI und HAMADA (1953), LYNCH, HOLLEY und MARGISON (1955), M. BOCK (1961) u. a. wurden mit bakterienfreien Kultur-Trichomonaden durchgeführt. Die Erfolge waren zwar zunächst nicht sehr ermutigend; nur etwa 20—30% der Tiere wurden positiv.

INOKI u. Mitarb. (1950, 1953) erhöhten diesen Anteil auf 100% bei einer Sterblichkeit der Mäuse von 70—100% durch eine Vorbehandlung der Tiere. Sie sensibilisierten Mäuse zuvor mit intravenösen Injektionen von Hühnererythrocyten. Es bildete sich dann im Verlauf einer Woche ein trübes Peritoneal-Exsudat mit zahlreichen Trichomonaden.

Jede Maus (etwa 10 g) erhielt intravenös 0,1—0,5 ml gewaschene Hühnererythrocyten (1 ml etwa 10 Millionen Erythrocyten, suspendiert in 0,7%iger Kochsalzlösung). Diese so vorbehandelten Mäuse erhielten i. p. je 0,5 ml Kultur-Trichomonaden. 70% dieser Mäuse starben innerhalb von 14—40 Tagen. In Passagen weitergeführt genügten schließlich nur 0,05 ml je Maus, um diese innerhalb von 3—5 Tagen regelmäßig zu töten.

Auch eine Vorbehandlung der Mäuse mit Stickstofflost oder Erdnußöl begünstigte die *Trichomonas*-Infektion bei der Maus (unpubl. Mitteilung, zit. bei INOKI und HAMADA 1953). Es erhöhte sich die Mortalität bis auf 100%. Nach einigen Passagen starben auch die nicht vorbehandelten Tiere unter Ausbildung von Abscessen an Leber, Darm und Mesenterium. Die Autoren vermuteten, daß eine Erhöhung der Virulenz bei den Trichomonaden eingetreten war.

Darüber hinaus berichteten INOKI und HAMADA über merkwürdige physiologische und morphologische Veränderungen an *T. vaginalis* als Folge der Mäusepassage und Anpassung an den neuen Wirt, die jedoch den Verdacht einer Verwechslung mit *T. foetus* nahelegen, jedenfalls eine Nachprüfung ihrer Beobachtungen dringend notwendig machen.

Es liegt also in der Maus ein recht geeignetes Versuchstier vor, um chemotherapeutische und immunbiologische Versuche mit *T. vaginalis* durchzuführen.

WESTPHAL (1939) setzte bei Ratten durch subcutane oder intramusculäre Injektion bakterienhaltiger Kulturtrichomonaden Abscesse. In dem nekrotisch zerfallenden Gewebe des Abszeßinnern entwickelten sich die Flagellaten recht gut; sie waren zwischen dem 4. und 10. Tage nachweisbar. Nach etwa 14 Tagen waren die Abscesse im allgemeinen abgeheilt und sowohl Bakterien als auch Trichomonaden geschwunden. Wie Kontrollversuche zeigten, blieb jedoch das Krankheitsbild, insbesondere die Krankheitsdauer bakterieller Abscesse, durch die Flagellaten vollkommen unbeeinflußt.

Auch LYNCH, HOLLEY und MARGISON (1955) erzeugten durch subcutane Überimpfung von Kultur-Trichomonaden Abscesse, die reich an Trichomonaden waren. Sie injizierten dazu unter die Dorsalhaut der Mäuse 0,5 ml einer 48 Std. alten *Trichomonas vaginalis*-Kultur, die auf dem Kupferbergschen Nährboden (s. unten) bakterienfrei gezüchtet waren. Nach 7 Tagen wurden die Tiere getötet und makroskopisch und mikroskopisch untersucht. Es entwickelte sich ein purulenter Absceß, in dem sich die Trichomonaden üppig vermehrten.

HONIGBERG (1961) sowie FROST und HONIGBERG (1962) stellten eingehende Studien über den Infektionsverlauf bei Mäusen nach intracutaner Inoculation von bakterienfreien Kulturtrichomonaden verschiedener Herkunft und unterschiedlicher Virulenz sowie über die histopathologischen Veränderungen an.

Sie gingen dabei so vor, daß sie 6—8 Wochen alten Mäusen 0,5 ml einer Trichomonaden-Suspension ($8—9 \cdot 10^5$) aus einer 48 Std. alten, bakterienfreien Kultur in die mittlere Region der beiden rasierten Flanken einspritzten. Die entstandenen Quaddeln schwanden in der Regel nach etwa 1—2 Tagen. Danach bildete sich ein Absceß, der sich deutlich plastisch an der Körperoberfläche abzeichnete. Die äußere gestaltliche Veränderung konnte so gemessen werden; sie gestattete es, das Fortschreiten der Infektion zu verfolgen und miteinander zu vergleichen. Die Mäuse wurden nach verschiedenen Zeiträumen getötet, die entstandenen Abscesse exzidiert und sowohl parasitologisch anhand Giemsa-gefärbter Ausstrichpräparate wie histologisch untersucht.

Zur Pathogenese der *T. vaginalis*-Infektion ergab sich aus diesen Versuchen als wesentliche Erkenntnis, daß eine eindeutige Beziehung zwischen klinischen Erscheinungen bei den Patienten, aus denen die Parasiten isoliert wurden, und der Pathogenität der Erreger für die Maus besteht (BOGOVSKY und TERAS 1958, FROST und HONIGBERG 1962). Diese Aussage war erst durch die Verwendung bakterienfreier Kultur-Trichomonaden möglich geworden. Wenn dieses Ergebnis auch nicht sehr überraschen mag, so erscheint es bei einem Erreger, über dessen pathogenetische Bedeutung für den Menschen so viel diskutiert wurde, doch bemerkenswert und sollte mehr als bisher in das Bewußtsein des Klinikers wie des experimentell tätigen Forschers eindringen (vgl. auch HONIGBERG und READ 1960). Daß dabei Umweltfaktoren, wie Bakterienflora und Disposition des Wirtes auch ihren Einfluß ausüben, darf naturgemäß nicht übersehen werden.

Virulenzunterschiede zwischen verschiedenen *T. vaginalis*-Stämmen stellten auch NEWTON, REARDON und DELEVA (1960) fest. Sie injizierten axenisch gehaltene Kultur-Trichomonaden subcutan in die Nackengegend von keimfreien und gewöhnlichen Meerschweinchen. Sie benutzten dabei einen Stamm, den sie von einer Patientin mit sehr schweren klinischen Symptomen isoliert hatten, und einen zweiten von einem mild verlaufenen Fall. Der Herkunft entsprechend traten bei den keimfreien Meerschweinchen starke Läsionen auf, die zahlreiche Parasiten enthielten, oft verbunden mit starker Gasbildung. Im zweiten Falle waren nur geringe Erscheinungen festzustellen. Bei den konventionell ernährten Tieren waren dagegen in jedem Fall nur geringe Veränderungen eingetreten. Dieser Befund macht Virulenzunterschiede bei den *Trichomonas*-Stämmen deutlich, wobei sich die keimfreien Tiere als weit empfänglicher erwiesen als die normalen Tiere.

In diesem Zusammenhang sind die Beobachtungen, die HOGUE (1943) bei der Haltung von *T. vaginalis* in der Gewebekultur machen konnte, von Interesse. Sie gab Kulturformen von *T. vaginalis* zu einer Kultur von Fibroblasten aus Darm-, Lungen- oder Beinmuskulatur 3—5 Monate alter menschlicher Embryonen, bzw. aus Herz-, Darm- oder Beinmuskulatur von 8—9 Tage alten Hühnerembryonen. Nach spätestens 24 Std waren die Gewebezellen zerstört, anscheinend durch ein von den Trichomonaden ausgeschiedenes Toxin, das jedoch kein proteolytisches Ferment darzustellen scheint. Diese Untersuchungen geben einen Hinweis auf den pathogenetischen Mechanismus einer *T. vaginalis*-Infektion; denn auch durch

Zugabe des Filtrats (Seitz-Filter) von *T. vaginalis*-Kulturen zu Gewebekulturen konnte der gleiche toxische Effekt erzielt werden wie durch die lebenden Flagellaten.

Erwähnt sei, daß einige Versuche vorliegen, *T. vaginalis* in das Kaninchenauge zu übertragen (KEAN und WELD 1955, WELD und KEAN 1956/58). Auffallend ist dabei, daß die Flagellaten innerhalb von 2 Std verschwinden, wenn sie in die vordere Augenkammer des Kaninchens gelangen, ohne daß die Autoren die Art des Schwindens zu klären vermochten. Geht jedoch eine Verletzung der Linse mit der Infektion einher, so vermehren sich die Trichomonaden lebhaft. Dann vermehren sie sich auch im Glaskörper, breiten sich aber auf andere Gewebe nicht aus.

Nach intramuskulärer Injektion von mindestens 125000 Trichomonaden kann bei Mäusen eine Immunität von 10 Wochen Dauer gegen eine Reinfektion erzielt werden (KELLY und SCHNITZER 1952).

Prüfung von Arzneimitteln: LYNCH et al. (1955) benutzten hierzu in Anlehnung an das Verfahren von SCHNITZER et al. (1950) die subcutane *T. vaginalis*-Infektion der Maus. 0,5 ml (etwa 1,5 Millionen Parasiten) einer 24—30 Std alten bakterienfreien Kultur injizierten sie in das dorsale, subcutane Gewebe weiblicher weißer Mäuse (Gewicht zwischen 18 und 22 g). Die Infektion ging im allgemeinen ohne Behandlung innerhalb von 2 Wochen zurück. Deshalb mußten zur Beurteilung einer chemotherapeutischen Wirkung die Mäuse nach 8 Tagen getötet werden. Zu diesem Zeitpunkt wiesen die Kontrolltiere deutlich palpable Abscesse auf. Neben der makroskopischen Untersuchung der excidierten Abscesse ging eine mikroskopische auf Parasiten einher.

BOCK (1961) machte mit dieser Methode weniger günstige Erfahrungen als mit dem Verfahren von INOKI und HAMADA, mit dem es leicht gelingt, intraperitoneale Infektionen zu setzen. Der Erfolg dieser Versuche hängt jedoch wohl weitgehend von dem Virulenzgrad des jeweils benutzten Stammes ab.

Bei der Untersuchung der Wirkung von Heilmitteln empfiehlt es sich wohl, eine kombinierte Prüfung in vitro und in vivo vorzunehmen. BOCK (1961) hat ihre Erfahrungen bei der Nachprüfung eines Imidazolderivates mitgeteilt, auf die ausdrücklich verwiesen sei, weil die von der Autorin verwendeten Methoden grundsätzlich richtig und allgemein üblich geworden sind.

BOCK nahm die Testierung an einem *Trichomonas*-Stamm vor, der seit mehreren Jahren in Kulturpassagen in der von MAGARA, AMINO und YOKOUTI (1953) angegebenen Verdauungsbouillon (s. unten) gehalten wird. Diese wurde von BOCK zur Überschichtung eines Nährbodens aus erstarrtem Pferdeserum verwendet. Durch Antibiotica-Zusatz gelingt es, den Stamm — wenigstens vorübergehend — bakterienfrei zu halten. BOCK erhielt aber ein wesentlich besseres Wachstum durch Zugabe von *Escherichia coli* zu den Kulturen.

Zur *Prüfung in vitro* wird gesammeltes Material aus 48 Std bebrüteten Kulturen verwendet. Die in den Röhrchen vorbereitete feste Komponente des Nährbodens wird mit 4,5 ml Trichomonaden-haltiger Nährlösung überschichtet, der man jeweils 0,5 ml der entsprechend verdünnten Prüfungssubstanz zusetzt. Die Bebrütung der Kulturen nimmt BOCK bei 37° C für 48 Std vor. Zum Nachweis einer trichomonaciden Wirkung wird das Wachstum der Erreger im mikroskopischen Präparat kontrolliert.

Zur *Prüfung in vivo* diente BOCK die intraperitoneale Infektion der Maus mit dem *Trichomonas*-Stamm CFW, bei der sich im optimalen Falle innerhalb einer Woche ein trübes Peritoneal-Exsudat entwickelt, in dem sich reichlich Trichomonaden befinden. Mit Material aus höheren Kulturpassagen kam es meist nur zur Bildung kleinerer Trichomonaden-haltiger Abscesse, insbesondere in der Lebergegend.

IV. Arzneifestigkeit

Bei in vitro-Versuchen konnte bei *T. vaginalis* experimentell eine Arzneifestigkeit gegen Diaminostilben, Pentamidin und Colchicin erzeugt werden (ADLER et al. 1947, 1952, ADLER und MEEROVITCH 1953). Aus diesen mehr theoretisch als praktisch bedeutsamen Beobachtungen darf aber geschlossen werden, daß bei der Therapie einer Trichomoniasis eine Arzneifestigkeit auftreten kann. Deshalb könnte es auch bei den neuerdings eingeführten, so günstig wirkenden Imidazol-Präparaten zu einer Gewöhnung oder Selektion der widerstandsfähigeren Trichomonaden kommen.

V. Konservierung bei tiefer Unterkühlung

Erwähnenswert erscheint, daß *Trichomonas vaginalis* nach langsamem Einfrieren bei einer Temperatur von $-79°C$ unter 5–10% Glycerinzusatz bis zu 4 Monaten gehalten werden kann (MCENTEGART 1954). Bei *T. hominis* gelingt — ebenfalls nach langsamen Einfrieren auf zunächst $-15°C$ — die Tiefkühlaufbewahrung zusammen mit Bakterien bei $-70°C$ bis zu 407 Tagen (WEINMAN und MCALLISTER 1947). *T. gallinae* hielt MCENTEGART bei 5–10% Glycerinzusatz bei $-79°C$ 183 Tage und *T. foetus* wurde von REUSSE (1956) unter 7,5–10% Glycerinzusatz bei $-76°C$ bis zu 20 Wochen gehalten, wobei die Überlebensrate allerdings nur gering war.

T. foetus (= *Tritrichomonas foetus*) überlebt nach den Untersuchungen von LEVINE et al. (1962) bei Anwesenheit von 1,0 M Glycerin weit besser bei $-95°C$ als bei $-28°C$. Bis zu 8 Tagen bestand zwischen den beiden Temperaturen kein wesentlicher Unterschied, aber bei längerer Aufbewahrung starben die Protozoen bei $-28°C$ allmählich ab, während die Zahl der überlebenden bei $-95°C$ über 128–256 Tage konstant blieb. Auch die Beweglichkeit der Trichomonaden blieb bei $-95°C$ besser erhalten als bei Lagerung um $-28°C$. Am besten bewährte sich die Aufbewahrung der Protozoen in dem Original-Kulturmedium nach DIAMOND. Vermutlich haben die Stoffwechselprodukte der Trichomonaden eine zusätzlich schützende Wirkung. Tief gefroren im Original-Nährboden bei Zusatz von 1,0 M Glycerin bei $-28°C$ aufbewahrt, bleiben nach 128 Tagen etwa 15% der Flagellaten am Leben, bei $-95°C$ dagegen 38%; in physiologischer Kochsalzlösung aufbewahrt überlebten nur 8 bzw. 12% der Flagellaten.

VI. Kulturverfahren in vivo (Eihaut-Kultur)

Verschiedene Autoren konnten *T. vaginalis* mit Erfolg in der Allantoishöhle und auf der Chorioallantoismembran angebrüteter Hühnereier vermehren. Im allgemeinen war das Ergebnis aber nicht sehr befriedigend (GEURDEN und WILLEMS 1941, MCNUTT und TRUSSELL 1941, HOGUE 1943).

Erfolgreicher war dieses Kulturverfahren bei *T. foetus*. NELSON (1938), der überhaupt erstmalig Protozoen auf angebrüteten Hühnereiern zur Vermehrung brachte, vermochte speziell *T. foetus* auf 11–12 Tage alten Hühnerembryonen zu kultivieren. In Abständen von 4 Tagen übertrug er die steril gewonnene Allantoisflüssigkeit stark infizierter Embryonen von Ei zu Ei. Dabei gelangen ihm 14 Passagen bei einer Embryonalsterblichkeit von 23%. LEVINE, BRANDLEY und GRAHAM (1939) konnten *T. foetus* auf gleiche Weise über 23 Passagen bei etwa 12 Tage alten Embryonen von Ei zu Ei weiterführen; aber auch der Weg über die Chorioallantoismembran war praktikabel. HOGUE (1939) konnte nach Beimpfung der Allantoishöhle diese Protozoen sogar in Oesophagus, Darm, Gallenblase und Kloake der überlebenden, geschlüpften Küken wiederfinden (vgl. dazu auch HOGUE 1939; weitere Literatur bei PIPKIN 1960).

Trotz dieser grundsätzlich positiven Befunde darf nicht übersehen werden, daß die Kultivierung von *Trichomonas*-Arten wesentlich leichter auf künstlichen Nährböden gelingt.

VII. Kulturverfahren in vitro

a) Gewebekultur

Von HOGUE (1939, 1943) liegen eine Reihe von Versuchen vor, *T. vaginalis* in der Gewebekultur zu vermehren. Dazu dienten Fibroblasten aus verschiedenen Organen des Menschen wie von Hühnerembryonen. Sie sind aber nur von geringem praktischem Interesse geblieben, haben jedoch einige bemerkenswerte Aufschlüsse vermittelt, auf die bereits auf S. 208 hingewiesen wurde.

b) Künstliche Nährböden

T. vaginalis läßt sich in künstlichen Nährböden relativ leicht vermehren. Dazu liegen verschiedene Rezepte vor, mit denen z. T. sogar eine bakterienfreie Züchtung gelingt.

Bewährt hat sich der Nährboden von JOHNSON et al., in der Abwandlung nach ASAMI (1952) (sog. V-Bouillon): 15 g Rinder- oder Schweineleber werden in 100 ml 0,5%iger Kochsalzlösung im Dampftopf gekocht und dann filtriert. Zusammen mit dieser Leberbouillon werden 2 g Pepton, 0,2 g Cysteinhydrochlorid und 0,2 ml einer 0,1%igen Methylenblaulösung bei 1,1 atü 15 min lang autoklaviert. (Bei auftretender Trübung ist nochmaliges Filtrieren mit anschließendem Autoklavieren ratsam.) Auf je 8,0 ml dieses Nährboden gibt man 2,0 ml Menschenserum oder steriles Pferdeserum und darauf je 1000 E Streptomycin und Penicillin pro ml Flüssigkeit steril hinzu. Der p_H-Wert soll 5,6–6 betragen.

Ein vereinfachtes Kulturmedium empfehlen KUPFERBERG, JOHNSON und SPRINCE (1948), das diese aus dem von SPRINCE und KUPFERBERG (1947) beschriebenen Nährboden weiter entwickelten. Es hat folgende Zusammensetzung:

20 g Trypticase (BBL)[1],
1,5 g Cysteinhydrochlorid,
1,0 g Maltose,
1,0 g Difco Agar; mit Aqua dest. wird auf 950 ml aufgefüllt.

Einstellung des p_H-Wertes mit $\frac{n}{1}$-Salzsäure oder $\frac{n}{1}$-Natriumhydroxyd auf 6,0.

Im kochenden Wasserbad wird das Ganze bis zur vollständigen Lösung des Agars erhitzt, heiß durch poröses Reeve-Angel-Filterpapier (Nr. 845) geschickt und anschließend, falls erwünscht, als Indikator 0,6 ml einer 0,5%igen Methylenblaulösung hinzugefügt. Nachdem der Nährboden auf 46°C abgekühlt worden ist, wird er nötigenfalls erneut – mit BECKMANS p_H-Meter – auf p_H 6,0 eingestellt und mit Aqua dest. auf 950 ml aufgefüllt. Je 9,5 ml werden darauf in Röhrchen abgefüllt, bei 1 atü 15 min autoklaviert, abgekühlt und je 0,5 ml steriles unverdünntes Menschenserum hinzugefügt.

Bei Wachstumsversuchen mit diesem Nährboden erwies es sich, daß Pantothensäure — ein Anteil im Serum — einen wesentlichen Bestandteil des Kulturmediums für *T. vaginalis* darstellt; nach den Untersuchungen von DENKO et al. (1947) sind in 100 ml Blut etwa 33 μg Pantothensäure enthalten.

MAGARA, AMINO und YOKOUTI (1953) empfehlen zur bakterienfreien Kultur die Verwendung von *anaeroben* Kulturröhrchen nach HALL; diese stellen nach Ansicht der Verfasser das wichtigste Merkmal ihres Verfahrens dar. Als Kulturmedium dient eine Bouillon aus Rindfleisch und Rinderleber nach WEINBERG und

---
[1] BBL = Baltimore Biological Laboratory.

Goy (1924), zu der 10% Menschen- oder Pferdeserum mit 0,5% Glucose hinzugegeben werden. Zur Ausgangskultur für die Isolierung der Flagellaten werden 20000 E Penicillin zu je 1 ml Bouillon hinzugefügt. Die Bouillon wird nach folgendem Rezept hergestellt:

Rindfleisch 200 g, Rinderleber 50 g, 10 ml Salzsäure C. P., 0,5 ml Pepsin und 1000 ml Wasser. Das Ganze wird 24 Std auf 48°C erwärmt und dabei gelegentlich umgeschüttelt, danach für 10 min auf 80°C erwärmt und anschließend durch Filterpapier filtriert, und dann für 25 min auf 100°C erwärmt. Nach Einstellung des p_H-Wertes auf 5,4 mit 10%iger Salzsäurelösung wird erneut 25 min auf 100°C erhitzt, filtriert und in Hallsche Kulturröhrchen abgefüllt, erneut an drei aufeinanderfolgenden Tagen je 30 min bei 100°C sterilisiert und dann aufbewahrt. Wird Glucose hinzugefügt, so wird soviel von einer 3%igen Lösung (15 min bei 100°C an drei aufeinanderfolgenden Tagen sterilisiert) der oben erwähnten Bouillon hinzugefügt, daß es zu einem Glucose-Gehalt von 0,5% kommt.

In dieser sog. Vf.-Bouillon wachsen nach Magara et al. (1953) die Trichomonaden unter Zusatz von Serum und Glucose erheblich besser als ohne Glucose und viel besser als in der gewöhnlichen Bouillon. Die Beimpfung erfolgte auf den Boden der Hallschen Röhrchen mit frisch aus Patientinnen gewonnenen Flagellaten. Bei 37°C gehalten, wurden diese alle 2—7 Tage übertragen und auf Bakterienfreiheit geprüft. War diese gegeben, wurden die Trichomonaden in Vf-Stichagar geimpft, wo sie zu Kolonien heranwuchsen.

Gut geeignet zur Trichomonadenzüchtung ist auch das von Trussell (1947) beschriebene C.P.L.M.-Medium (Cystein-Pepton-Leber-Infusion-Maltose). Es setzt sich wie folgt zusammen: 32 g Pepton (Difco), 1,6 g Agar, 2,4 g Cysteinmonohydrochlorid, 1,6 g Maltose, 320 ml Leberinfusion (Difco), 960 ml Ringer-Lösung. Mit $\frac{1}{n}$ Natronlauge wird der p_H-Wert auf 5,8—6,0 eingestellt. Nach Verflüssigung des Agars durch Erhitzen wird filtriert und 0,7 ml 0,5%iges Methylenblau hinzugefügt, 15 min autoklaviert, abgekühlt und zu je 8 ml des Mediums 2 ml steriles Pferdeserum gegeben. In schräg stehende sterile Röhrchen abgefüllt, wird bei 37°C beimpft und alle 48—72 Std übertragen (Trussell und Johnson 1941).

Samuels und Stouder (1960) vermochten *Trichomonas vaginalis* und *T. foetus* (neben anderen *Trichomonas*-Arten) auf Agar-Platten, die das C.P.L.M.- oder Diamond's-Medium enthielten, zu vermehren. Sie erzielten makroskopisch erkennbare Kolonien, die innerhalb von 2—5 Tagen anaerob (unter Hinzufügen von CO_2) wuchsen. Verdünnungsserien ergaben deutliche Beziehung zwischen der Zahl der ausgesäten Trichomonaden und der Zahl von Kolonien. Auf diese Weise wurden verschiedene Antibiotica und synthetische Heilmittel auf ihre Wirkung gegenüber *T. vaginalis* geprüft, wobei entsprechend imprägnierte Papierscheiben verwendet wurden (wie für die Prüfung von Wirkstoffen gegen Bakterien).

Bemerkenswert ist, daß bei diesen Versuchen bei Zugabe unterschwelliger („subkurativer") Dosierung dieses wirksamen Antibioticums ein *T. vaginalis*-Stamm gefunden wurde, der wenigstens 10mal so widerstandsfähig war wie ein normaler Stamm. Vermutlich ist dabei eine resistente Mutante ausgelesen worden.

Filadoro und Orsi (1958a, b) verwenden das C.P.L.M.-Medium nach Trussell in Abwandlung von Asami et al. (1955) als festen Nährboden in Petrischalen. Dadurch gelingt es, reine Klon-Kulturen durch Übertragung einzelner Kolonien zu gewinnen, wie es in der bakteriologischen Technik üblich ist. Als Ausgangsmaterial diente eine agarfreie C.P.L.M.-Kultur; sie wurde stets mit einer dünnen Lage von steriler Vaseline überschichtet, um anaerobe Bedingungen zu schaffen. Das C.P.L.M.-Medium mit 1% Agar wurde in Petrischalen ausgegossen, um Wachstum innerhalb des Mediums zu erhalten; bei Zusatz von 2% Agar erfolgte Oberflächenwachstum. Bei allen Kulturen wurde dem C.P.L.M.-Medium 10% steriles Rinder- oder Pferdeserum und Penicillin sowie Streptomycin in einer Endkonzentration von 50 E/ml bzw. 50 µg/ml sowie zur Unterbindung von Pilzwachstum außerdem Trichomycin hinzugefügt.

Um Oberflächenwachstum zu erzielen, wurde das Nährmedium mit (2%) Agar zunächst auf 100°C erwärmt, dann auf 50°C abgekühlt, in Petrischalen gegossen, nachdem Serum, Penicillin und Streptomycin hinzugefügt waren. *Trichomonas vaginalis* wurde dann mit einer Platinöse auf die Oberfläche des festen Mediums ausgestrichen. Wird eine sehr starke Kultur gewünscht, empfiehlt es sich, eine kleine Menge von *T. vaginalis*, die in dem flüssigen C.P.L.M.-Medium gewachsen war, auf die Oberfläche des festen Mediums auszugießen, so daß die ganze Oberfläche bedeckt wird. Die beimpfte Platte wird dann bei 37°C 48 Std anaerob in einem Exsiccator, in dem die Luft durch Kohlendioxyd mittels Hinzufügen einer kleinen Menge Kohlensäureschnee ersetzt war, bebrütet. Bei einer Stickstoffatmosphäre war das Wachstum weniger gut. Unter diesen Bedingungen vermehrten sich die Trichomonaden sehr gut innerhalb von 36 Std. Nach 48 Std sank die Beweglichkeit und es traten Degenerationserscheinungen auf, wie sich mikroskopisch beobachten ließ.

Um eine submerse Kultur von *T. vaginalis* im C.P.L.M.-Medium zu gewinnen, wurde der auf 100°C erwärmte 1%ige Agar auf 42—43°C abgekühlt und schnell mit Serum, Penicillin und Streptomycin und schließlich mit 0,5 ml einer 24 Std alten *T. vaginalis*-Kultur aus flüssigem Medium gemischt. Die Platten wurden dann bis zur Erstarrung abgekühlt und bei 37°C bebrütet.

E. Lamblia [= Giardia] intestinalis BLANCHARD 1888
Erreger der Lambliase (Lambliasis)

Lamblia intestinalis, einzige pathogene Flagellatenart des Darmkanals im Menschen, hält sich im Dünndarm auf und besiedelt dort das Epithel, ohne im allgemeinen große Schädigungen herbeizuführen.

Dieser Flagellat ist weltweit verbreitet, scheint jedoch in warmen Ländern häufiger aufzutreten und nur dort zu Krankheitserscheinungen zu führen.

I. Morphologie und Entwicklung

Lamblia intestinalis ist durch seinen bilateral-symmetrischen Bau und den Besitz von zwei Zellkernen gekennzeichnet. Seine Gestalt ist birnenförmig und mißt etwa 10—20 μ in der Länge. 4 Paar Geißeln gehen von 4 Basalkörnern aus. Man kann eine flache Bauch- und eine gewölbte Rückenseite unterscheiden. Die vordere Hälfte wird von einer saugnapfartigen Vertiefung eingenommen, mit der sich die Lamblien der Darmwand anheften können. Eine Randfibrille faßt diesen Saugnapf ein. Eine Mundöffnung fehlt. Mitten durch den Parasiten zieht ein Achsenstab; quer zu ihm im hinteren Teil der Zelle liegt der sog. Parabasalkörper, dessen Funktion unbekannt ist.

Die Vermehrung erfolgt durch Längsteilung. Die Lamblien leben von gelöster Nahrung, vorwiegend wohl von Kohlenhydraten, die sie gelöst mit der ganzen Körperoberfläche aufnehmen.

L. intestinalis bildet 4 kernige Cysten von ovaler Gestalt, die 10—14 μ lang sind und auch Geißeln, Achsenstab, Fibrillen und Parabasalkörper enthalten.

Klinische Erscheinungen: Die Pathogenität von *Lamblia intestinalis* ist im allgemeinen gering. Die Parasiten werden vielfach bei Darmgesunden gefunden, oft bei Kindern. Ein bei Durchfällen zu beobachtender starker Lamblienbefall ist nicht immer als Folge des Parasitenbefalls anzusehen. Vielmehr scheint die bei

Dysenterien unvollständige Resorption der Kohlenhydrate die Ernährungsmöglichkeiten der Parasiten zu begünstigen. Diese tragen aber vielleicht zur chronischen Ausbildung von Darmerkrankungen anderer Genese bei (REICHENOW 1953).

RENDTORFF (1954) führte an 40 freiwilligen Versuchspersonen experimentelle Infektionen mit *Lamblia intestinalis* durch, indem er ihnen abgezählte Mengen von Cysten in Gelatinekapseln oral verabreichte. 52,5% der Versuchspersonen bekamen Infektionen, wobei die Präpatenz im Durchschnitt 9,1 Tage betrug. Bei allen Personen erlosch der Befall jedoch von selbst wieder, und zwar bei 19 in 5—41 Tagen und nur bei zweien erst nach 129 bzw. 132 Tagen. In keinem Falle jedoch kam es zu Erkrankungen oder subjektiven Beschwerden, die sich mit Sicherheit auf den Lamblienbefall zurückführen ließen.

Auch die von SCHNEIDER (1961a, b) unternommenen experimentellen Infektionen mit *L. muris* bei Mäusen hatten dort weder Dysenterien noch irgendwelche durch die Lamblien hervorgerufenen Dünndarmläsionen zur Folge, wie eine histologische Untersuchung erkennen ließ.

II. Natürliches Wirtsspektrum

Das natürliche Wirtsspektrum von *Lamblia intestinalis* beschränkt sich allein auf den Menschen.

III. Experimentelles Wirtsspektrum

Wir kennen bisher kein Versuchstier, in dem es möglich ist, *L. intestinalis* sicher zur Vermehrung zu bringen. Zwar hat HEGNER (1927) das Ausschlüpfen von *Lamblia*-Cysten im Dünndarm von Ratten beobachtet, doch erlosch die Infektion nach 16—19 Tagen; Cysten wurden nicht ausgebildet. Diese Feststellung entspricht den Angaben von WENYON (1937), SIMON (1922) und LAVIER (1924), die ähnliche Experimente ohne positive Ergebnisse anstellten. BONESTELL (1935) beschrieb allerdings erfolgreiche Infektionen von Waldratten *(Neotoma fuscipes)* mit *L. intestinalis*, doch ist die Möglichkeit einer ungenauen Artdifferenzierung nicht auszuschließen. Auch FANTHAM und PORTER (1916) haben von erfolgreichen oralen Übertragungen von *L. intestinalis*-Cysten aus menschlichem Stuhl auf Jungkatzen und Mäuse berichtet. Danach soll ein Teil der Versuchstiere *Lamblia*-Cysten ausgeschieden und unter den Zeichen einer Lamblienruhr eingegangen sein. Ähnliches beschrieb DESCHIENS (1923), doch war bei allen diesen Experimenten keine unbedingte Lamblienfreiheit der Versuchstiere *vor* den Infektionsversuchen garantiert. Diese erzielte C. SCHNEIDER (1961a) dadurch, daß er seine Versuchsmäuse vor der experimentellen Infektion mit Atebrin lamblienfrei machte. Er konnte danach *keine Infektion* mit vegetativen Lamblien aus menschlichem Duodenalsaft erzielen.

Diese Schwierigkeit, *L. intestinalis* in Versuchstieren zu vermehren, wird von BOCK (1961) dadurch umgangen, daß sie offenbar mit Erfolg als Test zur Prüfung von Medikamenten die *natürliche Lamblia muris*-Infektion der Maus verwendet (vgl. auch SHAKHNAZAROVA 1962).

SCHOLTENS (1962) ernährte Mäuse, die Träger von *Giardia muris* waren, mit einer Diät, der unterschiedliche Anteile des Vitamin B-Komplexes fehlten. Bei Thiamin- oder Pantothensäure-Mangel war die Zahl der Flagellaten reduziert, bei Pyridoxin- und Riboflavin-Mangel dagegen nicht. Außerdem wurde eine synthetische Kost mit einem Standardlaboratoriumsfutter verglichen, wobei die Zahl der vegetativen Formen bei der synthetischen Kost immer etwas geringer war als bei der Standarddiät (SCHNEIDER 1961).

IV. Konservierung bei tiefer Unterkühlung

BEMRICK (1961) vermochte *Lamblia (= Giardia) muris* in Gegenwart von Glycerin bei tiefer Unterkühlung und schnellem Einfrieren auf $-70°C$ 40 Tage lebensfähig zu erhalten. Grundsätzlich wurde dabei in gleicher Weise vorgegangen wie bei der Konservierung von *Trichomonas*-Arten (vgl. S. 210).

V. Kulturverfahren in vitro

Bis vor kurzem waren alle Versuche, *Lamblia intestinalis* in vitro in künstlichem Medium wie in der Gewebekultur zu vermehren, ohne Erfolg geblieben. Über erste erfolgreiche Kulturversuche bei diesem Flagellaten berichteten KARAPETJAN (1960) sowie IWATA und ARAKI (1960).

KARAPETJAN beobachtete, daß in den meisten Fällen eine *Lamblia*-Infektion von einem hefeähnlichen Pilz der Gattung *Candida*, manchmal auch *Torulopsis*-Arten, begleitet wurde, und schloß daraus, daß hier möglicherweise eine symbiontische Beziehung zwischen den Flagellaten und den Pilzen bestehen könne. Er isolierte Lamblien aus dem Duodenalsaft und kultivierte sie mit Erfolg zusammen mit *Candida guilliermondi*. Auf diese Weise konnte er bis zur Publikation seiner ersten Arbeit mehr als 20 Subkulturen im Laufe von 7 Monaten anlegen.

Zur Kultivierung verwendet KARAPETJAN zwei verschiedene Medien; eines für die erste Anzüchtung, ein zweites für die Dauerhaltung der Lamblien. Für die erste Isolierung der Lamblien wird ein Medium verwendet, das zu 25% aus inaktiviertem Menschenserum + 5% Hühnerembryonalextrakt (in Hanks- oder Earle-Lösung) + 10% Hühneramnionflüssigkeit + 60% Hanks-Lösung besteht. Für die Unterhaltung der Kulturen mischt er 20% Menschenserum + 5% Hühnerembryonalextrakt + 25% HOTTINGERS Verdauungsbrühe (das ist ein Extrakt aus tryptisch verdautem Fleisch) und 50% Earle-Lösung. In beiden Fällen wird das Gemisch durch Seitz-Filter geschickt und danach 250 E Penicillin pro ml und 100 E Streptomycin pro ml hinzugefügt, um außergewöhnliches Bakterienwachstum zu unterbinden. Der p_H-Wert, der gewöhnlich bei 7,6—8,0 liegt, soll nachträglich durch Einleiten von CO_2 in die Flüssigkeit auf 7,3—7,5 eingestellt werden. Dann wird das Medium in Insulin- oder Penicillinfläschchen abgefüllt und auf die Wände gebracht, an denen die Flagellaten sich dann festheften können.

Zur Beimpfung werden Flagellaten aus dem Duodenalsaft unbehandelter Patienten gewonnen. Ein Teil des Duodenalsaftes wird mit zwei Teilen Hanks-Lösung verdünnt und bei 600—1000 Touren pro Minute 10 min zentrifugiert, die überstehende Flüssigkeit verworfen und erneut 2—3 ml der Salzlösung zum Sediment hinzugefügt, gut geschüttelt und erneut zentrifugiert. Diese Prozedur wird 3—4mal wiederholt. Nach der letzten Zentrifugation werden 1—2 ml Hanks-Lösung zum Sediment hinzugefügt und 0,2—0,5 ml der Suspension in eine Flasche getan, die das Medium 1 enthält, und vorher mit Fibroblasten eingesät wurde, die sich dort bereits vermehren konnten. Die Flaschen werden gut mit Gummikorken verschlossen und bei 37°C im Brutschrank schräg im Winkel von 5—7° angelehnt.

Die Vermehrung der Lamblien in den Flaschen läßt sich bei geringer Vergrößerung im Mikroskop direkt beobachten. Zuerst setzen sich die Flagellaten auf dem Boden ab und heften sich dort an die Fibroblasten, vermehren sich schnell vom 4.—5. Tag an, aber nach 7—12 Tagen sind die Fibroblasten z. T. zerstört, während die Flagellaten und Pilze kontinuierlich weiterwachsen. Am zweiten Tage nach der Bebrütung wird 1 ml des Mediums 1 hinzugefügt und danach die Hälfte oder ein Drittel der Kulturflüssigkeit täglich durch frisches Medium ersetzt und gleichzeitig das aus Pilzen bestehende Sediment abpipettiert, so daß die Flagellaten an der Wand unbehelligt bleiben. Nach einiger Zeit erscheint die Flaschenwand durch Bildung eines Films aus Lipoiden und Pilzen undurchsichtig, doch können diese durch Hinzufügen von 2—3 Tropfen Äthylalkohol beseitigt werden, was die Flagellaten nicht stört. Hat die Parasitendichte etwa 100000 pro ml erreicht, wird die Hälfte des Mediums durch neues, frisches ersetzt, und die Flasche kräftig geschüttelt, um die Flagellaten von der Wand zu lösen. Eine der Subkulturen wird in eine zweite Flasche mit dem Medium 2 verimpft.

Die Lamblien ließen sich ohne *Candida* nicht kultivieren; werden z. B. die Pilze durch das Antibioticum Nystatin abgetötet, dann sterben auch die Flagellaten in der Kultur.

Die Rolle, die die *Candida*-Hefe bei der Vermehrung der Lamblien in vitro spielt, ist noch unbekannt, aber vielleicht geben die Pilze bei der Fermentation in das Medium Stickstoff, Sterole und Vitamin-B-Komplex ab, was wahrscheinlich das Wachstum dieser Flagellaten fördert. Im Hinblick auf diese Beobachtung wird angenommen, daß die fungiciden Antibiotica (wie z. B. Nystatin) bei der Behandlung der Giardiasis eine gute Wirkung haben könnten.

IWATA und ARAKI (1960) empfehlen als Kulturmedium für *L. intestinalis* eine sog. L-Bouillon. Diese setzt sich u. a. aus Schweineleber, Polypepton, Cysteinhydrochlorid, Maltose, Kochsalz und Kaninchenserum zusammen. Die Flagellaten überlebten darin bis zu 12 Tagen.

In einer weiteren Arbeit beschreibt KARAPETJAN (1962) die Methode zur Kultivierung von *Giardia duodenalis* aus dem Kaninchen. Dabei wurde *Saccharomyces cerevisiae*, die Bierhefe, anstelle von *C. guilliermondi* verwendet. Als Nährmedium diente ein Gemisch aus:

25% inaktiviertem gefiltertem Menschen-, Pferde- oder Rinderserum,
10% Verdauungsbouillon nach HOTTINGER (1912),
5% Hühnerembryonalextrakt nach MELNICK (1956),
60% Hanks-Lösung.

Der p_H-Wert wurde auf 7,2—7,4 eingestellt, zum Schluß 500 E/ml Penicillin und 250 E/ml Streptomycin hinzugefügt. — Auf eine Einsaat von Hühnerfibroblasten wurde dabei verzichtet. Der Verfasser erwähnt dabei, daß anscheinend auch *Lamblia intestinalis* auf diese Weise gehalten werden konnte (vgl. auch SOLOVIEV 1962).

F. Entamoeba histolytica SCHAUDINN 1903
(Erreger der Amöbenruhr — Amöbiasis)

Die Ruhramöbe *Entamoeba histolytica* wurde von LÖSCH im Jahre 1875 erstmalig im Darminhalt eines Ruhrkranken in Petersburg gefunden. LÖSCH war es auch, der erstmalig *E. histolytica* durch Infektion von Hunden auf Versuchstiere brachte und „massenhafte" Vermehrung erzielte (LÖSCH 1875).

Die Ruhramöbe kommt aber nicht selten auch bei Darmgesunden vor; denn nicht jede Ruhramöben-Infektion führt auch zur Amöbiasis. Deshalb ist die Zahl der Amöbenträger ("cyst-carrier") stets weit größer als die der Amöbenruhr-Patienten.

E. histolytica findet man fast auf der ganzen Erde, aber die Verbreitungsgebiete der Amöbenruhr beschränken sich auf die Länder der sog. warmen Zonen (vgl. PIEKARSKI und WESTPHAL 1951, WESTPHAL 1956). HOARE (1961) schätzt den Anteil der *E. histolytica*-Träger auf 20% der Erdbevölkerung.

Zur Nomenklatur: Bei Darstellungen zur Parasitologie der Ruhramöbe wird in der Literatur gelegentlich noch zwischen der großen Rasse ("large race") und der kleineren Rasse ("small race"), zwischen *Entamoeba histolytica*, *Entamoeba dysenteriae*, *Entamoeba dispar* und *Entamoeba hartmanni* unterschieden (vgl. dazu Tab. 3). Dabei erhebt sich stets die Frage, welche Artnamen als synonym anzusehen sind. BRUMPT vertritt die Auffassung, daß neben der pathogenen Art *E. dysenteriae* eine morphologisch identische Art, die sich aber durch biologische Eigenschaften von der pathogenen unterscheidet, existiert; er nennt sie *E. dispar*[1]. SIMITCH versuchte, die

---
[1] dispar (lat.) = verschieden, nämlich von *E. dysenteriae*.

Tabelle 3. *Synonyma von Entamoeba histolytica und Entamoeba hartmanni in der deutschen, französischen und amerikanischen Literatur* (nach PIEKARSKI 1954)

A Deutsche Autoren (z.B. REICHENOW, WESTPHAL u.a.)	B Französische Autoren (z.B. BRUMPT)	C Amerikanische Autoren (z.B. CRAIG und FAUST)
1 *Entamoeba histolytica* SCHAUDINN 1903 bildet Gewebsform („Magnaform") und Darmlumenform („Minutaform") kosmopolitisch fakultativ pathogen	1 *Entamoeba dysenteriae* C. und L. 1891 bildet Gewebsform („Magnaform") und Darmlumenform („Minutaform") nur in warm. Länd. obligat pathogen („Amöbendysenterie")	1 *Endamoeba histolytica* SCH. sog. große Rasse (large race) bildet Gewebsform („Magnaform") und Darmlumenform („Minutaform") kosmopolitisch obligat pathogen
2 *Entamoeba histolytica* SCHAUDINN 1903 („Minutaform") kosmopolitisch fakultativ pathogen (= A 1)	2 *Entamoeba dispar* BRUMPT 1925 kosmopolitisch apathogen	2 *Endamoeba histolytica* sog. gr. Rasse (large race) („Minutaform") zu Amöbiasis führend pathogen (= C 1)
3 *Entamoeba hartmanni* v. P. 1912 apathogen	3 *Entamoeba hartmanni* v. P. 1912 apathogen	3 *Endamoeba histolytica* DOBELL 1919 kleine Rasse (small race) pathogen

biologischen Eigenschaften der beiden Arten experimentell bei Hunden und Katzen zu studieren. Dabei kam er zu dem Ergebnis, daß sich *E. dispar* und *E. dysenteriae* (als Minutaform) mit Sicherheit nur nach einer Tierpassage unterscheiden ließen. Diese nur im Tierversuch erkennbaren Differenzen müssen aber nicht auf Arteigenschaften, sondern können auch auf stammspezifische Virulenzunterschiede zurückgehen, die bei *E. histolytica* sicher existieren (vgl. z. B. MELENEY und FRYE). In einem anderen Versuch infizierte SIMITCH einen Freiwilligen mit Cysten der Amöbenart *E. hartmanni*. Die Infektion haftete; aber vom 4. Tage an traten vegetative Formen und Cysten im Stuhl, jedoch keinerlei Krankheitserscheinungen auf. Nach Ansicht des Verfassers ist diese Amöbe für den Menschen apathogen. Hunde und Katzen ließen sich mit dieser Art nicht infizieren. Bei zwei jungen Hunden gelang die Inokulation vorübergehend (24 Std und 6 Tage), wenn gleichzeitig *Trichomonas intestinalis* vorlag. Da die Amöben bei der Hundepassage ihre charakteristische Gestalt und biologischen Eigenschaften beibehielt, hält SIMITCH diese Amöben für eine eigene Art und nicht für eine Rasse oder Varietät (etwa "small race") von *Entamoeba histolytica*. Damit vertritt er die Ansicht von REICHENOW und WESTPHAL, denen sich neuerdings auch amerikanische Forscher angeschlossen haben (z. B. BURROWS 1959, FREEDMAN und ELSDON-DEW 1959, GOLDMAN, CARVER und GLEASON 1960, GOLDMAN und GLEASON 1962), die die Selbständigkeit der Art *E. hartmanni* anerkannten. Wir schließen uns bei den folgenden Ausführungen auch der Auffassung von REICHENOW an.

I. Morphologie und Entwicklung

E. histolytica tritt in zwei verschiedenen vegetativen Formen auf und bildet außerdem charakteristische Cysten aus. Bei einer *akuten Amöbenruhr* findet man die sog. Gewebsform oder Magnaform; sie wird etwa 20–30 μ groß und ist durch die aufgenommenen

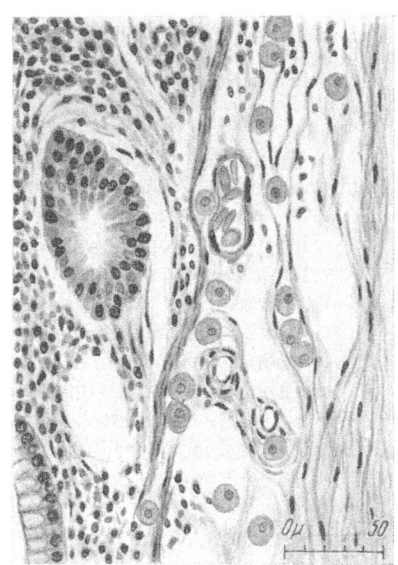

Abb. 26. *Entamoeba histolytica*, in der Submucosa des Dickdarmes wandernd (280mal). (Nach PIEKARSKI 1954)

Erythrocyten im Cytoplasma praktisch eindeutig charakterisiert. Diese Form lebt nicht nur im Darmlumen, sondern tritt auch ins Darmgewebe (Abb. 26 und 27) über und gelangt unter Umständen über die Gefäße in die inneren Organe, z. B. Leber, Lunge und Gehirn; sie kann dann dort zu Amöbenabscessen führen.

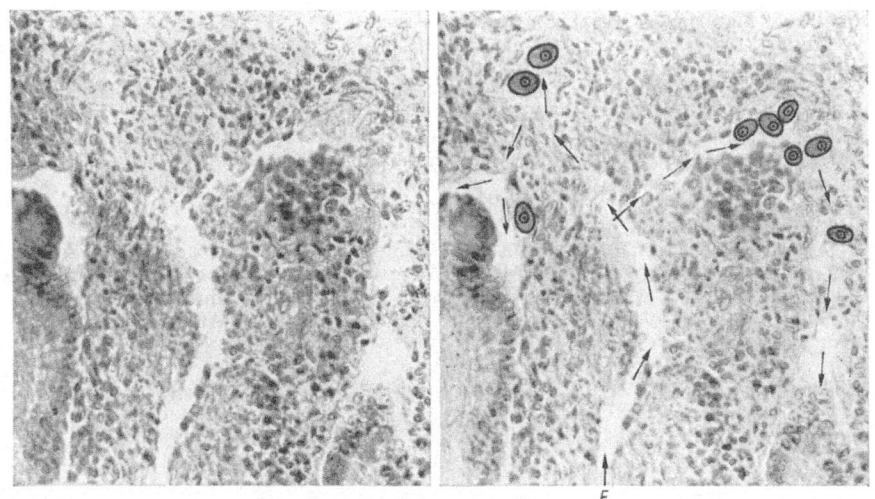

Abb. 27. *Entamoeba histolytica* im Gewebe. Rechts sind die im Schnitt vorhandenen Amöben zeichnerisch hervorgehoben und die durch Gewebsauflösung bei der Wanderung gebildeten Straßen gekennzeichnet. Der Gang E führt aus dem Darmlumen in die Mucosa (300mal). (Nach WESTPHAL 1938)

Bei *latenten Infektionen* findet man die kleinere Darmlumenform oder Minutaform; sie wird etwa 12—18 μ groß. Sie hält sich dagegen nur im Bereich des Blind- und Dickdarms auf und nimmt niemals Erythrocyten auf, aber vereinzelt Bakterien. Dieses Stadium ernährt sich vorwiegend von gelösten Stoffen des Darminhalts.

Eine morphologisch ähnliche Entamoebenart *(E. gingivalis)* findet man häufig im Zahnbelag des Menschen. Diese Species hat aber keine pathogene Bedeutung; sie läßt sich leicht auf künstlichem Nährboden kultivieren (wichtiges Nachweisverfahren!) (vgl. WESTPHAL 1941b). Gelegentliche Funde in der Lunge dürften keine ätiologische Beziehung zu den klinischen Erscheinungen haben (z. B. SUTLIFF et al. 1951).

Die Minutaform vermag *Cysten* zu bilden, die zunächst einkernig sind und durch zweimalige Teilung vierkernig werden. Charakteristisch sind sog. Chromidialkörper, die schon auf frühem Cystenstadium entstehen und in der reifen Cyste wieder schwinden. Sie lassen sich mit üblichen Kernfarbstoffen anfärben. Die Cysten gelangen mit dem Darminhalt in die Außenwelt und dienen der Verbreitung der Amöben. Sie sind zwar gegenüber Trockenheit recht empfindlich, können aber *durch Fliegen verschleppt* werden, in deren Darmtrakt sie lebensfähig und infektionstüchtig bleiben.

Wenn auch die Gestalt von *E. histolytica* von Träger zu Träger oder von Patient zu Patient wenig wechselt, so muß man doch mit stammspezifischen physiologischen Unterschieden rechnen. Es existieren nach verschiedenen Untersuchungen Amöbenstämme *verschiedenen Virulenzgrades* und verschiedener Empfindlichkeit gegenüber gewissen Medikamenten.

Klinische Erscheinungen: Das klinische Bild der akuten Amöbenruhr äußert sich im typischen Falle in starken Leibschmerzen und schweren blutigen Durchfällen. Der Stuhl enthält dann blutige Schleimflocken und wird am Tage mehrmals entleert. Komplikationen bestehen darin, daß die Amöben oft zu Leberabscessen, seltener zu Lungen- oder Hirnabscessen führen können (Abb. 28a, b). Unbehandelt führt die Erkrankung häufig zum Tode. In leichten Fällen wechseln Diarrhoen mit Obstipationen, doch können sich die Beschwerden im abdominellen Bereich in

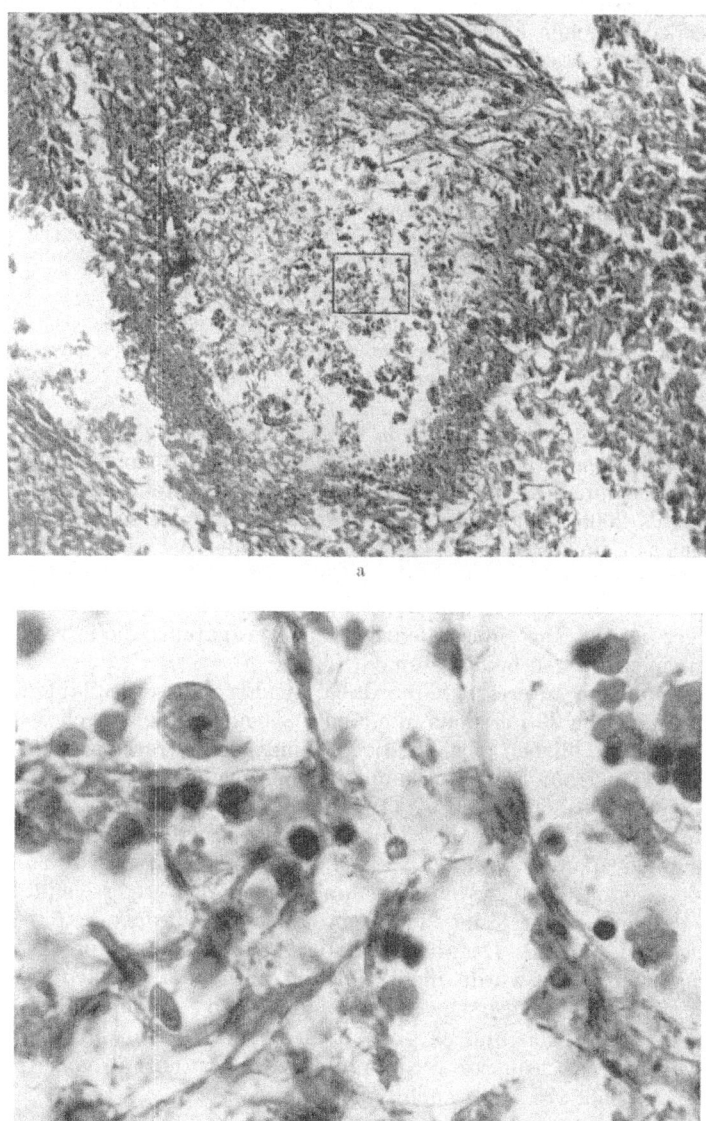

Abb. 28a, b. *Entamoeba histolytica*. Leberabsceß. a der Amöbenabsceß in Demarkation (60mal); b zeigt die weitgehende Zerstörung des Lebergewebes, das nur noch Reste einer Gitterstruktur erkennen läßt. Oben links Amöbe (etwa 500mal). Original

hohem Maße wandeln und uncharakteristisch erscheinen. Nach zeitweiliger Besserung der Beschwerden kommt es häufig zu Rückfällen und chronischen Verlaufsformen.

Bei der Betrachtung der pathogenetischen Zusammenhänge wird immer wieder die Frage diskutiert, ob *E. histolytica* ganz unabhängig von anderen zusätzlichen

Einflüssen des Darmes Darmwandschädigungen herbeiführen kann oder z. B. nur in Verbindung mit bestimmten Bakterien oder Klimaeinflüssen (sog. Tropenklima, daher auch „Tropenruhr"). Dieses Problem konnte experimentell auf einer neuen Grundlage untersucht werden, als es gelang, die für Ruhramöben sehr empfänglichen Meerschweinchen keimfrei aufzuziehen und dann mit *E. histolytica* allein oder zusätzlich mit bestimmten Bakterienarten zu infizieren (vgl. unten, S. 223 ff.). Nach diesen Ergebnissen gewinnt die Anschauung an Boden, daß die Ruhramöbe allein nicht zu den klinischen Erscheinungen führt, eine Auffassung, die von REICHENOW und WESTPHAL schon seit langer Zeit vertreten wird (s. aber BONEBAKKER und LAARMAN 1961).

In diesem Zusammenhang verdient der Selbstversuch von A. WESTPHAL Erwähnung, der sich mit *E. histolytica*-Cysten eines virulenten Stammes infizierte. Es stellte sich eine latente Darmlumen-Infektion ein, wobei reichlich Minutaformen und Cysten ausgeschieden wurden. Eine Übertragung dieser Amöben auf einen Affen führte ebenfalls nur zu einer symptomlosen Darminfektion. Zwei Katzenversuche blieben erfolglos. Nachdem die *E. histolytica*-Infektion 8 Monate symptomlos bestanden hatte, wurde als sekundäre Infektion eine solche mit Begleitbakterien eines akuten Amöbenruhrfalles unter Ausschluß dieser Amöben durchgeführt. Nach 23 Tagen war bei W. eine akute Amöbenruhr festzustellen mit zahlreichen vegetativen Gewebsformen (WESTPHAL 1938).

Den Verlauf einer *latenten Infektion* beim Menschen beschreiben BEAVER et al. (1956) auf Grund sehr bemerkenswerter Beobachtungen an 81 gesunden Freiwilligen. Bei der künstlich gesetzten, *„experimentellen"* Infektion mit *E. histolytica* wurden jeweils 2000–4000 Cysten von einem symptomfreien Träger gewonnen, direkt oder nach ein bis zwei Passagen in einen anderen Freiwilligen übertragen, wobei die Infektionen in jedem Falle hafteten. Die Präpatenz betrug 2 Tage bis 4 Monate, meistens etwa 2 Wochen; 68,7% waren schon innerhalb von 7 Tagen oder weniger positiv. Die außerordentlich lange Präpatentperiode von 4 Monaten war nur in einem Fall zu beobachten.

Von allgemeinem Interesse waren dabei die Ergebnisse der laufenden Stuhluntersuchungen. Von 33 Personen, die länger als einen Monat nach der Infektion untersucht wurden, blieben 86% positiv. In einem Falle traten drei Perioden von 4–7 Wochen Dauer auf, in denen keine Amöben nachgewiesen werden konnten. Unter 23 Versuchspersonen, die 9–14 Monate beobachtet werden konnten, verloren 7 ihre Infektion spontan nach 3 Wochen bis 8 Monaten. Von den 3 Personen, die die Amöben spontan verloren hatten, war eine nicht erneut zu infizieren, obgleich sie zweimal 4000 Cysten aufnahm. Bemerkenswert erscheint ferner die Tatsache, daß in keinem Falle Symptome auftraten, die als Amöbiasis hätten gedeutet werden können. Dennoch darf der Amöbenstamm, der hier bei den Inoculationen verwendet wurde, nicht als völlig avirulent angesehen werden; denn er erzeugte bei Hunden, Meerschweinchen und Ratten für Amöbenbefall typische Darmwandveränderungen und er war für Meerschweinchen und Ratten ebenso virulent, wie ein frisch isolierter Stamm von einem akuten Fall von Amöbenruhr (BEAVER et al. 1956; vgl. dazu auch S. 232).

In diesem Zusammenhang haben BONEBAKKER und LAARMAN (1961) bemerkenswerte Ausführungen zu der Frage gemacht, ob bei latenten Amöbenträgern ein mehr oder weniger spezifisches Syndrom existiert, das die Annahme einer — wenn auch begrenzten — Aktivität der Amöben rechtfertige. Ein größere Umfrage bei interessierten Ärzten ergab keine Anhaltspunkte für wesentliche Unterschiede in den geklagten Beschwerden zwischen Amöbenträgern und Nichtamöbenträgern; danach existiert keine spezifische Symptomatologie. Nach einer sehr sorgfältigen Analyse von FAUST (1941) erscheint aber dennoch die Annahme gerechtfertigt, daß die vegetativen Formen (Throphozoiten) zu Veränderungen an der Darmschleimhaut führen können, sog. oberflächliche, punktförmige Geschwüre, die aber niemals die Muscularis mucosae durchbohren und keine leukocytäre Infiltration herbeiführen. Daraus ergibt sich immer die Frage, ob eine Behandlung erforderlich ist oder nicht. BONEBAKKER und LAARMAN empfehlen, wenn möglich eine Behandlung durchzuführen, insbesondere dann, wenn in der Anamnese eine Dysenterie vorgelegen hat und nach dem Verlassen der endemischen Zone Beschwerden im Bereich des Darmes aufgetreten sind.

II. Natürliches Wirtsspektrum

Für *E. histolytica* existiert außerhalb des Menschen im Tierreich kein größeres Erregerreservoir, das unter natürlichen Verhältnissen als Infektionsquelle für den Menschen in Frage käme. Allerdings ist *E. histolytica* bei verschiedenen Affenarten, bei Schweinen, Hunden und Ratten gefunden worden (CRAIG 1944, HOARE 1959). Der Affe gewinnt vielleicht neuerdings dadurch gewisse epidemiologische Bedeutung, daß zur Gewinnung des Polioimpfstoffes große Mengen von Rhesus-Affen in verschiedene Länder laufend importiert werden. Bei Hunden wurde *E. histolytica* u. a. in Nordafrika, Indien, Indochina, China und den USA gefunden. Die Krankheitserscheinungen sind unterschiedlich; gelegentlich werden Darmulcerationen und auch Leberabscesse beschrieben. Jedenfalls sind Hunde für *E. histolytica* recht empfänglich, weshalb sie häufig auch zu experimentellen Arbeiten herangezogen wurden (s. unten). Natürliche Infektionen mit *E. histolytica* bei Ratten wurden sogar für zwei Amöbenruhr-Epidemien in Chikago verantwortlich gemacht (McCoy und CHESLEY 1934, SPECTOR und HARDY 1935).

Die Rolle der genannten Tiere als Erregerreservoir und mögliche Infektionsquelle für den Menschen darf nicht außer acht gelassen werden; sie dürfte aber jeweils nur von lokaler Bedeutung sein. Klimatische Beziehungen im Hinblick auf die Häufigkeit von *E. histolytica* unter den Tieren sind bisher nicht bekannt geworden.

III. Experimentelles Wirtsspektrum

Von den üblichen Laboratoriumstieren lassen sich Kaninchen, Ratten, Meerschweinchen, Goldhamster, Katzen und Hunde, insbesondere jüngere Tiere, leicht infizieren, doch liegen die pathogenetischen Verhältnisse von Art zu Art recht verschieden.

Bei der Untersuchung von experimentell mit *Entamoeba histolytica* infizierten Laboratoriumstieren muß bedacht werden, daß in ihrem Darm manchmal bereits spontan Entamoeben vorliegen, die zu Verwechslungen mit *E. histolytica* führen können. So kommen z. B. nach MUDROW-REICHENOW (1956) bei Kaninchen, Meerschweinchen, Goldhamstern, deutschen Hamstern, Ratten und Mäusen Entamoeben vom Typ *E. muris* vor. Diese sind morphologisch der Ruhramöbe recht ähnlich. Bei Meerschweinchen findet man auch die Arten *E. cobayae* (= *E. caviae*) (CARRERA und FAUST 1949). Bei Affen kommt die Art *E. chattoni* (= *E. polecki*) (PROWAZEK 1912) vor, wahrscheinlicher sogar viel häufiger als *E. histolytica*. MUDROW-REICHENOW äußerte deshalb sogar die Vermutung, es könnte diese Art auch beim Menschen vorkommen, würde dann aber wahrscheinlich stets mit *E. histolytica* verwechselt werden (vgl. dazu BURROWS und KLINK 1955).

Bei *Affen* verläuft die Infektion meist milde und nimmt chronischen Charakter an. Die *Hunde*-Amöbiasis variiert in ihrem Verlauf je nach Alter der Tiere, nach der Ernährungsweise und der jeweiligen Disposition. Bei *Kaninchen* und *Ratten* kommt es nach einer akuten Phase meist zu spontaner Heilung und Verlust der Parasiten, dagegen bleibt die Infektion bei *Meerschweinchen* bestehen oder die Tiere sterben an akuten Darmerscheinungen. Bei *Katzen* kommt es oft zu einem schnellen progressiven Verlauf mit meist tödlichem Ausgang. Es ist daher unmöglich, ein allgemeingültiges Bild der experimentellen Amöbiasis bei Versuchstieren zu bieten; es soll daher für die wichtigsten Tierarten gesondert besprochen werden. Dazu muß aber noch bemerkt werden, daß auch innerhalb der gleichen Wirtsspecies der Infektions- bzw. Krankheitsverlauf sehr unterschiedlich sein kann, weil die Auswirkung der einzelnen *E. histolytica*-Stämme je nach Virulenzgrad und nach Zusammensetzung der jeweiligen Begleitflora recht verschieden sein kann.

Die Begleitflora spielt bei der Diskussion um die Pathogenese der Amöbenruhr wie der Amöbeninfektion auch bei den Tieren eine besondere Rolle. Deshalb gewannen die schon oben erwähnten Versuche an keimfrei aufgezogenen Tieren in diesem Zusammenhang großes Interesse. Sie haben uns beim Studium der Amöbiasis einen ganz neuen Einblick in die Beziehungen zwischen Parasit und Wirt ermöglicht (s. S. 223).

Bei normalen *Meerschweinchen* wurden schon frühzeitig Infektionsversuche per os gemacht. Günstigere Ergebnisse erbrachte die direkte Inoculation von Ruhramöben in das terminale Ileum unter Laparotomie (CARRERA und FAUST 1949). Bei allen Tieren hafteten die Amöben und führten zu Darmwandschädigungen. Aber erst als TAYLOR et al. (1950) Meerschweinchen mit Kulturamöben *intracaecal* infizierten und damit regelmäßig Infektionen setzen konnten, gewannen sie besonderes Interesse für die experimentelle Arbeit. Die Mortalität lag bei diesen Tieren – in Abhängigkeit von der Art der Ernährung – bei 40–75%. Meerschweinchen, die eine bestimmte, sog. Rattendiät erhielten, zeigten sich doppelt so anfällig gegen die Infektion als solche, die ein standardisiertes Kaninchenfutter bekamen.

TAYLOR et al. benutzten 10—21 Tage alte, etwa 85—265 g schwere Tiere und 6—8 Wochen alte 254—370 g schwere Meerschweinchen. Sie wurden mit normalem, konfektioniertem Futter ernährt und mit Amöben einer normalen, bakterienhaltigen Kultur infiziert.

Das Inoculum stammt bei TAYLOR et al. aus einer 24–48 Std alten Kultur und enthielt in 0,5 ml etwa 50000–250000 Amöben; die Auszählung erfolgte in der Blutzählkammer. Unter Äther-Anaesthesie wird nach Laparotomie intracaecal infiziert und das Peritoneum nach der Injektion der Amöben mit einer oder zwei Nähten, die äußere Haut mit 11 mm-Michel-Clips geschlossen. Die operative Mortalität betrug bei diesem Vorgehen etwa 1%. Günstig ist es, junge Tiere und einen virulenten Stamm von *E. histolytica* zu verwenden, denn nicht alle Amöbenstämme führen bei jungen Tieren in gleich hohem Maße zu Darmwandveränderungen. Wie schon erwähnt, hat die Ernährungsweise einen gewissen Einfluß auf die Entwicklung der Infektion; bei einer Spezialdiät, die zu 50% getrocknete Magermilch als Eiweißquelle und zahlreiche Vitamine enthielt, kann die Sterblichkeit sogar auf 100% gesteigert werden.

Bei der experimentellen Infektion von TAYLOR et al. (1950) waren bei 114 (= 58%) von 192 Tieren Darmwandveränderungen durch die Amöben eingetreten. Alle 99 Tiere, die innerhalb von 3–29 Tagen nach der Inoculation spontan starben, wiesen Läsionen auf, wie auch 12 von 36 vor dem 30. Tag getöteten Tieren und ebenso 3 weitere von 57 Tieren, die am 30. (letzten) Versuchstag getötet wurden. Die größte Sterblichkeit lag zwischen dem 5. und 14. Tag; die durchschnittliche Lebensdauer betrug 10 Tage. Zwischen Infektionsstärke und Körpergewicht (zu Beginn des Versuchs) war keine Beziehung zu erkennen. Kontrolltiere, die nur mit der Bakterienflora der Kulturen (ohne Amöben) infiziert wurden, zeigten bei Abschluß der Versuche nach 30 Tagen keine Symptome oder Veränderungen in der Darmwand.

Die Infektionen gingen nur dann regelmäßig an, wenn die Amöben zusammen mit der Bakterienmischflora der Kultur inoculiert wurden. Bei der Überimpfung isolierter Cysten mit nur einer Bakterienart lag die Infektionsrate nur bei etwa 59%.

Infizierte Meerschweinchen erscheinen zunächst freßunlustig, verlieren an Gewicht und sterben unbehandelt bereits nach 8–10 Tagen, meist um den 12. Tag.

Die mit Amöben und bakterieller Mischflora infizierten Tiere und gestorbene Meerschweinchen zeigten zu 84% vorher Dysenterien. Im Blinddarm und im Dickdarm fanden sich meist in der Mucosa amöbenhaltige Ulcerationen.

Die *pathologisch-anatomischen Erscheinungen* beschränkten sich auf die Darmwand, waren aber z. T. verhältnismäßig schwer. Die Amöben drangen manchmal bis tief in die glandulären Krypten, in einigen Fällen bis zu den lymphoiden Follikeln in der Submucosa. Es kam zu einer Erweiterung der Krypten, die oft ein amöbenreiches Exsudat enthielten. Das Epithel wurde häufig von Geschwüren bedeckt und Läsionen oft an dem lymphoiden Gewebe festgestellt. Unter 13 histologisch untersuchten Tieren beschränkten sich die Ulcera bei 6 Tieren auf die Mucosa, in 3 Fällen drangen sie bis in die Submucosa und bei 3 weiteren bis zur Muscularis, in einem Fall sogar bis zur Serosa vor. Bei einem Tier trat eine Darmperforation ein. Leber und andere Organe blieben frei von Amöben. BOCK und MUDROW-REICHENOW (1955) berichteten jedoch auch über Leberschäden. Gerade bei Meerschweinchen beobachteten sie sehr häufig eine Amöbeninfektion der Leber, ohne daß diese pathologische Veränderungen aufweisen muß. Sie infizierten Meerschweinchen intracaecal mit *E. histolytica*, töteten sie am 5. Tage und brachten Leberstücke dieser Tiere in ein für Amöben geeignetes Kulturmedium. 40% aller Fälle erwiesen sich als positiv. Bei allen diesen Fällen hatten die Tiere Veränderungen am Blinddarm oder Entzündungen der Darmwand aufgewiesen. Eine Beziehung zwischen der Befalls- und der Infektionsstärke konnten die Autoren nicht erkennen.

Die Beziehungen zwischen Amöben-Befall und bakterieller Begleitflora versuchten TAYLOR et al. (1959) in einer Reihe von Versuchen zu klären. Sie hielten Amöben in Kulturen gemeinsam mit jeweils einem Bakterienstamm oder auch gemeinsam mit *Trypanosoma cruzi* (vgl. S. 237). Diese monobakteriellen Amöbenkulturen und auch das Amöben-Trypanosomen-Gemisch zeigten bei damit infizierten Meerschweinchen durchweg eine geringere Virulenz als Amöben aus Mischkulturen.

Um dem Nachteil zu entgehen, erst bei der Autopsie den Befallsgrad des Caecums feststellen zu können, empfehlen CHAUDHURI et al. (1960) ein Silberröhrchen, das sie in den Blinddarm von Meerschweinchen so einführten, daß es eine ständige Verbindung des Blinddarmes mit der Außenwelt ermöglichte. Durch tägliche Entnahme von Proben des Blinddarminhalts über dieses in die Bauchdecke eingenähte Röhrchen ließ sich so sowohl der natürliche Verlauf einer Amöbeninfektion als auch die Wirksamkeit verschiedener Therapeutika genau verfolgen.

Bei diesem Verfahren wird das Abdomen in Narkose aseptisch eröffnet, das Caecum herausgelegt, durch einen Schnitt in die Wand des Caecums das mit einer Randscheibe versehene eine Ende des Röhrchens eingeführt und kurz hinter der Scheibe das Gewebe des Blinddarms dicht abgebunden. Danach wird das Caecum wieder in das Abdomen reponiert. Das andere Ende des Röhrchens führt durch die Darmwand, Bauchfell und Außenhaut nach außen, wo die Öffnung mit einem Deckelchen verschlossen werden kann. Das Röhrchen wird nach dem Einnähen mit einer Überfallschraube fixiert. 16 Std vor der Operation und 24 Std. danach soll das Tier kein Wasser erhalten.

Ebenfalls an Meerschweinchen demonstrierten KRUPP und FAUST (1959), daß Amöben aus Menschen mit latenten Infektionen bei Versuchstieren dennoch Darmläsionen hervorrufen können. Wurden junge Meerschweinchen intracaecal mit Trophocoiten infiziert, so traten auch in solchen Fällen Schäden an der Darmwand auf.

Amöbeninfektion bei keimfrei aufgezogenen Meerschweinchen: Während es bei den normalen „konventionellen" Meerschweinchen nach intracaecaler Infektion mit *E. histolytica* meist zu einer akuten ulcerativen Amöbiasis kommt, vermehren sich die Amöben aus einer bakterienfreien Kultur bei keimfrei gehaltenen Meerschweinchen nicht, sondern gehen innerhalb von etwa 5 Tagen zugrunde. Das Darmgewebe wird nicht angegriffen (PHILLIPS et al. 1955, PHILLIPS, WOLFE und BARTGIS 1958). Werden dagegen Bakterien der Arten *Escherichia coli* oder *Aerobacter aerogenes* mit den Amöben verimpft, so entstehen durch die Amöben typische Darmwandläsionen, die z. T. mit schweren ausgedehnten Ulcerationen der Blinddarmwand einhergehen (PHILLIPS et al. 1955). Das gleiche Resultat war bei gleichzeitiger Infektion mit *Bacillus subtilis* zu erreichen. Obgleich sich erweisen läßt, daß *E. histolytica* fraglos das ätiologische Agens darstellt, hängt seine pathogenetische Wirkung von der aktiven Mitwirkung anderer Organismen ab, die den Wirt für die Amöbeninfektion „pathologisch disponieren". Welcher durch die Bakterien eingeführte Faktor zur Entstehung der schweren Darmwandveränderungen durch *E. histolytica* führt, konnte durch die bisherigen Untersuchungen noch nicht geklärt werden. Es zeigte sich aber soviel, daß die Anwesenheit lebender Bakterien nicht erforderlich ist, denn auch der Zusatz eines Filtrates aus dem Darminhalt normaler Meerschweinchen genügte, um die Amöbenulcerationen zu erzeugen (vgl. Tab. 8).

Tabelle 4. *Wirkung von Entamoeba histolytica allein, gemeinsam mit bestimmten Bakterien und mit bakteriellen oder chemischen Präparaten auf keimfreie und normale Meerschweinchen* (nach PHILLIPS und WOLFE 1959)

Meerschweinchen	Intracaecaler Zusatz	Resultate
keimfrei + *E. histolytica*		keine Veränderungen
normal + *E. histolytica*		ausgedehnte Ulcerationen
keimfrei + *E. histolytica*	+ *B. subtilis*	ausgedehnte Ulcerationen
keimfrei + *E. histolytica*	+ *A. aerogenes*	mäßige Ulcerationen
keimfrei + *E. histolytica*	+ *E. coli*	mäßige Ulcerationen
keimfrei ohne *E. histolytica*	+ *E. coli*	keine Veränderungen
keimfrei + *E. histolytica*	+ autoklaviertes Blinddarminhalt	Amöbenabsceß an der Stelle der Inoculation
keimfrei + *E. histolytica*	+ autoklav. grobes Filtrat des Blinddarminhalts	Amöbenabceß an der Stelle der Inoculation
keimfrei + *E. histolytica*	+ autoklav. feines Filtrat des Blinddarminhalts	keine Veränderungen
keimfrei + *E. histolytica*	+ chemische, reduzierende Körper	Amöbenabsceß an der Stelle der Inoculation

Diese Zusammenhänge machen es verständlich, daß bei der Therapie der Amöbenruhr neben Medikamenten, die eine spezifische Wirkung auf die Amöben ausüben, auch solche eine günstige Wirkung haben, die die Bakterienflora beeinflussen. Jedenfalls ist *diesem Wechselspiel zwischen Amöben und Bakterien bei der Prüfung von Medikamenten bei einer experimentellen Amöben-Infektion* bei Laboratoriumstieren Rechnung zu tragen.

Junge *Ratten* infizierte JONES (1946) mit *E. histolytica* durch intracaecale Inoculation, aber diese Infektionen blieben nicht bestehen, sondern gingen durch Selbstheilung spontan zu Ende. Bei Ratten muß außerdem an die Möglichkeit gedacht werden, daß im Darm noch eine morphologisch von *E. histolytica* nicht unterscheidbare Amöbenart auftreten kann. TAYLOR et al. (1950) empfahlen daher, anstelle von Ratten Meerschweinchen zu verwenden, nachdem TOBIE (1949) schon mit Erfolg Kaninchen anstelle von Ratten zur experimentellen Amöbeninfektion verwendet hatte und CARRERA und FAUST (1949) bereits nach Laparotomie 31 Meerschweinchen bei direkter Inoculation von Kulturamöben in das terminale Ileum erfolgreich infiziert hatten (vgl. oben S. 222).

Um die Wirkungen einer Entamöbeninvasion auf andere Organe als den Darm näher zu untersuchen, infizierten BUONOMINI und MIGNANI (1959) Ratten und Mäuse intravenös mit gewaschenen Kulturamöben. Im Gegensatz zu den Ratten starb die Mehrzahl der Mäuse binnen 24 Std. Bei diesen zeigten sich dann Schädigungen der Blutgefäße (hämorrhagische Broncho-Alveolitis), der Lymphknoten (nekrotische Hyperplasie) und der Leber (vgl. auch Abb. 29). Eine besondere Affinität schienen die Trophocoiten für die Darmwand zu besitzen, die sie offenbar infolge der Hyperplasie und Nekrose der Darmlymphknoten leicht zu durchwandern vermochten.

Auf die Bedeutung einer kohlenhydratreichen Nahrung für eine erfolgreiche

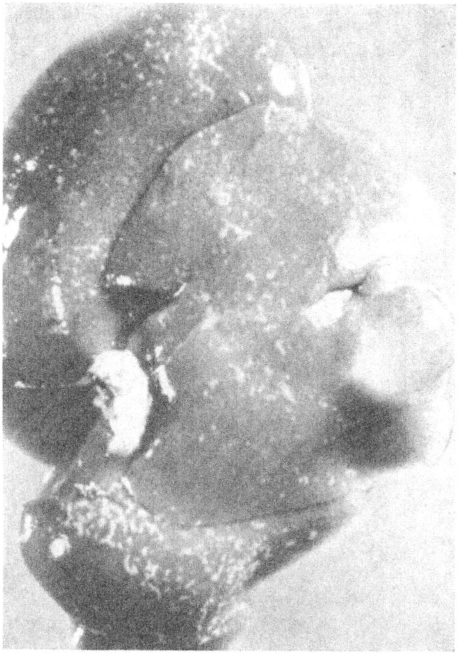

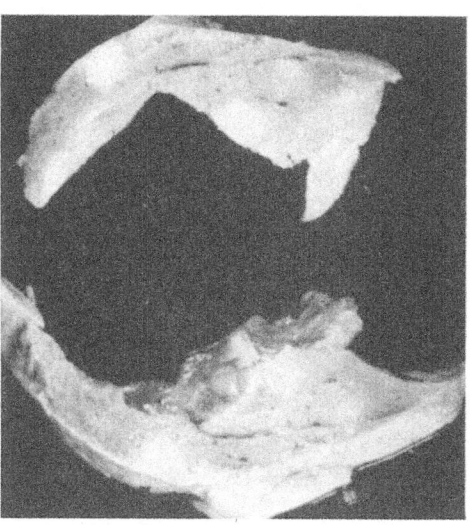

Abb. 29. *Entamoeba histolytica*. Leber von einem Meerschweinchen, 3 Tage nach Inoculation von Amöben in die Mesenterialgefäße. Die punktförmigen nekrotischen weißen Läsionen waren auch nach Inoculation von abgetöteten Amöben zu beobachten und sind möglicherweise auf Capillarverstopfungen zurückzuführen. (Nach BIAGI et al. 1962)

Abb. 30. *Entamoeba histolytica*. Schnitt durch die Leber eines Meerschweinchens mit Hypercholesterolämie, 12 Tage nach Inoculation von Amöben in die Mesenterialgefäße. Drei Abscesse sind zu erkennen. (Nach BIAGI et al. 1962)

Amöben-Infektion bei Ratten wies schon BÖE (1939) hin. Die Tiere bekamen einen mit Ringerlösung aufgeschwemmten cystenreichen Stuhl eines gesunden Amöbenträgers unter das Futter gemischt, dem Lebertran zugegeben war. BÖE erhielt damit nur Darmlumeninfektionen mit Cysten-Ausscheidung, ohne Krankheitserscheinungen und ohne pathologische Veränderungen der Darmwand. Das Alter der Ratten spielte für das Angehen der Infektion keine Rolle.

Die gleichen Erfahrungen machte PRUSS (1960) bei seinen chemotherapeutischen Versuchen an Ratten, die er teils mit *E. histolytica*, teils mit *E. muris* infizierte; beide Arten eignen sich für diesen chemotherapeutischen Test. Eine kohlenhydratreiche Nahrung erhöhte die Infektionsrate bei Ratten; sie ging mit einem stark rohproteinhaltigen Futter bei *E. histolytica* etwas, bei *E. muris* dagegen sehr stark zurück.

Mit *Ratten* und *Mäusen* machte ROY (1961) ebenfalls gute Erfahrungen; er vermochte sie oral mit Cysten von *E. histolytica* zu infizieren.

Nach VILLAREJOS (1962a) läßt sich auf Grund seiner Versuche an jungen und alten Ratten durch Cortison-Gaben deren Empfänglichkeit bzw. Widerstandsfähigkeit gegenüber einer *E. histolytica*-Infektion nicht verändern. Dagegen wird die Anfälligkeit der Ratten durch eine mehrtägige Vorbehandlung mit Amöbenantigen deutlich vermindert (SWARTZWELDER und MÜLLER 1950).

Leberamöbenabscesse entwickeln sich bei Ratten relativ selten. BOCK und MUDROW-REICHENOW (1955) erzielten unter 50 experimentell infizierten Ratten nur einmal ein positives Ergebnis, wenn sie Leberstücke in ein für *E. histolytica* geeignetes Kulturmedium verbrachten (vgl. dazu bei Meerschweinchen, S. 223).

Nach BIAGI et al. (1962) begünstigt eine Hypercholesterolämie die Ansiedlung von *E. histolytica* in der Leber, wobei es zu großen Abscessen von 1—2 cm Durchmesser kommen kann (Abb. 30). Außerdem treten häufiger große Läsionen an der

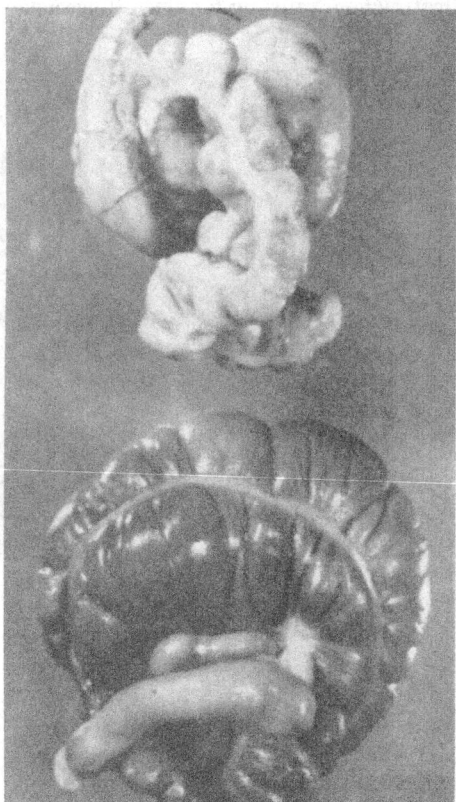

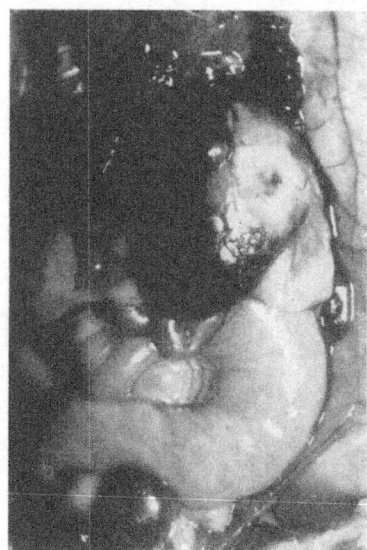

Abb. 32. *Entamoeba histolytica*. Leberabsceß beim Hamster nach intrahepaticaler Infektion. (Nach GÖNNERT, Original)

Abb. 31. *Entamoeba histolytica*. Blinddärme zweier Meerschweinchen mit erhöhtem Cholesterolgehalt im Darm; in den unten abgebildeten sind Kulturbakterien inoculiert worden, er zeigt keine Läsionen. Der andere, mit *E. histolytica* infiziert, zeigt Läsionen auf der ganzen Oberfläche. (Nach BIAGI et al. 1962)

Darmwand des Caecums auf (Abb. 31). — Von Interesse sind in diesem Zusammenhang die Untersuchungen von SHARMA (1959). Er konnte zeigen, daß ein Amöbenstamm (Stamm EA), der normalerweise unfähig war, in das Darmgewebe intracaecal infizierter Ratten einzudringen, bei gleichzeitigen Gaben von Cholesterin in die Darmwand einwandern konnte und dort Ulcerationen hervorrief. Zur Erzielung dieses Effektes konnte das Cholesterin sowohl den Amöben in der Kultur beigegeben werden als auch dem Futter der Versuchstiere.

Hamster wurden mehrfach zum Studium der extra-intestinalen Amöbiasis, besonders des Leber-Abscesses, gewählt. So läßt sich eine experimentelle Leber-Amöbiasis bei Versuchstieren dadurch erzeugen, daß man Trophocoiten von *E. histolytica* direkt in die Leber injiziert (Abb. 32). WILLIAMS (1959) konnte bei solchen Versuchen an Hamstern, bei denen er jeweils 8000 Parasiten intrahepatical applizierte, eine höhere Empfänglichkeit als bei Ratten und Meerschweinchen feststellen. Die Virulenz der Amöben stieg nach einigen Passagen an.

Auch Bock (1961) verwandte als Modell zur Prüfung von Medikamenten auf ihre Wirkung gegenüber einer extraintestinalen Amöbeninfektion (z. B. Amöbenhepatitis) Goldhamster (40—55 g) und infizierte sie nach der Methode von Reinertson und Thompson (1951). Dabei wird durch Injektion von Kulturamöben zusammen mit einer nicht differenzierten Bakterienflora in den rechten Leberlappen der Versuchstiere (Laparotomie unter Äthernarkose), die zuvor gegen die Begleitbakterien immunisiert worden waren, eine akute Amöbenhepatitis erzeugt. Die Tiere gehen nach dieser Infektion am 4. oder 5. Tage ein. Deshalb wird der chemotherapeutische Tierversuch bereits nach 92 Std ausgewertet. Als Gradmesser für eine therapeutische Wirkung dient die Größe des Abscesses sowie die mikroskopische Untersuchung eines Frischpräparates auf lebende Amöben oder deren Nachweis durch die Kultur. Bei der Beurteilung dieser Versuchsergebnisse muß aber immer noch an die Begleitflora gedacht werden; sie erlaubt unter Umständen keine eindeutige Entscheidung, ob die therapeutische Wirkung auf eine Beeinflussung der Amöbenbegleitflora zurückgeht, oder ob es sich um eine spezifische Wirkung auf die Amöben handelt.

Beim Goldhamster läßt sich ein Amöbenleberabsceß auch durch intracaecale, besser jedoch durch intraperitoneale Infektion erzielen. Jarumilinta und Maegraith (1962) injizierten pro Tier 10000—25000 E. histolytica-Trophocoiten intraperitoneal durch Laparotomie. Die meisten Tiere starben zwischen vier und neun Tagen nach der Infektion; 92% zeigten Leberschäden. Unter dem Diaphragma fanden sich subcapsular gelegene Abscesse mit zahlreichen Amöben. Bei 24 Meerschweinchen hatte die gleiche Infektionsmethode in keinem Fall Tod oder Leberschäden zur Folge. Ulcerationen am Blinddarm eines Hamsters zeigt Abb. 33.

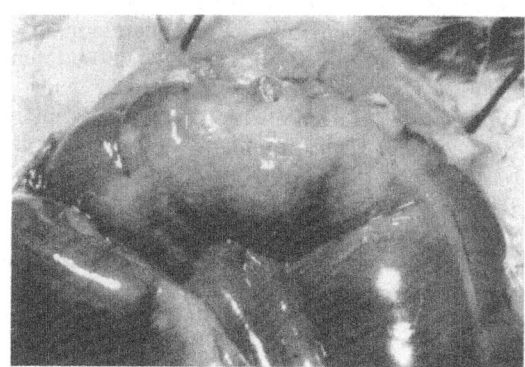

Abb. 33. *Entamoeba histolytica.* Ulcerationen am Caecum eines infizierten Hamsters. (Nach Gönnert, Original)

Zu beachten ist, daß Hamster häufig natürliche Infektionen mit *Entamoeba criceti* aufweisen, die zu Verwechslungen mit *E. histolytica* Anlaß geben können (Dennis et al. 1949, Berberian et al. 1961).

Versuche, *Kaninchen* experimentell mit Ruhramöben zu infizieren, blieben anfänglich erfolglos (Wagner 1935, Golikov 1937). Westphal (1941a) erkannte dann aber, daß zu einer erfolgreichen Infektion eine bestimmte Diät notwendig sei (vgl. dazu Böe 1939). Er empfahl dazu — wie auch für die Balantidien-Infektion (vgl. S. 289) — eine Korn-Brot-Kost beliebiger Zusammensetzung (vgl. dazu Tobie 1949 und Hunninen und Boone 1957). Das Einbringen der Amöben in den Blinddarm erfolgt am einfachsten durch orale Einführung von Amöbencysten mittels einer Schlundsonde. Es läßt sich dazu aber auch eine intracaecale Injektion nach Laparotomie verwenden, wie sie schon Westphal (1939) beschrieb. Die Kaninchen müssen dazu bereits einige Tage vorher auf die erwähnte Korn-Brot-Diät umgestellt werden. Es gelang auf diese Weise, nach oraler Verabreichung einer cystenhaltigen Stuhlaufschwemmung (5 ml), eine akute Amöbenruhr beim Kaninchen zu erzeugen.

Die Erkrankung beschränkt sich dabei auf den Blinddarm, der bei der Sektion bereits makroskopisch oberflächlich nekrotisiert erscheint. In der Darmwandung findet man vegetative Entamoeben, z. T. mit aufgenommenen Erythrocyten.

Die histologische Untersuchung führte WESTPHAL zu der Auffassung, daß die Amöben offenbar erst auf der Grundlage einer bakteriell-toxischen Schädigung an der Mucosa hafteten. Diese Deutung ergab sich aus der Art der Gewebsnekrose sowie der Reaktion der Submucosa. Im nekrotisch zerfallenden Gewebe der Mucosa befanden sich zahlreiche Ruhramöben. Danach kommt also die Amöben-Infektion erst sekundär im Laufe des Krankheitsgeschehens zur Auswirkung.

Die Bedeutung der Futterumstellung sieht WESTPHAL darin, daß 1. die eingeführten Amöben im Darmlumen lebensfähig bleiben, was bei einer sog. Grünfütterung nicht möglich ist, 2. pathogene Bakterien zur Vermehrung und Auswirkung auf die Darmwand kommen können und diese so schädigen, daß sie für die Amöben einen günstigen Boden schaffen.

Von diesen Erkenntnissen ausgehend, studierten auch TOBIE (1949) sowie HUNNINEN und BOONE (1957) die Pathogenese der Amöben-Infektion bei Kaninchen. TOBIE vermochte bei intraösophagealer Inoculation von Cysten in Kaninchen bei 18% und bei intracaecaler Übertragung von vegetativen Kulturamöben bei 91% der Tiere eine Infektion zu erzielen. Läsionen traten meist in Caecum und in der Appendix, manchmal auch im Ileum, im Colon ascendens und Colon descendens auf. Die Ulcera erweiterten sich in der Submucosa flaschenförmig, ein Bild, das den histopathologischen Veränderungen bei der menschlichen Amöbiasis ähnelt – Erscheinungen, die übrigens bei Amöben-infizierten Hunden fehlen. Spontanheilungen treten bei Kaninchen nicht auf, weshalb sich diese Versuchstiere gut zu chemotherapeutischen Versuchen eignen.

HUNNINEN und BOONE (1957) verwendeten – im Gegensatz zu TOBIE (1949) – mehrere Entamoeben-Stämme verschiedener Herkunft. Weiße Kaninchen, 8–12 Wochen alt, wurden ebenfalls auf eine kohlenhydratreiche Kost gesetzt und mit etwa 200000 Kulturamöben, die teils von gesunden Personen ("cyst-carriers"), teils von amöbiasiskranken Patienten isoliert worden waren, intracaecal infiziert; 14–20 Tage später erfolgte die Autopsie.

Die Virulenzunterschiede zwischen den einzelnen Amöbenstämmen wirkten sich auf die Kaninchen recht deutlich aus; sie blieben konstant und die Stärke der Schäden am Caecum der Kaninchen entsprach etwa der, die bei den Personen vorlagen, von denen die 37 untersuchten Stämme stammten. Sie bestanden bei den schweren Fällen (5 Stämme) in tiefen Ulcerationen mit kraterähnlichen Zerstörungen, die mit starken Durchfällen, erheblichem Gewichtsverlust und hoher Parasitendichte einhergingen (Abb. 34, 35); 88,4% der mit diesen Stämmen infizierten Kaninchen zeigten derartige Erscheinungen. 4 von den 5 Patienten, aus denen diese Stämme isoliert waren, litten an einer Amöbendysenterie.

Bei einer zweiten Gruppe von 14 Amöbenstämmen entstanden geringere pathologische Veränderungen. Nur 45,2% dieser Kaninchen hatten Schädigungen, wobei geringe Gewichtsverluste eintraten. 2 der Patienten, von denen diese Stämme isoliert waren, hatten Leberabscesse mit wenigen oder keinen Darmsymptomen. Der Rest war asymptomatisch. – 18 Stämme der dritten Gruppe, isoliert aus asymptomatischen Trägern, waren auch für Kaninchen nicht pathogen.

Im Hinblick auf die Artdifferenzierung (vgl. S. 217) ist die Angabe bemerkenswert, daß die Trophocoiten aller hoch virulenten Stämme der Gruppe 1 größer als 10 μ waren; aber auch unter den Amöbenstämmen der Gruppe 3 waren recht große Amöben; keiner der Stämme, die kleiner als 10 μ waren, erzeugten makroskopisch erkennbare Läsionen. Die in Ulcerationen gefundenen Amöben waren unverhältnismäßig größer als solche in Kulturen, aus denen sie stammten, aber sie kehrten in vitro zu ihrer früheren Zellgröße zurück (vgl. dazu S. 235).

Die Läsionen bei den infizierten Kaninchen zeigten nur gelegentlich lymphocytäre Infiltrationen und Plasmazellen. Aber in allen, außer 4 von 36 Tieren, waren charakteristische Invasionen von eosinophilen Zellen, die hier wahrscheinlich den neutrophilen Zellen des Menschen entsprechen, festzustellen.

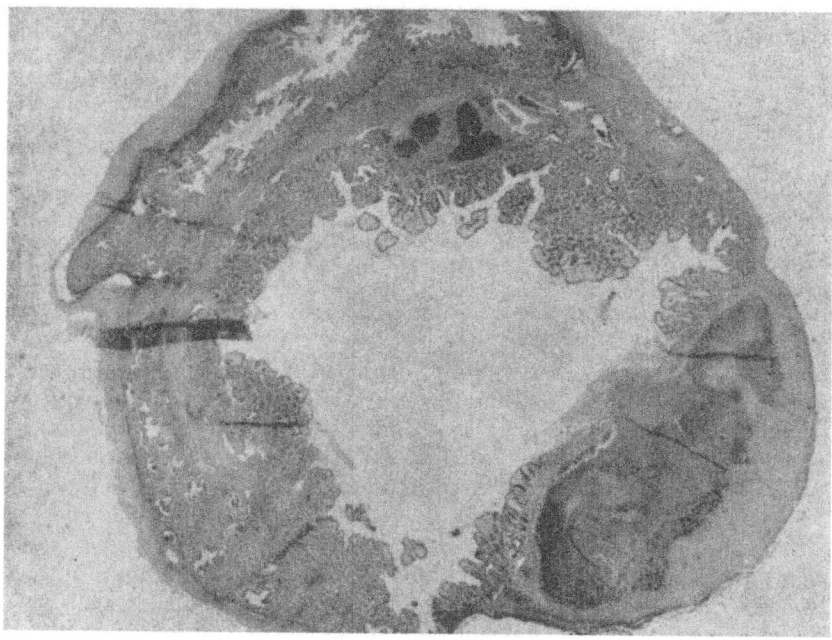

Abb. 34. *Entamoeba histolytica*. Schnitt durch den Blinddarm eines Kaninchens 16 Tage p. i. mit einem großen kraterähnlichen Geschwür und einigen kleineren Läsionen. Bemerkenswert die deutliche Verdickung der Caecumwand. (Nach HUNNINEN und BOONE 1957)

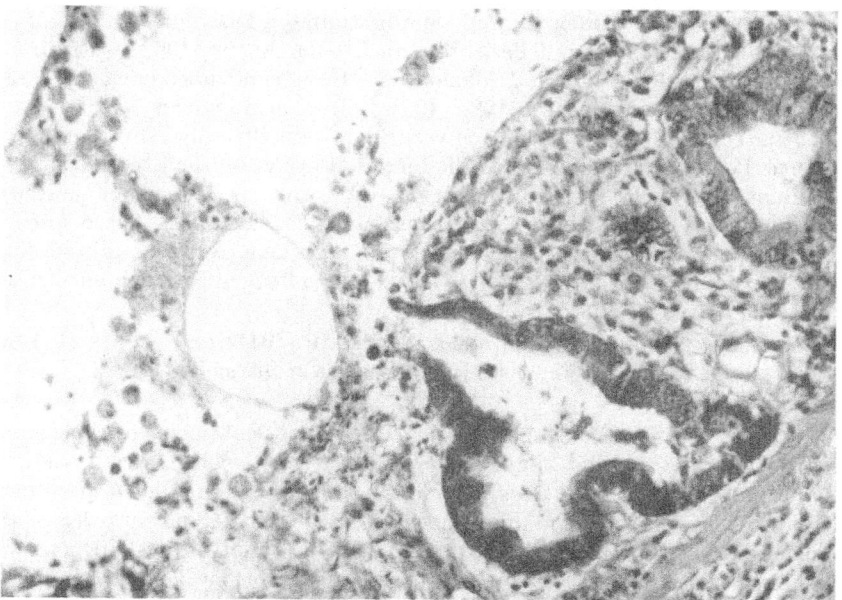

Abb. 35. *Entamoeba histolytica*. Kaninchen. Starke Vergrößerung der Mucosa-Oberfläche des Caecums. Man beachte die zahlreichen Amöben an der erodierten Oberfläche der Mucosa. (Nach HUNNINEN und BOONE 1957)

FUKUHARA (1960) infizierte Kaninchen und Meerschweinchen intracaecal oder intrahepatical und führte mit dem Blut der verendeten bzw. getöteten Tiere *Komplementbindungsreaktion* und *Immobilisationsteste* durch, wobei positive Ergebnisse mit jeweils entsprechenden parallel gehenden Titerwerten auftraten. Sie lagen jedoch bei den intracaecal infizierten Tieren unter denen der intrahepatical infizierten. Während die Titer der Tiere mit intracaecaler Infektion in Abhängigkeit von der Stärke der Colonschäden standen, war bei den intrahepatical infizierten Tieren eine Beziehung zwischen Titerhöhe und Nekrose der Leber nicht festzustellen. Diese Ergebnisse stehen in gewisser Beziehung zu den Beobachtungen von BOCK und MUDROW-REICHENOW (1955), die Leberabscesse bei Meerschweinchen trotz eines starken Leberbefalls mit *E. histolytica* selten feststellten. Kaninchen wie Meerschweinchen wiesen bei FUKUHARA meistens nur im Bereich der Injektionsstelle in der Leber nekrotische Zonen auf, diese allerdings von wechselndem Umfang.

HEINZ et al. (1958) konnten bei experimentell infizierten Kaninchen sowie einem Fall von mikroskopisch bestätigtem Amöben-Leberabszeß bei einem Patienten zeigen, daß bei negativem Ausfall der Komplementbindungsreaktion (Mikro-Kolmer-Technik) im Blut das Knochenmark zu positiven Reaktionen führt. Andere Fälle, die nach Emetin-Behandlung bei der Blutuntersuchung serologisch negativ blieben, erwiesen sich bei Knochenmarkverwendung zum Teil positiv. Möglicherweise bietet also die KBR mit Knochenmark in Fällen von Amöbiasis-Verdacht, die negative Bluttiter aufweisen, eine wertvolle diagnostische Hilfe.

Hunde lassen sich mit *E. histolytica* relativ leicht experimentell infizieren. Es kommt meist zu einer Amöben-Colitis ohne extraintestinale Lokalisation und latentem Befall ohne schwere klinische Erscheinungen. – THOMPSON und LILLIGREN (1949) empfehlen 6–12 Monate alte Tiere, die sie intracaecal per anum mit Hilfe eines Plastikschlauchs und einer Rekord-Spritze so infizierten, daß das Inoculum in den Bereich der Ileocaecalklappe gelangt. Wichtig war für den Erfolg eine besondere Fischdiät, die auch spätere Untersucher verwendeten (s. unten).

BEAVER et al. (1956) infizierten mit den gleichen Amöbenstämmen, die sie für die Infektion der freiwilligen Personen (s. oben, S. 220) verwendeten, auch mehrere Hunde. Diese setzten sie z. T. auf eine Standardfischdiät, z. T. gaben sie ihnen nur Pferdefleisch. In der ersten Serie traten bei 2 Tieren blutige Stühle auf, jedoch waren Amöben nur bei einem Tier nachzuweisen. Bei den Hunden der zweiten Serie war nur in einem Falle ein schleimiger Stuhl zu beobachten, der an Amöben reicher war. Bei den übrigen Tieren waren keine Amöben nachzuweisen.

Über den entscheidenden Einfluß einer bestimmten Diät auf den Verlauf einer Amöbeninfektion beim Hund berichtete auch VILLAREJOS (1962b). Er ernährte Hunde mit einer Fischdiät und infizierte sie transrectal über ein Glasröhrchen nach der Methode von FAUST (1930, 1931) mit Kulturamöben oder per os mit Cysten aus einer Amöbenkultur (nach VON BALAMUTH 1946 sowie ZUCKERMAN und MELENEY 1945). Es zeigte sich, daß die Fischdiät der wesentlichste Faktor bei der Ausbildung dysenterischer Syndrome beim Hund war, die auf eine lokale Reizung der Darmmucosa zurückgehen und zu einer unspezifischen Colitis führen, auf deren Grundlage sich die Amöben vermehrten. Es war kein Anhaltspunkt dafür zu finden, daß die Amöben primär in das Gewebe einzudringen vermochten (vgl. auch ARTIGAS und BEAVER 1961).

Ähnliche Beziehungen haben auch WESTPHAL (1941) und TOBIE (1949) bei Hunden nachgewiesen. Die höchste Infektionsrate zeigte sich, wenn die Tiere eine Fischdiät erhielten.

Über das Auftreten eines *Leberabscesses* bei der Entamoeben-Infektion des Hundes liegen anscheinend kaum Beobachtungen vor. Nach KARTULIS berichten SAWADA und HARA (1954b) über Leberabscesse bei Hunden. Die Autoren hatten den Tieren vor der Injektion Phosphor-Oliven-Öl (0,2–0,3 ml pro kg Körpergewicht in 1%iger Lösung) bzw. 10%igen Alkohol (5 ml pro kg Körpergewicht täglich für 31–35 Tage) verabreicht. Darauf wurden bis zu 950000 Amöben, die mit Antibiotica sterilisiert worden waren, direkt in die Leber injiziert. Drei bis fünf Tage p. i. ergab die Autopsie bei jeweils zwei von drei Hunden beginnende Leberabsceßbildung, z. T. mit *E. histolytica*-Trophozoiten. Beachtenswert erscheint, daß auch einer von zwei Hunden, die lediglich Begleitbakterien aus der Amöbenkultur in die Leber injiziert bekam, einen Leberabsceß entwickelte.

Der Hund eignet sich nach den Erfahrungen mehrerer Autoren besonders gut zum Studium von *Immunitätserscheinungen* bei *E. histolytica* (z. B. SIMITCH). Hat ein Hund spontan den Amöbenbefall verloren, so läßt er sich nicht mit derselben Amöbenart infizieren. Ist eine Infektion ausgeheilt, so läßt sich der Hund im allgemeinen nicht reinfizieren; kommt es aber doch dazu, so dauert sie nur etwa 3 Tage an. Man darf annehmen, daß diese Resistenz gegenüber einer Reinfektion mit derselben Amöbenart mit einer spezifischen Immunität in Beziehung stehen muß, die nach der primären Infektion erworben wird. Ein Hund, der einmal mit „*E. dispar*" infiziert war und die Infektion verlor, läßt sich mit „*e. dysenteriae*" (oder umgekehrt) infizieren; diese Erscheinung spricht auch dafür, daß die erworbene Immunität spezifischen Charakter hat und gegen die Art beschränkt ist, mit der die erste Infektion erfolgte. Insgesamt gesehen muß man den Hund als ein sehr geeignetes Versuchstier zur Erforschung der Darm-Amöbiasis des Menschen ansehen.

Zum Studium der experimentellen Amöbiasis galt die junge *Katze* (etwa 600 g) lange Zeit als das Versuchstier der Wahl. Es gelingt auch tatsächlich, bei tief rectaler Infektion des Darmes per clysma mit bakterienreichen Kulturamöben oder mit dem frischen Stuhl eines Amöbenruhr-Patienten mit ziemlicher Regelmäßigkeit eine Infektion zu setzen.

ERHARDT (1950) empfiehlt hierfür zur Darmreinigung vor der Infektion drei nacheinander gegebene Einläufe von je 20—30 ml körperwarmer physiologischer Kochsalzlösung. Dann appliziert man in Äthernarkose Menschen- oder Katzenkot oder Kulturamöben durch ein Darmrohr. Anschließend wird der After für mehrere Stunden mit Watte verschlossen.

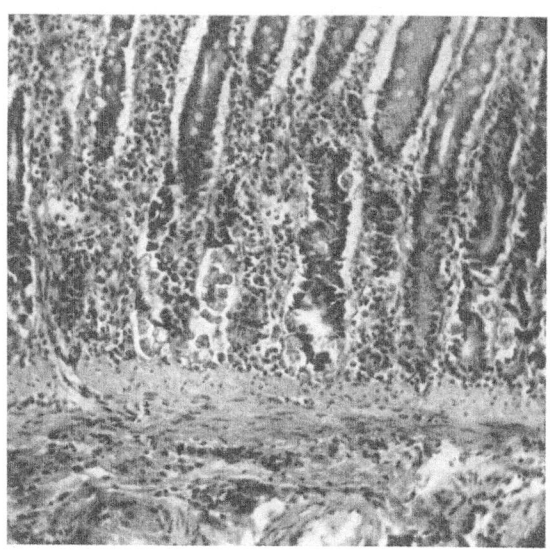

Abb. 36. *Entamoeba histolytica*. Ileocoecalgegend einer infizierten Katze, 4 Tage p. i. Nester von Amöben (Bildmitte), deren weiteres Vordringen in gesundes Gewebe durch die Muscularis mucosae gehemmt wird. Da hier ohne bakterielle Mitwirkung, kaum Gewebsreaktion (etwa 250mal). (Nach WESTPHAL und MARSCHALL 1941)

Durch die systematischen Untersuchungen von WESTPHAL ergab sich aber, daß auch hier die Infektion nicht durch die Amöben allein, sondern nur auf der Grundlage einer bakteriellen Infektion zustande kommt (WESTPHAL 1937, WESTPHAL und MARSCHALL 1941) (Abb. 36). Diese Auffassung ist durch zahlreiche weitere Untersuchungen immer erneut bestätigt worden. Ferner vertritt JOSEPHINE (1958) die Ansicht, daß die Amöben bei jungen Katzen nicht allein die Krankheitserscheinungen hervorrufen, sondern daß andere Faktoren, z. B. Ernährungsweise, mögliche andere intercurrente Infektionen oder vielleicht auch ein psychophysischer Stress, der z. B. durch die gegenüber dem normalen Biotop veränderten Umweltbedingungen im Laboratorium (Käfighaltung, kein Kontakt mit anderen Tieren u. ä.) hervorgerufen werden kann, das pathogenetische Geschehen bei den Versuchstieren beeinflussen.

Zu einer chronischen Infektion ohne Darmstörungen, zu einer Darmlumeninfektion und zur Cystenbildung kommt es nach REICHENOW (1953) bei der experimentellen Amöbiasis der Katze (im Gegensatz zum Hund) niemals, dagegen in Verbindung mit den Darmwandschädigungen zur Bildung von Leberabscessen. Diese erzeugten SAWADA und HARA (1954a) auch durch intrahepaticale Injektion.

Entsprechende Ergebnisse hatte schon KESSEL (1928) bei seinen Infektionsversuchen an der Katze gewonnen. Experimentell oral oder rectal mit Dysenterie-Amöben vom Menschen infiziert, führten sie, gleichgültig ob diese von einem Cystenträger oder von einem akuten Amöbenbefall stammten, zu gleichartigen Veränderungen. Drei andere Katzen, die mit natürlichen Infektionen in Peking aufgegriffen wurden, zeigten bei gleicher Gestalt der Amöben gleichartige Symptome und Darmveränderungen.

Katzen, die mit Dysenterie-Amöben von Affen der Gattung *Macacus* infiziert wurden, entwickelten die gleichen Symptome wie nach Infektion mit Dysenterie-Amöben des Menschen. Ebenso verhielten sich morphologisch ähnliche Dysenterie-Amöben vom Hausschwein. Vom Standpunkt der pathologischen Veränderungen, die bei Katzen auftreten, muß angenommen werden, daß die Dysenterie-Amöbe des Menschen, die der natürlich infizierten Katze, des Affens und des Hausschweines wahrscheinlich zu ein und derselben Art gehören.

Die pathologischen Veränderungen bei jungen Katzen beschreiben BAKÁCS und JANKÓ (1960) als nekrotische Zonen, ödematöse Schwellungen und rundzellige Infiltrationen im Colon (vgl. Abb. 37). Die Milz war vergrößert und „faulig", und die Tiere starben nach ungefähr 6 Monaten mit dem Anzeichen der typischen Amöben-Dysenterie, obwohl die ersten $3^1/_2-5$ Monate nach der Infektion symptomlos verlaufen waren. Die den Kätzchen nach Laparatomie intracaecal applizierten

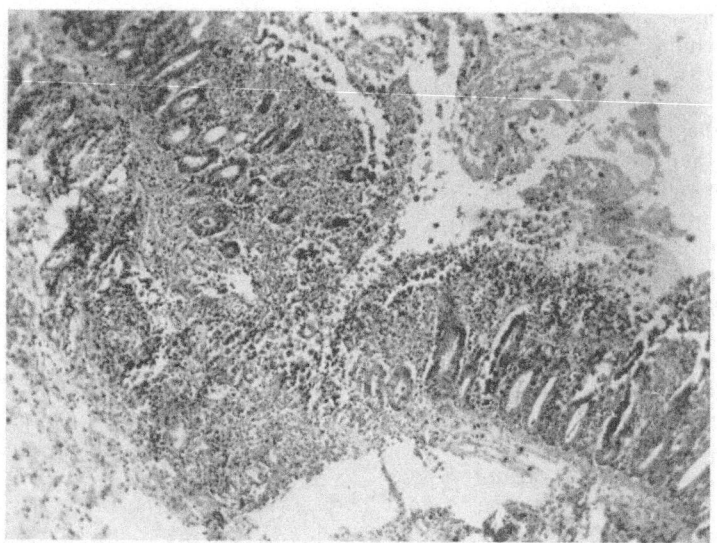

Abb. 37. *Entamoeba histolytica*. Amöbenruhr der Katze. Ulcerationen der Dickdarmwand mit eingewanderten Ruhramöben. (Nach WESTPHAL, Original)

Amöben stammten aus ungarischen Kindern und waren dann in Kulturen weitergezüchtet worden. BAKÁCS und JANKÓ fanden keinen Zusammenhang zwischen der Größe der Amöbencysten, die hier von $13-23\,\mu$ variierten, und dem Krankheitsverlauf.

An Katzen haben MELENEY und FRYE (1935) eingehende Untersuchungen zur Frage der Virulenz bei *E. histolytica* durchgeführt. Von 4 Stämmen, die annähernd 3 Jahre in Kultur gehalten und während dieser Zeit in Intervallen hinsichtlich ihrer Wirkung auf Katzen geprüft wurden, war der durchschnittliche Grad der

Darmwand-Veränderungen, die 2 Stämme aus dem Hügelland von Mittel-Tennessee hervorriefen, viel geringer als nach Infektion mit zwei anderen Stämmen aus dem Flachland von West-Tennessee. Ähnliche Unterschiede wiesen andere Stämme auf: So zeigte ein Stamm von einem symptomlosen Träger aus Nashville eine sehr geringe Virulenz, während zwei andere ein intermediäres Bild zeigten; vier Stämme aus Chikago wiesen dagegen einen sehr hohen Virulenzgrad auf. Es läßt sich also im Katzen-Experiment unter einheitlichen Bedingungen demonstrieren, daß Ruhramöben-Stämme mit *verschiedenen Virulenzgraden* existieren. Sie behielten ihren Virulenzgrad auch bei ständiger Kultur *in vitro* länger als 3 Jahre bei. Da die beim Menschen vorliegenden Ruhramöben-Stämme im allgemeinen potentiell virulent sind (vgl. auch KASPRZAK 1959), auch wenn sie keine klinischen Erscheinungen hervorrufen, sollte jeder Amöbenträger saniert werden, wenn er in sog. Amöbenruhrgebiete reist.

Prüfung von Arzneimitteln: Zur Prüfung der Wirksamkeit eines Medikamentes gegen die Ruhramöbe wird heute in erster Linie der *in vivo*-Versuch herangezogen. Daneben verwendet man wohl auch den *in vitro*-Test (vgl. S. 235ff.) (z. B. PHILLIPS 1950, MÜHLPFORDT und MARTINEZ-SILVA 1956), aber die Wirkung eines Heilmittels *in vitro* auf Kulturamöben stimmt mit der *in vivo* keineswegs immer überein. Deshalb bleibt der chemotherapeutische Tierversuch unentbehrlich.

Dazu dienen meist etwa 3—4 Wochen alte, intracaecal mit Kulturamöben infizierte Ratten (oder Meerschweinchen). Nach 5 tägiger Behandlung werden die Tiere getötet und mikroskopisch wie makroskopisch untersucht. Auf den früher üblichen Katzenversuch sei nochmals hingewiesen (vgl. S. 231ff.).

Die Forderung nach den chemotherapeutischen Tierversuchen bei der Suche nach amöbiciden Medikamenten unterstreichen u. a. auch DE CARNERI und ALMIRANTE (1960) und ALMIRANTE et al. (1960). Sie zeigten unter anderem, daß Chlorophenoxamid-Derivate *in vitro* gegen *E. histolytica* wirksam, *in vivo* jedoch unwirksam sein können. Chloroquin (= Resochin) dagegen zeigt eine geringe Wirksamkeit gegenüber Amöben in vitro, ist jedoch als Amöbenmittel *in vivo* bekanntlich gut wirksam. Dichloracetaminderivate mit einem Piperacinkern wiederum zeigen gegen die vegetative Form von *E. histolytica* nur *in vitro* einen guten Effekt.

Zur Prüfung von Amöbiciden im Tierversuch haben DENNIS et al. (1949) und BERBERIAN et al. (1961) auch Hamster mit natürlichen Infektionen des Darmes mit *Entamoeba criceti* verwendet. — PRUSS (1960) empfiehlt Ratten mit spontaner *Entamoeba muris*-Infektion.

Bei der Prüfung von Heilmitteln müssen die verschiedenen Erscheinungsformen der Amöben-Infektion berücksichtigt werden. SCHNEIDER (1961) unterscheidet drei Stadien, die entsprechender, verschiedener Behandlung bedürfen: 1. Bei der Ansiedlung und Vermehrung der Parasiten im Darm sind sog. Kontakt-Amöbicide angezeigt (z. B. Arsenpräparate, Jod-oxy-Chinolin). 2. Bei auftretenden Darmwandläsionen sollen lösliche Amöbicide (z. B. Emetin, Conessin) gegeben werden. 3. Das Stadium der Amöben-Mikroben-Entero-Colitis bedarf über längere Zeit hinaus der Gabe von Kontakt-Amöbiciden und gegebenenfalls auch von Antibiotika. Nach Beseitigung der Amöben ist oft noch eine Behandlung der lädierten Darmschleimhaut notwendig, wobei z. B. Wismut-Subnitrat, Mittel zur Darmflora-Erneuerung und Darmschonkost empfohlen werden. Dieser Gliederung entsprechend muß an folgende Medikamente gedacht werden. 1. Amöbicide, die nach oraler Applikation im Darmlumen eine Kontaktwirkung auf die Parasiten ausüben (z. B. Arsenpräparate, Acetarsol, Milibis, Amoebal, Bemarsal, Yatren 205, Entero-Vioform, Colipar, Mantomid, Acridin-Derivate). 2. Amöbicide, die über die Blutbahn in das Gewebe gelangen (z. B. Emetin, Resochin). 3. Antibiotika, die auch (oder allein?) auf die Bakterienflora des Darmes einwirken.

Sollte der Tierversuch nicht durchführbar sein, so müssen an den *in vitro*-Test strenge Anforderungen gestellt werden. Um zu einer relativ zuverlässigen Beurteilung zu gelangen, sollten dabei nach MAGAUDDA-BORZI und PENNISI (1961c) folgende Forderungen erfüllt sein:

1. Immer mindestens zwei bekannte Amöbenmittel (z. B. Emetin, Resochin [= Chloroquin]) zur Kontrolle verwenden.
2. Wenigstens vier verschiedene, frisch isolierte Stämme von *E. histolytica* nebeneinander prüfen.
3. Diese Stämme gemeinsam mit *Trypanosoma cruzi* oder einem solchen Bakterienstamm testen, dessen Resistenz gegen die zu prüfende Substanz bekannt ist.
4. Ein einphasiges Kulturmedium verwenden, das in seiner Zusammensetzung so einfach wie möglich sein soll.
5. Die Untersuchungen unter aeroben und unter anaeroben Bedingungen durchführen. Immer sollte die Kultur-Temperatur bei 37°C eingehalten, der pH-Wert des Mediums unter Kontrolle gehalten und pro Röhrchen wenigstens 100000 Amöben verwendet werden.

IV. Arzneifestigkeit

Beobachtungen über Arzneifestigkeit bei *E. histolytica* liegen kaum vor. Die meisten Versuche wurden an Kulturamöben gemacht. A. BISHOP (1959), die zu verschiedenen Versuchen von HALAWANI (1930), BONNIN und ARETAS (1938), SENECA (1954), WATT und VANDE GRIFT (1950) kritisch Stellung nahm, meinte dazu, daß die verschiedenen Komponenten, die auf das Wachstum der Amöben Einfluß haben könnten, wie pH-Wert des Kulturmediums, Änderung des Gleichgewichts zwischen Bakterienpopulationen durch das Arzneimittel u. a. nicht hinreichend bei diesen Versuchen berücksichtigt worden seien. Bei *in vitro*-Versuchen, die einer Kritik eher standhalten konnten (JONES 1952, SHAFFER und WASHINGTON 1952, MCCONNACHIE 1954) seien bei Anwendung von Emetinhydrochlorid, Aureomycin und Terramycin keine Arzneifestigkeit erzielt worden.

NAKAMURA (1961) konnte dagegen *in vivo* bei *E. histolytica*-Infektionen eine Resistenz gegen Fumagillin auslösen. Dabei ergab sich, daß die zunächst empfindlichsten Stämme am schnellsten resistent wurden bis zu Konzentrationen, die der ursprünglichen Abtötungsdosis entsprachen. Die Empfindlichkeit soll dabei je nach Aufenthaltsort der Amöben (Leber, Gehirn, Haut u. a.) unterschiedlich sein.

V. Konservierung bei tiefer Unterkühlung

Die Aufbewahrung von *E. histolytica* bei tiefen Temperaturen gelang FULTON und SMITH (1953). In 0,5–1,0 ml gepufferter Pferdeserum-Ringerlösung wurden die Amöben unter Zusatz von 5% Glycerin langsam eingefroren. Es erwies sich eine Abkühlungsrate von 1°C pro Minute zwischen 0°C und −15°C und ungefähr 4°C pro Minute zwischen −15°C und −79°C am günstigsten. 2 Std vor Beginn des Einfrierens sollen die Amöben bei 37°C gehalten werden. FULTON und SMITH konnten so die Amöben bei −78,5°C bis zu 65 Tage lang halten (zit. nach MÜHLPFORDT 1960).

DIAMOND, MERYMAN und KAFIG (1961) haben *Entamoeba histolytica* in gefrorenem Zustand in flüssigem Stickstoff aufbewahrt. Notwendig war dabei langsames Einfrieren, beginnend mit einer Unterkühlung von 0°C auf −35°C (pro Minute um 1°C Abkühlung). Danach werden die Amöben in Trockeneis (−79°C) für 1–96 Std, dann in flüssigen Stickstoff oder direkt in flüssigen Stickstoff übertragen. Die eingefrorenen Gefäße werden bei 45°C durch Eintauchen in ein Wasserbad aufgetaut, das einige Tropfen 25%iges O.T. Areosol enthält.

VI. Kulturverfahren in vivo (embryonierte Hühnereier)

EVERETT, SADUN und CARRERA (1953) versuchten *E. histolytica* in 8—12 Tage alten embryonierten Hühnereiern zu vermehren. Die Autoren infizierten bebrütete Eier mit Kulturamöben, und zwar 1. die Chorioallantoismembran, 2. in die Allantoishöhle und Amnionhöhle und 3. in den Dottersack.

Zwei Drittel der Embryonen starben nach 2—6tägiger Bebrütung bei 37°C ab, wenn die Chorioallantoismembran beimpft wurde. Amöben waren danach nicht mehr zu finden, obgleich sie nachweislich die ersten 12 Std überlebten. Nach Beimpfung der Allantoishöhle starben 10 von 16 Embryonen, aber in 2 Fällen kam es zur Vermehrung der Amöben. Erfolgreich war auch die Beimpfung des Amnions bei der Hälfte der Embryonen; es starben jedoch drei Viertel der Embryonen ab. Die Dottersack-Kultur gelang nicht. Ein wesentlicher Erfolg war also diesen Bemühungen nicht beschieden.

Von wissenschaftlichem Interesse sind die Versuche, Amöben in der *Gewebekultur in vitro* zu vermehren. Sie wurden von PIPKIN (1960) zusammengefaßt, haben aber für die Prüfung von Arzneimitteln keine besondere Bedeutung gewonnen.

VII. Kulturverfahren in vitro (künstliche Nährböden)

Die in vitro-Kultur von *E. histolytica* auf künstlichen Nährböden bereitet keine großen Schwierigkeiten. Von den vielen empfohlenen Nährböden sollen hier nur einige bewährte Rezepte genannt werden. Zur Anlage einer Kultur lassen sich sowohl vegetative Stadien (sog. Trophozoiten) als auch Cysten verwenden.

Die optimalen Kulturtemperaturen liegen zwischen 36° und 37°C, die maximalen Temperaturgrenzen zwischen 31,7° und 41,3°C (CABRERA und PORTER 1958), doch konnte CABRERA (1958) die Differenz durch Adaptation auf 29°C und 42,5°C steigern. Dabei stellte sich heraus, daß der Virulenzgrad des Amöbenstammes (gemessen am Hamsterleberversuch, vgl. S. 226ff.) mit der Verminderung der Kulturtemperatur zunahm. Der Virulenzgrad der Ruhramöben läßt sich also durch äußere Faktoren beeinflussen. — Es sei aber auch erwähnt, daß DREYER (1961) ein überraschend gutes Wachstum von *E. histolytica* bei Zimmertemperatur erhielt.

Auch in der Kultur kann *E. histolytica* Cysten ausbilden. LAMY (1961) z. B. stellte bei vier verschiedenen Stämmen über 6 Jahre hinweg spontane Encystierungen in vitro fest, die jedoch durch Veränderungen des Milieus beeinflußbar waren. Auch MAGAUDDA-BORZI und PENNISI (1961a) studierten die Cystenbildung bei *E. histolytica* in der in vitro-Kultur (Medium nach ZUCKERMANN und MELENEYS und nach BALAMUTH s. unten). Nach ihren Beobachtungen begann sie nach 72 Std und hatte ihren Höhepunkt nach 92 Std. Der für die Cystenbildung optimale p_H-Wert scheint zwischen 7,32 und 8,00 zu liegen.

Nach CHANG (1945) ist die Ausbildung von Cysten ein Gradmesser für die Infektiosität eines in vitro gehaltenen *E. histolytica*-Stammes. Sehr lange in Kultur gehaltene Stämme verlieren nach seinen Erfahrungen die Fähigkeit zur Cystenbildung und dann auch ihre Infektiosität. Die Zeit hierfür ist von Stamm zu Stamm verschieden. So war der eine der von CHANG verwendeten Kulturstämme 8 Jahre infektiös, der andere $2^1/_2$ Jahre. Bei direkter Pasage von Tier zu Tier (intracaecale Infektion) erhöht sich die Virulenz wieder.

Der Virulenzgrad eines Amöbenstammes bleibt bei längerer Kultivierung in vitro wohl doch nicht immer voll erhalten. Tritt eine gewisse Virulenzminderung ein, so kehrt der ursprüngliche Virulenzcharakter nach Tierpassagen zurück (BIAGI 1959). VINCENT und NEAL (1960) empfehlen dazu Passagen durch Hamsterleber. Die sehr unterschiedlichen Erfahrungen lassen aber eine allgemeingültige Aussage nicht zu. THOMPSON et al. (1954) konnten zeigen, daß diese Virulenzabnahme nach mehrmonatiger Kulturhaltung bei intracaecal infizierten weißen Ratten schneller in Erscheinung tritt als bei intrahepatikal infizierten Goldhamstern.

Bemerkenswert erscheint, daß ein Zusatz von Erythrocyten zum Nährmedium, die die sog. Magnaformen bekanntlich *in vivo* stets aufnehmen, das Wachstum in der Kultur stören kann (vgl. dazu SHAFFER und IRALU 1961).

1. Nährboden von BOECK und DRBOHLAV. Der Inhalt von 4 Hühnereiern wird mit 50 ml Lockescher Lösung (0,9 g NaCl, 0,02 g $CaCl_2$, 0,04 g KCl, 0,02 g $NaHCO_3$, 0,25 g Traubenzucker in 100 ml Wasser) in einer Flasche mit Glasperlen kräftig geschüttelt. In Röhrchen abgefüllt, läßt man die Mischung in Schrägstellung bei $+70°C$ koagulieren und sterilisiert sie dann im Autoklaven. Kurz vor Gebrauch überschichtet man den nun festen Anteil mit einem Gemisch aus 7 Teilen Lockescher Lösung und 1 Teil inaktiviertem Pferdeserum. – Dieser Nährboden wird auch heute noch vielfach zu der Prüfung von Amöbiciden herangezogen (z. B. BERBERIAN, SLIGHTER und DENNIS 1961).

2. Nährboden nach DOBELL und LAIDLAW. Je 5–10 ml Pferdeserum, das durch Sterilisation keimfrei gemacht wurde, werden auf Reagenzröhrchen abgefüllt und in Schrägstellung der Röhrchen 60–70 min im 80°C heißen Wasserbad koaguliert. Dann überschichtet man mit Eiweiß-Ringer-Lösung (1000 ml Aqua dest., 6 g Natriumchlorid, 0,2 g Kaliumchlorid, 0,2 g Calciumchlorid, 0,1 g Natriumbicarbonat); durch Zusatz von 5 g Kaliummonophosphat und 31,5 ml Natronlauge puffert man die Lösung auf p_H-Wert 7,4–7,5, zu je 500 ml der Lösung gibt man ein steril entnommenes Hühnereiweiß und schüttelt in einem Gefäß mit Glasperlen bis zur gleichmäßigen Mischung. Hierzu gibt man einige Körnchen Reisstärke. Günstig ist es – zur Vermeidung übermäßigen Bakterienwachstums –, die Lösung mit Trypaflavin (1:100000), Penicillin oder Streptomycin zu versetzen.

3. Nährboden nach LUMBRERAS. LUMBRERAS (1959) beschreibt ein flüssiges Medium zur Kultur von Entamoeben, Balantidien und Darmtrichomonaden. Es hat den Vorteil, daß es getrocknet in Glasampullen, z. B. zur Arbeit in ländlichen Bezirken, transportiert werden kann. 7,65 g Natriumchlorid, 0,225 g Kaliumchlorid, 0,18 g Natriumbikarbonat, 0,27 g Calciumchlorid und 1,2 ml pulverisiertes Pferdeserum werden in Glasampullen abgefüllt und dann zum Gebrauch mit 50–60 ml Hühnereiweiß aufgelöst, gut durchgeschüttelt und auf 1000 ml mit Aqua dest. aufgefüllt. 3–5 ml dieses Mediums werden mit 0,6 mg Reisstärke auf Kulturröhrchen verteilt und vor dem Ansetzen der Kulturen auf 37°C erwärmt. Dieses Medium erscheint infolge seiner flüssigen Konsistenz für den chemotherapeutischen Test in vitro besonders gut geeignet.

4. BALAMUTHs Medium. 288 g entwässertes Eidotter, 1 Liter 0,85%ige Kochsalzlösung und 288 ml Aqua dest. werden mit einem Elektromixer verrührt, bis die Suspension homogen ist. Unter ständigem Umrühren wird dann bis zum Beginn der Koagulation erhitzt (5–10 min) und dann über dem Wasserbad bis zur vollständigen Koagulation erwärmt (20 min). Nach Zugabe von 160 ml Aqua dest. wird durch Mullfilter filtriert und das Filtrat durch Zugabe von 0,85%iger NaCl-Lösung auf 1000 ml aufgefüllt. Nach Einfüllen in zwei 1 l-Erlenmeyer-Kolben wird bei 1 atü 20 min autoklaviert und dann bis zum völligen Erstarren in den Kühlschrank gegeben. Dann wird kalt durch Büchner-Trichter filtriert, wobei zwei Lagen Filterpapier, die öfter gewechselt werden sollen, verwendet werden. Das Filtrat wird gemessen und ein gleiches Volumen Pufferlösung hinzugefügt. Diese enthält 4,3 Teile K_2HPO_4 und 0,7 Teile KH_2PO_4. Ein Teil dieses Gemisches wird zu 14 Teilen Aqua dest. gegeben. Die Endkonzentration dieses Phosphatpuffers soll $1/15$ molar sein. Hinzugefügt werden pro Liter des Mediums 5 ml Leberextrakt (ELI LILLY, No. 408, USA) und der p_H-Wert auf 7,4 eingestellt. In 5 ml-Mengen wird die Mischung auf Röhrchen verteilt und bei 1 atü 20 min autoklaviert. Nach Hinzufügen von sterilem Reispulver wird vor dem Gebrauch für 24 Std. auf 37° C erwärmt und später die Temperatur verwendet, die für die zu züchtenden Protozoen geeignet ist (Rezeptur nach Soc. of Protozoologists 1958).

5. PHILLIPS-Kultur. PHILLIPS (1950) löste das Problem der bakterienfreien Kultivierung von *Entamoeba histolytica* durch Zusatz von lebenden oder abgetöteten *Trypanosoma cruzi*-Zellen. Die Abtötung erfolgte hierbei durch vorsichtiges Erwärmen im Wasserbad auf 46° C über 1 Std und 15 min; das Nährmedium bestand aus Thioglycolat, Pferdeserum und einer darüberliegenden zweiphasischen Blutagarkomponente nach JOHNSON (1947). Überschichtung von Vaseline sorgte für Luftabschluß. Durch Zusatz dieser Trypanosomen erzielte PHILLIPS nach Beimpfen mit *E. histolytica*-Trophocoiten aus Bakterien-Einzelkultur innerhalb von 24 Std ein gutes Amöbenwachstum. PHILLIPS (1962) berichtet dazu ergänzend, daß die Anwesenheit von *T. cruzi* den Virulenzgrad des Amöbenstammes beeinflußt (vgl. auch PHILLIPS und BARTGIS 1954).

Weitere Nährböden für *E. histolytica* s. unter anderem bei GREENBERG et al. (1955), NELSON und JONES (1955), HALLMAN et al. (1950), DOLKART und HALPERN (1958), SHAFFER und FRYE (1948) und JOHNSON (1947).

Bei vergleichenden in vitro-Untersuchungen mit verschiedenen Antibiotika (Tetracycline, Colimycin, Oxytetracycline) verhielten sich vier verschiedene *E. histolytica*-Stämme unterschiedlich, was vielleicht die wechselnde Wirksamkeit der Antibiotika bei der Therapie der Amöbiasis erklären hilft (MAGAUDDA-BORZI und PENNISI 1961b).

Die *im Munde des Menschen* lebende *Entamoeba gingivalis* läßt sich leicht auf einem von WESTPHAL (1941b) beschriebenen sog. S-SA-Nährboden züchten. 25 ml Pferde- bzw. Menschenserum werden mit 25 ml Ringerlösung bei 100° C im Dampfschrank koaguliert, dann verrührt und mit 75 ml Ringerlösung und 75 ml Aqua dest. aufgeschwemmt. Nach halbstündiger Erhitzung im Dampftopf wird die Mischung durch Watte filtriert und das Filtrat, die flüssige Komponente des Nährbodens, sterilisiert. Die feste Komponente besteht aus drei Teilen einer 2%igen Agarlösung in Ringerlösung mit 0,5% Pepton, denen bei 60°C ein Teil Menschen- bzw. Pferdeserum zugesetzt wird. Auf Röhrchen abgefüllt, läßt man in schräger Lage erstarren, im Dampftopf bei 80°C wiederholt koagulieren und sterilisieren und überschichtet kurz vor dem Gebrauch mit der flüssigen Komponente. — Nach der Beimpfung mit Amöben wird etwas steriles Reisstärkepulver zugefügt und, bei 37°C gehalten, alle 2 Tage auf neue Kulturröhrchen überimpft.

G. Die Gattung Plasmodium

(sog. Malaria-Erreger[1])

Die Protozoen-Gattung *Plasmodium* umfaßt eine ungewöhnlich große Zahl von Arten, von denen nur vier beim Menschen auftreten, während man viele Arten bei Affen und anderen Säugetieren, die meisten bei Vögeln findet. Wie die letzten Jahre erkennen ließen, werden ständig neue Arten entdeckt, so daß die Zahl der existierenden *Plasmodium*-Arten und -Unterarten noch gar nicht genau bekannt ist.

---

[1] Es sei hier ausdrücklich auf den Beitrag von L. MUDROW-REICHENOW: Der moderne Stand der biologischen und chemotherapeutischen Malariaforschung, in den „Ergebnissen der Hygiene, Bakteriologie usw." **27**, 420—512 (1952) hingewiesen, in dem die einschlägige, bis dahin bekannte Literatur zur experimentellen Malaria-Chemotherapie sehr sorgfältig zusammengetragen und kritisch verarbeitet worden ist.

I. Allgemeiner Entwicklungsweg

Der Entwicklungscyclus aller Plasmodienarten ist grundsätzlich gleichartig. Im Wirbeltier-Wirt folgen zwei verschiedene *ungeschlechtliche Cyclen* aufeinander, die präerythrocytäre und die erythrocytäre *Schizogonie*. Daneben beginnt bereits eine *geschlechtliche Phase*, die ihre Fortsetzung in der Mücke *(Gametogonie)* findet (z. B. bei den *Plasmodium*-Arten des Menschen und der Nager *Anopheles*-Arten; bei den Malaria-Arten der Vögel *Aëdes*- und *Culex*-Arten). Im Mückenmagen reifen die Makro- und Mikrogametocyten zu den befruchtungsfähigen Mikro- und Makrogameten heran. Aus einem Makrogametocyten entsteht nur ein Makrogamet,

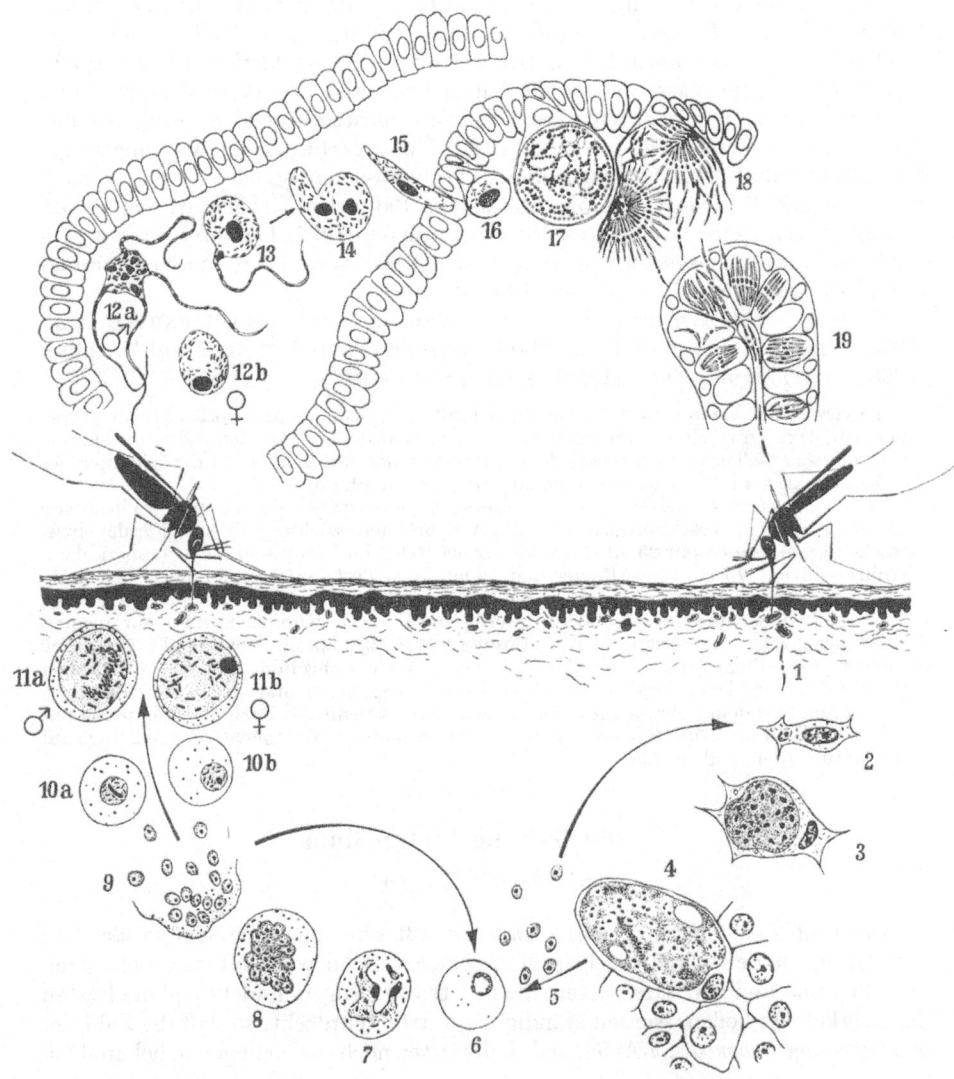

Abb. 38. *Plasmodium vivax*. Entwicklungscyclus. 1 Sporozoit; 2—5 präerythrocytäre Schizogonie (endothelial); 5—9 erythrocytäre Schizogonie; 10—11 Mikro- (a) bzw. Makrogametocyten (b); 12a Mikrogametenbildung (sog. Geißelung); 12b Makrogamet; 13 Befruchtung; 14 befruchteter Makrogamet vor der Karyogamie; 15 Ookinet, in das Mitteldarmepithel der Mücke eindringend; 16 Oocyste; 17 Sporocyste; 18 geplatzte Sporocyste mit frei werdenden Sporozoiten, die 19 in die Speicheldrüse wandern und beim Stich wieder auf den Menschen übertragen werden. 1—11 im Menschen, 12—19 in *Anopheles*-Mücken. (Nach PIEKARSKI 1954)

aber aus einem Mikrogametocyten werden bis zu 12 Mikrogameten. Diese geißelartigen Stadien bewegen sich schlängelnd selbständig vorwärts, dringen in einen Makrogameten ein, der so zur Zygote und dem würmchenförmigen Ookinet wird. Im Epithel der Magenwand entwickelt er sich intracellulär weiter und wächst zur Oocyste bzw. zur Sporocyste heran, in der die Sporocoiten entstehen. Die reifen Sporocoiten sprengen die Sporocysten-Hülle und wandern in die Speicheldrüse ein. Beim Stich der Mücke gelangen sie mit dem Speichel in den Wirbeltierwirt. Zur vollständigen Entwicklung gehört also immer ein *Wirtswechsel* zwischen Wirbeltier und Mücke (Abb. 38).

Aus diesem Entwicklungscyclus ergibt sich, daß bei der experimentellen Malaria-Infektion wie auch im Menschen drei physiologisch verschiedene Stadien auftreten, die auch auf Medikamente ganz unterschiedlich ansprechen. 1. die Sporocoiten mit ihren Abkömmlingen, den präerythrocytären Stadien (vgl. S. 256); 2. die erythrocytären Schizonten, die zu den typischen klinischen Erscheinungen führen (vgl. S. 254) und 3. die Gamonten oder Gametocyten, die — ebenfalls im peripheren Blut — von besonderer epidemiologischer Bedeutung sind (vgl. S. 255 ff.).

Der Entwicklungscyclus der Malariaparasiten wurde etwa um die Jahrhundertwende bekannt, Jahrhunderte nach der Auffindung der Wirksamkeit des Chinins als Fiebermittel, das sich auch bei der Heilung des Malaria-Fiebers bewährte. Es war im Jahre 1898, als GRASSI den experimentellen Nachweis führte, daß allein Mücken der Gattung *Anopheles* als Überträger der *Malaria des Menschen* in Frage kommen.

Klinische Erscheinungen: Die Erreger der Malaria des Menschen, *Plasmodium vivax* (GRASSI und FELETTI 1890) und *P. ovale* (STEPHENS 1922), Erreger der Malaria tertiana, *P. malariae* (LAVERAN 1881), Erreger der Malaria quartana, und *P. falciparum* (WELCH 1897), Erreger der Malaria tropica, führen zu dem so charakteristischen Wechselfieber, das je nach Art des Erregers einen bestimmten Rhythmus zeigt. Bei der Malaria tertiana tritt das Fieber nach einem fieberfreien Tag am dritten Tage erneut auf, bei Malaria quartana nach zwei fieberfreien Tagen erst am vierten Tage. Bei der Malaria tropica kann zwar ein der Malaria tertiana ähnliches Fieberbild entstehen ("maligne tertiana"), meist treten aber unregelmäßige, oft täglich hohe Temperaturen ohne den typischen Malaria-Charakter eines Wechselfiebers auf.

Da die Malaria-Parasiten des Menschen auf üblichen Versuchstieren nicht gehalten werden können, war die experimentelle Malaria-Forschung vor allem bei der Suche nach geeigneten Heilmitteln auf den Tierversuch, anfänglich ausschließlich auf die Vogel-Malaria, angewiesen. Da aber die Prüfung von Malaria-Heilmitteln nach Möglichkeit an Parasitenarten vorgenommen werden sollte, die denen der Malaria des Menschen näher verwandt sind, wurde die Auffindung von *Plasmodium*-Arten bei Nagetieren — *Plasmodium berghei* und *P. vinckei* — lebhaft begrüßt, in der Hoffnung, damit einen noch besseren Test in die Hand zu bekommen als die Vogel-Malaria. Die Erwartungen erfüllten sich jedoch nicht vollständig, und heute werden bei der Suche nach neuen Heilmitteln sowohl Vogel- als auch Nager-*Plasmodium*-Arten verwendet.

Den Vogel-Malaria-Test empfahlen schon KOPANARIS und SERGENT und benutzten dazu die Arten *P. praecox*, *P. cathemerium*, *P. gallinaceum* und verwandte Arten. Als aber MÜHLENS und KIRSCHBAUM (1924) das Chinin *in vitro* auf seine Wirkung auf Vogel-Malaria-Parasiten prüften, erwies es sich als unwirksam; es bewährte sich dann aber *in vivo* im Kanarienvogeltest, wie ROEHL (1926) zeigen konnte. Er hatte ein praktisches Verfahren entwickelt, mit dem die Wirkung von Malaria-Heilmitteln geprüft werden kann. Es ist das Verdienst ROEHLS, die Prüfungsmethode für Malariaheilmittel an der experimentellen Vogel-Malaria zu einer so brauchbaren Methode zur Auswertung von Stoffen unbekannter Wirkung ausgebaut zu haben, daß sie praktischen Wert hat (s. unten).

Um das Verdienst ROEHLs richtig würdigen zu können, muß bedacht werden, daß sich bei der Testierung von Heilmitteln durch intramuskuläre Injektion des zu prüfenden Präparates auf den Kanarienvogel grundsätzliche Schwierigkeiten ergaben, weil – wie z. B. im Falle des Chinins – lokale Gewebsschädigungen in Gestalt von Nekrosen sowie allgemeine Schädigungen des Organismus auftraten, die eine mehrfache Applikation des Heilmittels, insbesondere eine Dauerbehandlung, unmöglich machten. Außerdem war die vom praktischen Gesichtspunkt aus erwünschte orale Prüfung eines Präparates erst durch Anwendung der Schlundsonde möglich geworden. Mit dem Roehlschen Test war das erstrebte Ziel der Prüfung eines Medikamentes bei oraler Applikation und Dauerbehandlung erreicht; damit hatte man sich zugleich den natürlichen Verhältnissen, wie sie z. B. bei einer Massenbehandlung vorliegen, weitgehend angenähert. Zugleich bot sich die Gelegenheit zu einem quantitativen vergleichenden Studium der Malaria-Heilmittel.

II. Morphologie und Entwicklung

a) Am Beispiel der *Vogel-Malaria-Parasiten*-Art *Plasmodium praecox* *(= P. relictum)* (nach REICHENOW und MUDROW 1943).

Nach der Infektion durch die von Mücken übertragenen Sporocoiten werden diese, soweit sie nicht an der Infektionsstelle liegen bleiben, vom Blutstrom in die Organe weitergeführt und gelangen so in Leber, Nieren, Milz und Lunge. Sie suchen dabei Zellen des reticuloendothelialen Systems (RES) auf, freie Makrophagen und Monocyten sowie die gewöhnlichen Endothelzellen der Capillargefäße und werden dort zu sog. Endothel- oder exoerythrocytären Stadien (E-Stadien, vgl. Abb. 39). Je nach *Plasmodium*-Art werden verschiedene Organe bevorzugt. Nach einer Latenzzeit von 3–4 Std setzt die Weiterentwicklung der Sporocoiten ein, die sich zunächst abkugeln. In 20 Std ist das 4kernige Stadium erreicht, und nach 36 Std die erste Schizogonie der exoerythrocytären oder präerythrocytären Phase abgeschlossen (sog. Kryptocoiten).

Die zweite nimmt wiederum 36 Std in Anspruch usw. Nach durchschnittlich 6 Kernteilungsstufen entstehen je etwa 32–64 sog. Makromerocoiten *(Makro-Schizogonie)*. Diese sind rundlich oval oder spindelförmig und haben die Größe von 1,5–2 μ. Beim Zerfall der Schizonten bleibt eine Plasma-Portion als Rest zurück. Die Makromerocoiten gelangen wieder in gleichartige Wirtszellen, machen die endotheliale Entwicklung erneut durch und setzen sie theoretisch ständig fort (sog. Metakryptocoiten). Daneben können sich aber nach der ersten Makroschizogonie bereits erste *Mikroschizonten* bilden, wobei bis zu 200 Mikromerocoiten entstehen. Makro- und Mikromerocoiten unterscheiden sich weniger durch ihre Zellkerngröße als durch die Protoplasmamenge des Zellkörpers, die bei den Mikromerocoiten außerordentlich gering ist; diese sind denen aus der erythrocytären Schizogonie hervorgegangenen Merocoiten sehr ähnlich.

Die Mikromerocoiten können im allgemeinen das Endothel nicht mehr befallen, sondern müssen jetzt Erythrocyten aufsuchen. Sie treten dort nach etwa 114 bis 115 Std auf. Da jede Generation etwa 36 Std benötigt, gehen die ersten Mikromerocoiten meist aus der dritten endothelialen Generation hervor. Ein Drittel der Mikromerocoiten wird in den Erythrocyten unmittelbar zu Gametocyten, die übrigen machen die erythrocytäre Schizogonie durch, aus der wiederum Schizonten und Gametocyten entstehen.

Etwa nach der 6. Generation werden die präerythrocytären Stadien bei *P. praecox* spärlich; sie bleiben aber anscheinend so lange im Wirt, wie die Infektion besteht. Diese dauert bei Vögeln wohl lebenslänglich an, aber die Parasitendichte bleibt meist so gering, daß der Nachweis nur nach Überimpfung großer Blutmengen auf ein empfängliches Tier, mikroskopisch jedoch nicht mehr gelingt. Darin unterscheiden sie sich von den menschlichen Plasmodien, die meist nach wenigen Jahren absterben. Das Auftreten der Makro- und Mikromerocoiten ist inzwischen bei verschiedenen Vogel-Malaria-Parasiten beschrieben und bestätigt worden. Es existieren also physiologisch verschiedene histotrope (endotheliale

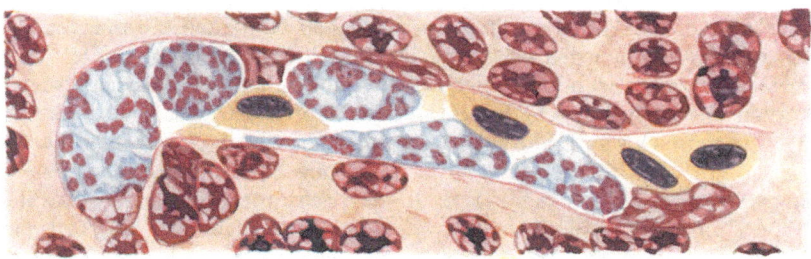

Abb. 39a. *Plasmodium cathemerium*. Exoerythrocytäre Entwicklungsformen. Gehirnschnitt aus Kanarienvogel. Giemsa-Färbung, modifiziert von SCHULEMANN und WURMBACH. (Nach SCHULEMANN 1955)

oder exoerythrocytäre Stadien) und hämotrope (erythrocytäre) Merocoiten. Diese Unterschiede sind nicht nur morphologischer, sondern auch physiologischer Art, ein Umstand, der auch hinsichtlich der therapeutischen Wirkung von Medikamenten zu berücksichtigen ist.

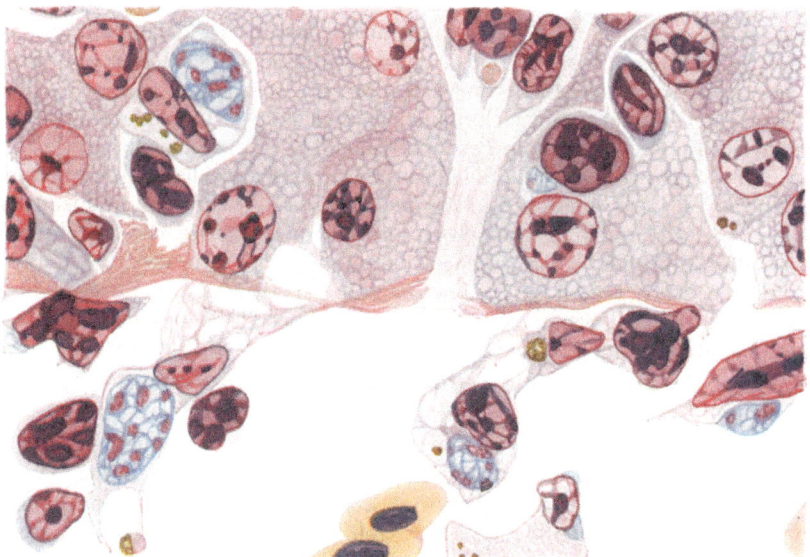

Abb. 39b. *Plasmodium cathemerium*. Exoerythrocytäre Entwicklungsformen. Leberschnitt aus Kanarienvogel. Giemsa-Färbung, modifiziert von SCHULEMANN und WURMBACH. (Nach SCHULEMANN 1955)

Durch verschiedene Eingriffe läßt sich die Ausbildung von Mikromerocoiten in den Organen der Vögel fördern, so z. B. durch ausschließliche Übertragung von Endothelstadien-haltigen Gehirnsuspensionen in Passagen, Verimpfung von parasitierten Gewebekulturen oder Unterdrückung der erythrocytären Entwicklung durch therapeutische Maßnahmen sowie Vermehrung der Endothelzellen durch Reizung des RES mit kolloidalem Palladium oder Vitalfarbstoffen (SCHULEMANN u. Mitarb.). Es können dabei in Abhängigkeit von der *Plasmodium*-Art und ihrem Virulenzgrad sehr unterschiedliche Gewebsveränderungen auftreten. SCHULEMANN (1955) beschrieb (gemeinsam mit WURMBACH) Schädigungen beim Kanarienvogel nach einer *P. cathemerium*-Infektion, wobei schwere Veränderungen im Zentralnervensystem (Abb. 39a) auftraten, während die Störungen z. B. in Milz, Leber (Abb. 39b) und Lunge relativ gering waren.

Diese hier ausführlich dargestellte *exoerythrocytäre Entwicklung* von *P. praecox* hat auch für die Malaria-Parasiten des Menschen Gültigkeit. Grundsätzlich entsprechende Stadien wurden bei allen vier *Plasmodium*-Arten gefunden.

Die Fortsetzung der endothelialen Entwicklung findet in den Erythrocyten statt (vgl. auch Abb. 40). Sie geht bei *P. praecox* im 36 Std-Cyclus weiter, aber etwas weniger stürmisch als im Endothel. Es entstehen bei der *erythrocytären Schizogonie* nur 16—20 Merocoiten. Für diese Schizonten ist die Ausbildung eines Pigments im Cytoplasma charakteristisch, das als Stoffwechselprodukt des Parasiten anzusehen ist. Diese entwickeln sich im Cytoplasma der Erythrocyten und drängen den Zellkern im Laufe ihres Wachstums aus seiner zentralen Lage an den Rand. Infolge der cyclischen Entwicklung findet man bei manchen *Plasmodium*-Arten zu einem bestimmten Zeitpunkt nur ein bestimmtes Entwicklungsstadium. Dieser Synchronismus ist bei den Arten des Menschen deutlicher und durch die für jede Species typische Fieberkurve erkennbar.

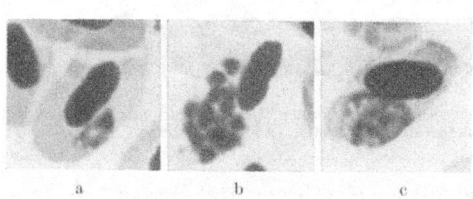

Abb. 40 a—c. *Plasmodium cathemerium*. a und b erythrocytäre Schizonten. a einkerniges Jugendstadium; b Morulastadium mit ausgebildeten Merozoiten; c Gametocyt (2000mal). (Original)

Zusammenfassend ergibt sich also im Kanarienvogel folgender Entwicklungscyclus: Der Sporocoit wird zum ersten Schizonten (Makroschizonten) der präerythrocytären Schizogonie und bildet Makromerocoiten aus (auch sog. Kryptocoiten). Aus den ersten Makromerocoiten werden zunächst erneut Makroschizonten und Makromerocoiten und Mikroschizonten mit Mikromerocoiten. Diese nachfolgenden Makro- und Mikromerocoiten werden auch als Metakryptocoiten bezeichnet. Aus diesem präerythrocytären Cyclus entstehen die erythrocytären Stadien, die z. T. zu geschlechtlichen Formen, sog. Makro- und Mikro-Gametocyten, werden. Diese setzen ihre Entwicklung in der Mücke fort (s. S. 239 u. 242 unten; auch Abb. 41).

b) Als Beispiel einer, für experimentelle Untersuchungen geeigneten, Säuger-*Plasmodium*-Art diene *P. berghei*, ein Erreger der Nager-Malaria.

P. berghei wurde von VINCKE und LIPS (1948) in der Baumratte *Thamnomys surdaster* gefunden. Überträger ist die Mückenart *Anopheles dureni*, vielleicht auch *A. concolor*. Diese *Plasmodium*-Art hat — nicht zuletzt im Zusammenhang mit der Suche nach neuen Malariaheilmitteln — ständig wachsendes Interesse gewonnen (vgl. z. B. THURSTON 1953a, b, 1954).

3—8 Tage nach der Inokulation von Sporocoiten auf weiße Ratten treten die ersten erythrocytären Schizonten auf (Präpatenz!). Exoerythrocytäre Stadien, die in Leber, im Knochenmark und im Capillarendothel entdeckt wurden, erzeugen anscheinend weit mehr (über 30) Merocoiten. Man findet die ersten Stadien 36—48 Std nach Inokulation bis zum Befall der Erythrocyten.

Bei der Säuger-Malaria besteht anscheinend ein eigener Typ der exoerythrocytären Entwicklung; die E-Formen gehen primär und wohl allein aus den Sporocoiten hervor und entwickeln sich allein oder vorwiegend im Leberparenchym, während bei der Vogel-Malaria E-Formen auch aus den Blutformen hervorgehen können (sog. Phanerocoiten) (vgl. dazu BRAY 1954).

In den Erythrocyten findet man zunächst ringförmige Parasiten mit einem Zellkern, die sich in der üblichen Weise durch Schizogonie vermehren. Die Erythrocyten vergrößern sich durch den Befall mit *P. berghei* deutlich, zeigen aber keine Tüpfelung oder Fleckung. Während der Durchmesser eines normalen Rattenblutkörperchens 5—6,5 μ beträgt, messen die befallenen, vergrößerten im Durch-

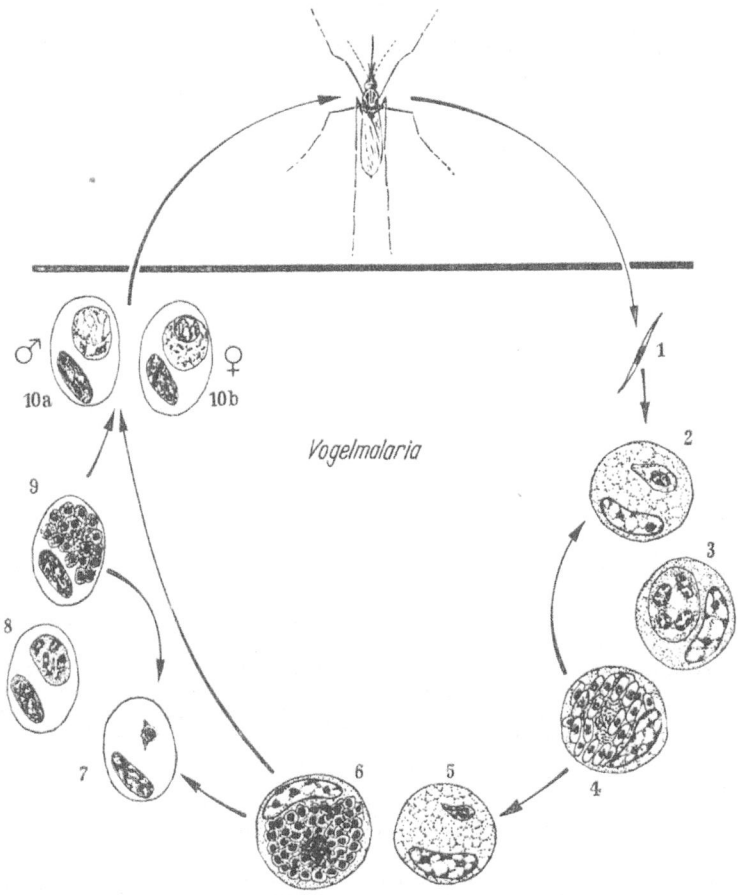

Abb. 41. *Plasmodium cathemerium.* Schematische Darstellung des Entwicklungscyclus der Vogel-Malaria. 1 Sporozoit; 2—6 präerythrocytäre Phase; 2—3 junger Makroschizont; 4 Makromerozoiten; 5 junger Mikroschizont; 6 Mikromerozoiten; 7—9 erythrocytäre Schizogonie; 10a Mikro-, 10b Makrogametocyt (können direkt aus Mikromerozoiten entstehen). Weitere Entwicklung in Mücken der Gattungen *Culex* oder *Aëdes.* (Nach PIEKARSKI 1954)

schnitt 10,6 μ (Abb. 42). Die entstehenden Merocoiten (22 Std nach VINCKE et al. 1953a, b, 24 Std nach RAMAKRISHNAN und PRAKASH 1951) ordnen sich um die zentral gelegene Anhäufung von fast schwarzem Pigment. Ihre Anzahl beträgt 6—20, im Durchschnitt 12 (Abb. 43). Häufig sind multiple Infektionen der Erythrocyten. Vielfach findet man in einer einzigen Zelle 6 Ringformen, deren Cytoplasma miteinander verschmelzen kann. Diesen Stadien fehlt dann, im Gegensatz zu den halberwachsenen Schizonten, das Pigment. Bemerkenswert ist die meist sehr geringe Zahl von Gametocyten, wie von allen Autoren übereinstimmend angegeben wird. Makro- und Mikrogametocyten enthalten ein feines, schwarzes Pigment und messen 7—8 μ im Durchmesser (vgl. auch CORRADETTI und VEROLINI 1951).

Die experimentelle Übertragung von *P. berghei* von Maus zu Maus gelingt auch durch intraperitoneale, intravenöse, intracerebrale und intrakardiale Blutinjektion; dagegen mißlangen die Infektionen auf subcutanem, nasalem und intradermalem Wege oder in die vordere Augenkammer.

Eine weitere seit kurzem bekannte Nager-Malariaart liegt im *Plasmodium vinckei* (RODHAIN 1952) vor. Nach FABIANI und ORFILA (1959) findet man bei Überimpfung von Blutformen aus einer infizierten Maus die ersten Parasiten im peripheren Blut nach einer Präpatenz von 1—4 Tagen. Die Parasitämie führt nach 5—12, meist nach 6—7 Tagen zum Tode. Bei überlebenden Tieren (etwa 9%) findet man Plasmodien noch bis zu 17 Tagen. In der Regel tritt sehr schnell eine Anämie mit einer Reduktion der Erythrocytenzahl von etwa 10 Millionen auf 2—3 Millionen pro ml^3 am 5. Tage nach dem Auftreten der ersten Parasiten

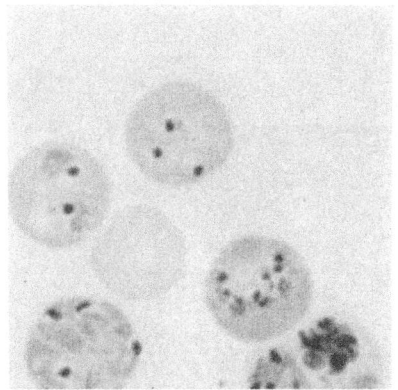

Abb. 42. *Plasmodium berghei*. Ringformen (etwa 2000mal). (Nach GÖNNERT, Original)

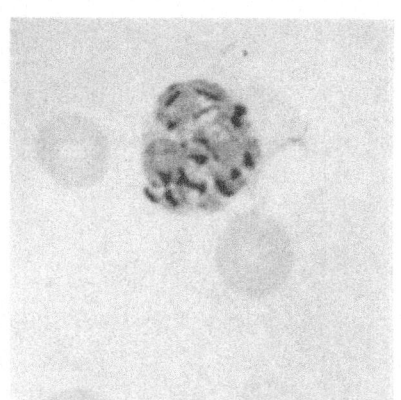

Abb. 43. *Plasmodium berghei*. Morulastadium (etwa 2000mal). (Nach GÖNNERT, Original)

und auf 2—1,5 Millionen zum Zeitpunkt des Todes ein. Parallel zur Verminderung der Erythrocytenzahl setzt eine Vermehrung der Reticulocyten ein, die schließlich 30% aller roten Blutkörperchen ausmachen können. Diese Änderung im Blutbild wird von einem zunehmenden Befall von unreifen Blutzellen mit Plasmodien begleitet. Bei überlebenden Mäusen vermindert sich die Parasitämie auf weniger als 8% der roten Blutkörperchen. In solchen Fällen wird die Infektion latent; im peripheren Blut befinden sich nur noch vereinzelte Parasiten. Deutlich gelingt ihr Nachweis bei Splenektomie, wobei es dann zu einem Rückfall mit tödlichem Ausgang kommt.

Erwachsene Ratten sind gegenüber einer Infektion mit *P. vinckei* wenig anfällig; entweder kommt es nur zu einer vorübergehenden Infektion mit spärlichem Parasitenbefall des peripheren Blutes oder zu einer schwachen Parasitämie mit unregelmäßigen 14tägigen Perioden. Junge Ratten dagegen sind sehr anfällig und sterben nach einem akuten Krankheitsverlauf. Infizierte, trächtige Rattenweibchen lassen häufig einen deutlichen Anstieg in der Parasitendichte erkennen, der nach dem Wurf schnell wieder abklingt (vgl. bei FABIANI et al. 1959, 1960).

III. Natürliches Wirtsspektrum

a) Menschen- und Affen-Malaria. Das Wirtsspektrum der einzelnen *Plasmodium*-Arten ist im allgemeinen relativ eng, wenngleich meist nicht auf eine einzige Wirtsspecies beschränkt. Selbst die *Erreger der Malaria des Menschen* sind – wie neueste Forschungsergebnisse gezeigt haben – nicht nur bei ihm, sondern z. T. auch bei einigen Affenarten unter natürlichen Lebensbedingungen zu finden. Auch ist es in den letzten Jahren häufig gelungen, wechselseitige experimentelle Infektionen zwischen Mensch und Affen zu setzen. Es erscheint daher z. Z. schwierig, ein klares Bild über die tatsächlichen Beziehungen der *Plasmodium*-Arten zu ihren Wirten zu gewinnen. Deshalb werden hier sowohl Beobachtungen aus der „freien Wildbahn" wie experimentelle Ergebnisse mit den *Plasmodium*-Arten des Menschen wie der Affen ohne eine scharfe Trennung zusammengefaßt.

Ein Erreger der sog. Affenmalaria, *Hepatocystes kochi*, unterscheidet sich von Parasiten der Gattung *Plasmodium* u. a. durch das Fehlen der erythrocytären Schizogonie. Die ungeschlechtliche Vermehrung erfolgt vorwiegend im Leberparenchym, wo sich aus einzelnen Parasiten Bläschen von 1,3—1,8 mm Größe entwickeln, die sog. Merocysten (Abb. 44a, b). Auf die genaue Entwicklung soll hier nicht näher eingegangen werden. Durch Übertragung stark parasitenhaltigen Blutes kann man bei Affen eine vorübergehende Infektion erzielen, jedoch ohne Merocystenbildung.

Nach LEFROU und MARTIGNOLES (1954) und BRAY (1958) läßt sich *P. falciparum* auf den Schimpansen übertragen. Noch leichter gelingt es nach BRAY (1960), *P. malariae* auf den Schimpansen und von diesem durch *Anopheles gambiae*

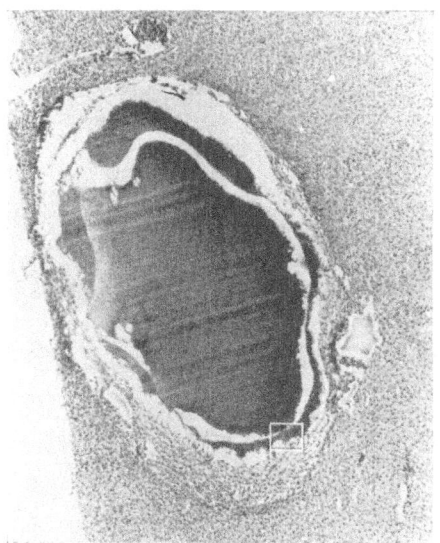 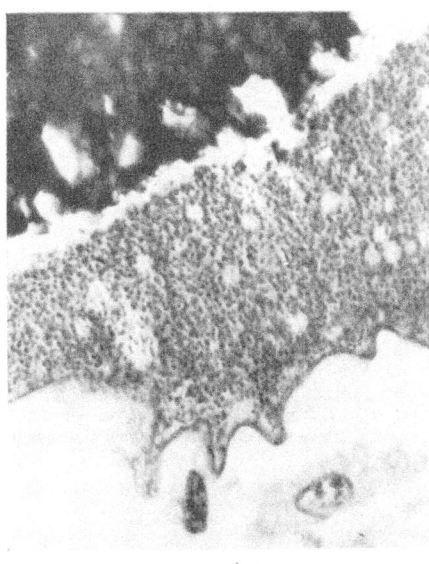

a b

Abb. 44a u. b. *Hepatocystes kochi*. Ein Erreger der sog. Affen-Malaria. a Merocyste aus einer Affenleber (45mal) b Ausschnitt aus a, stärker vergrößert (960mal). (REICHENOW nach Präparat von GARNHAM, Original)

wieder auf den Menschen zu übertragen. Unter natürlichen Lebensverhältnissen (z. B. in Liberia) erfolgt dieser Übergang wohl eher vom Menschen auf den Affen als umgekehrt; es liegt also eine Anthropozoonose vor.

P. vivax entwickelt sich auch im Schimpansen. Der Erreger läßt sich nach einer Infektion mit Blutformen bis zu 7 Monaten im Blut nachweisen, ohne Symptome herbeizuführen (GARNHAM et al. 1956).

Nach einer Sporocoiten-Infektion mit einer der 4 Malaria-Erreger des Menschen entwickeln sich im Schimpansen präerythrocytäre Stadien in der Leber, aber eine Parasitämie nur im Falle von *P. malariae*, bei den anderen 3 Arten offenbar nur nach einer Splenektomie (PAMPANA 1963). Die genauen Untersuchungen von BRAY et al. (1963) scheinen auf ein allmähliches Wachstum der exoerythrocytären Generationen von *P. ovale* hinzudeuten (Abb. 45—49).

Beim Rhesusaffen *(Macaca mulatta)* kommt es nach einer Sporocoiten-Infektion mit den Arten *P. ovale* und *P. falciparum* auch zu keiner erythrocytären Infektion (JEFFERY 1961).

Umgekehrt vermehren sich offenbar einige Affen-Malaria-Parasiten auch im Menschen. Bei *Macaca irus* (Malaya) wurden bisher folgende *Plasmodium*-Arten als natürliche Infektionen gefunden:

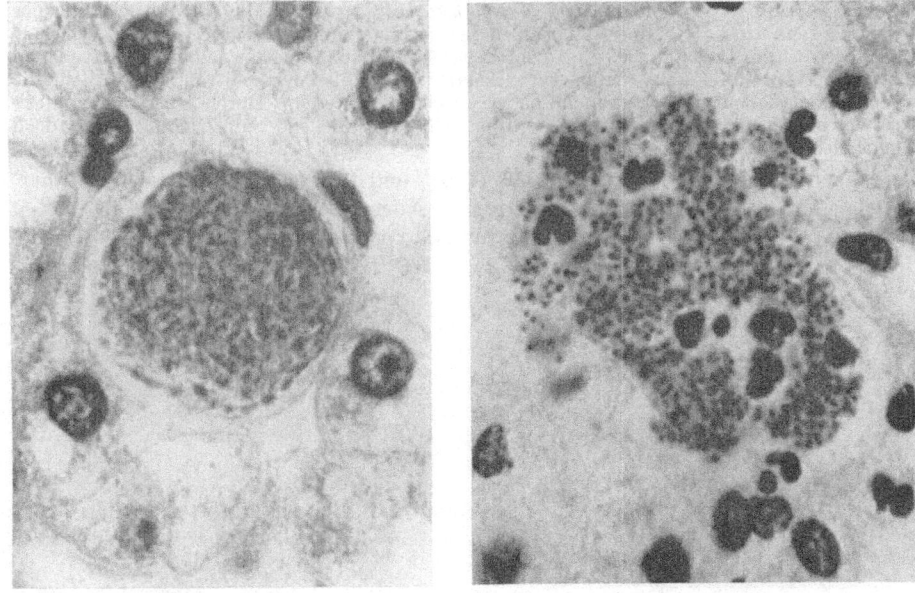

Abb. 45   Abb. 46

Abb. 45. *Plasmodium ovale*. Schimpansenleber. 7 Tage alter Schizont mit vergrößertem Kern der Wirts-Parenchymzelle. (Nach BRAY et al. 1963)

Abb. 46. *Plasmodium ovale*. Schimpansenleber. 9 Tage alter Schizont, direkt nach dem Platzen mit wandernden Phagocyten, die die einzelnen Merozoiten aufzunehmen beginnen. (Nach BRAY et al. 1963)

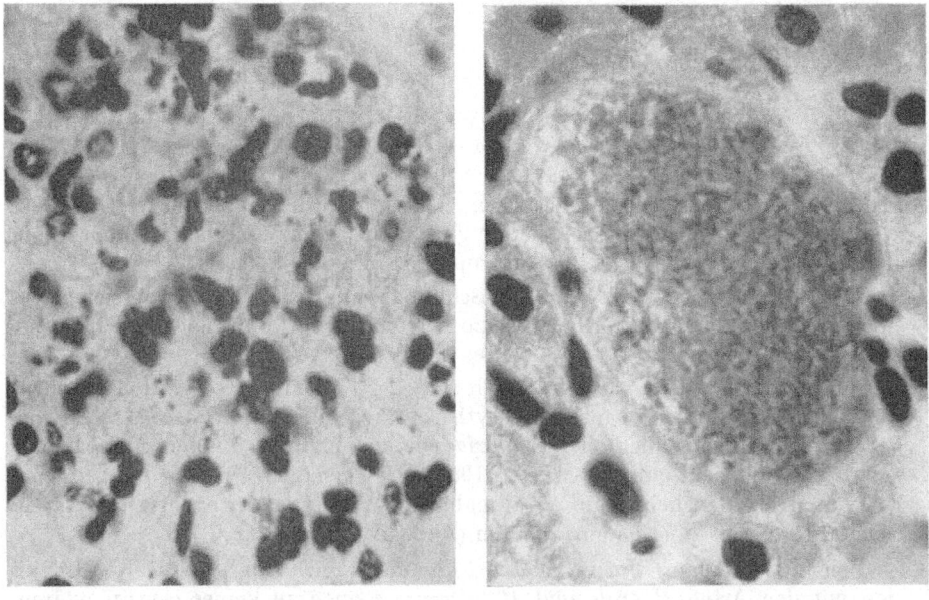

Abb. 47   Abb. 48

Abb. 47. *Plasmodium ovale*. Schimpansenleber. In der Gegend des geplatzten Schizonten (9 Tage p. i.) bleiben einige zerstreute Merozoiten zwischen den Phagocyten übrig. (Nach BRAY et al. 1963)

Abb. 48. *Plasmodium ovale*. Schimpansenleber. Schizont, 18 Tage p. i. mit einigen peripheren Vacuolen. (Nach BRAY et al. 1963)

P. knowlesi, SINTON und MULLIGAN 1933, mit täglichem Cyclus (Abb. 50).
P. inui, HALBERSTAEDTER und PROWAZEK 1907, mit quartana-ähnlichem Cyclus.
P. cynomolgi, MAYER 1907, mit tertiana-ähnlichem Cyclus.
P. cynomolgi bastianellii, GARNHAM 1959, mit tertiana-ähnlichem Cyclus.
P. fieldi, EYLES, LAING und YAP 1962.

Mit Ausnahme von *P. inui* und *P. fieldi* können sich diese Arten auch im Menschen entwickeln. Bei der Überimpfung von *P. cynomolgi bastianellii* (nicht so leicht die Subspecies *P. cynomolgi* Stamm M) tritt ein charakteristisches Wechselfieber vom Tertiana-Typ auf (vgl. EYLES, COATNEY und GETZ 1960, SCHMIDT, GREENLAND und GENTHER 1961, GARNHAM et al. 1962). Hier besteht die Möglichkeit, daß der Parasit — mindestens in der Subspecies *bastianellii* — sowohl im Affen als auch im Menschen einen natürlichen Wirt besitzt.

Plasmodium cynomolgi hatte dadurch besonderes Interesse gefunden, weil die präerythrocytären Stadien in der Leber eines Affen bei dieser Art erstmalig gefunden wurden (SHORTT und GARNHAM 1948; Abb. 51a, b). Nach der Infektion mit Sporocoiten machen die Plasmodien wohl eine erste Entwicklung in den Kupfferschen Sternzellen durch, befallen dann aber das Leberparenchym und anscheinend kein anderes Organ (vgl. bei EYLES 1960).

GARNHAM et. al. stehen hinsichtlich der Art *P. knowlesi* auf dem Standpunkt, daß hier der Erreger einer Zoonose vorliegt, die in Malaya und einigen Inseln Indonesiens sogar als fünfte Malariakrankheit gilt, die sich ebenso gut im Menschen wie im Affen entwickelt (GARNHAM et al. 1957). Auch CONTACOS et al. (1962) sowie BEYE et al. (1961) weisen auf diese Möglichkeit hin. Nach PAMPANA (1963) wird *P. knowlesi* in Rumänien von CIUCA u. Mitarb. zur Lues-Therapie verwendet. *P. schwetzi* von Schimpansen konnten bereits RODHAIN und DELLAERT (1955) i.v. auf den Menschen übertragen.

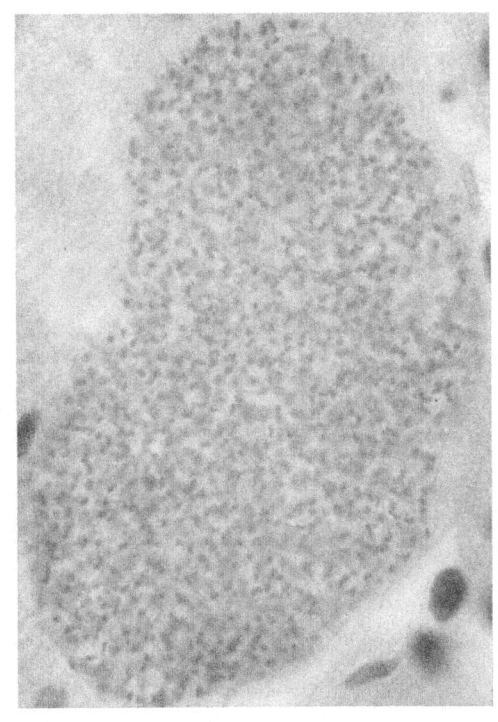

Abb. 49. *Plasmodium ovale*. Schimpansenleber. Reife exoerythrocytäre Schizonten 19 Tage p. i. (Nach BRAY et al. 1963)

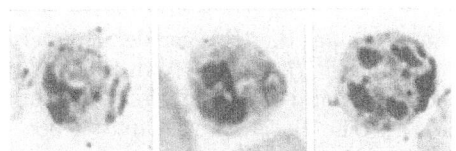

Abb. 50. *Plasmodium knowlesi*. Erythrocytäre Schizonten verschiedener Entwicklungsstufen (etwa 1800mal). (Original)

Folgende weitere *Plasmodium*-Arten kommen bei Affen vor: *P. reichenowi*, *P. rodhaini*, *P. gonderi*, *P. coatneyi*, *P. pitheci*, *P. simium*, *P. brasilianum*, *P. lemuri* und *P. hylobati*.

Einige dieser Arten sind den Malaria-Erregern des Menschen außerordentlich ähnlich, so daß sich die Frage nach ihrer Identität stellte. So lassen sich *P. schwetzi* und *P. cynomolgi*, MAYER 1907, besonders in der Subspecies *bastianellii*, GARNHAM

1959, von *P. vivax* (vgl. dazu GARNHAM, MOLINARI und SHUTE 1962), *P. rodhaini* von *P. malariae* und *P. reichenowi* und *P. coatneyi* von *P. falciparum* (vgl. dazu BRAY 1956) morphologisch schwer voneinander unterscheiden (*P. rodhaini* Synonym für *P. malariae* nach RODHAIN 1948; GARNHAM verneint diese Identität.

Von diesen Arten wurden *P. knowlesi* und *P. cynomolgi* schon frühzeitig zur Prüfung von Malaria-Heilmitteln herangezogen (z. B. NAUCK 1934, MALAMOS und NAUCK 1936). Neuerdings hat die Subspecies *P. cynomolgi bastianellii* in diesem Zusammenhang Interesse gewonnen (SCHNEIDER 1961). Da Morphologie und Entwicklung der Affen-Malaria-Parasiten keine Besonderheiten aufweisen, erübrigt es sich, hier auf Einzelheiten einzugehen.

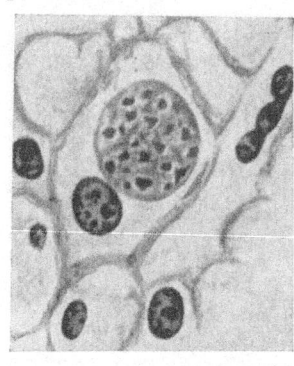
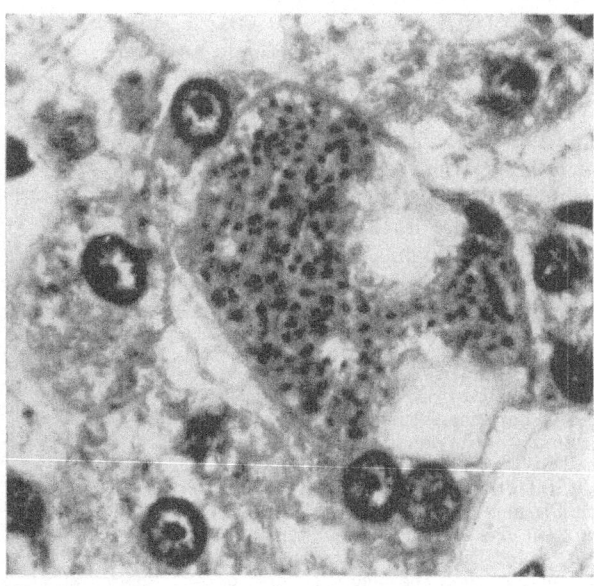

a   b

Abb. 51a u. b. *Plasmodium cynomolgi*. Schizonten in der Affenleber. a Vom 5. Tage der Infektion; b vom 8. Tage. (Nach einem Präparat von SHORTT und GARNHAM.) (1200mal). (Aus FISCHER-REICHENOW 1952)

Bemerkenswert erscheint, daß die Wirkung bestimmter Medikamente auf die Affen-Malaria nicht vollkommen parallel zu ihrer Wirkung bei der Malaria des Menschen verläuft; das trifft z. B. für die Beeinflussung durch Sulfonamide zu, die beim Menschen praktisch wirkungslos sind, dagegen auf *P. knowlesi* ebenso günstig wirken, wie auf den Erreger der Hühnermalaria *P. gallinaceum* und auf den der Nager-Malaria *P. berghei*. Andererseits konnte NAUCK (1934) die gute therapeutische Wirkung von Plasmochin, Atebrin und Chinin auf *P. knowlesi* nachweisen. Die wirksame Dosis aller Heilmittel lag jedoch bei diesen Affenversuchen höher als beim Menschen.

b) Vogel-Malaria. Natürliche Wirte der Vogel-Malaria-Parasiten sind so zahlreich, daß es unmöglich ist, sie hier einzeln aufzuzählen. Es existieren Hunderte von Vogelarten, die Plasmodien beherbergen, und ständig werden sowohl neue Wirtstierarten gefunden als auch neue *Plasmodium*-Arten entdeckt, so daß es nicht gelingt, sie lückenlos aufzuzählen. Es muß hier auf die Fachliteratur verwiesen werden (s. bei BOYD 1949, RUSSELL et al. 1946, MANWELL und ROBINSON 1962, CORRADETTI und ILARDI 1960).

Zu den für die experimentellen Infektionen vorwiegend benutzten *Plasmodium*-Arten, die sich auch im Kanarienvogel halten lassen, gehören:

P. *cathemerium*, HARTMAN 1927.
P. *relictum* (= P. *praecox*), GRASSI und FELETTI 1891.
P. *circumflexum*, KIKUTH 1931.
P. *elongatum*, HUFF 1930.
P. *nucleophilum*, MANWELL 1935.
P. *vaughani*, NOVY und MCNEAL 1904.
P. *rouxi*, ED. und ET. SERGENT und CATANEI 1928.
P. *polare*, MANWELL 1935.
P. *hexamerium*, HUFF 1935.

In *Hühnervögeln* entwickeln sich die Arten:
P. *gallinaceum*, BRUMPT 1935 (Abb. 52).
P. *lophurae*, COGGESHALL 1938.
P. *fallax*, SCHWETZ 1930.
P. *paddae*, BRUMPT 1935.
P. *juxtanucleare*, VERSIANI und GOMES 1941.
P. *durae*, HERMAN 1941.

Als natürliche Wirte für Plasmodium berghei sind neben der Baumratte *Thamnomys surdaster surdaster*, bei der es zu latenten Infektionen kommt, die mittelafrikanischen Kleinnager *Praomys jacksoni* und *Leggada belle* bekannt (VINCKE 1954). P. *atheruri* entwickelt sich im afrikanischen Stachelschwein *(Atherurus africanus centralis)* (VAN DEN BERGHE et al. 1958 a, b).

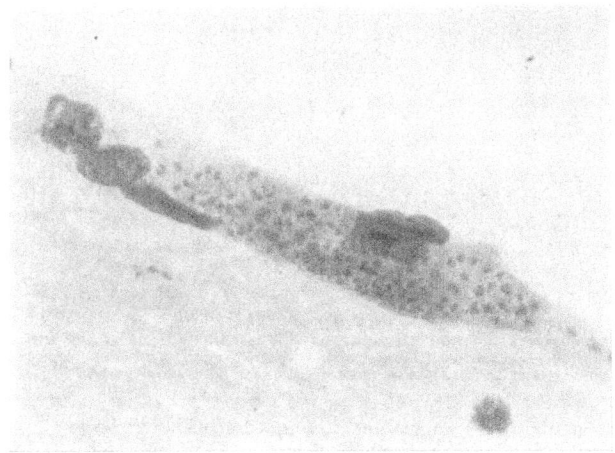

Abb. 52. *Plasmodium gallinaceum*. E-Formen im Gehirnausstrich (500mal). (Nach KRETSCHMAR, Original)

IV. Experimentelles Wirtsspektrum

Die Nagermalariaart P. berghei entwickelt sich nach experimenteller Infektion unter anderem in Mäusen, Ratten *(Rattus)*, im europäischen Hamster, im Goldhamster sowie in neugeborenen Meerschweinchen und Kaninchen und in einigen anderen Kleinsäugern.

Bei dem Eichhörnchen *Sciurus palmarum* entwickelt sich eine geringgradige chronische Parasitämie, bei der es in Intervallen zu Rückfällen kommt. Das nordafrikanische Gerbillin *(Meriones shawi)* wird ebenfalls nach intraperitonealer Inokulation positiv. Aber die Zahl der Parasiten im peripheren Blut bleibt klein und persistiert nur wenige Tage, in einigen Fällen jedoch bis zu 11 Monaten, wie die Übertragung von Blutproben auf Mäuse bewies.

Die Baumwollratte, *Sigmodon hispidus*, hat RODHAIN mit Erfolg infizieren können. Bei der Palästina-Feldmaus *(Microtus guntheri)* tritt nach akuter Phase, die etwa 2 Wochen dauert, meist eine latente Infektion auf, aber ein Fünftel der Tiere starb. Den gleichen latenten Verlauf zeigt die englische Ufer-Wühlmaus *Clethrionomys glareolus brittanicus* (BRAY 1951). Von MERCADO und COATNEY (1953) wurden noch folgende Nager experimentell mit *P. berghei* infiziert: *Microtus pennsylvaticus pennsylvaticus, Oryzomys palustris, Perognathus penicillatus, P. baileyi, P. intermedius, Dipodomys spectabilis, D. merriami, Acomys calirinus* (s. auch bei THURSTON 1953).

Der Infektionsverlauf bei der Fledermaus *Roussettus leachi* war ähnlich der bei der Baumwollratte. Die Parasiten waren nur vorübergehend vorhanden; es trat spontane Heilung nach 2—4 Wochen ein; nach Splenektomie verlief die Infektion akut und endete tödlich.

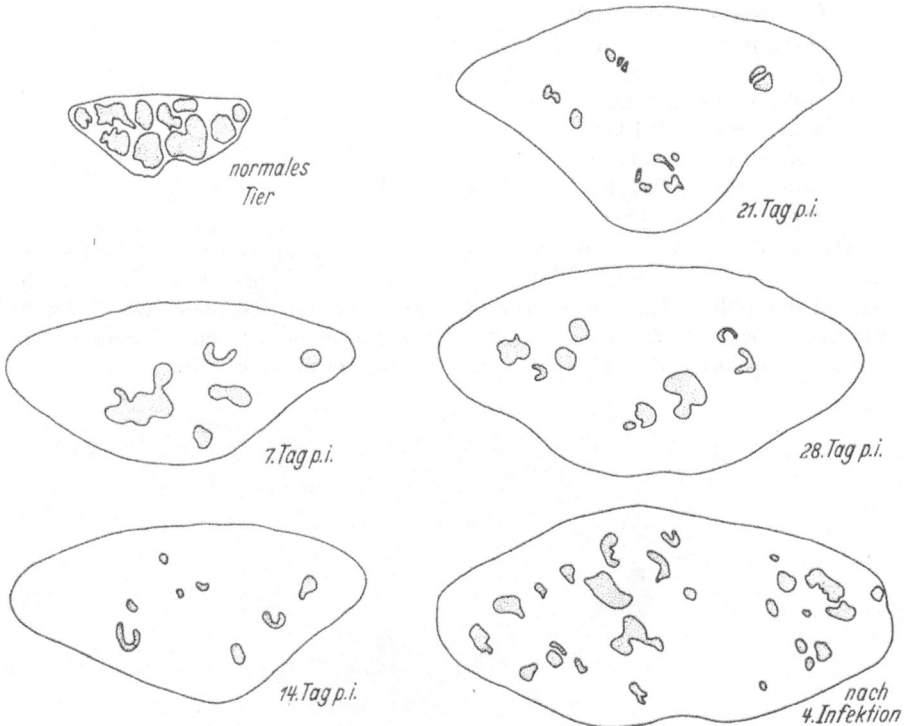

Abb. 53. *Plasmodium berghei*. Vergrößerung des Milzquerschnitts (parahilär) von infizierten Mäusen und Verteilung des lymphatischen Gewebes. Dieses, in der normalen Milz etwa 70% des Gesamtvolumens, wird stark reduziert und erst bei einsetzender Heilung wieder regeneriert. (Nach KRETSCHMAR und JERUSALEM 1963)

CORRADETTI et al. (1959) versuchten jedoch vergeblich, *P. berghei* in der Fledermaus *Miniopterus schreibersii* zur Vermehrung zu bringen. Nach spätestens 72 Std war das Blut parasitenfrei.

Mäuse: Die Maus gilt als geeignetes Laboratoriumstier zum Studium der *P. berghei*-Infektion. Bei jungen Tieren ist eine Inokulation mit Blutformen immer erfolgreich und führt regelmäßig nach akutem Krankheitsverlauf je nach der Zahl der überimpften Parasiten unbehandelt innerhalb von etwa 5—20 Tagen zum Tode (GARZA und BOX 1961). Der Verlauf der Infektion ist aber anscheinend recht weitgehend abhängig von der Anfälligkeit des jeweils benutzten Mäusestammes, der in Abhängigkeit von der genetischen Konstitution wechseln kann. GREENBERG und KENDRICK (1959) hatten Hybriden zwischen Swiss-Mäusen und einigen anderen Mäusestämmen daraufhin untersucht und recht unterschiedliches Verhalten gefunden. Je nach Kombination lag z. B. die Dauer der Parasitämie bei den einzelnen Rassen zwischen 9,7 und 30,7 Tagen bei den Weibchen, bei den Männchen zwischen 6,9 und 22 Tagen. KRETSCHMAR (1961, 1962) stellte dann fest, daß auch die

Mäuse des Stammes NMRI häufig eine angeborene relative Resistenz gegen eine
P. berghei-Infektion aufwiesen. Es traten bei diesem Stamm oft Spontanheilungen
mit anschließender Immunität gegenüber Neuinfektionen mit der gleichen Art
auf. Entmilzte Tiere überleben eine P. berghei-Infektion jedoch nicht (KRETSCHMAR 1963).

Mehrere Autoren (z. B. FABIANI und ORFILA 1955, 1956, JACOBI und KRETSCHMAR 1962) machten die Beobachtung, daß ausschließliche Milchfütterung eine
deutliche „therapeutische" Wirkung auf die P. berghei-Infektion der Maus ausübt.

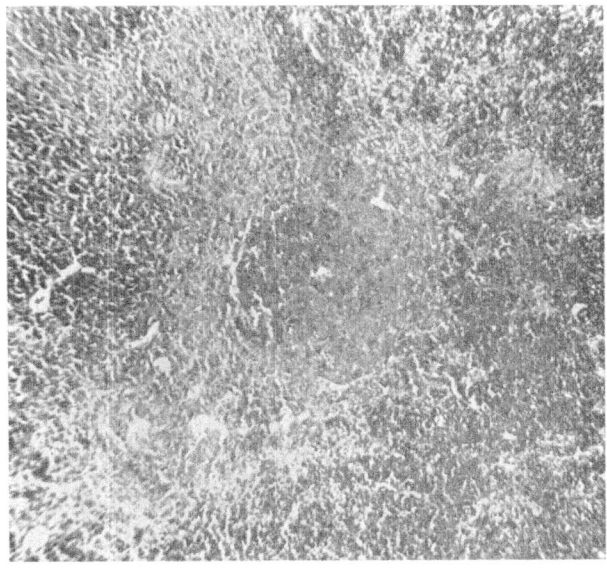

Abb. 54a. *Plasmodium berghei.* Milz einer Maus, 7 Tage p. i. (etwa 110mal). Kombinationsfärbung PAS-GIEMSA.
(Nach KRETSCHMAR und JERUSALEM 1963)

Dieser Effekt läßt sich jedoch experimentell durch Zugabe von p-Aminobenzoesäure wieder aufheben (KRETSCHMAR unpubliziert).

Den unterschiedlichen Einfluß der Ernährungsweise, der Diät im weitesten
Sinne, auf die Entwicklung von Parasiten im Wirt untersuchte GODFREY (1957),
u. a. die Einwirkung von Kabeljau-Lebertran auf die Entwicklung von *Plasmodium
berghei*. Mit dieser Diät läßt sich die Vermehrung der Plasmodien in der Maus
völlig unterbinden; die Zugabe adäquater Mengen von wasserlöslichen Vitaminen
(Thiamin, Riboflavin) und Vitamin E hebt diese Wirkung jedoch wieder auf. Nach
GREENBERG et al. (1954) wirken sich auf *P. gallinaceum* auch verschiedene Fette
und Öle ungünstig aus, die auf *P. berghei* ohne Wirkung bleiben.

In welch hohem Maße der Infektionsverlauf von der Zusammensetzung der
Nahrung abhängig ist, zeigen besonders deutlich die noch unpublizierten Untersuchungen von KRETSCHMAR und HAAKH. Sie beobachteten bei Fütterung von
P. berghei-infizierten Mäusen (Stamm NMRI) mit vier verschiedenen Standard-Fertigfutter-Präparaten sehr unterschiedliche Häufigkeit von Spontanheilungen,
die – je nach den verfütterten Produkten – zwischen 17,5% und 71,8% lagen.

Pathologisch-anatomisch steht bei infizierten Mäusen eine Vergrößerung der
Milz und eine Anämie im Vordergrund. Leukocytenherde in der Leber und nekrotische Bezirke in Leber und Milz, Pigmentablagerungen in beiden Organen — beginnend schon 24 Std. nach der Infektion — sind beschrieben worden. Lungen und

Nieren waren unbeteiligt (LEVADITI und VAISMAN 1950). KRETSCHMAR und JERUSALEM (1963) haben durch eine systematische Untersuchung der Milz nachgewiesen, daß die Milzvergrößerung in erster Linie auf einer massiven Ausweitung des erythropoetischen Gewebes auf Kosten des lymphatischen Gewebes beruht (Abb. 53). Bei Beginn der Infektion vermehren sich die undifferenzierten und undifferenzierbaren Zellen, die an der Neubildung von erythro- und lymphopoetischen Stammzellen beteiligt sind. Folgende charakteristische Veränderungen

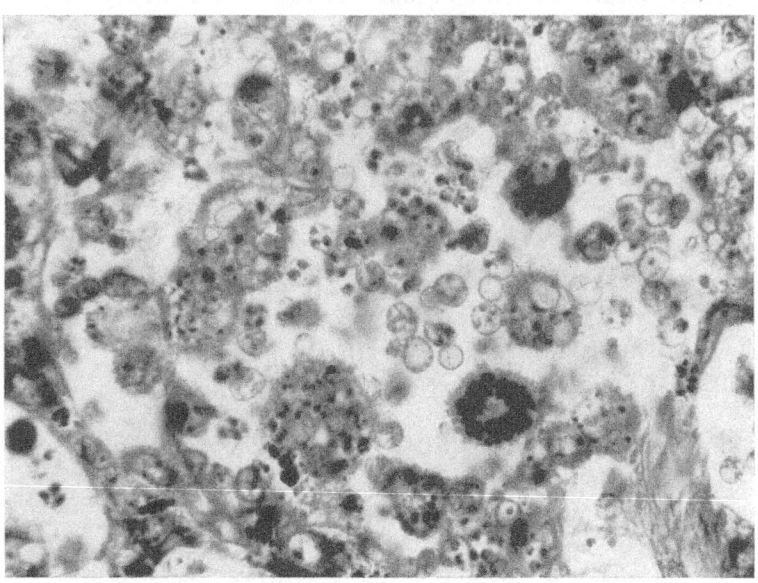

Abb. 54b. *Plasmodium berghei.* Milz einer Maus, 14 Tage p. i. (1100mal). Kombinationsfärbung PAS-GIEMSA. (Nach KRETSCHMAR und JERUSALEM 1963)

an der Milz (14 Tage p. i.) lassen sich erkennen (Abb. 54a): 1. Schwund des lymphatischen Gewebes bis auf ein gegenüber der Norm vergrößertes sog. Reaktionszentrum; 2. Blutfülle durch Weitung der Milzsinus und durch vermehrte Erythrodiapedese in das reticuläre Maschenwerk, besonders deutlich in der unmittelbaren Umgebung des restlichen lymphatischen Gewebes; 3. Massive Ausweitung des erythropoetischen Gewebes, das auch in Form einer Vakatwucherung auf die von den Lymphocyten entblößten Bezirke übergreift; 4. Erhebliche Proliferationstendenz der Zellen in der subkapsulären Milzzone, durch die im wesentlichen die Vergrößerung der Milz bewirkt wird. Bei stärkerer Vergrößerung (Abb. 54b) erkennt man die stark geweiteten Sinus, die sehr viele polychromatische, parasitenhaltige Erythrocyten enthalten, teils noch wandständige, aus Sinusendothelzellen hervorgegangene Makrophagen, teils freie Makrophagen, die jeweils entweder vorwiegend parasitenhaltige rote Blutkörperchen, teils fast ausschließlich Malaria-Pigment enthalten.

In der Leber befindet sich Malaria-Pigment in den Sinusendothelzellen (Kupffersche Sternzellen). Es liegt vorwiegend in der Peripherie und der Intermediärzone des Leberläppchens. Ein schmaler zentraler Bezirk bleibt meist frei. In Abb. 55 liegt ein Herd von erythropoetisch tätigem Gewebe bei dem dichotom geteilten Gefäß.

Mäuse und junge Ratten weisen eine Verminderung der Erythrocyten auf, während die Leukocytenzahl unter besonderer Vermehrung der neutrophilen

Granulocyten ansteigt. Die Zahl der Reticulocyten erhöht sich, sie hypertrophieren, gleichgültig ob infiziert oder nicht. Bei älteren Ratten vermindert sich die Erythrocytenzahl bis zum 10. oder 11. Tage, steigt dann aber wieder mit abnehmender Parasitenzahl langsam an.

Bei Mäusen tritt eine bemerkenswerte Erniedrigung der Körpertemperatur ein, wie SERGENT und PONCET (1961b) sowie KRETSCHMAR (1961) feststellten.

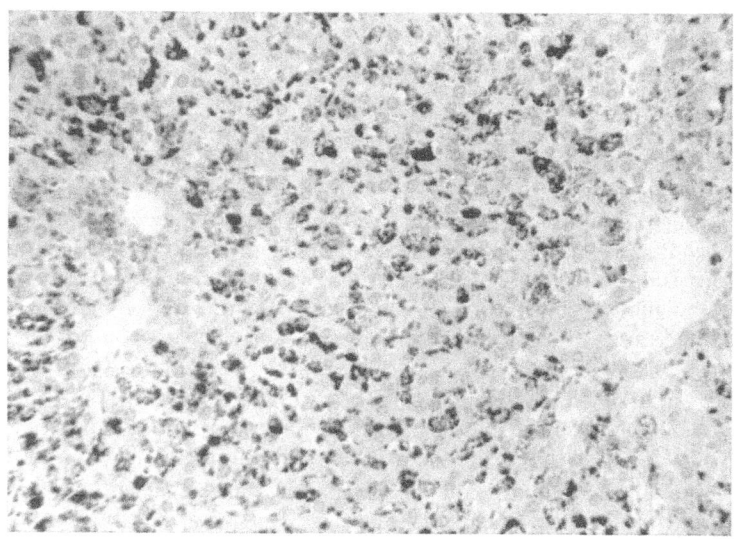

Abb. 55. *Plasmodium berghei*. Leber einer Maus, 25 Tage p. i. Kernechtrot (etwa 225mal). (Nach KRETSCHMAR und JERUSALEM Original)

Gegenüber der normalen Körpertemperatur der Maus von 35—39° C sinkt diese im Verlauf der Infektion in Einzelfällen bis auf 28°C ab. Erythrocytenzahl und Hämoglobingehalt fallen dabei ebenfalls rapide bis auf 10% bzw. 4% des normalen

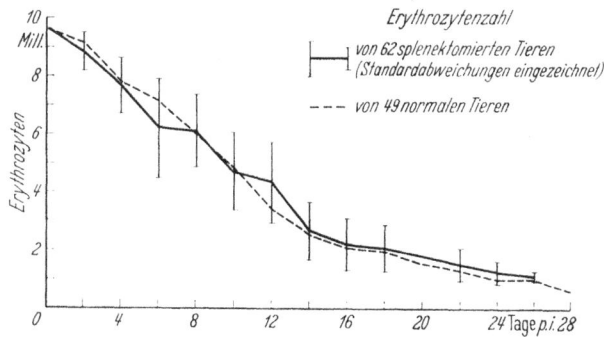

Abb. 56. *Plasmodium berghei*. Abnahme der Erythrocytenzahl bei infizierten Mäusen. (Nach KRETSCHMAR und JERUSALEM 1963)

Wertes (Abb. 56). Zwischen der Körpertemperatur infizierter Mäuse und der Parasitämie besteht also ein direkter Zusammenhang. Daher läßt sich auch ohne Blutabnahme in den ersten 14 Tagen p.i. der Verlauf der Parasitämie durch Temperaturmessung verfolgen. KRETSCHMAR (1961) weist aber selbst darauf hin, daß bereits der „Stress" infolge der häufigen Beunruhigung der Tiere durch die Messungen die durchschnittliche Überlebenszeit deutlich herabsetzt.

Bei splenektomierten Mäusen ist durch den Ausfall der Milz als erythropoetisches Organ die Parasitämie geringer und der Hämoglobingehalt des Blutes etwas höher als bei normalen *P. berghei*-Mäusen (KRETSCHMAR und JERUSALEM 1963). Hinsichtlich des Differentialblutbildes und der Leukocytose zeigen sich bei splenektomierten und normalen *P. berghei*-Mäusen keine Unterschiede.

Zur Prüfung der Wirkung von Malaria-Heilmitteln auf die erythrocytären Schizonten wird auch *P. berghei* herangezogen (vgl. z. B. GARZA und BOX 1962), wobei Mäuse als leicht erreichbare Wirtstiere dienen, die oral behandelt werden können.

Ratten. Nach einer experimentell gesetzten Infektion mit *P. berghei* sterben rund 10% der Versuchsratten (SERGENT und PONCET 1955a, b). Bei den überlebenden Tieren bleibt — für höchstens 2 Jahre — eine latente Infektion bestehen. Während dieser Zeit von SERGENT und PONCET (1961a) reinfizierte Ratten erwiesen sich zum größten Teil (97%) gegen die Neuinfektion refraktär. Ähnliche Beobachtungen zur Immunität bei chemotherapeutisch behandelten *P. berghei*-Ratten und -Mäusen machte SATYA PRAKASH (1959, 1960a, b). (Vgl. hierzu auch die Arbeiten von CORRADETTI et al. 1960, 1961a, b, COX 1959, COWPER 1959, COWPER und WOODWARD 1959).

Bei Ratten hängt die Schwere der Erkrankung weitgehend vom Gewicht und Alter der Tiere ab; je jünger und leichter, desto stürmischer die Parasitenentwicklung; die einzelnen Parasiten werden größer als bei Mäusen.

Beim europäischen *Hamster* bleibt der Befall immer spärlich und geht in der Regel sogar vollständig zurück. Erwachsene *Meerschweinchen* lassen sich nicht oder nur schwach latent infizieren, während neugeborene Meerschweinchen und *Kaninchen* erkranken und an der Infektion zugrunde gehen können. Erwachsene Kaninchen sind dagegen unempfänglich (DESCHIENS und LAMY 1951, DURBIN 1951).

Infektionsversuche bei Schafen, Schweinen, Kälbern, Hunden, Katzen und Küken sowie bei Affen und 3 freiwilligen Personen verliefen ausnahmslos negativ. Bei *Baumwollratten* bestanden die pathologischen Veränderungen unter anderem in Erhöhung der Reticulocyten- und Erythroblastenzahl, Auftreten von Pigment in der Leber, Knochenmark und in den phagocytierenden Leukocyten des peripheren Blutes, nekrotische Veränderungen in der Leber (RODHAIN 1951).

Goldhamster gehen bei einer Blutinfektion zum größten Teil innerhalb von 2–3 Wochen zugrunde. Bei splenektomierten Hamstern währt dagegen eine *P. berghei*-Infektion etwas kürzer als bei normalen Tieren. CARRESCIA (1961) gibt hierfür nach seinen Beobachtungen 16 gegenüber 18,5 Tagen an und fand nur 5% der Erythrocyten der splenektomierten Hamster parasitiert gegenüber 15% bei normalen Tieren.

Prüfung von Arzneimitteln: Zur experimentellen Prüfung von Malaria-wirksamen Medikamenten werden auch heute noch in erster Linie Vogel-*Plasmodium*-Stämme im Kanarienvogel herangezogen. Der Kanarienvogel läßt sich relativ leicht züchten und mit verschiedenen *Plasmodium*-Arten infizieren. Als geeignet erwiesen sich besonders die Arten *P. praecox (= relictum)* und *P. cathemerium*.

a) *Kanarienvogeltest*: Mit *P. praecox* hatte schon ROEHL seinen Kanarienvogeltest durchgeführt und damit die systematische Prüfung von chemischen Präparaten, die auf die erythrocytären Schizonten wirken, ermöglicht. MUDROW-REICHENOW (1952) beschreibt diesen Test wie folgt:

Kanarienweibchen werden mit stark parasitenhaltigem Blut eines malariakranken Vogels intramuskulär so infiziert, daß ihr Blut im giemsagefärbten Ausstrich durchschnittlich vom 5. Tage an Parasiten aufweist.

Dazu wird (nach einer Empfehlung von ERHARDT 1950) bei akuter Parasitämie die Bein- oder Flügelvene mit feiner Nadel angestochen und das austretende Blut mit einer Spritze in häufigem Wechsel mit der gleichen Menge physiologischer Kochsalzlösung oder Natriumcitratlösung aufgezogen. Von diesem Gemisch wird — je nach Parasitendichte — 0,5—1,0 ml dem zu infizierenden Tier in die Brustmuskulatur gespritzt. Einen latent infizierten Vogel dagegen tötet man durch Dekapitation, verdünnt das auslaufende Blut mit Natriumcitratlösung und zermörsert unter Zugabe von etwas physiologischer Kochsalzlösung Milz, Leber und Gehirn. Nach Passieren eines Gazefilters spritzt man dem empfangenden Vogel diese Aufschwemmung mit dem Blut i.m. in jede Brustseite und zwar je 0,5 ml. Im positiven Falle geht hier die Infektion erst nach 10—14 Tagen an. MUDROW-REICHENOW und auch schon ROEHL benutzten den seit vielen Jahren gehaltenen sog. Wasielewski-Stamm von *P. praecox*, der sich in Mücken nicht mehr entwickelte.

Zur Prüfung der Schizonten-wirksamen Medikamente erfolgt 3 Std nach der Infektion und dann noch fünfmal an aufeinanderfolgenden Tagen die Behandlung der Versuchstiere. Dabei wird einem Vogel von 20 g Körpergewicht 1 ml einer bestimmten Präparatverdünnung *mittels Schlundsonde in den Magen* appliziert. Bei wirksamen Präparaten verzögert sich das Auftreten der Erreger im Blut, doch wird nur ein Parasitennachweis frühestens 10 Tage nach der Infektion als Verzögerung gewertet. Die Parasitendichte wird nach einem besonderen Schema ausgewertet. Ist auch nach 6 Wochen keine Blutinfektion zu beobachten, werden die Vögel reinfiziert. Ein positiver Ausfall der Reinfektion bedeutet, daß das verabreichte Mittel das Angehen der Erstinfektion völlig verhütet hat, was als Heilung gilt.

Bei dieser Versuchsordnung vertragen die Vögel salzsaures Chinin noch in einer Verdünnung von 1:200, wenn es an 6 Tagen hintereinander gegeben wird. Eine Verdünnung von 1:800 läßt noch eine deutliche Wirkung erkennen. Nach ROEHL hat Chinin demnach eine Wirkungsbreite, d. h. einen chemotherapeutischen Index, von 1:4.

Dieses Verfahren hatte sich erstmalig bei der Entdeckung des Plasmochins durch SCHULEMANN, SCHÖNHÖFER und WINGLER (1932) bewährt. Zum erstenmal war der Nachweis geführt worden, daß sich ein Ergebnis am Tierversuch auch auf den Menschen übertragen ließ. Die meisten wirksamen Malariamittel, über die wir heute verfügen, sind auf diese Weise gefunden, geprüft und ausgelesen worden. An diese Feststellung knüpfte MUDROW-REICHENOW einmal die Bemerkung, daß es fast als ein Glück bezeichnet werden darf, daß die Mäuse-Plasmodien durch VINCKE und LIPS erst viel später (1948) gefunden wurden; denn trotz der näheren Verwandtschaft dieser Wirtsart zum Menschen im Vergleich zu dem Wirt der Vogel-Plasmodien darf man behaupten, daß z. B. das Plasmochin entweder garnicht oder doch nicht schon vor 35 Jahren gefunden worden wäre, wenn ROEHL seine Untersuchungen nicht an *Plasmodium praecox* im Kanarienvogel, sondern an der *P. berghei*-Infektion der Maus durchgeführt hätte; denn Plasmochin zeigt gegenüber dem Nager-*Plasmodium* eine weit geringere Wirkung als im Vogelmalariatest, und die bei *P. berghei* so wirksamen Sulfonamide sind für die Malariatherapie beim Menschen bedeutungslos.

b) Reisfinkentest: Der Roehlsche Versuch läßt aber nur die Wirksamkeit eines Präparates auf die Blutformen der Vogel-Malaria-Parasiten erkennen. Um aber die *Wirkung auf die Schizonten und Gamonten getrennt zu prüfen*, wird der Reisfinkentest benutzt, den – nach MUDROW-REICHENOW (1952) – KIKUTH im Anschluß an die Arbeiten von GODOY und LACORTE und von FOURNEAU entwickelte. Er beruht auf der Tatsache, daß Reisfinken *(Oryzornis oryzivora)*, die man aus der Heimat Indien einführt, zu einem hohen Prozentsatz eine chronische Infektion der

Erythrocyten mit Gametocyten von *Haemoproteus oryzivorae* aufweisen; die ungeschlechtliche Vermehrung hingegen geht im Endothel der inneren Organe der Vögel vor sich. Diese Parasiten werden auf die Finken bereits im Nest durch Lausfliegen übertragen. So schwinden z. B. bei einer Behandlung mit Plasmochin, einem Gamontenmittel, zwar die Gametocyten im peripheren Blut; sie treten jedoch nach einiger Zeit dort wieder auf, weil die ungeschädigten Schizonten in den inneren Organen wieder Geschlechtsformen entwickeln. Nur eine Kombination von Plasmochin mit einem schizontenwirksamen Mittel, z. B. Atebrin, verhindert diese Rückfälle. Der Reisfinkentest ermöglicht also eine Unterscheidung der Substanzen, die sich im Roehlschen Versuch als malariawirksam erwiesen haben, in Gamonten- und Schizontenmittel.

c) *Geißelungstest:* Eine *Prüfung der gametociden Wirkung* von Malaria-Heilmitteln läßt sich außerdem mit dem von KIKUTH entwickelten sog. *Geißelungstest* vornehmen. Dabei wird die Fähigkeit von Medikamenten, die dem Wirbeltierwirt gegeben wurden, auf die Weiterentwicklung der Mikrogamonten im Überträger zu wirken, untersucht. Dieser Prozeß geht normalerweise im Mückenmagen bald nach der Blutentnahme vor sich. Er läßt sich aber schon wenige Minuten nach der Entnahme eines Blutstropfens im Frischpräparat unter dem Deckglas bei Zimmertemperatur mikroskopisch verfolgen. In einem Vorversuch wird die Bereitschaft der Mikrogamonten zur Ausbildung von Mikrogameten, zur sog. Geißelung, geprüft (jede sog. Geißel entspricht hier einem reifen Mikrogameten, von denen etwa 8 gebildet werden). Nach MUDROW-REICHENOW (1952) soll etwa 5 Std nach Gabe eines zu prüfenden Mittels die Wirkung auf die Geißelung geprüft werden.

Die Beurteilung der Wirkung eines gamontenwirksamen Präparates braucht sich also nicht auf das Verschwinden der Gametocyten aus dem peripheren Blut zu beschränken, sondern sie muß sich auch auf die weitere Entwicklung der Parasiten in der Mücke erstrecken. Nach MACKERRAS und ERCOLE (1947) wirkt sich z. B. Paludrin je nach dem Zeitpunkt der Applikation vor der Mückenmahlzeit sogar noch auf die Entwicklung der Oocysten aus und verhindert die Sporocystenbildung.

Zur Prüfung der Wirkung von Heilmitteln auf Sporocoiten und ihre Abkömmlinge, die präerythrocytären Stadien, infizierten KIKUTH und GIOVANNOLA Kanarienvögel mit einer Aufschwemmung aus sporocoitenhaltigen Speicheldrüsen. Dabei erwies sich *P. cathemerium* als brauchbar, weil sich die Mücken *(Culex pipiens* oder *C. fatigans)* leicht infizieren lassen und regelmäßig Sporocoiten ausbilden.

KIKUTH und MUDROW gingen dabei so vor, daß sie die abgeschnittenen Kopf-Brust-Stücke der infizierten Mücken zermörserten und möglichst in einer Mischung von Kaninchenserum und physiologischer Kochsalzlösung im Verhältnis von etwa 1:7–1:10 aufschwemmten. Spätestens 7–8 Tage nach der Infektion treten Schizonten und Gamonten im peripheren Blut auf.

Im Testversuch ging der Infektion der Vögel eine zweimalige prophylaktische Behandlung voraul, die am Tage vor der Infektion einsetzte. Danach folgten noch 5 Medikamentgaben an aufeinanderfolgenden Tagen. – Dieses Behandlungsschema wurde später durch ein dem Roehlschen Versuch entsprechendes ersetzt. Die mikroskopische Blutuntersuchung der Versuchstiere wurde erstmalig am 7. Tage nach der Sporocoiteninfektion vorgenommen (MUDROW-REICHENOW 1952).

Die *Prüfung der Wirkung von Heilmitteln auf die E-Stadien* (präerythrocytäre Formen) wird neuerdings an der Affenmalaria *(P. cynomolgi typicus* und *P. cynomolgi bastianellii)* vorgenommen. Nach i.v.-Inokulation von Sporocoiten treten die präerythrocytären Stadien in der Leber nach 8–12 Tagen auf. Ihre Entwicklung läßt sich in *Macaca mulatta* (Gewicht von 2—2,5 kg) relativ leicht durch direkte Beobachtung mittels der Leber-Biopsie verfolgen.

EYLES und COATNEY (1962) machten auf diese Weise die Wirkung von Pyrimethamin (= Daraprim; 2,5 mg/kg/pro die) und Primaquin (3,0 mg/kg/ pro die) auf die exoerythrocytären Stadien deutlich. Nach Primaquingaben (1. Gabe am Tage vor der i.v.-Infektion mit Sporocoiten und an den 8 darauffolgenden Tagen) traten im Gegensatz zu unbehandelten Kontrolltieren noch erythrocytäre Stadien auf. Begann die Therapie erst einige Tage nach der Sporocoiten-Infektion, so entstanden zwar Endothelstadien, aber sie schwanden in der Leber unter der Therapie völlig, während die erythrocytären Schizonten zeitweilig noch nachweisbar blieben. Bei Pyrimethamin-Behandlung waren exoerythrocytäre Stadien zwar auch nicht zu finden, aber später trat vorübergehend doch noch eine Parasitämie auf.

V. Arzneifestigkeit

Nach einer Behandlung mit Chinin, Atebrin, Plasmochin, Primaquin oder Chloroquin und Amodiaquin war eine Arzneifestigkeit zunächst niemals beobachtet worden, dagegen bei zwei anderen synthetischen Malaria-Heilmitteln, beim Paludrin (Proguanil) und Daraprim (Pyrimethamin). Hier wurde sie sowohl bei experimentellen *Plasmodium*-Infektionen als auch bei der Behandlung von Malaria-Patienten – unabhängig von der Art der Parasiten – festgestellt; sie tritt stets relativ schnell auf. Derartige Beobachtungen beschränken sich jedoch immer auf bestimmte enge geographische Bereiche, d. h. auf lokal vorherrschende *Plasmodium*-Stämme (z. B. Bezirke in Ostafrika).

Paludrin und Daraprim weisen gewisse Gemeinsamkeiten auf; sie führen auch zu einer kreuzweisen Festigkeit, wodurch die Daraprim-festen Stämme meist auch gegen Paludrin und paludrinfeste gegen Daraprim unempfindlich geworden waren (BISHOP 1959). „Experimentell" läßt sich die Festigkeit auch im Menschen erzeugen. So erzielte YOUNG (1957) bei einem neurosyphilitischen Patienten, der mit *Plasmodium malariae* (Impfmalaria) behandelt wurde, eine Festigkeit, als er zur Therapie Daraprim verabreichte (100 mg innerhalb von 2 Tagen). Die übliche Dosis reichte jedoch nicht aus und mußte erheblich erhöht werden, um einen Therapieerfolg zu erzielen (YOUNG 1957 sowie YOUNG und BURGES 1959, BURGES und YOUNG 1959). Diese Erfahrungen mit Paludrin und Daraprim machen diese Medikamente zur Anwendung bei großen Bekämpfungsmaßnahmen ungeeignet (PAVEL 1961). Wenn eine Arzneifestigkeit nach Paludrin- und Daraprim-Behandlung auftrat, so blieb immer noch die Möglichkeit einer Therapie mit Atebrin und Chloroquin.

Unter experimentellen Bedingungen ist es möglich, auch resochinfeste Plasmodium-Stämme zu erzeugen; bei *Plasmodium berghei* entstand eine Arzneigewöhnung, bei der von den Parasiten noch etwa das 200 fache der ursprünglich wirksamen Resochin-Dosis vertragen wurde. — RAMAKRISHNAN und PRAKASH (1961) berichteten über Primaquin-Festigkeit bei *P. knowlesi*.

Beim Menschen sind neuerdings Fälle von Resochin(= Chloroquin)-Resistenz (und zwei anderen 4-Aminochinolinen) bei *Plasmodium falciparum* aus Südamerika berichtet worden. Die Infektionen wurden in Kolumbien erworben und ließen sich trotz verlängerter Behandlung mit diesem Medikament nicht heilen. Diese Resistenz blieb auch nach einer Mücken-Passage bestehen. Dagegen war eine Behandlung mit Chinin und Atebrin erfolgreich, wenn Rückfälle auftraten (MOORE und LANIER 1961, YOUNG und MOORE 1961, YOUNG 1961). MEUWISSEN (1961) berichtet über ganz entsprechende Beobachtungen bei systematischer Behandlung der Bevölkerung im früheren Holländisch-Neu-Guinea. 3 Monate nach Beginn der Pyrimethamin-Therapie traten bereits *P. falciparum*-Fälle auf, die auch Kreuz-Resistenz gegenüber Proguanil (Paludrin) erkennen ließen. Kürzlich konnte eine *P. vivax*-Infektion bei Freiwilligen gegen Primaquin gefestigt werden; die Festigkeit entwickelte sich aber langsam (ARNOLD, ALWING, CLAYMAN und HOCHWALD 1961). Diese Beobachtungen weisen darauf hin, daß trotz grundsätzlicher Wirksamkeit der Malaria-Medikamente doch ständige Wachsamkeit erforderlich ist, insbesondere dann, wenn diese Medikamente zur Massenbehandlung eingesetzt werden (BISHOP 1962).

VI. Konservierung bei tiefer Unterkühlung

Für experimentelle Infektionen dürfte die Tatsache von Bedeutung sein, daß sich sowohl erythrocytäre Schizonten als auch Sporocoiten von Plasmodien bei tiefen Temperaturen (etwa bei −70°C) längere Zeit infektionstüchtig aufbewahren lassen. COGGESHALL (1939) konnte die Blutformen der Affenmalaria *(P. knowlesi* und *P. inui)* auf diese Weise wenigstens 70 Tage lebensfähig erhalten; MANWELL und JEFFERY (1942) sowie MANWELL (1943) machten die gleiche Beobachtung an 10 verschiedenen Vogel-*Plasmodium*-Arten, die sie bis zu 212 Tagen hielten. JEFFERY und RENDTORFF (1955) und JEFFERY (1957) machten entsprechende Erfahrungen mit den Malariaparasiten des Menschen (Sporocoiten und Blutformen von *P. vivax, P. falciparum* und *P. ovale*; bis zu 2 Jahren). JEFFERY (1962) verbesserte das Verfahren durch einen Zusatz von Glycerin zur *Plasmodium*-haltigen Blutprobe (*P. berghei* und *P. gallinaceum*; Endkonzentration 16,6, 8,4 oder 4,2%). Dadurch erhöhte sich offensichtlich die Zahl der überlebenden Parasiten. Bei Zusatz eines Phosphatpuffers von p_H 7,2 gelang die Aufbewahrung bis zu 488 Tagen. Das Auftauen soll schnell bei 37–40°C im Wasserbad erfolgen. Der Glycerinzusatz ermöglichte auch die Aufbewahrung der Blutproben bei −20°C, doch ist dieses Verfahren weniger günstig als das Einfrieren bei −70°C (vgl. auch MOLINARI 1961).

VII. Kulturverfahren in vivo

Angebrütete Enten- und Hühnereier eignen sich sehr gut zur Vermehrung von *Plasmodium*-Arten der Vögel. Die Infektion gelingt auf verschiedenen Wegen über die vascularisierten Membranen, die im engen Kontakt zu dem Embryo stehen (so z. B. die Gefäße der Chorioallantoismembran, Dottersackgefäße). Die Vorteile der Vogelembryonen gegenüber den erwachsenen Tieren bestehen darin, daß die Tiere leicht zur Verfügung stehen, sie außerdem meist frei von Begleitbakterien oder parasitischen Infektionen sind, sowie Abwesenheit irgendwelcher Immunkörper und erworbener Abwehrmechanismen.

VIII. Kulturverfahren in vitro

a) Gewebekultur

Die Gewebekultur in vitro gewann dadurch besonderes Interesse, weil es auf diesem Wege gelang, die exoerythrocytären Stadien von *Plasmodium*-Arten zu züchten. Den ersten Versuch dazu unternahmen HUFF und BLOOM (1935). Sie kultivierten Knochenmarkgewebe von Kanarienvögeln, das mit *Plasmodium elongatum* infiziert war. Sie hatten damit zwar keinen rechten Erfolg, stellten dabei aber fest, daß die Parasiten 48 Std überlebten, wie der gelungene Infektionsversuch an Kanarienvögeln bewies.

Erfolgreicher war ein Versuch mit *Plasmodium gallinaceum* von GAVRILOV et al. (1938). Sie benutzten ebenfalls Knochenmarkgewebe vom Hühnchen, das mit diesem Parasiten infiziert war. Sie konnten zwar keine Beobachtungen an den

Plasmodien selbst vornehmen, aber das Gewebe blieb bis zu 10 Tagen für normale Küken infektiös. Spätere Versuche von HAWKING und zahlreichen anderen Autoren mit *P. gallinaceum* waren dann sehr erfolgreich (HAWKING 1944, 1945, TONKIN 1946, LEWERT, DUBIN, HUFF u. a.) (Abb. 57). Danach gelang auch die Züchtung von E- Stadien der Arten *P. cathemerium*, *P. relictum*, *P. lophurae* und *P. fallax* in der Gewebekultur (DUBIN 1950, 1954, HAWKING 1944, 1945, 1951; ferner bei PIPKIN und JENSEN 1958).

Die Kultur von exoerythrocytären Stadien der Malaria gelingt auf zwei verschiedenen Wegen, entweder durch Verwendung von Gewebe aus infizierten Tieren als Ausgangsmaterial für die Gewebekultur (s. oben) oder durch Kultur von normalem Gewebe, das dann mit Sporocoiten oder Blutformen der Parasiten infiziert wird. Als sehr geeignetes Verfahren hat sich in letzter Zeit die Monolayer-Kultur mit *P. gallinaceum* und *P. fallax* erwiesen (HUFF, PIPKIN und JENSEN 1957).

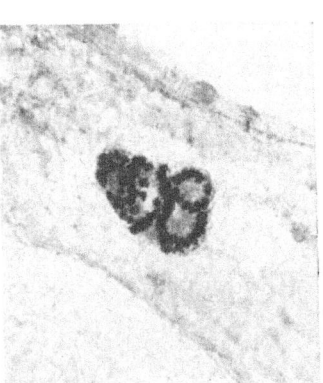

Abb. 57. *Plasmodium gallinaceum*. Mikroschizonten im Gewebekultur. (Nach HAWKING)

Die exoerythrocytären Stadien in der Gewebekultur wurden auch zur Prüfung von Medikamenten gegen die E-Formen verwendet. TONKIN benutzte dazu *P. gallinaceum* in Milzzellkulturen. Nach diesen Untersuchungen besitzt z. B. Chinin zwar eine gewisse Wirkung auf diese Parasitenstadien, aber auch eine Toxizität gegenüber den Milzzellen. Besser bewährten sich dabei unter anderen einige Sulfonamide und Antibiotica, die die Plasmodien schädigten, jedoch nicht das Kulturgewebe. Weitere Untersuchungen zu dieser Frage liegen von HAWKING und PERRY 1948, LEWERT 1950 vor (s. auch bei PIPKIN und JENSEN 1958).

Auf Enten-Embryonen lassen sich die Arten *P. elongatum*, *P. cathemerium*, *P. gallinaceum* und *P. lophurae* vermehren, während Hühnereier zur Aufnahme von *P. gallinaceum* und *P. lophurae* brauchbar sind (Einzelheiten zur Technik s. bei PIPKIN und JENSEN 1958).

b) Künstliche Nährböden

In vitro-Kulturen mit *künstlichen Nährböden* lassen sich bei Plasmodien nicht durchführen, weil diese intracellulär lebenden Parasiten zur Vermehrung auf lebendes Gewebe angewiesen sind. Es liegen allerdings erste erfolgreiche Versuche vor, Plasmodien mit Hilfe eines relativ großen Aufwandes zellfrei zu kultivieren (TRAGER 1957, mit *P. lophurae*); sie sind jedoch bisher ohne praktische Bedeutung für die Chemotherapie geblieben. Sie haben aber neue Möglichkeiten zum Studium des Stoffwechsels der Parasiten eröffnet (vgl. bei TRAGER 1955, 1960, mit ausführlichen Literaturangaben).

H. Isospora belli WENYON 1923, I. hominis (RAILLIET und LUCET 1891)
(Erreger der Coccidiose des Menschen)

Wohl immer seltene Parasiten des Menschen sind die Coccidien-Arten *Isospora hominis* und *Isospora belli*; von diesen ist die Art *I. belli* die häufigere.

Die Erreger kommen allem Anschein nach auf der ganzen Erde vor, jedoch im wärmeren Klima häufiger als in der gemäßigten Zone. Genaue Einzelheiten über die geographische Verbreitung sind noch unzureichend bekannt, doch haben FAUST et al. (1961) versucht, eine Übersicht über den derzeitigen Stand unserer Kenntnisse zu vermitteln. Danach sind in ganz Amerika bisher 835 gesicherte Fälle bekannt geworden; bemerkenswerte endemische Herde befinden sich in Sao Paulo (0,1%), Cali (1,0%) und Santiago (1,8%) (FAUST et al. 1961). Die Isosporen sind ferner in Europa (LAARMAN et al. 1961), im Mittelmeergebiet (HERRLICH und LIEBMANN 1943), in Südrußland (CHATRIDSE und KIPSCHIDSE 1926), in den Küstengebieten Afrikas, in China, Indien, Philippinen und Hawaii zu erwarten.

I. Morphologie und Entwicklung

Die stets intracellulär lebenden Dünndarmbewohner machen einen Entwicklungscyclus durch, den wir von tierischen Coccidienarten her kennen. Im Menschen endet die Entwicklung mit der Ausbildung von Oocysten, den einzigen

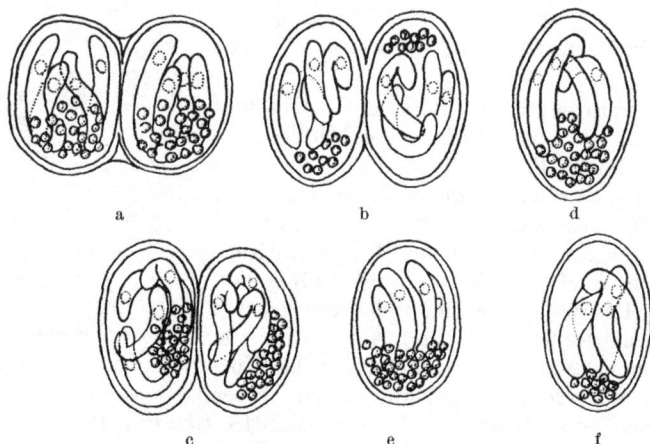

Abb. 58a—f. *Isospora hominis*. Reife Sporocysten von ihrer Oocysten-Hülle befreit. Jede enthält 4 Sporozoiten und einen Restkörper. Abb. a—c sog. Zwillingssporocysten. Abb. d—f stellen die üblichen Verhältnisse dar, bei denen die Sporocysten voneinander getrennt sind. (Nach FAUST et al. 1961)

Stadien, die genau bekannt sind. Diese müssen mit den Darmentleerungen des Patienten ins Freie geraten, weil sie nur außerhalb des Darmes unter Sauerstoffzutritt zu den Sporocysten mit den infektionsfähigen Sporocoiten heranreifen (Größe der Sporocyste von *I. hominis* etwa 15 μ mal 10μ (Abb. 58); von *I. belli* etwa 13 μ mal 8 μ). Durch orale Aufnahme dieser Stadien kommt es wieder zur Infektion des Wirtes. In seinem Magen-Darm-Kanal werden die jeweils 4 Sporocoiten frei, dringen in die Zellen der Dünndarmwand ein und machen eine ungeschlechtliche Entwicklung (Schizogonie) durch, bei der die Merocoiten erneut in Zellen eindringen und den Cyclus wiederholen. Unter nicht näher definierbaren Bedingungen bilden sich aus den Merocoiten Gamonten (männliche Mikro- und weibliche Makrogametocyten), die zu Gameten heranreifen (Abb. 59). Nach der Befruchtung bildet sich die Oocyste aus, die ins Darmlumen gelangt und frühestens nach 10 Tagen (Präpatenz!) im Stuhl auftreten. Damit schließt sich der Cyclus. (Siehe hierzu den prinzipiell gleichen Cyclus von *Eimeria schubergi* auf Abb. 60.)

Klinische Erscheinungen: Als Folge des Eindringens in die Darmwandzellen sind bei stärkerem Befall Darmentzündungen (Enterocolitis) mit Durchfällen zu beobachten, wobei vom 9.–16. Tag an, meist nur etwa 22 Tage lang, aber auch länger (nach JEFFERY bis 120 Tage, nach LAARMAN et al. 1961 noch nach 18 Monaten, nach LAARMAN 1963 sogar bis 626 Tagen) Cysten ausgeschieden werden. Die Infektion erlischt danach von selbst. Während der akuten Periode, die nur etwa 2

Wochen anhält, können leichtes Fieber, Abgeschlagenheit, Gewichtsverlust, Appetitmangel und erhöhte Eosinophilie auftreten. Die sonst bei ähnlichen Erscheinungen übliche Therapie bleibt hier wirkungslos (JARPA et al. 1960). Bemerkenswert sind die

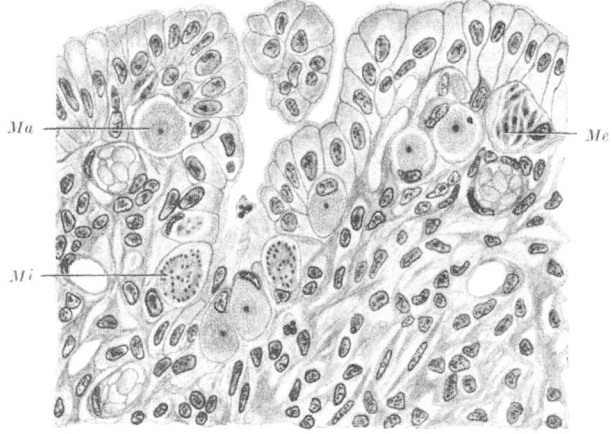

Abb. 59. *Isospora bigemina*. Hund, Blinddarm; subepithelial gelegene Parasiten verschiedener Entwicklungsstadien. Me Merozoiten; Ma Makrogametocyt; Mi Mikrogametocyt (800mal). (Nach PIEKARSKI 1954)

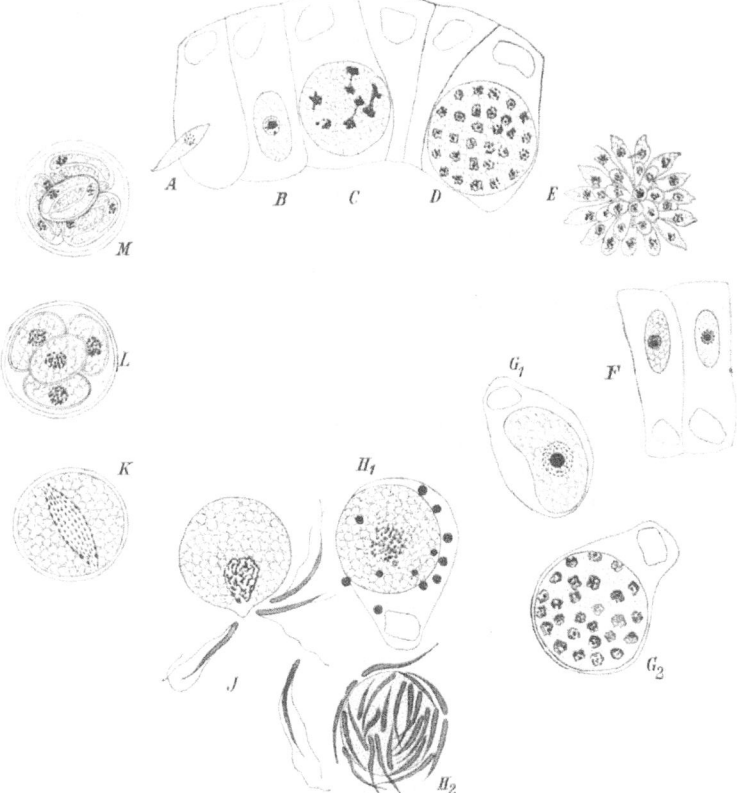

Abb. 60. *Eimeria schubergi*. Schema des Entwicklungscyclus. *A* Sprozoit, in Darmepithelzelle eindringend; *B—D* Schizogonie; *E* reifer Schizont in Merozoitenbildung; *F* Merozoiten, zu Geschlechtsformen heranwachsend; G_1 Makrogametocyt; G_2 Mikrogametocyt; H_1 reifer Makrogamet; H_2 Mikrogametenbildung; *J* Befruchtung; *K, L* Sporogonie; *M* reife Oocyste (etwa 680mal). (Nach SCHAUDINN aus REICHENOW 1952)

klinischen Beobachtungen bei Selbstinfektionen zweier japanischer Ärzte (MATSUBAYASHI und NOZAWA 1948). — Nach RIJPSTRA und SWELLENGREBEL (1961) kommen gelegentlich noch zwei andere Isospora-Arten, *I. rivolta* und *I. natalensis*, beim Menschen vor.

Die Kaninchencoccidie *Eimeria lindemanni* führt zu umfangreichen Schädigungen an der Leber der Tiere, deren Gallengänge durch überstürzte Vermehrung der Epithelzellen papilläre Wucherungen der Schleimhaut und Dilatation aufweisen (Abb. 61).

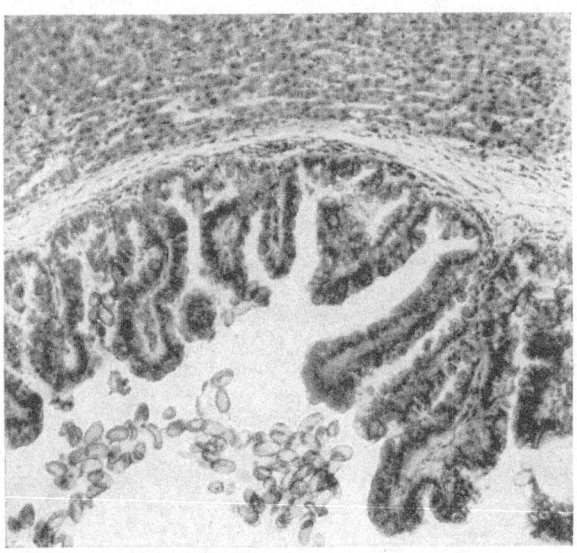

Abb. 61. *Eimeria stiedai*. Coccidien im Gallengang einer Kaninchenleber, dessen Schleimhaut papillär gewuchert ist (etwa 100mal). (Nach RIBBERT-HAMPERL 1944)

II. Natürliches Wirtsspektrum

Die beiden *Isospora*-Arten des Menschen kommen vermutlich unter natürlichen Bedingungen nicht bei Tieren vor. Alle diesbezüglichen gegenteiligen Angaben beruhen allein auf morphologischen Vergleichen mit Oocysten oder Sporocysten, die in Hunden und Katzen gefunden wurden. ROUTH et al. (1955) fanden bei einem Hund, der im Haushalt zweier an *Isospora belli* erkrankten Patienten lebte, Oocysten und Sporocysten, die sich nicht von denjenigen im Patientenstuhl unterscheiden ließen. Schon KESSEL (1933) beschrieb Formengleichheit einer *Isospora*-Art aus einem Patienten und seiner Katze. Zuverlässige Beobachtungen fehlen aber.

III. Experimentelles Wirtsspektrum

Die meist hohe Wirtsspezifität der Coccidien macht experimentelle Untersuchungen mit den Erregern der Coccidiose des Menschen schwierig. Auch das natürliche Wirtsspektrum beschränkt sich anscheinend auf den Menschen (s. o.) Es liegen aber einige bemerkenswerte Untersuchungen von LAARMAN u. Mitarb. vor.

IV. Arzneifestigkeit

Chemotherapeutische Erfahrungen bei der Coccidiose des Menschen fehlen bisher. Im Hinblick auf den Selbstheilungsprozeß erschienen chemotherapeutische Maßnahmen bisher nicht erforderlich, aber die Beobachtungen von LAARMAN

(1963) (s. oben), könnten doch zu einer Korrektur der bisherigen Auffassung führen.

Anders liegen die Verhältnisse bei der *Coccidiose der Tiere*, die seuchenhaft auftreten kann (z. B. Kaninchen, Hühner). Hier hat die Chemotherapie z. B. mit Sulfonamiden wesentliche Bedeutung gewonnen (s. bei DAVIES et al. 1963). Schon CUCKLER und MALANGA (1955) berichteten über Coccidien-Stämme, die in den USA auf den Hühnerfarmen gefunden wurden und gegen Nitrofurazon, Nicarbazine u. a. Medikamente eine gewisse Festigkeit zeigten. Bei *Eimeria acervulina* und *E. tenella* konnte in vivo mit subcurativen Dosen eines Sulfachinoxalins experimentell eine Festigkeit erreicht werden (vgl. auch KENNET und WALETZKY 1959, JOYNER 1957, HORTON-SMITH 1958).

Ähnliche Beobachtungen machte PELLERDY (1962) bei der systematischen Bekämpfung der Hühner-Coccidiose in Ungarn. Nach anfänglichen Erfolgen traten unbefriedigende Therapieergebnisse auf, die als Folge einer eingetretenen Sulfonamid-Resistenz bei einigen Stämmen gedeutet werden mußte. Diese erwiesen sich aber gegenüber Medikamenten aus der Gruppe der Furan-Derivate (z. B. Nitrofurazon) als empfindlich. (Vgl. auch BALL 1960, DUBERMANN 1960.)

V. Kulturverfahren

Versuche, die Isospora-Arten des Menschen zu kultivieren, liegen nicht vor. Die relativ hohe Wirts- und Organspezifität läßt selbst einen Erfolg z. B. in der Eihaut-Kultur zweifelhaft erscheinen; er könnte unter Umständen in der Gewebekultur in vitro bei geeigneter Wahl des Gewebes eintreten.

Die *Kultur in künstlichen Nährmedien* wird wegen der streng intracellulären Entwicklung der Coccidien nicht möglich sein.

I. Toxoplasma gondii NICOLLE und MANCEAUX 1908
(Erreger der Toxoplasmose)

Der Erreger der Toxoplasmose, *Toxoplasma gondii*, ein „bogenförmiges" Protozoon, zeichnet sich durch eine ungewöhnliche Wirtsunspezifität aus. Daher findet man Toxoplasmen sowohl beim Menschen als auch bei zahlreichen Arten von Warmblütern[1]. Diese geringe Wirtsspezifität erleichtert in hohem Maße die Erzeugung experimenteller Infektionen sowohl bei Säugetieren als auch bei Vögeln. In welchem Umfange auch wechselwarme Wirbeltiere (Reptilien, Amphibien, Fische) Toxoplasmen beherbergen können, läßt sich nicht sicher sagen. Vereinzelte Angaben dazu liegen zwar vor, doch dürften zur Klärung dieser Frage weitere Untersuchungen erforderlich sein.

Toxoplasma gondii wurde fast gleichzeitig von NICOLLE und MANCEAUX in Nordafrika 1908 im Gundi, dem nordafrikanischen Nagetier *Ctenodactylus gondi* und von SPLENDORE bei einem Kaninchen in Brasilien entdeckt; SPLENDORE nannte den Erreger *Toxoplasma cuniculi*. Danach wurden zwar noch wenigstens 25 weitere *Toxoplasma*-Arten bei Säugetieren und Vögeln beschrieben; sie erwiesen sich aber letztlich alle als synonym und gelten heute allgemein als identisch mit der über die ganze Erde verbreiteten Art *T. gondii*, die keine sonderliche Klimaabhängigkeit erkennen läßt. Diese besteht nur so weit, als die Häufigkeit der *Toxoplasma*-Infektionen zum Äquator hin anscheinend zunimmt.

I. Morphologie und Entwicklung

Toxoplasma gondii, ein halbmondförmiges, einkerniges Protozoon (Größe etwa $3-7 : 1-2 \mu$), lebt ausschließlich intracellulär und vermehrt sich in sog. Pseudocysten, Stadien, die innerhalb der Wirtszelle durch Zweiteilung der Parasiten entstehen und gegen widrige Einflüsse (z. B. Magensaft) relativ anfällig sind.

---

[1] Ein so breites Wirtsspektrum ist wohl nur noch bei *Trichinella spiralis* zu beobachten (vgl. S. 84ff.).

Diese vorwiegend im akuten Stadium vorliegenden Formen unterscheiden sich von den sog. Cysten, die zwar auch zahlreiche, in der Regel sogar weit mehr Parasiten enthalten, aber Dauerstadien darstellen. Diese findet man z. B. nach i.p.-Infektion mit einem avirulenten *Toxoplasma*-Stamm bei Mäusen nach einigen Wochen im Gehirn. Sie besitzen eine gewisse, größere Widerstandsfähigkeit manchen äußeren Einwirkungen gegenüber als die vegetativen Stadien. Diese Tatsache muß bei Infektionsversuchen per os berücksichtigt werden; denn vor dieser Erkenntnis hatte sich daraus eine Kontroverse ergeben, wobei die Möglichkeit einer peroralen Infektion von manchen Autoren irrtümlicherweise bestritten wurde (vgl. dagegen LAINSON 1958, WERNER 1963).

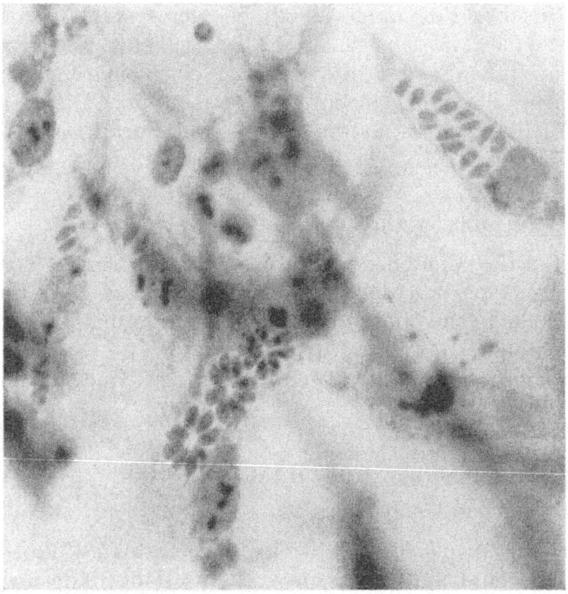

Die *Vermehrung* erfolgt offenbar nicht in der bei vielen Protozoen üblichen Längsteilung, sondern nach Art einer Knospung (von GOLDMAN et al. 1958, als "budding" bezeichnet). Dabei teilt sich innerhalb der *Toxoplasma*-Zelle zunächst der Zellkern und dann auch das Plasma. Jede kernhaltige Plasmaportion umgibt sich mit einer eigenen Membran, so daß sich schließlich innerhalb einer „Mutterzelle" zwei „Tochterzellen" befinden (sog. Endodyogenie). In Fortsetzung dieser Vermehrungsweise kann es zum Bilde einer rosettenartigen Lagerung kommen (Abb. 62).

Abb. 62. *Toxoplasma gondii*. Rosettenformen in Gewebekultur. Giemsa-Färbung (1000mal). (Nach MÜHLPFORDT 1952)

Die Beschreibung dieses Teilungsmodus stieß zunächst auf große Skepsis; er dürfte aber heute als richtig anerkannt sein. In systematischen elektronenmikroskopischen Untersuchungen, die LUDVIK (1960) an infizierten Organen vornahm, ließ sich jedenfalls diese Art der Teilung immer wieder feststellen. Die Frage, ob diese Art der Zweiteilung bei Protozoen häufiger vorkommt oder ob hier ein Sonderfall vorliegt, kann noch nicht sicher beantwortet werden. Lichtmikroskopisch lassen sich, von Zellkern und Vakuolen sowie Granula abgesehen, keine Einzelheiten an den Toxoplasmen erkennen. Elektronenmikroskopisch findet man jedoch verschiedene, bemerkenswerte Organellen (sog. Conoid, Toxonemata, Mitochondrien u. a.), die bei Untersuchungen über die Wirkung von Pharmaka auf die Struktur dieses Parasiten Berücksichtigung verdienen (vgl. BRAUNSTEINER, PAKESCH und THALHAMMER 1960, GAVIN, WANKO und JACOBS 1962, WANKO, JACOBS und GAVIN 1962).

Damit sind bereits die heute bekannten Entwicklungsformen von *Toxoplasma gondii* beschrieben. Bemerkenswert ist noch, daß sich die Größe der Toxoplasmen — wohl in Abhängigkeit von einem bestehenden Immunitätszustand (WESTPHAL, WERNER) — etwas wandeln kann; so kommt es zum Teil sogar zu Ausbildung recht kleiner Parasitenformen (z. B. in Cysten). Dieser Umstand erschwert wahrscheinlich vielfach das Auffinden freier Toxoplasmen im Gewebe. Da aber GOLDMAN u. a. feststellten, daß sich auch *T. gondii* im Gewebe mit Hilfe markierter, fluorescierender Antikörper nachweisen läßt (vgl. bei GOLDMAN, 1957; CARVER u. GOLDMAN 1959;

DALLENBACH u. PIEKARSKI, 1960; KELEN et al., 1962), liegt hier eine spezifische „Färbemethode" vor, die bei der Suche nach Toxoplasmen in Organschnitten gerade nach experimentellen Infektionen wertvolle Hilfe leisten wird.

Klinische Erscheinungen: Je nach Sitz der Parasiten treten beim Menschen ganz verschiedene *Krankheitsbilder* auf. Am besten bekannt ist das Syndrom bei intrauterin erworbener Säuglings-Toxoplasmose mit der Trias: Hydrocephalus, Chorioretinitis und Verkalkungen im Gehirn (bei Anwesenheit von *Toxoplasma*-Antikörpern im Blut). Während bei der Toxoplasmose der Kinder vorwiegend das ZNS betroffen ist (Meningitis, Encephalitis, Encephalomyelitis, Chorioretinitis u. ä.), treten bei Erwachsenen die Symptome wohl meist im visceralen Bereich des Abdomens auf, doch dürften auch Augenerkrankungen (z. B. Retinitis) nicht selten sein (FREZZOTTI u. GUERRA 1963). Recht charakteristisch sind Lymphknoten-Schwellungen, die ein typisches patho-histologisches Bild aufweisen (SIIM, 1951, 1952, 1960; ROTH u. PIEKARSKI, 1959). Anscheinend kommt in der relativ sehr häufig zu beobachtenden Lymphknoten-Toxoplasmose eine Abwehrreaktion zum Ausdruck; sie verhindert vermutlich die schweren generellen Erkrankungen, die bei der Toxoplasmose der Erwachsenen sehr selten sind. Aber latente, symptomlose *Toxoplasma*-Infektionen sind am häufigsten.

Die *Inkubationszeit* wird allgemein mit 2—3 Wochen angegeben. Die Diagnose läßt sich durch den Nachweis der Erreger oder der Antikörper sichern, weil die Krankheitserscheinungen vielfach wenig charakteristisch sind.

Die pathogenetische Wirkung der Toxoplasmen geht vermutlich weniger auf ihre intracelluläre Lebensweise als auf die Produktion eines Toxins („Toxotoxin") zurück. WEINMAN und KLATCHKO (1950) injizierten Mäusen intravenös 0,1—0,5 ml eines *Toxoplasma*haltigen Peritoneal-Exsudats. Die infizierten Mäuse gingen innerhalb weniger Sekunden bis Minuten zugrunde. Diese Wirkung trat jedoch nur bei *intravenöser* Injektion des Peritoneal-Exsudats ein, während bei *intraperitonealer* Gabe die Tiere mehr als die fünffache intravenöse Infektionsdosis vertrugen, ohne daß akute Todesfälle auftraten. Nach WEINMAN ist das Toxotoxin thermostabil und verliert seine Wirkung auch nicht durch längeres Aufbewahren. Es wird jedoch durch Trypsin abgebaut. Nach WEINMAN und KLATCHKO stellt es ein Protein dar. Eigene Untersuchungen sprechen ebenfalls dafür, daß eine typisch toxische Wirkung von den Stoffwechselprodukten der Parasiten auf den Wirt ausgeht (unpublizierte eigene Untersuchungen mit STAMMLER). Derartige Beobachtungen wurden auch von JACOBS und LUNDE (1962) gemacht. Intravenöse Injektion kleiner Antigenmengen (0,1 ml = 100 mg Totalproteingehalt) führen zu schnellem Tod von Kaninchen.

Eine *Toxoplasma*-Infektion kann bei Menschen wie bei Tieren congenital erworben werden. Dafür liegen Beobachtungen sowohl aus der Natur als auch von experimenteller Seite vor. Wegen dieser grundsätzlich für alle Säuger — anscheinend auch für Vögel — geltenden Regel sei auf diesen Infektionsweg ausdrücklich hingewiesen. Die Übertragungswege sind darüber hinaus nur ungenügend geklärt; der Genuß von ungekochtem, rohem Rind- und Schweinefleisch spielt dabei aber sicher eine wichtige Rolle. Dieser Infektionsweg gilt auch für viele Tiere (z. B. Hunde und Katzen).

II. Natürliches Wirtsspektrum

Das natürliche Wirtsspektrum von *T. gondii* ist — wie bereits oben angedeutet wurde — ungewöhnlich breit. Außer beim Menschen dürften wohl so gut wie bei allen Säugetieren und sehr vielen Vogelarten, wenn auch nicht mit gleicher Häufigkeit, natürliche Infektionen zu finden sein. (Spezielle Angaben dazu z. B. bei WINSSER, 1948; PIEKARSKI, 1950; BORG, 1953; LAINSON, 1955; COHRS, 1956; EYLES et al., 1959; GUILLO u. DESMONTS, 1960; JACOBS et al., 1962.) Die Toxoplasmose gilt daher als eine typische Zoonose (WINSSER, 1948).

Meist trifft man bei den Tieren spontan *latente Infektionen* an. Dabei findet man die Parasiten meist im ZNS, dessen Gewebe jedoch oft kaum Alterationen erkennen läßt. Bei manchen Tieren liegen die *Toxoplasma*-Cysten reaktionslos im Gewebe und verbleiben dort über Monate und Jahre, wohl vielfach lebenslang (z. B. Meerschweinchen, Mäuse). Es kommt aber auch zu zelligen Infiltrationen im Bereich der Cysten, ohne daß dadurch jedoch größere Läsionen auftreten.

Einige Autoren haben auch Epidemien beobachtet, die mit Massensterben einhergingen (z. B. MAROTEL u. PIERRON, 1943, bei Kaninchen; WIKTOR, 1950, bei Kaninchen und Tauben; SPRINGER, 1942, bei Tauben; HARBOE u. ERICHSEN, 1954, bei Leghorn-Hennen; VIVELL u. BUHN, 1952, bei kleinen Laboratoriumstieren). Die bei diesen Fällen auftretenden Erscheinungen sind im Kapitel „Experimentelles Wirtsspektrum" berücksichtigt worden.

III. Experimentelles Wirtsspektrum

Aus der Tatsache, daß spontane *Toxoplasma*-Infektionen in allen Laboratoriumstieren erwartet werden müssen, ergibt sich für experimentelle Arbeiten die besondere Verpflichtung, nur solche Versuchstiere zu verwenden, die sicher frei von natürlichen *Toxoplasma*-Infektionen sind. Diese an sich selbstverständliche Forderung hat hier besondere Bedeutung, zumal die Kontrolle meist nur serologisch vorgenommen werden kann.

Aus den obengenannten Tiergruppen ist bisher keine Art bekannt geworden, die sich nicht experimentell mit Toxoplasmen hätte infizieren lassen. Allerdings ist die Eignung der einzelnen Art für das Studium der Toxoplasmose je nach Fragestellung recht unterschiedlich. Außerdem muß dabei der unterschiedliche Virulenzgrad der einzelnen *Toxoplasma*-Stämme berücksichtigt werden.

Wegen der hohen Empfänglichkeit einiger Nagetiere eignen sich manche Arten besonders gut zum Erregernachweis mittels des Tierversuchs. Schon SABIN empfahl dazu 6 Mäuse und 3 Meerschweinchen intracerebral und intraperitoneal mit verdächtigem Patientenmaterial zu infizieren, um die Erreger zu isolieren. Die Mäuse eignen sich aber nach allgemeiner Erfahrung dazu am besten, weil sie — im Gegensatz z. B. zum Meerschweinchen und Kaninchen — seltener spontane *Toxoplasma*-Infektionen aufweisen (LAINSON, 1956). Die Versuchstiere erkranken jedoch beim Vorliegen avirulenter oder schwach virulenter Toxoplasmen infolge der Infektion kaum, sondern bleiben dann latent infiziert, was sich in vivo nur serologisch nachweisen läßt. Vielfach wird zur Steigerung der Virulenz die wiederholte Tierpassage empfohlen, wobei dann (nach Ansicht der meisten Autoren) nach 5—6 Passagen der Erreger soweit verändert würde, daß die Mäuse an der Infektion zugrunde gehen. Diese Auffassung ist aber nicht ohne Einschränkung richtig; denn der Virulenzgrad der Toxoplasmen wird durch die Tierpassagen keineswegs immer so weit gesteigert, daß die Mäuse daran zugrunde gehen und die Parasiten dann im Peritoneal-Exsudat mikroskopisch nachweisbar werden. Der Parasitenstamm kann konstant avirulent bzw. schwach virulent bleiben.

JACOBS et al. (1960) entwickelten eine Technik zur Isolierung bzw. Konzentration von *Toxoplasma*-Cysten durch peptische Verdauung aus relativ großen Organteilen. Dadurch gelingt es, Toxoplasmen selbst bei schwachem Organbefall bei Großtieren nachzuweisen und z. B. auf Mäuse zu überimpfen.

Die Mannigfaltigkeit der bei den verschiedenen Tierarten durch die *Toxoplasma*-Infektion auftretenden klinischen Erscheinungen ist so außerordentlich groß, daß es schwierig ist, sie mit den Krankheitserscheinungen, die vom Menschen bekannt sind, zu vergleichen. Bei der Toxoplasmose zeigt sich besonders deutlich, daß Beobachtungen, die bei Tierversuchen erhoben werden, nicht immer ohne Einschränkung auf die Verhältnisse beim Menschen übertragen werden dürfen. Gewisse allgemeine Beziehungen bestehen hinsichtlich des Alters der Versuchstiere. Ebenso wie Säuglinge und Kleinkinder sind auch junge Tiere im allgemeinen gegenüber einer *Toxoplasma*-Infektion anfälliger als alte Individuen.

Die Darstellung einer allgemeingültigen *Pathogenese der experimentellen Toxoplasmose* stößt deshalb auf Schwierigkeiten, weil die Reaktion der Arten, die als Wirte in Betracht kommen, sehr unterschiedlich ist. Das pathologisch-anatomische Bild wechselt je nach Tierart, selbst nach Rasse. Hinzu kommen Virulenzunterschiede zwischen den verschiedenen *Toxoplasma*-Stämmen. Grundsätzlich besteht immer eine Tendenz, das ZNS zu befallen. Nach einer intraperitonealen Injektion mit Toxoplasmen kommt es bei Mäusen, Hamstern, Meerschweinchen, Kaninchen zu einer Generalisation mit Läsionen an verschiedenen Körperorganen, wie Milz, Lymphknoten, Leber, Lunge und Gehirn, wohl auch dem Herzen; Nieren, Pankreas und Testes wie Ovarien sind selten geschädigt.

Die Krankheitserscheinungen, die bei einer bestimmten Versuchstierart nach einer *Toxoplasma*-Infektion auftreten, dürfen — wie bereits dargelegt — nicht verallgemeinert werden. Daher soll die Symptomatologie für die einzelnen Versuchstierarten getrennt abgehandelt werden. Es kann jedoch nur eine Übersicht vermittelt werden, die die wesentlichsten Unterschiede zwischen den Wirtstierarten aufzeigt. Einzelheiten müssen in der schon sehr umfangreich gewordenen Spezial-Literatur nachgelesen werden, die ausführlich im Schrifttumsverzeichnis angeführt wurde.

Als günstige Versuchstiere haben sich — je nach Fragestellung — Mäuse, Ratten, Goldhamster, Meerschweinchen, Kaninchen, Hunde und Katzen, aber auch Tauben und junge Hühner erwiesen.

Affen: Die Toxoplasmose der Affen verdient es, im Zusammenhang mit der Toxoplasmose des Menschen besprochen zu werden, zumal die Befunde auch Beziehungen zu den Beobachtungen beim Menschen aufweisen.

Die erste Angabe über eine *Toxoplasma*-Infektion bei Affen findet sich bei THEZÉ (1916). Ein aus Französisch-Guyana stammender Affe der Gattung *Stentor* bekam Fieber und heftigen Schüttelfrost. Nach dem Tode wurden im Knochenmark, Milz und Leber Toxoplasmen gefunden. Über Veränderungen an den Organen wird nichts berichtet. Die Toxoplasmen wurden für den Tod verantwortlich gemacht. — Weitere Beobachtungen über Toxoplasma-Infektion bei Affen liegen von LEVADITI u. SCHOEN (1933) sowie KOPCIOWSKA u. NICOLAU (1938) vor, doch sind diese Fälle in ihren Zusammenhängen nicht ganz geklärt, weil auch andere Erreger als Ursachen für den tödlichen Ausgang der Infektion in Betracht gezogen werden mußten.

Weitere *Toxoplasma*-Funde beim Affen beschränken sich meist auf Angaben über den Nachweis von *Toxoplasma*-Antikörpern. Nur wenige Beobachtungen konnten an akut erkrankten Tieren gemacht werden. Am besten gesichert ist wohl der von BENIRSCHKE u. RICHART (1960) beschriebene Fall eines Pinseläffchens *(Oedipomidas oedipus)*, das aus scheinbar völliger Gesundheit plötzlich die Nahrungsaufnahme verweigerte, bereits nach wenigen Stunden auffallend schnell zu atmen begann (120—130/min) und noch am gleichen Tage starb. Bei der unmittelbar danach vorgenommenen Autopsie zeigte sich bei dem jungen, noch nicht geschlechtsreifen Tier als einzige makroskopisch erkennbare pathologische Veränderung eine völlige Verfestigung der Lunge. Sie war hämorrhagisch und zeigte angeschnitten eine schaumige Oberfläche.

Mikroskopisch wurden dann Toxoplasmen gefunden, die durch Übertragung von Organsuspension (homogenisierte Muskulatur und Lymphknoten) auf 5 Mäuse identifiziert wurden. Die histologischen Veränderungen bei diesen Mäusen waren für Toxoplasmose typisch; Kontrolltiere blieben gesund. Eine serologische Untersuchung des Affen wurde nicht vorgenommen.

Im Herzen des Affen fanden die Autoren an Parasiten reiche intracelluläre Nester, meist ohne entzündliche Reaktionen, nur an einigen Stellen von petechialen

Hämorrhagien und Nekrosen begleitet. Es lag ein diffuses Lungenödem vor mit verstreuten frischen Hämorrhagien. In der Gewebeflüssigkeit und in den Alveolarwänden befanden sich zahlreiche Parasiten. Es lag eine frische diffuse interstitielle Pneumonie vor. Die Milz ebenso wie die meisten Lymphknoten zeigten einen akuten entzündlichen Prozeß mit zahlreichen verstreuten Toxoplasmen. Die Malpighischen Follikel der Milz waren deutlich vergrößert und wiesen z. T. zentrale Nekrosen auf. Ein tracheobronchialer Lymphknoten war vollkommen nekrotisiert und enthielt zahlreiche Parasiten bei thrombosierten Gefäßen.

Die ganze Leber war von kleinen nekrotischen Herden mit petechialen Hämorrhagien, frischen leukocytären Reaktionen und vielen Parasiten durchsetzt. Ähnliche Degenerationserscheinungen lagen bei den Nebennieren vor und weniger deutlich in den Nieren. Anhäufungen von Parasiten waren im Diaphragma und anderen Muskelpartien sowie im Knochenmark zu finden, jedoch ohne Reaktion des Gewebes. Nur gewisse Mengen von Peritoneal-Exsudat hatten sich gebildet; sie enthielten auch Toxoplasmen. Gastro- und Intestinaltrakt, Haut, Geschlechtsorgane und Pankreas waren ohne pathologische Veränderung.

Der Krankheitsverlauf war auffallend akut. Alle Organschädigungen waren ganz frischer Natur; die Veränderungen an Lymphknoten und Milz waren wahrscheinlich die ältesten und bestanden etwa seit einer Woche. Der Verlauf entsprach etwa einer experimentellen Infektion, so wie ihn DE RODANICHE (1954) beschrieb, und war ganz ähnlich dem Fall von Affen-Toxoplasmose aus dem Zoologischen Garten von Philadelphia von RATCLIFFE und WORTH (1951). Die Frage des Infektionsweges ließ sich nicht klären. Da diese Affen aber Jagd auf junge Nagetiere und Vögel machen, ist es möglich, daß sie sich beim Genuß der Jagdbeute die Parasiten zuzogen. Ein ebenfalls tödlich verlaufener Fall von spontaner Toxoplasmose bei einem brasilianischen Wollaffen *(Lagothrix lagotricha)* wird von STOLZ (1962) beschrieben. Die Krankheitserscheinungen waren hauptsächlich gastrointestinaler Natur, später herrschten nervöse Symptome vor.

Diese Fälle von akuter, *natürlicher Toxoplasmose* stehen im gewissen Gegensatz zu experimentellen *Toxoplasma*-Infektionen, die symptomlos latent verliefen, so daß der Eindruck aufkam, daß Affen an einer Toxoplasmose nicht erkranken könnten (NICOLLE u. MANCEAUX, 1909; NICOLLE u. CONOR, 1913; LEVADITI u. SCHOEN 1933; SABIN u. OLITZKI, 1937).

Im Hinblick auf die Erfahrung bei der menschlichen Toxoplasmose infizierten dann aber COWEN u. WOLF (1945) intracerebral und intraperitoneal 11 Affen der Gattung *Macacus*. Von diesen starb nur ein junges, sieben Monate altes Tier an einer akuten Toxoplasmose. Es bekam eine Meningoencephalitis, hatte vorübergehend Krampfzustände und starb unter zunehmender allgemeiner Schwäche. — Histologisch waren Veränderungen am Gehirn, am Herzen, in der gestreiften Muskulatur und im Rete testis zu beobachten. Parasiten waren in den Leptomeningen, im Herz und im Hoden. Entzündungen waren vorwiegend durch Lymphozyten, große mononucleäre Zellen, eosinophyle und polymorphkernige Leukozyten charakterisiert. Damit entsprachen diese ganz dem gleichen Typ von Entzündungen, den die *Toxoplasma*-Infektionen bei Nagetieren und beim Menschen herbeiführt. Bei zwei weiteren Affen waren neutralisierende Antikörper nachzuweisen, obgleich der Parasitennachweis nicht gelang. Beide hatten ebenfalls Myokardschäden. — WESTPHAL infizierte einen Rhesusaffen, der nach zwei Monaten starb (1950).

Besonderes Interesse verdienen die Versuche, trächtige Affen zu infizieren, um eine intrauterine Übertragung der Parasiten zu erreichen. Alle drei diesbezüglichen Infektionen waren erfolglos. Die Muttertiere blieben trotz massiver Infektionen (intravenös mit intracerebraler Infektion, in einem Falle zusätzlich dreimalige Einlage eines *Toxoplasma*-haltigen Wattebausches in die Vagina) gesund. 20 Tage nach der ersten Infektion wurde ein gesundes Tier geboren, das — ebenso wie zwei andere — *Toxoplasma*-frei war. Alle drei Muttertiere hatten im Blut neutralisierende *Toxoplasma*-Antikörper.

Nach diesen Befunden erscheinen die experimentellen Infektionen, die MOHR, WAHLE und STAMMLER (1955) bei Rhesusaffen studierten, von großem Interesse. Sie benutzten dazu Affen im Alter von $1-2^{1}/_{2}$ Jahren, die aus Indien eingeführt waren. Die Tiere wurden zuvor gründlich klinisch untersucht und wiesen keine pathologischen Erscheinungen, aber *Toxoplasma*-Antikörper auf. Der Sabin-Feldman-Test war bei allen Tieren positiv, bei 3 Affen bis Titer von 1:64. In der KBR waren von den 8 Affen nur 2 negativ, 5 fraglich positiv und 1 Tier zweifach positiv. Leider können die damals erhobenen serologischen Befunde heute nicht mehr als zureichend angesehen werden; sie spielten aber bei diesen Infektionsversuchen keine Rolle, weil alle parenteral infizierten Tiere auch klinisch erkrankten und die eventuell vorgelegene Prämunition keine Auswirkungen zeigte.

Bei den i.p., i.m., i.v. und s.c.-infizierten Tieren waren klinisch zwei verschiedene Verlaufsformen zu erkennen.

1. Nach einem 10tägigen symptomfreien Intervall entstand ein bedrohliches fieberhaftes Krankheitsbild mit epileptischen Krämpfen. Im Liquor fanden sich eindeutig Zell- und Eiweißvermehrungen sowie ein tiefer Ausfall in der Normomastix-Reaktion, im Blutbild ein Leukocytensturz. Nach etwa zweiwöchiger Krankheitsdauer erschienen die Tiere klinisch unauffällig; jedenfalls überstanden sie die Infektion.

2. Sechs andere Infektionen endeten letal. Im allgemeinen traten hier die Krankheitssymptome schon in den ersten 3 Tagen p. inf. auf, Fieber und Freßunlust, später hochgradige Abmagerung, Kraftlosigkeit und zunehmende Apathie. Alle Tiere litten an Durchfällen.

Zwei Affen hatten im klinischen Befund Pneumonien, vier weitere histologisch erwiesene Herd- und interstitielle Pneumonien; die Hälfte zeigte Lymphknotenschwellung. Gegenüber dieser allgemeinen visceralen Symptomatologie trat hier die cerebrale zurück. Auch im Liquor fanden sich meist nur geringe Zellvermehrungen, im Blutbild aber wieder viermal ein Leukocytensturz.

Serologisch war ein deutlicher Titeranstieg festzustellen. Zwischen dem 2. und 12. Tage post inf. lag eine im Tierversuch nachweisbare Parasitämie vor. Toxoplasmen ließen sich aus Herzblut, Gehirn, Lunge, Leber, Milz und Liquor isolieren.

Histologisch wies das *ZNS* geringfügige fleckförmige Infiltrationen in den Meningen, häufiger ausgeprägtere im Plexus chorioideus auf, fleckförmige Gliawucherungen an den inneren und äußeren Oberflächen, spärliche perivasculäre Infiltrate und einzelne lockere Gliaknötchen waren zu erkennen. Am *Herzen* bestanden im Epi-, Endo- und Myocard perivaskuläre Infiltrate, im Myocard auch einzelne kleine Nekrosen. Die *Lunge* zeigte Herd- und interstitielle Pneumonien wechselnder Ausdehnung. Neben einer trüben Schwellung waren an der Leber kleine bis ausgedehntere Nekrosen mit und ohne zellige Reaktion zu sehen, vereinzelt Infiltrate um die Zentralvenen und im periportalen Bindegewebe. Die *Milz* bot nur selten eine mäßige Follikelschwellung, in der Regel aber keine stärkere Reaktion. Die Niere zeigte eine trübe Schwellung der Tubulusepithelien, besonders im Rindenanteil neben einzelnen interstitiellen Infiltraten. Im *Magen* und *Darmkanal* standen submuköse Infiltrate neben selteneren entzündlicheren Schleimhautnekrosen im Vordergrund. Bemerkenswert war die häufig geringe, manchmal sogar fehlende Gewebsreaktion.

Diese schweren Fälle von Toxoplasmose bei Affen stehen nur scheinbar im Widerspruch zu den vielen Berichten über latente Infektionen nach experimenteller

Inokulation. Abgesehen davon, daß manche Angaben aus früherer Zeit nicht hinreichend gesichert werden konnten, benutzten MOHR et al. (1955) *hohe Infektionsdosen* eines *hoch virulenten Toxoplasma*-Stammes und relativ *junge Tiere*, die zudem durch häufige Blutentnahmen vermutlich besonders anfällig geworden waren. Dennoch sind diese experimentellen Beobachtungen gerade in Verbindung mit den Beobachtungen von BENIRSCHKE und RICHART (1960) an den spontan infizierten und akut erkrankten Affen besonders aufschlußreich.

Mäuse: Die weiße Maus stellt für die experimentelle Toxoplasmose-Forschung ein außerordentlich wertvolles Versuchstier dar. Sie ist für Toxoplasmen sehr empfänglich; es genügt — unabhängig vom Virulenzgrad — wohl schon ein einziges *Toxoplasma,* um eine i.p.-Infektion zu setzen. SABIN und FELDMAN erklären die hohe Empfänglichkeit der Maus für die Toxoplasmen mit dem Fehlen des "accessory factor" im Serum; ohne diesen können die Antikörper die Toxoplasmen nicht neutralisieren (vgl. SABIN und FELDMAN 1948). Mäuse lassen sich auf jedem Wege mit Toxoplasmen infizieren, per os, intraperitoneal, subkutan, intravenös, intracerebral und vaginal. Bei der oralen Inokulation muß bedacht werden, daß nur mit Cysten, dagegen nicht mit Pseudocysten und freien Toxoplasmen ein Erfolg zu erwarten ist (vgl. dazu JACOBS et al. 1960a, b).

Bei der experimentellen Infektion mit *avirulenten* Stämmen kommt es meist zu den gleichen Erscheinungen, die schon bei latenten ursprünglichen Infektionen beschrieben wurden. Zunächst findet man die Erreger in fast allen Organen, aber nach einer akuten Phase von wenigen Wochen verbleiben die Toxoplasmen über Monate vor allem im Gehirn. Nach MELTON, STANLAY und JACOBS (1962) findet man jedoch Cysten noch nach 6 Monaten regelmäßig auch in der Darmwand, wo sie sowohl in der Muscularis als auch in der Mucosa, insbesondere an der Basis der Villi, ohne eine celluläre Reaktion in der Umgebung verbleiben.

Hoch virulente Stämme, wie der amerikanische RH- oder der holländische BK-Stamm, töten die Maus bei i.p.-Infektion — je nach Inokulationsdosis (vgl. dazu EYLES und COLEMAN 1956) — innerhalb von 4—12 Tagen. Die Toxoplasmen breiten sich sehr schnell auf alle Organe aus. Es bildet sich ein seröses, parasitenreiches Peritoneal-Exsudat (1—2 ml), das wenig Fibrin enthält. Die Leber erscheint dunkel, die Lungen blaß rot-rosa und feucht. Die Parasiten besiedeln alle Eingeweide; die Dissemination erfolgt auf dem Blutweg. Es kommt dabei zu einer starken Parasitämie und schließlich zu aufsteigenden Lähmungen. Die Tiere zeigen wenige Tage nach der Übertragung der Erreger ein struppiges Fell, fressen wenig und ziehen den Kopf nach unten ein. Beim Laufen treten Gleichgewichtsstörungen und Lähmung der hinteren Extremitäten in Erscheinung. Nach dem Tode zeigen sie eine charakteristische Streckhaltung der Hinterbeine mit angezogenen Vorderbeinen. (Vgl. dazu Tabelle 5 nach FRENKEL 1953, S. 273).

Nach intracerebraler *Toxoplasma*-Infektion können Mäuse schon nach 3 bis 4 Tagen, nach LEVADITI et al. (1928) innerhalb von 8—10 Tagen, an einer Encephalitis sterben. Im akuten Stadium findet man Erreger in allen Organen; bei überlebenden Tieren halten sie sich schließlich im Gehirn auf (Abb. 63a, b). Einige Mäuse starben erst am 20.—23. Tag; die meisten blieben am Leben und erschienen normal. Lange Zeit nach der Inokulation getötet, fand man aber z. T. so starke und generalisierte Veränderungen am ZNS, daß sich die Autoren fragten, wie diese Tiere noch leben und einen gesunden Eindruck erwecken konnten. Dabei lagen z. T. riesige *Toxoplasma*-Cysten vor. Während die Parasiten vorwiegend die Neuro- und Mikrogliazellen befallen, bleiben die meisten encephalo-medullären Neuronen verschont. Bei einer Maus, die unter Zeichen einer stärkeren nervösen Schädigung erkrankte (Paresen, teilweise Paralyse, Zittern, Veränderung der Kopfhaltung), waren auch im nervösen Gewebe an den Vorderhörnern des Rücken-

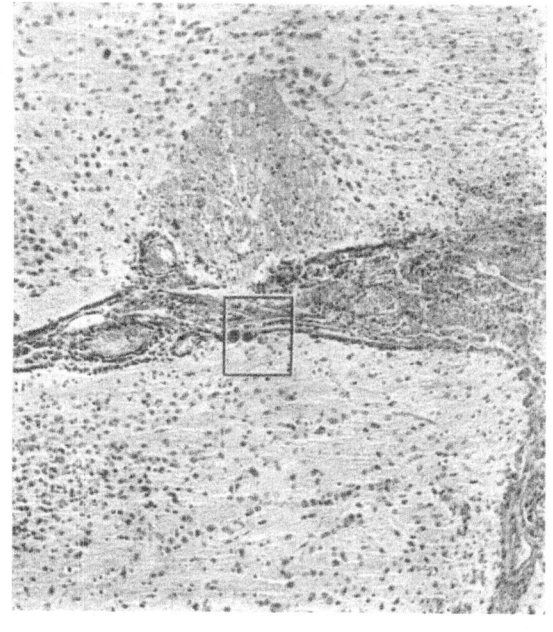

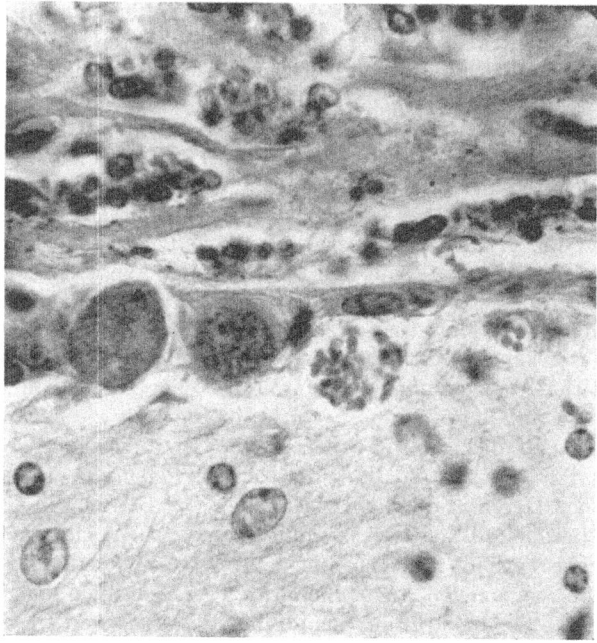

Abb. 63 a u. b. *Toxoplasma gondii*. Gehirn einer Maus nach intracerebraler Infektion. An der Grenze zwischen entzündlich veränderten weichen Hirnhäuten und Hirngewebe *Toxoplasma*-Cysten verschiedener Größe. HE-Färbung. (Abb. 63a etwa 30mal; 63b etwa 250mal). (Original)

marks Veränderungen festzustellen unter Befall der Neuronen durch die Toxoplasmen („Neuroprotozoose"). Die Encephalomyelitis bei *Toxoplasma*-infizierten Mäusen kann chronisch werden. Manche Tiere überleben bis zu 100 Tagen und erscheinen dabei ganz normal, obgleich erhebliche Veränderungen im Bereich des ZNS vorliegen.

Zahlreiche Spezialarbeiten beschäftigen sich mit der experimentellen Untersuchung von Teilproblemen, die sich aus der klinischen Praxis ergeben haben. So studierten z. B. WERNER und SEIDLITZ (1960) den Verlauf der *Toxoplasma*-Infektion im Uterus, in der Tube und im Ovar bei der Maus sowie beim Goldhamster, eine Frage, die sich aus dem drängenden Problem der ungeklärten Häufigkeit intrauteriner Infektionen beim Menschen ergeben hat. MOHR und HOENIG (1954) untersuchten am Goldhamster u. a. die Wirkung einer *Toxoplasma*-Infektion auf das Herz (s. unten).

Ratten: Alle Autoren sind sich darüber einig, daß Ratten *(Rattus norvegicus)* für *Toxoplasma gondii* sehr empfänglich sind, daß sie aber keine akuten Symptome erkennen lassen (z. B. SCHMIDT-HOENSDORF und HOLZ 1954, HELLBRÜGGE et al. 1956). Man findet auch relativ häufig natürliche Infektionen, z. B. PERRIN et al. (1943) 8,7% in Savannah, Georgia USA, nach EYLES (1954) 20% in Memphis.

Charakteristisch ist für die Ratten-Toxoplasmose eine oft lang anhaltende Parasitämie, die jedoch mit dem Auftreten von Antikörpern allmählich zurückgeht. Die Parasiten lassen sich bei chronisch infizierten Ratten im Gehirn nachweisen, während Leber und Milz die Toxoplasmen nicht längere Zeit beherbergen. Junge Ratten unter 30 g Gewicht gehen an der *Toxoplasma*-Infektion zugrunde (TOLENTINO und BRUSA 1952). Durch Behandlung mit Cortison läßt sich die Parasitämie verlängern. TOLENTINO und BRUSA vermuten, daß die Anfälligkeit der erwachsenen Ratten gegen eine *Toxoplasma*-Infektion durch ihre grundsätzliche Unempfindlichkeit gegenüber toxisch wirkenden Parasiten zurückgeht.

Ratten, die wir intravenös mit Toxoplasmen infizierten, zeigten keine wesentlichen Zeichen einer Erkrankung. Sie hielten sich vorübergehend auffallend ruhig, fraßen ein/zwei Tage wenig, aber danach zeigten sie keinerlei Abweichung von Kontrolltieren.

HELLBRÜGGE gab Ratten intravenös etwa 10 Millionen Parasiten aus Mäuseascites und erzeugte eine Parasitämie von ungefähr 14 Tagen. Nach seinen Beobachtungen zeigen Ratten nach einer intravenösen Parasiteninjektion zunächst Freßunlust und Fieber. Die Temperatur stieg bei seinen Versuchen bis 39,5°C an und blieb 3–5 Tage bestehen, um dann auf normale Werte zurückzugehen. Das Allgemeinbefinden besserte sich. Die Ratten fraßen wieder, das Fell glättete sich, die Tiere wurden wieder lebhaft und reagierten auf äußere Reize in üblicher Weise. Nach 8 Tagen war kein Unterschied zu den Kontrolltieren zu bemerken.

Es blieb etwa 2 Wochen eine Parasitämie bestehen, die allmählich zurückging, und am 18. Tage nur noch bei einer von 3 Ratten festzustellen war. Nach Abklingen der Parasitämie konnten aber in den Organen Erreger nachgewiesen werden. Nach 4 Wochen waren Parasiten nur noch bei einem Tier im Lungengewebe und bei 2 Tieren in der Leber zu finden. Die Befunde in der Milz und im Uterus gingen parallel mit der Parasitämie. Nach der 4. Woche waren alle Subinokulationsversuche negativ. Nur bei einem Tier war noch in der 8. Woche ein positives Ergebnis zu erzielen. Schließlich waren Toxoplasmen nur noch im Gehirn nachzuweisen, wo sie auch 1 Jahr später noch isoliert werden konnten. Diese Beobachtungen stehen im wesentlichen in Übereinstimmung mit denen anderer Autoren.

Pathologisch-anatomisch waren in den Organen der Ratten weder makroskopisch noch mikroskopisch wesentliche Veränderungen zu erkennen, weder in der

Tabelle 5. *Unterschiede in Infektionsverlauf und Reaktionsweise der Maus beim Befall mit einem hochvirulenten (RH) und einem schwach virulenten (CJ) Toxoplasma-Stamm*
(Nach FRENKEL 1953)

Akute, tödlich verlaufende *Toxoplasma-Infektion der Maus*	RH-Stamm	CJ-Stamm
Peritoneale Veränderungen 4 bis 5 Tage nach i.p.-Injektion	viel Peritonealexsudat mit wenig Fibrin	wenig Peritonealexsudat mit viel Fibrin
Diaphragma	schwere Myositis	leichte Myositis
Leber	fokale parenchymatöse Nekrosen	nur Oberfläche beteiligt
Milz	fokale Nekrosen, oft konfluierend	einzelne Zellen befallen, selten nekrotische Herde
Lunge	interstitielle Pneumonie mit Pleuraerguß	im wesentlichen normal
Subcutane Injektion	lokale Nekrose mit geringen Fibrinmengen	lokale Nekrose mit ausgedehnten Fibrinablagerungen
Verzögerter Infektionsverlauf		
Prophylaktische Sulfonamid-Behandlung	hohe Dosierung notwendig	geringere Dosen wirksam
Zahl der überlebenden Mäuse	wenige	viele
Verlauf der Infektion nach Behandlung	gewöhnlich tödlich	überleben im allgemeinen
Zahl der geheilten überlebenden Mäuse	relativ hohe Prozentzahl	Anteil geringer
Zahl der Mäuse mit chronischer Infektion	wenige	viele
Chronische Infektion der Maus	selten Symptome	immer ohne Symptome
(Chronische Infektion des Hamsters	oft mit Symptomen	ohne Symptome)
Zahl der Cysten im Gehirn	viele	wenige
Entwicklung aktiver Immunität während der Behandlung	langsam und schwierig	schnell und leicht
Kreuzimmunität	beständig gegenüber allen geprüften Stämmen	unvollständig gegenüber RH-Stämmen, beständig gegenüber anderen geprüften Stämmen

akuten noch in der chronischen Phase der latenten *Toxoplasma*-Infektion. Selbst in den Organen, die sich durch den Tierversuch als parasitenhaltig erwiesen hatten, konnten Parasiten mikroskopisch nicht nachgewiesen werden. Lediglich im Gehirn waren geringe histo-pathologische Veränderungen zu sehen. Sie bestanden aus kleinen granulomatösen Nekroseherden im Bereich des Großhirns, die von roten Blutkörperchen und vereinzelten Leukocyten umgeben waren. Die in der Nähe liegenden Gefäße waren prall mit Blut erfüllt. Zellige Infiltrationen, Lymph- oder Leukocyten waren nicht zu finden.

Von allgemeinem Interesse sind die Untersuchungen, die HELLBRÜGGE über die intrauterine Übertragung von *T. gondii* bei der Ratte durchführte (HELLBRÜGGE 1953, 1957).

Nach massiven intravenösen Gaben von Toxoplasmen traten nach etwa 48 Std die ersten Parasiten in den fetalen Kreislauf ein. Aber selbst nach Abklingen der Parasitämie kann es noch – 5 Monate nach Infektion – zu einem diaplazentaren Übertritt von Toxoplasmen kommen; dabei lassen sich erneut Erreger im Blut nachweisen (HELLBRÜGGE 1953).

Bei intraperitonealer Inokulation von Toxoplasmen in adulte Ratten findet man bereits nach 4 Std Parasiten und weiterhin täglich im Laufe der nächsten Woche. Die maximale Konzentration wurde zwischen dem 4. und 5. Tag erreicht. In den nächsten Wochen treten Parasiten nur vereinzelt auf. In geringer Zahl sind Toxoplasmen in der Leber, Milz und Lunge nach 4 Std, aber noch häufiger nach etwa 7 Tagen in der Leber, nach 9 Tagen in der Milz und nach etwa 11 Tagen in den Lungen anzutreffen. Weniger regelmäßig findet man sie nach dieser Periode nach etwa 10 Wochen in der Leber und Lunge und nach etwa 2 Wochen in der Milz. Toxoplasmen treten im Gehirn nach 4 Tagen auf und bleiben dort wenigstens 2 Jahre, die längste Zeit, in der hier untersucht worden ist. Man kann auf diese Weise Parasiten lange Zeit in Ratten erhalten (RUCHMAN und FOWLER 1951, VAN THIEL 1956). — Erwähnt sei, daß der SFT bei Ratten selbst bei akuten Infektionen den Titer von 1 : 4000 selten überschreitet.

Besonders aufschlußreich sind die experimentellen Ratteninfektionen im Hinblick auf das Problem der kongenitalen Übertragung der Toxoplasmen auf die Nachkommenschaft geworden. Sowohl bei latent infizierten Ratten als auch während der primär akuten Infektionsperiode wie im chronischen Stadium der mütterlichen Infektion kann der Übertritt auf die Früchte erfolgen (THIERMANN 1957, HELLBRÜGGE 1957).

Im Gegensatz zu den erwachsenen Ratten sind *Säuglingsratten* für Toxoplasman sehr empfänglich und gehen innerhalb der ersten 3 Wochen im allgemeinen zugrunde. Die Überlebenszeit erhöht sich jedoch bei solchen Säuglingsratten, die von latent infizierten Muttertieren geboren wurden. Noch länger überleben solche Säuglingsratten, die zwar von normalen Ratten geboren, aber von latent infizierten Ratten gesäugt werden. Es gelangen sowohl transplacental als auch translakteal Antikörper auf die Säuglingsratten. Dabei bleiben offenbar die mit der Muttermilch übertragenen Antikörper länger wirksam (LEWIS und MARKELL 1958). (Spezielle Arbeiten über Augeninfektion vgl. bei KRAMÁR und VRABEC 1960.)

Meerschweinchen: Eine *Toxoplasma*-Infektion des Meerschweichens mit einem virulenten Stamm führt innerhalb von 5—6 Tagen zu ersten Krankheitserscheinungen und etwa nach 7—25 Tagen zum Tode der Tiere. Struppiges Fell, gekrümmte Körperhaltung und Temperaturerhöhungen auf 38,9—41°C sind die ersten Zeichen der Erkrankung, in deren Verlauf etwa die gleichen Symptome auftreten, die auch bei der Maus beschrieben wurden (vgl. S. 270ff). Selten kommt es zu einer latenten Infektion, es sei denn bei Verwendung eines schwach virulenten oder avirulenten *Toxoplasma*-Stammes. HAHN (1956/57) hat sehr eindrucksvoll nachgewiesen, daß unter Verwendung der KBR und des SFT die serologischen Ergebnisse Aufschluß über den Infektions- bzw. Krankheitsverlauf bei Meerschweinchen vermitteln und dabei ähnliches Verhalten zeigen, wie wir sie vom Menschen kennen. Danach tritt während der ersten Infektionsphase ein positiver Farbtest auf, während in der folgenden Periode auch komplementbindende Antikörper auftreten. Mit dem Abfall der akuten Phase schwinden diese Antikörper, die KBR wird schließlich negativ, während der Farbtest nach SABIN und FELDMAN noch längere Zeit positive Ergebnisse aufweist (HAHN und AFZELIUS ALM 1957, HAHN 1959). Damit bestätigte HAHN die Resultate, die auch CUTCHINS und WARREN (1956) bei ihren immunbiologischen Studien bei der *Toxoplasma*-Infektion des Meerschweinchens erzielten.

Den Verlauf einer *Toxoplasma*-Infektion bei Meerschweinchen beschreibt u. a. auch VOLLBRECHTSHAUSEN (1955), wobei sie betont, daß bei Infektion mit einem virulenten Stamm in keinem Falle latente Infektionen zu erzielen waren. Die Meerschweinchen starben am 4.—15., am 24. und 28. Tage nach der Inokulation der Parasiten. Die Obduktion ergab Milzschwellungen sowie stecknadel- bis erbsengroße weißliche Herde an der Leber. Auffallend war, daß Tupfpräparate bei den Organen keine Parasiten nachzuweisen erlaubten. Leider sind feingewebliche Untersuchungen unterblieben.

Goldhamster: WESTPHAL hat für den diagnostischen Tierversuch den Goldhamster empfohlen. Nach WESTPHAL treten bei einem *Toxoplasma*-infizierten Hamster in Leberzellen schwarz-blau gefärbte Einschlußkörperchen auf, die sich im Organ-Tupfpräparat leicht erkennen lassen. Durch diesen sog. Lebertest suchte WESTPHAL die Erkennung einer latenten *Toxoplasma*-Infektion mit schwach virulenten oder avirulenten Parasitenstämmen zu erkennen. Dieser Lebertest hat allerdings keine breitere Anwendung gefunden, weil er nicht als spezifisch gilt.

Junghamster werden 6 Wochen in Quarantäne gehalten; dann wird eine Probeentnahme in Evipan-Narkose vorgenommen. (1 ml einer 1%igen Evipanlösung auf 100 g Hamster in zwei Dosen zu 0,5 ml i.m. in die beiden hinteren Schenkel injiziert.) Die Dauer der Narkose beträgt dabei etwa 1 Std. Die rasierte Bauchhaut wird dann mit Jodtinktur abgerieben und unterhalb des Rippenbogens im Bereich des tastbaren großen Leberlappens ein schräg zur Mitte ansteigender Schnitt von etwa 1 cm Länge durchgeführt. Der Leberlappen wird herausgehoben und ein Stück davon mit dem glühenden schlingenförmigen Schneidbrenner einer Thermokaustik-Apparatur entnommen. Der dabei erreichbare rasche Wundverschluß verhindert Verluste an Versuchstieren. Nach 6 Tagen werden die Klammern entfernt.

W. MOHR und HOENIG (1954) stellten parasitologische sowie histo-pathologische und elektrokardiographische Untersuchungen an Goldhamstern unter dem speziellen Gesichtspunkt einer möglichen Beteiligung des Herzens an, die sie experimentell mit *T. gondii* infizierten. Bei 8 Tieren zeigten sich elektrokardiographische Veränderungen mit gleichzeitig positivem Parasitennachweis. In 5 Fällen zeigte das EKG trotz des positiven Parasitenbefundes keine Veränderungen. Im histologischen Präparat befanden sich in überdehnten Herzmuskelfasern wenige Cysten ohne zellige Reaktion, ferner kleine entzündliche Infiltrate ohne Toxoplasmen. Während der akuten Toxoplasmose waren im EKG Veränderungen in Form eines totalen Blocks mit unregelmäßigen, etwa im Abstand von 2 sec auftretenden Vorhofreizen und nur ganz gelegentlichen Kammerkomplexen zu sehen, wobei allerdings keine Parasiten im Herzmuskel nachzuweisen waren. Aber auch bei Tieren mit latenten Infektionen, die vor der Tötung keinerlei kranken Eindruck machten, waren Veränderungen zu erkennen. MOHR und HOENIG weisen in diesem Zusammenhang auf die Befunde von CALLAHAN, RUSSELL und SMITH (1946), KEAN und GROCOTT (1945, 1947, 1948), PINKERTON und HENDERSON (1941) hin.

SMITH et al. verwandten den Hamster *Cricetus cricetus* für experimentelle Toxoplasmen-Studien.

Kaninchen: Bei Kaninchen wurden die Toxoplasmen von SPLENDORE (1908 bis 1909) zum ersten Male gefunden. SPLENDORE infizierte auch bereits Kaninchen – neben Meerschweinchen und Vögeln – experimentell mit Toxoplasmen, und CARINI (1909) wiederholte die ersten Versuche von SPLENDORE. Danach sind zahlreiche weitere Befunde an Kaninchen aus der freien Wildbahn und aus Laboratoriumstieren bekannt geworden. Sie haben gezeigt, daß der Parasit auch in Kaninchen weltweit verbreitet ist; diese lassen sich mit *T. gondii* aller Virulenzgrade leicht infizieren. LAINSON (1955a) hat die bis dahin bekannt gewordenen Befunde, insbesondere auch über epidemisches Auftreten der Toxoplasmen, zusammengetragen und eigene Befunde veröffentlicht (dort auch zahlreiche weitere Literaturangaben). – Hochvirulente Toxoplasmen können Kaninchen innerhalb 1 Woche töten. Wenige Tage nach der Inokulation stellen die Tiere das Fressen ein, sitzen meist ruhig und lassen sich auch von äußeren Reizen nicht beeinflussen, zeigen aber auf plötzliche Reize hin gewisse Schreckhaftigkeit. In dem Bereich der Nasenlöcher findet man manchmal Blutaustritt oder schaumig-blutige Schleimabsonderungen.

Selten bilden sich bei der Inokulation eines virulenten Stammes latente Infektionen aus. Diese sind allerdings unter den in Laboratorien verwendeten Kaninchen relativ häufig spontan vorhanden. Dieser Umstand wird gegenüber der hohen

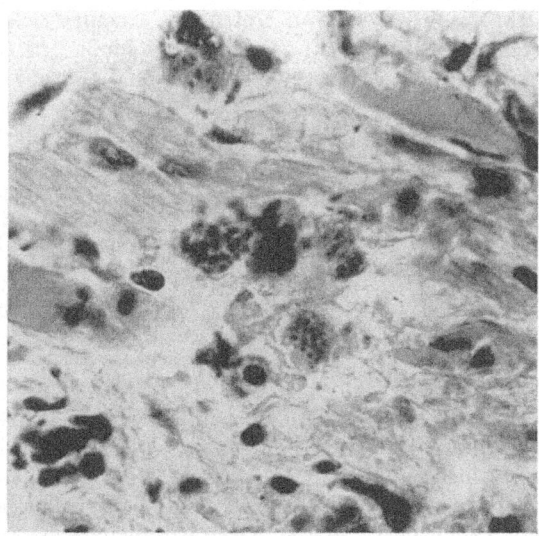

Abb. 64. *Toxoplasma gondii*. Kaninchenherz. Neben quergestreiften Herzmuskelfasern in der Mitte des Bildes ein umschriebener Bezirk, an dessen Rand die Muskelfasern abgebrochen erscheinen. In diesem Bezirk eine Ansammlung Toxoplasmen-haltiger Histiocyten (1000mal). (Original)

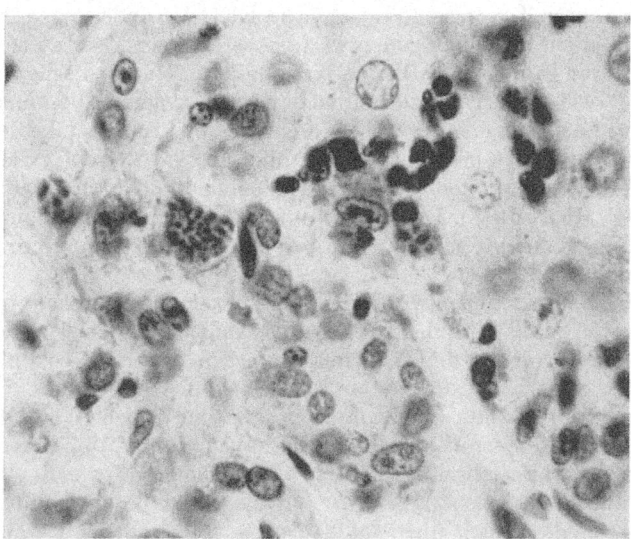

Abb. 65. *Toxoplasma gondii*. Kaninchenleber. Im Bereich eines periportalen Feldes erkennt man neben einem kleinen Gallengang mehrere *Toxoplasma*-Pseudocysten in Histiocyten (1000mal). (Original)

Toxoplasma-Anfälligkeit der Kaninchen, für die das häufig seuchenhafte Auftreten der Toxoplasmose bei Kaninchen in der freien Wildbahn spricht, oft übersehen.

Im Vordergrund der klinischen Erscheinungen steht beim Kaninchen eine Encephalitis oder Encephalomyelitis. Sie kann bei einer Toxoplasmose des

Kaninchens einen chronischen Charakter annehmen, wobei dann das ZNS reich an *Toxoplasma*-Cysten sein kann. Pathologisch-anatomisch findet man eine Vergrößerung der Milz, Leber, der mesenterialen Lymphknoten sowie Ödeme der Lunge. Die Parasiten lassen sich auch in Herz und Leber nachweisen (Abb. 64, 65).

Hunde: Hunde sind für *T. gondii* sehr empfänglich (erste Beobachtung bei Hunden durch MELLO 1910 in Italien). Erwachsene Tiere zeigen aber nach einer intraperitonealen oder oralen Infektion − von vorübergehender Freßunlust und geringer, vorübergehender Temperaturerhöhung abgesehen − vielfach keine auffallenden Krankheitserscheinungen (BAUER 1952). Das bedeutet jedoch nicht, daß der Hund an einer akuten Toxoplasmose nicht erkranken könne, vielmehr läßt sich zwischen einer zentral-nervösen und einer visceralen Form unterscheiden (OTTEN und WESTPHAL 1951). Anscheinend liegen bei den großen Säugetieren Verhältnisse vor, die denen beim Menschen noch am nächsten kommen. Auch bei diesen Tieren übersteigt die Zahl der *Toxoplasma*-Träger die Anzahl der entsprechenden Erkrankungsfälle, wie beim Menschen, erheblich. Nur unter nicht näher definierbaren individuellen Bedingungen, die offenbar den Grad der Anfälligkeit des Individuums beeinflussen, kommt es zu einer mehr oder weniger heftigen Erkrankung.

Die meisten Forscher sind sich darin einig, daß die Erscheinungen bei einer Hunde-Toxoplasmose im allgemeinen gering sind. So berichtet u. a. LAINSON (1956) über Beobachtungen an einem jungen, 21 Wochen alten Hund, den er i.v. mit schwach virulenten Toxoplasmen aus Mäusehirn infizierte. Von der dritten Stunde an bis zum 5. Tage nach Inokulation ließen sich im peripheren Blut Parasiten nachweisen, jedoch nur durch den Tierversuch, nicht mikroskopisch. Der Hund zeigte bis zur Tötung nach insgesamt 4 Monaten keinerlei klinische Erscheinungen. *Pathologisch-anatomisch* wiesen Herz, Milz, Leber, Niere, Nebenniere und Mesenteriallymphknoten makroskopisch keine groben Veränderungen auf. Nur die Lunge war etwas konsistenter ("rather rubbery texture"); kleine feste Knötchen waren äußerlich auf ihrer Oberfläche zu erkennen. Parasiten waren aus dem Gehirn, aus der Lunge und anderen Organen durch den Mäuseversuch zu isolieren. Eine Virulenzänderung war durch die Tierpassage nicht eingetreten. Das Serum der Tiere, das vorher frei von *Toxoplasma*-Antikörpern war, zeigte einen Monat nach Inokulation in der KBR einen Titer von 1:8. Vier Monate nach der Infektion, zur Zeit der Tötung, war der Titer auf 1:64 gestiegen.

Wenn die Frage der Anfälligkeit von Hunden gegenüber einer *Toxoplasma*-Infektion diskutiert wird, muß auch hier wieder der Virulenzgrad der Toxoplasmen berücksichtigt werden. Hochvirulente Stämme können junge Hunde relativ schnell töten, andere werden nur zu asymptomatischen Infektionen führen (JACOBS et al. 1955, LAINSON 1956). Die hohe Zahl von *Toxoplasma*-infizierten Hunden läßt sich wohl ohne Schwierigkeiten daraus erklären, daß Hunde sehr häufig rohes Fleisch fressen, das von Toxoplasmen befallen sein kann, worauf auch LAINSON hinweist.

BAUER (1952) hat den Verlauf einer akuten Toxoplasmose mit hochvirulenten Parasiten bei *Hunden* nach oraler Infektion genauer beschrieben: Nach 3 bis 6 Tagen setzen starke Durchfälle ein, die häufig Blut enthalten. Dabei kann es auch zu Erbrechen kommen. Nach 5−8 Tagen tritt eine Konjunktivitis, eine Rhinitis mit Nasenausfluß und Stenoseatmen auf. Unter zunehmend starkem Husten entwickelt sich häufig eine Pneumonie. Die Tiere magern rasch ab, in einem Falle innerhalb von 3 Wochen um 25%, obwohl noch kleine Mengen Futter aufgenommen werden. Die Temperaturen liegen wochenlang zwischen 39 und 40°C. In anderen Fällen stehen nervöse Erscheinungen im Vordergrund, die sich in psychischen Veränderungen, Unruhe, Übererregbarkeit und epileptiformen

Anfällen oder auch ausgedehnten Lähmungen äußern (WINSSER 1948, FANKHAUSER 1950, 1951 a, b, OTTEN und WESTPHAL 1951, COHRS 1951, OTTEN, WESTPHAL und HENZE 1952 u. a.). Es kann auch zu einem Zusammentreffen der visceralen Störung mit den nervösen und pneumonischen Erscheinungen kommen. Auch bei den weniger akut verlaufenden Toxoplasmose-Fällen verfallen die Hunde langsam und können nach mehr oder weniger langer Krankheitsdauer ad exitum kommen; manchmal erholen sie sich auch, dann geht die akute Krankheitsform in die chronisch-latente über.

Pathologisch-anatomisch findet man bei der akuten Form der Toxoplasmose fast regelmäßig eine Gastroenteritis, bei der es häufig zu nekrotisierenden Darmgeschwüren im Rectum kommt. Die Leber erscheint meist stark geschwollen und weist zahlreiche Nekroseherde auf. Ferner kann auch eine erhebliche Milzschwellung bestehen. In der Lunge bietet sich das Bild einer Bronchopneumonie in Verbindung mit Degenerationserscheinungen am Herzmuskel. Eine nicht eitrige, zur Erweichung neigende Herdencephalitis bedingt nach COHRS die nervösen Symptome.

Bei chronischen Toxoplasmose-Fällen, die wohl die häufigere Form bei Hunden darstellen, kommt es meist im Anschluß an die Infektion und dann in unregelmäßigen Abständen remittierend zu Temperaturerhöhungen, die aber nur selten 40° C erreichen, und von keinen deutlichen Störungen im Allgemeinbefinden begleitet sind. Nach einer Infektion treten zeitweilig im peripheren Blut freie Toxoplasmen auf.

Junge Hunde sind − wie u. a. auch LAINSON zeigte − weit stärker gefährdet als alte Tiere und können nach einer oralen Infektion bereits nach 6 Tagen unter starken Durchfällen und allgemeiner Kachexie zugrunde gehen. Hierbei sind auch Lungenerscheinungen, wie Bronchopneumonie, sowie eitrig pustulöse Exantheme an Bauch und Schenkelinnenflächen, ähnlich wie bei Staupe, zu beobachten (OTTEN, WESTPHAL und KAJAHN 1951, BAUER 1952 u. a.).

Eine neuere systematische, serologisch orientierte Untersuchung an Hunden mit Hilfe des Farbtestes nach SABIN und FELDMAN liegt von GIBSON u. JUMPER (1960) vor. Bei diesen Tieren wurde auch versucht, Toxoplasmen durch Übertragung von Leber, Milz und Hirn auf Mäuse zu isolieren. Antikörper wurden bei 45,3% der Tiere unter Berücksichtigung aller Titerwerte gefunden, 29,9% hatten Titer weniger als 1:16 und 15,3% über 1:16 und höher. Parasiten konnten jedoch mikroskopisch bei keinem Hund gefunden werden.

Bei einer zweiten Serie von Tieren wiesen 16,0% der Hunde Antikörper auf. Bei zwei Tieren − ein männliches und ein weibliches Tier mit Antikörper-Titern von 1:256 und 1:1024 − konnten die Parasiten mikroskopisch nachgewiesen werden. Unter den 800 untersuchten Hunden waren die Antikörper gleichmäßig auf Männchen und Weibchen verteilt; eine Beziehung zum Alter der Tiere war nicht zu erkennen.

Hühner: Natürliche *Toxoplasma*-Infektion bei Hühnern sind von mehreren Autoren beschrieben worden, wobei verschiedene Symptome, vor allem im Bereich des ZNS, im Vordergrund standen (HEPDING, 1939; FANKHAUSER, 1951; ERICHSEN u. HARBOE, 1953). Erwähnenswert sind in diesem Zusammenhang besonders die Beobachtungen, die ERICHSEN u. HARBOE (1953) sowie HARBOE u. ERICHSEN (1954) bei einer Toxoplasmose-Epidemie unter weißen Leghornhennen auf einer Farm in Südostnorwegen machen konnten, bei der zahlreiche Tiere zugrunde gingen (vgl. dazu die Beobachtungen von BORG, 1953, an Auerhühnern). Diese Feststellungen waren deshalb bemerkenswert, weil das Haushuhn im allgemeinen für Toxoplasmen als wenig empfänglich angesehen wurde. Tatsächlich wiesen Hühner, die die Autoren mit Toxoplasmen aus den verendeten Tieren dieser Epidemie infizierten, keinerlei Systemerkrankung auf.

Bei den *experimentellen* Infektionen, die LEVADITI u. SCHOEN (1928) anstellten, erwiesen sich erwachsene Hühner ebenfalls gegenüber einer *Toxoplasma*-Infektion meist als refraktär, junge Küken dagegen als empfänglich. Eine intracerebrale Inoculation führt nach einem Zustand der Müdigkeit und Freßunlust zu einer generalisierenden Parese und in 4—7 Tagen zum Tode der Tiere. Die histologische Untersuchung zeigt nicht allein im Gehirn, sondern im ganzen Rückenmark starke lokale Veränderungen. Bei zwei Tieren, die am 4. und 5. Tage starben, waren die Veränderungen in der Nachbarschaft des Ependyms besonders ausgeprägt. Die Knötchen lagen verstreut im ganzen Bereich der Hirnrinde. Der Plexus zeigte eine monocytäre Infiltration, die Ventrikel waren erweitert, intracellulär lagen zahlreiche Toxoplasmen. Bei einer Infektion angebrüteter Hühnereier dringen die Erreger durch das Gefäßsystem des Dottersackes und der Allantois zuerst in das Embryonalgewebe ein, zu dem sie zunächst hingeführt werden, nämlich in die Leber. Danach vermehren sie sich in allen Organen und benutzen dabei den Blutkreislauf als Weg.

Toxoplasmen können sich sogar innerhalb von Erythrocyten befinden, wie von mehreren Autoren festgestellt wurde (MANWELL, 1941; WOLFSON, 1941, MANWELL et al., 1945; HULDT, 1959; PIEKARSKI, 1960). Befallen werden alle Organe einschließlich des Nervensystems. Die infizierten Embryonen sterben zum größten Teil und fallen einer Mazeration durch Autolyse der cellulären Elemente schnell anheim, wobei die Leber besonders stark getroffen wird.

Spätere Untersuchungen haben aber dann gezeigt, daß auch erwachsene Hühner an einer Toxoplasmose erkranken können. Nach GEISSLER (1954) treten bei *Junghühnern* etwa 1—2 Wochen nach einer i.p.-Infektion mit dem für Mäuse hoch virulenten BK-Stamm die ersten Krankheitserscheinungen auf, so z. B. Hängenlassen der Flügel, Freßunlust und sehr starker Durst, der bis zum Tode anhält. Von der dritten Woche an steigerten sich die Erscheinungen, wobei sich Gleichgewichtsstörungen, Schlafsucht, ausdrucksloser Blick, Lähmungen und Einknicken der Gelenke einstellten. Das Gefieder sträubte sich dabei in auffallender Weise in der Halsgegend, die Zehen waren verkrümmt. Trotz scheinbarer Schlafsucht schreckten die Tiere beim geringsten Reiz (Berührung, Schall und Licht) auf. Kurz vor dem Tode — nach etwa 3—9 Wochen — war eine völlige Lähmung eingetreten.

Pathologisch-anatomisch waren makroskopisch leichte Leberschwellungen mit stecknadelspitzen- bis nadelkopfgroßen weißen Infarkten in Milz und Leber sowie starke hämorrhagische Darmentzündungen aufgetreten. Leber und Milz waren reich an Toxoplasmen.

Erwachsene Hühner ließen sich sowohl *intraperitoneal* als auch oral und kloakal mit Toxoplasmen infizieren. Nach i. p.-Infektion traten wieder folgende Symptome auf: Schlafsucht, Gleichgewichtsstörung, Federsträuben und Lähmungen; auch die vermehrte Wasseraufnahme war zu beobachten. GEISSLER hebt hervor, daß die Krankheit bei den älteren Hühnern einen milderen Verlauf nahm. Auch der Tod trat bei ihnen später ein als bei den jüngeren Tieren, und zwar starb die Hälfte zwischen dem 31. und 91. Tage, die anderen wurden in schwer krankem Zustand zwischen dem 126. und 209. Tage nach der Infektion getötet, als eine Genesung nicht mehr zu erwarten war.

Nach dem Tode wurden bei 5 von 8 infizierten Hühnern mikroskopisch Toxoplasmen nachgewiesen. Die mit Organmaterial dieser Hühner infizierten Mäuse erkrankten sämtlich an Toxoplasmose. Bei 3 weiteren Hühnern konnten durch direkte mikroskopische Untersuchungen keine Toxoplasmen in den Organen nachgewiesen werden, doch gelang der Nachweis durch den Mäuseversuch in der zweiten Passage. — Die Blutproben aller Hühner reagierten in der KBR positiv. Mit Ausnahme eines Huhnes war auch der SFT positiv.

Nach *oraler* Infektion konnte bei keinem der 6 infizierten Hühner der Erregernachweis durch mikroskopische Untersuchung geführt werden. Der Nachweis gelang jedoch bei 3 Hühnern mit Hilfe des Mäuseversuchs in der ersten bzw. zweiten Passage.

Die oben beschriebenen klinischen Erscheinungen traten bei dieser Gruppe von Hühnern nur bei einem am 65. Tag verstorbenen Huhn auf. Bei diesem waren auch Sehstörungen zu beobachten. Die übrigen Tiere zeigten lediglich Schlafsucht und allgemeine Abmagerung.

Die *kloakale* Infektion war offenbar auch erfolgreich, doch gelang es bei keinem der gestorbenen oder getöteten Hühner, mikroskopisch Toxoplasmen nachzuweisen; der Nachweis gelang über den Mäuseversuch. Die klinischen Erscheinungen bestanden in allgemeiner Abmagerung und herabgesetzter Lebhaftigkeit. Bei zwei Hühnern trat für einige Zeit Durchfall auf.

Ganz überraschend erscheinen jedoch die von GEISSLER beschriebenen Kontakt-Infektionen, die im Gegensatz zu vielen anderen Beobachtungen stehen. Danach sollen Hühner, die serologisch negativ waren, nach Zusammenleben mit positiven, infizierten Hühnern ebenfalls positive *Toxoplasma*-Seroreaktionen aufgewiesen haben. Leider ist dabei weder angegeben, wie die experimentell infizierten Tiere infiziert wurden, noch auf welchem Wege der Kontakt stattgefunden haben könnte, und außerdem wurden Kontrolltiere nicht erwähnt. Deshalb müssen diese Befunde wohl mit gewissen Vorbehalten aufgenommen werden.

Die von den infizierten Tieren abgelegten Eier wurden zum größten Teil bebrütet. 4 Eier von i. p.-infizierten Hennen und 1 Ei von den kloakal infizierten Hühnern wiesen Parasiten auf, die über den Mäuseversuch nachgewiesen werden konnten. Auf Grund dieser Versuchsergebnisse müßte es möglich sein, daß Toxoplasmen schon im Ei auf die Küken übergehen (vgl. auch JACOBS et al., 1962).

Diese Untersuchungsergebnisse von GEISSLER wurden von JONES et al. (1959) grundsätzlich bestätigt, jedoch im einzelnen genauer präzisiert. Sie hatten ebenfalls neben jungen Küken erwachsene Hühner infiziert, aber festgestellt, daß sehr große Parasitenmengen (10—100 Millionen pro Kilogramm Körpergewicht) notwendig sind, damit Hühner an einer Toxoplasmose zugrunde gehen. Selbst junge Küken überleben noch Parasitenmengen, bei denen im allgemeinen die üblichen Laboratoriumstiere, wie Kaninchen, Meerschweinchen und Hamster, schnell eingehen.

Eine Parasitämie tritt bei jungen Hühnern bereits am dritten Tage nach der Inoculation mit relativ kleinen Parasitenzahlen auf, bei älteren Hühnern, die mit einer größeren Zahl von Parasiten infiziert wurden, schon nach zwei Tagen. Nicht in jedem Falle bleibt die Parasitämie konstant oder progressiv. Unabhängig von der Menge des Inoculums bleibt sie nur selten länger als zwei Wochen bestehen. Trotz dieser relativ hohen Widerstandsfähigkeit tritt bei Hühnern ein akutes Toxoplasmosestadium mit Vermehrung und Ausbreitung der Parasiten über den ganzen Körper auf.

Andererseits besitzen die Hühner nach der ersten Ausbreitung der Parasiten im Organismus eine bemerkenswerte Fähigkeit, sich der Parasiten zu entledigen. Auch bei sehr großen Mengen von injizierten Parasiten und einer manchmal mehrere Tage bestehenden Parasitämie werden Toxoplasmen im Gewebe nur selten später als nach dem 40. Tage nach Inoculation gefunden. Während Hühnerembryonen schon bei relativ kleinen Parasitenmengen eines Stammes von geringer Virulenz sterben, überleben junge Küken eine Inokulation mit RH-Toxoplasmen, wobei sie sich relativ schnell auch der Parasiten im Gewebe zu erwehren vermögen, so daß die Organe frei von Toxoplasmen werden.

SIMITCH et al. (1961) hatten *Toxoplasma*-Cysten aus einem Truthahn isoliert und nach einer Mäusepassage acht 24 Std alten Hühner-Küken per os appliziert. Die Infektion bei diesen Tieren haftete ebenso wie bei 2 von 5 Küken, die 3 Tage alt waren, dagegen nicht bei 6 Küken im Alter von 24 Tagen. Es kam in allen Fällen nur zur latenten Infektion; die Parasiten wurden nur durch Übertragung von Organsuspensionen (Gehirn, Milz, Leber, Lunge) von den infizierten Küken auf Ziesel (*C. citellus*) nachgewiesen, die im allgemeinen nach 11–16 Tagen starben.

Daß frische Eier und das Fleisch von Küken als Infektionsquelle für den Menschen dienen können, dürfte recht unwahrscheinlich sein; denn Hühnereier beherbergen nur ganz gelegentlich Toxoplasmen und Küken weisen bald nach der Infektion keine Parasiten in der Muskulatur auf (s. auch bei GEISSLER 1954).

KUNERT und WERNER (1963) haben jedoch frische, unbebrütete Hühnereier experimentell mit Toxoplasmen infiziert. Sie inokulierten getrennt Eiweiß und Eigelb mit virulenten Parasiten vom Stamm BK. Die Toxoplasmen überlebten bei Kühlschranktemperatur zwei Wochen, bei Zimmertemperatur eine Woche, beim Kochen 5 min und im Eigelb eines Spiegeleies 3 min (geprüft durch Überimpfung der Eisubstanz auf Mäuse).

Enten: SIMITCH et al. (1963) stellten auch mit Enten Infektionsversuche per os an. Sie infizierten Enten verschiedener Altersstufen mit *Toxoplasma*-Cysten, die von einem Truthahn stammten. Die Enten wurden mit Hirn, Milz, Leber und Lunge von Mäusen, die seit einem Monat mit dem Truthahn-Stamm infiziert waren, gefüttert. Die 3 Tage alten Tiere ließen bereits am 5. Tage p.i. die Flügel hängen und liefen nur noch mit Mühe. Am nächsten Tage war eine völlige Lähmung der Extremitäten eingetreten, doch zeigten die Tiere noch Appetit. Zwischen dem 6. und 8. Tage starben sie. Milz, Leber, Lunge und Gehirn wiesen zahlreiche Parasiten auf. Die zwölf 3 Wochen alten infizierten Enten wurden 14 Tage nach der Inoculation der Toxoplasmen getötet, ebenso wie drei 6 Monate alte Tiere. Mit Ausnahme eines Tieres wiesen sie latente Infektionen auf, wobei der Parasitennachweis nur durch Übertragung von Organsuspensionen auf Ziesel geführt werden konnte.

Tauben: Unter den Vögeln sind Tauben, bei denen natürliche Infektionen oft beobachtet wurden, schon häufig mit Toxoplasmen experimentell infiziert worden. WIKTOR (1950) berichtete über eine Toxoplasmose-Epidemie, die im Congo unter Tauben ausbrach. Im allgemeinen eignen sich zu experimentellen Infektion am besten Tiere im Alter von 3 bis 4 Monaten. Intramuskuläre (Pectoralis!), subcutane oder intravenöse Injektionen sind üblich. Das Blut zur serologischen oder parasitologischen Untersuchung wird aus der Flügelvene gewonnen.

Infektionsverlauf und Reaktionsweise des Wirtes wechseln mit dem Virulenzgrad des Parasitenstammes. Bei einer Infektion mit 1500–5000 Toxoplasmen des virulenten RH-Stammes gehen etwa 45% der Tauben nach i.p.-Infektion innerhalb von 10–20 Tagen, nach i.v.-Inoculation innerhalb von 11–16 Tagen, bei s.c.- oder i.m. Inoculation nach 15 bzw. 16 Tagen ein. Anscheinend ist der RH-Stamm für Tauben nicht so virulent wie z. B. für Mäuse; überleben sie die ersten 3 Wochen, dann gehen sie meist auch später nicht an der Infektion ein. Bei virulenten Stämmen kommt es unabhängig von der Art der Inoculation immer zu einer anhaltenden Parasitämie, die schon etwa am 3. Tage post infectionem nachweisbar wird und bis zum Tode der Tiere anhält oder mit dem Aufkommen höherer Antikörpertiter ($>1:10000$ im Farbtest; meist am Ende der 3. Woche) schwindet. Mit dem relativ früh einsetzenden Schwinden der Antikörper (nach weniger als $1^1/_2$ Jahren) verschwinden aber noch nicht die Parasiten, die im Gehirn infizierter

Tauben noch bis zu 33 Monaten nachzuweisen sind, offenbar ohne die Antikörperbildung zu stimulieren (JACOBS u. JONES, 1950; JACOBS, MELTON u. JONES, 1952; JACOBS, MELTON u. COOK, 1953).

Bei Tauben berichtete JOHNSON (1944) ebenfalls über den Befall des ZNS, jedoch weisen vor allem die Augen im Bereich der Sclera, Chorioidea und Augenmuskeln Veränderungen auf. Es kann zu einer Conjunctivitis u. U. mit partiellen Nekrosen des Lides kommen. Man findet dabei Toxoplasmen im Epithel der Conjunctiva sowie im Bindegewebe und in der Skeletmuskulatur. Auch das Knochenmark des Flügelknochens wie der Kopfknochen (im Gegensatz zu Mäusen, vgl. S. 270ff.) kann Nekrosen aufweisen. Im Hirngewebe selbst sind Parasiten seltener.

Kanarienvögel: Natürliche *Toxoplasma*-Infektionen sind bei Kanarienvögeln anscheinend nicht häufig anzutreffen. SERGENT u. PONCET (1953) konnten einen Fall entdecken, als ein mit *Plasmodium relictum* infizierter Vogel starb und die Organe von ihnen sorgfältig untersucht wurden. Dabei stellten sie eine starke *Toxoplasma*-Infektion in verschiedenen Organen und Geweben fest. Aber unter mehr als 6000 Kanarienvögeln, die die Autoren innerhalb von 15 Jahren untersucht hatten, war dieses der erste Fall. Sie vermuten, daß die Infektion vor etwa 6 Jahren bereits bei einer Blutübertragung mit Malaria-Parasiten erfolgte.

LAINSON (1955 b) studierte dann den Verlauf einer experimentellen *Toxoplasma*-Infektion bei 3 erwachsenen Kanarienvögeln. Er gab ihnen i. p. 0,5 ml einer Gehirnsuspension von latent infizierten Mäusen, die seit drei Monaten mit einem avirulenten *Toxoplasma*-Stamm infiziert waren. Einer der 3 Vögel starb am 9. Tage, ein zweiter am 14. Tage nach Inoculation; beide erschienen vom 4. Tage an kränklich, sträubten die Federn und schlossen teilweise die Augen. Nach einer Periode scheinbarer Erholung wurden sie aber fast bewegungslos und zeigten sich schließlich aufgeplustert bis zum Tode. Der dritte Vogel machte auch einen kranken Eindruck und wurde am 14. Tage getötet. Äußerlich zeigte er ein normales Aussehen, während die zwei anderen Tiere stark abgemagert erschienen. Die stärksten Veränderungen zeigte der zuerst (am 9. Tage) verstorbene Vogel, Milz und Leber waren vergrößert, das Peritonealexsudat außerordentlich reich an Toxoplasmen. Die Milz erschien klein gefleckt, die Leber blaß mit gesprenkelter Oberfläche, die Nieren waren angeschwollen und dunkel, die Lungen stark entzündet und enthielten zahlreiche Parasiten. Der zweite verendete Vogel zeigte geringere Organveränderungen als der erste. Milz, Leber und Niere erschienen normal, nur die Lungen waren entzündet und erschienen verdickt; beim Anschnitt floß ein wäßriges Exsudat ab. Der dritte Kanarienvogel wies eine vergrößerte Milz und leicht entzündete Lungen auf. Die anderen Organe erschienen normal.

Bei der mikroskopischen Untersuchung fand LAINSON sehr zahlreiche Parasiten in Peritoneal- und Lungenabstrichen. Abdruckpräparate von Leber und Milz sowie Quetschpräparate vom Gehirn erwiesen sich ebenfalls reich an Toxoplasmen. LAINSON weist in diesem Zusammenhang darauf hin, daß die Übertragung des für Mäuse avirulenten Stammes auf den Kanarienvogel (wie auf eine Rattenart — *Mastomys concha*) zu einer Änderung des Virulenzgrades führte. Die Kanarienvogelpassage wirkte sich dabei nur vorübergehend aus; die eingetretene Steigerung der Virulenz (geprüft im Mäusetest) ging nach wenigen Mäusepassagen wieder völlig zurück. Anscheinend war die physiologische Änderung der Toxoplasmen im Kanarienvogel nur unvollkommen, während sie z. B. nach einer Passage durch *Mastomys concha* bestehen blieb.

Prüfung von Arzneimitteln: Bei der Prüfung von Medikamenten ist zu beachten, daß eine akute Toxoplasmose unter der Wirkung der Pharmaka in eine latente *Toxoplasma*-Infektion übergehen kann. Schon SABIN u. WARREN machten diese

Beobachtung, als sie durch Sulfonamide einen tödlichen Ausgang der experimentellen Toxoplasmose bei Kaninchen und Meerschweinchen verhindern konnten; die Erreger lassen sich dann in vivo nur serologisch nachweisen oder durch mehrere blinde Mäuse-Passagen. Die Isolierung der Erreger gelingt meist aus dem Gehirn.

Zur *Prüfung von Arzneimitteln* eignet sich in erster Linie eine Parasit-Wirt-Kombination, bei der ein hochvirulenter Stamm innerhalb weniger Tage im Wirtstier schwere Schädigungen herbeiführt. Eine solche liegt z. B. bei der Infektion von Mäusen, Meerschweinchen oder Kaninchen mit den bekannten Laboratoriums-Stämmen RH (USA) oder BK (Holland) vor. Ratten bewähren sich besonders bei der Isolierung von virulenten *Toxoplasma*-Stämmen, weil Ratten selbst an einer Infektion mit hochvirulenten Toxoplasmen nicht zugrunde gehen.

Von GINGRICH u. DARROW (1951) wurde der Kanarienvogel zur Prüfung von Arzneimitteln gegen *T. gondii* verwendet.

IV. Arzneifestigkeit

Das Problem der Arzneifestigkeit ist für *T. gondii* bisher nicht aktuell geworden, weil ein spezifisches Heilmittel gegen die Toxoplasmose bisher nicht bekannt ist. Die heute empfohlene Behandlung der Wahl besteht in der Anwendung von Pyrimethamin in Kombination mit Sulfonamiden, ein Verfahren, das sich bisher — soweit beurteilt werden kann — bewährt hat. Es liegen jedoch Versuche vor, Pyrimethamin-resistente *Toxoplasma*-Stämme experimentell zu erzeugen. COOK (1958) berichtet über erfolgreiche Arzneifestigkeit bei *Toxoplasma gondii*, wobei resistentere Formen entstanden als der Ausgangsstamm. Die Resistenz blieb wenigstens 3 Monate bestehen, auch wenn die Parasiten in Abwesenheit von Pyrimethamin *in vitro* wuchsen. Diese Arzneifestigkeit war aber *in vivo* nicht erkennbar.

Sicher ist, daß bei anderen Protozoenarten sowohl nach Pyrimethamin wie nach Sulfonamid-Behandlung Arzneifestigkeit aufgetreten ist (vgl. bei Malaria S. 257 und bei *Isospora* S. 262), weshalb mit der Möglichkeit einer Arzneifestigkeit auch bei Toxoplasmen gerechnet werden darf.

V. Konservierung bei tiefer Unterkühlung

Toxoplasmen lassen sich bei relativ tiefen Temperaturen längere Zeit lebensfähig erhalten. EYLES, COLEMAN und CAVANAUGH (1956) vermochten *T. gondii* unter langsamem Einfrieren unter Zusatz von 5—10% Glycerin bis zu 209 Tagen bei —70° C lebensfähig und infektionstüchtig aufzubewahren. Parasiten aus dem Peritoneal-Exsudat infizierter Mäuse werden dazu im Verhältnis 1:5 in einer 20%igen Serum-Kochsalzlösung suspendiert, je 1 ml davon in 2 ml-Ampullen abgefüllt und mit 1 ml 10%igem Glycerin in physiologischer Kochsalzlösung versetzt, gut gemischt und nach dem Zuschmelzen der Ampullen tief eingefroren. In einem Wasserbad von 37° C soll dann schnell innerhalb von etwa 5 min aufgetaut werden.

REUSSE (1956) stellte ähnliche Versuche an, hatte jedoch keine praktisch verwertbaren Ergebnisse dabei erzielt.

Bei Temperaturen um +4° C bleiben Toxoplasmen in Organsuspension etwa 14 Tage infektionstüchtig. TALICE et al. (1957) prüften die Überlebenszeit von Toxoplasmen in Blutkonserven. Bei Aufbewahrung einer Mischung von Peritonealexsudat infizierter Mäuse mit konserviertem Menschenblut von einer Blutbank bei +5° C überlebten die Erreger 50 Tage ohne Virulenzverlust für Mäuse.

VI. Kulturverfahren in vivo

Zur Vermehrung von *Toxoplasma gondii* eignen sich grundsätzlich alle üblichen Verfahren der Eihautkultur. Viele Autoren benutzen dazu angebrütete Hühner- und Enteneier, bei denen es zu recht charakteristischen Veränderungen und Herdbildungen an der Chorioallantoismembran kommt (z. B. LEVADITI et al. 1929, WOLF, COWEN und PAIGE 1940, WEINMAN 1944, MACFARLANE und RUCHMAN 1948, WARREN und RUSS 1948). LEVADITI u. Mitarb. weisen auf die starken Veränderungen an der Leber hin, die reich an Parasiten ist.

Infiziert man angebrütete Hühnereier mit Toxoplasmen, so schlüpfen die am 14. Tag infizierten Tiere am 21. Tage normal, sterben aber 2–5 Tage später; in Gehirn, Milz und Leber findet man zahlreiche Parasiten. Werden 9 Tage alte Embryonen mit Toxoplasmen infiziert, so können sie nach dem Schlupf noch 7–9 Tage überleben. In Leber, Milz und Hirn sind zahlreiche, im Blut wenige Parasiten.

Die histologischen Veränderungen bestehen in parasitären Knötchen typischer Ausprägung im Gehirn, fettiger Degeneration der Leberzellen und zahlreichen Toxoplasmen in den Kupfferschen Sternzellen bei monocytärer entzündlicher Infiltration des Epiploon.

Bebrütete Eier, die am 9. Tag infiziert und 9 Tage danach geöffnet wurden, wiesen die gleichen Erscheinungen auf wie oben, aber außerdem starke Autolyse der Leberzellen. Die Parasiten sind noch zahlreicher im Cytoplasma der Kupfferschen Sternzellen, aber verändert; sie erscheinen abgerundet, färben sich nur schwach an und enthalten 2–3 chromatische Granula.

MACFARLANE und RUCHMAN (1948) injizierte *Toxoplasma*-infizierte Mäusehirn-Suspension in den Dottersack embryonierter Eier. Im allgemeinen starben die Embryonen innerhalb von 4–10 Tagen (meist 5–6) nach Inokulation. Zahlreiche Parasiten findet man dann in den gelblich-weißen Plaques von 0,5–3 mm Durchmesser auf der Chorioallantoismembran und Amnionmembran. Die Häute erscheinen im Bereich der Gefäße verdickt, und histologisch findet man dichte celluläre Infiltrationen, die zahlreiche Parasiten enthalten, die im gefärbten Ausstrich der

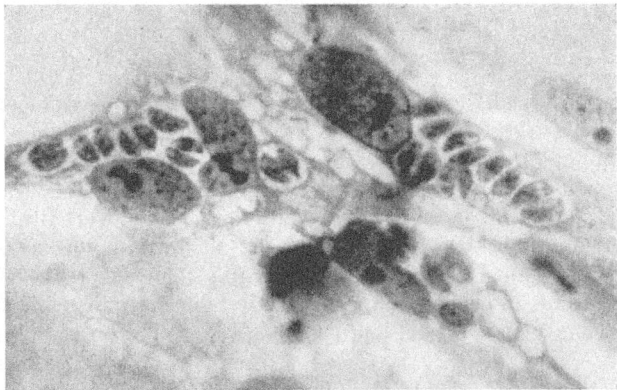

Abb. 66. *Toxoplasma gondii* in Gewebekultur (Hühnerembryonalgewebe). Giemsa-Färbung (1200 mal). (Nach MÜHLPFORDT 1952)

Chorioallantoismembran und des Dottersacks leicht zu erkennen sind (freiliegend wie intracellulär). Wiederholte Eipassagen haben auf den Virulenzgrad der *Toxoplasma*-Stämme keinen Einfluß. Vermerkt sei, daß die Toxoplasmen bei Aufbewahren der infizierten Eihäute bei +4°C bis zu 1 Monat lebensfähig bleiben.

VII. Kulturverfahren in vitro

Toxoplasmen lassen sich in einer Reihe von Organzellen leicht vermehren, dagegen nicht auf künstlichen Nährböden. Schon zu Beginn der Toxoplasmose-Forschung wurden Gewebekulturen angelegt, so z. B. Hirngewebe von *Toxoplasma*-infizierten Tauben oder Küken(Abb. 66). Mit der Verbesserung der Kulturverfahren wurde auch die in vitro-Gewebekultur zur Züchtung von Toxoplasmen erleichtert; denn die aus der Virusforschung bekannten Verfahren eignen sich fast ausnahmslos auch zur Kultur von Toxoplasmen, z. B. die HeLa-Zellen, Affennierenzellen u. a. Die bisher gewonnenen Erfahrungen sind bereits in einer großen Zahl von Publikationen niedergelegt, von denen einige erwähnt seien, die ihrerseits eingehende Literaturangaben enthalten (z. B. MACFARLANE und RUCHMAN 1948, MÜHLPFORDT 1952, VISCHER und SUTER 1954, SCHUHOVA 1957, 1960, COOK und JACOBS 1958, LUND, LYCKE und SOURANDER 1961, KAUFMAN und MALONEY 1962).

K. Pneumocystis carinii CHAGAS 1909

(Erreger der interstitiellen plasmacellulären Pneumonie der Säuglinge)

Pneumocystis carinii, ein seit längerer Zeit bekannter Lungenparasit, wurde erstmalig von CHAGAS (1909) in den Lungen von Meerschweinchen gesehen, die mit *Trypanosoma cruzi* infiziert waren. Irrtümlicherweise hielt er diese Form in der Lunge für Entwicklungsstadien dieser Trypanosomen. Überraschend war nur, daß CHAGAS (1911) auch in den Lungen eines an Chagas-Krankheit gestorbenen Menschen die charakteristischen 8kernigen Stadien von *Pneumocystis* fand. MEER und BRUG (1943) entdeckten dann in den Lungen eines 3 Monate alten Kindes dieselben Formen, ohne dabei an *P. carinii* zu denken. Danach widmeten sich JIROVEC u. Mitarb. eingehend dem Studium des Entwicklungscyclus von *P. carinii* (vgl. Abb. 67).

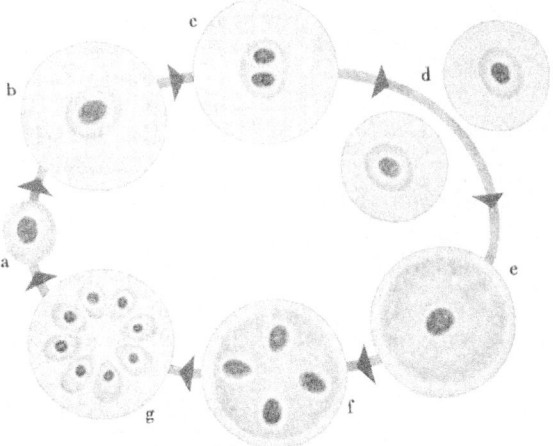

Abb. 67. *Pneumocystis carinii*. Entwicklungskreislauf. a—d Teilung der Parasiten in den Schleimkugeln (vgl. Abb. 68 S); e—g Sporogonie, Bildung der sporenartigen Körperchen (Abb. a); g charakteristische Cyste mit 8 sporenartigen Stadien (vgl. Abb. 68 Sp).
(Nach JIROVEC 1960)

Die systematische Stellung von *Pneumocystis carinii* ist nach wie vor unklar. Manche Forscher (z. B. REICHENOW) stellen die Erreger eher zu den Protophyten als zu den Protozoen, während JIROVEC (1960) diese Art — wenn auch nur provisorisch — den Haplosporidien zuzuordnen vorschlägt. Das Verbreitungsgebiet des Parasiten ist noch unbekannt.

I. Morphologie und Entwicklung

Der Erreger ist durch die Ausbildung eines rosettenförmigen Entwicklungsstadiums charakterisiert, das als Sporenstadium gedeutet wird. Nach JIROVEC (1960) gelangen diese durch Einatmen in die Lungen-Alveolen, wo sie sich zu

7–10 µ großen Schleimkugeln entwickeln, die eine ziemlich derbe Pellicula besitzen. Die strukturlose, optisch leere Schleimsubstanz schließt im Inneren den eigentlichen Parasitenkörper ein, der etwa 1,5–2 µ groß wird und einen einzigen Zellkern besitzt. Durch die Anhäufung dieser Schleimkugeln entsteht in den Alveolen eine Wabenstruktur. Die Parasiten vermehren sich in den Kugeln durch Zweiteilung; danach schnüren sich auch die Schleimsubstanz und die Membran zu zwei kleineren Kugeln durch. Nach einer Anzahl solcher Zweiteilungen geht der Parasit zur Sporogonie über. Sein Plasmakörper verwandelt sich zum Sporoblasten, der fast die ganze Schleimkugel ausfüllt. Der Kern teilt sich dann sukzessiv, bis schließlich 8 Tochterzellen in einem Sporenkörper rosettenartig zusammenliegen (vgl. Abb. 68). Zu Beginn der Sporogonie wird in den Außenschichten der Schleimkugel eine nach GRAM-WEIGERT färbbare Substanz gebildet. Diese kondensiert sich später sichelförmig an einem Pol der Parasitenkugel. In der weiteren Entwicklung der Sporogonie vermehrt sich diese Substanz bis zur Form einer Halbkugel, in deren Inneren der Parasitenkörper z. T. eingebettet liegt. Die Sporogonie endet mit der Bildung von mäßig dickwandigen Cysten, die schließlich 8 charakteristische, 1:2 µ große, ovale oder birnenförmige sporenartige Gebilde enthalten. Von WESSEL und RICKEN (1958), BOMMER (1962) und TIMMEL (1961) liegen elektronenmikroskopische Untersuchungen von P. carinii aus Lungengeweben des Menschen vor.

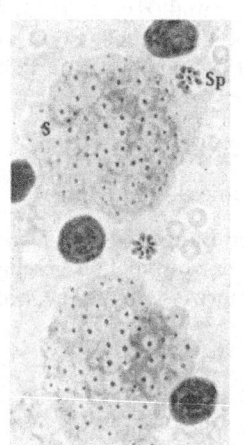

Abb. 68. *Pneumocystis carinii*. Organtupfpräparat von einer Kinderlunge; zwei charakteristische Cysten mit 8 Sporen (Sp), vgl. Abb. 67g; zwei Abdrücke von Alveolarinhalt mit zahlreichen Teilungsstadien in Schleimkugeln (S), vgl. Abb. 67b–d. Färbung nach GIEMSA. (Nach PIEKARSKI 1961)

Klinische Erscheinungen: In typischen Fällen füllt *P. carinii* die Alveolen und Bronchiolen so dicht aus, daß schließlich kaum noch etwas von der Respirationsfläche verbleibt, wodurch der Patient praktisch erstickt. *Pneumocystis* wirkt also nach JIROVEC in erster Linie mechanisch durch Verstopfen der Alveolen und Bronchiolen, ohne eine zusätzliche pathogene Wirkung erkennen zu lassen. Besonders betroffen sind Säuglinge im 1.–4. Lebensmonat, deren Abwehrkräfte durch andere schädliche Einflüsse geschwächt sind (z. B. Frühgeburten!).

II. Natürliches Wirtsspektrum

Das natürliche Wirtsspektrum von *P. carinii* ist offenbar recht breit. Mehrere Haus- und Wildsäugetierarten sind als Träger des Parasiten bekannt, z. B. Mäuse, Ratten, Meerschweinchen, Kaninchen, Hunde, Füchse und Ziegen (VAN DEN AKKER und GOEDBLOED 1960). Ratten scheinen fast regelmäßig latent mit *Pneumocystis* infiziert zu sein, denn durch Behandlung mit Cortison ist es möglich, die Entwicklung der Parasiten so zu fördern, daß diese sich mikroskopisch leicht nachweisen lassen. Wahrscheinlich stellen die Nagetiere das wichtigste Erregerreservoir von *Pneumocystis* dar. Es ist aber unklar, wie die Erreger vom Nagetier auf den Menschen übertragen werden können.

JIROVEC stellt sich den Ausbruch einer *Pneumocystose*-Epidemie – und ähnlich auch den Übergang der Parasiten vom Tier auf den Menschen – in folgender Weise vor: Unter dem (erwachsenen) Pflege- und Ärztepersonal oder unter den stillenden Müttern gibt es latent infizierte, von denen hier und da *Pneumocystis* in Sporenform durch Husten oder vielleicht auch durch Stuhl ausgeschieden wird. Die

Inhalation der Parasiten geschieht offenbar mehr zufällig, und es werden nicht nur Frühgeborene, sondern auch normal ausgetragene Kinder befallen. Vielleicht vermehren sich die Pneumocysten in den Lungen der latent infizierten Personen ein wenig mehr nach verschiedenen Abschwächungen durch Grippe und andere Infektionskrankheiten, doch beim Abklingen derselben werden sie wieder in ihrer weiteren Vermehrung blockiert. Es kann lange Zeit vergehen, bis ein latent Infizierter die Pneumocysten endlich auf den ersten Säugling überträgt. Sobald sich aber zufälligerweise der erste Säugling in dem gefährlichen Alter infiziert, wird er zum massiven Ausscheider der Parasiten, und von ihm infizieren sich dann ziemlich rasch durch Luftinfektion sukzessiv die meisten anwesenden Säuglinge im Alter von 1—3 Monaten, bei denen die Infektion in Form der typischen Krankheitserscheinungen ausbricht.

III. Experimentelles Wirtsspektrum

Das experimentelle Wirtsspektrum von *P. carinii* ist wohl identisch mit den Tierarten, die als natürlich infiziert gefunden werden. Es sind jedoch gezielte, reproduzierte Infektionen kaum gelungen; denn es ergab sich bei genauer Überprüfung der bisherigen Resultate, daß die experimentell nicht infizierten Kontrolltiere auch *P. carinii* trugen.

So versuchten WELLER (1955) und RICKEN (1958) *P. carinii* auf Ratten zu übertragen, indem sie diese in einem Zeitraum von 8—12 Tagen mehrmals mit der Schnauze in Lungenbrei-Aufschwemmung von Säuglingen tauchten, die an einer *P. carinii*-Pneumonie verstorben war. Den Tieren wurden außerdem Cortison und — zur Unterbindung einer Sepsis — ein Antibioticum eingegeben. Zwar entwickelte sich bei den Ratten eine typische interstitielle Pneumonie, jedoch war diese nicht von der experimentellen Infektion, sondern vielmehr von der Cortison-Behandlung abhängig; denn ausschließlich mit Cortison und Antibioticum behandelte Ratten bekamen die gleichen Krankheitserscheinungen. Ratten sind also offenbar sehr häufig latent mit *P. carinii* infiziert. Die experimentelle Erzeugung einer *akuten* interstitiellen *Pneumocystis*-Pneumonie erfolgt danach bei Ratten lediglich durch Gaben von Cortison und einem Antibioticum. WESSEL und RICKEN (1958) gaben jungen Ratten zu diesem Zweck 8—10 Wochen lang steigende Dosen von Cortison (bis 25 mg pro Tag) und Hostamycin (bis 5000 E pro Tag). Nach ständiger Gewichtsabnahme, Schwächung und Erhöhung der Atemfrequenz trat schließlich nach einigen Wochen der Tod ein. Histologisch bietet sich in der Lunge das aus menschlichem Sektionsmaterial bekannte Bild mit starker interstitieller Zellvermehrung, besonders von monocytär-plasmacellulären Zellen und schaumiger Ausfüllung der Alveolen. Im Gegensatz zu diesen Befunden stehen die Beobachtungen LINHARTOVAS (1957), die nach prinzipiell gleichem Infektionsmodus auf die — im Gegensatz zur menschlichen Infektion — dünnen Alveolarsepten ohne Infiltration bei der Ratte hinweist, offenbar auf die Wirkung des Cortisons zurückführbar.

Auch bei Kaninchen läßt sich durch Cortison-Behandlung die meist latent vorhandene *P. carinii*-Infektion manifestieren. Nach SHELDON (1959) zeigen diese Pneumonien bei den Kaninchen nicht die gleichen starken Veränderungen wie bei kindlichen Patienten. Bei unbehandelten Kaninchen fand SHELDON nur vereinzelt kleine *Pneumocystis*-Herde (vgl. auch bei BARTA und LYSEK 1962).

Die Erreger lassen sich leicht durch Giemsa-gefärbte Tupfpräparate nachweisen.

IV. Kulturverfahren

Kulturversuche in vivo wie in vitro, die vermutlich nur in Abwesenheit lebender Wirtszellen gelingen dürften, liegen bisher nicht vor. Die Kulturversuche mit künstlichen Nährmedien konnten bisher nicht überzeugen und dürften wohl auf einer irrigen Interpretation der angezüchteten Mikroorganismen zurückgehen (vgl. BAUCH und LADSTÄTTER 1953).

L. Balantidium coli (MALMSTEN 1857) STEIN 1862
(Erreger der Balantidienruhr)

Balantidium coli, ein Dickdarmparasit des Menschen, der zu den Ciliaten gehört, kann zum Krankheitsbild der Balantidienruhr führen, die klinisch wie pathogenetisch große Ähnlichkeit mit der Amöbenruhr besitzt (vgl. bei *Entamoeba histolytica*, S. 218ff.). − Trotz der weltweiten Verbreitung des Parasiten findet man ihn in warmen Ländern häufiger als in den gemäßigten Zonen.

B. coli muß aber wohl in erster Linie als Parasit des Schweines angesehen werden, da in dessen Dickdarm Balantidien regelmäßig gefunden werden, ohne daß es — trotz Massenbefall — zu pathologischen Veränderungen kommt. *Balantidium* vom Schwein dürfte mit der Balantidien-Art des Menschen identisch sein; es haben sich sichere Unterscheidungsmerkmale nicht erkennen lassen. Balantidiasis ist eine Berufskrankheit der Schweinezüchter, Schweinehüter und Metzger.

I. Morphologie und Entwicklung

B. coli (Größe etwa 30−150 : 20−100 μ) hat ovale, eiförmige Gestalt. Vorn, fast polständig, liegt die Mundöffnung, die von einer adoralen Wimperzone umgeben wird, die sich auch auf den Cytopharynx erstreckt. Charakteristisch ist — wie für die Gruppe der Ciliaten überhaupt − die Zweikernigkeit; dicht neben dem vegetativen Makronucleus liegt der generative Mikronucleus. Die Vermehrung erfolgt durch Querteilung.

Gelegentlich tritt Konjugation auf, der für die Ciliaten so charakteristische Geschlechtsprozeß. Dabei tauschen die beiden Partner, die durch eine Protoplasma-Brücke verbunden sind, haploide Mikronuclei aus, die mit dem eigenen haploiden Mikronucleus-Anteil zu einem neuen diploiden Mikronucleus verschmelzen. Der während dieses Prozesses zugrunde gehende Makronucleus entsteht durch Teilung aus dem neuen Mikronucleus.

B. coli bildet Cysten aus (Durchmesser 50−60 μ), die jedoch beim Menschen selten gefunden werden, dagegen häufig bei Schweinen; sie werden mit dem Kot ausgeschieden und dienen der Übertragung der Balantidien von Wirt zu Wirt.

Klinische Erscheinungen: Krankheitserscheinungen, die auf einen *Balantidium*-Befall des Dickdarms zurückgehen, gleichen sehr denen der Amöbenruhr. Der Stuhl kann Blut und zahlreiche Leukocyten enthalten. Die Parasiten vermögen in die Gefäße der Submucosa einzudringen und gelangen gelegentlich bis in die Mesenterial-Lymphknoten. In der Mucosa und Muscularis führen sie unter Umständen zu tiefen Ulcerationen. Die Krankheit wird häufig chronisch. Meist kommt es aber zum symptomlosen Balantidien-Befall.

Als YOUNG (1950) freiwilligen Personen Balantidien-Cysten und vegetative Formen enthaltenden Stuhl in Gelatinekapseln verabreichte, war in keinem Falle ein Angehen der Infektion zu beobachten.

II. Natürliches Wirtsspektrum

Das natürliche Wirtsspektrum der Balantidien ist anscheinend in seiner ganzen Ausdehnung bisher nicht bekannt. Das Schwein muß als Hauptwirt angesehen werden, der Mensch wie auch das Kaninchen nur als Gelegenheitswirte. Wilde Wanderratten *(Rattus norwegicus)* beherbergen nach AWAKIAN (1937), HOARE (1949) und BOGDANOVICH (1955) gelegentlich Balantidien, die nach Morphologie und pathogenetischer Wirkung (Darmläsionen) mit *Balantidium coli* identisch zu sein scheinen. Eine Infektion haftet wahrscheinlich nur dann, wenn eine besondere Disposition vorliegt, die durch eine zusätzliche Bakterieninfektion, vielleicht auch durch einseitige Ernährung geschaffen werden kann (s. unten). HOARE (1962) weist auf die Balantidien-Funde bei Wildschweinen in Kasakistan hin (APPASOV 1958) und WOLSKA (1962) berichtet vom Auffinden von *B. coli* im Blinddarm eines Pferdes.

ZIEMANN (1925) beschreibt natürliche Infektionen bei Schimpansen und Orang-Utans bei *Cercocebus fuliginosus*, in *Macacus cynomolgus*, *Cebus variegatus* und bei Babuen.

III. Experimentelles Wirtsspektrum

B. coli läßt sich unter bestimmten Bedingungen bei verschiedenen Laboratoriumstieren ansiedeln. WESTPHAL (1939) konnte nachweisen, daß sich ein ausgesprochener Gelegenheitswirt für *B. coli*, wie das Kaninchen, zu einem scheinbaren Hauptwirt machen läßt, wenn eine bestimmte Futterzusammensetzung eine Begünstigung der Lebensverhältnisse für die Parasiten schafft, eine Feststellung, die für experimentelle Arbeit allgemein von großer Bedeutung ist. WESTPHAL weist darauf hin, daß es nicht homologe, sondern nur analoge Darmabschnitte sind, die sich mit Balantidien infizieren lassen. Nur die funktionelle Gemeinsamkeit bildet die Grundlage für die Infizierungsmöglichkeit. In physiologischer Hinsicht stimmt der Dickdarm des Menschen, hinsichtlich seiner bakteriellen Tätigkeit, mit dem stark entwickelten Blinddarm des Kaninchens überein, so daß man diese Darmabschnitte mit größerer Berechtigung als analog bezeichnen kann. Daraus folgt auch, daß sich parasitäre Infektionen, die sich beim Menschen im Dickdarm auszubreiten pflegen, beim Kaninchen normalerweise nur im Blinddarm entwickeln (vgl. dazu die experimentelle Amöbiasis bei Meerschweinchen nnd Ratten, s. S. 222).

Schon SCHUMAKER (1930) hatte bei seinen Versuchen, Meerschweinchen und Ratten mit *B. coli* zu infizieren, auf die Bedeutung der Diät hingewiesen. Bei experimentell infizierten Ratten zeigte es sich, daß sich sowohl reine Milchnahrung, wie ein zu 70% aus Casein bestehendes Futter auf die Ciliaten ungünstig auswirken. Dagegen begünstigt eine kohlenhydratreiche Kost die Entwicklung der Balantidien. Zu entsprechenden Resultaten kamen u. a. GABALDON (1934, 1935), ATCHLEY (1935), NELSON (1935), BÖE (1939), WESTPHAL (1939). WESTPHAL empfiehlt eine Fütterung mit Hafer oder einem Korngemisch mit Brot und Wasser.

In Fortsetzung dieser Studien untersuchte WESTPHAL (1957) Meerschweinchen, die er intracaecal mit Balantidien des Schweines infizierte. Er injizierte dabei 0,5 ml (etwa 50–210 Erreger) teils aus Kulturmaterial, teils mit Parasiten aus experimentell infizierten Meerschweinchen. Die verabreichte Kost bestand teils aus Korn, Brot und Wasser (Kost I) oder teils aus verschiedenen Mehlarten, Schrot und verschiedenen Zutaten, jedoch ohne Ascorbinsäuren (Kost II nach THOMPSON et al. 1954). Ein entscheidender Einfluß der Kost ließ sich jedoch nicht erkennen. In beiden Gruppen kam es zum Befall der Caecumwand und zur Gewebsinfektion. Die Parasiten waren bereits 4 Tage p.i. in die Mucosa eingedrungen (Abb. 69).

Die experimentelle Infektion von Goldhamstern *(Mesocricetus auratus)* mit *B. coli* gelingt nicht (nach KRASCHENINNIKOW und WENRICH 1961).

Die experimentelle Infektion des Kaninchens erfolgt nach WESTPHAL (1939) am besten intracaecal. Hierzu wird der frische Blinddarminhalt eines Schweines mit warmer physiologischer Kochsalzlösung verdünnt, durch vorsichtiges Auspressen in einer Schale von den gröbsten Partikeln befreit und dann noch durch ein Gazetuch filtriert. Das Versuchstier spannt man in Rückenlage auf ein Kaninchenbrett, rasiert die Bauchhaut ab, desinfiziert das Operationsfeld mit Alkohol oder Jodtinktur und gibt vorsichtig Äthernarkose. Die Laparotomie erfolgt durch einen 2—3 cm langen Längsschnitt mit der Schere. Dann wird der Blinddarm mit stumpfer Pinzette gefaßt und mehrere Kubikzentimeter des balantidienhaltigen Filtrates in ihn injiziert. Anschließend tupft man zur Vorbeugung gegen eine Peritonitis die Infektionsstelle mit einem sterilen Tupfer ab, verschließt die Wunde mit wenigen Stichen und klammert die Haut ab. Nach Joddesinfektion bestreicht man das Operationsfeld mit Perubalsam, um ein Aufreißen der Wunde durch das Tier zu vermeiden.

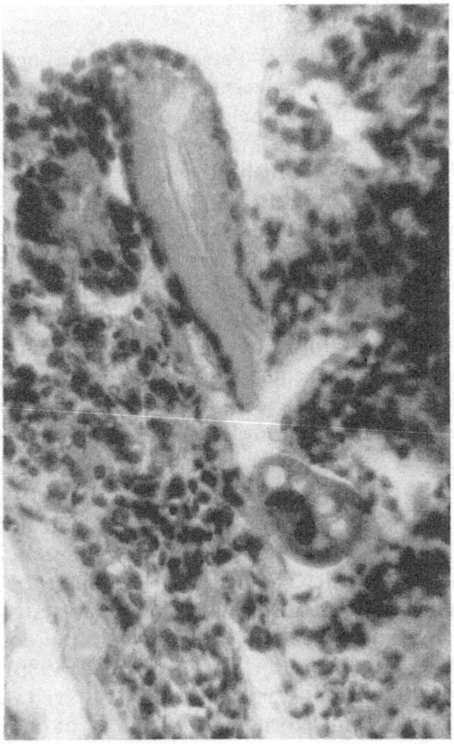

Auf gleiche Weise wie Kaninchen lassen sich nach SCHUMAKER (1930) auch Ratten infizieren, wobei sich aber auch die orale Inoculation mittels der Schlundsonde bewährt. In den infizierten Ratten hielten sich die Ciliaten bis zu 159 Tagen, wobei weder klinische noch histopathologische Folgen zu beobachten waren.

Nach gleichzeitiger Infektion mit *B. coli* und *Ascaris*-Larven erzielte BOGDANOVICH (1962) bei weißen Ratten ausgedehnte Geschwürbildung in der Caecumwand mit großen, von Detritus und Bakterien erfüllten Kavernen. Auch drangen die Balantidien häufig ins Mesenterium, in Bauchhöhle, Leber und Lungen ein. Von ausschließlich mit *B. coli* infizierten Ratten zeigten lediglich 52,2% oberflächliche Schädigungen der Darmwand.

Abb. 69. *Balantidium coli*. Meerschweinchen. Befall der Mucosa des Caecums. HE-Färbung (600mal). (Nach WESTPHAL 1957)

Da bei Kaninchen Cystenbildung kaum vor zukommen scheint, muß der Nachweis einer erfolgreichen Infektion durch Untersuchung des Caecuminhaltes selbst erfolgen. WESTPHAL macht dazu einen Einlauf mit 20—30 ml warmer physiologischer Kochsalzlösung und benutzt dabei einen 1,50 m langen und 0,5 cm starken eingefetteten Gummischlauch mit einem Lumen von 0,3 cm, den er langsam mindestens 80 cm rektal einführt. Mit einer dem Schlauch aufgesetzten Spritze wird dann etwas Blinddarminhalt abgesaugt, den man an der für ihn typischen Bakterienflora erkennt.

SCHUMAKER entnahm eine Caecumprobe bei Ratten direkt mittels Laparotomie.

SCHLARB (1963) prüfte den Therapieerfolg bei einer Balantidieninfektion am Meerschweinchen, die er intracaecal mit über 10000 Balantidien nach Anlage einer Fistel infizierte. Mit ihrer Hilfe läßt sich jederzeit Material aus dem Blinddarm entnehmen und so die Wirkung von Pharmaka kontrollieren. Um den Darminhalt leichter absaugen zu können, injiziert man vorher etwas Kochsalzlösung. Bei den Meerschweinchen SCHLARBS bestand die Caecalfistel bis zu 28 Tagen ohne Komplikationen.

IV. Kulturverfahren in vitro auf künstlichen Nährböden

Kulturverfahren in vivo, in Eihautkulturen oder Gewebekulturen in vitro kommen für *B. coli* nicht in Betracht. Dagegen läßt sich *B. coli* verhältnismäßig gut auf den für Ruhramöben geeigneten künstlichen Nährböden kultivieren (vgl. S. 235). Häufig treten Knospungserscheinungen auf, die aber als Schädigungen angesehen werden müssen. Wodurch sie herbeigeführt werden, ist nicht erkennbar; es trennen sich dabei kleinere Plasmaportionen ohne Zellkern ab, die zum Untergang verurteilt sind.

Zur Beimpfung der Nährmedien empfiehlt es sich, die Balantidien aus dem Patientenstuhl oder Tierkot zuvor anzureichern. Das gelingt im einfachsten Falle durch Ausnutzung einer gewissen Geotaxis, die die Parasiten erkennen lassen. Bindet man nämlich eine Stuhlprobe in ein Gazesäckchen und legt dieses in einen Trichter, der in einem mit physiologischer Kochsalzlösung oder Ringerlösung (REICHENOW 1952) gefülltem Spitzglas hängt, so wandern die Ciliaten durch den Trichterauslauf auf den Grund des Spitzglases.

KRASCHENINNIKOW (1958) baute dieses Verfahren weiter aus, indem er ein sich unten verjüngendes Glasröhrchen mit einer abklemmbaren Gummiverbindung einem V-förmig gebogenen Glasröhrchen aufsetzte, dessen freies Ende verschließbar ist. Der mit Ringerlösung im Verhältnis 1:3 verdünnte Stuhl wird zunächst durch ein Gazetuch filtriert, für 20—30 min bei 37°C gehalten, dreimal dekantiert und mit Ringerlösung wieder aufgefüllt. Nach Umrühren wird das letzte Sediment in das oben beschriebene Röhrchen gegeben, in welchem die Balantidien einige Baumwollfilter passieren müssen. Aus dem Winkel des V-Röhrchens können dann die Parasiten, von den meisten Fremdpartikeln befreit, mit einer Pipette entnommen werden. Die „gereinigten" Balantidien sollen sich bei 37°C einige Tage halten.

B. coli verlangt in der Kultur einen p_H-Wert von mindestens 6,0 bei einem Optimum von 6,4—6,6. In einem Gemisch von Hühnereiweiß und inaktiviertem Pferdeserum läßt sich bei zweitägiger Passage eine Kultur 50—60 Tage unterhalten (KNAUFF 1936). Die Temperatur darf 20°C nicht unter- und 43°C nicht überschreiten (COX 1961). Eine Vermehrung gelingt auch, wenn man einen Teil Blinddarminhalt des Schweins mit 9 Teilen Ringerlösung mischt und durch ein grobes Sieb schickt. Nach dem Zusatz von Stärkekörnchen kann man bei diesem Medium bei 37°C eine Dauerzüchtung von *B. coli* erreichen. Rechtzeitiger Wechsel des Mediums ist zu beachten.

Ein monophasisches Kulturmedium für *B. coli* hat LUMBRERAS (1959) entwickelt: In 100 ml Ringerlösung, die 5—6% Hühnereiweiß enthält, werden 0,12 g pulverisiertes Pferdeserum aufgelöst und 3—5 ml dieses Mediums dann unter Zusatz von 0,6 mg suspendierter Reisstärke auf Kulturröhrchen verteilt. *Balantidium coli* konnte so 780 Tage lang in Passagen kultiviert werden.

Dieses Gemisch eignet sich auch zur Züchtung von *Entamoeba histolytica, E. muris, E. chattoni, Trichomonas hominis, T. suis* und *T. muris*. DE CARNERI (1959) konnte dieses Medium allerdings erst dann erfolgreich zur Kultivierung von *B. coli* benutzen, wenn er zusätzlich coaguliertes Pferdeserum als Basis verwendete.

SVENSSON (1949) kultiviert *B. coli* in inaktiviertem Pferdeserum, das mit Ringerlösung 1:8 verdünnt wird. Dazu wird sterile Reisstärke hinzugefügt; die optimale Zuchttemperatur liegt bei 37—38°C.

Den Herren Prof. Dr. R. GÖNNERT, Prof. Dr. A. WESTPHAL, Dr. W. KRETSCHMAR und Dr. H. MÜHLPFORDT danken wir für die freundliche Überlassung von Original-Abbildungen.

Literatur[1]

Actor, P.: Protein an vitamin intake and visceral Leishmaniasis in the mouse. Exp. Parasit. **10**, No. 1, 1—20 (1960).
—, and L. A. Stauber: The effect of pyridoxine deficiency on mice infected with the Khartoum strain of *Leishmania donovani*. J. Parasit. **45**, (Suppl.) 49 (1959).
Adler, S.: Infectivity of a strain of *Leishmania infantum* after prolonged culture. Bull. Res. Counc. Israel **9** E, 166 (1961).
— The behaviour of a lizard *Leishmania* in hamsters and baby mice. Rev. Inst. Med. Trop. S. Paulo **4**, No. 2, 61—64 (1962).
— A. Back and A. Sadovsky: Acquired resistance to colchicine in a strain of *Trichomonas vaginalis*. Nature (Lond.) **170**, 930 (1952).
—, and L. Halff: Observations on *Leishmania enriettii* Muniz and Medina, 1948. Ann. trop. Med. Parasit. **49**, 37—41 (1955).
—, and E. Meerovitch: Mechanism involved in acquired resistance of *Trichomonas vaginalis* Donné to colchicine. Bull. Res. Coun. Israel **3**, 258 (1953).
— A. Sadovsky and L. Bichovsky: Acquired resistance to stilbamidine and pentamidine in *Trichomonas vaginalis*. J. Palest. Jewish med. Ass. **32**, 4 (1947).
—, and J. Tchnernomoretz: The action of 4:4'-diamidino-stilbene on *Leishmania donovani* in the Syrian hamster, *Cricetus auratus*. Ann. trop. Med. Parasit. **33**, 313—323 (1939).
—, and O. Theodor: Investigations on mediterranean kala azar. II. *Leishmania infantum*. Proc. roy. Soc. B **108**, 453—463 (1931).
Van den Akker, S., and E. Goedbloed: Pneumonia caused by *Pneumocystis carinii* in a dog. Trop. geogr. Med. **12**, No. 1, 54—58 (1960).
Alencar, A.: O sistema nervoso autônomo do coração na infestação experimental do camundongo albino pelo *Schizotrypanum cruzi*. Arch. bras. Med. **50**, Nos. 3/4, 95—102 (1960).
Alencar, J. E. de, E. de Pessoa e Z. F. Fontenele: Infecção natural de *Rattus rattus alexandrinus* por *Leishmania* (provàvelmente *L. braziliensis*) em zona endêmica de leishmaniose tegumentar do Estado do Ceará, Brasil. Rev. Inst. Med. trop. S. Paulo **2**, 347—348 (1960).
Almirante, L., I. de Carneri, G. Coppi and W. Logemann: New amebicides: Unsaturated amides related to chlorophenoxamide. Antibiot. and Chemother. **10**, No. 11, 667—670 (1960).
Alture-Werber, E.: Cultivation of *Trypanosoma equiperdum* in yolk-sac of developing embryo. Proc. Soc. exp. Biol. (N. Y.) **48**, 90—92 (1941).
Alwar, V. S., and G. Ramanujachari: Observations on the behavior and transmissibility of *Trypanosoma evansi* in infected hatched-out chicks. Indian vet. J. **29**, (5) 1—5 (1953).
Anonym: A catalogue of laboratory strains of free-living and parasitic protozoa. J. Protozool. **5**, 1—38 (1958).
Appasov, R. N.: Balantidia of man, wild and domestic animals in Kazakhstan. Tr. Inst. Zool. Acad. Sci. Kazakh S. S. R. (Alma-Ata) **9**, 198 (Russisch) (1958).
Arnold, J., A. S. Alving and Ch. B. Clayman: Induced primaquine resistance in vivax malaria. Trans. roy. Soc. trop. Med. Hyg. **55**, 345—350 (1961).
Aronson, P. R.: Septicemia from concomitant infection with *Trypanosoma cruzi* and *Neisseria perflava*. First case of laboratory-acquired Chagas' disease in the United States. Ann. intern. Med. **57**, 994—1000 (1962).
Artigas, J., and P. C. Beaver: Salmon diet in relation to amebic colitis in the dog. Amer. J. trop. Med. Hyg. **10**, 812—820 (1961).
Asami, R.: Bacteria-free culture of *Trichomonas vaginalis*. Kitasato Arch. exp. Med. **25**, 14 (1952).
Ashcroft, M. T.: The relative virulence of *Trypanosoma brucei* to young and to adult white rats. Ann. trop. Med. Parasit. **53**, 89—92 (1959 a).
— The sex ratio of infected flies found in transmission experiments with *Glossina morsitans* and *Trypanosoma rhodesiense* and *T. brucei*. Trans. roy. Soc. trop. Med. Hyg. Sept., **53**, No. 5, 394—399 (1959 b).
— The tinde experiment: A further study of the long-term cyclical transmission of *Trypanosoma rhodesiense*. Ann. trop. Med. Parasit. **53**, 137—146 (1959 c).
— A comparison between a syringe-passaged and a tsetse-fly-transmitted line of a strain of *Trypanosoma rhodesiense*. Ann. trop. Med. Parasit. **54**, No. 1, 44—53 (1960).
— E. Burtt and H. Fairbairn: The experimental infection of some African wild animals with *Trypanosoma rhodesiense, T. brucei* and *T. congolense*. Ann. trop. Med. Parasit. **53**, 147—161 (1959).
Atchley, F.: The maintenance of a strain of *Balantidium* in laboratory rats. J. Parasit. **21**, 183 (1935).
Atías, A., L. Aguirre, MacKay, E. Campero, E. Parrochia, S. Jarpa, D. Pizarro y M. Silva: Megaesófago y enfermedad de Chagas: primeros casos descritos en Chile. Bol. chil. Parasit. **17**, 20 (1962).

---
[1] Nachtrag zur Literatur s. S. 317

Atías, A., y C. Almonte: Megaesófago en un lactante con enfermedad de Chagasprobablemente congénita. Bol. chil. Parasit. 17, No. 2, 46—48 (1962).
— M. Rubio, M. Lolic y R. Valenzuela: Un nuevo caso de enfermedad de Chagas congénita. Bol. chil. Parasit. 16, 42—44 (1961).
Avery, O. T., C. M. MacLeod and M. McCarty: Studies on the chemical nature of the substance inducing transformation of pneumococcal types. J. exp. Med. 79, 137—158 (1944).
Awakian, A.: Studies on the intestinal protozoa of rats. II. Rats as carriers of *Balantidium*. Trans. roy. Soc. trop. Med. Hyg. 31, 93—98 (1937).
Bahramy, D. A.: Culture de *Leishmania tropica* dans l'oeuf de poule. C. R. Acad. Sci. URSS 40, 212—236 (1943).
Bakács, T., és Maria Jankó: Histopathological findings in cats infected with *Entamoeba histolytica*. Acta microbiol. Acad. Sci. hung. 7, No. 2, 107—112 (1960).
Baker, J. R.: The influence of the number of trypanosomes inoculated on the prepatent period of the subsequent trypanosomiasis in laboratory rodents. Ann. trop. Med. Parasit. 54, No. 1, 71—74 (1960).
— Infection of the chimpanzee *(Pan troglodytes verus)* with *Trypanosoma rhodesiense* and *T. brucei*. Ann. trop. Med. Parasit. 56, No. 2, 216—217 (1962).
Balamuth, W.: Improved egg yolk infusion for cultivation of *Entamoeba histolytica* and other intestinal protozoa. Amer. J. clin. Path. 16, 380—384 (1946).
Ball, S. J.: Associations of various sulphonamides and pyrimethamine in the chemotherapy of caecal coccidiosis. J. comp. Path. 70, 249—256 (1960).
Bárta, K., a H. Lýsek: Experimentální pneumocystóza. I. Sledování komplementfixačních protilátek. Čs. Epidemiol. 11, No. 3, 196—202 (1962).
Bauch, R., u. L. Ladstätter: *Pneumocystis carinii* und interstitielle plasmacelluläre Pneumonie der Frühgeburten. Klin. Wschr. 31, 900—902 (1953).
Bauer, F.: Die Toxoplasmose des Hundes und die Bedeutung der Komplementbindungsreaktion nach Westphal bei ihrer Diagnosestellung. Tierärztl. Umsch. Nr. 15/16, 265 (1952).
Bauer, H.: *Trichomonas*-Infektion. In: Handbuch der Dermatologie und Venerologie, herausgegeben von Gottron und Schönfeld Bd. 1, Teil II, S. 1359. Stuttgart: Thieme 1962.
— Gegenwartsfragen zur urogenitalen Trichomoniasis des Menschen, zugleich eine kritische Betrachtung des neueren Schrifttums. Z. Tropenmed. Parasit. 14, 86—95 (1963).
Beaver, P. C., R. C. Jung, H. J. Sherman, Th. R. Read and Th. A. Robinson: Experimental *Entamoeba histolytica* infections in man. Amer. J. trop. Med. Hyg. 5, 1000—1009 (1956).
Bemrick, W. J.: Effect of low temperatures on trophozoites of *Giardia muris*. J. Parasit. 47, 573—576 (1961).
Benirschke, K., and R. Richart: Spontaneous acute toxoplasmosis in a marmoset monkey. Amer. J. trop. Med. Hyg. 9, No. 3, 269—273 (1960).
Berberian, D. A., R. G. Slighter and E. W. Dennis: N, N′-bis(dichloroacetyl) diamines as amebicidal agents. Amer. J. trop. Med. Hyg. 10, 503—509 (1961).
— — and A. R. Surrey: In vitro and in vivo amebicidal activity of N,N′-bis(dichloroacetyl) diamines. Antibiot. and Chemother. 11, 245—255 (1961).
Berghe, L. van den: Trypanosomose d'un poussin éclos après inoculation chorioallantoidienne. Ann. Soc. belge Méd. trop. 23, 113—139 (1943).
—, and F. L. Lambrecht: The epidemiology and control of human trypanosomiasis in *Glossina morsitans* fly-belts. Amer. J. trop. Med. Hyg. 12, 129—164 (1963).
—, et A. Zaghi: Démonstration du cycle sexué de *Plasmodium atheruri* n. sp. au Congo belge. Ann. Soc. belge Méd. trop. 38, 977—981 (1958)
— E. Peel, M. Chardome et F. L. Lambrecht: Le cycle asexué de *Plasmodium atheruri* n. sp. du porc-épic *Atherurus africanus centralis* au Congo belge. Ann. Soc. belge Méd. trop. 38, 971—975 (1958).
Beveridge, W. I. B., and F. M. Burnet: The cultivation of viruses and rickettsiae in the chick embryo. Med. Res. Council, Great Britain, Spec. Rep. Series Nr. 256 (1946).
Beye, H. K., M. E. Getz, G. R. Coatney, H. Elder and D. E. Eyles: Simian malaria in man. Amer. J. trop. Med. Hyg. 10, No. 3, 311—316 (1961).
Biagi, F., F. E. Robledo, H. Servín and A. Martuscelli: The effect of cholesterol on the pathogenicity of *Entamoeba histolytica*. Amer. J. trop. Med. Hyg. 11, 333—340 (1962).
Bigotti, A., P. Corso, G. Frugoni e F. Malgarini: Tripanosomiasi sperimentale della cavia da *Trypanosoma brucei:* quadro anatomo patologico. Arch. ital. Sci. med. trop. 43, 511—532 (1962).
Binz, C.: Über die Wirkung antiseptischer Stoffe auf Infusorien von Pflanzenjauche. Zbl. med. Wiss. Berlin 5, 305—308 (1867).
Biocca, E.: Studi sull' infezione sperimentale di embrioni di pollo e di polli adulti con *Trypanosoma brucei*. Ann. Igiene 48, 532—547 (1938).

BISHOP, ANN: Drug resistance in protozoa. Biol. Rev. **34**, No. 4, 445—500 (1959).
— Chemotherapy and drug-resistance in protozoal infections. In: Drugs, Parasites and Hosts, S. 98—115. London: J. & A. Churchill Ltd. 1962.
BOCK, M.: Ergebnisse experimenteller Versuche mit 1-(Hydroxyaethyl)-2-methyl-5 nitroimidazol an *Trichomonas vaginalis* und *Entamoeba histolytica*. Arzneimittel-Forsch. **11**, 587—590 (1961).
— W. KOLLERT u. R. GÖNNERT: Die Züchtung von *Trypanosoma cruzi* in Gewebekulturen. Z. Tropenmed. Parasit. **10**, 284—291 (1959).
—, u. L. MUDROW-REICHENOW: Experimentelle Untersuchungen über *Entamoeba histolytica*. Z. Tropenmed. Parasit. **6**, 344—347 (1955).
BÖE, J.: Experimentelle *Entamoeba histolytica*-Infektionen bei Ratten. Zbl. Bakt. I. Abt. Orig. **143**, 393—398 (1939).
BOECK, W. C., and J. DRBOHLAV: The cultivation of *Entamoeba histolytica*. Amer. J. Hyg. **5**, 371 (1925).
BOGDANOVICH, V. V.: Spantaneous balantidiosis in rats. Med. Parasit. Parasitic Dis. Moscow. **24**, No. 4, 326—329 (1955).
— Balantidiasis with concomitant helminthiasis (in experiment). Med. Parazit. (Mosk.) **31**, 711—715 (1962).
BOGOVSKY, P. A., and Y. K. TERAS: Pathologico-anatomical changes in white mice in intraperitoneal infection by cultures of *Trichomonas vaginalis*. Med. Paraszitol. Parazitar. Bolezni **27**, 194—199 (1958).
BOMMER, W.: *Pneumocystis carinii* from human lungs under electron microscope. Amer. J. Dis. Childr. **104**, No. 6, 657—661 (1962).
BONEBAKKER, A., et J. J. LAARMAN: Diagnostic et clinique de l'ambiase métropolitaine d' origine autochtone et tropicale. Bull. Soc. Path. exot. **54**, 559—569 (1961).
BONESTELL, A. E.: Transmission of *Giardia lamblia* and *G. muris* to the wood rat. J. Parasit. **21**, 317 (1935).
BONNIN, H., and R. ARETAS: *Entamoeba dysenteriae* et émétine in vitro. Essais d'émétine. Résistance provoquée. Bull. Soc. Pat. exot. **31**, 829 (1938).
BORG, K.: Toxoplasmosis in hares and capercaillie in Sweden during the years 1948—1952. XVth International Veterinary Congress, Stockholm 1953.
BOURGUIGNON, C. C., L. VAN DEN BERGHE et L. BOGAERT: La trypanosomiase expérimentale du cynocéphale par voie intrarachidienne. Ann. Soc. belge Méd. trop. **16**, 9 (1936).
BOWMAN, I. B. R., T. VON BRAND and E. J. TOBIE: The cultivation and metabolism of trypanosomes in the presence of trehalose with observations on trehalase in blood serum. Exp. Parasit. **10**, 274—283 (1960).
BOYD, M. F.: Malariology. Philadelphia-London: W. B. Saunders Company 1949.
BRAND, T. v.: Der Kohlenhydratstoffwechsel der Protozoen. Ergebn. Mikrobiol. **36**, 1—58 (1963).
BRAUNSTEINER, H., F. PAKESCH u. O. THALHAMMER: Elektronenmikroskopische Untersuchungen über die Morphologie des *Toxoplasma gondii* und das Wesen des Farbtestes nach SABIN-FELDMAN. Wien. Z. inn. Med. **38**, 16—27 (1957).
BRAY, R. S.: Course of *P. berghei* infection in the English bank vole, *Clethrionomys glareolus*. Trans. roy. Soc. trop. Med. Hyg. **44**, 362 (1951).
— The tissue phase of malaria parasites. J. trop. Med. Hyg. **57**, 41—45 (1954).
— Studies on malaria in chimpanzees. I. The erythrocytic forms of *Plasmodium reichenowi*. J. Parasit. **42**, No. 6, 588—592 (1956).
— Studies on malaria in chimpanzees. II. *Plasmodium vivax*. Amer. J. trop. Med. Hyg. **6**. No. 3, 514—520 (1957).
— Studies on malaria in chimpanzees. III. — Gametogony of *Plasmodium reichenowi*. Ann. Soc. belge Méd. trop. **37**, No. 2, 169—174 (1957).
— Studies on malaria in chimpanzees. IV. *Plasmodium ovale*. Amer. J. trop. Med. Hyg. **6**, No. 4, 638—645 (1957).
— Studies on malaria in chimpanzees. V. The sporogonous cycle and mosquito transmission of *Plasmodium vivax schwetzi*. J. Parasit. **44**, No. 1, 46—51 (1958).
— Studies on malaria in chimpanzees. VI. *Laverania falciparum*. Amer. J. trop. Med. Hyg. **7**, No. 1, 20—24 (1958).
— Studies on malaria in chimpanzees. VIII. The experimental transmission and pre-erythrocytic phase of *Plasmodium malariae*, with a note on the host-range of the parasite. Amer. J. trop. Med. Hyg. **9**, 455—465 (1960).
— Malaria infections in primates and their importance to man. Ergebn. Mikrobiol. **36**, 168—213 (1963).
BRENER, Z.: Observações sôbre a imunidade a superinfecções em camundongos experimentalmente inoculados com *Trypanosoma cruzi* e submetidos a tratamento. Rev. Inst. Med. trop. S. Paulo. **4**, No. 2, 119—123 (1962).

BRUMPT, E.: Sur un nouveau trypanosome non pathogène du singe. Bull. Soc. Path. exot. **2**, 267—268 (1909).
— Précis de parasitologie; collection de précis médicaux. 6th ed. Paris: Masson et Cie 1949.
BUCK, M.: Persistence of the parabasal body in a p-rosaniline resistant strain of *Trypanosoma brucei*. Proc. Soc. exp. Biol. (N. Y.) **67**, 77—79 (1948).
BUONOMINI, G., e E. MIGNANI: Azione patogena sperimentale di *E. histolytica*. Rilievi preliminari sulla inoculazione in ratti e topi albini di trofozoiti o loro estratti. Aspetti anatomopatologici. G. Mal. infett. **11**, No. 11, 961—963 (1959).
BURGESS, R. W., and M. D. YOUNG: The development of pyrimethamine resistance by *Plasmodium falciparum*. Bull. Wld. Hlth. Org. **20**, 37—46 (1959).
BURNET, F. M., and J. D. FERRY: The differentiation of viruses of fowl plague and New Castle disease; experiments using the technique of chorioallantoic membrane inoculation of the developing egg. Brit. J. exp. Path. **15**, 56 (1933).
BURROWS, R. B.: Morphological differentiation of *Entamoeba hartmanni* and *E. polecki* from *E. histolytica*. Amer. J. trop. Med. Hyg. 8, 583—589 (1959).
—, and G. E. KLINK: *Endamoeba polecki* infections in man. Amer. J. Hyg. **62**, 156 (1955).
CABRERA, H. A.: Temperature adaptation of *Entamoeba histolytica* and its effect on virulence. Exp. Parasit. **7**, 276—284 (1958).
—, and R. J. PORTER: Survival time and critical temperatures of various strains of *Entamoeba histolytica*. Exp. Parasit. **7**, 285—291 (1958).
CALLAHAN, W. P., W. O. RUSSELL and M. G. SMITH: Human toxoplasmosis. A clinicopathologic study with presentation of five cases and review of the literature. Medicine **25**, 343—397 (1946).
CAPPUCCINO, E. F.: Resistance of mouse to superinfection with the khartoum strain of *Leishmania donovani*. J. Parasit. **45** (Suppl.) 50 (1959).
CARINI, A.: Reproduction expérimentale de la toxoplasmose du lapin. Bull. Soc. Path. exot. **2**, 465—469 (1909).
CARNERI, I. DE: Nuove osservazioni su *Balantidium coli* 1. Diffusione tra i suini a Milano, coltivazione, sensibilità ai farmaci in vitro. Riv. Parasit. **20**, 9—28, (1959).
—, and L. ALMIRANTE: On the reliability of the *in vitro* and *in vivo* determinations for testing anti-amoebic compounds. Trans. roy. Soc. trop. Med. Hyg. **54**, No. 6, 598—599 (1960).
CARRERA, G. M., and E. C. FAUST: Susceptibility of the guinea pig to *Endamoeba histolytica* of human origin. Amer. J. Trop. Med. Hyg. **29**, 647—667 (1949).
CARRESCIA, P. M.: Infezioni da *Plasmodium berghei* in criceti splenectomizzati. Riv. Malax. **40**, Nos. 4/6, 281—284 (1961).
CARVER, R. K., and M. GOLDMAN: Staining *Toxoplasma gondii* with fluoresceinlabeled antibody. III. The reaction in frozen and paraffin sections. Amer. J. clin. Path. **32**, 159—164 (1959).
CAVIER, R., et X. MOSSION: Nouveaux essais d'infestation expérimentale de la ratte par *Trichomonas vaginalis* (DONNÉ, 1837). C. R. Acad. Sci. (Paris) **243**, 1807—1809 (1956).
CHABAUD, A.: Infection de l'embrion de poule par quelques trypanosomes pathogènes. Bull. Soc. Path. exot. **32**, 489—492 (1939).
CHANG, S. L.: Studies on *Entamoeba histolytica*. V. On the decrease in infectivity and pathogenicity for kittens of *E. histologica* during prolonged in vitro cultivation and restoration of these characters following encystement and direct animal passage. J. infect. Dis. **76**, 126—134 (1945).
CHANG, P. C. H.: The ultrastructure of *Leishmania donovani*. J. Parasit. **42**, 126—136 (1956).
CHATRIDSE, J., u. N. KIPSCHIDSE: Über einen Fall von Coccidiosis beim Menschen, Spezies *Isospora hominis*. Arch. Schiffs- u. Tropenhyg. **30**, 248—250 (1926).
CHAUDHURI, R. N., T. K. SAHA and N. ROY: Amebiasis — an experimental study. Amer. J. trop. med. Hyg. **9**, No. 5, 506—511 (1960).
CHRISTEN, M., M. AGOSIN, A. JARPA y A. ATIAS: Ensayos de quimioterapia de la enfermedad de Chagas experimental. VI. Acción sinérgica de la quinina con el fosfato de pentaquina. Bol. Inform. Parasit. Chile **6**, 23—25 (1951).
CLURE, E. M., u. R. POCHE: Die experimentelle Chagas-Myocarditis der weißen Maus im elektronenmikroskopischen Bild. Virchows Arch. path. Anat. **333**, 405—420 (1960).
COGGESHALL, L. T.: Preservation of viable malaria parasites in the frozen state. Proc. Soc. exp. Biol. (N. Y.) **42**, 499—501 (1939).
COHRS, P.: Toxoplasmose-Encephalitis des Hundes. Dtsch. Tierärztl. Wschr. **58**, 161—163 (1951).
— Die Toxoplasmose beim Tier. Verh. dtsch. Ges. Path. **40**, (1956).
COMBESCOT, C., J. DEMARET et C. DELCROIX: Influence des hormones gonadotropes dans l'infestation à *Trichomonas vaginalis* et à *Paracercobodo hominis* chez la ratte hypophysectomisée. C. R. Soc. Biol. (Paris) **153**, 829—831 (1959).
— M. PESTRE et A. DOMENECH: Action de la progestérone sur l'infestation expérimentale de la ratte albinos par *Trichomonas vaginalis*. C. R. Soc. Biol. (Paris) **151**, 332—334 (1957).

Conejos, M.: Cultivo de *S. cruzi* en embrion de pollo. An. Inst. Med. Region. Tucuman, Argentina **2**, 175—183 (1948).
Contacos, P. G., H. A. Elder, G. R. Coatney and Clara Genther: Man to man transfer of two strains of *Plasmodium cynomolgi* by mosquito bite. Amer. J. trop. Med. Hyg. **11**, No. 2, 186—193 (1962).
Convit, J.: Leishmaniasis tegumentaria difusa. Nueva entidad clínico patológica y parasitaria. Rev. Sanid. Asist. soc. **23**, Nos. 1/2, 1—28 (1958).
Cook, M. Katherine. The development of a pyrimethamine-resistant line of *Toxoplasma* under *in vitro* conditions. Amer. J. trop. Med. Hyg. **7**, No. 4, 400—402 (1958).
— and L. Jacobs: Cultivation of *Toxoplasma gondii* in tissue cultures of various derivations. J. Parasit. **44**, No. 2, 172—182 (1958).
Corradetti, A., e Antonietta Ilardi: A strain of *Plasmodium elongatum* from *Corvus cornix*. Parassitologia. **2**, No. 3, 367—370 (1960).
—, e F. Verolini: Relazioni tra *Plasmodium berghei* e cellule della serie rossa durante l' attacco primario nel ratto albino. Riv. Parassit. **12**, 69—84 (1951).
— — De corso della reinfezione da *Plasmodium berghei* in ratti albini precedentemente infettati, guariti e splenectomizzati. Parassitologia **2**, Nos. 1/2, 99—103 (1960).
— — e Marta Rostirolla: Durata della sopravvivenza di *Plasmodium berghei* nel pipistrello insettivoro italiano *Miniopterus schreibersii*. Riv. Parassit. **20**, No. 4, 255—257 (1959).
—, Italia Neri, C. Palmieri, Anna M. Proietti e. L. Amati: Determinazione del tempo di persistenza di *Plasmodium berghei* nel ratto albino dopo la fine dell'attacco primario. Parassitologia. **3**, Nos. 1/2, 77—79 (1961 a).
— —, C. Palmieri, Italia Neri, Caterina Cavallini e L. Amati: Durata della sopravvivenza di *Plasmodium berghei* reinoculato in ratti albini resi immuni dalla guarigione dell' attacco primario. Parassitologia. **3**, Nos. 1/2, 81—86 (1961 b).
Corson, J. F.: The influence of repeated transmissions in animals on the virulence of *Trypanosoma rhodesiense* and *Tr. brucei*. Ann. J. trop. Med. Hyg. **30**, 211—220 (1936).
Coutinho, J. O.: Contribuição para o estudo da *Leishmania enriettii* Muniz e Medina, 1948 — inoculações experimentais. Folia clin. biol. (S. Paulo) **23**, 91—102 (1955).
Cowen, D., and A. Wolf: Toxoplasmosis in the monkey. Acute fatal infection experimentally produced in a young *Macaca mulatta*. J. infect. Dis. **77**, 144—157 (1945).
Cowper, S. G.: An amending note on the transmission of *Plasmodium berghei* from immunized rats to subinoculated mice. Ann. trop. Med. Parasit. **53**, No. 4, 507—508 (1959).
— and S. F. Woodward: Observations on *Plasmodium berghei* infection in white rats: Blood changes and acquired resistance. Ann. trop. Med. Parasit. **53**, No. 1, 103—112 (1959).
Cox, F. E. G.: The cultivation of *Balantidium coli* throughout its viable temperature range. Ann. trop. Med. Parasit. **55**, No. 3, 305—308 (1961).
Cox, H. W.: A study of relapse *Plasmodium berghei* infections isolated from white mice. J. Immunol. **82**, No. 3, 209—214 (1959).
Craig, C. F.: The etiology, diagnosis and treatment of amebiasis. Baltimore: Williams & Wilkins Company 1944.
Cuckler, A. C., A. B. Kupferberg and N. Millman: Chemotherapeutic and tolerance studies on amino-nitro-thiazoles. Antibiot. and Chemother. **5**, 540—550 (1955).
—, and C. M. Malanga: Studies on drug-resistance in coccidia. J. Parasit. **41**, 302 (1955).
Cunningham, M. P., and J. M. B. Harley: Preservation of living metacyclic forms of the *Trypanosoma brucei* sub-group. Nature (Lond.) **194**, 1186 (1962).
Cutchins, E. C., and J. Warren: Immunity patterns in the guinea pig following *Toxoplasma* infection and vaccination with killed *Toxoplasma*. Amer. J. trop. Med. Hyg. **5**, 197—209 (1956).
Dallenbach, F., u. G. Piekarski: Über den Nachweis von *Toxoplasma gondii* im Gewebe mit Hilfe markierter fluorescierender Antikörper (Methode nach Coons). Virchows Arch. path. Anat. **333**, 607—618 (1960).
Davey, D. G.: Human and animal trypanosomiasis in Africa. Amer. J. trop. Med. Hyg. **7**, 546—553 (1958).
Davies, S. F. M., L. P. Joyner and S. B. Kendall: Coccidiosis. Edinburgh and London: Oliver and Boyd 1963.
Deane, L. M.: Infecção natural do sagüi *Callithrix jacchus* por *Tripanosoma* do tipo *cruzi*. Rev. Inst. Med. trop. S. Paulo, **4**, 225—229 (1962).
Degtyareva, S. M., and D. N. Sasuchin: Growth of the causative agent of the desert type skin leishmaniasis in tissue cultures. Med. Parasit. Parasitic Dis. Moscow. **28**, No. 6, 706—710 (1959).
Demarchi, J., et J. Nicoli: La multiplication des agents des trypanosomiases humaines Africaines en culture de tissues. Ann. Inst. Pasteur **99**, 120—130 (1960).
Demina, N. A., and O. J. Kellina: Leishmaniasis in guineapigs. Med. Parasit. Parasitic Dis. Moscow. **28**, No. 6, 699—706 (1959).

DENNIS, E. W., D. A. BERBERIAN and S. HANSEN: Amoebicidal activity of bismuthoxy p-N-glycolylarsanilate and 7-iodo-4-(1-methyl-4-diethylamino-butylamino) quinoline diphosphate. Amer. J. trop. Med. **29**, 683—689 (1949).
DESCHIENS, R.: Le rôle pathogène de *Giardia (Lamblia) intestinalis*. Arch. Mal. Appar. dig. **13**, 136—149 (1923).
—, et L. LAMY: Infection expérimentale du lapin par *Plasmodium berghei*, VINCKE et LIPS 1948. Bull. Soc. Path. exot. **44**, 405—409 (1951).
DIAMOND, L. S.: The establishment of various trichomonads of animals and man in axenic cultures. J. Parasit. **43**, 488—490 (1957).
— Axenic cultivation of *Entamoeba histolytica*. Science **134**, 336—337 (1961).
DOBELL, C., and P. LAIDLAW: On the cultivation of *Entamoeba histolytica* and some other entozoic amoebae. Parasitology **18**, 283—318 (1926).
DOERR, R., u. W. BERGER: Beziehungen zwischen Virulenz und Vermehrungsgeschwindigkeit der Erreger. Z. Hyg. **95**, 319 (1922).
DOLKART, R. E., and B. HALPERN: A new monophasic medium for the cultivation of *Entamoeba histolytica*. Amer. J. trop. Med. Hyg. **7**, 595—596 (1958).
DOLMATOVA, A. V., T. I. DERGACHEVA and L. N. ELISEEV: On the epidemiology and epizootiology of cutaneous leishmaniasis of the rural type in the Karshi oasis of the Uzbek SSR. Rev. Inst. Med. trop. S. Paulo. **4**, No. 2, 65—78 (1962).
DOMINGUEZ, A., u. R. JAFFÉ: Beiträge zur Biologie des Entwicklungscyclus von *Trypanosoma cruzi* im infizierten Organismus. Z. Tropenmed. Parasit. **13**, 304—308 (1962).
— u. J. A. SUAREZ: Untersuchungen über das intrakardiale vegetative Nervensystem bei Myocarditis chagasica. Z. Tropenmed. Parasit. **14**, 81—85 (1963).
DREYER, D. A.: Growth of a strain of *Entamoeba histolytica* at room temperature. Tex.Rep. Biol. Med. **19**, No. 2, 393—396 (1961).
DUBERMANN, D.: Treatment of canine coccidiosis using nitrofurazone and sulfonamides. J. Amer. vet. med. Ass. **136**, 29—30 (1960).
DUBIN, I. N.: Effect of variations in osmotic pressure on macrophages in tissue culture. Proc. Soc. exp. Biol. (N. Y.) **75**, 250—252 (1950).
— Growth of exoerythrocytic forms of *Plasmodium gallinaceum* in epithelial cells in tissue culture. Exp. Parasit. **3**, 425—432 (1954).
DURBIN, C. G.: Attempts to transfer *Plasmodium berghei* VINCKE and LIPS to domesticated animals. Proc. helminth. Soc. Wash. **18**, 108—110 (1951).
EHRLICH, P.: Über den jetzigen Stand der Chemotherapie. Ber. dtsch. chem. Ges. **42**, 17—47, 309, 319 (1909a).
— Über die neuesten Ergebnisse auf dem Gebiete der Trypanosomenforschung. Arch. Schiffs-u. Tropenhyg. **13**, Beih. 6, 91—116, 309, 320 (1909b).
— Die Grundlagen der experimentellen Chemotherapie. Z. angew. Chemie **23**, 2—8, 320 (1910).
ELKELES, G.: Investigationes sobre la evolución del *Trypanosoma cruzi*. Objeciones contra el concepto actual, y fundamentos para un nuevo concepto sobre la evolución del *Trypanosoma*. Rev. Soc. argent. Biol. **16**, 763 (1940).
— Sobre el ciclo evolutivo del *Trypanosoma cruzi*. Pren. med. argent. **44**, 1463 (1957).
— Über die Chagaskrankheit und das *Trypanosoma cruzi* sowie die anderen amerikanischen Trypanosomainfektionen. Z. Tropenmed. Parasit. **10**, 268—284 (1959).
— Die Züchtung von *Trypanosoma cruzi* in Gewebekulturen. Z. Tropenmed. Parasit. **11**, 22—24 (1960).
— Untersuchungen über die Entwicklung des *Trypanosoma cruzi*, besonders über die Entstehung der Trypanosomenform. Berl. Med. **13**, Heft 17, 18, 19 (1962).
ERCOLI, N., with the assistance of ROSE M. FINK: Chemotherapeutic studies on cutaneous Leishmaniasis. Proc. Soc. exp. Biol. (N. Y.) **106**, No. 4, 787—790 (1961).
—, and R. M. FINK: Chemotherapeutic studies on cutaneous leishmaniasis. Proc. Soc. exp. Biol. (N. Y.) **106**, 787—790 (1961).
— — Chemotherapy of experimental *Leishmania enriettii* infection. Proc. Soc. exp. Biol. (N. Y.) **109**, No. 2, 445—448 (1962).
ERHARDT, A.: Die chemotherapeutische Prüfung von Protozoenmitteln. Pharmazie **5**, 297—303 (1950).
ERICHSEN, S., and A. HARBOE: Toxoplasmosis in Chickens. I. An epidemic outbreak of toxoplasmosis in a chicken flock in south-eastern Norway. Acta path. microbiol. scand. **33**, No. 1, 56—71 (1953).
EYLES, D. E.: Serologic response of white rats to *Toxoplasma* infection. J. Parasit. **40**, No. 1, 77—83 (1954).
— The exoerythrocytic cycle of *Plasmodium cynomolgi* and *P. cynomolgi bastianellii* in the rhesus monkey. Amer. J. trop. Med. Hyg. **9**, No. 6, 543—555 (1960).
— G. R. COATNEY and M. E. GETZ: Vivax-type malaria parasite of macaques transmissible to man. Science. **131**, 1812—1813 (1960).

EYLES, D. E., and G. R. COATNEY: Effect of certain drugs on exoerythrocytic parasites of *Plasmodium cynomolgi*. Amer. J. trop. Med. Hyg. **11**, 175—185 (1962).
—, and N. COLEMAN: Relationship of size of inoculum to time to death in mice infected with *Toxoplasma gondii*. J. parasit. **42**, No. 3, 272—276 (1956).
— — and D. J. CAVANAUGH: Preservation of *Toxoplasma gondii* by freezing. J. Parasit. **42**, 408—413 (1956).
— C. L. GIBSON, N. COLEMAN, C. S. SMITH, J. R. JUMPER and FRANCES E. JONES: The prevalence of toxoplasmosis in wild and domesticated animals of the Memphis region. Amer. J. trop. Med. Hyg. **8**, 505—510 (1959).
—, A. B. G. LAING and L. F. YAP: *Plasmodium fieldi* sp. nov., a new species of malaria parasite from the pig-tailed macaque in Malaya. Ann. trop. Med. Parasit. **56**, No. 2, 242—247, (1962).
FABIANI, G., et J. ORFILA: Apparition de l'immunité contre *Plasmodium berghei* chez les souris soumises au régime lacté ou à la sulfamidothérapie. Ann. Inst. Pasteur. **88**, No. 1, 108—111 (1955).
— — Le paludisme expérimental du souriceau. Influence de l'allaitement maternel. Bull. Soc. Path. exot. **49**, No. 4, 705—713 (1956).
— — Infection expérimentale de la souris blanche par *Plasmodium vinckei*. Bull. Soc. Path. exot. **52**, No. 5, 618—630 (1959).
— — et G. BONHOURE: Influence de l'acide para-aminobenzoïque sur le paludisme du rat blanc à *Plasmodium vinckei*. C. R. Soc. Biol. (Paris) **154**, 1441—1442 (1960).
— — — Influence de la gestation sur le paludisme du rat blanc à *Plasmodium vinckei*. C. R. Soc. Biol. (Paris) **153**, No. 7, 1200—1202 (1959).
FAIRBAIRN, H.: The infectivity to man of syringe-passaged strains of *Trypanosoma rhodesiense* and *T. gambiense*. Ann. trop. Med. Parasit. **50**, 167—171 (1956).
—, and D. G. GODFREY: The local reaction in man at the site of infection with *Trypanosoma rhodesiense*. Ann. trop. Med. Parasit. **51**, No. 4, 464—470 (1957).
FANKHAUSER, R.: La toxoplasmose chez le chien en Suisse. Méd. et Hyg. (Genève) **8**, No. 165 (1950).
— Zwei neue Fälle von Toxoplasmose beim Hund. Schweiz. Arch. Tierheilk. **93**, 823 (1951a).
— Toxoplasmose beim Hund. Schweiz. med. Wschr. **81**, 336—338 (1951b).
— Toxoplasmose auch beim Huhn. Schweiz. Arch. Tierheilk. **93**, 823—828 (1951c).
FANTHAM, H. B., and A. PORTER: The pathogenicity of *Giardia (Lamblia) intestinalis* to man and to experimental animals. Brit. med. J. **1916** II, 139—141
FAUST, E. C.: Experimental acute amebic colitis in dogs. Proc. Soc. exper. Biol. (N. Y.) **27**, 908 (1930).
— A study of canine amebic colitis. Porto Rico J. Pub. Hlth trop. Med. **6**, 391—400 (1931).
— Amebiasis in the New Orleans population as revealed by autopsy examination of accident cases. Amer. J. trop. Med. **21**, 35—48 (1941).
— L. E. GIRALDO, G. CAICEDO and R. BONFANTE: Human isosporosis in the western hemisphere. Amer. J. trop. Med. Hyg. **10**, 343—349 (1961).
— L. C. SCOTT and J. C. SWARTZWELDER: Influence of some foodstuffs on lesions of *Entamoeba histolytica* infections. Proc. Soc. exp. Biol. (N. Y.) **32**, 540—542 (1934).
FELDMANN, E.: Die Vermehrungsweise von *Trypanosoma brucei* im Versuchstier (Maus und Ratte). Z. Tropenmed. Parasit. **14**, 317—356 (1963).
FLOCH, H., et P. FAURAN: Discussion sur la nouvelle trypanosomiase humaine américaine. Ann. Parasit. hum. comp. **29**, 499—505 (1954).
FORATTINI, O. P.: Sôbre os reservatórios naturais da leishmaniose tegumentar americana. Rev. Inst. Med. trop. S. Paulo **2**, 195—203 (1960).
FRANKE, E., u. W. ROEHL: Zitiert in: EHRLICH, P., Chemotherapeutische Trypanosomen-Studien. Berl. klin. Wschr. **44**, 233—236 (1907).
FREEDMAN, L., and R. ELSDON-DEW: Size as a criterion of species in the human intestinal amebae. Amer.J. trop. Med. Hyg. **8**, 327—330 (1959).
FRENKEL, J. K.: Host, strain and treatment variation as factors in the pathogenesis of toxoplasmosis. Amer. J. trop. Med. Hyg. **2**, 390—415 (1953).
FRIEBEL, H.: Über die Trypanosomeninfektion der Maus als biologische Arbeitsmethode. Naunyn-Schmiedeberg's Arch. exp. Path. Pharmak. **216**, 501—505 (1952a).
— Über den Einfluß von Cortison auf die Infektabwehr. (Versuche an trypanosomenkranken Mäusen.) Naunyn-Schmiedeberg's Arch. exp. Path. Pharmak. **216**, 515—535 (1952b).
— Über den Einfluß des Cortisons auf die Behandlung der experimentellen Trypanosomeninfektion mit Trypanblau. Naunyn-Schmiedeberg's Arch. exp. Path. Pharmak. **216**, 536—540 (1952c).
—, u. H. KÄSTNER: Der Einfluß von Megaphen auf den Verlauf von experimentellen Trypanosomenerkrankungen von Mäusen *(T. cruzi* und *I. evansi)*. Naunyn-Schmiedeberg's Arch. exp. Path. Pharmak. **225**, 210—236 (1955).

FROST, J. K., and B. M. HONIGBERG: Comparative pathogenicity of *Trichomonas vaginalis* and *Trichomonas gallinae* to mice. II. Histopathology of subcutaneous lesions. J. Parasit. **48**, 898—918 (1962).
FUKUHARA, F.: Immunological studies on *Entamoeba histolytica*. (3) Relationship between the immunological reactions and the pathology of animals inoculated intracaecally or intrahepatically with *Entamoeba histolytica*. Jap. J. Parasit. **9**, No. 3, 239—245 (1960).
FULLER, H. S., and Q. M. GEIMAN: South american cutaneous leishmaniasis in experimental animals. J. Parasit. **28**, 429 (1942).
FULTON, J. D.: The therapeutic action of some newer aromatic diamidines on *Leishmania donovani* infections of golden hamsters *(Cricetus auratus)*. Ann. trop. Med. Parasit. **38**, 147 (1944).
— In: Report of the first seminar on fundamental research in trypanosomiasis held under the auspices of the tsetse fly and trypanosomiasis committee of the colonial office at the National Institute for Medical Research, London, on October 1960. Ann. trop. Med. Parasit. **55**, 144 (1961).
—, and C. V. HARRISON: An outbreak of *Trypanosoma cruzi* infection in Indian monkeys. Tr. roy. Soc. trop. Med. Hyg. **39**, 513—520 (1946).
—, and L. P. JOYNER: Infection by *Leishmania donovani* in the cotton rat. J. gen. Microbiol. **2**, 103—109 (1948).
— — and R. L. CHANDLER: Studies on Protozoa. II. The golden hamster *(Cricetus auratus)* and cotton rat *(Sigmodon hispidus)* as experimental hosts for *Leishmania donovani*. Trans. roy. Soc. trop. Med. Hyg. **44**, 105—112 (1950).
—, u. S. F. NIVEN: Studies on Protozoa. III. Visceral leishmaniasis in the cotton rat *(Sigmodon hispidus)*. Trans. roy. Soc. trop. Med. Hyg. **44**, 717—728 (1951).
—, and A. U. SMITH: Preservation of *Entamoeba histolytica* at —79°C in the presence of glycerol. Ann. trop. Med. Parasit. **47**, 240—246 (1953).
GABALDON, A.: Quantitative studies of experimental infections with *Balantidium coli* in the rat. J. Parasit. **20**, 331 (1934).
— *Balantidium coli*: quantitative studies in experimental infections and variations in infectiousness for rats. J. Parasit. **21**, 386 (1935).
GALLIARD, H., J. LAPIERRE et M. COSTE: Protection croisée entre souches hétérologues de *Trypanosoma cruzi* chez la souris. Son inhibition par la cortisone. C. R. Soc. Biol. (Paris) **156**, No. 7, 1267—1270 (1962).
GANAPATI, P. N.: Cultivation of *Trypanosoma cruzi* in the developing chick embryo. Nature (Lond.) **1948**, 963—964.
GANZIN, M., P. REBEYROTTE, M. MACHEBOEUF et G. MONTEZIN: Étude par électrophorèse des fractions protéiques du sérum sanguin d'hommes et de cobayes infectés par des trypanosomes. Bull. Soc. Path. exot. **45**, 518—524 (1952).
GARNHAM, P. C. C.: The comparative pathogenicity of protozoa in their vertebrate and invertebrate hosts. 5. Symp. Soc. Gen. Microbiol. London: Cambridge Univ. Press 1955.
— A new sub-species of *Plasmodium cynomolgi*. Riv. Parassit. **20**, 275—278 (1959).
—, and L. GONZALES-MUGABURU: A new trypanosome in Saimiri monkey from Colombia. Rev. Inst. Med. trop. S. Paulo **4**, 79—84 (1962).
—, R. LAINSON and W. COOPER: The tissue stages and sporogony of *Plasmodium knowlesi*. Trans. roy. Soc. trop. Med. Hyg. **51**, 384—396 (1957).
— — — The complete life cycle of a new strain of *Plasmodium gonderi* from the drill *(Mandrillus leucophaeus)*, including its sporogony in *Anopheles aztecus* and its pre-erythrocytic schizogony in the rhesus monkey. Trans. roy. Soc. trop. Med. Hyg. **52**, No. 6, 509—517 (1958).
— — and A. E. GUNDERS: Some observations on malaria parasites in a chimpanzee, with particular reference to the persistence of *Plasmodium reichenowi* and *Plasmodium vivax*. Ann. Soc. belge Méd. trop. **36**, 811—821 (1956).
— V. MOLINARI and P. G. SHUTE: Differential Diagnosis of bastianellii and vivax malaria. Bull. Wld. Hlth Org. **27**, No. 2, 199—202 (1962).
GARZA, BETTIE L., and EDITH D. BOX: Evaluation of test of cure procedures in mice treated for *Plasmodium berghei* infections. Amer. J. trop. Med. Hyg. **10**, No. 6, 804—811 (1961).
GAVIN, M. A., T. WANKO and L. JACOBS: Electron microscope studies of reproducing and interkinetic *Toxoplasma*. J. Protozool. **9**, 222—234 (1962).
GAVRILOV, W., G. BOBKOFF et S. LAURENCIN: Essai de culture en tissus de *Plasmodium gallinaceum*. Ann. Soc. belge méd. trop. **18**, 429—434 (1938).
GEIGY, R., M. HUBER, D. WEINMAN and G. R. WYATT: Demonstration of trehalose in the vector of African trypanosomiasis: the tsetse fly. Acta trop. (Basel) **16**, 255—262 (1959).
GEIMAN, Q. M.: A study of four peruvian strains of *Leishmania brasiliensis*. J. Parasit. **26** (Suppl.) 22—23 (1940).

Geissler, H.: Untersuchungen über die Toxoplasmose beim Huhn unter besonderer Berücksichtigung der Serodiagnostik. Habilitationsschrift aus dem Veterinärhyg. und Tierseuchen-Institut d. Justus Liebig-Hochschule in Gießen, 1954.

Germuth, F. G., H. Eagle and V. Oyama: An evaluation of the criteria of cure in experimental leishmaniasis of the golden hamster. Amer. J. trop. Med. 30, 377—385 (1950).

Geurden, L. M. G., and A. E. R. Willems: Het. kweeken van trichomonaden en bebroede kippeneieren. T. Diergeneesk. 68, 955—959 (1941).

Gibson, C. L., and J. R. Jumper: The prevalence of canine toxoplasmosis in Memphis, Tennessee. J. Parasit. 46, No. 5, 559—565 (1960).

Gingrich, W. D., and E. Darrow: The effect of endochin on experimental toxoplasmosis. Amer. J. trop. Med. 31, 12—17 (1951).

Glasgow, J. P., F. Isherwood, F. Lee-Jones and B. Weitz: Factors influencing the staple food of tsetse flies. J. Animal Ecol. 27, 59—69 (1958).

Goble, F. C., and J. L. Boyd: Reticulo-endothelial blockade in experimental Chagas' disease. J. Parasit. 48, No. 2, 223—228 (1962).

Godfrey, D. G.: The influence of dietary cod liver oil and vitamin E upon *Babesia rodhaini* in mice. Exp. Parasit. 6, 465—485 (1957a).

— Anti-parasitic action of dietary cod liver oil upon *Plasmodium berghei* and its reversal by vitamin E. Exp. Parasit. 6, 555—565 (1957b).

— Influence of dietary cod liver oil upon *Trypanosoma congolense*, *T. cruzi*, *T. vivax* and *T. brucei*. Exp. Parasit. 7, No. 3, 255—268 (1958).

Goldman, M.: Staining *Toxoplasma gondii* with fluorescein-labelled antibody. I. The reaction in smears of peritoneal exudate. II. A new serologic test for antibodies to *Toxoplasma* based upon inhibition of specific staining. J. exp. Med. 105, 549—557 (1957); 105, 557—573 (1957).

— Microfluorimetric evidence of antigenic difference between *Entamoeba histolytica* and *Entamoeba hartmanni*. Proc. Soc. exp. Biol. (N. Y.) 102, 189—191 (1959).

— R. K. Carver and N. N. Gleason: Antigenic analysis of *Entamoeba histolytica* by means of fluorescent antibody. II. *E. histolytica* and *E. hartmanni*. Exp. Parasit. 10, 366—388 (1960).

— — and A. J. Sulzer: Reproduction of *Toxoplasma gondii* by internal budding. J. Parasit. 44, 161—171 (1958).

—, and N. N. Gleason: Antigenic analysis of *Entamoeba histolytica* by means of fluorescent antibody. IV. Relationships of two strains of *E. histolytica* and one of *E. hartmanni* demonstrated by cross-absorption techniques. J. Parasit. 48, 778—783 (1962).

Gomes de Alcantara, F.: Experimentelle Chagas-Kardiopathie. (Quantitative Untersuchungen des intrakardialen Nervensystems.) Z. Tropenmed. Parasit. 10, No. 3, 296—303 (1959).

Goodwin, L. G.: The chemotherapy of experimental leishmaniasis. I. The spleen as an index of infection in the Syrian hamster. Trans. roy. Soc. trop, Med. Hyg. 38, 151—160 (1944).

Gordon, R. M., and J. K. Miller: Cyclical infection of *Glossina morsitans* with culture forms of *Trypanosoma rhodesiense*. Nature (Lond.) 191, 1317 (1961).

—, and K. C. Willett: A preliminary account of the deposition by the tsetse-fly of the infective forms of *Trypanosoma rhodesiense*, their subsequent migration to the general circulation, and their development to the blood forms. Ann. trop. Med. Parasit. 50, 314—318 (1956).

Greenberg, J., D. J. Taylor and H. W. Bond: Simple aliphatic substrates in the culture of *Entamoeba histolytica*. Amer. J. trop. Med. Hyg. 4, 1002—1005 (1955).

— — and H. L. Trembley: The effect of milk diets on the course of sporozoite-induced *Plasmodium gallinaceum* infections in chicks. Amer. J. Hyg. 60, 99—105 (1954).

—, and Louise P. Kendrick: Resistance to malaria in hybrids between Swiss and certain other strains of mice. J. Parasit. 45, No. 3, 263—267 (1959).

Groot, H.: Further observations on *Trypanosoma ariarii* of Colombia, South America. Amer. J. trop. Med. Hyg. 1, 585—592 (1952).

Guillo, B., et G. Desmonts: Diagnostic sérologique de la toxoplasmose. Essai d'application aux animaux de boucherie. Recueil Méd. vét. 136, 383—398 (1960).

Gutiérrez Hoyos, Y.: Contribución al conocimiento de tripanosomiasis humanas en Colombia. Estudio llevado a cabo en la región de Tibú (N. de Santander). Caldas méd. 3, 39—56 (1962a).

— Tripanosomiasis humanas en Colombia. Caldas méd. 3, 65—78 (1962b).

Hahn, E.: Studi sierologici sulla toxoplasmosi umana. Boll. Ist. sieroter. milan. 38, 418—422 (1959).

—, u. L. Afzelius-Alm: Das Verhalten der neutralisierenden und komplementbindenden Antikörper bei der Toxoplasmose. Ärztl. Wschr. 12, 953—956 (1957).

Halawani, A.: Experimental study on the resistance of *Entamoeba histolytica* to emetine hydrochloride in vitro. Ann. trop. Med. Parasit. 24, 273 (1930).

Hallman, F. A., J. B. Michaelson and J. N. DeLamater: The cultivation of *Endamoeba histolytica* in a defined medium. Amer. J. trop. Med. 30, 363—369 (1950).

Halpern, B. N., et A. Pacaud: Technique de prélèvement d'échantillons de sang chez les petits animaux de laboratoire par ponction du plexus ophtalmique. C. R. Soc. Biol. (Paris) 145, 1465—1466 (1951).

Hamada, Y.: Biological study of *Trichomonas vaginalis* (3rd report). Inoculation test in experimental animals (1). Han-Dai-Igakushi (Osaka Univ. Med. J.) 5, 511—521 (1953).

Hara, K., S. Oka, K. Takagi, K. Nagata and T. Sawada: Studies on the variation of serum and liver proteins in mice infected with trypanosome. Gunma J. med. Sci. 4, 291—301 (1955).

Harboe, A., and S. Erichsen: Toxoplasmosis in chickens. 3. Attempts to provoke a systemic disease in chickens by infection with a chicken strain and a human strain of *Toxoplasma*. Acta path. microbiol. scand. 35, No. 5, 495—502 (1954).

Harrison, C. V., and J. G. Fulton: The effect of treatment on the spleen of the golden hamster *(Cricetus auratus)* infected with *Leishmania donovani*. Brit. J. exp. Path. 27, 4—8 (1946).

Hauschka, Th. S.: Sex of host as a factor in Chagas' disease. J. Parasit. 33, 399—404 (1947).

— M. B. Goodwin, J. Palmquist and E. Brown: Immunological relationship between seven strains of *Trypanosoma cruzi* and its application in the diagnosis of Chagas' disease. Amer. J. trop. Med. 30, 1—16 (1950).

Hawking, F.: The absorption of acriflavine by trypanosomes. Ann. trop. Med. Parasit. 28, 67—77 (1934).

— Studies on chemotherapeutic action. I. The absorption of arsenical compounds and tartar emetic by normal and resistant trypanosomes and its relation to drug resistance. J. Pharmacol. exp. Ther. 59, 123—156 (1937).

— Demonstration of microscopic slides. Exoerythrocytic forms of *Plasmodium gallinaceum* in tissue culture. Trans. roy. Soc. trop. Med. Hyg. 38, 23 (1944).

— Tissue culture of malaria parasites *(Plasmodium gallinaceum)*. Lancet 246, 693—694 (1944).

— Growth of protozoa in tissue culture. I. *Plasmodium gallinaceum*, exoerythrocytic forms. Trans. roy. Soc. Med. Hyg. 39, 245—263 (1945).

— Growth of protozoa in tissue culture. V. *Leishmania donovani*. Trans. roy. Soc. trop. Med. 41, 545 (1948).

— Tissue culture of plasmodia. Brit. med. Bull. 8, 16—21 (1951).

— In: Report of the first seminar on fundamental research in trypanosomiasis held under the auspices of the tsetse fly and trypanosomiasis committee of the colonial office at the National Institute for Medical Research, London, on October 1960. Ann. trop. Med. Parasit. 55, 139 (1961).

—, and W. L. M. Perry: Activation of paludrine. Brit. J. Pharmacol. 3, 320 (1948).

Heinz, H. J., G. M. MacNab and F. Freeman: The role of the bone marrow in antibody production in amoebiasis. S. Afr. J. med. Sci. 23, No. 1, 13—16 (1958).

Hegner, R. W.: Excystation and infection in the rat with *Giardia lamblia* from man. Amer. J. Hyg. 7, 433 (1927).

Heisch, R. B.: On *Leishmania adleri* sp. nov. from lacertid lizards *(Latastia* sp.*)* in Kenya. Ann. trop. Med. Parasit. 52, 68—71 (1958).

— W. E. Grainger and A. E. C. Harvey: The isolation of a *Leishmania* from gerbils. J. trop. Med. Hyg. 62, No. 7, 158—159 (1959).

— J. P. McMahon and P. E. C. Manson-Bahr: The isolation of *Trypanosoma rhodesiense* from a bushbuck. Brit. med. J. 1958, 1203—1204.

Hellbrügge, Th.: Die diaplacentare Übertragung der latenten Rattentoxoplasmose. VI. Congresso Int. Microbiol., Roma 1953. 5, Sez. XV, 435—442.

— Konnatale Toxoplasmose. München-Gräfelfing: Werk-Verlag Dr. Edmund Banaschewski 1957.

— E. Dahme u. F. K. Hellbrügge: Tierexperimentelle Beobachtungen zur diaplazentaren Infektion der Toxoplasmen. Z. Tropenmed. Parasit. 4, 312—322 (1953).

— W. Spiegler u. W. Grewing: Klinische, morphologische und serologische Befunde bei der generalisierten Toxoplasmose der Ratte. Zbl. Bakt. I. Orig. 165, 495—506 (1956).

Henigst, W.: Außergewöhnliches Verhalten eines *Trypanosoma gambiense*-Stammes in der weißen Maus. Z. Tropenmed. Parasit. 6, 361—368 (1955).

Henrard, C., et E. Peel: L'hémoculture, moyen de diagnostic de la trypanosomiase. Int. sci. Comm. Tryp. Res. No. 191, 254—256 (1950).

Hepding, L.: Über Toxoplasmen *(Toxoplasma gallinarum* n. sp.*)* in der Retina eines Huhnes und über deren Beziehung zur Hühnerlähmung. Z. Infekt.-Kr., Haustiere 55, 109—116 (1939).

HERBIG-SANDREUTER, A.: Further studies on *Trypanosoma rangeli* TEJERA 1920. Acta trop. (Basel) **14**, No. 3, 193—207 (1957).
HERRLICH, A., u. H. LIEBMANN: Zur Kenntnis der menschlichen Coccidien. Z. Hyg. **125**, 331—363 (1943).
HEYNEMAN, D., and N. S. MANSOUR: Leishmaniasis in the Sudan Republic. 3. Temperature tolerance and *in vitro* survival studies on Ld. bodies of *Leishmania donovani*, Malakal strain. J. Egypt. publ. Hlth Ass. **37**, No. 3, 75—92 (1962).
HOARE, C. A.: Handbook of medical protozoology. London: Baillière, Tindall and Cox. 1949.
— The epidemiological role of animal reservoirs in human leishmaniasis and trypanosomiasis. Vet. Rev. Annot. **1**, 62—68 (1955).
— Amoebic infections in Animals. Reprinted from Vet. Rev. Annot. **5**, Pt. 2, 91—102 (1959).
— Condisérations sur l'étiologie de l'amibiase d'après le rapport hôte — parasite. Bull. Soc. Path. exot. **54**, 429—441 (1961).
— Reservoir hosts and natural foci of human protozoal infections. Acta trop. (Basel) **19**, 281—317 (1962).
HOEPPLI, R., u. P. REGENDANZ: Beiträge zur Pathogenese und Histopathologie der Trypanosomeninfektionen der Tiere. I. Arch. Schiffs- u. Tropenhyg. **34**, 1—18 (1930).
— — Beiträge zur Pathogenese und Histopathologie der Trypanosomeninfektionen der Tiere. II. Arch. f. Schiffs- u. Tropenhyg. **34**, 67—99 (1930).
HOGUE, M. J.: Infections of *T. foetus* in chick embryos and young chicks. Amer. J. Hyg. **30** (Section C) 65—67 (1939).
— The effect of *Trichomonas vaginalis* on tissue-culture cells. Amer. J. Hyg. **37**, 142—152 (1943).
HONIGBERG, B. M.: Comparative pathogenicity of *Trichomonas vaginalis* and *Trichomonas gallinae* to mice. I. Gross pathology, quantitative evaluation of virulence, and some factors affecting pathogenicity. J. Parasit. **47**, 545—571 (1961).
—, and C. P. READ: Virulence transformation of a trichomonad protozoan. Science **31**, 352—353 (1960).
HOOD, M. N.: *T. equiperdum*, *T. brucei*, and *T. hippicum* infections in avian hosts. Amer. J. trop. Med. **29**, 379—387 (1949).
HOREN, W. P.: Modified technique for long-term cultivation of *Trypanosoma cruzi* and *Leishmania donovani*. J. Parasit. **46**, 256 (1960).
HORTON-SMITH, C.: Resistance to anti-coccidial drugs experimentally induced in a laboratory strain of *Eimeria tenella*. IIth World's Poult. Congr., Mexico City (1958).
HOTTINGER, R.: Nachprüfung und Kritik der üblichen Bouillonbereitung. Zbl. Bakt. Abt. I. Orig. **67**, 178—206 (1912).
HUFF, C. G., and W. BLOOM: A malarial parasite infecting all blood and blood-forming cells of birds. J. infect. Dis. **57**, 315—336 (1935).
—, and H. HOOGSTRAAL: *Plasmodium lemuris* n. sp. from *Lemur collaris* E. GEOFFROY. J. infect. Dis. **112**, 233—236 (1963).
— A. C. PIPKIN and D. V. JENSEN: Study of the exoerythrocytic stages of *Plasmodium gallinaceum* and *P. fallax* in tissue culture by phase contrast microscopy. J. Parasit. **43**, (5) Sect. 2, Suppl. 17 (1957).
— — A. B. WEATHERSBY and DINNIEMAUD V. JENSEN: The morphology and behavior of living exoerythrocytic stages of *Plasmodium gallinaceum* and *P. fallax* and their host cells. J. biophysic. biochem. Cytol. **7**, No. 1, 93—102 (1960).
HULDT, G.: Kopenhagener Toxoplasmose-Konferenz, 1959. Mündliche Mitteilung.
HUNNINEN, A. V., and H. A. BOONE: Studies on the pathogenicity of various strains of *Entamoeba histolytica* in the rabbit. Amer. trop. Med. Hyg. **6**, 32—49 (1957).
INOKI, S., and Y. HAMADA: Experimental transmission of *Trichomonas vaginalis* (pure culture) into mice. J. infect. Dis. **92**, 1—3 (1953).
—, and A. MATSUSHIRO: Transformation of drug-resistance in *Trypanosoma*. Biken's J. (Osaka) **3**, No. 1, 101—106 (1960).
— K. NAKANISHI and T. NAKABAYASHI: Study of *Leishmania donovani* with special reference to the kinetoplast, mitochondria and Golgi zone by electron microscope employing the thinsection technique. Biken's J. (Osaka) **1**, 194—197 (1958).
— — — Electron microscopic observations of *Trichomonas vaginalis* employing the thinsection technique. Proc. 1st Canad. Symp., Montreal 1959; Gynaecologia **149** (Suppl.) 48—54 (1960).
— Y. TANIUCHI, H. SAKAMOTO, T. ONO and R. KUBO: Interspecific transformation of drug-resistance between *Trypanosoma gambiense* and *Trypanosoma evansi*. Biken's J. (Osaka) **4**, No. 2, 111—119 (1961).
IWATA, S., and T. ARAKI: Studies on giardiasis. Bull. Osaka med. Sch. **6**, No. 3, 92—106 (1960).
JACOBI, K., u. W. KRETSCHMAR: Die Milchtherapie der Malaria-Infektion *(Plasmodium berghei)* bei der Maus. Z. Tropenmed. Parasit. **13**, No. 3, 286—304 (1962).

Jacobs, L., and F. E. Jones: The parasitemia in experimental toxoplasmosis. J. infect. Dis. **87**, 78—79 (1950).
— M. L. Melton and F. E. Jones: The prevalence of toxoplasmosis in wild pigeons. J. Parasit. **38**, 457—461 (1952).
— — and M. K. Cook: Experimental toxoplasmosis in pigeons. Exp. Parasit. **2**, 403—416 (1953).
— — — Observations on toxoplasmosis in dogs. J. Parasit. **41**, No. 4. 353—361 (1955).
— — and A. M. Stanley: The isolation of *Toxoplasma gondii* from the ovaries and oviducts of naturally infected hens. J. Parasit. **48**, Nr. 2, Sec. 2 (Suppl.) 38 (1962).
— J. S. Remington and M. L. Melton: The resistance of the encysted form of *Toxoplasma gondii*. J. Parasit. **46**, 11—21 (1960).
— — — A survey of meat samples from swine, cattle, and sheep for the presence of encysted *Toxoplasma*. J. Parasit. **46**, 23—28 (1960).
— A. M. Stanley and C. M. Herman: Prevalence of *Toxoplasma* antibodies in rabbits, squirrels, and raccoons collected in and near the patuxent wildlife research center. J. Parasit. **48**, 550 (1962).
Jaffé, R., A. Dominguez, C. Kozma u. B. Gavallér: Bemerkungen zur Pathogenese der Chagaskrankheit. Z. Tropenmed. Parasit. **12**, No. 2, 137—146 (1961).
Jancsó, N. v., and H. v. Jancsó: The rôle of the natural defence forces in the evolution of the drug-resistance of trypanosomes. Ann. trop. Med. Parasit. **28**, 419—438 (1934).
— — The rôle of the natural defence forces in the evolution of the drug-resistance of trypanosomes. II. The rapid production of Germanin-fast *T. brucei* strains in animals with paralyzed defence. Ann. trop. Med. Parasit. **29**, 95—109 (1935).
Jarpa, A., E. Montero, C. Navarro, M. Mayerholz, A. Vasquez y M. Zuloaga: Isosporis humana. Bol. chil. Parasit. **15**, 50—54 (1960).
Jarumilinta, R., and B. G. Maegraith: The induction of amoebic liver Abscesses in hamsters by the intraperitoneal inoculation of trophozoites of *Entamoeba histolytica*. Ann. trop. Med. Parasit. **56**, No. 2, 248—254 (1962).
Jeffery, G. M.: Human coccidiosis in South Carolina. J. Parasit. **42**, 491—495 (1956).
— Extended low-temperature preservation of human malaria parasites. J. Parasit. **43**, 488 (1957).
— Inoculation of human malaria into a simian host, *Macaca mulatta*. J. Parasit. **47**, No. 1, 90 (1961).
— Survival of trophozoites of *Plasmodium berghei* and *Plasmodium gallinaceum* in glycerolized whole blood at low temperatures. J. Parasit. **48**, 601—606 (1962).
—, and R. C. Rendtorff: Preservation of viable human malaria sporozoites by low-temperature freezing. Exp. Parasit. **4**, 445 (1955).
Jira, J.: Zur Kenntnis der männlichen Trichomoniase. Zbl. Bakt. I. Orig. **172**, 310—329 (1958).
Jirovec, O.: Studien über blepharoplastlose Trypanosomen. Arch. Protistenk. **68**, 187—208 (1929).
— Über das Vorkommen von blepharoplastlosen Trypanosomen in normalen Stämmen. Zbl. Bakt. I. Orig. **121**, 55—58 (1931).
— *Pneumocystis carinii*, původce t. zv. interstitiálních plasmocelulárních pneumonií kojenců. Čs. Hyg. **1**, 141—148 (1952).
— Über die durch *Pneumocystis carinii* verursachte interstitielle Pneumonie der Säuglinge. J. Hyg. Epidem. (Praha) **3**, 28 (1959).
— Parasitologie für Ärzte. Jena: VEB Gustav Fischer 1960.
— Das Problem der *Pneumocystis*-Pneumonien vom parasitologischen Standpunkte. Mschr. Kinderheilk. **108**, 136—142 (1960).
Johnson, C. M.: Immunological and epidemiological investigations. Gorgas Mem. Lab. Ann. Rept. **1943**, 15—17.
Johnson, E. M.: The cultivation of *Trypanosoma conorhini*. J. Parasit. **33**, 85 (1947).
Johnson, G., R. E. Trussell and F. Jahn: Isolation of *Trichomonas vaginalis* with penicillin. Sci. New Ser. **102**, (1945).
Jollos, V.: Experimentelle Protistenkunde. I. Untersuchungen über Variabilität und Vererbung bei Infusorien. Arch. Protistenk. **43**, 1 (1921).
— Dauermodifikationen und Mutationen bei Protozoen. Arch. Protistenk. **83**, 197 (1934).
Jones, F. E., M. L. Melton, M. N. Lunde, D. E. Eyles u. L. Jacobs: Experimental toxoplasmosis in chickens. J. Parasit. **45**, 31—37 (1959).
Jones, H., G. Rake and D. Hamre: Cultivation of *Leishmania* in yolk sac of developing chick embryo. Amer. J. trop. Med. **24**, 381—383 (1944).
Jones, W. R.: The experimental infection of rats with *Entamoeba histolytica*: with a method for evaluating the anti-amoebic properties of new compounds. Ann. trop. Med. Parasit. **40**, 130—140 (1946).

JONES W. R.: The therapeutic action of some known amoebicides in rats. Brit. J. Pharmacol. **2**, 217—220 (1947).
— Experimental attempt to induce drug-resistance in *Entamoeba histolytica*. Exp. Parasit. **1**, 118 (1952).
JOSEPHINE, M. A.: Experimental studies on *Entamoeba histolytica* in kittens. Amer. J. trop. Med. Hyg. **7**, 158—164 (1958).
JOYNER, L. P.: Induced drug-fastness to nitrofurazone in a laboratory strain of *Eimeria tenella*. Vet. Rec. **69**, 1415 (1957).
KAGAN, I. G., and L. NORMAN: Immunologic studies on *Trypanosoma cruzi*. I. Susceptibility of CFW stock mice for the "Tulahuen" strain of *T. cruzi*. J. infect. Dis. **107**, 165—167 (1960).
— — Immunologic studies on *Trypanosoma cruzi*. III. Duration of acquired immunity in mice initially infected with a North American strain of *T. cruzi*. J. infect. Dis. **108**, 213—217 (1961).
— — Immunologic studies on *Trypanosoma cruzi*. IV. Serial transfer of organisms from immune to nonimmune mice. J. Parasit. **48**, 584—588 (1962).
KARAPETJAN, A. E.: Method of cultivation of *Giardia*. Citologia. Moscow-Leningrad. **2**, 379—384 (1960).
— A procedure for cultivation of *Giardia duodenalis*. Med. Parasit. Parasitic Dis. Moscow. **30**, No. 6, 691—694 (1961).
— *In vitro* cultivation of *Giardia duodenalis*. J. Parasit. **48**, No. 3, 337—340 (1962).
KASPRZAK, W.: Some observations on strains of *Entamoeba histolytica* isolated from carriers in Poland. Čs. Parasit. **6**, No. 2, 53—56 (1959).
KAUFMAN, H. E., and E. D. MALONEY: Multiplication of three strains of *Toxoplasma gondii* in tissue culture. J. Parasit. **48**, No. 3, 358—361 (1962).
KAWECKI, Z., i J. MORZYCKI: Proby hodowli *Trypanosoma equiperdum* na zarodku kurzym. Bull. Inst. mar. trop. Med. Gdańsk **5**, 229—236 (1953).
KEAN, B. H., and R. G. GROCOTT: Sarcosporidiosis or toxoplasmosis in man and guinea-pig. Amer. J. Path. **21**, 467—483 (1945).
— — Asymptomatic toxoplasmosis. Amer. J. trop. Med. **27**, 745—748 (1947).
— — Congenital toxoplasmosis. J. Amer. med. Ass. **136**, 104—108 (1948).
—, and J. T. WELD: Transmission of *T. vaginalis* in the eye of animals. Proc. Soc. exp. Biol. (N. Y.) **89**, 218—219 (1955).
KELEN, A. E., L. AYLLON-LEINDL and N. A. LABZOFFSKY: Indirect fluorescent antibody method in serodiagnosis of toxoplasmosis. Canad. J. Microbiol. **8**, No. 4, 545—554 (1962).
KELLINA, O. I.: Local processes occurring in the skin of mice following introduction of virulent and non-virulent strains of *Leishmania tropica*. Med. Parasit. Parasitic Dis. Moscow. **31**, No. 3, 327—330 (1962).
KELLY, D. R., and R. J. SCHNITZER: Experimental studies on trichomoniasis. II. Immunity to reinfection in *T. vaginalis* infections of mice. J. Immunol. **69**, 337 (1952).
KESSEL, J. F.: Amoebiasis in kittens infected with amoebae from acute and "carrier" human cases and with the tetranucleate amoebae of the monkey and of the pig. Amer. J. Hyg. **8**, 311—355 (1928).
— Notes on two coccidia reported from man. J. Parasit. **20**, 144—145 (1933).
KIKUTH, W.: Immunbiologische und chemotherapeutische Studien an verschiedenen Stämmen von Vogelmalaria. Zbl. Bakt. I. Orig. **121**, 401 (1931).
— Zur Weiterentwicklung der Chemotherapie der Malaria. „Certuna" — ein neues Gametenmittel. Klin. Wschr. **17**, 524 (1938).
—, u. A. GIOVANNOLA: Zur Frage der medikamentösen Malariaprophylaxe auf Grund von experimentellen Untersuchungen an der Vogelmalaria. Riv. Malar. **12**, 657 (1933).
—, u. L. MUDROW: Chemotherapeutische Untersuchungen an den endothelialen Formen (E.-Stadien) des *Plasmodium cathemerium*. Z. Immun.-Forsch. **95**, 285 (1939).
— — Die endotheliale Phase der Malariaparasiten und ihre theoretische und praktische Bedeutung. Ergebn. Hyg. **24**, 1 (1941).
KNAPP, W.: Über chemotherapeutische Versuche am Erreger der Toxoplasmose — Vorläufige Mitteilung. Med. Welt **20**, 554—556 (1951).
KNAUFF, G.: Studien über *Balantidium coli*. Z. Parasitenk. **8**, 139—182 (1936).
KÖBERLE, F.: Über das Neurotoxin des *Trypanosoma cruzi*. Zbl. allg. Path. path. Anat. **95**, 468—475 (1956a).
— Pathologische Befunde an den muskulösen Hohlorganen bei der experimentellen Chagaskrankheit. Zbl. allg. Path. path. Anat. **95**, 321—329 (1956b).
— Zur Frage der Entstehung sog. idiopathischer Dilatationen muskulöser Hohlorgane. Virchows Arch. path. Anat. **329**, 337 (1956c).
— Über Enteromegalie. Zbl. allg. Path. path. Anat. **96**, 244—259 (1957a).

KÖBERLE, F.: Die chronische Chagaskardiopathie. Virchows Arch. path. Anat. **330**, 267—295 (1957b).
— Die Chagaskrankheit — ihre Pathogenese und ihre Bedeutung als Volksseuche. Z. Tropenmed. Parasit. **10**, 236—268 (1959).
— Neurogene Bronchiektasen. Verh. dtsch. Ges. Path. **44**, 139—144 (1960).
—, u. E. NADOR: Mal de engasgo. Z. Tropenmed. Parasit. **7**, 259—277 (1956).
KOPCIOWSKA, L., et S. NICOLAU: Toxoplasmose spontanée du chimpanzé. C. R. Soc. Biol. (Paris) **129**, 179—181 (1938).
KOZMA, C.: Über den Nachweis spezifischer Herz-Autoantikörper bei der Chagas-Myokarditis. Z. Tropenmed. Parasit. **13**, No. 2, 175—180 (1962).
KRAMÁR, J., and F. VRABEC: The inoculation of parasites *Toxoplasma gondii* into the eyes of albino rats. Čs. Parasit. **7**, 245—250 (1960).
KRASCHENINNIKOW, S.: An improved method for purifying balantidia. J. Parasit. **44**, 126—127 (1958).
—, and D. H. WENRICH: Some observations on the morphology and division of *Balantidium coli* and *Balantidium caviae* (?) J. Protozool. **5**, 196—202 (1958).
KRETSCHMAR, W.: Infektionsverlauf und Krankheitsbild bei mit *Plasmodium berghei* infizierten Mäusen des Stammes NMRI. Z. Tropenmed. Parasit. **12**, 346—367 (1961).
— Resistenz und Immunität bei mit *Plasmodium berghei* infizierten Mäusen. Z. Tropenmed. Parasit. **13**, No. 2, 159—175 (1962).
— Weitere Untersuchungen über die Immunität bei der Nagetiermalaria. Z. Tropenmed. Parasit. **14**, 41—48 (1963).
—, u. CH. JERUSALEM: Milz und Malaria. Der Infektionsverlauf *(Plasmodium berghei)* in splenektomierten NMRI-Mäusen und seine Deutung anhand der histopathologischen Veränderungen der Milz nichtsplenektomierter Mäuse. Z. Tropenmed. Parasit. **14**, 279—310 (1963).
KRIJGSMAN, B. J.: Biologische Untersuchungen über das System: Wirtstier-Parasit. I. und II. Teil: Die Entwicklung von *Trypanosoma evansi* in Maus und Ratte. Z. Parasitenk. **5**, 592—678 (1932).
KRUPP, IRIS M., and E. C. FAUST: Parasitologic surveys in Cali, Departamento del Valle, Colombia. IV. Experimental study in Guinea pigs of the pathogenic capacity of *Entamoeba histolytica* from infected persons on Ward Siloé, Cali. J. Parasit. **45**, No. 4, 449—455 (1959).
KUPFERBERG, A. B., G. JOHNSON and H. SPRINCE: Nutritional requirements of *Trichomonas vaginalis*. Proc. Soc. exp. Biol. (N. Y.) **67**, 304—308 (1948).
LAARMAN, J. J., u. J. V. VAN DER SLIK-VAN DER VEEN: Coccidiose bij de mens in Nederland. Ned. T. Geneesk. **105**, 1731—1735 (1961).
— Een en ander over de epidemiologie van isosporiasis bij de mens in Nederland. Acta leidensia **32**, 172—179 (1963).
LAINSON, R.: Toxoplasmosis in England. I. The rabbit *(Oryctolagus cuniculus)* as a host of *Toxoplasma gondii*. Ann. trop. Med. Parasit. **49**, 384—396 (1955a).
— Toxoplasmosis in England. II. Variation factors in the pathogenesis of *Toxoplasma* infections: The sudden increase in virulence of a strain after passage in multimammate rats and canaries. Ann. trop. Med. Parasit. **49**, 397—416 (1955b).
— III. The demonstration of *Toxoplasma* in animals, with particular reference to members of the mustelidae. Trans. roy. Soc. trop. Med. Hyg. **51**, 111—117 (1956).
— Toxoplasmosis in England. III. *Toxoplasma* infection in dogs: The incidence of complement-fixing antibodies among dogs in London. Ann. trop. Med. Parasit. **50**, 172—186 (1956).
— Observations on the development and nature of pseudocysts and cysts of *Toxoplasma gondii*. Trans. roy. Soc. trop. Med. Hyg. **52**, 396—407 (1958).
—, and J. STRANGWAYS-DIXON: Dermal leishmaniasis in British Honduras: Some host-reservoirs of *L. brasiliensis mexicana*. Brit. med. J. **1962**, 1596—1598.
LAMY, L.: Nouvelles données concernant l'enkystement spontané d' *Entamoeba histolytica* en culture. Bull. Soc. Path. exot. **54**, 453—458 (1961).
LAPIERRE, J., et J. J. ROUSSET: Caractères biologiques d'une souche virulente de *Trypanosoma gambiense*. Immunisation par vaccin tués. Bull. Soc. Path. exot. **54**, No. 2, 336—345 (1961).
— — et H. PICOT: Réceptivité du hérisson *(Erinaceus europaeus)* au *Trypanosoma gambiense*. Ann. Parasit. hum. comp. **35**, Nos. 1/2, 188—189 (1960).
LARIVIÈRE, M.: Etude de l'infection expérimentale à *Trypanosoma gambiense* du *Cricetomys gambianus*. Bull. Soc. Path. exot. **49**, 561 (1956).
LAVIER, G.: Deux espèces de *Giardia* du rat d'égout Parisien *(Epimys norwegicus)*. Ann. Parasit. hum. comp. **2**, 161—168 (1924).
LEFROU, G., et J. MARTIGNOLES: Contribution à l'étude des *Plasmodium* des chimpanzés. Inoculation de *P. falciparum* humain au chimpanzé. Bull. Soc. Path. exot. **47**, No. 6, 895—903 (1954).

LEHMANN, D. L.: Investigations on the infectivity of early cultural forms of rhodesian trypanosomiasis. Ann. trop. Med. Parasit. **55**, 151—153 (1961).
LEUPOLD, FRIEDA: Die Bedeutung der Blepharoplasten als Angriffspunkt chemotherapeutischer Substanzen. Z. Hyg. **104**, 641 (1925).
LEVADITI, C., P. LÉPINE et R. SCHOEN: L'immunité antitoxoplasmique. C. R. Soc. Biol. (Paris) **99**, 1130 (1928).
— V. SANCHIS-BAYARRI, P. LÉPINE et R. SCHOEN. Étude sur l'encéphalo-myélite provoquée par *Toxoplasma cuniculi*. Ann. Inst. Pasteur **43**, 673—736 (1929).
—, et R. SCHOEN: Nouvelles recherches sur le *Toxoplasma cuniculi*. C. R. Soc. Biol. (Paris) **99**, 1126—1130 (1928).
— — Presénce d'un toxoplasme dans l'encéphale du *Cynocephalus babuin*. Bull. Soc. Path. exot. **26**, 402—405 (1933).
—, et A. VAISMAN: Histo-pathologie de l'infection provoquée chez la souris par le *Plasmodium berghei*. Le rat, réservoir de virus. Bull. Soc. Path. exot. **43**, 693—697 (1950).
LEVINE, N. D., F. L. ANDERSEN, M. BRAUN LOSCH, R. A. NOTZOLD and K. N. MEHRA: Survival of *Tritrichomonas foetus* stored at —28 and —95°C after freezing in the presence of glycerol. J. Protozool. **9**, 347—350 (1962)
— C. A. BRANDLEY, and R. GRAHAM: The cultivation of *Tritrichomonas* in developing chicken eggs. Science **89**, 160—161 (1939).
— W. E. MCCAUL and M. MIZELL: The relation of the stage of the population growth curve to the survival of *Tritrichomonas foetus* upon freezing in the presence of glycerol. J. Protozool. **6**, 116—120 (1959).
LEWERT, R. M.: Alterations in the cycle of *Plasmodium gallinaceum* following passage through tissue culture. I. Tissue culture studies. Amer. J. Hyg. **51**, 155—177 (1950).
— Alterations in the cycle of *Plasmodium gallinaceum* following passage through tissue culture. II. The behavior of the strains during multiple passage through chicks. Amer. J. Hyg. **51**, 178—193 (1950).
LEWIS, W. P., and E. K. MARKELL: Acquisition of immunity to toxoplasmosis by the newborn rat. Exp. Parasit. **7**, No. 5, 463—467 (1958).
LINHARTOVÁ, ALENA: Experimentelle Pneumocystose bei Ratten. Zbl. Bakt. I. Abt. Orig. **167**, No. 2, 178—186 (1957).
LINCICOME, D. R.: Growth of *Trypanosoma lewisi* in the heterologous mouse host. Exp. Parasit. **7**, 1—13 (1958).
LISBOA, A. C.: Sôbre a forma congênita da doença de CHAGAS. Estudo anátomo-patológico de 6 casos. Rev. Inst. Med. trop. S. Paulo. **2**, 319—334 (1960).
LUDVIK, J.: Neue elektronenmikroskopische Befunde an *Toxoplasma gondii*. Zbl. allg. Path. path. Anat. **101**, 540 (1960).
LUMBRERAS, H.: Über ein neues flüssiges Medium zur Kultur von Balantidien, Entamoeben und Trichomonaden. Z. Tropenmed. Parasit. **10**, 351—360 (1959).
LUND, EBBA, E. LYCKE and P. SOURANDER: A cinematographic study of *Toxoplasma gondii* in cell cultures. Brit. J. exp. Path. **42**, No. 4, 357—362 (1961).
LUPASCO, G., ASPASIA AGAVRIOLAIEI et A. G. CIPLEA: Contribution à l'étude de la pathogénicité et de l'histopathologie de l'infection à *Leishmania donovani* chez le hamster doré *(Cricetus auratus)*. Arch. roum. Path. exp. **20**, No. 4, 565—578 (1961).
LYNCH, J. E., E. C. HOLLEY and J. E. MARGISON: Studies on the use of the mouse as a laboratory animal for the evaluation of antitrichomonal agents. Antibiot. et Chemother. **5**, 508—514 (1955).
MCCONNACHI, E. W.: The action of amoebicidal drugs on *Entamoeba invadens* RODHAIN 1934 in vitro. Parasitology **44**, 132 (1954).
MACDONALD, E. M., P. M. NELSON, H. J. BYRNE and A. L. TATUM: *Trichomonas foetus*: Experimental infection in rabbits. J. Immunol. **59**, 295—300 (1948).
MCENTEGART, M. G.: The maintenance of stock strains of trichomonads by freezing. J. Hyg. **52**, 545 (1954).
MACFARLANE, J. O., and I. RUCHMAN: Cultivation of *Toxoplasma* in the developing chick embryo. Proc. Soc. exp. Biol. (N.Y.) **67**, 1—4 (1948).
MACKERRAS, M. J., and Q. N. ERCOLE: Observations on the action of paludrine on malarial parasites. Trans. roy. Soc. trop. Med. **41**, 365 (1947).
MCMILLAN, B.: The inhibition of leptomonads of the genus *Leishmania* in culture by antifungal antibiotics. Ann. trop. Med. Parasit. **54**, 293—299 (1960).
MCNUTT, S. H., and R. E. TRUSSELL: Comparison of the growth of *T. foetus* and *T. vaginalis* in chick embryos. Proc. Soc. exp. Biol. (N.Y.) **46**, 489—492 (1941).
MAEGRAITH, B., and C. HARINASUTA: Experimental amoebiasis in the guineapig. Trans. roy. Soc. trop. Med. Hyg. **47**, 582—583 (1953).
MAGARA, M., F. AMINO and E. YOKOUTI: One method for the pure culture of *Trichomonas vaginalis*. Amer. J. trop. Med. Hyg. **2**, 267—270 (1953).

MAGAUDDA-BORZI, L., e L. PENNISI: Studio comparativo sui vari metodi per ottenere l'incistamento *in vitro* di *E.histolytica*. Arch. ital. Sci. med. trop. **42**, No. 7, 319—330 (1961 a).
— — Modificazioni, *in vitro*, della sensibilità di vari stipiti di *E. histolytica* per alcuni antibiotici (acromicina, colimicina e terramicina). Riv. Parassit. **22**, No. 3, 165—173 (1961 b).
— — Le prove di amebicidia *in vitro*. Rassegna critica e proposta di una metodica standard. Riv. Parassit. **22**, No. 1, 55—74 (1961 c).
MALAMOS, B.: Über Vorkommen von *Schizotrypanum cruzi* bei Affen in Niederländisch-Indien. Arch. Schiffs- u. Tropenhyg. **39**, 156—171 (1935).
—, u. E. G. NAUCK: Die Malariaplasmodien der Affen. Zbl. Bakt. II. Ref. **117**, 193 (1935).
MANSON-BAHR, P. E. C., and R. B. HEISCH: Transient infection of man with a *Leishmania (L. adleri)* of lizards. Ann. trop. Med. Parasit. **55**, No. 3, 381—382 (1961).
MANWELL, R. D.: Avian toxoplasmosis with invasion of the erythrocytes. J. Parasit. **27**, 245—249 (1941).
— The low-temperature freezing of malaria parasites. Amer. J. trop. Med. **23**, 123—131 (1943).
—, F. COULSTON, E. C. BINCKLEY and V. P. JONES: Mammalian and avian *Toxoplasma*. J. infect. Dis. **76**, 1—14 (1945).
—, and G. JEFFERY: Preservation of avian malaria parasites by low temperature freezing. Proc. Soc. exp. Biol. (N.Y.) **50**, 222 (1942).
—, and FRANCES O. ROBINSON: The behavior of *Plasmodium elongatum* and *P. hexamerium* in chick and duck embryos. Amer. J. Hyg. **75**, No. 1, 69—73 (1962).
MAROTEL, G., et P. M. PIERRON: Deux notes de clinique parasitaire: sur la coccidiose bovine et la toxoplasmose. Rev. méd. vét. **94**, 112—116 (1943).
MATSUBAYASHI, H., and T. NOZAWA: Experimental infection with *Isospora hominis* in man. Amer. J. trop. Med. **28**, 633—637 (1948).
MAYER, M.: Empfänglichkeit des europäischen Hamsters *(Cricetus frumentarius)* für Kala-Azar. Arch. Schiffs- u. Tropenhyg. **30**, 347—348 (1926).
—, E. LAAS u. C. SONNENSCHEIN: Über generalisierte Infektionen mit *Leishmania tropica* (Orientbeule) bei weißen Mäusen. Arch. Schiffs- u. Tropenhyg. **38**, 16—28 (1934).
—, u. H. DA ROCHA LIMA: Zum Verhalten von *Schizotrypanum cruzi* in Warmblütern und Arthropoden. Arch. Schiffs- u. Tropenhyg. **18** (Beiheft) 257—292 (1914).
—, u. H. WERNER: Kultur des Kala-Azar-Erregers aus dem peripheren Blut des Menschen. Dtsch. med. Wschr. **40**, 67—68 (1914).
MEDINA, R., y J. ROMERO: Estudio clinico y parasitológico de una nueva cepa de *Leishmania*. Arch. venez. Pat. trop. **3**, 298—326 (1959).
MEER, G. VAN DER, et S. L. BRUG: Pneumocystisinfektion bei Mensch und Tier. Ann. Soc. belge Méd. trop. **22**, 301—308 (1943).
MELENEY, H. E., and W. W. FRYE: Studies of *Endamoeba histolytica* and other intestinal protozoa in Tennessee: IX. Further observations on the pathogenicity of certain strains of *E. histolytica* for kittens. Amer. J. Hyg. **21**, 422—437 (1935).
MELLO, U.: Un cas de toxoplasmose du chien observé à Turin. Bull. Soc. Path. exot. **3**, 359—363 (1910).
MELNICK, J. L.: Tissue culture methods for the cultivation of poliomyelitis and other viruses. In: Diagnostic Procedures for Virus and Rickettsial Diseases, 2nd Ed. (97—151) — 1956. Ann. Publ. Health Assoc. N.Y. C.
MELTON, M. L., A. M. STANLEY and L. JACOBS: The persistence of *Toxoplasma* in the intestinal wall of chronically infected mice. J. Parasit. **48**, Nr. 2, Sec. 2 (Suppl.), 37 (1962).
MELZER, H., u. W. KOLLERT: Ein Beitrag zur Klinik und Therapie der Chagas-Krankheit (Südamerikanische Trypanosomiasis). Dtsch. med. Wschr. **88**, No. 8, 368, 371—377, 388, 403 (1963).
MERCADO, T. I., and G. R. COATNEY: The course of the blood-induced *Plasmodium berghei* infection in the meadow mouse *Microtus pennsylvaticus pennsylvaticus* and certain other small rodents. Amer. J. trop. Med. Hyg. **2**, 39 (1953).
MERCHANT, D. J.: Streptomycin in the treatment of experimental trypanosomiasis in mice and chick embryos. Proc. Soc. exp. Biol. (N.Y.) **64**, 391—393 (1947).
MEUWISSEN, J. H. E. T.: Resistance of *Plasmodium falciparum* to pyrimethamine and proguanil in Netherlands New Guinea. Amer. J. trop. Med. Hyg. **10**, 135—139 (1961).
MOHR, W., u. W. HOENIG: Elektrokardiographische, parasitologische und histopathologische Befunde am Herzen bei mit *Toxoplasma gondii* infizierten Goldhamstern. Z. Kreisl.-Forsch. **43**, 641—651 (1954).
—, H. WAHLE u. A. STAMMLER: Experimentelle *Toxoplasma*-Infektion bei Rhesusaffen. Z. Tropenmed. Parasit. **6**, 386—430 (1955).
MOLINARI, V.: The action of low temperatures on plasmodia. J. trop. Med. Hyg. **64**, 225—232 (1961).
MOORE, D. V., and J. E. LANIER: Observations on two *Plasmodium falciparum* infections with an abnormal response to chloroquine. Amer. J. trop. Med. Hyg. **10**, 5—9 (1961).

MUDROW-REICHENOW, L.: Über die chemotherapeutische Beeinflußbarkeit des *Plasmodium berghei* VINCKE und LIPS. Z. Tropenmed. Parasit. **2**, 471—485 (1951).
— Der moderne Stand der biologischen und chemotherapeutischen Malariaforschung. Ergebn. Hyg. Bakt. **27**, 420—511 (1952).
— Spontanes Vorkommen von Amöben und Ciliaten bei Laboratoriumstieren. Z. Tropenmed. Parasit. **7**, 198—211 (1956).
MÜHLENS, P., u. W. KIRSCHBAUM: Weitere parasitologische Beobachtungen bei künstlichen Malariainfektionen von Paralytikern. Arch. Schiffs- u. Tropenhyg. **28**, 131—144 (1924).
MÜHLPFORDT, H.: Das Verhalten von *Toxoplasma gondii* (Stamm BK) in der Gewebekultur. Z. trop. Med. Parasit. **4**, 53—64 (1952).
— Vergleichende Untersuchung über die Wirkung des Trypaflavins auf den Blepharoplast verschiedener Trypanosomenarten. Z. Tropenmed. Parasit. **10**, No. 1, 19—30 (1959).
— Mischinfektionen mit markierten Typanosomenarten. Z. Tropenmed. Parasit. **11**, 265—287 (1960).
— Der Einfluß tiefer Temperaturen auf Protozoen. Z. Tropenmed. Parasit. **11**, No. 4, 481—507 (1960).
— Die Ultrastruktur der Protozoenzelle. (Dargestellt am Beispiel der Trypanosomen.) 1. Tagung der Dtsch. Ges. Paras. e.V., Hamburg 1962; Ref. Z. Parasitenk. **22**, 91—92 (1962).
— Über die Bedeutung und Feinstruktur des Blepharoplasten bei parasitischen Flagellaten. I. Teil. Z. Tropenmed. Parasit. **14**, 357—398 (1963).
—, u. M. BAYER: Elektronenmikroskopische Untersuchungen an Protozoen *(Trypanosoma gambiense)*. Z. Tropenmed. Parasit. **12**, No. 4, 334—346 (1961).
—, u. R. MARTINEZ-SILVA: Die Wirkung von Isoconessin und Neoconessin im Vergleich zu Conessin und Emetin auf *Entamoeba histolytica* in vitro. Z. Tropenmed. Parasit. **7**, 211—219 (1956).
MUNIZ, J., y H. MEDINA: Leishmaniose tegumentar do cobaio. *Leihmania enriettii* n. sp. Hospital (Rio de J.) **33**, 7—25 (1948).
NAKAMURA, M.: Induced increase in resistance of *Entamoeba histolytica* to fumagillin. Nature (Lond.) **191**, 413—414 (1961).
—, and M. B. JAMES: Effect of purine derivatives on *Trypanosoma cruzi* in vitro. Exp. Parasit. **2**, 19—26 (1953).
NAUCK, E. G.: Chemotherapeutische Versuche bei Affenmalaria *(Pl. knowlesi)*. Arch. Schiffs- u. Tropenhyg. **38**, 313—325 (1934).
—, u. B. MALAMOS: Über die Wirkungsweise der Malariaheilmittel bei Affenmalaria *(Pl. knowlesi)*. Klin. Wschr. **15**, 888—891 (1936).
NELSON, C. E., and M. M. JONES: Some factors related to *Entamoeba histolytica* growth on rice products in a simple medium. Amer. trop. Med. Hyg. **4**, 822—832 (1955).
NELSON, E. C.: Cultivation and cross-infection experiments with Balantidia from pig, chimpanzee, guinea pig and *Macacus rhesus*. Amer. J. Hyg. **22**, 26 (1935).
NELSON, P. M.: Cultivation of *Trichomonas foetus* in chick embryo. Proc. Soc. exp. Biol. (N. Y.) **39**, 258 (1938).
NEVA, F. A., M. F. MALONE and B. R. MEYERS: Factors influencing the intracellular growth of *Trypanosoma cruzi* in vitro. Amer. J. trop. Med. Hyg. **10**, 140—154 (1961).
NEWTON, W. L., L. V. BEARDON and A. M. DELEVA: A comparative study of the subcutaneous inoculation of germfree and conventional guinea pigs with two strains of *Trichomonas vaginalis*. Amer. J. Trop. Med. Hyg. **9**, 56—61 (1960).
NICOLI, J.: Étude préliminaire sur les conditions de culture de *Trypanosoma gambiense*. Bull. Soc. Path. exot. **54**, No. 1, 77—83 (1961).
NICOLLE, C., et M. CONOR: La toxoplasmose du gondi. Maladie naturelle. Maladie expérimentale. Bull. Soc. Path. exot. **6**, 160—165 (1913).
—, et L. MANCEAUX: Sur un protozoaire nouveau du gondi, *Toxoplasma*. Arch. Inst. Pasteur Tunis **2**, 97—103 (1909).
— — Sur un protozoaire nouveau du gondi. C. R. Acad. Sci. (Paris) **148**, 369—372 (1909).
NIEMEGEERS, K.: Durée de survie de *Trypanosoma gambiense* et de *Trypanosoma rhodesiense* dans le sang conservé destiné à des transfusions sanguines. Ann. Soc. belge Méd. trop. **38**, No. 4, 697—719 (1958).
NOBLE, G. A.: Stress and Parasitism. I. A preliminary investigation of the effects of stress on ground squirrels and their parasites. Exp. Parasit. **11**, 63—67 (1961).
— Stress and parasitism. II. Effect of crowding and fighting among ground squirrels on their coccidia and trichomonads. Exp. Parasit. **12**, 368—371 (1962).
NÖLLER, H. G.: Die Blutentnahme aus dem retroorbitalen Venenplexus. Klin. Wschr. **33**, 770—771 (1955).
NORMAN, L., and I. G. KAGAN: Immunologic studies on *Trypanosoma cruzi*. II. Acquired immunity in mice infected with avirulent American strains of *T. cruzi*. J. infect. Dis. **107**, 168—174 (1960).

NOWICKI, E.: Postmortales infektionsfähiges Überdauern von *Schizotrypanum cruzi*, *Trypanosoma congolense* und *Trypanosoma equinum* in Versuchstierorganen. Zbl. Bakt. I. Orig. **143**, 385—392 (1939).

OBERLING, C., and N. ANSARI: Culture de *Leishmania tropica* sur la membrane chorioallantoide du poulet. Bull. Soc. Path. exot. **44**, 442—445 (1951).

OKUMURA, M., T. DE BRITO, L. H. P. DA SILVA, A. C. DA SILVA e A. C. NETTO: The pathology of experimental Chagas's disease in mice: I. Digestive tract changes, with a reference to necrotizing arteritis. Rev. Inst. Med. trop. S. Paulo. **2**, No. 1, 17—28 (1960).

— y A. CORRÊA NETO: Produção experimental de "megas" em animais inoculados com *Trypanosoma cruzi*. Rev. Hosp. Clín. **16**, No. 5, 338—341 (1961).

OLBERG, H.: Über die Bluteiweißveränderungen bei experimenteller Infektion von Mäusen mit *Trypanosoma brucei*. Zbl. Bakt. I. Orig. **162**, 119—135 (1955).

OLEG, ST.: Sulla transmissione transplacentare del *Trypanosoma brucei*. Sperimentale **95**, 127—140 (1942).

OLIVEIRA MUSACCHIO DE M., y H. MEYER: Acäo de *Schizotrypanum cruzi*, degenerado ou em suspensao de tripanozomas mortos, sobre células nerviosas em culturas de tecido de embriä o de galinha. Hospital (Rio de J.) **55**, 899 (1958).

OTTEN, E., u. A. WESTPHAL: Beitrag zum „Staupedurchbruch" nach vorhergegangener aktiver Immunisierung. Zur Differenzialdiagnose: Toxoplasmose. Tierärztl. Umsch. **6**, 59/60 (1951).

— — u. S. HENZE: Toxoplasmose, Staupe, Leptospiren. Serologische Untersuchungen über getrenntes und gemeinsames Vorkommen beim Hund. Tierärztl. Umsch. **7**, 153—157 (1953).

— — u. E. KAJAHN: Zur Epidemiologie der Toxoplasmose. Der Hund als Infektionsquelle des Menschen. Klin. Wschr. **29**, 343—346 (1951).

PACKCHANIAN, A.: On the cultivation of *Trypanosoma brucei* in vitro. Amer. J. trop. Med. Hyg. **8**, 168—174 (1959).

—, and H. H. SWEETS: Infectivity of *Trypanosoma cruzi* after cultivation for thirteen years in vitro without animal passage. Proc. Soc. exp. Biol. (N. Y.) **64**, 169 (1947).

PAMPANA, E.: A textbook of malaria eradication. London: Oxford University Press, 1963.

PAOLA, D. DE, u. J. RODRIGUES DA SILVA: Histopathologie der Kala-Azar. Ergebn. allg. Path. path. Anat. **39**, 1—52 (1960).

PARAENSE, W. L.: The spread of *Leishmania enriettii* through the body of the guineapig. Trans. roy. Soc. trop. Med. Hyg. **47**, 556—560 (1953).

PAUTRIZEL, R., C. RIPERT et J. DURET: Résistance du foetus de rongeur (rat, cobaye, lapin) vis à vis de *Trypanosoma equiperdum*. Ann. Parasit. hum. comp. **35**, No. 4, 469—487 (1960).

PELLÉRDY, L.: Über das Vorkommen sulfonamidresistenter Coccidiose-Stämme. Mh. Vet.-Med. **17**, 346—348 (1962).

PERRIN, TH. L., G. D. BRIGHAM and E. G. PICKENS: Toxoplasmosis in wild rats. J. infect. Dis. **72**, 91—96 (1943).

PERSHIN, G. N., and N. YU MOSKALENKO: Studies of experimental cutaneous leishmaniasis of albino mice as a chemotherapeutic model. Med. Parazit. (Mosk.) **31**, 727—733 (1962).

PESSAT, O. A. N.: Milieu diphasique pour la culture de *Trypanosoma cruzi*. Bull. Soc. Path. exot. **54**, No. 1, 16—19 (1961).

PESSÔA, S. B.: Classificação das leishmanioses e das espécies do gênero *Leishmania*. Arch. Hig. (S. Paulo) **26**, 41—50 (1961).

— Domicilizcao dos triatomíneos e epidemiologia da doenca de CHAGAS. Arch. Hig. (S. Paulo) **27**, 161—171 (1962).

PHILIPPE, E., et A. CHADLI: La leishmaniose experimentale de la souris *(Leishmania donovani* et *Leishmania tropica)*. Arch. Inst. Pasteur Tunis **38**, 241—254 (1961).

PHILLIPS, B. P.: Cultivation of *Endamoeba histolytica* with *Trypanosoma cruzi*. Science **111**, 8—9 (1950).

— Further studies with ameba-trypanosome cultures. Amer. J. trop. Med. Hyg. **11**, No. 1, 6—11 (1962).

—, and I. L. BARTGIS: Effects of growth in vitro with selected microbial associates and of encystation and excystation, on the virulence of *Endamoeba histolytica* for guinea pigs. Amer. J. trop. Med. Hyg. **3**, 621—627 (1954).

—, and P. A. WOLFE: The use of germfree guinea pigs in studies on the microbial interrelationships in amoebiasis. Ann. N. Y. Acad. Sci. **78**, 308—313 (1959).

— — and I. L. BARTGIS: Studies on the ameba-bacteria relationship in amebiasis. II. Some concepts on the etiology of the disease. Amer. J. trop. Med. Hyg. **7**, No. 4, 392—399 (1958).

— — CH. W. REES, H. A. GORDON, W. H. WRIGHT and J. A. REYNIERS: Studies on the ameba-bacteria relationship in amebiasis. Comparative results of the intracecal inoculation of germfree, monocontaminated, and conventional guinea pigs with *Entamoeba histolytica*. Amer. J. trop. Med. Hyg. **4**, 675—692 (1955).

PIEKARSKI, G.: *Toxoplasma gondii* als Parasit des Menschen und der Tiere. Z. Parasitenk. **14**, 582—625 (1950).

Piekarski, G.: Lehrbuch der Parasitologie. Berlin-Göttingen-Heidelberg: Springer 1954.
— Toxoplasma gondii in Erythrocyten von Hühnerembryonen. Beitr. Naturkd. Niedersachsens **13**, 18—20 (1960).
— Medizinische Parasitologie in Tafeln. Farbenfabriken „Bayer", Leverkusen 1961.
— Symbiose und Parasitismus. In: Handbuch der allgemeinen Pathologie Bd. XI/2. Berlin-Göttingen-Heidelberg (im Druck) 1964.
—, u. M. Saathoff: Die Laboratoriumsdiagnose der parasitären Erkrankungen. In: Handbuch der Kinderheilkunde. Herausgegeben von Opitz und Schmid. Bd. II. Berlin-Göttingen-Heidelberg: Springer, im Druck.
—, u. A. Westphal: Amöbenruhr und Verbreitung der Entamoeba histolytica in Europa und im Mittelmeergebiet 1903—1950. In: Welt-Seuchenatlas I. Hamburg: Falk-Verlag 1951.
Pifano, C. F.: Nueva trypanosomiasis humana de la región neotrópica producida por el Trypanosoma rangeli, con especial referencia a Venezuela. Arch. venez. Pat. trop. **2**, 89—120 (1954).
— Algunos aspectos de la patologia comparada geográfica de la leishmaniasis tegumentaria en el trópico americano. Bull. Soc. Path. exot. **53**, 510—517 (1960).
Pinkerton, H., and R. G. Henderson: Adult toxoplasmosis: A previously unrecognized disease entity simulating the typhus-spotted fever group. J. Amer. med. Ass. **116**, 807—814 (1941).
Pipkin, A. C.: Avian embryos and tissue culture in the study of parasitic protozoa. II. Protozoa other than Plasmodium. Exp. Parasit. **9**, 167—203 (1960).
—, and D. V. Jensen: Avian embryos and tissue culture in the study of parasitic protozoa. I. Malarial parasites. Exp. Parasit. **7**, 491—530 (1958).
Pizzi, T.: Immunologis de la enfermedad de Chagas. Monographias Publicadad No. 7, Universidad de Chile, 183 pp. (1957).
—, y J. Chemke: Acción de la cortisona sobre la infección experimental de la rata por Trypanosoma cruzi. Biológica (Santiago) **21**, 31—58 (1955).
Polge, C., and M. A. Soltys: Preservation of trypanosomes in the frozen state. Trans. roy. Soc. trop. Med. Hyg. **51**, 519—526 (1957).
Ponte, E. del: Consideraciones sobre la epidemiología de la leishmaniasis tegumentaria en la Argentina. Bol. Ofic. sanit. panamer. **32**, 223—231 (1952).
Poul, J., and P. Pallas: Persistance de Leishmania donovani dans l'organisme du chien après la guérison clinique et sérologique de la leishmaniose générale. Arch. Inst. Pasteur Algér. **40**, No. 1, 25—32 (1962).
Pruss, J.: Infektionen mit Entamoeba muris- und Entamoeba histolytica-Kulturen in Laboratoriums-Ratten und die chemotherapeutische Beeinflussung in vivo. Z. Tropenmed. Parasit. **11**, No. 3, 306—315 (1960).
Pyne, C. K., and J. Chakraborty: Electron Microscopic studies on the basal apparatus of the flagellum in the protozoon, Leishmania donovani. J. Protozool. **5**, 264—268 (1958).
Radermecker, J.: Sur la précocité des modifications E.E.G. dans la trypanosomiase humaine expérimentale. Bull. Soc. Path. exot. **47**, No. 3, 397—399 (1954).
Ramakrishnan, S. P., and S. Prakash: Susceptibility of the Indian garden squirrel (Sciurus palmarum) to Plasmodium berghei and its assexual periodicity. Nature (Lond.) **1951**, 533.
— — A note on the rapid selection of a primaquine-resistant strain of Plasmodium knowlesi in Macaca mulatta. Bull. Nat. Soc. India Malar. **9**, No. 4, 261—265 (1961).
Ranque, J., et A. Faure: Sensibilité de Sciurus vulgaris à la leishmaniose viscérale. Bull. Soc. Path. exot. **49**, No. 1, 40—43 (1956).
Ratcliffe, H. L., and C. B. Worth: Toxoplasmosis of captive wild birds and mammals. Amer. J. Path. **27**, 655—667 (1951).
Rees, C. W.: Pathogenesis of intestinal amoebiasis in kittens. Arch. Path. **7**, 1—26 (1929).
Regendanz, P.: Der Verlauf der Infektion mit Schizotrypanum cruzi (Chagas) bei jungen Ratten und über die Empfänglichkeit erwachsener Ratten für Schizotrypanum. Zbl. Bakt. I. Orig. **116**, 256 (1930).
— Die experimentelle Erzeugung von Schlafkrankheit beim natürlich immunen Pavian durch Infektion des Liquor cerebrospinalis. Arch. Schiffs- u. Tropenhyg., **36**, 409 (1932).
Rego, S. F. de M.: Sôbre o encontro de formas tissulares do Trypanosoma cruzi Chagas 1909 no sangue circulante do camundongo branco (Mus musculus). Folia clin. biol. (S. Paulo) **26**, 17—45 (1956).
Reichenow, E.: Untersuchungen über das Verhalten von Trypanosoma gambiense im menschlichen Körper. Z. Hyg. **94**, 266—385 (1921).
— Züchtung pathogener Trypanosomen. Arch. Schiffs- u. Tropenhyg. **38**, 292 (1934).
— Beiträge zur Kenntnis der Chagas-Krankheit. Arch. Schiffs- u. Tropenhyg. **38**, 459—477, 499—518 (1934).
— Lehrbuch der Protozoenkunde. Jena: VEB Gustav Fischer Verlag 1953.

Reichenow, E.: Über *Trypanosoma rangeli* und die Entwicklung des Blutparasitismus der Säugetiertrypanosomen. Z. Tropenmed. Parasit. 8, 219—224 (1957).
—, u. L. Mudrow: Der Entwicklungsgang von *Plasmodium praecox* im Vogelkörper. Dtsch. Tropenmed. Z. 47, 289—299 (1943).
— H. Vogel u. F. Weyer: Leitfaden zur Untersuchung der tierischen Parasiten des Menschen und der Haustiere. 3. Aufl. Leipzig: Johann Ambrosius Barth 1952.
Reinertson, J. W., and P. E. Thompson: Experimental amebic hepatitis in hamsters. Proc. Soc. exp. Biol. (N. Y.) 76, 518—521 (1951).
Rendtorff, R. C.: The experimental transmission of human intestinal protozoan parasites. II. *Giardia lamblia* cysts given in capsules. Amer. J. Hyg. 59, No. 2, 209—220 (1954).
Reusse, U.: Konservierung einiger tierpathogener Protozoen durch Aufbewahrung bei tiefen Temperaturen. Z. Tropenmed. Parasit. 7, 99—109 (1956).
Ricken, D.: Histologische Untersuchungen bei experimenteller *Pneumocystis*-Pneumonie. Virchows Arch. path. Anat. 331, 713—728 (1958).
Rijpstra, A. C., and N. H. Swellengrebel: On two isosporas in man. Trop. geogr. Med. 13, 89—92 (1961).
de Rodaniche, E.: Spontaneous toxoplasmosis in the whiteface monkey, *Cebus capucinus*, in Panama. Amer. J. trop. Med. Hyg. 3, No. 6, 1023—1025 (1954).
Rodenwaldt, E.: Geographie der Chagas-Krankheit. Z. Tropenmed. Parasit. 10, 1—5 (1959).
Rodhain, J.: La réceptivité du chimpanzé *Pan satyrus* au *Plasmodium vivax* humain. C. R. Soc. Biol. (Paris) 132, 69—70 (1939).
— Les plasmodiums des anthropoides de l'Afrique centrale et leurs relations avec les plasmodiums humains. Réceptivité de l'homme au *Plasmodium malariae (Plasmodium rodhaini* Brumpt*)* du chimpanzé. C. R. Soc. Biol. (Paris) 133, 276—277 (1940).
— Le comportement du cotton rat vis-à-vis du *Plasmodium berghei*. Note complémentaire. Ann. Soc. belge Méd. trop. 31, 289—296 (1951).
— Contribution à l'étude de *Plasmodium schwetzi*, E. Brumpt. Ann. Soc. belge Méd. trop. 35, No. 1, 69—72 (1955).
— Les formes préérythrocytaires du *Plasmodium vivax* chez le chimpanzé. Ann. Soc. belge Méd. trop. 36, No. 1, 99—103 (1956).
— Paradoxical behaviour of *Plasmodium vivax* in the chimpanzee. Trans. roy. Soc. trop. Med. Hyg. 50, No. 3, 287—293 (1956).
—, et L. van den Berghe: Inoculations de spirochetes et de protozoaires sur membrane C. A. poulet. Ann. Soc. belge Méd. trop. 23, 141—155 (1943).
—, et R. Dellaert: Contribution à l'étude du *Pl. schwetzi* E. Brumpt (3me note). L'infection à *Plasmodium schwetzi* chez l'homme. Ann. Soc. belge Méd. trop. 35, 757—775 (1955).
Roehl, W.: Die Wirkung des Plasmochins auf die Vogelmalaria. Arch. Schiffs- u. Tropenhyg. 30, Beih. 3, 11—18 (1926).
Romaña, C.: Acerca del ciclo evolutivo del *Trypanosoma (Schizotrypanum) cruzi* Chagas 1909, en sus fases tisular y hematica. Mem. Inst. Osw. Cruz. 54, No. 1, 255—269 (1956); An. Inst. Med. region. (Tucuman) 4, No. 2, 155—171 (1955).
Roth, F., u. G. Piekarski: Über die Lymphknoten-Toxoplasmose der Erwachsenen. Virchows Arch. path. Anat. 332, 181—203 (1959).
Routh, C. F., J. E. McCroan and C. G. Hames: Three cases of human infection with *Isospora* in Georgia. Amer. J. trop. Med. Hyg. 4, 1—8 (1955).
Roy, N. K.: Some observations on the isolation and maintenance of *Entamoeba histolytica in vivo* and *in vitro*. Ann. Biochem. exp. 21, No. 1, 1—6 (1961).
Rubio, D. M.: Natural and acquired immunity against *Trypanosoma cruzi* in the hamster *(Cricetus auratus)*. Biológica (Santiago) Nos. 27/28, 95—116 (1959).
Rubio, M., J. Ebensperger, J. Howard, F. Knierim u. F. Naquira: Untersuchungen an 100 Müttern mit frühgeborenen Kindern auf Chagaskrankheit und Auffindung eines Falles von angeborener Chagaskrankheit. Bol. chil. Parasit. 17, 13 (1962).
— R. Galecto and J. Howard: Dos casos de enfermedad de Chagas congénita. Bol chil. Parasit. 16, 15—18 (1961).
Ruchman, I., and J. C. Fowler: Localization and persistence of *Toxoplasma* in tissues of experimentally infected white rats. Proc. Soc. exp. Biol. (N. Y.) 76, 793—796 (1951).
Russell, P. F., L. S. West and R. D. Manwell: Practical malariology. Philadelphia-London: W. B. Saunders Company 1946.
Sabin, A. B., and H. A. Feldman: Dyes as microchemical indicators of a new immunity phenomenon affecting a protozoon parasite *(Toxoplasma)*. Science 108, 660—663 (1948).
—, and P. K. Olitzky: *Toxoplasma* and obligate intracellular parasitism. Science 85, 336—338 (1937).
—, and J. Warren: Therapeutic effectiveness of certain sulfanomides on infection by an intracellular protozoon *(Toxoplasma)*. Proc. Soc. exp. Biol. (N. Y.) 51, 19—23 (1942).

Samuels, R., and D. J. Stouder: Experiments with trichomonads grown as colonies in agar plates. J. Protozool. **7** (Suppl.) 6 (1960).

San Agustin, F.: Cultivation of surra trypanosome *(T. evansi)* in the developing chick embryo. Philipp. J. Animal Ind. **13**, 25—32 (1952).

Satya Prakash: Studies on *Plasmodium berghei* Vincke and Lips, 1948. Part XXVI. The minimum duration of patent primary parasitaemia in albino rats for the development of immunity to resist reinfection. Indian J. Malar. **13**, Nos. 2/3, 137—144 (1959).

— Studies on *Plasmodium berghei* Vincke and Lips, 1948. XXVII. Duration of patent primary parasitaemia necessary for the development of measurable acquired immunity, if any, in the albino mice. Indian J. Malar. **14**, No. 2, 165—170 (1960a).

— Studies on *Plasmodium berghei* Vincke and Lips, 1948. XXVIII. The duration of immunity due to a single untreated *P. berghei* infection in albino rats. Indian J. Malar. **14**, No. 3, 283—290 (1960b).

Sawada, T., and K. Hara: Studies on the production of amebic liver abscess. I. Experimental production of liver abscess in cats. Gunma J. med. Sci. **3**, 169—179 (1954a).

— — Studies on the production of amebic liver abscess. II. Experimental production of liver abscess in rabbits and dogs. Gunma J. med. Sci. **3**, 181—193 (1954b).

Schlarb, H.: Über eine Methode zur Dauerkontrolle des Therapieerfolges einer mit Tetracyclin behandelten *Balantidium coli*-Infektion des Meerschweinchens. Z. Tropenmed. Parasit. **14**, 69—80 (1963).

Schmidt, L. H., R. Greenland and C. S. Genther: The transmission of *Plasmodium cynomolgi* to man. Amer. J. trop. Med. Hyg. **10**, No. 5, 679—688 (1961).

Schmidt-Hoensdorf, F., u. J. Holz: Über die Toxoplasmose der weißen Ratte. Z. Hyg. Infekt.-Kr. **139**, No. 4, 338—340 (1954).

Schneider, C.: Infektionsversuche mit *Lamblia muris*. I. Experimentelle Untersuchungen zum Infektionsverlauf. Z. Tropenmed. Paras. **12**, 276—300 (1961a).

— Infektionsversuche mit *Lamblia muris*. II. Der Einfluß der Ernährung und anderer Faktoren auf den Infektionsverlauf. Z. Tropenmed. Parasit. **12**, 368—385 (1961b).

Schneider, J.: *P. cynomolgi bastianellii*: hématozoaire du singe transmissible à l'homme. Essai d'impaludation thérapeutique. Bull. Soc. Path. exot. **54**, No. 1, 7—11 (1961a).

— Traitement médical de l'ambiase. Bull. Soc. Path. exot. **54**, 616—677 (1961b).

Schnitzer, R. J., D. R. Kelly and B. Leiwant: Experimental studies on trichomoniasis: 1. The pathogenicity of trichomonad species for mice. J. Parasit. **36**, 343—349 (1950).

Schuckmann, W. v., u. G. Piekarski: Beiträge zum Problem der Dauermodifikation bei Protozoen. Arch. Protistenk. **93**, 355—416 (1940).

Schuhová, V.: Langfristige Kulturen des *Toxoplasma gondii* in He-La-Zellen. Z. Bakt. I. Abt. Orig. **168**, Nos. 7/8, 631—636 (1957).

— Long-term culture of *Toxoplasma gondii* on He-La cells. J. Hyg., Epidem. (Praha). **4**, No. 1, 131—132 (1960).

Schulemann, W.: Grundlagen chemotherapeutischer Forschung unter besonderer Berücksichtigung der Malariatherapie. Naunyn-Schmiedeberg's Arch. exp. Path. Pharmak. **225**, 45—63 (1955).

— F. Schönhöfer u. A. Wingler: Synthese des Plasmochins. Klin. Wschr. **9**, 381—384 (1932).

Schulz, H., u. E. MacClure: Elektronenmikroskopische Untersuchung der *Trypanosoma cruzi* mit besonderer Berücksichtigung des Periplasten und des Blepharoplasten. Z. Zellforsch. **55**, 389—412 (1961).

Schumaker, E.: *Balantidium coli*: Host specificity and relation to the diet of an experimental host. Amer. J. Hyg. **12**, 341—365 (1930).

Selye, H.: The general adaptation syndroma and the diseases of adaptation. J. clin. Endocr. **6**, 117—230 (1946).

Seneca, H.: Fatal *Trypanosoma cruzi* infection in white baby rats with cortisone. Science **116**, 14—16 (1952).

— In vitro acquired resistance and sensitivity of *Endamoeba histolytica* to oxytetracycline. J. Lab. clin. Med. **43**, 713 (1954).

—, and D. Ides: The effect of oxysteroids on *Trypanosoma cruzi* infection in mice. Amer. J. trop. Med. Hyg. **4**, 833—836 (1955).

— and A. Wolf: *Trypanosoma cruzi* infection in the Indian monkey. Amer. J. trop. Med. Hyg. **4**, 1009—1014 (1955).

Senekji, H. A.: Studies on the culture of *Leishmania tropica*. Trans. roy. trop. Med. Hyg. **33**, 267—269 (1939).

Sergent, Ed., et A. Poncet: Longue durée d'une infection latente à toxoplasmes chez un canari. C. R. Soc. Biol. (Paris) **147**, Nos. 21/22, 1773—1774 (1953).

— — Étude expérimentale du paludisme des rongeurs à *Plasmodium berghei*. I. Incubation. Accès aigu. Arch. Inst. Pasteur Algér. **33**, 71—77 (1955a).

Sergent, Ed., et A. Poncet: Étude expérimentale du paludisme des rongeurs à *Plasmodium berghei*. II. Stade d'infection latente métacritique. Arch. Inst. Pasteur Algér. **33**, 195—222 (1955 b).
— — De la résistance acquise contre le paludisme des rongeurs à *Plasmodium berghei* par des rats blancs qui ont survécu à une première atteinte. Arch. Inst. Pasteur Algér. **39**, No. 2, 116—118 (1961 a).
— — De la température des souris blanches pendant l'accès parasitaire de paludisme à *Plasmodium berghei*. Arch. Inst. Pasteur Algér. **39**, No. 2, 133—134 (1961 b).
Shaffer, J. G., and W. W. Frye: Studies on the growth requirements of *Endamoeba histolytica*. I. Maintenance of a strain of *E. histolytica* through one hundred transplants in the absence of an actively multiplying bacterial flora. Amer. J. Hyg. **47**, 214—221 (1948).
—, and V. Iralu: The effect of erythrocytes on the propagation of *Entamoeba histolytica* in culture. I. Demonstration of toxicity of washed erythrocytes to a strain of *E. histolytica*. Amer. J. trop. Med. Hyg. **10**, 10—16 (1961).
—, and J. E. Washington: Failure of two strains of *Entamoeba histolytica* to develop resistance to amoebicidal agents in vitro. Proc. Soc. exp. Biol. (N. Y.) **80**, 63 (1952).
Shakhnazarova, I. E.: Morphological studies of the intestinal wall of mice infected with *Lamblia muris*. Med. Parazit. (Mosk.) **31**, 694—697 (1962).
Sharma, R.: Effect of cholesterol on the growth and virulence of *Entamoeba histolytica*. Trans. roy. Soc. trop. Med. Hyg. **53**, No. 3, 278—281 (1959).
Shekhanov, M. B., and L. G. Suvorova: Natural foci of cutaneous leishmaniasis in the South-West of Turkmenistan. Med. Parasit. Parasitic Dis. Moscow **29**, 524—528 (1960). (In Russian.)
Sheldon, W. H.: Experimental pulmonary *Pneumocystis carinii* infection in rabbits. J. exp. Med. **110**, No. 1, 147—160 (1959).
Shortt, H. E., and P. C. C. Garnham: Pre-erythrocytic stage in mammalian malaria parasites. Nature (Lond.) **161**, 126 (1948).
Siim, J. Chr.: Acquired toxoplasmosis. J. Amer. med. Ass. **147**, 1641—1645 (1951).
— Studies on acquired toxoplasmosis. II. Report of a case with pathological changes in a lymph node removed at biopsy. Acta path. microbiol. scand. **30**, 104—108 (1952).
Silva, I. I.: Forma quística del *Trypanosoma (Schizotrypanum) cruzi*. Rev. Fac. Med. Tucumán **1**, 39—66 (1958).
— Cultivo de la forma quística del *Trypanosoma (Schizotrypanum) cruzi*. Rev. Fac. Med. Tucumán **3**, 27—46 (1961).
— Método fácil para aislar y cultivar el *Trypanosoma (Schizotrypanum) cruzi* directamente del insecto vector. Rev. Fac. Med. Tucumán. **3**, Nos. 1/4, 89—94 (1961).
Simitch, T., A. Bordjocki et Z. Savin: Infection du canard, per os, par la forme kystique de *Toxoplasma gondii*. Rec. Méd. vét. **139**, 403—406 (1963).
— Z. Savin, A. Bordjocki, Zl. Pétrovitch et B. Tomanovitch: L'infection de la poule avec *Toxoplasma gondii* par la voie buccale. Arch. Inst. Pasteur Algér. **39**, Nr. 4 (1961).
Smithers, S. R., and R. J. Terry: Changes in the serum proteins and leucocyte counts of rhesus monkeys in the early stages of infection with *Trypanosoma gambiense*. Trans. roy. Soc. trop. Med. Hyg. **53**, No. 4, 336—345 (1959).
Soloviev, M. M.: On the technique of *Lamblia* cultivation. Med. Parazit. (Mosk.) **31**, 744—745 (1962).
Soltys, M. A.: Immunity in trypanosomiasis. III. Sensitivity of antibody-resistant strains to chemotherapeutic drugs. Parasitology. **49**, Nos. 1/2, 143—152 (1959).
Sprince, H., and A. B. Kupferberg: The nutrition of protozoa. I. A simplified medium for the investigation of unknown factors in blood serum essential for the sustained growth of *Trichomonas vaginalis*. J. Bact. **53**, 435—439 (1947).
Smyly, H. J.: Chemotherapy of experimental leishmaniasis in hamsters. Trans. roy. Soc. trop. Med. Hyg. **20**, 104 (1926).
—, and C. W. Young: The experimental transmission of leishmaniasis to animals. Proc. Soc. exp. Biol. **21**, 354—356 (1923/24).
Splendore, A.: Un nouvo protozoa parassita dei conigli. Incontrato nelle lesioni anatomiche d'una malattia che ricorda in molti punti il Kala-Azar dell'uomo. Rev. Soc. Sci. (S. Paulo) **3**, 109—112 (1908).
Springer, L.: Toxoplasmose epizootica entre pombos. Arch. biol. (S. Paulo) **26**, (246) 74—76 (1942).
Stauber, L. A.: Leishmaniasis in the hamster. In: Some physiological aspects and consequences of parasitism. 76—90. Herausgegeben von W. H. Cole. New Brunswick, New Jersey: Rutgers University Press 1955.
— E. M. Franchino, and J. Grun: An eight-day method for screening compounds against *Leishmania donovani* in the golden hamster. J. Protozool. **5**, 269—273 (1958).

STOLZ, G.: Spontane, letal verlaufende Toxoplasmose bei einem Affen. Schweiz. Arch. Tierheilk. **104**, 162—166 (1962).
SULLIVAN, T. D., T. MCGREGOR, R. B. EADS and D. J. DAVIS: Incidence of *Trypanosoma cruzi*, CHAGAS, in *Triatoma* (Hemiptera, Reduviidae) in Texas. Amer. J. trop. Med. **29**, 453—458 (1949).
SUTLIFF, W. D., F. D. GREEN and L. S. SUTER: *Endamoeba gingivalis* in pulmonary suppuration. Amer. J. trop. Med. **31**, 718—723 (1951).
SVENSSON, R.: Experiments on the effect of alternating current on intestinal protozoa. A preliminary report. Acta Soc. Med. upsalien **54**, 321—327 (1949).
SWARTZWELDER, J. C., and G. R. MULLER: A comparison of the infection rate and gross pathology of amebic infection in normal and antigen-injected rats. Amer. J. trop. Med. **30**, 181—183 (1950).
TANG, C. C.: Cultivation of *Trypanosoma cruzi* in tissue culture. Chin. med. J. **71**, 115 (1958).
TÁLICE, R. V., J. GURRI, J. ROYOL y L. PÉREZ-MOREIRA: Investigaciones sobre la toxoplasmosis en el Uruguay. Sobrevida de *Toxoplasma gondii* en sangre humana "in vitro". An. Fac. Med. Montevideo. **42**, Nos. 5/6, 143—147 (1957).
TARTAGLIA, P.: Experimentelle Empfänglichkeit des Siebenschläfers *(Glis glis* L.*)* für Kala Azar. Z. Tropenmed. Parasit. **11**, No. 2, 187—189 (1960).
TAYLOR, D. J., J. GREENBERG, B. HIGHMAN and G. R. COATNEY: Experimental infection of guinea pigs with *Endamoeba histolytica*. Amer. J. trop. Med. **30**, 817—828 (1950).
— — and E. S. JOSEPHSON: The effect of two different diets on experimental amebiasis in the guinea pig and in the rat. Amer. J. trop. Med. Hyg. **1**, 559—566 (1952).
— C. W. REES, LUCY V. REARDON and W. H. WRIGHT: Studies of the virulence of monobacterial cultures of one strain of *Entamoeba histolytica* in the Guinea pig. J. Parasit. **45**, No. 3, 269—273 (1959).
THÉZÉ, J.: Rapport sur les travaux de l'Institut d'Hygiène et de Bacteriologie 1914—1915. Bull. Soc. Path. exot. **9**, 467 (1916).
THIEL, P. H. VAN: The persistence of *Toxoplsama* strains in albino rats. Antonie v. Leeuwenhoek **22**, No. 3, 243—247 (1956).
THIERMANN, E.: Transmision congenita del *Toxoplasma gondii* en ratas con infeccion leve. Biol. lat. (Milano) **23**, 59—67 (1957).
THOMPSON, P. E., and B. L. LILLIGREN: Chemotherapy of experimental *Endamoeba histolytica* infection in dogs. Amer. J. trop. Med. **29**, 323—336 (1949).
THOMPSON, P., D. MCCARTHY and J. REINERTSON: Observations on the virulence of *Endamoeba histolytica* during prolonged subcultivation. Amer. J. Hyg. **59**, 249—261(1954).
THURSTON, J. P.: *Plasmodium berghei*. Exp. Parasit. **2**, 311—332 (1953a).
— The chemotherapy of *Plasmodium berghei*. I. Resistance to drugs. Parasitology. **43**, Nos. 3/4, 246—252 (1953b).
— The chemotherapy of *Plasmodium berghei*. II. Antagonism of the action of drugs. Parasitology. **44**, Nos. 1/2, 99—110 (1954).
TIMMEL, H.: Morphologischer Beitrag zum *Pneumocystis*-Problem. Zbl. allg. Path. path. Anat. **102**, 439 (1961).
TOBIE, J. E.: Experimental infection of the rabbit with *Endamoeba histolytica*. Amer. J. trop. Med. **29**, 859—870 (1949).
—, and B. HIGHMAN: Influence of the amino nucleoside of puromycin on the course and pathology of trypanosome infections in rabbits and mice. Amer. J. trop. Med. Hyg. **5**, 504—515 (1956).
TOLENTINO, P., e A. BRUSA: Ricerche sui fattori che possono favorire la malattia toxoplasmica nell' animale scarsamente recettivo. Boll. Soc. ital. Biol. sper. **28**, 2007 (1952).
TONKIN, I. M.: The testing of drugs against exoerythrocytic forms of *Plasmodium gallinaceum* in tissue culture. Brit. J. Pharmacol. **1**, 163—173 (1946).
TORREALBA, J. W., A. D. F. AMARAL, C. E. HENRÍQUEZ, W. KOWALENKO y P. A. BARRIOS: Observaciones iniciales sobre el perro *(Canis familiaris)*, como reservorio de Kala-azar en Venezuela. Folia clin. Biol. (S. Paulo) **30**, 25—36 (1961).
TORRES, C. M., J. MUNIZ, R. A. DE A. CARDOSO y E. DUARTE: Caracteres do granuloma histiocitário na leishmaniose espontânea da cobaia. Hospital (Rio de J.) **33**, 405—408 (1948).
—, y B. M. TAVARES: Miocardite no macaco *Cebus* após inoculações repetidas com *Schizotrypanum cruzi*. Mem. Inst. Osw. Cruz. **56**, No. 1, 85—152 (1958).
TRAGER, W.: Studies on the cultivation of malaria parasite. In: Some physiological aspects and consequences of parasitism. Herausgeg. von W. H. COLE. New Brunswick, New Jersey: Rutgers Univ.-Press 1955.
— Tsetse-fly tissue culture and the development of trypanosomes to the infective stage. Ann. trop. Med. Hyg. **53**, 473—491 (1959).
— Intracellular parasitism and symbiosis. Cell **4**, 151—213 (1960).

TRINÇÃO, C.: A inoculacao da *Leishmania donovani* em culturas in vitro de medula ossea e nos ovos embrionados de gallinha. An. Inst. Med. trop. (Lisboa) **5**, 141—147 (1948).
VANEK, J.: Atypická (intersticiálni) pneumonie deti vyvolaná *Pneumocystis carinii*. Čas. Lék. čes. **90**, 1121—1124 (1951).
— O. JIROVEC and J. LUKES: Interstitial plasma cell pneumonia in infants. Ann. paediat. (Basel) **180**, 1—21 (1953).
VAVILOVA, M. P.: Experimental infection of dogs with two types of Borovsky's disease (Leishmaniasis). Med. Parasit. Parasitic Dis. Moscow. **29**, No. 6, 660—665 (1960).
VILLAREJOS, V. M.: Cortisone and experimental amebiasis in the rat. J. Parasit. **48**, No. 2, 194 (1962a).
— Role of salmon diet and of rectal intubation in experimental amebic colitis in the dog. Amer. J. trop. Med. Hyg. **11**, No. 4, 440—447 (1962b).
VINCENT, P., and R. A. NEAL: Duration of invasiveness of *Entamoeba histolytica* maintained in vitro. Parasitology. **50**, Nos. 3/4, 449—452 (1960).
VINCKE, I. H.: Natural history of *Plasmodium berghei*. Indian J. Malar. 8, 245—256 (1954).
—, et M. LIPS: Un nouveau plasmodium d'un rongeur sauvage du Congo, *Plasmodium berghei* n. sp. Ann. Soc. belge Méd. trop. **28**, 97—104 (1948).
— E. PEETERS et G. FRANKIE: Essai d'étude d'ensemble sur le *Plasmodium berghei*. Inst. roy. Col. belge Bull. **24**, No. 4, 1364—1406 (1953a).
— — Evolution du *Plasmodium berghei* et *vinckei* chez différents mammifères. Ann. Soc. belge Méd. trop. **33**, No. 3, 269—282 (1953b).
VISCHER, W. A., and E. SUTER: Intracellular multiplication of *Toxoplasma gondii* in adult mammalian macrophages cultivated in vitro. Proc. Soc. exp. Biol. (N. Y.) **86**, 413—419 (1954).
VIVELL, O., u. H. BUHN: Über eine Toxoplasmoseepidemie in einem Tierstall mit kleinen Laboratoriumstieren. Z. Hyg. **135**, 298—306 (1952).
VOLLBRECHTSHAUSEN, R.: Tierexperimentelle Untersuchungen zur Frage der aktiven Immunisierung bei Toxoplasmose. Z. Tropenmed. Parasit. **6**, 159—165 (1955).
WAGNER, O: Experimentelle Untersuchungen über Amöbenruhr. 1. Teil. Krankheitsverlauf bei künstlicher und spontaner Übertragung der Amöbiasis. Arch. Schiffs- u. Tropenhyg. **39**, Beih. 1 (1935).
WALKER, P. J.: Organization of function in trypanosoma flagella. Nature (Lond.) **189**, 1017—1018 (1961).
WALLACE, F. G., and T. R. HAMILTON: Yolk sac cultivation of *Leishmania* from tissue and culture. Amer. J. clin. Path. **16**, 101—103 (1946).
WANG, C. W.: Solustiban and urea-stibamine in treatment of Kala-azar in Chinese hamsters. Proc. Soc. exp. Biol. (N. Y.) **39**, 418 (1938).
— Solustiban in treatment of Kala-azar in Chinese hamsters. Proc. Soc. exp. Biol. (N. Y.) **41**, 152 (1939).
— A histopathological study of the spleen of Kala-azar hamsters undergoing treatment with neostibosan. Chin. med. J. Suppl. **3**, 564 (1940).
WANKO, T., L. JACOBS and M. A. GAVIN: Electron microscope study of *Toxoplasma* cysts in mouse brain. J. Protozool. **9**, 235—242 (1962).
WARREN, J., and S. B. RUSS: Cultivation of *Toxoplasma* in embryonated egg. An antigen derived from chorioallontic membrane. Proc. Soc. exp. Biol. (N. Y.) **67**, 85—89 (1948).
WATT, J. Y. C., and W. B. VAN DE GRIFT: Laboratory observations on the actions of aureomycin, circulin, polymixins B, D, and E on *Entamoeba histolytica*. J. Lab. clin. Med. **36**, 741 (1950).
WEINBERG, M., et P. GOY: In: WEINBERG, NATIVELLE, and PREVOT. Les microbes anaerobies. Paris: Masson et Cie. p. 47, 1937.
WEINMAN, D.: Human *Toxoplasma*. Puerto Rico. J. Publ. Hlth. **20**, 125—161 (1944).
— Cultivation of trypanosomes. Trans. roy. Soc. trop. Med. Hyg. **51**, 560—561 (1957).
— Preservation of trypanosomes by freezing. Trans. roy. Soc. trop. Med. Hyg. **52**, 294 (1958).
—, and J. MCALLISTER: Prolonged storage of human pathogenic protozoa with conservation of virulence, observations on the storage of helminths and leptospiras. Amer. J. Hyg. **45**, 102 (1947).
—, and H. J. KLATCHKO: Descirption of toxin in toxoplasmosis. Yale J. Biol. Med. **22**, 323—326 (1950).
WEITZ, B., and J. P. GLASGOW: The natural hosts of some species of *Glossina* in East Africa. Trans. roy. Soc. trop. Med. Hyg. **50**, 593—612 (1956).
WELD, J. T., and B. H. KEAN: Experimental ocular trichomoniasis. Pathologic observations. Amer. J. Path. **32**, 1135—1145 (1956).
WELLER, R.: Zur Erzeugung von Pneumocystosen im Tierversuch. Z. Kinderheilk. **76**, 366—378 (1955).

Wenyon, C. M.: Intestinal flagellates *(Trichomonas, Giardia, Hexamita)* of mouse in intestines of tsetse flies fed on mouse. Trans. roy. Soc. trop. Med. Hyg. **31**, 7—8 (1937).
Werbitzky, F. W.: Über blepharoblastlose Trypanosomen. Zbl. Bakt. **53**, 303—315 (1910).
Werner, H.: Über die Frage der placentaren Trypanosomen-Infektionen und Übertragung von Trypanosomen und Antikörpern durch die Milch auf das Neugeborene. Z. Tropenmed. Parasit. **5**, No. 4, 422—442 (1954).
— Beobachtungen über den Einfluß von Typanosomen-Infektionen auf die Embryonalentwicklung von weißen Mäusen und Goldhamstern. Z. Tropenmed. Parasit. **6**, 150—158 (1955).
— Zur Terminologie der Entwicklungsstadien von *Toxoplasma gondii*. Zbl. Bakt. I. Abt. Orig. **188**, 121—131 (1963).
—, u. P. Seidlitz: Experimenteller Beitrag zur connatalen Toxoplasmose. I. Mitteilung. Zbl. Bakt. I. Orig. **178**, 250—262 (1960).
— — Experimenteller Beitrag zur connatalen Toxoplasmose. II. Mitteilung. Zbl. Bakt. I. Orig. **178**, 393—406 (1960).
Wessel, W., u. D. Ricken: Elektronenmikroskopische Untersuchung von *Pneumocystis carinii*. Virchows Arch. path. Anat. **331**, 545—557 (1958).
Westphal, A.: Betrachtungen und experimentelle Untersuchungen zur Virulenz der *Entamoeba histolytica* beim Menschen. Arch. Schiffs- u. Tropenhyg. **41**, 262—280 (1937).
— Die Pathogenese der Amöbenruhr bei Mensch und Tier. Arch. Schiffs- u. Tropenhyg. **42**, 343—349 (1938).
— Protozoen der offenen Körperhöhlen des Menschen in experimentellen Abszessen. Zbl. Bakt. I. Orig. **144**, 416—421 (1939a).
— Experimentelle Balantidiuminfektionen beim Kaninchen, zugleich einige Betrachtungen über das Wirtsproblem beim Darmlumenparasitismus. Z. Parasitenk. **11**, 68—76 (1939b).
— Experimentelle Untersuchungen über einen als chronische Balantidiose erscheinenden Krankheitsfall. Arch. Schiffs- u. Tropenhyg. **43**, 299—306 (1939c).
— Experimentelle Amöbenruhr beim Kaninchen. Dtsch. tropenmed. Z. **45**, 653—657 (1941a).
— Ein Kulturverfahren für *Entamoeba gingivalis* und dessen Anwendung für die Differentialdiagnose von *E. gingivalis* und *E. histolytica*. Dtsch. tropenmed. Z. **45**, 685—690 (1941b).
— Globale Verbreitung der Amöbenruhr und *E. histolytica*. In: Weltseuchenatlas Bd. II, S. 113; herausgegeben von Rodenwaldt und Jusatz. Hamburg: Falk-Verlag 1956.
— Experimentelle Infektionen des Meerschweinchens mit *Balantidium coli*. Z. Tropenmed. Parasit. **8**, Nos. 1/2, 288—294 (1957).
— Reflexmikroskopische Untersuchungen am Kern und Blepharoplast einiger Trypanosomen mit dem Azureosin-Reflektor (Giemsa-Färbung). Z. Tropenmed. Parasit. **11**, 24—35 (1960).
—, u. F. Marschall: Amöbenruhr bei Katzen auf bakterieller Grundlage. Virchows Arch. path. Anat. **308**, 22—44 (1941).
—, u. G. Palm: Latente *Toxoplasma*-Infektionen im Tierversuch als diagnostisches Hilfsmittel. I. Technik und Anwendung der Methode bei epidemiologischen Untersuchungen. Z. Tropenmed. Parasit. **4**, 322—339 (1953).
— — u. R. Vollbrechthausen: Die Blutentnahme bei Laboratoriumstieren nach Halpern und Pacaud. Z. Tropenmed. Parasit. **7**, 361—363 (1956).
Wijers, D. J. B.: Factors that may influence the infection rate of *Glossina palpalis* with *Trypanosoma gambiense*. I. The age of the fly at the time of the infected feed. Ann. trop. Med. Parasit. **52**, No. 4, 385—390 (1958).
Wiktor, T. J.: Toxoplasmose animale. Sur une épidémie des lapins et des pigeons à Stanleyville (Congo, Belge). Ann. Soc. belge Méd. trop. **30**, 97—107 (1950).
Willett, K. C., and H. Fairbairn: The tinde experiment: A study of *Trypanosoma rhodesiense* during eighteen years of cyclical transmission. Ann. trop. Med. Parasit. **49**, 278—292 (1955).
—, and R. M. Gordon: Studies on the deposition, migration, and development to the blood forms of trypanosomes belonging to the *Trypanosoma brucei* group. II. An account of the migration of the trypanosomes from the site of their deposition in the rodent host to their appearance in the general circulation, with some observations on their probable routes of migration in the human host. Ann. trop. Med. Parasit. **51**, 471—492 (1957).
Williams, G. A. H.: Experimental hepatic amoebiasis and its application to chemotherapeutic studies. Brit. J. Pharmacol. **14**, No. 4, 488—492 (1959).
Winsser, J.: Toxoplasmosis, een zoönose. Z. Diergeneesk. Deel **73**, 386—397 (1948).
Wittfogel, H.: Vergleichende Studien über pathogene Trichomonaden. Inaug. Diss. Hannover 1935.
Wolf, A., D. Cowen and B. H. Paige: Toxoplasmic encephalomyelitis. IV. Experimental transmission of the infection to animals from a human infant. J. exp. Med. **71**, 187—214 (1940).
Wolfson, F.: Mammalian *Toxoplasma* in erythrocytes of canaries, ducks, and duck embryo. Amer. J. trop. Med. **21**, 653—658 (1941).
Wolska, M.: A rare case of *Balantidium coli* in the caecum of a horse. Bull. Acad. pol. Sci. Sér. Sci. Biol. **10**, No. 10, 425—429 (1962).

Wood, S. F.: Development of Arizona *Trypanosoma cruzi* in mouse muscle. Amer. J. trop. Med. **31**, 1 (1951).
Woodworth, H. C., and D. Weinman II.: Studies on the toxin of *Toxoplasma* (Toxotoxin). J. infect. Dis. **107**, 318—324 (1960d).
Yaeger, R. G., and O. N. Miller: Effect of malnutrition on susceptibility of rats to *Trypanosoma cruzi*. I. Thiamine deficiency. Exp. Parasit. **9**, No. 3, 215—222 (1960a).
— — Effects of malnutrition on susceptibility of rats to *Trypanosoma cruzi*. II. Riboflavin deficiency. Exp. Parasit. **10**, 227—231 (1960b).
— — Effect of malnutrition on susceptibility of rats to *Trypanosoma cruzi*. III. Pantothenate deficiency. Exp. Parasit. **10**, No. 2, 232—237 (1960c); IV. Pyridoxine deficiency. Exp. Parasit. **10**, 238—244 (1960d).
Yorke, W.: Die Probleme der Arzneifestigkeit. Arch. Schiffs- u. Tropen-Hyg. **38**, 55—66 (1934).
— A. R. D. Adams and F. Murgatroyd: Studies in chemotherapy. I. A method for maintainig pathogenic trypanosomes alive in vitro at 37°C for 24 hours. Ann. trop. Med. **23**, 501—518 (1929).
—, and F. Hawking: Studies in chemotherapy. VII. Is the resistance of a drug-fast trypanosome modified by transference to a different species of vertebrate host? Ann. trop. Med. **26**, 215—237 (1932).
Young, Ch. W., H. J. Smyly and C. Brown: Experimental Kala-azar in a hamster *(Cricetulus griseus*, M.-Edw.*)*. Proc. Soc. exp. Biol. (N. Y.) **21**, 357—359 (1923/24).
Young, M. D.: Attempts to transmit human *Balantidium coli*. Amer. J. trop. Med. **30**, 71—72 (1950).
— Amodiaquine and hydroxychloroquine resistance in *Plasmodium falciparum*. Amer. J. trop. Med. Hyg. **10**, 689—693 (1961).
— The response of *Plasmodium malariae* infections to pyrimethamine (daraprim). Amer. J. trop. Med. Hyg. **6**, 223—224 (1957).
—, and R. W. Burgess: Pyrimethamine resistance in *Plasmodium vivax* malaria. Bull. Wld. Hlth. Org. **20**, 27—36 (1959).
—, and D. V. Moore: Chloroquine resistance in *Plasmodium falciparum*. Amer. J. trop. Med. Hyg. **10**, No. 3, 317—320 (1961).
Zamorani, V.: Observaciones experimentales sobre el *Tripanosoma cruzi* y el *Tripanosoma rangeli*. J. Nac. Puericult. Pediat. (Valencia) **2**, 713—725 (1955).
Zeledón, R.: Tripanosomiasis rangeli. Rev. Biol. trop. (S. José) **2**, 231—268 (1954).
Ziemann, H.: Einige Bemerkungen zur *Balantidium coli*-Infektion bei Menschen und Schimpansen. Arch. Schiffs- u. Tropenhyg. **29**, 434—448 (1925).
Zuckerman, L., and H. Meleney: A fluid medium for the encystation of *Endamoeba histolytica* under reduced atmospheric pressure. J. Parasit. **31**, 155 (1945).

Nachtrag zur Literatur

Adler, S.: Differentiations of *Leishmania brasiliensis* from *L. mexicana* and *L. tropica* Abstracts VII. Int. Congr. Trop. Med. and Malaria, Rio de Janeiro, September 1963.
Barretto, M. P.: Reservatorios e vectores do *Trypanosoma cruzi* no Brasil. Arg. Hig. Saúde Pub. **28**, 43—66 (1963).
Biagi, F.: Amibiasis, generalidades. Rev. Gastroent. Méx. **24** (139): 1—8 (1959).
Bray, R. S., R. W. Burgess and J. R. Baker: Studies on malaria in chimpanzees. X. The presumed second generation of the tissue phase of *Plasmodium ovale*. Amer. J. trop. Med. Hyg.**12**, 1—12 (1963).
Everett, M. G., E. H. Sadun and G. M. Carrera: Infection of chick embryo with *Endamoeba histolytica*. Exp. Parasit. **2**, 141—146 (1953).
Fischer, L., u. E. Reichenow: Protozoenkrankheiten. In: Handbuch der Inneren Medizin, 1. Band, 2. Teil. Berlin-Göttingen-Heidelberg: Springer-Verlag 1952.
Frezzotti, R., et R. Guerra: Sur l'atteinte oculaire dans la toxoplasmose neuro-ophtalmique active. Ann. Oculist. (Paris) **186**, 649—672 (1963).
Kunert, H., u. H. Werner: Zur Frage der Übertragung von *Toxoplasma gondii* auf den Menschen durch Hühnereier. Z. Tropenmed. Parasit. **14**, 62—68 (1963).
Manso-Soto, A. E., G. A. Loretti and J. A. Rispoli: Cultivo de *Trypanosoma cruzi* en embrion de polo. Mision de Estudios de Patalogia Regional Argentina Buenos Aires. Año XXI (78) 23—32 (1950).
Nicolau, S., et Ch. Pérard: Étude histo-physio-pathologique de l'oeil et du système nerveux dans la leishmaniose généralisée du chien. Ann. Inst. Pasteur **57**, 463—486 (1936).
Siim, J. Chr.: Clinical and diagnostic aspects of human acquired toxoplasmosis. VIII. International Congress of Paediatrics Copenhagen 1960. Herausgegeben von J. Chr. Siim. Copenhagen: Munksgaard 1960.
Trussell, R. E.: *Trichomonas vaginalis* and trichomonasis. Springfield (Ill.): Ch. C. Thomas 1947.
—, and G. Johnson: Physiology of pure culture of *Trichomonas vaginalis:* III. Fermentation of carbohydrates and related compounds. Proc. Soc. exp. Biol. **47**, 176—178 (1941).

Die experimentelle Virusinfektion

Von
WILHELM KLÖNE

Mit 6 Abbildungen

Einleitung

Die Virologie hat in den letzten Jahren für die Lösung biologischer Fragestellungen eine immer größere Bedeutung erlangt. Gleichzeitig ist die Technik vereinfacht worden. Daher ist es heute auch demjenigen, für den die Virologie nicht Selbstzweck, sondern nur ein Werkzeug darstellt, um die in seinem eigenen Arbeitsgebiet auftretenden Fragestellungen angehen zu können, möglich geworden, auf virologischem Gebiet erfolgreich zu arbeiten. Viele der in der diagnostisch-medizinischen Virologie gebräuchlichen Techniken sind hier nicht notwendig, da von vornherein mit Virusstämmen gearbeitet werden wird, deren biologische Eigenschaften genau charakterisiert sind.

Da ausgezeichnete Übersichten sowohl der allgemeinen (*10, 27*) als auch der medizinischen Virologie (*9, 35*) sowie Monographien über die Chemotherapie (*21, 22, 38*) der Virusinfektionen zur Verfügung stehen, auf der anderen Seite aber ein Mangel an methodischen Abhandlungen besteht – fast alle sind auf medizinisch-diagnostische Virologie ausgerichtet –, ist im folgenden versucht worden, diese Lücke auszufüllen. Es ist dabei nicht angestrebt worden, alle in der Literatur beschriebenen Methoden zusammenzustellen, sondern – subjektiv – solche auszuwählen, die sich in unserem Laboratorium im Laufe der Jahre bewährt haben. Mit Hilfe der unten beschriebenen Methoden sollte es möglich sein, ein Viruslaboratorium aufzubauen, das über alle Grundtechniken verfügt, und welches dann, je nach der speziellen Fragestellung, weiter ausgebaut werden kann.

Das Charakteristikum der Viren, sich nur in der stoffwechselaktiven Zelle vermehren zu können, bestimmt die virologische Versuchsanordnung. Im Tierversuch wird ein komplexer Organismus, der die Fähigkeit besitzt, Antikörper gegen die virale Infektion zu bilden, infiziert. Im bebrüteten Hühnerei dient ein toleranter Organismus mit sich differenzierendem Gewebe zur Viruszüchtung, während in der Gewebekultur die isolierte Zelle den Wirt darstellt. Nur wenige Virusarten vermehren sich in allen drei Systemen (wie z. B. Vaccine-Virus, Herpes simplex-Virus, Newcastle-Virus). Das weiteste Wirtsspektrum zeigt die Gewebekultur.

I. Haltung und Überprüfung von Virusstämmen

1. Auswahl der Virusstämme

Die Wahl der Virusart, die für ein gegebenes Experiment verwendet wird, hängt von der Fragestellung ab; die Auswahl des Stammes muß den experimentellen Bedingungen entsprechen. Von vielen Virusarten sind mehrere Stämme bekannt, die sich z. B. durch ihr Wirtsspektrum unterscheiden (tierpathogene, eiadaptierte oder gewebekulturadaptierte Stämme). Wenn immer nur möglich, sollen charakterisierte Stämme, deren Vorgeschichte bekannt ist, die in der Literatur beschrieben und allgemein zugänglich sind, verwendet werden, um Nachuntersuchungen zu ermöglichen. Derartige Virusstämme sind mit Vorgeschichte, Wirtsspektrum, Aufbewahrungsmodus und Virustiter im "Viral and Rickettsial Registry (1959)" der American Type Culture Collection[1] aufgeführt und können auch von dort bezogen werden.

Es empfiehlt sich, die Stämme zunächst so zu propagieren, daß genügend Material vorhanden ist, um das entsprechende Experiment durchführen zu können.

Es muß hier eindringlich auf die Gefahr hingewiesen werden, die das Arbeiten mit menschenpathogenen Virus- und Rickettsienstämmen (Poliomyelitis, Arthropod borne-Viruses, verschiedene Viren der Psittakose-Lymphogranuloma inguinale-Gruppe, verschiedene Stämme der Rickettsien) mit sich bringt, nicht nur für den unmittelbar Beteiligten, sondern auch für seine Umgebung. In den meisten Fällen ist es möglich, menschenapathogene Viren derselben Virus- bzw. Rickettsiengruppe für die Versuche auszuwählen. Ist dieses nicht der Fall, so ist zunächst für einen ausreichenden aktiven Impfschutz aller beteiligten Personen zu sorgen, ehe mit diesen Stämmen gearbeitet wird. Auch in den bestausgerüsteten und bestgeleiteten Viruslaboratorien ist es mit menschenpathogenen Stämmen immer wieder zu Laboratoriumsinfektionen gekommen, die oft tödlich endeten. Vaccine-Virus und Herpes simplex-Virus — obwohl menschenpathogen — sind relativ harmlos, wenn Maßnahmen getroffen werden, die verhindern, daß diese Virusarten mit dem Auge in Kontakt kommen.

2. Die Aufbewahrung virushaltigen Materials

Virushaltiges Gewebe und Virus-Suspensionen müssen so aufbewahrt werden, daß keine Aktivitätseinbuße erfolgt. Die Temperaturempfindlichkeit der verschiedenen Virusarten ist unterschiedlich, und der Zeitraum, in welchem eine Aktivitätseinbuße eintritt, muß für eine gegebene Virusart und eine gegebene Temperatur von Fall zu Fall bestimmt werden.

1. *Aufbewahrung in Glycerin bei 4° C*. Die Aufbewahrung in Glycerin ist nur für virushaltige Organe geeignet. Die Größe der Gewebestücke soll 1 cm³ nicht überschreiten. Diese Methode hat den Vorteil, daß nichtsporenbildende Bakterien etwa innerhalb 5—6 Tagen abgetötet werden. Es soll nur redestilliertes neutrales Glycerin verwendet werden, das mit einer gleichen Menge phosphatgepufferter Kochsalzlösung gemischt wird. Dieses 50%ige Glycerin wird bei 120°C im Autoklav 30 min sterilisiert. Die Gläser dürfen nur halb gefüllt sein. Aufbewahrung bei 4°C. Vor der Verimpfung muß das dem Gewebe noch anhaftende Glycerin durch mehrmaliges Waschen in gepufferter Kochsalzlösung entfernt werden. Die Kochsalzlösung wird mit sterilem Filterpapier abgesaugt und das Organstück in einer entsprechenden Verdünnungsflüssigkeit zerrieben.

2. *Aufbewahrung bei 4° C*. Die Aufbewahrung von Virussuspensionen bei 4°C über längere Zeiträume ist nur bei wenigen Virusarten, wie z. B. Poliomyelitisvirus, ohne Aktivitätseinbuße möglich.

3. *Aufbewahrung bei —70° C* (Kohlensäure-Trockeneis). Die für die meisten Virusarten günstigste Aufbewahrungstemperatur liegt unter —50°C. Wesentlich ist die Auswahl der Verdünnungsflüssigkeit, wenn eine Virussuspension längere Zeit ohne Aktivitätseinbuße bei dieser Temperatur gehalten werden soll. Infizierte Organe werden in einem entsprechenden Volumen phosphatgepufferter physio-

---

[1] American Type Culture Collection, Washington 7, D.C.

logischer Kochsalzlösung zerrieben und aufgeschwemmt. Bei infizierten Gewebekulturen werden Zellen und Nährmedium zusammen gewonnen. Für Virussuspensionen, welche wenig Begleitproteine enthalten, kann eine 2%ige Rinderalbuminlösung in phosphatgepufferter Kochsalzlösung oder entrahmte Milch verwendet werden. Die Virussuspension wird in Ampullen abgefüllt. Die Menge der Flüssigkeit soll $2/3$ des Ampulleninhaltes nicht überschreiten, um die Expansion der Flüssigkeit während des Einfrierens zu gewährleisten. Die zugeschmolzenen Ampullen werden in einer Mischung von 95%igem Äthylalkohol und Trockeneis (Temperatur $-78°C$) eingefroren und in einer Trockeneistruhe aufbewahrt. Suspensionen, die in nicht luftdicht verschlossenen Gefäßen gehalten werden, absorbieren die gasförmige Kohlensäure; es tritt eine p_H-Änderung nach der sauren Seite hin ein, die bei vielen Virusarten einen Titerabfall bewirkt. Vor der Verwendung wird der Ampulleninhalt bei Zimmertemperatur oder in einem Wasserbad von $37°C$ aufgetaut.

3. Bestimmung des Infektionstiters einer Virussuspension

Die Bestimmung des infektiösen Titers einer gegebenen Virussuspension kann — entsprechend der Virusart und dem Virusstamm — im Tierversuch, im bebrüteten Hühnerei oder in der Gewebekultur durchgeführt werden. Als Endpunkt wird der Tod des Versuchstieres bzw. des Hühnerembryos (LD_{50}), charakteristische Krankheitserscheinungen bzw. pathologisch-anatomische Veränderungen (ID_{50}) oder der cytopathogene Effekt in der Gewebekultur (TC ID_{50}) gewertet (*2, 3, 7, 12, 23, 26, 34, 37, 41*).

Von der Virussuspension werden Reihen mit den Verdünnungsfaktoren 2, 3,2 oder 10 angelegt, die einzelnen Virusverdünnungen verimpft und das Resultat nach entsprechendem Zeitintervall festgestellt.

Zur Auswertung derartiger Titrationen stehen mehrere brauchbare statistische Methoden zur Verfügung, von denen die von REED, MUENCH, BEHRENS angegebene weite Verbreitung in der Virologie gefunden hat. Durch Vermehrung bzw. Verminderung der Anzahl der Tiere, Hühnerembryonen oder Gewebekulturen je Verdünnungsstufe, sowie durch Verkleinerung bzw. Vergrößerung der Verdünnungsintervalle, kann der Test den jeweiligen Bedürfnissen angepaßt werden. Es ist zu beachten, daß der Virustiter immer auf die Konzentration in 1 ml bezogen wird, so daß z. B. bei einer Infektionsdosis von nur 0,1 ml 1,0 log zu dem gefundenen Titer zu addieren ist, entsprechend bei 0,25 ml 0,6 log und bei 0,5 ml 0,3 log.

4. Die Neutralisationsreaktion

Die Neutralisationsreaktion, die auf der Spezifität der Antigen-Antikörperreaktion beruht, kann dazu verwendet werden, in entsprechenden Zeitintervallen die Identität und Reinheit eines im Experiment verwendeten Virusstammes zu überprüfen. Die Ergebnisse des Neutralisationstestes sind in der Regel eindeutig und weniger unspezifische Reaktionen als bei anderen serologischen Methoden werden beobachtet (*6*).

Verdünnungsreihen der Virussuspension werden hergestellt, jede Virusverdünnung mit einem gleichen konstanten Volumen eines Immunserums versetzt und je nach Virusart etwa 30—120 min entweder bei $4°C$, bei Zimmertemperatur oder bei $37°C$ gehalten, um eine Neutralisation des Virus zu gewährleisten (konstante Serum-variierte Viruskonzentrations-Technik). Je nach der Neutralisationskraft des Immunserums wird das Serum entweder unverdünnt oder in konstanter Verdünnung im Test verwendet. Jede Virus-Serum-Mischung wird dann Tieren bzw. bebrüteten Hühnereiern injiziert oder in Gewebekulturen eingebracht. Wird gleichzeitig eine Virustitration mit angesetzt, so ergibt sich aus der log ID_{50}-Differenz der beiden Versuchsreihen die Neutralisationskraft des Serums. Analog zu der Virustitration werden auch hier die neutralisierenden Einheiten auf 1 ml Serum bezogen.

5. Gewinnung von Immunsera

Das zu immunisierende Tier kann für eine betreffende Virusart empfänglich oder resistent sein. Wird eine für das Virus empfängliche Tierart verwendet, so wird zunächst entweder ein Infektionsweg gewählt, der nur eine geringe Reaktion bei dem Versuchstier auslöst, oder es wird zunächst — etwa durch 0,1% Formalin —, inaktiviertes Virus verimpft.

Da es bei vielen Virusarten kaum möglich ist, das Virus in einer reinen, von Begleitstoffen des Wirtsgewebes freien Form zu erhalten, ist in Betracht zu ziehen, daß durch die parenterale Verimpfung von Gewebeextrakten, die das Virus enthalten, auch eine Bildung von Antikörpern gegen das Wirtsgewebe hervorgerufen wird. Wird z. B. eine Virusart in Hühnereiern propagiert und werden mit diesem Material Kaninchen immunisiert, so sind mindestens zwei verschiedene Antigen-Antikörper-Systeme an der Reaktion beteiligt. Wenn möglich, soll daher sowohl zur Virusgewinnung als auch zur Immunisierung und zur Testreaktion dieselbe Tierart verwendet werden.

Der Immunisierungsprozeß besteht aus Verimpfungen virushaltigen Materials in bestimmten Zeitintervallen. Viele Immunisierungsschemen sind beschrieben worden. Es liegen aber nur wenige Vergleichsuntersuchungen vor, so daß es nicht möglich ist, ein allgemein gültiges Schema anzugeben (6). Es empfiehlt sich, verschiedene Methoden miteinander zu kombinieren, um auch bei „schwachen" Antigenen eine ausreichende Antikörperbildung zu erzielen. Eine derartige Kombination ist z. B. die Immunisierung durch intramuskuläre Injektionen einer Mischung von Virussuspension und Freundschem Adjuvans; zusätzlich wird die Virussuspension ohne Adjuvans intraperitoneal und/oder intravenös injiziert. Folgendes Immunisierungsschema beruht auf diesem Prinzip und ist dem Kaninchen angepaßt:

Nach einer Blutentnahme (negatives Kontrollserum) werden dem Tier am 1. und 21. Tag des Immunisierungsprozesses jeweils 10 ml einer Adjuvans-Virussuspensionsmischung, auf vier Stellen verteilt, intramuskulär injiziert. Zusätzlich wird in jeweils den ersten drei Tagen jeder Woche, im Laufe von 5 Wochen, eine intraperitoneale (3 ml) und in den darauffolgenden 2 Tagen jeweils eine intravenöse Injektion (1—2 ml) der Virussuspension gegeben. Am 5. bis 7. Tag nach der letzten Injektion wird eine Probeblutentnahme durchgeführt bzw. das Tier entblutet und der Antikörpertiter mit dem des negativen Kontrollserums verglichen. Da individuelle Unterschiede in der Antikörperbildung beobachtet werden, ist es zweckmäßig, immer eine Gruppe von Tieren gleichzeitig zu immunisieren und nur die Sera mit dem höchsten Antikörpergehalt zusammenzugeben und zu verwerten.

Die Adjuvans-Virussuspensionsmischung setzt sich aus 10 Teilen wäßriger Phase (20%ige infizierte Gewebeaufschwemmung oder unverdünnte infizierte Gewebekulturflüssigkeit), 9 Teilen Bayol F[1] und 1 Teil Arlacel A[2] zusammen. Der Mineralöl-Emulgierungsmittel-Mischung[3] wird die Virussuspension tropfenweise zugesetzt und durch Aufziehen und Ausspritzen mit einer Ganzglasspritze eine völlige Homogenisierung erreicht. Ein Tropfen dieser Mischung auf eine Wasseroberfläche gebracht, muß als Tropfen bestehen bleiben ohne sich auszubreiten. Die

---
[1] Bayol F: Esso, Hamburg.
[2] Arlacel A: Atlas Powder Company, Wilmington 99, Delaware.
[3] „Bacto-Adjuvant, incomplete (Freund)": Difco Laboratories, Detroit 1, Michigan.

Emulsion ist relativ stabil, sie soll aber möglichst 1—2 Std nach der Bereitung injiziert werden.

Das gewonnene und austitrierte Immunserum wird in kleinen Mengen abgefüllt und in zugeschmolzenen Ampullen in der Trockeneistruhe bei —70° C aufbewahrt. Es ist unter diesen Bedingungen jahrelang ohne Titerverlust haltbar.

II. Die Viruszüchtung im Laboratoriumstier

Die Wahl der Versuchstiere hängt von der zu verimpfenden Virusart ab (Tab. 1, S. 323). Die in der Virologie gebräuchlichen Laboratoriumstiere sind die Maus, das Kaninchen, das Meerschweinchen, das Huhn und der Rhesus-Affe. Wesentlich ist das Alter der Tiere. Jüngere Tiere sind im allgemeinen für eine Virusinfektion empfänglicher als ältere. Bei einigen Virusarten, wie z. B. der Gruppe der Coxsackieviren, sind nur Mäuse oder Hamster in den ersten Lebenstagen für die Infektion empfänglich. Bei anderen Virusarten hängt auch die Wahl des Infektionsweges vom Alter der Laboratoriumstiere ab. So sind saugende Mäuse schon subcutan oder intraperitoneal für geringe Konzentrationen des Herpes-Virus empfänglich, während erwachsene Tiere intracerebral infiziert werden müssen.

Die experimentelle Virusinfektion des Laboratoriumstieres erfordert besondere Vorsichtsmaßnahmen. Bei der Haltung der Tiere muß der leichten Übertragbarkeit mancher Viren von Tier zu Tier Rechnung getragen werden. Vorratstiere müssen von den Versuchstieren völlig getrennt gehalten werden. Bei umfangreicheren Tierversuchen ist es unerläßlich, mehrere kleine Räume zur Verfügung zu haben, um die Tiere, die mit unterschiedlichen Virusarten infiziert worden sind, voneinander getrennt halten zu können. Da infizierte Tiere oft Virus ausscheiden, ist bei der Wahl der Käfige darauf zu achten, daß ein Verstreuen infektiösen Materials ausgeschlossen ist. Im Bereich der Tierhaltung sollte ein Raum zur Verfügung stehen, in welchem sowohl die Verimpfung des virushaltigen Materials als auch die Autopsie der Tiere vorgenommen werden kann. Wenn immer nur möglich ist zu vermeiden, Laboratoriumstiere in Räume zu bringen, in denen unter sterilen Bedingungen mit Gewebekulturen oder Eiern gearbeitet wird.

Weiterhin ist bei allen Versuchen mit Laboratoriumstieren zu beachten, daß diese latent mit einem Virus infiziert sein können, welches durch die künstlich gesetzte Infektion aktiviert werden kann. So sind z. B. bei der Maus mehrere spontane Virusinfektionen (Ektromelie, lymphocytäre Choriomeningitis, Encephalomyelitis-Theiler, Pneumonitis-Nigg, Pneumonie-Horsfall) bekannt (18, 43). Mäuse einer Zucht, die z. B. mit dem Virus der lymphocytären Choriomeningitis oder mit Pneumonitis-Virus infiziert sind, können völlig normal erscheinen und erst die für diese Infektionen charakteristischen Krankheitserscheinungen zeigen, wenn sie experimentell intracerebral bzw. intranasal superinfiziert werden. Mehrere Möglichkeiten sind vorhanden, um latente Virusinfektionen der Versuchstiere zu erkennen: So kann z. B. von einigen der für Versuche vorgesehenen Mäuse eine 10%ige Hirnsuspension hergestellt und diese mehreren Tieren der gleichen Gruppe intracerebral injiziert werden, um eine latente neurotrope Virusinfektion auszuschließen. In analoger Weise kann auch eine Lungengewebssuspension hergestellt werden, die dann intranasal verimpft wird.

In Virustitrationen sind immer Kontrolltiere mitzuführen, die genauso wie die Versuchstiere — nur unter Weglassung des betreffenden Virus —, behandelt werden.

Alle infizierten Tiere werden entsprechend der Inkubationszeit der betreffenden Virusart ein- oder zweimal täglich hinsichtlich auftretender Krankheitserscheinungen untersucht. Manche Virusarten rufen nur geringe, flüchtige Symptome

Tabelle 1. *Empfänglichkeit der Laboratoriumstiere für verschiedene Virus- und Rickettsieninfektionen*

Virusart	Infektionsmodus
a) Viren des Respirationstraktes	
Infektiöse Bronchitis	Huhn (intranasal, intratracheal)
Pneumonievirus (Horsfall)	Maus (intranasal)
b) Myxoviren	
Influenza (A, B)	Maus (intranasal)
Newcastle-Virus	Huhn (intranasal, intracerebral) saugende Maus (1—4 Tage alt) (intracerebral)
c) Enteroviren	
Coxsackie	saugende Maus (1—4 Tage alt) (intracerebral, intraperitoneal, subcutan)
Mäuse-Encephalomyelitis (Poliovirus muris)	Maus (intracerebral)
Poliomyelitis[1] (Poliovirus hominis)	M. cynomolgus, M. rhesus (intracerebral)
d) Viren der Pockengruppe	
Vaccine	Kaninchen (corneal, cutan)
Geflügelpocken	Huhn (cutan)
Myxoma	Kaninchen (intracutan)
e) Arthropod-borne Viruses[1]	
St. Louis-Encephalitis	Maus (intracerebral)
Jap. B-Encephalitis	saugende Maus (subcutan, intraperitoneal)
Amerik. Pferdeencephalitis (Ost- und Westtyp)	
f) Verschiedene Virusarten	
Mäuse-Encephalitis (Encephalomyocarditis, Columbia SK, MM, Mengo)	Maus (intracerebral, subcutan)
Herpes simplex	Maus (intracerebral) saugende Maus (1—3 Tage alt) (intraperitoneal) Kaninchen (corneal),
Lymphocytäre Choriomeningitis	Maus (intracerebral) Meerschweinchen (subcutan, intraperitoneal)
Tollwut	Maus (intracerebral)
Pseudorabies	Kaninchen (intracerebral, subcutan)
Rous Sarkom	Huhn (subcutan, intramuskulär)
S.E. Polyoma-Virus	Maus (wenige Stunden nach Geburt) (subcutan) saugender Hamster (1—3 Tage alt) (subcutan)
g) Psittakose-Lymphogranuloma-inguinale-Gruppe	
Katzen-Pneumonitis (Baker)	Maus (intranasal)
Meningopneumonitis (Francis)	Maus (intranasal)
Mäuse-Pneumonitis (Nigg)	Maus (intranasal)
Lymphogranuloma inguinale[1]	Maus (intracerebral, intransal)
Psittakose[1]	Maus (intracerebral, intranasal, intraperitoneal)
h) Rickettsien[1]	
Fleckfieber (R. prowazekii)	Meerschweinchen (intraperitoneal) Maus (intranasal)
Q-Fieber (R. burneti)	Meerschweinchen (intraperitoneal)
Endemisches Fleckfieber (R. mooseri)	Maus (intraperitoneal, intranasal)
Rickettsialpocken (R. akari)	Maus (intraperitoneal)
Tsutsugamushi-Krankheit. (Scrup-Typhus) (R. tsutsugamushi)	Maus (intraperitoneal)

[1] Diese Virus- und Rickettsienarten sind für den Menschen hochinfektiös, und die oben beschriebenen Vorsichtsmaßnahmen müssen beim Experimentieren streng befolgt werden.

hervor, die leicht übersehen werden können. So erscheinen oft Tiere, wenn sie nicht gestört werden, völlig normal, und Zittern, Lethargie oder Lähmungen sind erst erkennbar, wenn die Tiere gezwungen werden sich zu bewegen. Tiere, welche definitive Krankheitserscheinungen zeigen, sollten sofort getötet werden, wenn das Virus weiter verimpft werden soll. *Tot aufgefundene Tiere sollten nicht als Ausgangsmaterial für Viruspassagen verwendet werden*, da der Bakteriengehalt der Organe kurz vor dem Tode steil ansteigt und deren Virusgehalt dann meist geringer ist als zu Beginn der Krankheitssymptome.

Bei manchen Virusinfektionen ist das klinische Krankheitsbild charakteristisch; bei anderen dagegen ist es notwendig, histologische und virologische Untersuchungen durchzuführen, um die Diagnose zu sichern.

Virusinfizierte Tiere sind in jedem Fall nach Abschluß des Experimentes zu töten und nicht für andere Versuche weiter zu verwenden.

Die einzig hygienische Art der Vernichtung der Versuchstiere — und dieses gilt auch für größere Tiere wie Affen —, ist die Verbrennung ihrer Kadaver. Käfige, in welchen infizierte Tiere gehalten worden sind, müssen vor der Reinigung im Autoklav sterilisiert werden.

1. Tier-Infektionstechnik

a) Maus

Intracerebral. Drei bis vier Wochen alte Mäuse werden intracerebral infiziert, indem eine Kanüle (Nr. 20) bis zu einer Tiefe von ungefähr 3 mm eingeführt wird. Dabei ist es zweckmäßig, den Kopf zu fixieren, indem die Schnauze des Tieres vorsichtig in ein entsprechend großes rundes Loch einer Metallplatte geschoben wird. Die Einstichstelle soll auf einer Linie in der Mitte zwischen äußerem Rand der Augenhöhle und dem äußeren Gehörgang liegen. Es können 0,03 ml mittels einer 0,25 ml-Tuberkulinspritze injiziert werden. Um einen teilweisen Wiederaustritt des Inokulums zu vermeiden, wird die Kanüle nach Verimpfung des Materials noch einige Sekunden in situ belassen. Der Tod eines Tieres innerhalb von 24 Std nach Verimpfung des Materials ist meist traumatisch bedingt.

Intravenös. Drei bis vier Wochen alte Mäuse sind einfacher intravenös zu injizieren als ältere Tiere. Durch kurzes Eintauchen des Schwanzes in Wasser von etwa 45° C und anschließendes kurzes Abreiben mit Xylol treten die Venen deutlicher hervor. Während der Inoculation wird die Maus in einem kleinen röhrenartigen Behälter gehalten, so daß nur der Schwanz frei ist. Das distale Ende des Schwanzes wird über den Zeigefinger gebogen und mit dem Daumen fixiert. Mit feiner, ganz kurz angeschliffener Kanüle wird eine Schwanzvene punktiert und die Virussuspension sehr langsam injiziert. Es ist darauf zu achten, daß deren p_H-Wert um 7,4 liegt und sie frei von Partikeln ist. Die maximale Injektionsmenge beträgt 0,5 ml bei einer Maus mit dem Gewicht von 20 g.

Subcutan. Die Injektion wird unter die Rückenhaut in der Nähe des Schwanzansatzes gemacht.

Intraperitoneal. Die Injektion wird seitlich der Mittellinie in die untere Hälfte des Abdomens gegeben. Die maximale Injektionsmenge beträgt 2,0 ml. Die Resorptionsgeschwindigkeit auf diesem Infektionsweg ist nur unwesentlich länger als auf dem intravenösen.

Intranasal. Zum Schutz gegen Versprühen des Materials muß unter einer Glasplatte gearbeitet werden. Nach oberflächlicher Äthernarkose wird die Virussuspension mit einer Capillarpipette — etwa 2 Tropfen je Nasenloch — eingeträufelt.

b) Saugende Maus

Intracerebral. Maximale Injektionsmenge 0,02 ml.

Subcutan (unter die Rückenhaut des Nackens). Maximale Injektionsmenge 0,03 ml.

Intraperitoneal. Maximale Injektionsmenge 0,05 ml.

Damit Kannibalismus möglichst vermieden wird, sollen Säuglingsmäuse nur mit Pinzetten oder Gummihandschuhen gehandhabt werden. Antiseptica sind nicht zu verwenden. Etwaige Blutspuren müssen entfernt werden, bevor die Tiere in den Käfig zurückgegeben werden. Es empfiehlt sich, den Käfig mit der Mutter und den Jungen nunmehr 2—3 Std ungestört und in völliger Dunkelheit zu halten, ehe er in den Tierstall zurückgebracht wird.

c) Hamster

Die Infektionstechnik ist analog zu der der erwachsenen Maus.

d) Kaninchen

Cutan. Die Haare an der entsprechenden Stelle der Rückenhaut werden mehrere Tage vor der Infektion durch Rasieren oder ein Depilationsmittel entfernt, so daß etwaige Hautreizungen bei der Infektion abgeklungen sind. Eine einfache Technik ist, nach Desinfektion mit 70%igem Alkohol mit einer kleinen Metallreibe, wie sie in der Küche oder zum Flicken von Fahrradreifen gebraucht wird, die Epidermis leicht aufzurauhen und die Virussuspension dann mit einem Tupfer einzureiben. Ein Abdecken der Wundfläche ist nicht erforderlich.

Intracutan. Die maximale Injektionsmenge beträgt 0,1—0,2 ml.

Intravenös. Das Kaninchen wird in einen Kasten gesetzt, dessen abnehmbarer Deckel eine entsprechend große ovale Öffnung aufweist, die das Herausstehen der Ohren ermöglicht. Die Größe des Kastens muß der Größe des Kaninchens so angepaßt sein, daß er dem Tier keine Bewegungen erlaubt. Es werden die Venen, die nahe dem Ohrrand laufen, punktiert. Durch kurzes Reiben mit einem mit Xylol getränkten Tupfer treten die Venen deutlicher hervor. Nachdem die Vene nahe dem Ohransatz gestaut ist, wird die Kanüle in diese eingeführt. Sie muß so gehalten werden, daß sie der Vene in ihrem Verlauf parallel folgt. Müssen bei demselben Tier im Ablauf des Versuches mehrere Injektionen gemacht werden, so wird so weit wie möglich an der Ohrspitze mit der ersten Injektion begonnen. Die Punktionsstelle wird für einige Minuten tamponiert.

Corneal. Nach oberflächlicher Äthernarkose wird der Augapfel durch Pressen mit dem stumpfen Ende einer Pinzette gegen das Unterlid hervorgedrückt. Indem das Auge auf diese Weise fixiert ist, wird die Cornea mit einer nicht zu spitzen Kanüle oberflächlich gitterförmig eingeritzt. Der Limbus darf nicht berührt werden, damit Blutungen aus den Randgefäßen vermieden werden. Mit einer Pipette wird etwa 0,1 ml der Virussuspension tropfenweise auf die Cornea gegeben und mit der Pipettenspitze oder einem Wattebausch verrieben. Das andere Auge wird in gleicher Weise, nur unter Weglassung des Virus in der Suspension, behandelt und dient als Kontrolle.

Intracerebral. Oberflächliche Äthernarkose. Nach Hautschnitt und Durchtrennung der Galea wird mit einem Stahlgriffel an einer Seite des Schädels ein Bohrloch angelegt. Dieses Loch soll etwa 2 mm lateral der Sagittalnaht und 1,5 mm vor der Lambdanaht liegen. Es können etwa 0,45 ml in den Occipitallappen injiziert werden.

Blutentnahme. Etwa 20 ml Blut können aus der Zentralarterie des Ohres entnommen werden. Die Kanüle wird so eingelegt, daß ihre Spitze zum Ohransatz zeigt. Größere Blutmengen können aus einem Femoralgefäß entnommen werden.

e) Meerschweinchen

Intraperitoneal. Die Kanüle wird mit 2 Bewegungen durch die Bauchwand gestoßen, zunächst durch die Haut in fast horizontaler Richtung, dann senkrecht durch Muskulatur und Peritoneum. Injektionsmenge bis zu 5 ml.

f) Affe

Oral. Die Virussuspension kann in eine Banane gebracht werden, die dann dem Affen zu fressen gegeben wird.

Injektion in den Thalamus. Narkose des Tieres z. B. mit Evipan. Nach Hautschnitt und Durchtrennung der Galea wird mit einem Stahlgriffel oder einer zahnärztlichen Bohrmaschine ein Loch an einer Seite des Schädels durch die Frontalnaht angelegt. Das Bohrloch soll etwa 5 mm lateral der Mittellinie liegen. Zur Injektion wird eine 2,5 cm lange Kanüle verwendet, die bis zum Conus eingeführt wird. Die Richtung der Kanüle soll so sein, daß sie auf den Kieferwinkel zeigt und leicht zur Mittellinie geneigt ist. Die maximale Injektionsmenge beträgt 0,4 ml.

Intranasale Verimpfung. Ein Nasenloch wird mit einem Tupfer verschlossen. Die Suspension wird mittels einer Spritze, die mit einem kleinen Gummischlauch versehen ist, langsam in das andere Nasenloch injiziert.

Blutentnahme. Größere Blutmengen können aus einem der Femoralgefäße gewonnen werden.

g) Huhn

Cutan. Vier oder fünf Federn werden von der Außenseite eines Beines gerupft und die Virussuspension mit einem steifen Pinsel in die Haarfollikel eingerieben.

Intracerebral. Bei erwachsenen Tieren kann bis zu 0,1 ml injiziert werden.

Blutentnahme. Auf der Unterseite eines Flügels werden die Federn nahe des Humerus gerupft und die dort verlaufenden Venen punktiert.

2. Symptomatologie verschiedener experimenteller Virus- und Rickettsieninfektionen im Versuchstier

Wie oben schon erwähnt, soll auch hier nochmals darauf hingewiesen werden, daß verschiedene Stämme der gleichen Virusart nicht nur ein unterschiedliches Wirtsspektrum, sondern auch differente Infektionstiter für eine gegebene Versuchstierart haben können. Weiterhin ist zu bemerken, daß Virussuspensionen, die eingefroren aufbewahrt worden sind, meist nicht in der ersten Passage — auch bei optimalem Wirt — maximale Infektionstiter erreichen. Oft sind mehrere Passagen des Stammes notwendig, um die volle Virulenz wieder zu erlangen.

a) Viren des Respirationstraktes

Infektiöse Bronchitis des Huhnes. Bei intranasaler bzw. intratrachealer Infektion 2—3 Wochen alter Hühner werden nach etwa 3 Tagen Symptome von Seiten des oberen Respirationstraktes — Laryngo-Tracheitis mit purulentem Sekret — beobachtet. Es besteht eine hohe Mortalität bei dieser Virusinfektion. (A.T.C.C.[1] pg. 7, T.W.[2], pg. 2231.)

Pneumonievirus (HORSFALL). Nach intranasaler Infektion der Maus entwickelt sich innerhalb weniger Tage eine Bronchopneumonie, die oft letal endet. Da viele der handelsüblichen Mäusestämme dieser Virusart gegenüber immun sind, ist es

---

[1] American Type Culture Collection, Viral and Rickettsial Registry. Washington 1959.
[2] TOPLEY and WILSON: Principles of Bacteriology and Immunity, 4th Ed. Baltimore: Williams & Wilkins Company 1957.

wesentlich, nichtimmune Mäusestämme zu verwenden (wie z. B. Tiere der Carworth Farms, New City, Rockland Country, N. Y., USA). (A.T.C.C. pg. 8, T.W. pg. 2101.)

b) Myxoviren

Influenza. Bei intranasaler Verimpfung adaptierter Stämme (Influenza A und B) erkranken die infizierten Mäuse zwischen dem 3. und 10. Tag an konfluierenden Bronchopneumonien. Influenza A-Stämme sind im allgemeinen für Mäuse virulenter als die der Gruppe B. (A.T.C.C. pg. 35—38, R.H.[1] pg. 639.)

Newcastle-Virus. Nach intranasaler bzw. intracerebraler Infektion des Huhnes treten nach einer Inkubationszeit von 4—11 Tagen die Symptome einer Bronchopneumonie bzw. einer Meningoencephalitis auf. Die Tiere sterben zwischen dem 6. und 8. Tag nach Auftreten der Krankheitserscheinungen. Bei der Autopsie finden sich multiple fokale Nekrosen mit Hämorrhagien im Respirations- und Verdauungstrakt. (A.T.C.C. pg. 40, T.W. pg. 2229, R.H. pg. 897.)

c) Enteroviren

Coxsackie-Virus Gruppe A. Bei saugenden Mäusen treten nach einer Inkubationszeit von 3—5 Tagen nach allgemeiner Schwäche schlaffe Lähmungen der Extremitätenmuskulatur auf. Die Tiere bleiben in ihrer Entwicklung zurück und sterben meist innerhalb von 48 Std nach Auftreten der Lähmungen.

Coxsackie-Virus Gruppe B. Nach einer Inkubationszeit von etwa 6—9 Tagen zeigen die infizierten Tiere relativ uncharakteristische Krankheitserscheinungen, wie Tremor und generalisierte Spasmen, die besonders deutlich zu beobachten sind, wenn die Tiere gezwungen werden, sich zu bewegen. Dyspnoe und Cyanose werden oft beobachtet. Ein hoher Prozentsatz der infizierten Tiere überlebt die Infektion. (A.T.C.C. pg. 10—11, R.H. pg. 525.)

Mäuse-Encephalomyelitis (Theiler). Nach intracerebraler Infektion der Maus entwickeln sich nach einer Inkubationszeit von 7—35 Tagen schlaffe Lähmungen der Extremitätenmuskulatur, ohne daß es zu Konvulsionen kommt. Der Tod der Tiere tritt etwa 5—10 Tage nach Beginn der Lähmungen ein. Nur wenige Tiere überleben die Infektion. (A.T.C.C. pg. 16—17, T.W. pg. 2158.)

Poliomyelitis. Bei dem M. rhesus erfolgt die Infektion in den linken oder rechten Thalamus. Nach einer Inkubationszeit von 6—10 Tagen zeigen die Tiere Allgemeinsymptome, wie struppiges Fell, allgemeine Unruhe, Tremor und Ataxie. An dieses präparalytische Stadium schließt sich das Lähmungsstadium an, bei dem es zu einer schlaffen Lähmung einzelner Muskelgruppen oder auch ganzer Extremitäten kommt. Nach Auftreten der Lähmungserscheinungen sterben die Tiere meist innerhalb von 3—5 Tagen. (A.T.C.C. pg. 17—19, T.W. pg. 2169, R.H. pg. 484.)

d) Viren der Pockengruppe

Vaccine. Bei cornealer Infektion entwickelt sich beim Kaninchen innerhalb weniger Tage — entsprechend des Infektionstiters — eine purulente Ceratitis.

Wird das Virus in die scarifizierte Haut des Kaninchens eingebracht, so kommt es nach etwa 3 Tagen zu einer ödematösen Schwellung. Anschließend bilden sich Papeln, die etwa am 5. Tag pustulös werden. (A.T.C.C. pg. 46—47, T.W. pg. 2112, R.H. pg. 691.)

Geflügelpocken. Nach cutaner Verimpfung zeigt das Huhn innerhalb weniger Tage eine vesiculär-pustulöse Eruption an der Impfstelle. (A.T.C.C. pg. 44, T.W. pg. 2126.)

---

[1] RIVERS, TH. M., and F. L. HORSFALL ed.: Viral and Rickettsial Infections of Man. 3rd Ed. Philadelphia: J. B. Lippincott 1959.

Myxoma. Nach intracutaner Verimpfung des Virus entwickelt sich beim Kaninchen nach einer Inkubationszeit von etwa 14 Tagen an der Injektionsstelle ein Tumor, der sich im subcutanen Bindegewebe weiter ausbreitet. Die regionären Lymphknoten wie auch die Milz zeigen tumoröse Läsionen. Nach Bildung des Tumors sterben die Tiere meist innerhalb von 1—2 Wochen. (A.T.C.C. pg. 45, T.W. pg. 2243.)

e) Arthropod-borne Viruses

St. Louis-Encephalitis. Bei intracerebraler Verimpfung zeigen die infizierten Mäuse nach 3—4 Tagen ein struppiges Fell, Ataxie sowie generalisierte Krämpfe und Lähmungen. Die Tiere sterben 2—5 Tage nach Auftreten der Krankheitssymptome. (A.T.C.C. pg. 27, T.W. pg. 2148, R.H. pg. 308.)

Jap. B-Encephalitis. Bei intracerebraler Verimpfung entwickelt sich bei den infizierten Mäusen etwa 3—8 Tage nach der Infektion eine rapid verlaufende letale Meningo-Encephalomyelitis. Nach Auftreten von Tremor, Krämpfen und Lähmungen tritt der Tod der Tiere innerhalb weniger Tage ein. (A.T.C.C. pg. 24, T.W. pg. 2150, R.H. pg. 314.)

Amerik. Pferdeencephalitis, Ost- und Westtyp. Der Osttyp der amerikanischen Pferdeencephalitis ist für die Maus virulenter als der Westtyp. Nach intracerebraler Infektion treten bei beiden Typen nach einer Inkubationszeit von 2—6 Tagen meningo-encephalitische Symptome auf, wie unkoordinierte Bewegungen, generalisierte spastische Muskelkontraktionen und spastische Lähmungen, die innerhalb weniger Tage zum Tode führen. (A.T.C.C. pg. 20/22, R.H. pg. 293/288.)

f) Verschiedene Virusarten

Mäuse-Encephalitis. Werden Mäuse mit einem dieser serologisch identischen Virusstämme intracerebral oder subcutan infiziert, so treten nach 3—4 Tagen Symptome einer Encephalomyelitis auf: struppiges Fell, Lethargie sowie schlaffe Lähmungen. Diese führen bei den meisten Tieren zum Tode. (A.T.C.C. pg. 52, T.W. pg. 2155, R. H. pg. 905.)

Herpes simplex. Nach intracerebraler Infektion der erwachsenen Maus entwickelt sich nach 3—4 Tagen eine Encephalomyelitis. Tremor, Lethargie, Krämpfe und Muskelschwäche führen in den meisten Fällen zum Tod des Tieres.

Werden saugende Mäuse — 1—3 Tage alt — intraperitoneal infiziert, so zeigen die Tiere innerhalb weniger Tage eine allgemeine Schwäche, Tremor und Lähmungen; sie sterben meist innerhalb von 2—3 Tagen nach Auftreten der Krankheitserscheinungen.

Bei cornealer Verimpfung des Virus auf Kaninchen entwickelt sich nach etwa 1—7 Tagen zunächst eine vesiculäre Ceratoconjunctivitis, die dann purulent wird und im Laufe von 1—2 Wochen mit einer Trübung der Cornea abheilt. (A.T.C.C. pg. 53, T.W. pg. 2127, R.H. pg. 763.)

Lymphocytäre Choriomeningitis. Mäuse, die mit diesem Virus intracerebral infiziert worden sind, zeigen nach einer Inkubationszeit von 5—10 Tagen Tremor sowie spastische Krämpfe, die in charakteristischer Weise zu einer Rigidität des gesamten Körpers führen. Etwa 2—3 Tage nach den ersten Krankheitserscheinungen tritt bei den meisten Tieren der Tod ein.

Meerschweinchen erkranken sowohl nach subcutaner als auch intraperitonealer Infektion innerhalb von 9—16 Tagen. Bei der Autopsie läßt sich oft eine Pneumonie sowie eine Meningitis nachweisen. (A.T.C.C. pg. 54, T.W. pg. 2163, R.H. pg. 901.)

Tollwut. Nach intracerebraler Verimpfung des Virus erkranken Mäuse nach einer Inkubationszeit von 7—12 Tagen mit allgemeiner Unruhe, Tremor, Ataxie sowie Krämpfen. Gelegentlich werden auch Lähmungen beobachtet. Der Tod der Tiere erfolgt wenige Tage nach dem Auftreten der Krankheitserscheinungen. (A.T.C.C. pg. 55—57, R.H. pg. 412).

Pseudorabies. Kaninchen sind sowohl für eine intracerebrale als auch eine subcutane Infektion empfänglich. Die Inkubationszeit beträgt bei intracerebraler Infektion etwa 2 Tage, bei subcutaner Infektion zwischen 2 und 5 Tagen. Die Symptome entsprechen in den meisten Fällen denen einer Meningo-Encephalitis. Etwa 2 Tage nach deren Beginn tritt der Tod unter Kollapserscheinungen ein. (A.T.C.C. pg. 55, T.W. pg. 2186.)

Rous Sarkom. In 3—6 Wochen alten Hühnern, die subcutan oder intramuskulär infiziert worden sind, bilden sich nach einem Zeitintervall, welches von dem Infektionstiter des Stammes abhängt, Tumoren, die metastasieren und histologisch Spindelzellsarkomen ähneln. (A.T.C.C. pg. 57, T.W. pg. 2241.)

S.E. Polyoma-Virus[1]. Werden Mäuse wenige Stunden nach der Geburt mit diesem Virus infiziert — ältere Tiere sind resistent —, so entwickeln sich im Durchschnitt innerhalb von 2—5 Monaten bei den Tieren histologisch unterscheidbare Tumoren, wobei solche der Parotis und der Niere vorherrschen.

Hamster, die in den ersten Lebenstagen infiziert werden, zeigen Tumorbildung — vorwiegend Sarkome der Niere — schon etwa innerhalb von 2—3 Wochen.

g) Psittakose-Lymphogranuloma inguinale-Gruppe

Katzenpneumonitis (BAKER). Nach intranasaler Infektion sterben die Mäuse innerhalb von 3—5 Tagen an einer Bronchopneumonie. In Klatschpräparaten der befallenen Lungenpartien lassen sich Elementarkörperchen nachweisen, wie sie für die Psittakose-Lymphogranuloma inguinale-Gruppe charakteristisch sind. (A.T.C.C. pg. 47, T.W. pg. 2104.)

Meningopneumonitis (FRANCIS). Nach intranasaler Verimpfung entwickelt sich innerhalb weniger Tage bei den infizierten Mäusen eine Bronchopneumonie, an der die Tiere im allgemeinen sterben. In den befallenen Lungenpartien können Elementarkörperchen nachgewiesen werden. (A.T.C.C. pg. 48, T.W. pg. 2101.)

Mäuse-Pneumonitis (NIGG). Intranasal verimpft, bilden sich innerhalb weniger Tage bei den infizierten Mäusen bronchopneumonische Herde, die Elementarkörperchen aufweisen. Entsprechend der Virulenz des verimpften Virusstammes sterben die Tiere oder überleben die Infektion. (A.T.C.C. pg. 49, T.W. pg. 2102.)

Lymphogranuloma inguinale. Nach intracerebraler Infektion kommt es nach einer Inkubationszeit von 2—4 Tagen zu einer Meningoencephalitis mit allgemeiner Schwäche und Auftreten von Lähmungen. Der Tod der Tiere tritt innerhalb von 3—8 Tagen nach Einsetzen der Krankheitssymptome ein.

Werden Mäuse intranasal infiziert, so bilden sich fokale Läsionen in der Lunge und der Tod tritt meist innerhalb von 4—6 Tagen ein. Elementarkörperchen sind in den befallenen Lungenpartien nachweisbar. (A.T.C.C. pg. 48, T.W. pg. 2094, R.H. pg. 718.)

Psittakose. Nach intracerebraler Infektion sterben Mäuse mit den Symptomen einer Meningo-Encephalitis innerhalb von 2—14 Tagen, entsprechend der Virulenz des betreffenden Virusstammes. Nach intranasaler Infektion bilden sich bronchopneumonische Herde, in welchen sich die Elementarkörperchen nachweisen lassen.

Nach intraperitonealer Infektion ist die Inkubationszeit auf 4—20 Tage verlängert. (A.T.C.C. pg. 50, T.W. pg. 2097, R.H. pg. 705.)

---

[1] STEWART, S. E., and B. E. EDDY: The Polyoma Virus. Advanc. Virus Res. 7, 61 (1960)

h) Rickettsien[1]

Fleckfieber (R. prowazekii). Nach intraperitonealer Infektion kommt es bei dem Meerschweinchen nach einer Inkubationszeit von etwa 10—20 Tagen zu einer Temperatursteigerung über 40° C; andere Krankheitssymptome werden nicht beobachtet. Wird das Tier auf dem Gipfel des Fieberstadiums seziert, so wird ein fibrinöses Exsudat über der Milzkapsel gefunden, in welchem die Rickettsien nachweisbar sind.

Intranasale Infektion der Maus führt zu einer Bronchopneumonie, der die Tiere etwa innerhalb von 4—5 Tagen erliegen. Die Lungenläsionen weisen massenhaft Rickettsien auf. (A.T.C.C. pg. 59, T.W. pg. 1063, R.H. pg. 806.)

Q-Fieber (R. burneti). Nach 4—12 Tagen kommt es bei dem intraperitoneal infizierten Meerschweinchen zu einem Temperaturanstieg, der etwa 3—4 Tage anhält. Wird das Tier auf dem Höhepunkt der Fieberperiode getötet, so zeigt die Milz eine Vergrößerung um das Zwei- bis Vierfache; weiterhin findet sich ein geringes Peritonealexsudat. Meerschweinchen überleben die Infektion ohne Residualerscheinungen. (A.T.C.C. pg. 60, T.W. pg. 1065, R.H. pg. 884.)

Endemisches Fleckfieber (R. mooseri). Intraperitoneal infizierte Mäuse sterben 3—8 Tage nach der Infektion, und in ihrem Peritonealexsudat können die Rickettsien nachgewiesen werden. Bei intranasaler Infektion der Mäuse kommt es zu einer ausgedehnten Bronchopneumonie, die zum Tode der Tiere führt. (A.T.C.C. pg. 60, T.W. pg. 1064, R.H. pg. 820.)

Rickettsialpocken (R. akari). Intraperitoneal infizierte Mäuse zeigen etwa 6 Tage nach der Infektion die ersten Krankheitserscheinungen, wie struppiges Fell und allgemeine Schwäche und sterben meist zwischen dem 3. und 10. Tag nach Auftreten der Krankheitserscheinungen. Bei der Autopsie findet sich eine geschwollene Leber und Milz sowie ein Peritonealexsudat, in dem sich die Rickettsien nachweisen lassen. (A.T.C.C. pg. 62, T.W. pg. 1065, R.H. pg. 853.)

Tsutsugamushi-Krankheit (Scrup-Typhus) (R. tsutsugamushi). Mäuse sterben nach intraperitonealer Infektion innerhalb von 10—14 Tagen. Bei der Sektion finden sich eine Vergrößerung der Milz sowie ein sero-fibrinöses Peritonealexsudat, welches massenhaft Rickettsien enthält. (A.T.C.C. pg. 63, T.W. pg. 1065, R.H. pg. 871.)

III. Die Viruszüchtung im bebrüteten Hühnerei

Die Viruszüchtung im bebrüteten Hühnerei wurde von WOODRUFF und GOODPASTURE im Jahre 1931 erstmals angewendet, um Geflügelpockenvirus auf der Chorioallantoismembran zu züchten (*42*). Diese Art der Viruszüchtung wurde mit fast allen animalen Virusarten versucht, und es gelang bei den meisten, durch entsprechende Wahl des Verimpfungsweges und des Alters der Embryonen, eine Vermehrung zu erzielen (*5, 8, 13*).

Die Eier weißer Leghornhühner — in Eiern mit brauner Schale sind der Embryo und die Blutgefäße schlecht zu erkennen — können nach dem Transport sofort bebrütet oder auch zunächst 1—2 Tage in einem kühlen Raum (15—18° C) aufbewahrt werden. Der Prozentsatz der befruchteten Eier schwankt je nach der Jahreszeit; eine 70%ige Fertilität sollte aber immer vorhanden sein. Die Eier werden nicht gewaschen oder gesäubert und in entsprechenden Gestellen entweder in horizontaler oder vertikaler Lage, je nach der beabsichtigten Impfart, bebrütet. Zur Bebrütung kann ein Laboratoriumsbrutschrank verwendet werden, es muß nur, durch Aufstellung einer mit Wasser gefüllten Schale, für eine ausreichende Luftfeuchtigkeit (60—90%) gesorgt werden. Die Bebrütungstemperatur beträgt

---

[1] ZDRODOVSKIĬ, P. F., and E. H. GOLINEVICH: Experimental Rickettsioses in Animals (pg. 69) in The Rickettsial Diseases. New York: Pergamon Press 1960.

37,5—38,5° C. Am 5. Tag der Bebrütung werden die Eier durchleuchtet und die nicht befruchteten, sowie solche, in denen der Embryo abgestorben ist, ausgesondert. Die Durchleuchtung wird mit einem der kommerziell erhältlichen Eidurchleuchter durchgeführt. Bei der Durchleuchtung in einem abgedunkelten Raum sind der Luftsack, der Embryo und die großen Blutgefäße deutlich zu erkennen. Spontane Bewegungen des Embryos und deutlich sichtbare Blutgefäße sind die Kriterien dafür, daß der Embryo lebt.

Nach einer Vorbebrütung von 7—12 Tagen — sie hängt von dem Infektionsweg und der zu verimpfenden Virusart ab — werden die Eier infiziert. Die Infektion kann je nach Virusart auf die Chorioallantoismembran, in die Allantoishöhle, in den Dottersack oder in die Amnionhöhle erfolgen. Die Virusverdünnung wie auch die Wahl der Verdünnungsflüssigkeit sind wesentlich. Bei der Infektion mit einer Virusart, deren Titer nicht bekannt ist, empfiehlt es sich zunächst mindestens zwei oder drei verschiedene Verdünnungsstufen zu wählen. Da die Virusverdünnungen meist unstabil sind, ist es ratsam, diese erst unmittelbar vor der Verimpfung herzustellen und die Inoculation mit der höchsten Verdünnungsstufe zu beginnen.

Das Inoculum muß bakteriologisch steril sein, da das bebrütete Hühnerei für bakterielle wie auch Pilzinfektionen sehr empfänglich ist. Ist die Sterilität fraglich, so müssen der Virussuspension Antibiotica zugesetzt werden. Es ist dabei zu beachten, daß die Rickettsien sowie die Viren der Psittakose-Lymphogranuloma inguinale-Gruppe durch einige Antibiotica in ihrer Vermehrung gehemmt werden. Die zur Eiimpfung benötigten Instrumente — Scheren, Pinzetten, Stahlnadeln und Stahlgriffel — werden in einem Becherglas mit 96%igem Alkohol gehalten und vor jedem Gebrauch kurz abgeflammt.

Nach der Infektion werden die Eier bei einer Temperatur von 36° C 2—6 Tage nachbebrütet. Für eine optimale Virusausbeute ist die Nachbebrütungstemperatur kritisch. Während dieser Zeit werden die Eier 1—2mal täglich durchleuchtet und solche, in denen der Embryo abgestorben ist, ausgesondert.

Tabelle 2. *Infektionsmodus des bebrüteten Hühnereies*

Virus- bzw. Rickettsienart	Infektionsweg	Bebrütung vor Infektion (37,5—38,5° C) Tage	Bebrütung nach Infektion (36—37° C) Tage
Geflügelpocken	Chorioallantoismembran	11	2—4
Herpes simplex	Chorioallantoismembran	11	3
Infektiöse Bronchitis (Huhn)	Chorioallantoismembran	11	2—3
Kanarienpocken	Chorioallantoismembran	10—11	2—4
Myxoma	Chorioallantoismembran	10—11	3—4
Pseudorabies	Chorioallantoismembran	10—11	4
Rous-Sarkom	Chorioallantoismembran	10—11	4—7
Vaccine	Chorioallantoismembran	11	2—3
Amerik. Pferdeencephalitis Ost- und Westtyp	Allantoishöhle	12	1—2
Influenza A, B, C, D	Allantoishöhle	9—11	2—4
Mumps	Allantoishöhle	8	6—7
Newcastle-Virus	Allantoishöhle	9—10	2—4
Jap. B-Encephalitis	Dottersack	9	2—3
Lymphogranuloma inguinale	Dottersack	9	6—7
Meningopneumonitis (Francis)	Dottersack	7	4—5
Pneumonitis der Katze (Baker)	Dottersack	5—7	4—5
Pneumonitis der Maus (Nigg)	Dottersack	6—7	3—6
Psittakose	Dottersack	9	6—7
Tollwut	Dottersack	7	3—4
Rickettsien	Dottersack	7	5—10

Die Gewinnung des virushaltigen Materials ist unterschiedlich und richtet sich nach dem Infektionsweg. Da es bei der Herausnahme der Eiflüssigkeit sehr leicht zu einer Ruptur der Gefäße kommen kann, werden die Eier nach Abschluß der Nachbebrütung für einige Zeit bei 4° C gehalten, um den Embryo abzutöten und das Blut in den Gefäßen zu coagulieren. Von dem gewonnenen Material werden jeweils Sterilitätsproben angesetzt.

Die Technik der Eibeimpfung ist leicht erlernbar, wenn zunächst als Inoculum verdünnte Methylenblaulösung verwendet wird; nach Öffnung des Eies ist deren Lokalisation dann deutlich erkennbar.

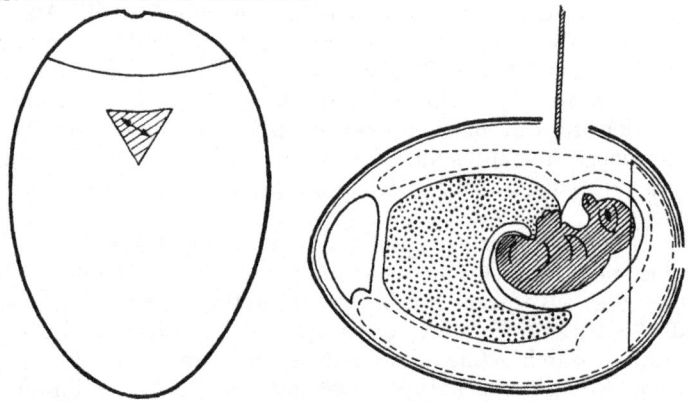

Abb. 1. Impfung auf die Chorioallantoismembran

Wie aus Tab. 2 hervorgeht, vermehrt sich eine gegebene Virusart maximal nur in bestimmten Embryonalgeweben und in einer eng begrenzten Zeitspanne der embryonalen Entwicklung. Der Infektionsweg, das Alter des Embryos, der Virusgehalt des Inoculums, die Bebrütungstemperatur und die Bebrütungszeit nach der Beimpfung müssen für ein gegebenes Virus optimal sein, um eine maximale Virusausbeute zu erzielen.

1. Die Impfung auf die Chorioallantoismembran (Abb. 1)

Die Impfung auf die Chorioallantoismembran eignet sich besonders für solche Virusarten, die hier — bei entsprechender Wahl der Verdünnung — fokale Läsionen erzeugen. Es ist dies der Fall bei Geflügelpocken, Herpes simplex, sowie Variola-Vaccine. In gefärbten Schnittpräparaten der Chorioallantoismembran können die für diese Viren charakteristischen Einschlußkörperchen nachgewiesen werden. In den meisten Fällen ist es nicht schwierig bei makroskopischer Beobachtung die spezifischen von den unspezifisch-traumatischen Läsionen zu unterscheiden.

Technik. Die Eier werden in horizontaler Lage bebrütet und täglich 2 mal gewendet, um eine gleichmäßige Entwicklung der Chorioallantoismembran zu erzielen. Zur Beimpfung wird das Ei durchleuchtet und die Grenze der Luftblase auf der Eischale angezeichnet. Ein gleichseitiges Dreieck mit einer Seitenlänge von etwa 1,0 cm wird an der Stelle auf der Eischale angezeichnet, an welcher der Embryo liegt und die Chorioallantoismembran gut entwickelt ist. Nach Desinfektion mit Jodalkohol wird die Eischale entsprechend dem angezeichneten Dreieck, mit einer Ampullenfeile vorsichtig ausgeschnitten. Mit einem spitzen Stahlgriffel wird nun in der Mitte über der Luftblase ein kleines Loch durch Schale und Schalenhaut gebohrt. Das ausgeschnittene Dreieck wird dann mit einer spitzen Stahlnadel von der Schalenhaut abgehoben und entfernt. Dabei darf die Schalenhaut nicht verletzt werden. Nunmehr wird die Schalenhaut mit einer spitzen Stahlnadel entsprechend dem schrägen Faserverlauf der Haut leicht geschlitzt, ohne die dicht darunter liegende Chorioallantoismembran zu verletzen. Wird bei dieser Manipulation die Chorioallantoismembran mit eingerissen, so muß das Ei verworfen werden. Die Schlitzung der Schalenhaut genügt oft, um den Inhalt des Eies so zu verlagern, daß der natürliche Luftsack ausgefüllt und ein künstlicher Luftsack unter dem Fenster geschaffen wird. Verlagert sich der Eiinhalt nicht spontan, so kann durch vorsichtiges Saugen mit einem Gummihütchen über dem Loch der natürlichen Luftblase die Verlagerung herbeigeführt werden. Ist ein künstlicher Luftsack geschaffen, so wird die Chorioallantoismembran durch das dreieckige Fenster mit 0,1 ml Virussuspension beimpft. Das Ei wird nach allen Seiten etwas bewegt, um das Inokulum gleichmäßig auf der Membran zu verteilen. Das Fenster in der Eischale wird mit einem Cellophanklebestreifen verschlossen. Das Cellophan wird in der Mitte gefaltet und in die Falte ein kleines Loch gestochen, so daß der künstliche Luftsack mit der Außenluft kommuniziert. Hierdurch bleibt der künstliche Luftsack während der Nachbebrütungszeit erhalten. Das Loch über dem natürlichen Luftsack wird mit Paraffinvaseline verschlossen. Das Ei wird nun mit dem Fenster nach oben, ohne zu wenden, nachbebrütet.

Nach Abschluß der Nachbebrütungszeit wird die Chorioallantoismembran gewonnen. Hierzu wird der Cellophanklebestreifen mit 70%igem Alkohol angefeuchtet und von dem Fenster entfernt. Die Eischale wird dann von hier aus im Bereich der künstlichen Luftblase mit einer gebogenen Schere bis dicht an die Chorioallantoismembran abgeschnitten. Die Membran wird in der Mitte mit einer Pinzette etwas angehoben und der freiliegende Teil an seiner Peripherie ausgeschnitten. Nunmehr wird die Membran in Petri-Schalen in eiskalter physiologischer Kochsalzlösung mehrmals kurz gewaschen; dabei sind die morphologischen Veränderungen der Membran – Oberflächenglanz bzw. Ödem der Membran, perivasculare Infiltrate, Hämorrhagien sowie fokale Läsionen – bei Betrachtung gegen einen dunklen Untergrund deutlich zu erkennen.

Sollen Subkulturen angesetzt werden, so wird zunächst die überschüssige Flüssigkeit mit Filterpapier entfernt. Die Membran wird dann im Mörser mit einem Pistill unter Zusatz von Quarzsand in etwas Verdünnungsflüssigkeit (etwa 1—2 ml/Membran) fein zerrieben und kurz niedertourig zentrifugiert. Von dieser Stammverdünnung werden die weiteren Verdünnungsstufen angelegt und hiermit eine neue Serie von Eiern beimpft.

Quantitatives Arbeiten ist möglich, wenn die Anzahl der gebildeten fokalen Läsionen als Endpunkt gewertet wird. Die Zahl der Läsionen, die noch als ab-

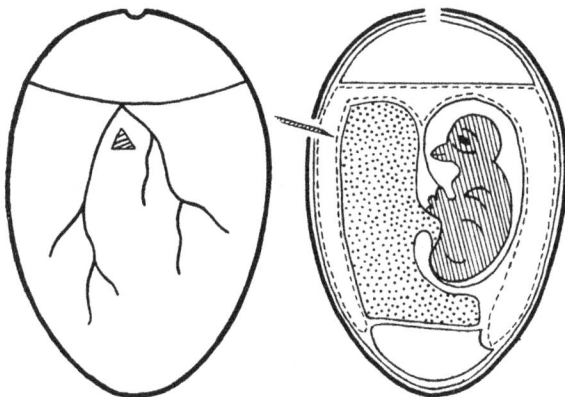

Abb. 2. Impfung in die Allantoishöhle

gegrenzte Foci gezählt werden können, schwankt zwischen 20 und 100 und richtet sich nach der Virusart bzw. der Größe der Läsionen. Bei entsprechender Wahl der Verdünnung entspricht jede Pockenläsion einer infektiösen Viruseinheit, so daß das

Verhältnis der Viruskonzentration zu der Zahl der Läsionen linear ist. Es ist jedoch sehr schwierig, für Titrationszwecke brauchbare Membranen zu erhalten; daher ist diese Technik für Virustitrationen wenig geeignet.

2. Die Impfung in die Allantoishöhle (Abb. 2)

Die Entodermzellen der Allantoishöhle sind für eine Anzahl von Viren, wie zum Beispiel Influenza A, B, C, Mumps, Newcastle sowie die Viren der Lymphogranuloma inguinale-Psittakose-Gruppe, empfänglich.

Technik. Die Eier werden in vertikaler Lage mit der Luftblase nach oben bebrütet und während dieser Zeit nicht gewendet. Bei der Durchleuchtung des Eies wird auf der Eischale ein Punkt angezeichnet, an welchem die Chorioallantoismembran gut entwickelt, aber frei von Blutgefäßen ist. Dieser Punkt soll vom Embryo bzw. der Amnionhöhle entfernt sein und etwa 0,5–1 cm unterhalb der Luftblase liegen. Nunmehr wird in der Mitte über der Luftblase mit einem Stahlgriffel ein kleines Loch durch Schale und Schalenhaut gebohrt, welches zum Druckausgleich dient, wenn in die Allantoishöhle das Inokulum injiziert wird. Die Eischale über dem angezeichneten Punkt wird dann mit dem Stahlgriffel leicht eingestoßen; wobei darauf zu achten ist, daß die Schalenhaut selbst nicht verletzt wird. Die Virussuspension wird nunmehr mittels Spritze und scharfer Kanüle durch Schalenhaut und Chorioallantoismembran in einer Tiefe von etwa 3 mm in die Allantoishöhle injiziert. Die Kanüle ist in einem spitzen Winkel zum Ei zu halten. Es kann bis zu 0,5 ml Virussuspension verimpft werden. Die beiden Löcher in der Schale werden mit Paraffinvaseline oder einem Cellophanklebestreifen verschlossen. Die Eier werden in vertikaler Lage nachbebrütet.

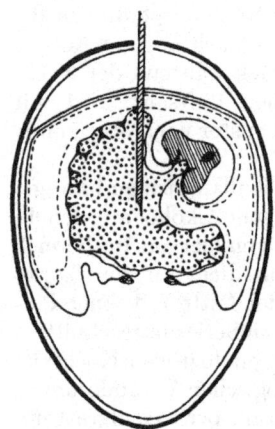

Abb. 3. Impfung in den Dottersack

Eine Vereinfachung dieser Technik besteht darin, die Virussuspension direkt durch das Loch in der Mitte über der Luftblase in die Allantoishöhle zu injizieren; dabei wird die Kanüle schräg eingeführt, so daß ihre Spitze gegen die Eischale gerichtet ist.

Zur Gewinnung der Allantoisflüssigkeit wird die Eischale über der Luftblase mit Jodalkohol desinfiziert und zusammen mit der darunterliegenden Schalenhaut mittels einer spitzen Schere bis etwa 5 mm über der Luftblasengrenze entfernt. Die Schalenhaut und die darunterliegende Chorioallantoismmebranam Boden der Luftblase werden mit einer gebogenen Pinzette eingerissen und die Allantoisflüssigkeit mittels einer 10 ml-Spritze mit Kanüle langsam abgesaugt. Geschieht das Saugen zu schnell, so verlegen angesaugte Membranen die Kanülenöffnung. Es ist daher zweckmäßig, mit einer gebogenen Pinzette die Membranen von der Kanüle fern zu halten. Das Volumen der Allantoisflüssigkeit schwankt von Ei zu Ei; am 13. Bebrütungstag beträgt es zwischen 5 und 10 ml. Oft zeigt die Allantoisflüssigkeit infolge präzipitierter Urate ein milchigtrübes Aussehen; dies ist besonders der Fall, wenn das Ei bzw. die Allantoisflüssigkeit bei Eisschranktemperatur aufbewahrt wurde. Dieses Präcipitat löst sich bei 37° C oder kann abzentrifugiert werden. Quantitatives Arbeiten ist mit dieser Methode einfach, wenn der Tod des Embryos als Endpunkt gewertet wird. Weiterhin kann bei manchen Virusarten (Influenza, Mumps, Newcastle) mittels der Hämagglutinationsreaktion der Virusgehalt der Allantoisflüssigkeit ermittelt werden (*14, 24, 29*).

3. Die Impfung in den Dottersack (Abb. 3)

Die Impfung in den Dottersack ist für alle Rickettsienarten, die Viren der Lymphogranuloma inguinale-Psittakose-Gruppe sowie die Viren der „Arthropodborne"-Gruppe geeignet.

Technik. Die Eier werden in vertikaler Lage mit der Luftblase nach oben bebrütet und während dieser Zeit nicht gewendet. Zur Beimpfung wird nach Desinfektion mit Jodalkohol mit einem Stahlgriffel ein kleines Loch über der Mitte der Luftblase durch die Eischale und die darunterliegende Schalenhaut gebohrt. Eine Spritze mit Kanüle wird entsprechend der Längsachse des Eies senkrecht in die Mitte, etwa 3—3,5 cm tief, eingeführt und die Virussuspension — bis zu 1,0 ml — injiziert. Das Loch in der Eischale wird mit Paraffinvaseline verschlossen und das Ei in horizontaler oder vertikaler Lage nachbebrütet.

Zur Gewinnung des Dottersackes wird die Eischale und Schalenhaut im Bereich der Luftblase entfernt. Die Schalenhaut und die Chorioallantoismembran am Boden der Luftblase werden mit einer Pinzette eingerissen und der ganze Eiinhalt in eine Petrischale gekippt. Der Dottersack kann dann herausgeschnitten werden. Um möglichst viel Dotter zu entfernen, kann der Dottersack auf einem grobmaschigen Sieb mit kalter physiologischer Kochsalzlösung gewaschen werden.

Die Rickettsien sowie die Viren der Lymphogranuloma inguinale-Psittakose-Gruppe sind in Tupfpräparaten der Dottersackmembran, die nach MACHIAVELLO bzw. GIEMSA gefärbt sind, mikroskopisch darstellbar.

Material für Subkulturen wird gewonnen, indem die Membran mit einer Schere kleingeschnitten und im Mörser mit einem Pistill unter Zusatz von Quarzsand in etwas Verdünnungsflüssigkeit verrieben wird.

Quantitatives Arbeiten ist einfach, wenn der Tod des Embryos als Endpunkt gewertet wird.

4. Die Impfung in die Amnionhöhle (Abb. 4)

Die Impfung in die Amnionhöhle und die Gewinnung der Amnionflüssigkeit ist nicht nur wesentlich zeitraubender, sondern auch technisch schwieriger als die anderen oben beschriebenen Methoden. Praktisch wird sie nur in der virologischen Diagnostik angewendet, um z. B. Influenza- und Mumpsvirus aus Untersuchungsmaterial zu isolieren. Bei der Infektion der Amnionhöhle kommt das Virus in Kontakt mit dem Respirationstrakt und der Epidermis des Embryos sowie den Epithelzellen der Amnionhaut.

Technik. Die Eier werden in vertikaler Lage mit der Luftblase nach oben bebrütet und während dieser Zeit nicht gewendet. Zur Beimpfung wird das Ei durchleuchtet und die Grenze der Luftblase sowie die Lage des Embryos auf der Eischale angezeichnet. Es werden nur solche Eier verwendet, bei welchen sich der Embryo genau lokalisieren läßt und dicht am Rand der Luftblase liegt. Nach Desinfektion mit Jodalkohol wird an der Seite, an welcher der Embryo liegt, über der Luftblase in etwa 3 mm Abstand von der Luftblasengrenze mit einer Ampullenfeile ein quadratisches Fenster von 1 × 1 cm aus der Eischale geschnitten. Das ausgesägte Stück wird dann mit einer Stahlnadel von der darunterliegenden Schalenhaut abgehoben. Das Ei wird nunmehr mit der Luftblase nach oben auf den Durchleuchtungsapparat gelegt und von unten durchleuchtet. Die Schalenhaut unter dem quadratischen Fenster wird mit einer Pinzette entfernt. Mit einer spitzen gebogenen Pinzette wird dann ein kleines Stück der Schalenhaut am Boden der Luftblase entfernt. Dieses Loch in der Schalenhaut wird vorsichtig nach und nach vergrößert, bis der Embryo innerhalb des Amnionsackes unter der Chorioallantoismembran sichtbar wird. Die Gefäße der dicht unter der Schalenhaut liegenden Chorioallantoismembran dürfen nicht verletzt werden. Durch eine gefäßlose Stelle der Chorioallantoismembran wird der Amnionsack mit einer gebogenen Pinzette gefaßt und mit sehr scharfer Kanüle die Virussuspension in einer Menge von 0,05—0,1 ml unter direkter Sicht in die Amnionhöhle injiziert. Das Fenster in der Eischale wird mit einem Cellophanklebestreifen verschlossen. Das Ei wird in vertikaler Lage nachbebrütet.

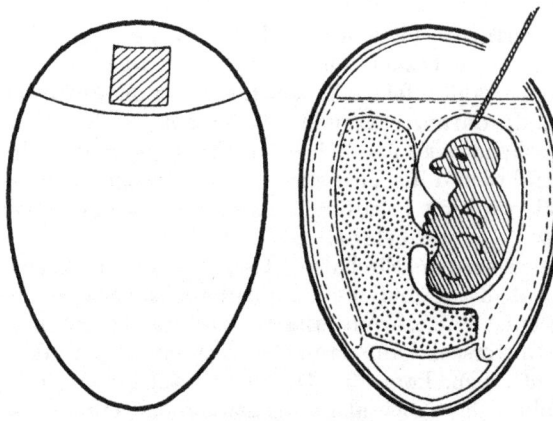

Abb. 4. Impfung in die Amnionhöhle

Zur Gewinnung der Amnionflüssigkeit wird zunächst die Allantoisflüssigkeit — entsprechend der dafür beschriebenen Technik — möglichst vollständig entfernt. Das Ei wird nun fast horziontal gekippt, so daß der Embryo auf dem Dottersack liegt. Die über dem Embryo liegende Eischale, Schalenhaut und Chorioallantoismembran werden dann mit einer Schere entfernt. Nunmehr wird mit einer scharfen Capillarpipette der Amnionsack punktiert und die Amnionflüssigkeit abgesaugt. Bei 12—13 Tage alten Embryonen kann durchschnittlich 0,2 bis 1,0 ml Amnionflüssigkeit gewonnen werden.

5. Der Nachweis der Virusvermehrung im bebrüteten Hühnerei

a) Bei Verimpfung der in Tab. 2 aufgeführten Virusarten auf die Chorioallantoismembran kommt es — entsprechend des infektiösen Titers des Virusstammes — zu isolierten bzw. konfluierenden Läsionen, die als Zeichen der Virusvermehrung zu werten sind.

b) Bei der Infektion der Allantoisflüssigkeit mit einem Stamm der Influenza-Mumps-Newcastle-Virus-Gruppe wird dessen Vermehrung mittels der Hämagglutinationsreaktion festgestellt.

Technik der Hämagglutinationsreaktion: Die Hämagglutinationsreaktion wird in Wassermannröhrchen durchgeführt. Sie werden in Gestellen gehalten, die einen entsprechend durchlochten Boden haben, so daß die Sedimentation der Erythrocyten beobachtet werden kann.

Hühnererythrocyten. Aus einer Flügelvene werden 10 ml Blut entnommen und zu 2 ml einer 5%igen Natriumcitratlösung (in 0,85%iger Kochsalzlösung) gegeben. Das Blut wird zentrifugiert und 3mal mit physiologischer Kochsalzlösung gewaschen. Nach dem letzten Waschen werden die Zellen bei 1000 U/pmin 10 min zentrifugiert. Diese sedimentierten Erythrocyten sind bei +4° C aufbewahrt, etwa 2—4 Tage haltbar. Das Erythrocytensediment wird als 100%ige Zellsuspension angesehen und hiervon eine 0,25%ige Suspension in 0,85%iger Kochsalzlösung hergestellt.

Die Virusverdünnungen werden in physiologischer Kochsalzlösung von der infizierten Allantoisflüssigkeit hergestellt.

Der Inhalt eines jeden Röhrchens wird gut gemischt und das System bei Zimmertemperatur gehalten. Nach 45, 90 und 120 min wird das sich bildende Erythrocytensediment abgelesen. Die endgültige Ablesung erfolgt nach 2 Std bzw. dann, wenn in den Kontrollen eine vollständige Sedimentation erfolgt ist. Der sich

Tabelle 3. *Schema der Hämagglutinationsreaktion*

	Röhrchen-Nr.										Kontrollen
	1	2	3	4	5	6	7	8	9	10	11
Virusverdünnung ml	1:8 0,25	1:16 0,25	1:32 0,25	1:64 0,25	1:128 0,25	1:256 0,25	1:512 0,25	1:1024 0,25	1:2048 0,25	0	Normale Allantois-Flüssigkeit, 1:8 0,25
Kochsalzlösung 0,85% ml	0,25	0,25	0,25	0,25	0,25	0,25	0,25	0,25	0,25	0,50	0,25
Hühnererythrocyten 0,25% . . .	0,50	0,50	0,50	0,50	0,50	0,50	0,50	0,50	0,50	0,50	0,50

bildende Bodensatz wird von unten durch Heben des Gestelles über Augenhöhe beobachtet.

Negativ. Scharf begrenztes, knopfartiges Erythrocytensediment, welches beim Schräghalten des Röhrchens abläuft.

Positiv. Ausgebreitetes Häutchen mit unscharfem Rand. Bei Schräghalten des Röhrchens kein Ablaufen.

Alle Titer werden auf die höchste Verdünnung des Virussuspension vor Zugabe der Kochsalzlösung und der Erythrocytensuspension bezogen. Die höchste Verdünnung der Virussuspension, welche eine vollständige Agglutination bewirkt, entspricht einer Einheit.

Die Hämagglutination wird durch Zugabe von spezifischem Immunserum gehemmt.

c) Rickettsien, sowie die Viren der Lymphogranuloma inguinale-Psittakose-Gruppe sind in Tupfpräparaten der Dottersackmembran mikroskopisch nachweisbar.

IV. Die Viruszüchtung in der Gewebekultur

Die Viruszüchtung in der Zell- bzw. Gewebekultur hat in den letzten zehn Jahren eine immer zunehmende Bedeutung erfahren. Mit dieser Methode ist es möglich, Zellen, die dem komplexen Einfluß des Gesamtorganismus entzogen sind, mit Viren zu infizieren. Eine Interferenz der Virusvermehrung durch Antikörperbildung ist bei dieser Art der Viruszüchtung ausgeschlossen. Weiterhin sind Virusarten bekannt, die sich in bestimmten Gewebekultursystemen vermehren, jedoch für die gebräuchlichen Laboratoriumstiere oder das bebrütete Hühnerei apathogen sind.

Fast alle Gewebe der Wirbeltiere können in vitro gezüchtet werden, jedoch bestehen bei der Adaptation an das in-vitro-Wachstum bei den verschiedenen Geweben Unterschiede in den Anforderungen an die Züchtungsbedingungen (*11, 31, 32, 32a, 39*).

Zwei Arten von Gewebekultursystemen sind zu unterscheiden:

Die eine Art ist, das aus dem Organismus gewonnene Gewebe direkt zu kultivieren. Von diesen Originalkulturen können dann Subkulturen angelegt werden. Manchmal gelingen etwa 5—6 Subkulturen; im Laufe weiterer Passagen wird das Wachstum immer geringer, bis schließlich überhaupt keine vermehrungsfähigen Zellen mehr nachzuweisen sind. Die in der Virologie gebräuchlichsten primären Zellkulturen werden von Geweben des Hühnerembryos, der Säugetierniere oder der menschlichen Amnionhaut hergestellt.

Die andere Art besteht in der Verwendung von Gewebekulturstämmen, die über lange Zeit — meist Jahre — in kontinuierlicher Proliferation gehalten worden sind. Die Zellen dieser Stämme sind oft alteriert. Sie unterscheiden sich morphologisch von den Zellen der Ausgangskultur; viele Zellen zeigen abnorme Mitosen, und die Chromosomenzahl ist größer als es der Species, von der sie stammen, entspricht. Die Vorteile derartiger Zellstämme bestehen darin, daß mit einem homogenen Ausgangsmaterial gearbeitet werden kann und, da die Zellen kontinuierlich weiter übertragen werden können, die bei der primären Züchtung immer wieder erforderlichen Gewebe nicht benötigt werden. Außerdem sind Fehldeutungen durch latente, in den Ausgangsgeweben etwa schon vorhandene Viren nicht zu befürchten.

Bei einem in vitro-Wachstum können morphologisch nur wenige Zelltypen voneinander abgegrenzt werden: Die Epithelzellen, die sog. Fibroblasten und die Wanderzellen oder Amöbocyten.

Epithelzellen. Charakteristisch für das Wachstum der Epithelzellen ist, daß sie in wechselseitiger Berührung bleiben, so daß sie an einer freien Oberfläche als Membran mit polygonalen abgeflachten Zellen wachsen (z. B. Nierengewebe und Amnionhaut).

Fibroblasten. Der Name wurde auf Grund der Spindelform dieser Zellen gewählt, die etwa der entspricht, die bei den Zellen des Bindegewebes angetroffen wird. Gegenüber den Epithelzellen zeigen die Fibroblasten weit größere amöboide Eigenschaften und haben die Tendenz, sich in der Kultur voneinander zu lösen (Herz- und Skeletmuskulatur).

Wanderzellen (Amöbocyten). Dieser Zelltyp ist dadurch gekennzeichnet, daß die einzelnen Zellen völlig unabhängig voneinander wachsen (Monocyten-Makrophagen). Diese Zellart wird am einfachsten durch Einspritzen von körperfremden Stoffen in die Peritonealhöhle gewonnen. Sie haben für die Viruszüchtung kaum eine Bedeutung.

1. Typen der Gewebekulturen

a) Reagenzglaskulturen

Als Kulturgefäße werden dickwandige Reagenzgläser 160 × 16 mm mit luftdichtem Schraubdeckelverschluß verwendet[1]. Nach Beschicken der Röhrchen mit Zellsuspension werden diese stationär unter einem Winkel von 5° gelagert. Entsprechend konstruierte Gestelle werden u. a. von Microbiological Associates, Bethesda, Maryland hergestellt.

b) Kulturen in Petrischalen

Als Kulturgefäße werden Petrischalen mit flachem Boden verwendet. Geeignet sind u. a. die Petrischalen-Böden, welche von Corning Glass Works, Corning, N. Y. unter der Katalognummer 3162 hergestellt werden. Nach Eingeben der Zellsuspension werden zwei derartige Böden aufeinandergesetzt und luftdicht mit einem Klebestreifen verschlossen; hierzu eignet sich u. a. Scotch pressure sensitive tape No. 471, 1 inch breit, der von Minnesota Minging, St. Paul 6, Minn. hergestellt wird.

c) Flaschenkulturen

Für diesen Typ werden Flaschen mit flachen Böden verwendet. Handliche Flaschen sind die 1000 ml Blake-Flaschen, die u. a. von den Corning Glass Works unter der Katalognummer 1285 hergestellt werden. Der Verschluß erfolgt mit Gummistopfen.

d) Suspensionskulturen

Im Gegensatz zu den oben beschriebenen Arten der Gewebekulturen, bei welchen die Zellen in Kontakt mit der Glasoberfläche wachsen. ist es in den letzten

---

[1] Bellco Glass Works, Vineland, N. J.

Jahren möglich geworden, kontinuierliche Zellstämme in Suspension zu züchten. Der Vorteil dieser Art der Züchtung besteht darin, daß in relativ kurzer Zeit große Zellmengen gewonnen werden können. Ein Kulturgefäß, welches sich für diesen Typ der Gewebekultur eignet, ist die mit nur einem Einfüllstutzen versehene Bellco Spinner Flask, 1000 ml, die von Bellco Glass, Vineland, N. J., hergestellt wird. Diese Flasche enthält einen mit Teflon überzogenen Magneten, der an einem

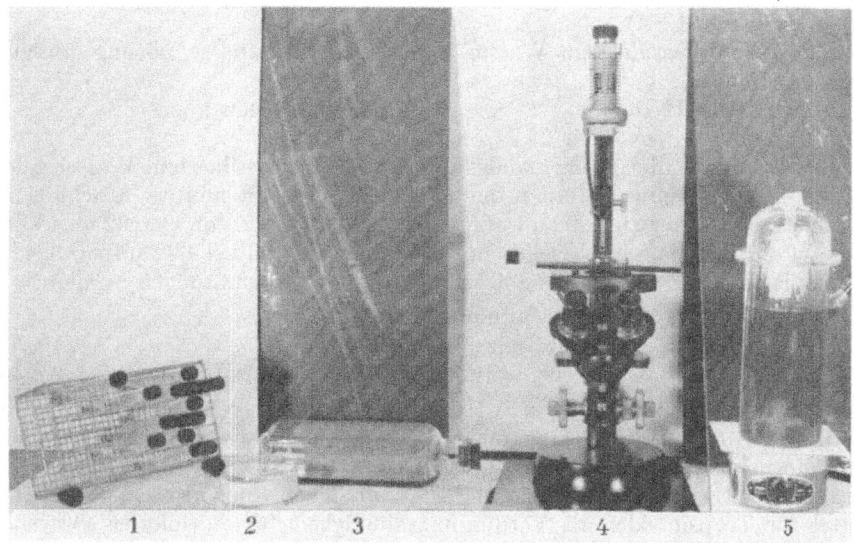

Abb. 5. Typen der Gewebekulturen. 1. Reagenzglaskulturen; 2. Petrischalenkultur; 3. Flaschenkultur; 4. Umgekehrtes Mikroskop zur Beobachtung von Reagenzglas-, Petrischalen- und Flaschenkulturen; 5. Suspensionskultur in einer Bellco-Spinner-Flasche auf einem Magnetrührer mit Asbestplatte

drehbaren Glasstab befestigt ist. Dieser wird durch Halten der Flasche auf einem Magnetrührer dauernd rotiert, so daß die Zellen in Suspension bleiben. Eine gewisse Beschränkung dieser Methode liegt darin, daß nur wenige Zellstämme (wie z. B. HeLa und Monkey Heart) bislang an dieses Kultursystem adaptiert worden sind.

2. Nährmedien und Lösungen

a) Isotonische Salzlösung

Die isotonischen Salzlösungen, die alle Modifikationen der Ringerlösung sind, werden nur zum Waschen der Zellen und zum Verdünnen der Nährmedien verwendet. Sie müssen mit glasdestilliertem oder demineralisiertem Wasser hergestellt werden, da Gewebekulturzellen schon gegenüber Spuren von Schwermetallen empfindlich sind. Es sind nur Reagentien pro analysi zu verwenden.

Von den vielen angegebenen Salzlösungen hat die Hanks-Salzlösung (1) die weiteste Verbreitung gefunden.

Hanks-Salzlösung (20 mal konzentriert)

Stammlösung A:
1. NaCl . . . . 160,0 g
   KCl . . . . 8,0 g
   $MgSO_4 \cdot 7\,H_2O$ . . . . . . 4,0 g

Ein Salz nach dem anderen wird in etwa 800 ml destilliertem Wasser gelöst.

2. $CaCl_2$ (wasserfrei) . . . . . 2,8 g

werden in etwa 100 ml destilliertem Wasser gelöst.

Unter ständigem Schütteln wird Lösung 2 zu Lösung 1 gegeben. Diese Mischung wird dann mit destilliertem Wasser zu 1000 ml aufgefüllt. Etwa 2 ml Chloroform werden zugesetzt, um die Lösung steril zu halten. Diese Stammlösung wird in Flaschen mit Schraubverschluß bei 4° C aufbewahrt.

Stammlösung B:
1. Phenolrot 0,4%ig:
   Phenolrot, lösliche Form, p_H 6,8—8,4 (Lamotte Chemical, Chestertown, Maryland, USA) . . . . 0,5 g

wird in 125 ml destilliertem Wasser gelöst. Die vollständige Lösung erfolgt in wenigen Minuten.

2. $Na_2HPO_4 \cdot 12 H_2O$ . . . . . . 2,4 g (Merck Reagens)[1]
   KH_2PO_4 . . . . 1,2 g

Beide Salze werden nacheinander in etwa 800 ml destilliertem Wasser gelöst. 100 ml der Lösung 1 werden der Lösung 2 zugesetzt und die Mischung mit destilliertem Wasser zu 1000 ml aufgefüllt. Nach Zusatz von etwa 2 ml Chloroform wird die Lösung in Flaschen mit Schraubverschluß bei 4° C aufbewahrt.

Zur Herstellung der Hanks-Salzlösung aus den Stammlösungen werden:

1 Teil Stammlösung A
1 Teil Stammlösung B
18 Teile destilliertes Wasser

gemischt und bei 115° C (0,75 atü) 15 min im Autoklav sterilisiert. Während der Sterilisation dürfen die Gefäße nicht dicht verschlossen sein, damit restliches Chloroform entweichen kann.

Der p_H-Wert der Hanks-Salzlösung, die zum Spülen von Kulturen, als Lösungsmittel für Trypsin oder als Verdünnungsflüssigkeit für Antibiotica verwendet werden soll, ist mittels einer 2,8%igen Natriumbicarbonatlösung auf 7,4 einzustellen.

b) Synthetische Nährmedien

Synthetische Nährmedien — wie z. B. Eagle's Medium (17) — sowie Nährmedien mit nicht exakter chemischer Definition (semisynthetische Nährmedien) — wie z. B. Lactalbuminhydrolysat (30) — haben die früher fast ausschließlich gebräuchlichen natürlichen Medien völlig verdrängt. Es muß jedoch betont werden, daß bislang nur bei zwei Zellstämmen eine Adaption an ein rein synthetisches, proteinfreies Nährmedium gelungen ist. Alle anderen Zellarten erfordern einen Zusatz von Serum oder einem Äquivalent zu dem synthetischen Nährmedium.

Das Lactalbumin-Hefeextrakt-Nährmedium ist ein einfach herzustellendes, für viele praktische Zwecke ausreichendes Medium. Das Lactalbumin enthält die für das Zellwachstum erforderlichen Aminosäuren, während der Hefeextrakt das Vitaminkomplement liefert.

Das von EAGLE angegebene synthetische Medium ist das einfachste und wesentlich komplizierter zusammengesetzen Medien zumindest ebenbürtig.

Welches der beiden Medien im speziellen Falle verwendet wird, hängt von der Fragestellung ab. In manchen Fällen ist es erforderlich, mit einem chemisch definierten Medium zu arbeiten.

Lactalbumin-Hydrolysat

Das Lactalbumin hat — nach Angaben des Herstellers (Nutritional Biochemical, Cleveland, Ohio, USA) — in einer typischen Analyse folgende Zusammensetzung in Prozent:

---
[1] Merck & Co., Rahway, N. J.

Wassergehalt	6,0
Aschegehalt	5,30
Total Stickstoff	11,95
Amino Stickstoff	6,90
Amino N/Total N	58,0
Total Phosphat	1,12
Alanin	3,9
Arginin	3,2
Asparaginsäure	8,1
Cystin	2,15
Glutaminsäure	17,4
Glycin	1,7
Histidin	1,95
Isoleucin	5,5
Leucin	9,9
Lysin	10,0
Methionin	1,85
Phenylalanin	3,5
Prolin	6,2
Serin	5,5
Threonin	3,9
Tryptophan	2,2
Tyrosin	3,2
Valin	4,2

Der p_H-Wert einer 2%igen Lösung beträgt 6,8.

Lactalbumin-Hefeextrakt-Nährmedium

Lactalbuminhydrolysat . . . . 5,0 g
TC Yeastolate (DIFCO Laboratories, Detroit 1, Michigan) . . 1,0 g
Hanks-Salzlösung (ohne NaHCO$_3$) . . . . 1000 ml

Lösung und Sterilisation erfolgt im Autoklav bei 115°C (0,75 atü) 10 min. Aufbewahrung bei 4°C.

Unmittelbar vor Gebrauch wird eine entsprechende Menge (etwa 3 ml/100 ml) 2,8%ige NaHCO$_3$-Lösung zugesetzt, um den p_H-Wert auf 7,2—7,4 zu bringen, sowie durch Seitzfiltration sterilisierte Glucoselösung, so daß deren Endkonzentration 1 g/l beträgt.

Eagle-Nährmedium

Stammlösungen

Die Herstellung der Stammlösungen erfolgt am zweckmäßigsten in der angegebenen Reihenfolge (berechnet für 30 l Nährmedium):

Stammlösung 1 (100 mal konzentriert):

a) l-Tyrosin[1] . . . . 1,100 g

wird in 150 ml $^1/_{10}$ normal HCl im Wasserbad bei 56°C gelöst. Dieses erfordert etwa 1 Std.

b) l-Cystin . . . . 0,750 g

wird in 150 ml $^1/_{10}$ normal HCl im Wasserbad bei 56°C gelöst. Dieses erfordert 2—3 Std.

Beide Lösungen werden getrennt im Autoklav bei 115°C (0,75 atü) 10 min sterilisiert. Nach Abkühlung werden Lösung a) und b) zusammengegeben.

---

[1] Wir verwenden — soweit nicht anders angegeben — Reagentien der Nutritional Biochemical Corp., Cleveland, Ohio, USA.

Aufbewahrung bei Zimmertemperatur im Dunkeln. Aufbewahrung bei 4°C führt zu einer Präcipitatbildung.

Stammlösung 2 (100 mal konzentriert):

a) Biotin . . . . 0,024 g

wird mit 250 ml Hanks-Salzlösung versetzt und auf einer Schüttelmaschine geschüttelt bis völlige Lösung eingetreten ist. Dieses erfordert etwa 2 Std.

b) Folsäure . . . . 0,050 g

wird mit 250 ml Hanks-Salzlösung versetzt. Es wird dann tropfenweise $NaHCO_3$-Lösung (1,4%ig in destilliertem Wasser) zugefügt, bis die Folsäure völlig gelöst ist. Etwa 2 ml sind erforderlich.

Beide Lösungen werden dann zusammengegeben und mittels Filtration durch ein Seitz-EKS-Filter sterilisiert.

Aufbewahrung bei 4°C.

Stammlösung 3 (100 mal konzentriert):

In 300 ml Hanks-Salzlösung werden gelöst:

l-Alanin	0,300 g
l-Asparagin	0,400 g
l-Asparaginsäure	0,400 g
l-Glutaminsäure	0,500 g
Glycin	0,250 g
l-Prolin	0,400 g

Das Gemisch wird auf einer Schüttelmaschine geschüttelt bis völlige Lösung eingetreten ist. Dieses erfordert etwa 1 Std. Die Sterilisierung erfolgt im Autoklav bei 115°C (0,75 atü) 10 min.

Aufbewahrung bei 4°C.

Stammlösung 4 (100 mal konzentriert):

In 300 ml Hanks-Salzlösung werden unter kontinuierlichem Schütteln in einem Wasserbad von 50—75°C gelöst:

l-Arginin monohydrochlorid	4,00 g
l-Histidin monohydrochlorid	1,20 g
l-Lysin monohydrochlorid	2,10 g
l-Leucin	1,50 g
l-Isoleucin	1,50 g
l-Methionin	0,50 g
l-Phenylalanin	1,00 g
l-Threonin	1,50 g
l-Tryptophan	0,30 g
l-Valin	1,50 g
l-Serin	0,35 g

Die Lösung wird durch Filterpapier filtriert und im Autoklav bei 115°C (0,75 atü) 10 min sterilisiert.

Aufbewahrung bei 4°C.

Stammlösung 5 (100 mal konzentriert):

In 1000 ml Hanks-Salzlösung werden gelöst:

Cholinchlorid	0,140 g
Nicotinsäureamid	0,120 g
l-Pantothensäure (MANN-Biochemicals, New York 6)	0,240 g
Pyridoxalhydrochlorid	0,100 g
Riboflavin	0,010 g
Thiaminhydrochlorid	0,100 g
i-Inositol	0,200 g

Die Lösung wird im Autoklav bei 115° C (0,75 atü) 10 min sterilisiert.
Aufbewahrung bei 4° C.

Stammlösung 6 (100mal konzentriert):
In 300 ml Hanks-Salzlösung werden gelöst:

     Na-Pyruvat . . . . 3,30 g

Sterilisation im Autoklav bei 115° C (0,75 atü) 10 min.
Aufbewahrung bei 4° C.

Stammlösung 7 (100mal konzentriert):
In 300 ml Hanks-Salzlösung werden gelöst:

     Glucose . . . . 30,0 g

Sterilisation mittels Filtration durch ein Seitz-EKS-Filter.
Aufbewahrung bei 4° C.

Stammlösung 8 (100mal konzentriert):
In 300 ml Hanks-Salzlösung werden gelöst:

     l-Glutamin . . . . 9,00 g

Sterilisation mittels Filtration durch ein Seitz-EKS-Filter. Diese Lösung wird in 10—20 ml Mengen abgefüllt und muß bei einer Temperatur von —20° C oder tiefer aufbewahrt werden.

Stammlösung 9 (Natriumbicarbonat 2,8%ig)
In 500 ml destilliertem Wasser werden gelöst:

     $NaHCO_3$ . . . . 14,0 g

Zu dieser Lösung werden 2,5 ml einer 0,4%igen Phenolrot-Lösung gegeben.
Sterilisation im Autoklav 115° C (0,75 atü) 10 min in dichtverschlossenen Gefäßen.
Aufbewahrung bei 4° C.

Ein Liter Eagle-Nährmedium für die Gewebekultur wird wie folgt aus den Stammlösungen hergestellt:
In einen 1000 ml-Meßzylinder werden etwa 500 ml Hanks-Salzlösung gegeben und dann:

   Stammlösung 1 . . . . 10 ml
   Stammlösung 2 . . . . 10 ml
   Stammlösung 3 . . . . 10 ml
   Stammlösung 4 . . . . 10 ml
   Stammlösung 5 . . . . 10 ml
   Stammlösung 6 . . . . 10 ml
   Stammlösung 7 . . . . 10 ml
   Stammlösung 8 . . . . 10 ml

Die Mischung wird mit Hanks-Salzlösung zu 1000 ml aufgefüllt.

Unmittelbar vor Gebrauch wird die Stammlösung 9 in einer Endkonzentration von 3%, die Antibiotica sowie das Serum zugesetzt. Der End-p_H-Wert soll 7,2—7,4 betragen.

c) Serum

Den oben beschriebenen Medien muß Serum zur Komplettierung zugesetzt werden. Wenn von einigen Zellstämmen abgesehen wird, die sich nur bei Zusatz menschlichen Serums vermehren können, so ist es bei fast allen anderen Zellarten möglich, Kälberserum als einzige Serumart zu verwenden. Der Prozentsatz des zugesetzten Kälberserums schwankt zwischen 2% und 20%, je nach der Zellart und der Wachstumsrate, die erwünscht ist. So kann z. B. eine Zellsuspension zunächst mit 10—20% Serumzusatz angesetzt werden (Wachstumsmedium); haben sich die Zellen gesetzt und ausgebreitet, so werden bei einer Erneuerung des Nährmediums nur noch 2—5% zugegeben (Erhaltungsmedium).

Serumgewinnung und Verarbeitung. Das Serum wird von etwa 6 Monate alten Kälbern gewonnen und in einem hohen Standzylinder aufgefangen. Nach Beginn der Gerinnung bleibt das Gefäß ruhig und kühl stehen, und nach etwa 2 Std wird mit einem sterilen Glasstab der Blutkuchen von der Gefäßwand gelöst. Das Gefäß wird dann in den Eisschrank gestellt. Das Absetzen des Serums kann durch Auflegen eines durchlöcherten Gewichtes aus nichtrostendem Stahl gefördert werden. Sobald sich das Fibrin retrahiert und freies Serum am Rande des Zylinders erscheint, wird das dem Zylinder angepaßte Gewichtsstück langsam auf das geronnene Blut gesetzt. Der Zylinder bleibt 48—72 Std im Eisschrank, das Serum wird dann mit einer großen Vollpipette abgesaugt. Ein geringer Grad von Hämolyse beeinträchtigt nicht die Serumqualität. Das Serum wird bei 56°C im Wasserbad 30 min inaktiviert und anschließend unter Druck durch ein Seitz-EKS-Filter filtriert. Das Serum, in Glasflaschen mit Schraubdeckelverschluß abgefüllt, ist, bei 4°C aufbewahrt, monatelang haltbar.

Hochwertiges Serum kann auch aus menschlichem Nabelschnurblut gewonnen werden. Nach Geburt des Kindes und Durchtrennung der Nabelschnur wird die Klammer des zu der Placenta führenden Teiles der Nabelschnur gelöst und das ausströmende Blut in einem 100 ml Meßzylinder aufgefangen.

d) Antibiotica

Eine der Hauptschwierigkeiten der Gewebekulturtechnik ist die akzidentelle Infektion mit Bakterien und Pilzen, die vor Einführung der Antibiotica durch eine nicht sterile Herstellung eines allgemein verwendeten Nährmediumbestandteiles nicht selten zu einer Generalinfektion des Kulturmaterials geführt hat. Trotz des routinemäßigen Zusatzes von Antibiotica in der modernen Gewebekulturtechnik, sind alle Manipulationen mit Gewebekulturen nach den strengen Regeln der aseptischen Technik durchzuführen, und stets sind entsprechende Sterilitätskontrollen anzusetzen. Sind Kulturen einmal kontaminiert, so ist es meist eine Verschwendung von Zeit und Arbeit zu versuchen, sie durch Zusatz von Antibiotica wieder zu „sterilisieren".

Folgende Antibioticamischung weist ein breites Spektrum auf und ist für Zellen in den verwendeten Konzentrationen nicht toxisch.

Antibioticamischung

In etwa 200 ml Hanks-Salzlösung werden aufgelöst:

Penicillin G . . . . 20 000 000 E
Neomycin . . . . 5,0 g
Dehydrostreptomycinsulfat . . . . 10,0 g

Die Lösung wird zu 500 ml mit Hanks-Salzlösung aufgefüllt, durch ein Seitz-EKS-Filter filtriert, in entsprechenden Mengen abgefüllt und bei einer Temperatur von —20°C oder tiefer aufbewahrt.

Die aufgetaute Antibioticamischung soll bei 4°C gehalten und nicht länger als eine Woche verwendet werden.

Werden zu je 100 ml Nährmedium 0,5 ml dieser Mischung gegeben, so betragen die Endkonzentrationen je ml Nährmedium der Antibiotica:

Penicillin G . . . . 200 E
Neomycin . . . . 50 μg
Dehydrostreptomycinsulfat . . . . 100 μg

Die Konzentration dieser Antibiotica kann auf das Doppelte erhöht werden, ohne daß es zu einer Zellschädigung kommt.

Mycostatin-Lösung

Zu einem Fläschchen, welches 500000 E Mycostatin (E. R. SQUIBB, New York 22) enthält, werden unter sterilen Bedingungen 5 ml destilliertes Wasser zugefügt. Mycostatin ist in Wasser unlöslich und es bildet sich eine fein disperse Suspension. Wird diese bei 4° C aufbewahrt, so tritt nach 2 Wochen ein Verlust von etwa 10% ihrer Aktivität ein.

Zu je 1000 ml Nährmedium werden 1—2 ml dieser Lösung zugesetzt, welches einer Endkonzentration von 100 bzw. 200 Einheiten je ml Nährmedium entspricht.

e) Prüfung der Qualität von Nährmedium und Serum

Es ist gelegentlich erforderlich über eine Methode zu verfügen, mit deren Hilfe es möglich ist, die Qualität eines Nährmediums oder eines Serums zu bestimmen.

Zell-Konz. Serum-Konz.	80000	40000	20000	10000	5000	2500	1250	625
20 %	○	○	○	○	○	○	○	○
10 %	○	○	○	○	○	○	○	○
5 %	○	○	○	○	○	○	○	○
2,5 %	○	○	○	○	○	○	○	○

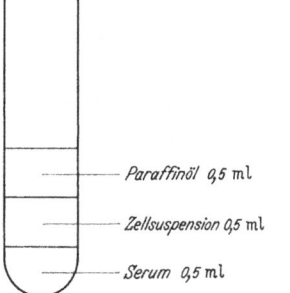

Abb. 6. Schema der Prüfung von Nährmedium und Serum

Die routinemäßigen Kulturen, in welchen relativ große Serum- und Zellkonzentrationen angewendet werden, erlauben keine feinere Differenzierung. Daher ist es erforderlich, sowohl die Serum- als auch die Zellkonzentration zu variieren. Der Test wird in Wassermannröhrchen durchgeführt, die zusammen mit den Gestellen, in Aluminiumfolie eingewickelt, mittels Heißluft sterilisiert werden. Von der Zellsuspension wird mit dem zu prüfenden Nährmedium bzw. dem Kontrollmedium eine Reihe mit dem Verdünnungsfaktor 2 angelegt. Entsprechend werden die Serumverdünnungen mit dem zu prüfenden Nährmedium hergestellt. Zunächst wird die Serumverdünnung eingegeben, die Röhrchen mit Aluminiumfolie bedeckt und mindestens zwei Stunden bei Zimmertemperatur gehalten, um gleiche p_H-Werte in allen Röhrchen zu haben. Die Zellsuspension wird dann zugefügt und diese Serum-Zellmischung luftdicht mit sterilem Paraffinöl verschlossen. Die Ablesung des Testes — Änderung des p_H-Wertes nach der sauren Seite, sowie mikroskopische Beobachtung der am Boden abgesetzten und gewachsenen Zellen — erfolgt nach 4 und 7 Tagen.

f) Trypsin

Sowohl zur Herstellung primärer Zellkulturen als auch zur Anlage von Subkulturen wird Trypsin verwendet.

Trypsinlösung 0,25%

Trypsin Difco, 1 : 250 (Difco Laboratories, Detroit 1, Michigan) . . . 2,5 g werden mit einer kleinen Menge Hanks-Salzlösung zu einer Paste verrieben. Sodann werden weitere 700–800 ml Hanks-Salzlösung (p_H 7,4–7,6) zugegeben und auf einem Magnetrührer gemischt, bis eine völlige Lösung des Trypsins erreicht ist. Nach Auffüllen auf 1000 ml erfolgt die Sterilisation mittels Filtration durch ein Seitz-EKS-Filter. Vor Gebrauch wird der p_H-Wert, der zwischen 7,4 und 7,6 liegen soll, überprüft und gegebenenfalls mit 2,8%iger Natriumbicarbonatlösung eingestellt.

Wird die Trypsinlösung bei $-20°C$ aufbewahrt, so ist sie monatelang haltbar. Aufgetaute Lösungen sind, bei $4°C$ gehalten, etwa einen Monat verwendbar.

3. Anlegen von Gewebekulturen
("Monolayer Cultures")

Reinigung der Kulturgefäße. Die wesentlichste Voraussetzung für das Wachstum der Zellen ist die absolute Sauberkeit der Kulturgefäße. Nur wenn weder Fett noch toxische Substanzen vorhanden sind, ist es den Zellen möglich, sich aus der Suspension auf der Glasoberfläche abzusetzen, sich auszubreiten und zu teilen. Sind in den Kulturgefäßen Bezirke vorhanden, in welchen sich keine Zellen abgesetzt haben oder Zellen in Form von Strängen wachsen, so ist dieses ein Zeichen für das Vorhandensein von Fett an der Glasoberfläche. Die Reinigung der Glasgefäße wird sehr erleichtert, wenn sie unmittelbar nach Gebrauch in Wasser gelegt werden. (Gefäße infizierter Kulturen werden vorher im Autoklav desinfiziert.) Nunmehr erfolgt die Reinigung mit einer Bürste in der warmen Lösung eines Feinwaschmittels. Anschließend wird 8–10mal mit Leitungswasser und 2mal mit destilliertem Wasser gespült. Manchmal ist es zweckmäßig, noch mit einer Mischung aus gleichen Teilen Äther und Äthylalkohol nachzuspülen. Neue Gefäße werden vor Gebrauch in gleicher Weise gereinigt.

Primäre Zellkulturen

Herstellung der Zellsuspensionen:

a) Hühnerembryonalgewebe (15)

Etwa 4–6 neun Tage alte Hühnerembryonen werden unter aseptischen Bedingungen gesammelt, dekapitiert und in Hanks-Salzlösung gewaschen. Mit einer Schere werden die Embryonen in Fragmente von etwa 2 mm³ zerschnitten. Diese Fragmente werden dann mit Hanks-Salzlösung in einem 100 ml Erlenmeyerkolben, der Glasperlen enthält, ausgiebig durch Vor- und Rückpipettieren der flüssigen Phase gewaschen. Die Gewebefragmente sedimentieren etwa innerhalb 10 min, und der Überstand, der Zelldetritus und Erythrocyten enthält, wird verworfen. Nunmehr werden etwa 25 ml auf 37°C vorgewärmte Trypsinlösung zugesetzt und der Kolben bei 37°C 15—30 min unter gelegentlichem Schütteln gehalten. Ist die Trypsinlösung infolge des Freiwerdens von Zellen trübe geworden, so wird sie abpipettiert, frische Trypsinlösung zugesetzt und der Vorgang wiederholt. Die gesammelten Zellsuspensionen werden dann durch mehrere Lagen Mull in ein Zentrifugenglas filtriert und bei 800—1000 U/min etwa 5 min zentrifugiert. Der Überstand wird verworfen und das Zellsediment, je nach dem Trübungsgrad, noch ein- bis dreimal mit Hanks-Salzlösung gewaschen. Das Zellsediment wird sodann in einem entsprechenden Volumen des Nährmediums — ohne Serumzusatz — aufgenommen und die Zellkonzentration in einer Zählkammer bestimmt.

b) Nierengewebe (44)

Die Herstellung der Zellsuspension ist für alle Tierarten wie Affe, Kaninchen, Maus, Hamster usw. die gleiche. Nachdem das Tier entblutet ist, werden die Nieren aseptisch entnommen und die Nierenkapsel entfernt. Nur die Nierenrinde wird verwendet, die Medulla wird so weit wie möglich entfernt. Das Gewebe wird mit einer Schere in Stücke von etwa 1—3 mm^3 zerschnitten und die Gewebefragmente mit Hanks-Salzlösung ausgiebig gewaschen. Eine entsprechende Menge auf 37°C erwärmte Trypsinlösung wird den Gewebefragmenten in einem Erlenmeyerkolben zugesetzt. Der Kolben soll Glasperlen und einen mit Glas oder Teflon überzogenen Magneten enthalten, um die Trypsinierung auf einem Magnetrührer durchführen zu können. (Anstelle einer normalen Erlenmeyerflasche können vorteilhaft die speziell für diesen Zweck entwickelten "Trypsinizing Flasks" der Bellco Glass Works, Vineland, N. J., verwendet werden. Besonders geeignet ist das Modell 14—2252.) Die Flasche wird nunmehr unter gelegentlichem Umschütteln 10—15 min bei Zimmertemperatur gehalten und dieser erste Trypsin-Ansatz entfernt und verworfen. Den Gewebefragmenten wird dann erneut Trypsinlösung zugesetzt und die Flasche auf einem Magnetrührer bei 27°C gehalten. Nach 15—30 min — das Zeitintervall richtet sich nach dem Trübungsgrad — wird die Trypsinlösung, welche Zellen und Zellaggregate enthält, von den Gewebefragmenten entfernt und durch mehrere Lagen sterilen Mulls in ein in Eiswasser stehendes Zentrifugenglas gegeben, um den Trypsinierungsprozeß zu unterbrechen. Den Gewebefragmenten wird frische Trypsinlösung zugefügt. Der gleiche Vorgang wird so lange wiederholt, bis die Fragmente ihre bräunlichgraue Farbe verloren haben und weißgrau erscheinen. Die Zellsuspension wird dann niedertourig bei etwa 600 U/min 10—15 min zentrifugiert und der Überstand verworfen. Das Sediment wird in Hanks-Salzlösung resuspendiert und einmal gewaschen. Dem Sediment wird nunmehr das Nährmedium ohne Serum zugesetzt. Zu je 1 ml Zellsediment werden 200 bis 400 ml Nährmedium gegeben und dann die Zellen gezählt. Nach Auszählung der Zellen wird die Zellkonzentration durch Verdünnen mit Nährmedium und der entsprechenden Serummenge auf den gewünschten Wert gebracht.

c) Menschliche Amnionhaut (40)

Die Placenta wird in einem sterilen Tuch aufgefangen und mit Pinzetten in eine sterile Schale mit Deckel übertragen. Hanks-Salzlösung, die Antibiotica sowie Mycostatin (200 Einheiten/ml) enthält, wird zugesetzt bis die Flüssigkeit die Placenta gerade bedeckt. Die Aufbewahrung erfolgt bei Zimmertemperatur. Nicht später als 3—4 Std nach Ausstoßung der Placenta wird die Amnionhaut mit Hilfe von stumpfen Pinzetten von der Chorionhaut abpräpariert und mindestens dreimal, etwa 5 min jeweils, in 37°C Hanks-Salzlösung mit Antibioticazusatz gewaschen. Die der Amnionhaut anhaftenden Schleimfetzen und Blutcoagula werden sodann mit einer Pinzette sorgfältig entfernt. Die Haut wird nun in einen 250 ml-Erlenmeyerkolben mit Glasperlen, der 100 ml Trypsin enthält, übertragen und

1 Std unter gelegentlichem Schütteln bei Zimmertemperatur gehalten. Dieser erste Trypsin-Ansatz, der Zelldetritus, Schleimfetzen usw. enthält, wird verworfen und der Haut 100 ml auf 37° C vorgewärmte Trypsinlösung zugesetzt. Die Amnionhaut wird nun unter gelegentlichem Schütteln 2—4 Std im Brutschrank gehalten; während dieser Zeit haben sich die meisten Epithelzellen von dem Amnionbindegewebe gelöst. Die Haut wird dann noch zweimal mit je 100 ml Trypsinlösung unter leichtem Schütteln kurz gespült. Diese drei Zellsuspensionen werden zusammengegeben, durch Mull filtriert und 10—15 min bei 800—1000 U/min zentrifugiert. Der Überstand wird verworfen und das Zellsediment direkt in einem Verhältnis 1:50 in Nährmedium ohne Serumzusatz aufgenommen. Nach Bestimmung der Zellzahl wird die gewünschte Konzentration durch Verdünnen mit Nährmedium und Zusatz von Serum hergestellt.

Zellstämme

Eine Anzahl von Zellstämmen, die in kontinuierlichen Serienpassagen gehalten werden können, sind im Laufe der letzten Jahre beschrieben worden. Von diesen werden vor allem folgende für virologische Untersuchungen verwendet:

Detroit 6[1] [BERMAN u. Mitarb. (*4*)]. Ausgangsmaterial: Sternalmark eines Patienten mit Lungencarcinom.

FL [FOGH und LUND (*19*)]. Ausgangsmaterial: menschliche Amnionhaut.

HeLa [GEY u. Mitarb. (*20*)]. Ausgangsmaterial: Epidermoidcarcinom der Cervix.

KB [EAGLE (*16*)]. Ausgangsmaterial: Epidermoidcarcinom der Mundhöhle.

Monkey-Heart [SALK und WARD (*36*)]. Ausgangsmaterial: Cynomolgus Herzgewebe.

Morphologisch ähneln alle diese Zellen Epithelzellen.

Der Zellstamm, der weitaus am häufigsten in den virologischen Laboratorien verwendet wird und über dessen Empfänglichkeit verschiedensten Virusarten gegenüber die umfangreichsten Untersuchungen angestellt worden sind, ist der HeLa-Zellstamm. In den Zellen dieses Stammes vermehren sich unter Auftreten eines cytopathogenen Effektes u. a. folgende Virusarten: Herpes simplex, Vaccine, Pseudorabies, Poliomyelitis, die B-Gruppe der Coxsackieviren, der West- und Osttyp der amerikanischen Pferdeencephalomyelitis, das St. Louis-Virus, das Virus der japanischen B-Encephalitis, das Newcastle-Virus.

Von diesem Zellstamm sind mehrere Sublinien bekannt: eine Linie, die zum Wachstum Zusatz von menschlichem Serum erfordert, eine an Pferde- oder Kälberserum adaptierte Linie sowie eine Linie, welche aus einer Einzelzelle des ursprünglichen Stammes gewonnen wurde (HeLa-S-3) (*33*).

Aufbewahrung von Zellstämmen

Zellstämme können bei —70° C mehrere Jahre aufbewahrt werden. Flaschenkulturen werden angelegt, und wenn etwa 70—80% der Glasoberfläche mit Zellen bedeckt sind, wird das Nährmedium erneuert. Am folgenden Tag werden die Zellen mit einem halbierten Gummistopfen, in den eine Pipette eingeführt ist, von der Glasoberfläche abgelöst. Die Zellen werden dann zentrifugiert und der Überstand verworfen. Das Zellsediment wird in einem Medium, bestehend aus Eagle-Nährmedium 60—70%, Serum 15—20%, Glycerin 15—20%, so resuspendiert, daß die End-Zellkonzentration etwa 500000 Zellen per ml beträgt. Jeweils 3 ml werden in Ampullen abgefüllt, die zugeschmolzen werden. Die Ampullen werden dann

---

[1] Alle diese Zellstämme können von den Microbiological Associates, Bethesda, Maryland bezogen werden.

etwa 2 Std bei 4° C gehalten, sodann für weitere 2 Std bei —20° C im Tiefkühlfach eines Eisschrankes. Anschließend werden sie bei —60 bis —70° C in einer Trockeneistruhe gelagert. Um die Zellen wieder zu gewinnen, wird eine Ampulle unter stetem Bewegen in einem Wasserbad von 45—50° C aufgetaut. Der Inhalt der Ampulle wird dann mit 10 ml frischem Nährmedium — ohne Glycerinzusatz — versetzt und in ein entsprechend großes Kulturgefäß gegeben. Die so angelegte Kultur wird nun, ohne sie zu berühren, 3 Tage bei 37° C gehalten. Nach diesem Zeitintervall sollten genügend Zellen an der Glaswand ausgebreitet sein, so daß das Nährmedium erneuert werden kann. Eine optimale Vermehrungsrate ist innerhalb von 7—10 Tagen zu erwarten.

Wird eine der eingefrorenen Ampullen nach etwa einer Woche aufgetaut und enthält dann noch vermehrungsfähige Zellen, so kann damit gerechnet werden, daß der Rest der Ampullen 4—5 Jahre gelagert werden kann. Es empfiehlt sich jedoch in halbjährigen Intervallen Stichproben zu machen.

Diese Methode ermöglicht es, stets Zellen zur Verfügung zu haben, auch wenn durch eine Generalinfektion ein ganzer Gewebekultursatz ausfällt.

Bestimmung der Zellzahl

Zur Zellzählung wird das Zellsediment in Nährmedium ohne Serumzusatz resuspendiert, um Zellverklumpungen zu vermeiden. Es werden zwei Proben von je etwa 1 ml entnommen. Noch vorhandene Zellklumpen werden durch vorsichtiges Mischen mit einer 1 ml-Tuberkulinspritze, armiert mit Kanüle Nr. 20, aufgebrochen und die Zellsuspension mit einer gleichen Menge 0,01%igem Kristallviolett in 0,1 molarer Citronensäure vermischt. Normale Zellkerne werden innerhalb weniger Minuten klar angefärbt dargestellt, und die verschiedenen Stadien der Mitose können erkannt werden. Kerne nekrotischer Zellen werden jedoch, je nach dem Grad der Degeneration, schlecht bzw. überhaupt nicht gefärbt. Nur solche Zellen werden gezählt, bei denen Kern und Cytoplasma deutlich erkennbar sind. Die Zählung wird entsprechend der Leukocytenzählung in einer Blutkörperchenzählkammer durchgeführt. Zellen aus beiden Proben werden gezählt, und die Differenz zwischen den beiden erhaltenen Werten soll nicht größer als 10—15% sein; andernfalls ist zu empfehlen, zwei weitere Proben zu entnehmen. Die genauesten Zählungen werden erzielt, wenn 100—200 Zellen im Bereich des Zählnetzes vorhanden sind.

Die Einstellung auf die gewünschte Zellzahl erfolgt entsprechend der Formel: Gegebene Zellzahl per ml dividiert durch gewünschte Zellzahl per ml gleich herzustellende Verdünnung.

Für Reagenzglaskulturen werden bei einem Gesamtvolumen von 2 ml Zellsuspension pro Röhrchen, je nach der Wachstumsrate der betreffenden Zellart, zwischen 100000 und 200000 Zellen eingegeben, für Kulturen in Petrischalen (100 mm Durchmesser) bei einem Gesamtvolumen von 10 ml zwischen 500000 und 1000000 Zellen und für Flaschenkulturen (1000 ml) bei einem Gesamtvolumen von 80 ml etwa 1000000 bis 2000000 Zellen.

4. Haltung und Wartung der Gewebekulturen

Nachdem die Zellsuspension in der entsprechenden Konzentration in die Kulturgefäße eingegeben worden ist, werden diese bei 35—37° C inkubiert. Bei den meisten Zellarten setzen sich die Zellen innerhalb von 2—3 Tagen ab, breiten sich auf der Glasoberfläche aus und beginnen sich zu teilen.

Einen Anhalt dafür, wann das Nährmedium der Kulturen erneuert werden muß, gibt der Farbwechsel des dem Medium zugesetzten Phenolrots. Im Mittel ist bei einer Bebrütungstemperatur von 35—37° C ein Nährmediumwechsel etwa alle vier Tage erforderlich. Werden jedoch ausgewachsene Kulturen bei suboptimaler Temperatur, wie Zimmertemperatur, gehalten, so genügt es oft, das Nährmedium alle 3—4 Wochen zu wechseln.

Eine mikroskopische Kontrolle des Zellwachstums ist immer erforderlich. Hierzu eignet sich u. a. das Planktonmikroskop der Firma Carl Zeiss[1]. Mit den Achromaten 2,5mal und 10mal können auch die Zellen in Flaschenkulturen beobachtet werden, wenn zwischen dem Revolver und den Objektiven ein Zwischenring eingefügt wird.

Sind etwa 75% der Glasoberfläche von dem Zellrasen bedeckt, so wird das Nährmedium erneuert. Nach 24 Std werden mittels der Trypsinierungstechnik Subkulturen angelegt.

Allgemein empfiehlt es sich, alle primären Zellkulturen zunächst in Flaschen anzulegen und erst die Zellen der ersten Subkultur für Versuche zu verwenden, da deren Qualität besser und ihre Wachstumsrate höher als die der Originalkulturen ist.

Zur Anlage von Subkulturen (primäre Zellkulturen und Kulturen von Zellstämmen) wird das Nährmedium entfernt und der Zellrasen kurz zweimal mit Trypsinlösung bei Zimmertemperatur gewaschen, um Serumreste und Zelldetritus zu entfernen.

Nunmehr wird frische, auf 37° C vorgewärmte Trypsinlösung zugegeben und die Zellen 10 min bis 2 Std — der Zeitraum richtet sich sowohl nach der Zellart als auch nach der Wachstumsdichte — bei 37° C inkubiert. Haben sich die meisten Zellen von der Glaswand gelöst, so wird das Kulturgefäß leicht geschüttelt, um noch etwa fest sitzende Zellen zu suspendieren. Nach Abziehen der Zellsuspension wird diese bei 500—1000 U/min zentrifugiert, das Trypsin verworfen und das Zellsediment einmal mit Hanks-Salzlösung gewaschen. Nach Aufnahme der Zellen in Medium ohne Serumzusatz wird die vorhandene Zellkonzentration bestimmt, mit Nährmedium und Serum die gewünschte Zellkonzentration eingestellt und mit dieser neue Kulturgefäße beschickt.

Das Nährmedium in Suspensionskulturen wird entsprechend der vorhandenen Zellkonzentration etwa alle 4 Tage zum Teil gewechselt. Ungefähr $1/2$—$3/4$ der Zellsuspension wird entnommen und das Kulturgefäß mit frischem Nährmedium auf das Originalvolumen aufgefüllt. Die entnommene Zellsuspension wird zentrifugiert und für Subkulturen verwendet oder infiziert.

5. Vermehrung von Viren in Gewebekulturen (Tab. 4)

Haben sich die Zellen ausreichend vermehrt — bei Kulturen in Petrischalen und Flaschen, wenn etwa 70—80% der Glasoberfläche von dem Zellrasen bedeckt sind —, so wird das Nährmedium erneuert. Nach weiteren 18—24 Std Bebrütung wird dann das Nährmedium abgezogen und der Zellrasen mit Hanks-Salzlösung gewaschen. Die Virussuspension wird nun in entsprechender Konzentration, mit Nährmedium verdünnt, jedoch ohne Serumzusatz, in einem solchen Volumen zugegeben, daß der Zellrasen eben bedeckt ist. Nachdem die Kulturen 2—3 Std bei Zimmertemperatur gehalten worden sind, wird das Flüssigkeitsvolumen mit Nährmedium unter Zusatz von 2—5% Serum aufgefüllt und die Kulturen bei 35—37° C inkubiert.

Die günstigste Viruskonzentration, die zur Infektion verwendet wird, muß nicht nur für jeden Virusstamm und für jede Virus-Charge, sondern auch für jede Zellart durch Versuche herausgefunden werden. Werden zu hohe Viruskonzentra-

---

[1] Carl Zeiss, Oberkochen, Württemberg.

tionen gewählt, so wird häufig ein atypischer cytopathogener Effekt beobachtet; ist die Konzentration zu niedrig, so degenerieren oft die Zellen, ehe eine maximale Virusvermehrung eingetreten ist.

Die Infektion der Zellen wird ohne Serumzusatz vorgenommen, da in Sera oft unspezifische Hemmfaktoren vorhanden sind, die mit der Virusinfektion der Zelle interferieren können. Aus dem gleichen Grunde wird auch nach der Infektion der Serumgehalt des Nährmediums möglichst gering gehalten. Der erforderliche Serumzusatz richtet sich nicht nur nach der verwendeten Zellart, sondern auch nach der Zeit, die eine bestimmte Virusart benötigt, um sich in einem gegebenen Gewebekultursystem maximal zu vermehren. Werden empfängliche Gewebekulturen z. B. mit Poliomyelitisvirus infiziert, so liegt das Maximum der Virusvermehrung zwischen 48 und 72 Std nach Infektion der Kultur; wird dagegen ein Gewebekultursystem z. B. mit Masernvirus infiziert, so liegt das Maximum der Vermehrung zwischen dem 6. und 12. Tag. Während es im ersteren Falle unnötig ist, dem Nährmedium überhaupt Serum zuzusetzen, da die Zellen für diesen Zeitraum über eine genügende Protein-Reserve verfügen, ist es im letzteren Falle sogar notwendig, das mit Serum angereicherte Nährmedium zu erneuern, um die Zellen unter optimalen Bedingungen zu halten.

Die durch Viruseinwirkung verursachten, lichtoptisch erkennbaren morphologischen Zellveränderungen können in drei Gruppen eingeteilt werden, wobei Überschneidungen zwischen den einzelnen Gruppen vorkommen (*25, 28, 32b*):

Tabelle 4. *Empfänglichkeit von Gewebekulturzellen für verschiedene Virusarten*

Virusart	Gewebekultursystem
a) Viren des Respirationstraktes	
Infektiöse Bronchitis	Hühnerembryonalgewebe
b) Myxoviren	
Influenza (A, B)	Lungengewebe des Hühnerembryos, Affenniere, Frettchenniere
Newcastle-Virus	Hühnerembryonalgewebe, HeLa-Zellstamm
c) Enteroviren	
Coxsackie (B-Gruppe)	Menschliche Amnionhaut, HeLa-Zellstamm
Poliomyelitis (Poliovirus hominis)	Menschliche Amnionhaut, HeLa-Zellstamm, Affenniere
d) Viren der Pockengruppe	
Vaccine	Hühnerembryonalgewebe, HeLa-Zellstamm
Geflügelpocken	Hühnerembryonalgewebe
Myxoma	Kaninchenniere
e) Arthropod-borne Viruses	
St. Louis Encephalitis	
Jap. B-Encephalitis	Hamsterniere, HeLa-Zellstamm
Am. Pferdeencephalitis Ost- und Westtyp	
f) Verschiedene Virusarten	
Mäuse-Encephalitis (Encephalomyocarditis, Columbia SK, MM, Mengo)	Mäuseniere, HeLa-Zellstamm
Herpes simplex	Menschliche Amnionhaut, Kaninchenniere, Hühnerembryonalgewebe, Hela-Zellstamm
Lymphocytäre Choriomeningitis	Hühnerembryonalgewebe
Tollwut	Hamsterniere
Pseudorabies	Kaninchenniere, Hühnerembryonalgewebe, HeLa-Zellstamm
Rous Sarkoma	Hühnerembryonalgewebe
SE Polyoma-Virus	Mäuseembryonalgewebe
g) Psittakose-Lymphogranuloma-Gruppe	
Psittakose	Hühnerembryonalgewebe
Ornithose	Hühnerembryonalgewebe

1. Reine Zelldegeneration. Die infizierten Zellen schwellen an, ihre Außenkonturen werden unregelmäßig, bizarr, und die Zellen runden sich ab. Das Cytoplasma zeigt eine starke Granulierung, der Kern ist vergrößert, Pyknose und Fragmentation des Kernes treten auf und die Zelle zerfällt (Prototyp: Poliomyelitisvirus).

2. In den infizierten Zellen kommt es zu einer Bildung cytoplasmatischer oder intranucleärer Einschlußkörperchen. Meist finden sich gleichzeitig Degenerationserscheinungen der befallenen Zellen (Prototypen: Variola-Vaccine, Herpes simplex).

3. Bildung mehrkerniger Riesenzellen durch Konfluieren von Einzelzellen zu syncytialen Verbänden. Diese Läsionen sind oft fokal im Zellverband verstreut und können mit Degenerationserscheinungen der Zellen und der Bildung von Einschlußkörperchen verbunden sein (Prototyp: Masernvirus).

In den meisten Fällen ist es möglich, mit Hilfe des Planktonmikroskopes, wie oben beschrieben, die charakteristischen cytopathogenen Veränderungen zu erkennen. Für feinere cytologische Untersuchungen ist folgende Technik geeignet: Auf den Boden einer Petrischale werden Deckgläser gelegt. Die Petrischale wird sodann mit Zellsuspension beschickt und, wie oben beschrieben, verschlossen. Ist ein ausreichendes Zellwachstum erfolgt, so werden die Zellen infiziert. Nach verschiedenen Zeitintervallen können nun einzelne Deckgläser steril herausgenommen und nach Abspülen mit Hanks-Salzlösung – um Serumreste zu entfernen – fixiert und entsprechend den üblichen histologischen Färbetechniken oder cytochemischen Methoden weiter verarbeitet werden.

Das Virus wird aus infizierten Gewebekulturen gewonnen, indem bei Auftreten eines ausgeprägten cytopathogenen Effektes Nährmedium und Zellen gemeinsam gewonnen werden. Die noch an der Glaswand haftenden Zellen werden mit einem halbierten Gummistopfen, in den eine Pipette eingeführt ist, abgelöst. Die so erhaltene Virus-Zellsuspension wird in einem Alkohol-Trockeneisbad eingefroren, um noch in Zellen vorhandenes Virus freizusetzen. Sie kann dann entweder bei -60 bis $-70°$ C aufbewahrt oder nach dem Einfrieren sofort wieder aufgetaut werden, um den Überstand nach Zentrifugieren für weitere Infektionen bzw. zur Virustitration zu verwenden.

Literatur

1. *An introduction to cell and tissue culture*. The staff of the tissue culture course, Cooperstown, N. Y., 1949—1953. Minneapolis: Burgess Publishing Co. 1955.
2. ARMITAGE, P., and J. ALLEN: Methods of estimating the LD_{50} in quantal response data. J. Hyg. 48, 298 (1950).
3. BEHRENS, B.: Zur Auswertung der Digitalisblätter im Froschversuch. Naunyn-Schmiedeberg's Arch. exp. Path. Pharmak. 140, 237 (1929).
4. BERMAN, L., C. S. STULBERG and F. H. RUDDLE: Longterm tissue culture of human bone marrow. I. Report of isolation of a strain of cells resembling epithelial cells from bone marrow of a patient with carcinoma of the lung. Blood 10, 896 (1955).
5. BEVERIDGE, W. I. B., and F. M. BURNET: The cultivation of viruses and rickettsiae in the chick embryo. Spec. Rep. S. Med. Res. Coun., No. 256, London (1946).
6. BOYD, W. C.: Fundamentals of Immunology. 3rd Ed. New York: Interscience publishers 1956.
7. BRYAN, W. R.: Interpretation of host response in quantitative studies on animal viruses. Ann. N. Y. Acad. Sci. 69, 698 (1957).
8. BUDDINGH, J.: The pathological effects of viruses on the chick embryo. Ann. N. Y. Acad. Sci. 55, 248 (1952).
9. BURNET, F. M.: Principles of animal virology, 2nd Ed. New York: Academic Press 1960.
10. —, and W. M. STANLEY (ed.): The viruses. Vol. I: General virology. Vol. III: Animal viruses. New York: Academic Press 1959.
11. CAMERON, G.: Tissue culture technique. New York: Academic Press 1950.
12. CHANG, S. L., G. BERG, K. A. BAUSCH, R. E. STEVENSON, N. A. CLARKE and P. W. KABLER: Application of the most probable number method for estimating concentration of animal viruses by the tissue culture technique. Virology 6, 27 (1958).

13. Cox, H. R.: Growth of viruses and rickettsiae in the developing chick embryo. Ann. N. Y. Acad. Sci. 55, 236 (1952).
14. *Diagnostic procedures for virus and rickettsial diseases.* American Public Health Association. New York 1964.
15. DULBECCO, R.: Production of plaques in monolayer tissue cultures by single particles of an animal virus. Proc. Nat. Acad. Sci. 38, 747 (1952).
16. EAGLE, H.: Propagation in a fluid medium of a human epidermoid carcinoma, strain KB. Proc. Soc. exp. Biol. (N. Y.) 89, 362 (1955).
17. — Amino acid metabolism in mammalian cell cultures. Science 130, 432 (1959).
18. FARRIS, E. J. (ed.): The care and breeding of laboratory animals. New York: John Wiley and Sons 1950.
19. FOGH, J., and R. O. LUND: Continuous cultivation of epithelial cell strain (FL) from human amniotic membrane. Proc. Soc. exp. Biol. (N. Y.) 94, 532 (1957).
20. GEY, G. O., W. D. COFFMAN and M. T. KUBICEK: Tissue culture studies of the proliferative capacity of cervical carcinoma and normal epithelium. Cancer Res. 12, 264 (1952).
21. HERRMANN, E. C.: The detection, assay and evaluation of antiviral drugs. Progr. Med. Virol. 3, 158 (1961).
22. HORSFALL, F. L. jr.: Inhibition of multiplication in: The viruses (BURNET, F. M. and W. M. STANLEY ed.) Vol. III, 195. New York: Academic Press 1959.
23. KÄRBER, G.: Beitrag zur kollektiven Behandlung pharmakologischer Reihenversuche. Naunyn-Schmiedeberg's Arch. exp. Path. Pharmak. 162, 480 (1931).
24. KLÖNE, W.: Laboratoriumsdiagnose menschlicher Virus- und Rickettsieninfektionen. Berlin-Göttingen-Heidelberg: Springer-Verlag 1953.
25. — Der Nachweis menschenpathogener Virusarten mittels der Gewebekultur. In: Handbuch der Virusforschung (HALLAUER, C., u. K.F.MEYER ed.) Bd. 4, 203 Wien: Springer-Verlag 1958.
26. LENNETTE, E. H.: General principles underlying laboratory diagnosis of virus and rickettsial infections in Diagnostic procedures for virus and rickettsial diseases. American Public Health Association (1956).
27. LURIA, S. E.: General virology. New York: John Wiley and Sons 1953.
28. MADIN, S. H.: Tissue culture in veterinary medical research in Advances in veterinary science (BRANDLY, C. A. and E. L. JUNGHERR ed.) Vol. V, 329 New York: Academic Press 1959.
29. MCKEE, A. P.: Virological methods in Manual of microbiological methods. New York: McGraw-Hill Book Company 1957.
30. MELNICK, J. L.: Tissue culture techniques and their application to original isolation, growth, and assay of poliomyelitis and orphan viruses. Ann. N. Y. Acad. Sci. 61, 754 (1955).
31. PARKER, R. C.: Methods of tissue culture. New York: Hoeber 1961.
32. PAUL, J.: Cell and tissue culture, 2nd Ed. Baltimore: Williams and Wilkins 1960.
32a. PENSO, G., and D. BALDUCCI: Tissue Cultures in Biological Research. Amsterdam: Elsevier Publishing Co. 1963.
32b. PEREIRA, H. G.: The cytopathic effect of animal viruses in Advances in virus research (SMITH, K. M. and M. A. LAUFFER ed.) 8, 245 (1961).
33. PUCK, T. T., P. I. MARCUS and S. J. CIECIURA: Clonal growth of mammalian cells in vitro. Growth characteristics of colonies from single HeLa cells with and without a "Feeder" layer. J. exp. Med. 103, 273 (1956).
34. REED, L. J., and H. MUENCH: A simple method of estimating fifty per cent endpoints. Amer. J. Hyg. 27, 493 (1938).
35. RIVERS, TH. M., and F. L. HORSFALL (ed.): Viral and rickettsial infections of man. 3rd Ed. Philadelphia: J. B. Lippincott 1959.
36. SALK, J. E., and E. N. WARD: Some characteristics of a continously propagating cell derived from monkey heart tissue. Science 126, 1338 (1957).
37. SCHMIDT, N. J., and E. H. LENNETTE: Recent advances in the serodiagnosis of virus infections in Progr. Med. Virol. 3, 1 (1961).
38. TAMM, I.: Chemotherapy and virus infection in Viral and rickettsial infections of man (RIVERS, TH. M. and F. L. HORSFALL ed.) 3rd Ed., 156. Philadelphia: J. B. Lippincott 1959.
39. *Tissue culture technique in pharmacology.* R. W. MINOR (ed.) Ann. N.Y. Acad. Sci. 58, 971 (1954).
40. WEINSTEIN, H. J., C. ALEXANDER, G. M. YOSHIHARA and W. M. M. KIRBY: Preparation of human Amnion tissue cultures. Proc. Soc. exp. Biol. (N. Y.) 92, 535 (1956).
41. WILSON, E. B., and J. WORCESTER: The determination of LD_{50} and its sampling error in bio-assay. Proc. Nat. Acad. Sci. 29, 79 (1943).
42. WOODRUFF, A. M., and E. W. GOODPASTURE: The susceptibility of the chorioallantoic membrane of chick embryos to infection with fowl-pox virus. Amer. J. Path. 7, 209 (1931).
43. WORDEN, A. N., and LANE-PETTER, W. (ed.): The UFAW handbook on the care and management of laboratory animals. 2nd Ed. London. The Universities Federation for Animal Welfare (1957).
44. YOUNGNER, J. S.: Monolayer tissue cultures. I. Preparation and standardization o suspension of trypsin-dispersed monkey kidney cells. Proc. Soc. exp. Biol. (N. Y.) 85, 202 (1954).

Experimentelle Infektionen mit Tuberkelbakterien*

Von

Wolf-Helmut Wagner

Mit 23 Abbildungen

Einleitung

Die Beschreibung experimenteller Infektionen mit Tuberkelbakterien in einer besonderen Abhandlung dieses Handbuches ist durch die große Intensität der Forschung auf diesem Gebiet gerechtfertigt. Es gibt kaum eine andere Infektionskrankheit, deren experimentelle Grundlagen so eingehend studiert wurden wie die der Tuberkulose; die weltweite Bedeutung dieser Erkrankung und die verhältnismäßig frühe Entdeckung ihres Erregers sind Gründe für den Umfang dieser Arbeit. Außerdem bietet die Tuberkulose durch Besonderheiten von Allergie und Immunität, aber auch von Pathogenese und Morphologie großen Anreiz für den Forscher. Das Tierexperiment hat in dieser Forschungsarbeit von allem Anfang an eine sehr wichtige Rolle gespielt. Die in der Tuberkuloseforschung benützten Verfahren unterscheiden sich nicht selten von den bei anderen bakteriellen Infektionen benützten Methoden. Die Chronizität der Erkrankung auch beim Tier, die hohe Infektiosität geben dem Tierversuch in dieser Arbeitsrichtung seine Sonderstellung. Hier ist auch der verschiedenartige Krankheitsverlauf bei einzelnen Tierarten zu nennen, der den Forscher auf diesem Gebiet vor besondere Schwierigkeiten und Probleme stellt.

Im vorliegenden Beitrag wird versucht, diejenigen Verfahren und Techniken zu schildern, die zu möglichst gut definierten Tuberkuloseformen bestimmter Versuchstiere führen; die Rolle des Erregers, seiner Morphologie, seiner Inhaltsstoffe und biochemischen Besonderheiten tritt dementsprechend zurück. Auch die umfangreichen Untersuchungen über das Wesen von Immunität und Allergie und die Beziehungen dieser Phänomene zum Infektionsverlauf werden nur insoweit berücksichtigt, als sie zum Verständnis der experimentellen Infektion notwendig erscheinen.

Wer aus dem Experiment mit dem künstlich tuberkulös gemachten Tier über die einzelne, im Versuch beobachtete Tatsache hinaus Schlüsse allgemeiner Art ziehen will, muß sich über die Besonderheiten der von ihm gewählten Modellinfektion im klaren sein. Jedes Infektionsmodell, z. B.

Tierart	Erreger
Maus	Mycobact. tuberc.[1] (= typus humanus)
Meerschweinchen	Mycobact. tuberc.
Kaninchen . . .	Mycobact. bovis[1] (= typus bovinus)

* Aus den Pharmazeutisch-wissenschaftlichen Laboratorien der Farbwerke Hoechst AG., Frankfurt(Main)-Höchst.

[1] Nach Bergey (1957) sind die Tuberkelbakterien einzuordnen in die Familie Mycobacteriaceae Lehmann und Neumann 1896 (Ordnung Actinomycetales Buchanan 1917). Die danach geltende Bezeichnung für den sog. typus humanus der Tuberkelbakterien ist Mycobacterium tuberculosis, für den typus bovinus Mycobacterium bovis. In diesem Beitrag wird im allgemeinen nur von bovinen und humanen Tuberkelbakterien gesprochen.

hat seine eigenen Gesetzmäßigkeiten, die es einerseits von der Tuberkulose des infizierten Menschen, andererseits von der anderer Tiere unterscheidet. Die Kenntnis dieser qualitativen und quantitativen Unterschiede, die sich auf die Morphologie der tuberkulösen Entzündung, den Verlauf der Infektion, die Allergie und Immunität, die Empfindlichkeit des infizierten Tieres gegenüber bestimmten Tuberkelbakterienstämmen beziehen, um nur einige der wichtigsten Faktoren zu nennen, ist notwendig, wenn nicht Resultate aus *einem* derartigen Infektionsmodell ganz falsch bewertet werden sollen.

Für jede Versuchsanordnung in der Tuberkuloseforschung muß, vor allem, wenn es sich um chemotherapeutische Experimente handelt, die „Adäquanz" (ERHARDT, 1948) untersucht werden. Mit anderen Worten, es muß bestimmt werden, inwieweit die bei einer bestimmten Versuchsanordnung erzielten Ergebnisse denjenigen bei anderen Infektionsmodellen und beim Menschen entsprechen. In den folgenden Abschnitten wird jedes Infektionsmodell auf seine Besonderheiten untersucht, da gerade bei der experimentellen Tuberkulose Unterschiede der skizzierten Art eine große Rolle spielen.

Bei der Beschreibung von experimentellen Infektionen mit Tuberkelbakterien müssen im Rahmen dieses Beitrages bestimmte Einschränkungen gemacht werden. Diese beziehen sich einmal auf die Tierarten, bei denen eine experimentelle Infektion möglich ist. Im Laufe der Jahrzehnte sind experimentelle und spontan auftretende Tuberkulosen bei vielen Species beschrieben worden. So führt z. B. FRANCIS in seinem 1958 erschienenen Werk "Tuberculosis in animals and man", das vor allem die vergleichende Pathologie berücksichtigt, folgende Tierarten auf:

Rind, Affe, Meerschweinchen, Kaninchen, Wühlmaus, Elefant, Büffel, Ziege, Schaf, Kamel, Schwein, Pferd, Esel und Maultier, Hund, Katze, Nerz, Silberfuchs, Wiesel, Hamster, Maus, Ratte, eine größere Reihe wildlebender Tiere (Eichhörnchen, Igel, Antilope, Kudu, Bison u. a.), Huhn, wildlebende Vögel, Hühnerembryo und Kaltblüter (s. hierzu auch DARZINS, 1958 und PALLASKE, 1961). Es ist nicht möglich und auch nicht notwendig, auf alle diese Tierarten und Tuberkuloseformen hier einzugehen. Im vorliegenden Beitrag werden nur diejenigen Species abgehandelt, die für das Experiment besondere Bedeutung erlangt haben.

Andererseits wird in diesem Beitrag das umfangreiche und in den letzten Jahren besonders intensiv bearbeitete Kapitel der sog. atypischen oder nicht klassifizierbaren Mycobakterien kaum berührt, obwohl einige dieser Stämme tierpathogen sind. Somit finden sich in der vorliegenden Abhandlung nur Infektionen mit echten Tuberkuloseerregern, d. h. humanen, bovinen und aviären Tuberkelbakterien bei Maus, Ratte, Meerschweinchen, Kaninchen und Affe dargestellt; diese Infektionsmodelle sind aber die für den Tierversuch wichtigsten.

Bei der Auswahl dieser Tierarten wurde von den Gesichtspunkten der experimentellen Praxis ausgegangen; alle diese Arten, vom Affen abgesehen, bieten bei der Haltung keine besonderen Schwierigkeiten. Es darf aber nicht übersehen werden, daß die Nagetiere, deren experimentelle Tuberkulose im folgenden geschildert wird, nicht natürliche Wirte der Tuberkuloseerreger sind, wenn sich auch die Infektion unter experimentellen Bedingungen meist leicht durchführen läßt. Außerdem ist bei diesen Tierarten der Ablauf doch recht verschieden von der Erkrankung des Menschen; so ist die Lunge nicht immer der Hauptsitz der Infektion. Affen werden in der freien Wildbahn so gut wie gar nicht infiziert gefunden; erst der Kontakt mit tuberkulösen Menschen führt bei ihnen zur Infektion, dann aber sehr leicht. Die Tuberkulose des Rindes bietet für die experimentelle Tuberkuloseforschung bestimmte Vorteile, da ihr Erscheinungsbild der des Menschen in vieler Hinsicht ähnelt; so ist auch die Lunge der Hauptsitz der Infektion, und meist kommt die Infektion aerogen über die Lungen zustande.

Praktische Gründe verbieten jedoch meist den Einsatz des Rindes als Versuchstier, weshalb auch in diesem Beitrag die Rindertuberkulose nicht erscheint.

Die Beschreibung experimenteller Infektionen mit Tuberkelbakterien wäre unvollständig ohne Angabe solcher Verfahren, mit deren Hilfe der Ablauf der Tuberkulose bei unbehandelten und behandelten Tieren verfolgt und gemessen werden kann. Da zum Teil diese Methoden den einzelnen Tierarten angepaßt sind, werden sie beim jeweiligen Infektionsmodell abgehandelt.

Der erste Abschnitt behandelt die experimentelle Mäusetuberkulose; er enthält verschiedene Untersuchungs- und Bewertungsmethoden, die in den nächsten Abschnitten nicht mehr wiederholt werden. Das liegt, wenigstens teilweise, daran, daß bestimmte statistische Methoden gerade für die Mäusetuberkulose entwickelt worden sind, die in der letzten Zeit besonders eingehend von einer Vielzahl von Autoren bearbeitet wurde; aber auch andere Verfahren, z. B. die Keimzählung aus den Organen, wurden besonders bei der Maus studiert. Viele der in diesem Abschnitt beschriebenen Methoden lassen sich ohne weiteres auch auf die anderen Infektionsmodelle übertragen.

I. Die experimentelle Tuberkulose der Maus

Erst seit etwa zwei Jahrzehnten wird die Maus in größerem Maßstab für Zwecke der experimentellen Tuberkuloseforschung eingesetzt. Das Arbeiten mit diesem Versuchstier bietet mehrere *Vorteile*, vor allem: Leichtigkeit der Haltung und Wartung, infolgedessen die Möglichkeit, mit größeren Tierkollektiven zu beweiskräftigeren Aussagen zu kommen; ferner werden bei chemotherapeutischen Versuchen geringere Substanzmengen zur Prüfung benötigt. Weiterhin ist der Ablauf der Infektion schneller als bei den meisten anderen Versuchstieren.

Demgegenüber stehen mehrere *Nachteile*, die vor allem in der von anderen Species abweichenden immunologischen Reaktion und Pathologie der Maus bestehen.

Eingehendere Beschreibungen der experimentellen Mäusetuberkulose neueren Datums unter Beleuchtung der verschiedenen Aspekte, vor allem aber der der chemotherapeutischen Untersuchung, stammen vor allem von RALEIGH und YOUMANS (1948a, b), YOUMANS und RALEIGH (1948) und WAGNER (1958). In diesen Publikationen finden sich auch zahlreiche Hinweise auf die früher zu diesem Thema erschienenen Untersuchungen, die bis auf ROBERT KOCH zurückreichen, der selbst den Ablauf der Mäusetuberkulose studiert hat (1884), und die der Entwicklung dieses Testes dienten.

1. Pathologie

Die Besonderheiten der morphologischen Gestalt der Mäusetuberkulose finden sich vor allem bei RALEIGH und YOUMANS (1948b), YOUMANS und RALEIGH (1948), EGGERS (1951), GRÜN und KLINNER (1952), MAYER, JACKSON, WHITESIDE und ALVERSON (1954), NYKA, FAHERTY, MALONE und KISER (1954) und WAGNER (1958, 1961). Bestimmte Merkmale unterscheiden das morphologische Substrat der Mäusetuberkulose von dem anderer Species, vor allem von Meerschweinchen, Kaninchen und Menschen. Eigentliche Tuberkel bilden sich bei der Maus nicht, da Epitheloidzellen, Langhanssche Riesenzellen und Verkäsung, also typische Strukturelemente des Tuberkels, beim tuberkulösen Granulom der Maus vermißt werden. Man sollte daher, nach einem Vorschlag von WAGNER (1958), für das tuberkulöse Granulom der Maus die Bezeichnung „Tuberkel" nicht anwenden.

Im folgenden seien die wesentlichsten Charakteristica aufgeführt:

Sehr charakteristisch sind die Anfangsstadien der tuberkulösen Granulombildung, wie sie von GRÜN und KKLINNER (1952), NYKA, FAHERTY, MALONE und KISER (1954) u. a. untersucht wurden. Nach intravenöser Infektion bilden sich

Bakterienembolien in der Lunge, die gefolgt werden von einer rasch vorübergehenden Leukocytenreaktion. Die Tuberkelbakterien werden von Makrophagen aufgenommen und vermehren sich in ihnen. Nach Zerfall der Makrophagen werden die Keime freigesetzt, wobei es erneut zu einer leukocytären Reaktion kommen kann. Es kommt dann unter Umständen zu einer schrankenlosen intracellulären Vermehrung der Tuberkelbakterien. Das entscheidende Zellelement ist der Monocyt bzw. Histiocyt, der Tuberkelbakterien in vivo und auch in vitro (Zellkultur) speichert. Ein der Arbeit von GRÜN und KLINNER (1952) entnommenes Schema (Abb. 1) stellt das Wesentliche des Vorganges dar. Die Phagocytenabwehr spielt bei der Maus eine entscheidende Rolle im Gegensatz zu den Verhältnissen bei den

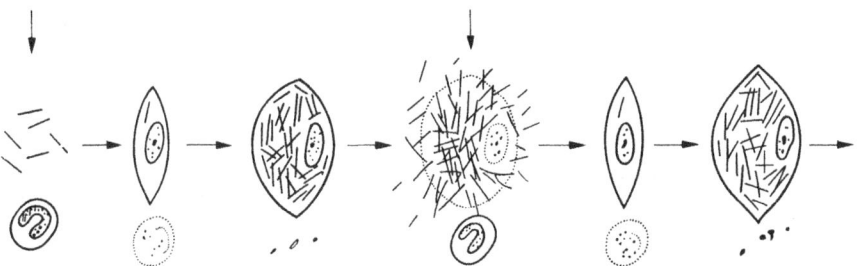

Abb. 1. Schematische Darstellung der Phagocytose von Tuberkelbakterien im Mäuseorganismus (GRÜN u. KLINNER, 1952)

meisten anderen Versuchstieren und beim Menschen. Das massenhafte Auftreten von Tuberkelbakterien, das bei starkem Befallensein und entsprechender Färbung schon bei Lupenvergrößerung im histologischen Schnitt festzustellen ist, kennzeichnet geradezu die besonderen Verhältnisse der Mäusetuberkulose. Die intracelluläre Lage spielt für das Eindringen chemotherapeutischer Substanzen eine große Rolle und ist unter Umständen maßgebend für den chemotherapeutischen Effekt einer zu prüfenden Substanz.

Die Kenntnis der bevorzugten Rolle der monocytären Makrophagen der Maus bei der Infektionsabwehr ist wichtig für die Erklärung des Wirkungsmechanismus bestimmter chemotherapeutischer Substanzen. So beeinflussen Makromoleküle vom Typ der wasserlöslichen Polyoxäthylenäther die Phagocytose; bei in vitro-Versuchen kam es dann zu einer starken Vermehrungshemmung oder sogar Zerstörung der Tuberkelbakterien in den Monocyten, wenn diese von Tieren stammten, die mit solchen Substanzen behandelt waren. Bei Verwendung von Monocyten unbehandelter Tiere konnten sich die Tuberkelbakterien ungehemmt vermehren (CORNFORTH, HART, REES u. STOCK, 1951; SOLOTOROVSKY u. GREGORY, 1952; MACKANESS, 1954; D'ARCY HART u. REES, 1955). Diese Phagocytose spielt aber beim Zustandekommen des chemotherapeutischen Effektes bei der Mäusetuberkulose eine wichtige Rolle.

In späteren Stadien kommt es zur Entwicklung typischer Granulome in den Lungen, während die Tuberkulose anderer Organe (Leber, Milz) meist viel weniger ausgeprägt ist. Generalisierungen wie bei Meerschweinchen und Kaninchen mit qualitativ gleichartigem Befall mehrerer, wenn auch durchaus nicht aller Organe werden also bei der Maus im Regelfall nicht beobachtet. Die Keimzahlen einzelner Organe nach Allgemeininfektion geben ein gutes Bild des verschieden starken Organbefalls. Dieser ist wohl als Ausdruck einer unterschiedlichen Organresistenz zu deuten. PIERCE, DUBOS und SCHAEFER (1953) untersuchten die Verteilung der Keime nach intracerebraler und intravenöser Infektion und fanden unmittelbar danach Tuberkelbakterien im Blutstrom, wo sie später nicht mehr nachgewiesen werden konnten. Nach Einwanderung in die Organe konnten sie für lange Zeit in Gehirn, Leber, Milz und Lungen aufgefunden werden. Charakteristisch ist nun die Entwicklung des unterschiedlichen Verlaufs der Keimzahlkurven in den verschiedenen Organen. In Abhängigkeit von der Größe der Infektionsdosis erreichten nämlich die Keimzahlen in der Milz ziemlich rasch das Maximum, und zwar war dieses um so höher und wurde um so eher erreicht, je größer die Infektionsdosis und die Virulenz des betreffenden Stammes war. Nach Erreichen dieses Maximums kam es zu einem allmählichen Abfall der lebenden Bakterien in der Milz, auch dann, wenn die Infektion tödlich endete.

In den Lungen kam es dagegen zu einem langsamen initialen Keimanstieg, der sich bis zum Tode der Tiere fortsetzte. Tab. 1 zeigt die in einem derartigen Versuch erhaltenen Keimzahlen in Milz und Lungen unter Benutzung des Stammes Ravenel; im Gegensatz zu den Verhältnissen in der Milz kam es in der Lunge zu einer kontinuierlichen Zunahme der Keimzahlen, vorausgesetzt, daß die Infektionsdosis hoch genug war.

Tabelle 1. *Keimzahlen aus Milz und Lungen von Mäusen, die intracerebral mit dem bovinen Stamm Ravenel infiziert waren* (nach PIERCE, DUBOS u. SCHAEFER, 1953)

Infektionsdosis ml[2]	Zeit nach Infektion	Anzahl der Kolonien[1] aus:	
		Milz	Lungen
$0{,}03 \times 10^{-1}$	1 Tag	48	0
	1 Woche	3,858	22
	2 Wochen	2,008	2,318
	4 Wochen	170	1,090
	6 Wochen	180	4,780
	12 Wochen	14	56,000
$0{,}03 \times 10^{-2}$	1 Tag	116	2
	1 Woche	1,938	18
	2 Wochen	636	16
	4 Wochen	92	50
	6 Wochen	118	370
	12 Wochen	4	0
$0{,}03 \times 10^{-3}$	1 Tag	2	0
	1 Woche	40	2
	2 Wochen	678	14
	4 Wochen	64	30
	6 Wochen	32	18
	12 Wochen	0	0

[1] Die in der Tabelle aufgeführten Zahlen ergeben mit 100 multipliziert die Koloniezahl, die sich je Organ auf Ölsäure-Albuminagar entwickelte (Durchschnitt von 4—10 Mäusen; Doppelbestimmung).
[2] Die Ausgangskultur enthielt $1{,}6 \times 10^8$ Keime je ml (einzeln oder in kleinen Agglomeraten).

Bei manchen Mäusen sieht man ausgesprochenen Herzmuskelbefall (GRUMBACH, 1952); bei Verwendung photochromogener Stämme (s. u.) kommt es zur Ausbildung von Nierentuberkulosen (MEISSNER, 1959b).

In der Lunge treten im wesentlichen zwei Formen auf, zwischen denen es Übergänge gibt. Die meist rasch zum Tod der Versuchstiere führende Form ist auf dem Höhepunkt der Entwicklung charakterisiert durch mehr oder weniger gut voneinander abgegrenzte, bei maximalem Befall auch konfluierende Herde, die sich bei makroskopischer Betrachtung als gelblich-weiße Knötchen mit einem unter Umständen mehrere Millimeter großen Durchmesser darstellen. In typischer Ausprägung zeigen sie ein nekrotisches Zentrum mit meist sehr viel säurefesten Stäbchen und eine Randzone mit zelliger Proliferation und ebenfalls massenhaft Mycobakterien. Die Abb. 2—5 zeigen solche Herde bei verschiedener Vergrößerung.

RALEIGH und YOUMANS bezeichnen diese Verlaufsform als den nekrotischexsudativen, grobknotigen Typ; WAGNER zieht die neutrale Bezeichnung „Nekroseherd" vor. Die andere typische Verlaufsform, von RALEIGH und YOUMANS als proliferativ, von WAGNER als chronisch-pneumonisch gekennzeichnet, läßt ausgedehntere Nekrosen vermissen; die Zellproliferation ist stärker und der Gehalt an säurefesten Stäbchen meist geringer. Dieser Typ geht meist parallel mit einer kleineren Absterbegeschwindigkeit (Abb. 6). WAGNER (1961) stellte qualitative und quantitative Untersuchungen über die Abhängigkeit des Auftretens beider

Verlaufsformen von Größe der Infektionsdosis und Virulenz des zur Infektion benützten Stammes an und kam zu folgenden Schlüssen:

Bei akutem Verlauf kommt es zum Auftreten von typischen Nekroseherden. Experimentell kann man eine solche Verlaufsform hervorrufen durch sehr hohe

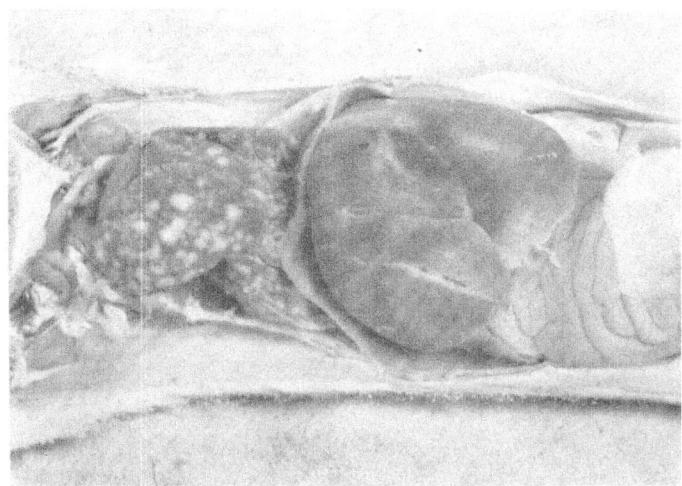

Abb. 2. Maus mit Lungenherden. Infektion: H 37 Rv intravenös

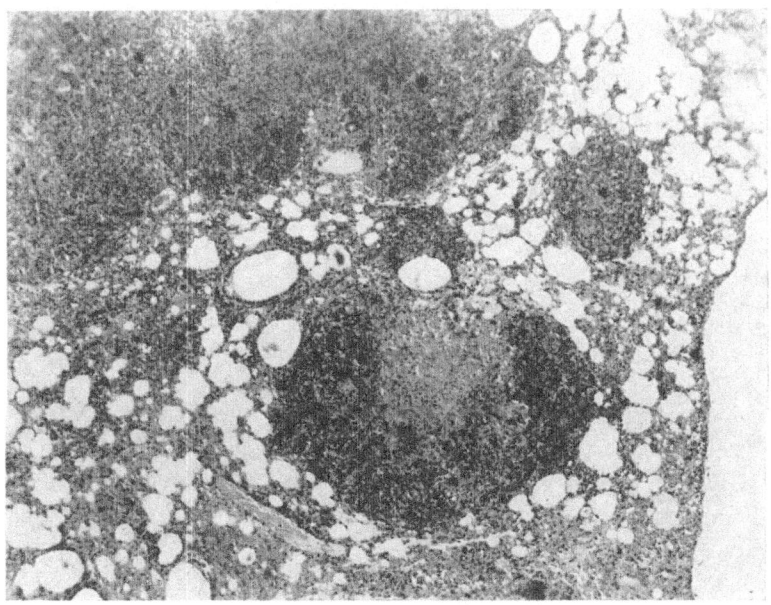

Abb. 3. Lunge einer 28 Tage nach i.v. Infektion getöteten Albinomaus (H 37 Rv). Große, herdförmige Infiltrate, z. T. mit zentraler Nekrose; Nekroseherd; Erklärung s. Text. (HE-Färbung; 96fach) (WAGNER, 1958)

Infektionsdosen eines virulenten Stammes; bereits Verdünnungen der Infektionsdosen um 2—3 Zehnerpotenzen und die Benützung eines etwas weniger virulenten

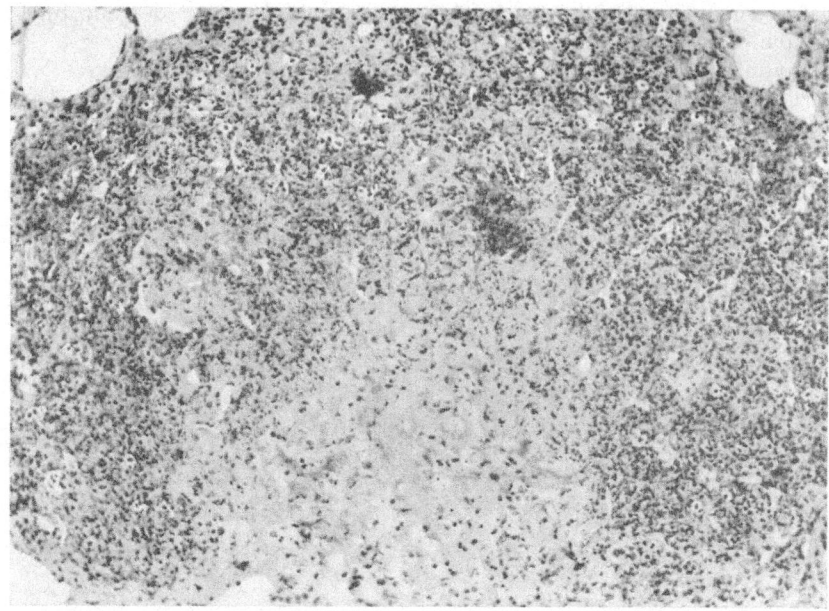

Abb. 4. Nekroseherd der Abb. 3 in stärkerer Vergrößerung (HE-Färbung, 160fach). (WAGNER, 1958)

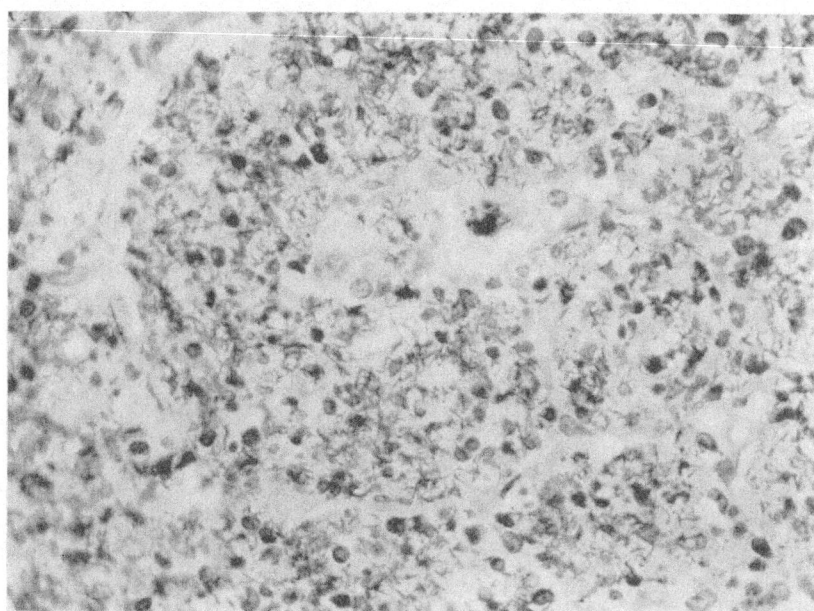

Abb. 5. Randzone des in Abb. 3 wiedergegebenen Nekroseherdes mit massenhaft säurefesten Stäbchen (Ziehl-Neelsen-Färbung; 640fach). (WAGNER, 1958)

Stammes ändern den Ablauf der Mäusetuberkulose: Es treten nun chronisch-pneumonische Herde auf, wie oben charakterisiert. Zwischen diesen beiden Formen gibt es Übergänge. Es handelt sich hier um typische Abläufe, die dann klar hervor-

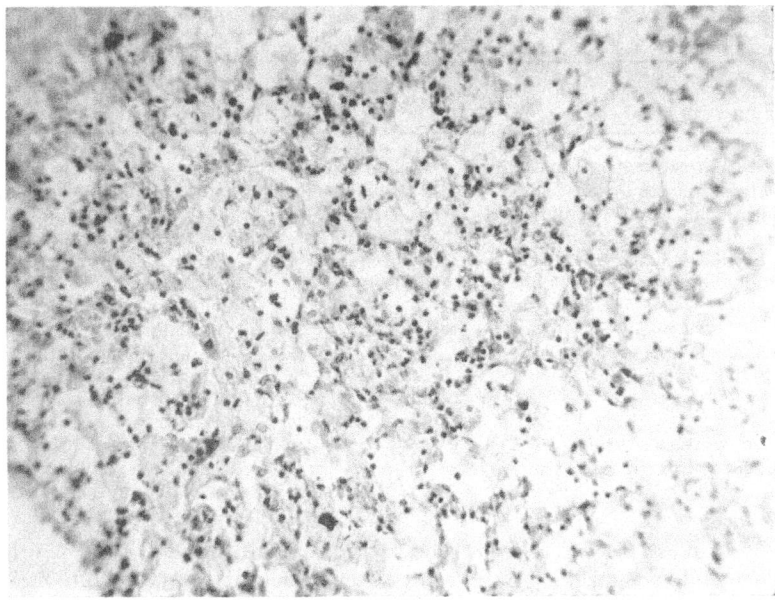

Abb. 6. Ausschnitt aus dem pneumonischen Herd einer mit Stamm Washington I infizierten und am 110. Versuchstag getöteten Maus. Keine Nekrose, wenig säurefeste Stäbchen (Ziehl-Neelsen-Färbung; 210fach). (WAGNER, 1961)

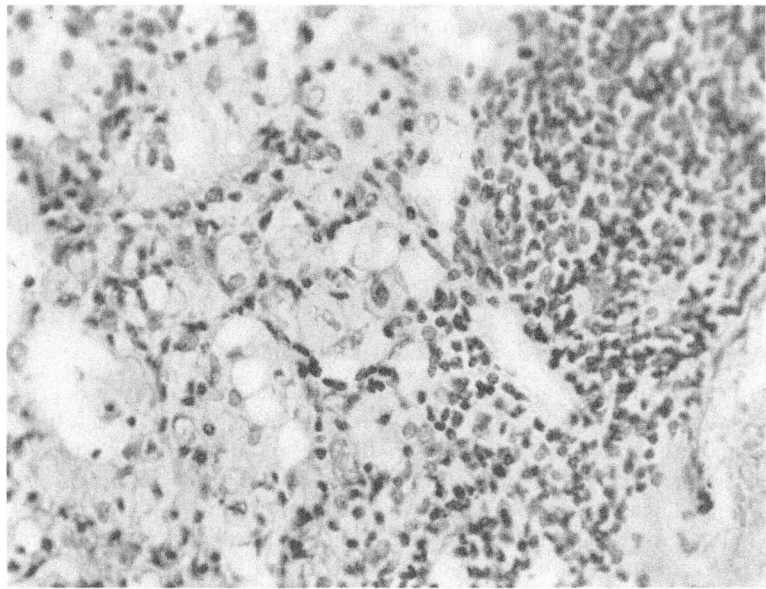

Abb. 7. Schaumzellen aus der Lunge einer Maus (H 37 Rv, i.v. infiziert, geringe Infektionsdosis) (Hämatoxylin-Eosin-Färbung; 372fach). (WAGNER, 1961)

treten, wenn größere Mäusekollektive benützt werden. WAGNER fand in Untersuchungen zu diesem Thema Schaumzellen (Abb. 7), die dann gefunden werden, wenn die Lungentuberkulose bei der Maus einen mehr chronischen Verlauf nimmt.

Tabelle 2. *Übersicht über die Beziehungen von Infektionsresistenz und morphologischem Typ* (WAGNER, 1961)

I Akuter Verlauf — geringe Infektionsresistenz	II Übergangsform	III Chronischer Verlauf — erhöhte Infektionsresistenz
Typische Nekroseherde mit massenhaft säurefesten Stäbchen, die intracellulär und, vor allem in den nekrotischen Bezirken, auch extracellulär liegen. Herde entweder einzeln oder konfluierend	Nekroseherde wie bei I, aber teilweise mit unvollständiger bindegewebiger Kapselbildung	Pneumonische Herde mit geringer oder fehlender Nekrose; in besonders weit fortgeschrittenen Stadien ist fast die ganze Lungenfläche ergriffen. Säurefeste Stäbchen überwiegend intracellulär; Makrophagen sind teilweise mit gespeicherten Stäbchen ganz ausgefüllt
Keine Schaumzellen		Schaumzellen, teils einzeln, teils in größeren Verbänden, intraalveolär
Säurefeste Stäbchen kräftig gefärbt, meist keine Granula		Häufig weniger deutlich gefärbte, granulierte, dünne Stäbchen, besonders in den Schaumzellen

Tab. 2 gibt diese Verhältnisse in schematischer Form wieder. Zwischen der Verlaufsform und den einzelnen Faktoren von seiten des Mikro- und Makroorganismus bestehen nach WAGNER folgende Beziehungen:

Für den akuten Verlauf verantwortliche Faktoren:
Große Infektionsdosis
Hohe Virulenz des Infektionsstammes
Fehlende oder geringe Immunität
Geringe individuelle Resistenz
Keine oder unwirksame chemotherapeutische Maßnahmen.

Für den chronischen Verlauf verantwortliche Faktoren:
Kleine Infektionsdosis
Geringere Virulenz des Infektionsstammes
Hohe Immunität
Große individuelle Resistenz
Wirksame chemotherapeutische Maßnahmen.

2. Immunität und Allergie

Die verschiedenen Deutungen des Immunitätsbegriffes gerade bei der Tuberkulose machen eine genaue Definition notwendig. Auch bei der Tiertuberkulose ist die sogenannte Immunität, die auch bei der Maus nachweisbar ist, verschieden von dem sehr viel weitergehenden Schutz, wie er nach bestimmten Viruskrankheiten (z. B. Pocken) oder bei der antitoxischen Immunität (Diphtherie) sich entwickelt. Wo beim tuberkulösen Tier eine Immunität registriert werden kann, handelt es sich um eine Infektionsimmunität oder um einen Superinfektionsschutz (FREERKSEN, 1956, 1959a, b). Die Messung eines solchen Schutzes erfolgt entweder durch Absterbeversuche (Überlebensrate vaccinierter im Vergleich zu der nicht vaccinierter Tiere) oder durch direkte Beobachtung, wie dies mit Hilfe der Cornealinfektion möglich ist, oder durch quantitative Bestimmung der Keimvermehrung in den Organen (s. u.). Die Maus zeigt das Phänomen der Infektionsimmunität in ausgesprochenem Maße, wie dies DUBOS, PIERCE und SCHAEFER (1953) sowie HIRSCH (1953a, b, 1954) nachweisen konnten.

SEVER (1960) berichtete die gelungene, passive Übertragung eines Tuberkuloseschutzes durch Injektion von Monocyten immunisierter Mäuse auf normale Mäuse. SUTER (1961) konnte jedoch nur einen begrenzten Schutz bei dieser Versuchsanordnung feststellen, der sich lediglich gegen abgeschwächte und nicht, wie bei SEVERs Versuch, gegen virulente Tuberkelbakterien richtete. MILLMAN (1962) war es gelungen, ähnliche Resultate wie SEVER zu erzielen, aber nur dann, wenn die in seinen Versuchen benützten Monocyten mehrmals mit Tuberkelbakterien zusammen im Brutschrank bei 37° C gehalten wurden. Diese Versuche beleuchten die Rolle des cellulären Faktors beim Zustandekommen der Infektionsimmunität, zumal bei MILLMANs Versuchen mit Lysaten von Monocyten „immunisierter" Mäuse ein solcher passiver Schutz nicht übertragen werden konnte.

Eingehend wurde von einer Reihe von Autoren die immunisierende Fähigkeit von BCG-Keimen untersucht (KURYLOWICZ, 1958; CONGE, COLLIN u. LEVY, 1959; SUTER u. STRAIN, 1959; BLOCH, YOSHIHIRO u. WALTER, 1960). Daß die Immunisierbarkeit bei Mäusen abhängt vom benützten Mäusestamm, bewiesen YOUMANS, YOUMANS u. KANAI (1959). Nach YOUMANS und YOUMANS (1959) ist der immunisierende Effekt bei Männchen ausgesprochener als bei Weibchen. Infizierte Mäuse, die mit einem Tuberculostaticum wirksam behandelt werden, zeigen ebenfalls nach Absetzen der Therapie einen Superinfektionsschutz gegenüber nicht vorinfizierten Kontrollmäusen (DUBOS u. SCHAEFER, 1956; FREERKSEN, 1959a). Die immunisierende Wirkung einzelner Fraktionen von Tuberkelbakterien und von Rohextrakten aus BCG untersuchten HOBBY, LENERT und STASKO (1958), HOYT, THOMPSON, MOORE und SMITH (1959) sowie WILLIAMS und DUBOS (1959) (s. dazu auch FREERKSEN, 1959a).

Eine Tuberkulin-Hautreaktion ist nach allgemeiner Ansicht bei der Maus nicht auslösbar. GRAY (1958) und GRAY und AFFLECK (1958) berichteten zwar, daß bei der Maus eine Injektion von Alt-Tuberkulin in die Fußsohle eine typische Reaktion hervorrufen könne, doch konnte dies von FREERKSEN (1959a) nicht bestätigt werden.

3. Pathogenität und Virulenz verschiedener Mycobakterienarten und -typen

Mit welchen Mycobakterien können Mäuse erfolgreich infiziert werden? Virulenz und Pathogenität der einzelnen Mycobakterienarten sind unterschiedlich je nach der gewählten Tierart; es ist deshalb notwendig, diese Eigenschaften auch bei der Maus zu prüfen.

Zweckmäßigerweise seien zuerst die Begriffe definiert. Unter Pathogenität verstehen wir nach einer Begriffsbestimmung des Amerikanischen Komitees für medizinische Forschung (MIDDLEBROOK, 1953) „die krankmachende Potenz schlechthin", unter Virulenz dagegen, nach den gleichen Autoren, den „Grad der Pathogenität eines bestimmten Stammes für einen bestimmten Wirt unter bestimmten experimentellen Bedingungen" (s. WAGNER, 1958). SAENZ (1938b) bezeichnet Virulenz als „pathogene Kraft" (s. KÖLBEL, 1957). Bei Mycobakterien ist also die Pathogenität eines Stammes die „spezifische Fähigkeit, eine tuberkulöse Erkrankung oder zumindest einen tuberkulösen Herd am Orte der Infektion hervorzurufen" (MEISSNER, 1959a). Pathogenität können Mycobakterien auch in abgetötetem Zustand besitzen (RIST, 1938; SAENZ u. CANETTI, 1940; FREUND, 1956; BERENCSI u. SIMON, 1957); Virulenz dagegen ist eine „dynamische Eigenschaft, die die mit spezifischer Pathogenität ausgestatteten Bakterien zur Vermehrung und Ausbreitung im Makroorganismus befähigt" (MEISSNER, 1959a). Die Virulenz ist sowohl an den Mikroorganismus wie an den Wirt gebunden; sie ist kein absolutes Phänomen. Mycobakterien können in einem Wirt virulent, in einem anderen avirulent sein (BLOCH, 1953; HIRSCH, 1955).

Über die zahlreichen Untersuchungen, die mit humanen, bovinen und aviären Tuberkelbakterien bei der Maus früher durchgeführt wurden, orientiert die Veröffentlichung von WAGNER (1958). Alle drei Arten führen im allgemeinen zu einer Infektion der Maus; die ursprüngliche Annahme, bovine Stämme seien ganz allgemein besser zur Infektion geeignet, hat sich nicht halten lassen. Es gibt aber anscheinend bovine Stämme, die sich durch besonders große Virulenz für die Maus auszeichnen. Dies gilt z. B. für den Stamm D_{114}, der unter günstigen Vorbedingungen ein Absterben von 50% innerhalb 16 Tagen verursachte (FITE u. EMMART, 1953). M.avium hat für die Maus eine etwas geringere Virulenz als humane und bovine Stämme. Photochromogene Stämme sind nur in höheren Dosen für die Maus virulent, skotochromogene Stämme haben keine, BCG hat nur eine örtliche Pathogenität.

Das Verhalten abgeschwächter und avirulenter Stämme im Mäuseorganismus läßt sich gut durch Keimzahlbestimmungen in den Organen aufdecken. PIERCE, DUBOS und SCHAEFER (1953) verglichen zu diesem Zwecke Stämme verschieden starker Virulenzabschwächung. Wurden die in den Organen, vor allem Milz und Lungen, zu verschiedenen Zeitpunkten nach der Infektion ermittelten Keimzahlen einander gegenübergestellt, so ergaben sich deutliche Unterschiede. Die intravenöse Verimpfung der Stämme R_1Rv (human) und der bovinen Stämme BCG-P und BCG-T (Unterstämme des BCG) führte zu einer sehr ausgesprochenen anfänglichen Vermehrung in vivo, die dann allerdings nach 2—5 Wochen zu einem Stillstand kam. Das Vermehrungstempo zeigte dabei deutliche Differenzen, auffallenderweise sogar bei den BCG-Unterstämmen, die, wie weitere Untersuchungen ergaben, auch in morphologischer und biochemischer Hinsicht voneinander abwichen. Diese Stämme werden als abgeschwächt (attenuated) bezeichnet im Gegensatz zum Stamm H 37 Ra, der avirulent ist. In diesem Fall nämlich kam es zu keiner feststellbaren Vermehrung der eingebrachten Keime in den Organen, wenn auch für Wochen noch lebende Keime, allerdings in stetig abnehmender Menge, nachgewiesen werden konnten.

Die verschiedenen quantitativen Verhältnisse bei der Keimbesiedlung von Organen, wie sie nach Injektion hoher Mengen verschieden virulenter Stämme oder verschieden alter Suspensionen des gleichen Stammes entstehen, verdeutlicht Tab. 3. Wie aus der Gegenüberstellung von Überlebenszeit und den aus den Mäuseorganen gezüchteten Koloniezahlen hervorgeht, besteht Proportionalität zwischen Virulenz und Vermehrungsfähigkeit. Unterschiede der Virulenz und des physiologischen Zustandes der Keimsuspension verursachen dabei etwa die gleichen Veränderungen.

Tabelle 3. *Gesamtkeimzahl aus Mäuseorganen nach Infektion mit verschiedenen Stämmen und verschieden alten Kulturen eines Stammes. Die mittleren Überlebenszeiten wurden an gleichzeitig infizierten Kontrollkollektiven ermittelt* (BLOCH, 1955a)

Stamm	Alter der Kultur Tage	Infekt. Dosis[1]	Mittl. Überleb. Zeit[2] nach Infekt. Tage	Anzahl der Tuberkelbakt. (Kol.), die aus Lungen, Milz u. Leber 68 Std nach Infekt. gezüchtet wurden
Vallée	5	2×10^8	17	$9{,}1 \times 10^6$
H 37 Rv	5	$1{,}3 \times 10^8$	21	$3{,}2 \times 10^6$
H 37 Rv	14	$1{,}1 \times 10^8$	25	$9{,}0 \times 10^5$
H 37 Rv	21	$1{,}9 \times 10^8$	54	$2{,}8 \times 10^4$
BCG „C"	7	$2{,}0 \times 10^8$	80[3]	$3{,}9 \times 10^3$

[1] Mittelwerte aus je 3 Zählungen von 3 Ansätzen.
[2] Kollektive von je 25 Mäusen (CF 1).
[3] Bei Versuchsende (81 Tage nach Infekt.) war keine Maus eingegangen.

Von besonderem Interesse ist die Beobachtung, daß isonicotinsäurehydrazid-(INH)-resistente Stämme im allgemeinen bei Mäusen virulent sind (BLOCH, WIDELOCK u. PEIZER, 1953; COHN, KOVITZ, ODA u. MIDDLEBROOK, 1954; KARLSON u. IKEMI, 1954; MORSE, WEISER, KUHNS, FUSILLO, DAIL u. EVANS, 1954; CONALTY u. GAFFNEY, 1955; HIRSCH, 1955; WAGNER, 1958; GRUMBACH, 1959), während derartige Stämme, allerdings in Abhängigkeit von der Höhe der INH-Resistenz, für das Meerschweinchen eine reduzierte Virulenz besitzen (s. u.). Diese „Virulenzdissoziation" (MITCHISON, 1953; WAGNER, 1958) ist recht wichtig für die Praxis des chemotherapeutischen Experiments, lassen sich auf diese Weise doch INH-resistente Keime recht einfach auf ihre therapeutische Beeinflußbarkeit hin untersuchen. Aber eine Prüfung mit abgestuften Infektionsdosen zeigt auch bei der Maus einen Unterschied zwischen INH-sensiblen und -resistenten Stämmen. Die Überlebensdauer ist verlängert, der Verlauf gutartiger (GRUMBACH u. RIST, 1954; HIRSCH, 1955; NOUFFLARD, 1955.). Es handelt sich aber, im Gegensatz zu den Verhältnissen am Meerschweinchen, nur um graduelle und nicht um absolute Unterschiede hinsichtlich der Virulenz. Abb. 8 zeigt nach MEISSNER (1959b) die Verhältnisse in übersichtlicher Form.

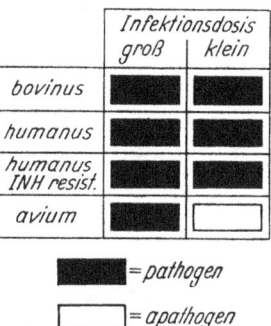

Abb. 8. Virulenz und Pathogenität von Mycobakterien verschiedener Typen für die Maus bei i.v. Prüfung (nach MEISSNER, 1959b)

Arzneifeste Stämme, von denen die INH-resistenten ja nur einen Spezialfall darstellen, können auf verschiedene Weise gewonnen werden. In vitro kann man durch Selektion resistente Mutanten dadurch herauszüchten, daß dem Medium, in welchem die Vermehrung der Keime stattfindet, das betreffende Mittel in verschiedener Konzentration zugesetzt wird. Sie können aber auch aus Ausscheidungen von Patienten (Sputum, Magensaft, Punktat usw.) gewonnen werden, die mit dem Mittel, gegen das sich die Resistenz der Bakterien richtet, behandelt werden. Von primärer Resistenz spricht man dann, wenn der in Frage kommende Patient, von dem die resistenten Keime stammen, nicht mit dem Mittel behandelt war, gegen das die Resistenz sich auswirkt.

Ganz allgemein sollte die Virulenzprüfung eines gegebenen Stammes nicht nur mit hohen, sondern auch mit geringen Infektionsdosen durchgeführt werden. Es stellt sich dabei nämlich heraus, daß bestimmte Stämme bei stärkerer Verdünnung der Infektionsdosis nur noch bei einem Teil der Tiere zum Tuberkulosetod führen.

Tabelle 4. *Infektionsversuch an Mäusen mit abgestuften Mengen der Stämme H 37 Rv, Ravenel und Washington I. Der Versuch wurde am 212. Tage beendet* (WAGNER, 1961)

Kulturverdünnung	Stamm H 37 Rv			Stamm Ravenel			Stamm Washington I		
	Mittlere Überlebenszeiten d. während d. Beob.Zeit abgestorbenen u. zu Vers. Ende getöteten Tiere (Tage)	Zahl d. auswertb. Mäuse	Zahl d. zu Vers. Ende überleb. Mäuse	Mittlere Überlebenszeiten d. während d. Beob.Zeit abgestorbenen u. zu Vers. Ende getöteten Tiere (Tage)	Zahl d. auswertb. Mäuse	Zahl d. zu Vers. Ende überleb. Mäuse	Mittlere Überlebenszeiten d. während d. Beob.Zeit abgestorbenen u. zu Vers. Ende getöteten Tiere (Tage)	Zahl d. auswertb. Mäuse	Zahl d. zu Vers. Ende überleb. Mäuse
1: 10	40,9	9	0	23,1	10	0	27,0	10	0
1: 100	54,6	9	0	40,2	10	1	84,4	9	0
1: 1000	133,3	9	3	87,0	5	0	165,8	7	2
1:10000	178,2	5	4	108,1	6	1	189,1	7	6

Diese Verhältnisse unterscheiden die Maus grundlegend vom Meerschweinchen, das auch auf kleinste Mengen virulenter Tuberkelbakterien mit einer Tuberkulose reagiert, die ohne Beeinflussung letzten Endes zum Tuberkulosetod führt (über die zahlenmäßigen Belege hierfür s. Kapitel Meerschweinchen sowie die Tab. 10 und 11). Tab. 4 zeigt die großen Unterschiede, die dann entstehen, wenn mit verschiedenen Stämmen in absteigenden Keimverdünnungen infiziert wird.

4. Verschiedene Infektionsarten; Vorzüchtung der Keime

Meist bedient man sich bei der experimentellen Mäusetuberkulose der intravenösen Infektion. Sie verursacht rasche Erzeugung ausgesprochener Lungentuberkulosen, wie sie oben beschrieben sind. Außerdem hat sie gegenüber der intracerebralen, intraperitonealen oder subcutanen Verimpfung den Vorteil der gleichmäßigsten Resultate, wenn man wie PIERCE, DUBOS und SCHAEFER (1953) die aus den Organen gezüchteten Koloniezahlen zur Grundlage eines Vergleiches macht. Die Ergebnisse lassen sich bei diesem Infektionsweg am sichersten reproduzieren. Weiterhin fanden sie, daß durch diese Infektionsart die höchsten Keimzahlen in den Organen erreicht wurden. LONG (1934) sowie GUNN, NUNGESTER und HOUGEN (1934) untersuchten die Besonderheiten der intraperitonealen Infektion; PIERCE, DUBOS und MIDDLEBROOK (1947b) stellten quantitative, vergleichende Untersuchungen bei der intraperitonealen und intravenösen Infektion an und fanden, daß bei intraperitonealer Infektion zur Erzielung einer letalen Tuberkulose etwa 5- bis 10fach größere Keimmengen notwendig sind als bei intravenöser Infektion. Die Virulenz der Keime wurde durch Zugabe normalen Eigelbs vergrößert. DONOVICK (1949) fand bei Anwendung 10fach höherer Dosis als bei intravenöser Infektion langsamere und unregelmäßigere Absterbezeiten. Bei sehr hohen intraperitonealen Infektionsdosen konnte ILAVSKY (1954) einen perakuten Verlauf mit Peritonitis und Generalisierung beobachten; bei der höchsten Impfdosis war die Absterbezeit 4 Tage. Aerogene Infektionen wurden von KOLLE und SCHLOSSBERGER (1923) durchgeführt. Bei quantitativen Versuchen konnte GLOVER (1944) zeigen, daß ungefähr 100 Keime die kleinste Infektionsdosis darstellen, die freilich nicht bei allen Mäusen ein sicheres Angehen bedingt. Für die Technik der Inoculationsinfektion gaben WEISS und SEGELER (1952) eine Impfkammer an. Die Schwierigkeit bei aerogenen Infektionen liegt nicht zuletzt ja darin, daß auf der einen Seite die Zufuhr der Keime garantiert werden muß, andererseits eine Infektion der umgebenden Luft aus Sicherheitsgründen unbedingt vermieden werden muß. NYKA (1962) fand, daß bei aerogener Infektion vor allem besonders kurze Formen säurefester Stäbchen bei Mäusen vorgefunden werden, die unmittelbar oder 24 Std nach Infektion getötet wurden. Diese werden als das infektiöse Element der Tröpfchenkerne angesehen (s. dazu auch die entsprechenden Hinweise auf S. 401).

Über *Fütterungstuberkulosen* bei Mäusen siehe BOQUET und NÈGRE (1921), PIERCE, DUBOS und MIDDLEBROOK (1947b) sowie COBBETT (1917). Über den Effekt der Infektion vom Zentralnervensystem aus berichteten SELLARDS und PINKERTON (1936), BEQUIGNON (1939) sowie PIERCE, DUBOS und MIDDLEBROOK (1947b). Auch die intracorneale Infektion ist für Spezialversuche angewendet worden (REES u. ROBSON, 1950). Sie ermöglicht, Keimvermehrung wie Bildung des infektiösen Granuloms direkt zu beobachten (ROBSON u. DIDCOCK, 1956a; ROBSON u. SULLIVAN, 1957b).

In diesem Zusammenhang seien einige Hinweise gegeben auf die Vorzüchtung der zur Infektion benützten Keime. Bekanntlich neigen Mycobakterien stark zur Agglomeratbildung, so daß eine gleichmäßige Verteilung der Keime in der zur Infektion benützten Flüssigkeit auf Schwierigkeiten stößt. Bei zu großen Agglomeraten kann es zu Bakterienembolien kommen; außerdem läßt sich in diesem Fall mit den üblichen Methoden die Menge der Keime nicht mit genügender Sicherheit bestimmen, was aus methodischen Gründen unerwünscht ist. Hier eignen sich gut solche flüssigen Nährmedien, die Netzmittel enthalten. Die besondere Eignung von Medien, die Tween 80 enthalten, zur intravenösen Infektion untersuchten DUBOS (1947), MIDDLEBROOK, DUBOS und PIERCE (1947) und PIERCE, DUBOS und MIDDLEBROOK (1947a). BLOCH und NOLL (1953) stellten allerdings Reduktion der Virulenz der Tuberkelbakterien fest, die bei hohen Tween 80-Konzentrationen gezüchtet waren. Das Alter der zur Infektion verwendeten Kultur ist nach BLOCH (1950, 1951) für den Ablauf der Injektionstuberkulose ebenfalls von Bedeutung.

Erweist es sich als notwendig, die Größe des Inoculums zu bestimmen, so kann dies zweckmäßigerweise mit Hilfe der unten beschriebenen Keimzählungsmethode geschehen oder mittels nephelometrischer Methoden. Bei diesen muß allerdings die bereits vorher erwähnte Agglomeratbildung der Tuberkelbakterien berücksichtigt werden (s. dazu PEDAL, 1954). Nach eigenen Versuchen (unveröff.) läßt sich durch konstantes Schütteln der Kulturen während der gesamten Inkubationsperiode erreichen, daß nicht nur die Vermehrung der Keime schneller vonstatten geht, sondern daß auch die Agglomeratbildung stark zurückgedrängt wird.

5. Empfindlichkeit verschiedener Mäuserassen und -arten gegenüber der experimentellen Infektion mit Tuberkelbakterien

Im allgemeinen wird für experimentelle Zwecke die Albinovariante der Hausmaus verwendet. Bereits KOCH (1884) bezeichnete jedoch Feldmäuse als leichter für Tuberkulose empfänglich als weiße Mäuse. In neuerer Zeit wurden verschiedene Mäusearten untersucht, wobei vor allen Dingen die Typendifferenzierung interessierte. Hier sei auszugsweise eine Übersicht über die Systematik der freilebenden Nagetiere Deutschlands (RIETSCHEL, HANKE, LOTZ, MERKEL u. MODES, 1955) eingefügt; sie erlaubt eine Orientierung über die Zugehörigkeit der hier besprochenen Versuchstiere zu den einzelnen Familien, Gattungen und Arten (s. Tab. 5).

Tabelle 5. *Systematik der freilebenden Nagetiere Deutschlands*

Rodentia (= Nagetiere)

Unterordnung: *Duplicidentata* (= Doppelzähner)
Familie Leporidae
Oryctolagus cuniculus (= Wildkaninchen)
Lepus europaeus (= Feldhase)
Lepus timidus (= Schneehase)

Unterordnung: *Simplicidentata* (= Einfachzähner)
Familie Muridae

Unterfamilie Cricetinae
Cricetus cricetus (= Kornhamster)
Unterfamilie Microtinae (= Wühl- oder Erdmäuse)
Clethrionomys glareolus (= Rötel-, Waldwühlmaus)
Microtus agrestis (= Erdmaus)
Microtus arvalis (= Feldmaus)
Microtus oeconomus (= Nordische Wühlmaus)
Chionomys nivalis (= Schneemaus)
Arvicola terrestris (= Schermaus, Wasserratte)

Unterfamilie Murinae
Apodemus sylvaticus (= Waldmaus)
Apodemus flavicollis (= Gelbhalsmaus)
Apodemus agrarius (= Brandmaus)
Micromys minutus (= Zwergmaus)
Rattus rattus (= Hausratte)
Mus musculus (= Hausmaus)

THIEL (1956, 1957) untersuchte:
 a) Feldmaus (Microtus arvalis), naturfarbig,
 b) Feldmaus-Albino,
 c) Rötelmaus (Clethrionomys glareolus),
 d) nordische Wühlmaus (Microtus oeconomus ratticeps),
 e) Hausmaus-Albino (Mus musculus),

wobei die verschiedenen Mäusearten eine unterschiedliche Empfindlichkeit aufwiesen. Im allgemeinen ergab sich eine höhere Empfindlichkeit gegenüber dem Typus bovinus bei den Wildmausarten, doch war diese nicht so gesetzmäßig, daß sie für eine Typendifferenzierung ausreichte.

Genetisch einheitliches Material verwendete GRUMBACH (1949, 1952, 1953), der mit C3H-Mäusen arbeitete. Diese Versuche zeigten eine recht homogene Verteilung der Organläsionen, was für den Versuchsablauf vorteilhaft ist. Die C3H-Tiere reagierten ziemlich einheitlich mit einer Myokardtuberkulose (s. o.), wie sie bei anderen Stämmen in dieser Form nicht beobachtet wurde. PIERCE, DUBOS und MIDDLEBROOK (1947a) stellten, in Übereinstimmung mit den früheren Versuchen von KOCH, die im allgemeinen erhöhte Empfindlichkeit pigmentierter Mäuse fest. Wurden verschiedenartige, aber genetisch einheitliche Mäusestämme (C57 black, C3H, Swiss Albino) verwendet, so ergab sich eine sehr unterschiedliche Resistenz. DONOVICK, MCKEE, JAMBOR und RAKE (1949) erwähnen den CG_1-Stamm als besonders vorteilhaft für Versuche mit experimentellen Infektionen. GRUMBACH (s. o.) schlägt auf Grund seiner Versuche für chemotherapeutische Prüfungen die Verwendung genetisch einheitlichen Materials vor, was in zahlreichen Laboratorien inzwischen befolgt worden sein dürfte.

6. Einfluß der Fütterung auf den Ablauf der Mäusetuberkulose

Von Bedeutung für den Ablauf der Infektion ist neben anderen Faktoren die Art der Fütterung. So stellten DUBOS und PIERCE (1948) folgende Rangordnung bei Benutzung verschiedener Kostformen fest, wobei von oben nach unten die mit der betreffenden Diät gefütterten Mäuse an Tuberkuloseresistenz abnahmen:

1. Diät mit 66% Weizenkörnern, 33% Trockenmilch, 1% NaCl, mit oder ohne 10% Gelatine.
2. Fox chow pellets.
3. Mischung von Weißbrot und Vollmilch.
4. Mischung aus 85% Maismehl, 5% Butter, 10% Gelatine und Salzen.

Die Tab. 6 zeigt anhand der Gewichte und der Absterberate deutlich den Einfluß von zwei verschiedenen Kostformen auf die Tuberkuloseentwicklung. In ergänzenden Versuchen gaben die genannten Autoren der an essentieller Aminosäure

Tabelle 6. *Einfluß verschiedener Kostformen auf die Tuberkuloseempfindlichkeit von Albinomäusen (Swiss)* (nach DUBOS u. PIERCE, 1948). Erklärung s. Text

Woche nach Infekt.	Maismehl-, Gelatine- und Butterdiät			Brot- und Milchdiät	
	Kontrolle (nicht infiz.) Durchschnittsgewicht g	0,000015 mg H 37 Rv, i.v. Durchschnittsgewicht g	Eingegang. Tiere (Tage nach Infekt.)	Kontrolle (nicht infiz.) Durchschnittsgewicht g	0,000015 mg H 37 Rv, i.v. Durchschnittsgewicht g
0	22,3	21,8		22,0	22,0
1	19,3	20,0		21,5	21,6
2	17,3	17,1		22,9	23,1
3	17,3	16,7		24,2	24,6
4	18,0	16,5		24,4	25,0
5	18,5	17,1		27,0	27,0
6	19,5	17,0		24,4	25,4
7	17,9	15,8		26,7	26,1
8	17,5	15,2		27,5	26,4
9	19,0	14,3	64, 67, 69	26,3	25,0
10	19,7	14,9	72	26,3	24,3
11	19,3	14,4	80	27,3	24,7
12	19,3	14,8		27,5	24,2
13	19,8	14,6		29,0	25,8

(Notiz: In den Spalten "Maismehl-, Gelatine- und Butterdiät / 0,000015 mg..." und den beiden Brot- und Milchdiät-Spalten steht jeweils vertikal "Kein Tier eingegangen".)

und Vitaminen etwas verarmten Maismehldiät einen Zusatz von Tryptophan, Tyrosin, Lysin, Nicotinsäure und Hefeextrakt (einzeln oder verschieden kombiniert). Es kam hierdurch jedoch nicht zu einer Resistenzerhöhung der mit dieser „kompletierten" Diät gefütterten Mäuse.

DUBOS und PIERCE schreiben die durch die Diät verursachte Resistenzminderung nicht einem definierten Mangel in der Zusammensetzung der Kost zu, sondern einer unspezifischen physiologischen Störung. In weiteren Versuchen zur Beeinflussung der Tuberkuloseempfindlichkeit von Albino-Mäusen kam DUBOS (1955) zu dem Ergebnis, daß der Eiweißgehalt der Diät an sich von nur geringem Einfluß ist. Es gelang zwar, durch eine Kostform mit geringem Eiweiß- und hohem Kohlenhydrat-Gehalt die Tuberkuloseresistenz stark zu erniedrigen, was jedoch aufgehoben werden konnte, wenn ohne Änderung des Eiweißgehaltes die Kohlenhydrate zum Teil durch Fett ersetzt wurden. Dagegen kam es nach dem Zusatz von Natriumzitrat oder -glutarat zu einer deutlichen Resistenzminderung. Die Resistenzminderung war nach DUBOS von einer derartigen Größenordnung, daß es gelang, mit BCG eine tödliche Infektion zu erzeugen. Von Interesse ist der Hinweis, daß keine gesicherte Beziehung besteht zwischen der Gewichtsentwicklung normaler, nicht infizierter Mäuse, die auf bestimmte Kostform gesetzt wurden, und der Auswirkung dieser Diäten auf die Tuberkuloseempfindlichkeit.

In diesem Zusammenhang seien noch Versuche von DUBOS und SCHAEDLER (1960) erwähnt, bei denen Mäuse, durch Kaiserschnitt zur Welt gebracht, in einer Umgebung gehalten wurden, die zwar nicht keimfrei, aber frei von pathogenen Erregern war. Dieser Mäusestamm entwickelte sich besser als gewöhnliche Mäuse; diese hatten jedoch größere Resistenz gegenüber Endotoxin. Im Gegensatz hierzu waren sie aber deutlich empfindlicher gegenüber experimentellen, bakteriellen Infektionen (Kl. pneumoniae, Staph. aureus, M. fortuitum und auch M. tuberculosis).

HOWIE und PORTER (1950) verglichen 6 verschiedene Kostarten hinsichtlich ihres Effekts auf Vermehrung und Wachstum und auf die tuberkulöse Infektion. Überraschenderweise übte diejenige Diätform, die am besten auf Vermehrung und Wachstum einwirkte, den ungünstigsten Einfluß auf den Ablauf der Tuberkulose aus. HURNI, HIRT und RAGAZ (1951) führten gleichfalls Versuche mit verschiedener Nahrungszusammensetzung durch und stellten ihre ausschlaggebende Bedeutung für die Resistenz der Maus gegenüber der Infektion fest. Nach HEDGECOCK (1958) erhöhen zugefütterte Fettsäuren die Resistenz von Mäusen gegenüber der tuberkulösen Infektion. BERGEL (1959) verfütterte an mit M. lepraemurium infizierte Ratten eine "pro-oxidant diet" und fand bei bestimmten Diätformen eine bessere Vermehrung der Mycobakterien als bei den Kontrolltieren, die eine gewöhnliche Diät erhalten hatten. Die von BERGEL gewählte und als pro-oxydative Kostform bezeichnete Diät war arm an Vitamin E und enthielt Leinsamenöl, ranziges Leinsamenöl zusammen mit Lebertran mit oder ohne Zusatz von Silbernitrat. Inwieweit die bei der Lepra gewonnenen Ergebnisse sich auf die Mäusetuberkulose übertragen lassen, ist meines Wissens noch nicht untersucht.

7. Einfluß von Hypophysen- und Nebennierenrinden-Hormonen und ihren Abwandlungsprodukten auf den Infektionsverlauf

Die Maus gehört zu den relativ cortisonempfindlichen Tieren (SHEWELL u. LONG, 1956; LONG, 1957). ACTH und cortisonähnliche Substanzen vermögen daher den Ablauf der experimentellen Mäusetuberkulose zu verändern, und zwar im Sinne einer Acceleration (ANTOPOL, 1950; HART u. REES, 1950; SPAIN, MOLOMUT u. HABER, 1950; SWEDBERG, DAHLSTRÖM u. LUFT, 1951; STUDER, 1953; KRACHT

u. MEISSNER, 1956; WAGNER u. LAMMERS, 1958; FREERKSEN, 1959a; WAGNER u. DITTMAR, 1960). Da die celluläre Abwehr bei der Maus eine besonders große Rolle spielt, wie oben aufgeführt, und durch die Einwirkung der genannten Substanzen die Zellproliferation gehemmt wird, kommt es zu einer Lähmung der Phagocytose durch die Makrophagen und dadurch zu einer verstärkten extracellulären Vermehrung der Tuberkelbakterien. Die hormonal gehemmte celluläre Abwehr und die in ihrem Gefolge auftretende starke extracelluläre Vermehrung

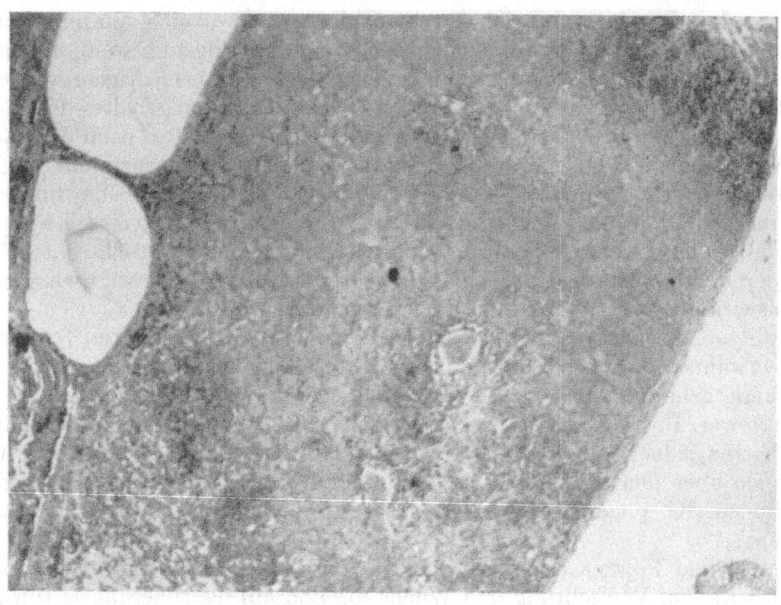

Abb. 9. Mit 6-α-Methylprednisolon behandelte Maus. Große Nekrose mit geringer Zellproliferation und massenhaft säurefesten Stäbchen. (WAGNER u. LAMMERS, 1958)

der Tuberkelbakterien kann am Beispiel der experimentellen Cornealtuberkulose besonders gut beobachtet werden (ROBSON u. DIDCOCK, 1956a; ROBSON u. SULLIVAN, 1957b). Unter dem Einfluß antiphlogistisch wirksamer Corticosteroide verändern sich die typischen Lungenherde; der celluläre Proliferationssaum um das nekrotische Zentrum wird schmaler, es treten mehr pyknotische Kerne auf, das nekrotische Zentrum ist häufig sehr viel größer als bei unbehandelten Mäusen (Abb. 9). Außerdem wird bei genügend langer Behandlung die Absterbezeit verkürzt (WAGNER u. LAMMERS, 1958; WAGNER u. DITTMAR, 1960). Zudem läßt sich mit Hilfe der unten beschriebenen Methode der Keimzählung aus Organen nachweisen, daß unter ACTH und Corticosteroiden die Anzahl der Tuberkelbakterien in Lungen und Milzen von Albinomäusen stark ansteigt im Vergleich zu den Werten der nicht behandelten Kontrollen (BATTEN u. McCUNE, 1957; WAGNER u. DITTMAR, 1960).

8. Haltung und Wartung der Versuchstiere

Laboratorien, in denen in größerem Umfange mit tuberkulösen Mäusen und anderen Versuchstieren gearbeitet wird, haben auf die Einhaltung von Sicherheitsvorschriften und -maßnahmen zu achten. Ganz allgemein gilt, daß ein häufigeres Vorkommen von Lungentuberkulose bei solchen Berufsgruppen gefunden wird, die, wie Pathologen, Bakteriologen und entsprechendes technisches Personal, in

Laboratorien arbeiten, in denen tuberkulöse Tiere in größerer Zahl gehalten werden. REID (1957) bewies dies mit statistisch einwandfreiem Material. Die Kenntnis dieser Zusammenhänge macht daher die peinlich genaue Beobachtung der möglichen Vorkehrungen gegen Laborinfektionen besonders notwendig.

Nach SULKIN (1961) gehören Brucellose, Tuberkulose und Hepatitis zu den häufigsten Laboratoriumsinfektionen. Meist ist die Infektionsquelle nicht mehr sicher zu eruieren, doch wies bereits LURIE (1930b) auf die Bedeutung der aerogenen Verbreitung von Tuberkelbakterien hin. Schon so einfache Manipulationen wie das Entfernen von Stopfen, Pipettieren von Flüssigkeiten, Abflammen von Kanülen können keimhaltige Aerosole mit allen ihren potentiellen Gefahren für die im Laboratorium Arbeitenden schaffen (REITMAN u. WEDUM, 1956; WEDUM, 1953, 1961). RILEY (1961) hat neuerdings wieder auf die Gefahr der mit der bewegten Luft übertragenen Tuberkulose hingewiesen. Im Laboratorium sollte daher besonders überlegt werden, welche Bedeutung in diesem Zusammenhang dem Luftstrom zukommt, der durch eine künstliche Belüftung oder Vollklimatisierung entsteht. Eine Kontrolle der Verhältnisse im eigenen Laboratorium kann dadurch erzielt werden, daß sicher nicht infizierte, tuberkulin-negative Tiere als Kontrolle im gleichen Raum wie die möglichen Infektionsquellen gehalten werden, natürlich unter sorgsamer Isolierung von anderen tuberkulösen Tieren. RILEY (1961) führte beweisende Experimente auf diesem Gebiet aus, die die Bedeutung dieser Forderung unterstreichen.

Über die Infektiosität der Ausscheidungen tuberkulös infizierter Mäuse ist nach KIRCHHEIMER, HESS, WILLISTON und YOUMANS (1950) bekannt, daß relativ rasch nach intravenöser Infektion Tuberkelbakterien im Kot nachweisbar sind; das gleiche gilt für Magenflüssigkeit. GRÜN und KLINNER (1952) fanden auch in Urin und Blut infizierter Mäuse Tuberkelbakterien.

Die Haltung der infektiösen Mäuse muß so geschehen, daß die infektiöse Unterlage nicht im Raum verstreut werden kann, was man zweckmäßigerweise durch die Verwendung von möglichst hohen Glas- oder Kunststoffbehältern erreicht. Die Behältnisse sollen leicht zu reinigen und zu sterilisieren sein. Bei eigenen Arbeiten des Verfassers hat sich die Unterbringung der Mäuse in Wandschränken bewährt, die mit großen Glasscheiben versehene Türen besitzen und in denen die Mäusebehälter auf Gestellen stehen. Der Raum, der die Schränke aufnimmt, ist voll klimatisiert; der Luftstrom streicht von der Decke durch ein am Boden der Schränke angebrachtes Einlaßgitter an den Gläsern vorbei und wird an der oberen Abgrenzung der Schränke und dann durch ein bakteriensicheres Filter nach draußen abgesaugt. Abb. 10 zeigt diese Anordnung. REES (1961) gab eine Reihe apparativer Einrichtungen an, die den Schutz der im Laboratorium Arbeitenden erhöhen soll (Einrichtung zur Vornahme von experimentellen Infektionen, mit künstlicher Entlüftung versehene Sektionskästen u. ä.; s. dazu auch KANTOROWICZ u. REES, 1950; WILLIAMS u. LIDWELL, 1957; COULING u. REES, 1959). FISH und SPENDLOVE (1950) teilten Vorsichtsmaßregeln für Arbeiten im Tuberkuloselaboratorium mit, die sich auf den Gebrauch sog. „Impfkapellen", geeignete Ausrüstung, die Behandlung von Versuchstieren beziehen und auf Maßnahmen zur Entkeimung. Hier ist auch LONG (1951) zu nennen, der besonders auf die Möglichkeiten der Luftentkeimung hinwies, z. B. durch UV-Strahlen. Hierbei muß freilich bemerkt werden, daß UV-Strahlen nur bei genügend kleinem Abstand und entsprechender Zeiteinwirkung keimtötend wirken. Über den Zusammenhang von Dauer der Einwirkung, Entfernung des UV-Brenners und keimtötendem Effekt s. MAYER und DWORSKI (1932), SMITHBURN und LAVIN (1939), aber auch WELLS und LURIE (1941) sowie LURIE (1944a); diese letzteren Autoren benützten Kaninchen als Testobjekt für die UV-behandelten Tuberkelbakterien, die dann aerosoliert als Infektionsquelle dienten. Es kam in diesen Versuchen entsprechend der jeweiligen Versuchsanordnung zu einer Verlängerung der Überlebenszeit oder zu einem völligen Schutz der Kaninchen. SOLOTOROVSKY, ROBINSON und KNIAZUK (1953) veröffentlichten Zeichnungen für ein Tuberkuloselaboratorium mit vielen technischen Einzelheiten für apparative Einrichtungen. Eine gute Übersicht über die Gefährdungsmöglichkeiten und ihre Vermeidung gibt DARZINS (1958).

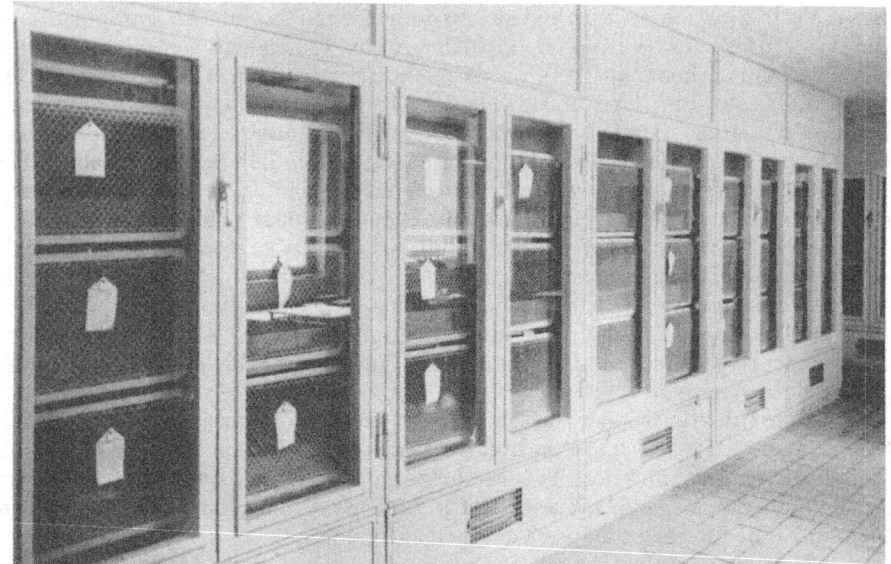

Abb. 10. Schränke zur Aufnahme tuberkulöser Versuchstiere. (Parasitologisches Institut der Farbwerke Hoechst AG.)

9. Auswertungsverfahren

Gerade bei der Mäusetuberkulose sind in den letzten Jahren zahlreiche Verfahren erarbeitet worden, um die Auswirkung eines Eingriffs in den Ablauf der experimentellen Tuberkulose festzustellen. Dies hat seine Ursache im besonderen Interesse, das der experimentellen Tuberkuloseforschung entgegengebracht wurde, und dem Wunsch, derartige Versuche auf eine exakte Basis zu stellen. Es ist bei der Analyse eines Versuchsergebnisses grundsätzlich gleich, ob die Auswirkung eines chemotherapeutischen oder immunbiologischen Eingriffes gemessen werden soll oder ob es sich um die Erfassung der Folgen von Diätveränderungen o. ä. Faktoren handelt. Man kann bei diesen Meßverfahren grundsätzlich mehrere Möglichkeiten unterscheiden:

a) Statistische Methoden, vor allen Dingen unter Berücksichtigung der Überlebenszeiten.

b) Morphologische Methoden.

c) Gemischt statistisch-morphologische Verfahren.

Als besondere Methode seien noch die

d) Keimzahlbestimmungen aus einzelnen Organen oder ganzen Mäusen unter der Einwirkung eines Präparates angeführt.

Methoden, die bei anderen Tiertuberkulosen benützt werden können, z. B. serologische wie der Hämagglutinationstest nach MIDDLEBROOK und DUBOS oder die Messung des Ausschlags der Tuberkulinprobe, lassen sich bei Mäusen ihres von anderen Species abweichenden immunbiologischen und serologischen Verhaltens wegen nicht anwenden.

a) Statistische Verfahren unter Benützung der Überlebenszeit

Die Analyse von Überlebenszeiten unbehandelter Mäuse geht zweckmäßigerweise dem Versuch, die Überlebenszeit behandelter Mäuse als Kriterium der Wirkung einer Substanz zu benützen, voraus. Dabei ist es notwendig, sich über den Zusammenhang von Infektionsdosis und Absterbezeit bei einem gegebenen Tuberkelbakterienstamm klar zu werden. Eigene Versuche sowie solche von YOUMANS und YOUMANS (1951) zeigten, daß es möglich ist, mit einer standardisierten Technik über längere Zeit bei Benützung *eines* Stammes einen recht gleichmäßigen Infektionsverlauf hervorzurufen. Tab. 7 zeigt die Übersicht über die mittleren Absterbezeiten intravenös infizierter Mäuse innerhalb eines Jahres. Eine lineare Beziehung

Tabelle 7. *Übersicht über die mittleren Absterbezeiten i.v.-infizierter Albinomäuse und ihre mittleren Fehler (Stamm H 37 Rv) innerhalb eines Jahres*

Vers.-Nr.	Datum	M = Arithmetisches Mittel der Absterbezeiten (Tage)	T_{50} (abgerundet)	Mittlerer Fehler d. Absterbezeiten	n
1	2	3	4	5	6
1	7. 1. 53	28,5	25	± 10,2	10
2	20. 1. 53	24,7	23	± 4,2	10
3	3. 2. 53	22,7	21	± 7,2	10
4	24. 2. 53	22,7	22	± 5,4	10
5	12. 3. 53	24,0	23	± 3,1	10
6	7. 4. 53	27,4	24	± 13,5	10
7	21. 4. 53	23,8	20	± 7,8	10
8	5. 5. 53	29,5	26	± 12,4	10
9	20. 5. 53	22,1	21	± 7,2	10
10	23. 6. 53	23,7	22	± 2,4	10
11	30. 6. 53	26,1	25	± 1,8	10
12	21. 7. 53	22,6	23	± 5,4	10
13	6. 8. 53	25,7	24	± 4,8	10
14	1. 9. 53	22,7	23	± 4,0	10
15	15. 9. 53	20,2	20	± 3,7	10
16	13. 10. 53	26,6	25	± 6,6	10
17	20. 10. 53	29,8	25	± 8,4	10
18	3. 11. 53	40,2	29	± 18,0	10
19	10. 11. 53	28,3	25	± 11,3	10
20	24. 11. 53	31,4	24	± 13,4	10
21	1. 12. 53	29,0	24	± 10,2	10
22	15. 12. 53	31,2	25	± 14,2	10

$\overline{M} = 26,5 \pm 4,4$.
$\overline{M}$ = arithmetisches Mittel der Mittelwerte.
n = Anzahl der im Versuch geprüften Tiere.
Der $\overline{M}$ bestimmende Fehler (mittlerer Fehler des Mittelwertes) $f\overline{M}$ wurde nach der Formel bestimmt:

$$f M = \pm \sqrt{\frac{\Sigma(M - \overline{M})^2}{n-1}}$$

In Spalte 4 ist für jedes Kollektiv die T_{50} angegeben, die bis zum Absterben von 50% der Versuchsmäuse vergeht (WAGNER, 1958).

zwischen mittlerer Überlebenszeit und Größe der Infektionsdosis besteht nicht. GEKS (1952) analysierte die Absterberate intravenös infizierter Mäuse und fand bei Eintragung der Absterbezeiten als Summen-Prozent-Kurve im Wahrscheinlichkeitsnetz sowohl bei Verwendung einer numerischen wie einer logarithmischen Abszissenteilung eine mehr oder weniger stark nach oben gerichtete konvexe

Krümmung. Diese verschwand erst dann, wenn er eine Subtraktionskonstante a einführte (s. hierzu auch WAGNER, 1958).

Verfahren, die die Überlebensrate bzw. Absterbezeit infizierter Mäuse als Bewertungsgrundlage verwenden, haben den Vorteil, eine recht genau zu ermittelnde Maßzahl für die Auswertung verwenden zu können. Es sei in diesem Zusammenhang darauf hingewiesen, daß in die Überlebenszeit nicht nur die Einwirkung eines zu prüfenden Präparates, sondern auch die durch persistierende Keime ausgelöste Infektionsimmunität eingeht (HIRSCH, 1953b; BLOCH, 1955b; DUBOS u. SCHAEFER, 1956; ROBSON u. DIDCOCK, 1956b; BARTMANN, VILLNOW u. SCHWARZ, 1958).

Wie bei anderen chemotherapeutischen Tierversuchen sind auch bei der Mäusetuberkulose im Hinblick auf den Behandlungsbeginn mehrere grundsätzliche Möglichkeiten gegeben; die Behandlung kann prophylaktisch sein, das heißt, vor der Infektion einsetzen, sie kann simultan mit der Infektion einsetzen, oder sie kann im Sinne eines echten Heilversuches erst bei Vorliegen einer mehr oder weniger stark ausgebildeten Tuberkulose beginnen.

Die Möglichkeiten, die sich bei der Bewertung von Überlebenszeiten ergeben, sind von WAGNER (1958) eingehender abgehandelt worden. Hier seien nur folgende Methoden angeführt: PRIGGE (1941) benützte bei Meerschweinchen den graphisch dargestellten Absterbegang eines Kollektivs, eine Methode, die sich natürlich auch bei der Maus anwenden läßt. Die Methode hat den Vorteil der Anschaulichkeit, aber den Nachteil, keine einfache Maßzahl zu liefern. GEBELEIN und WAGNER (1956) benützten ebenfalls den Absterbegang zur Auswertung, wobei sie nicht nur den vorliegenden Versuch, sondern auch frühere Versuche zum Vergleich heranzogen. Mit ihrer Methode kann eine Aussage über die Signifikanz der beobachteten Differenzen in den Absterbegängen gemacht werden. MARTIN (1946) sowie BAKER, SCHLOSSER und WHITE (1949) legten ihrer Auswertung ebenfalls die Überlebensraten eines Kontroll- und eines Prüfkollektivs zugrunde und errechneten die Signifikanz des Unterschiedes. Um den Versuch nicht zu lange ausdehnen zu müssen — dies ist bei erfolgreich behandelten Tieren von Wichtigkeit —, benützten DONOVICK (1949) sowie DONOVICK, MCKEE, JAMBOR und RAKE (1949) die T_{50}, das heißt diejenige Zeit, die vergeht, bis die Hälfte der Versuchstiere abgestorben ist, als Bewertungsgrundlage. Das von LITCHFIELD (1949) angegebene Verfahren hat den Vorteil der einfachen graphischen Behandlung der Absterbezeiten einschließlich der Möglichkeit der Signifikanzprüfung. Dabei werden die Mäuse entsprechend ihrer Absterbefolge direkt im Wahrscheinlichkeitsnetz eingetragen; auf der Abszisse ist dann der Zentralwert in Tagen abzulesen (s. Abb. 11).

Von besonderem Wert für chemotherapeutische Untersuchungen ist die Bestimmung des Chemotherapeutischen Index (Ch. I.). Dabei handelt es sich um den aus letaler und curativer Dosis gebildeten Quotienten

$$\text{Ch. I.} = \frac{\text{DL}_5}{\text{DC}_{95}} \text{ oder } \frac{\text{DL}_{50}}{\text{DC}_{50}}.$$

Auf die Mäusetuberkulose wurde dieses Verfahren von WAGNER (1955) übertragen, wobei besonders berücksichtigt wurde, daß es zu einer Heilung im eigentlichen Sinne, auch bei den wirksamsten Verfahren, nicht kommt. Der große Vorteil der Bestimmung des Ch. I. besteht darin, daß die beiden wichtigsten Daten, nämlich Schutzwirkung gegenüber der Tuberkulose und Verträglichkeit, in *einen* Ausdruck eingehen. Abb. 12 und 13 geben Beispiele für eine derartige Auswertung. In diesem speziellen Versuch ergaben sich unter den gewählten Bedingungen (einmalige subcutane Verabreichung bei der Toxicitätsprüfung und 15malige subcutane Applikation im Heilversuch an aufeinanderfolgenden Tagen, beginnend unmittelbar

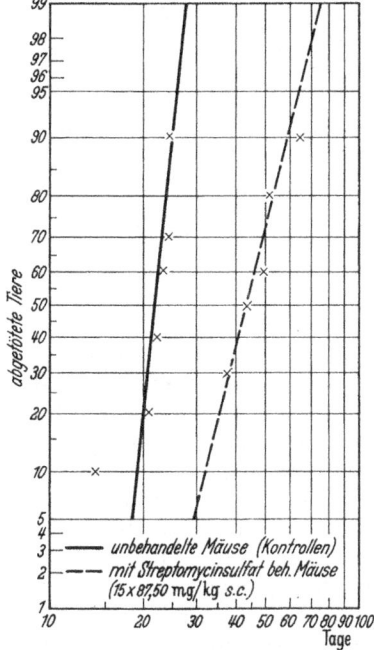

Abb. 11. Bestimmung der mittleren Überlebenszeit von unbehandelten (Kontroll-)Mäusen und mit Streptomycin behandelten Mäusen nach LITCHFIELD. Erklärung s. Text

Abb. 12. Bestimmung der Toxicität von Streptomycinsulfat zur Ermittlung des Chemotherapeutischen Index. Erklärung s. Text (nach WAGNER, 1955)

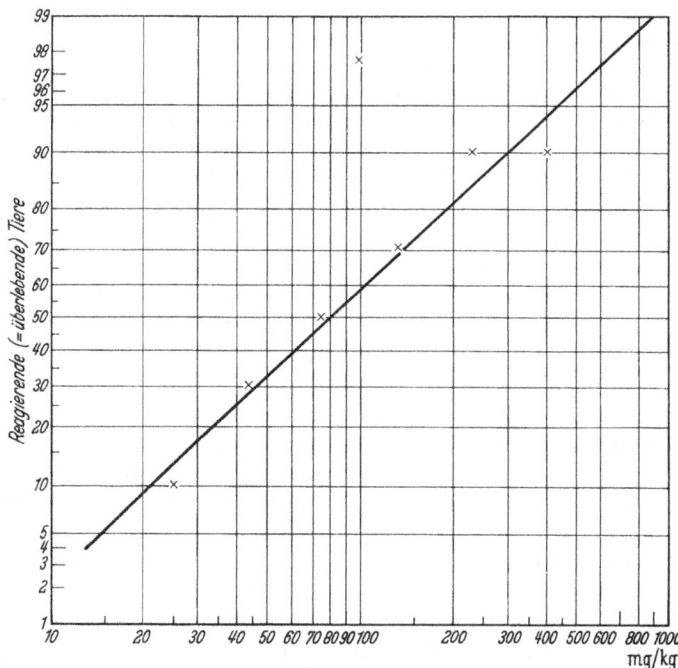

Abb. 13. Bestimmung des Heilwertes von Streptomycinsulfat nach 15 maliger Gabe zur Bestimmung des Chemotherapeutischen Index. Erklärung s. Text (nach WAGNER, 1955)

nach der Infektion) folgende Werte (die Zahlen des Bruches bedeuten mg/kg):

$$\frac{DL_5}{DC_{95}} = \frac{481}{432} = 1{,}11 \ .$$

Es muß aber betont werden, daß es sich hier um einen relativen Ausdruck handelt, keinen absoluten. Zweckmäßigerweise läßt man daher bei jeder Bestimmung dieser Art ein Standardpräparat mitlaufen, auf welches man den gefundenen Ch. I.-Wert des Prüfpräparates bezieht. Dies erscheint deshalb nötig, weil der ermittelte Heilwert sich nach Applikationsart, Dauer und Zeitpunkt der Behandlung richtet; zudem wird als „kurative" Dosis diejenige bezeichnet, die zu einem beliebigen Zeitpunkt einen bestimmten Prozentsatz (z. B. 50% oder 95%) der Tiere am Leben läßt. Die Bestimmung der Toxicitäts- und Heilwerte erfolgt nach der Methode der kleinsten Quadrate (s. dazu PRIGGE u. SCHÄFER, 1939). Diese erfordert nicht unerhebliche Rechenarbeit. WAGNER und KUSEMANN (1962) haben diese Methode durch die tabellarische Angabe der Werte für G („Gewicht" der im Experiment erhaltenen Beobachtungen) erleichtert. Wesentlich einfacher ist freilich die Auswertung dann, wenn dieses Verfahren programmiert wird und dann im Elektronenrechner in kürzester Zeit ausgerechnete Werte ergibt, wie sich dies in eigenen Arbeiten mit KUSEMANN (unveröff.) sehr bewährt hat. Die im Experiment erhaltenen Werte für den Ch. I. geben dann einen Hinweis auf die Genauigkeit der Auswertung, wenn durch eine Fehlerrechnung eine Aussage über die Fehlerhaftigkeit dieses Wertes gegeben wird. Hier haben zuerst WAGNER und SCHULZ (1952) eine derartige Rechnung angegeben, die später durch BROCK, SCHNEIDER, WAGNER und SCHULZ (1961) verbessert wurde.

b) Morphologische Verfahren

Die ausschließlich morphologische Bewertung spielt bei der Mäusetuberkulose, im Gegensatz zu Kaninchen- und Meerschweinchenversuchen, eine untergeordnete Rolle. Morphologische Kriterien zur Beurteilung des Tuberkulosegrades verwendeten LEVADITI und VAISMAN (1947); sie ergänzten diese durch die geschätzte Bakteriendichte in den Lungen. Ähnlich gingen YOUMANS und MCCARTER (1945), YOUMANS und RALEIGH (1948), YOUMANS, WILLISTON, YOUMANS und OSBORNE (1948) und YOUMANS (1949) bei ihren Untersuchungen vor. Makroskopischer Lungenbefund und die Anzahl der säurefesten Stäbchen werden als Grundlage der Auswertung benützt, außerdem wird noch der proliferative bzw. exsudativnekrotische Typ der Lungentuberkulose verwertet. Ein Schema, welches nicht nur den Lungenbefund, sondern auch den Leberbefall bewertet, stammt von FUST und STUDER (1951) sowie von FUST, STUDER und BÖHNI (1952). In diesem Zusammenhang ist auch die von REES und ROBSON (1950) in die Versuchstechnik eingeführte Cornealtuberkulose zu nennen.

Die morphologische Auswertung ist auch bei der Mäusetuberkulose unerläßlich, um interkurrente Erkrankungen auszuschalten. Sie ist eine notwendige Ergänzung zu den oben angeführten statistischen Verfahren. Außerdem gibt sie Auskunft über Abheilungsvorgänge, die nach chemotherapeutischer Behandlung, bei nicht genügend virulenten Stämmen oder bei einer der Infektion vorausgegangenen Immunisierung auftreten können. Beobachtungen hierzu stammen von WAGNER (1958).

Als Anhang zu den genannten morphologischen Auswertungsverfahren seien hier noch Methoden angeführt, die die Zunahme des Lungengewichtes (CERIOTTI, 1954) und die Veränderungen des spezifischen Gewichtes (CROWLE, 1958b) als Kriterien für Stärke und Ausdehnung der tuberkulösen Infektion verwendeten.

c) Gemischt statistisch-morphologische Verfahren

Da rein morphologische Verfahren und rein statistische nicht immer befriedigend erscheinen, wurde von verschiedenen Autoren versucht, mehrere derartige Faktoren in *einem* Ausdruck zusammenzufassen. So vereinigten HURNI, HIRT und RAGAZ (1951) mittlere Überlebenszeit und mittleren quantitativen Lungenbefund und kamen auf diese Weise zu einem Quotienten, der einen zahlenmäßigen Vergleich zwischen der Prüfserie und der Kontrollserie ermöglicht. Auch hier wird bei der Ermittlung der Lungenbefunde nicht nur die Ausdehnung des Prozesses, sondern auch der proliferative oder exsudativ-nekrotische Typ des Lungenbefundes berücksichtigt. Ein wesentlich einfacheres, aber auf den gleichen Grundsätzen beruhendes Verfahren hat SCHMIDT (1954) veröffentlicht [zur Kritik dieser Verfahren siehe WAGNER (1958)].

d) Keimzahlbestimmungen

Ein besonders klares Bild über den Ablauf der Infektion ergibt die quantitative Erfassung der Keimzahlen aus den Organen infizierter Mäuse, da man in diesem Fall den unbeeinflußten oder durch Eingriffe immunbiologischer oder chemotherapeutischer Art veränderten Infektionsgang zahlenmäßig und auf direktem Wege verfolgen kann. Die Technik besteht in der sterilen Entnahme der zu untersuchenden Organe, die mittels eines sicher arbeitenden Homogenisators schnell, unter Vermeidung von Hitzeentwicklung und unter genügend hoher Tourenzahl zu einem Homogenisat verarbeitet werden. Dieses wird mit einem geeigneten, meist agarhaltigen, verflüssigten Medium vermischt und dann zur Schüttelkultur gegossen, oder das Homogenisat wird auf einen bereits festen Nährboden aufgetropft; hier werden Eiernährböden und agarhaltige Medien verwendet. Es muß bei diesen Versuchen freilich beachtet werden, daß die Kolonien, die sich dann entwickeln und die die Grundlage für die zahlenmäßige Auswertung bilden, nur einen Rückschluß auf die im verarbeiteten Homogenisat vorhandenen Keimeinheiten ermöglichen, nicht auf die Einzelkeime. Es empfiehlt sich, im Homogenisat und seinen Verdünnungen Anzahl und Größe der Keimagglomerate und der einzeln liegenden Keime durch direkte Mikroskopie zu bestimmen. Methodische Einzelheiten sind den Arbeiten von FENNER, MARTIN und PIERCE (1949), FENNER (1951), PIERCE, DUBOS und SCHAEFER (1953), MCCUNE, TOMPSETT und MCDERMOTT (1956), BATTEN und MCCUNE (1957), BARTMANN (1960a, b) sowie WAGNER und DITTMAR (1960) zu entnehmen. Für die Keimzahlbestimmung sollen möglichst nicht Organe von Einzelmäusen, sondern von

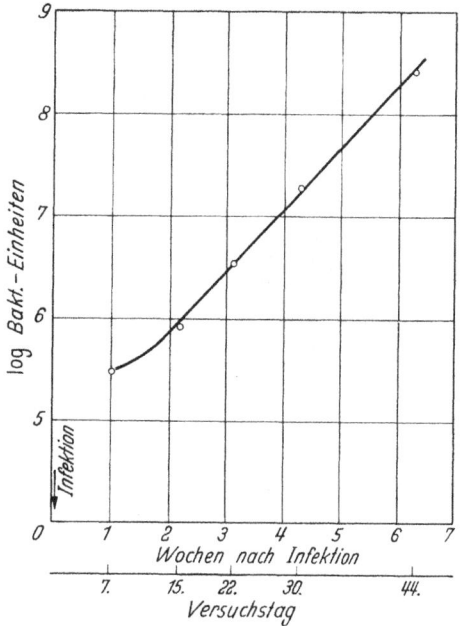

Abb. 14. Keimzählungsversuch. Die Kurve gibt Aufschluß über den Anstieg der Bakterieneinheiten in den Lungen infizierter Mäuse in Abhängigkeit von der Beobachtungszeit. Infektion: 0,5 ml einer 1:2000 mit physiologischer Kochsalzlösung verdünnten, 5 Tage alten Dubos-Kultur des Stammes H 37 Rv. Jeder Punkt auf der Kurve repräsentiert das Mittel von je 4 Mäuselungen

Mäusegruppen (4—5 Tiere je Gruppe) dienen, um die Streuung auf ein erträgliches Maß zu reduzieren (SEVER u. YOUMANS, 1957). Abb. 14 zeigt eine derartige Keimzahlbestimmung aus den Lungen infizierter Mäuse.

Eine Direktmethode entwickelten ROBSON und SULLIVAN (1957a), die die anschließende Züchtung der Tuberkelbakterien, wie sie bei der Aufarbeitung von Organhomogenisaten notwendig ist, entbehrlich macht. Die intracorneal gesetzte Infektion (Technik s. REES u. ROBSON, 1950) ermöglicht, nach Entnahme der Cornea, durch Färbung die direkte Bestimmung der intracorneal gelegenen Tuberkelbakterien. Natürlich ist es unmöglich, auf diese Weise zwischen abgetöteten und noch vermehrungsfähigen Keimen zu unterscheiden.

In einzelnen Fällen kann es auch von Interesse sein, die Zahl der in Schnitten infizierter Organe angefärbten Stäbchen zu vergleichen mit der Menge züchtbarer Keime, wofür CONGE, COLLIN, LEVY und DUBOS (1959) ein Verfahren angaben.

Verfolgt man die Keimzahlen nur in *einem* Organ, z. B. Lunge oder Milz, so hat man nur ein relativ isoliertes Geschehen als Kriterium, zumal, wie die Untersuchungen zahlreicher Autoren beweisen, die Keimzahlkurven verschiedener Organe durchaus nicht parallel verlaufen müssen. Will man die gesamte vermehrungsfähige Keimpopulation des Tieres erfassen, so kann man sich des Verfahrens von YAMAMURA, KATO, IKUDA, OKUYAMA und WATANABE (1955) (s. dazu YAMAMURA, WALTER u. BLOCH, 1960) bedienen, das von Homogenisaten ganzer Mäuse ausgeht.

II. Die experimentelle Tuberkulose der Ratte

1. Resistenz

Die Albinoratte gilt als hoch resistent gegenüber der Tuberkulose (KOCH, 1884; VAGEDES, 1898; AOKI, 1913; COBBETT, 1917; GLOYNE u. PAGE, 1923; ORNSTEIN u. STEINBACH, 1925; u. a. Autoren). Infektionen, auch mit sehr großen Mengen von Tuberkelbakterien, führen im allgemeinen nicht zum Tuberkulosetod der Versuchsratten; die Tiere gedeihen trotz einer gewissen Vermehrung der Erreger in einzelnen Organen gut und nehmen an Gewicht zu. Die Tuberkelbakterien haben also bei erhaltener Pathogenität eine nur sehr geringe Virulenz für die Ratte. Daß es auch bestimmte Albinorattenstämme mit hoher Empfindlichkeit gegen Tuberkulose gibt, teilte BLOCH (1953) mit; experimentelle Infektion führt bei dem von ihm beschriebenen Stamm zum Tuberkulosetod. Spontantuberkulosen bei Albinoratten beobachteten in einzelnen Fällen SCHEID und MENDHEIM (1949). Pigmentierte Ratten scheinen nach vereinzelten Literaturangaben eine etwas höhere Tuberkuloseempfindlichkeit zu besitzen (z. B. KOCH u. RABINOWITSCH, 1907; COBBETT, 1917).

Über die *Gründe dieser Resistenz* besteht noch keine Klarheit. Hinsichtlich der maßgeblichen Abwehrfaktoren vertraten GAMALEJA (1924, 1928) sowie GOLDENBERG (1929) humorale Mechanismen; man könnte hier an den hohen Properdingehalt des Rattenserums denken. MAXIMOW (1924, 1925a, b), STEFKO (1927, 1929), GOLDENBERG (1929) u. a. glaubten an einen mehr cellulären Charakter der Tuberkuloseabwehr bei der Ratte; die unten aufgeführten Versuchsergebnisse mit ACTH und Corticosteroiden sprechen durchaus in diesem Sinne, wobei ein Zusammenspiel beider Faktoren aber keineswegs auszuschließen ist. BÖHM (1947) hatte an Zusammenhänge zwischen der Tuberkuloseresistenz der Albinoratte und ihrer latenten Infektion mit Bartonella muris gedacht; VOGEL (1955) konnte jedoch nachweisen, daß eine kausale Beziehung zwischen diesen beiden Gegebenheiten nicht besteht.

2. Empfindlichkeit gegenüber verschiedenen Typen der Tuberkelbakterien

Im allgemeinen bestehen zwischen Säugetier- und aviären Tuberkelbakterien keine großen Unterschiede bezüglich ihrer Infektiosität für Ratten; bovine Tuberkelbakterien scheinen, zumindest in einzelnen Fällen, aber etwas virulenter zu sein (COBBETT, 1917; SCHALK, RODERICK, FOUST u. HARSHFIELD, 1935; WESSELS, 1941 a, b; GRIFFITH, 1958).

3. Pathologie, Histologie und allergisches Verhalten

Nach dem histologischen Bild steht in ihrem Tuberkuloseverhalten die Ratte der Maus näher als Meerschweinchen, Kaninchen, Affe und Mensch. Eine Reihe von Autoren beschrieb die makroskopischen und histologischen Befunde bei typischem Verlauf (GLOYNE u. PAGE, 1923; LANGE u. SIMMONDS, 1923; LANGE, 1925, 1927; SMITH, 1926; HAGEDORN, 1928; HEHRE u. FREUND, 1939; WESSELS, 1941c; u. a.). Nach hohen intraperitonealen und intravenösen Infektionsdosen kommt es zur Ausbildung zahlreicher grau-weißer Herde in den Lungen und zu einer zum Teil sehr erheblichen Milzvergrößerung. Danach ist der Ablauf der Tuberkulose grundsätzlich der gleiche bei Säugetier- und Vogeltuberkulosebakterien. Das histologische Bild ist durch massenhaftes Auftreten von Makrophagen gekennzeichnet; innerhalb dieser Zellen kommt es zu einer unter Umständen reichlichen Vermehrung der Tuberkelbakterien. Die meisten Untersucher sind sich darin einig, daß echte Verkäsung nicht auftritt, wenn auch vereinzelt Nekrose beobachtet wird. Riesenzellen vom Langhans-Typ sind selten. Damit entspricht, wie bei der Maus, auch bei der Ratte das tuberkulöse Granulom nicht dem, was wir unter „Tuberkel" im eigentlichen Sinn verstehen. Sehr charakteristisch ist das Auftreten von Schaumzellen, vor allem in den Lungen (HAGEDORN, 1928; WESSELS, 1941c; VOGEL, 1955). Es ist von großem Interesse, daß diese Zellen, in denen säurefeste Stäbchen, zum Teil in destruiertem Zustand, persistieren, bei der hochresistenten Ratte und auch bei der Maus vorkommen; bei dieser freilich nur dann, wenn sie, aus Gründen, wie sie oben erläutert wurden, selbst im Stadium höherer Abwehrkraft sich befindet (WAGNER, 1961). Somit ist die Schaumzelle wohl ein Produkt der totalen oder partiellen Destruktion der Erreger im Makrophagen.

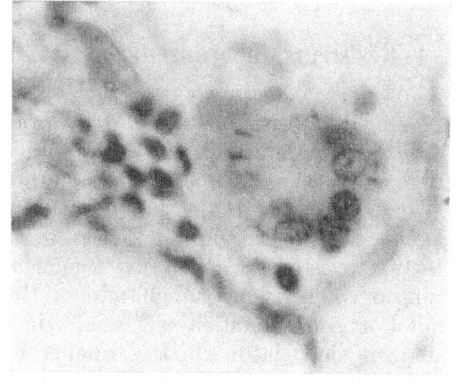

Abb. 15. Ratte. Langhanssche Riesenzellen nach aerogener Infektion (Typ. hum). Säurefeste Stäbchen nur im PAS-positiven Außenbezirk (nach KIEF, 1957)

Eine genaue Analyse der histologischen Veränderungen nach aerogener Infektion (Typus humanus) gab KIEF (1957). Die anfänglich auftretenden Häufchen säurefester Stäbchen in den Alveolen werden von polymorphkernigen Leukocyten umgeben; zugleich proliferieren die Alveolardeckzellen, bis die Alveolen mit proliferierten Zellen angefüllt sind. Vereinzelt kommen innerhalb der tuberkulösen Granulome und um sie herum Riesenzellen vom Langhans-Typ vor. Sie speichern Tuberkelbakterien; auffallend sind bei PAS-Färbung (periodic-acid-Schiffstain) Regionen, die in der Peripherie, und nicht wie bei den Riesenzellen des Menschen im Zentrum, liegen (Abb. 15) und eine stark positive Reaktion ergeben.

Auch bei den Befunden KIEFs fallen die mehr oder weniger stark verfetteten Zellen auf, die andere Autoren als Schaumzellen bezeichnen. Nach diesem Autor besteht zwischen Verfettungsgrad und Bakteriengehalt ein Zusammenhang derart, daß verfettete Zellen mehr Stäbchen enthalten als nicht verfettete, was mit eigenen Beobachtungen und den oben gegebenen Darlegungen über die Rolle der Schaumzelle durchaus übereinstimmt. Darüber hinaus ist die Feststellung von Interesse, daß nach den Untersuchungen von KIEF in den Zellen nur dort Tuberkelbakterien liegen, wo sich homogene, mit der PAS-Methode anfärbbare Bezirke finden.

Wie bei der Maus sind auch bei der Ratte die tuberkulösen Veränderungen in der Lunge am auffälligsten.

In Milz und Leber sind die Veränderungen weniger ausgesprochen, wenn es auch hier zu einer anfänglichen Vermehrung der Erreger und Stimulierung der cellulären Abwehr kommt. Knötchen in der Niere sind selten, doch gelingt es, durch Cortisongaben und durch Verabreichung von homologem Nieren-Antiserum eine größere Anzahl tuberkulöser Herde zu erzwingen als bei den nicht derart vorbehandelten Kontrolltieren (VORLAENDER, VORLAENDER u. LÜCHTRATH, 1956).

Sehr charakteristisch ist der langsame Anstieg der Bakterienzahlen in den Organen; nach einer Keimvermehrung, die Monate anhalten kann, folgt ein Abfall (WESSELS, 1941c; eigene unveröff. Beob.). Nach OSWALD (1940) kommt es zu einem starken Anstieg der Keimzahlen in der Lunge, während Leber und Milz höchstens eine geringe Vermehrung aufweisen; dies war bei den beiden untersuchten Stämmen im Falle des bovinen ausgeprägter als beim humanen.

Wie die Maus so ist auch die Ratte nicht im eigentlichen Sinne tuberkulinempfindlich (GLOYNE u. PAGE, 1923; HAGEDORN, 1928; HEHRE u. FREUND, 1939; eigene unveröff. Versuche), wenn auch WESSELS (1941a) atypische Schwellungen nach intracutaner Injektion von Alt-Tuberkulin ($1/_{10}$ verdünnt) sah. Es gelingt auch nicht, das Kochsche Phänomen zu erzeugen (BOQUET u. NÈGRE, 1921; GLOYNE u. PAGE, 1923; ORNSTEIN u. STEINBACH, 1925; u. a.). Komplementbindende Antikörper können ohne Vorbehandlung bei tuberkulösen Ratten nicht nachgewiesen werden; sie treten aber nach wiederholten Tuberkulininjektionen auf (HEHRE u. FREUND, 1939).

4. Resistenzminderung durch ACTH- und Corticosteroidgaben und andere hormonale Eingriffe

Auch die Resistenz der Ratte kann durch ACTH und Corticosteroide so stark reduziert werden, daß, bei Verwendung eines geeigneten Stammes, die Versuchstiere einem echten Tuberkulosetod erliegen (MICHAEL, CUMMINGS u. BLOOM, 1950; WAGNER u. DITTMAR, 1960; u. a.). Es kommt, bei Anwendung genügend hoher Dosen, zur Hemmung der Zellproliferation und dadurch zur Reduktion der Infektionsresistenz. Nach KIEFs Beobachtungen (1957) ist die Tendenz zur Verfettung der Zellen hormonbehandelter Ratten wesentlich geringer als bei den nicht mit Cortison behandelten Tieren; die mit der PAS-Methode anfärbbaren Substanzen sind dafür stark vermehrt. Wie bei der Maus zeigen sich nun größere Nekrosen und starke extracelluläre Vermehrung der Tuberkelbakterien; die Lungenherde sind wesentlich größer als bei den unbehandelten Kontrollen. Abb. 16 und 17 zeigen typische histologische Bilder. Verfolgt man die Bewegungen der Keimzahlen in den Organen, so ergibt sich ein steiler Anstieg bei den Tieren, die Corticosteroide erhielten (Abb. 18).

Die Rattentuberkulose wird ferner in ihrem Ablauf beschleunigt durch Hypophysektomie, Erhöhung des Blutzuckers (STEINBACH u. DUCA, 1940), durch Vitaminmangel (HAGEDORN, 1929), Adrenalektomie, Parathyroidektomie.

So bietet die Rattentuberkulose dem Experimentator im allgemeinen die Nachteile der Mäusetuberkulose ohne ihre Vorteile; für chemotherapeutische Versuche ist die Ratte daher nur selten herangezogen worden (SMITH, McCLOSKY u. EMMART,

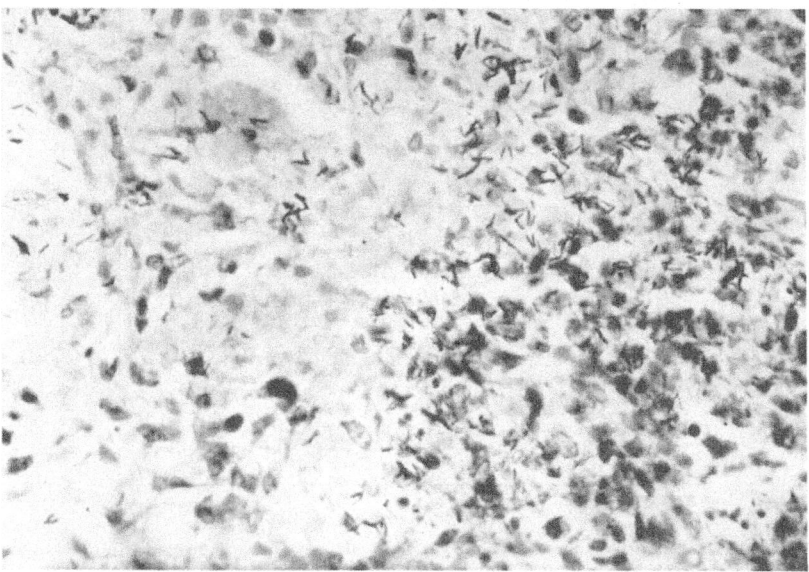

Abb. 16. Lunge einer 2 Wochen mit 6-α-Methylprednisolon behandelten Ratte. Typischer Nekroseherd mit starker Keimvermehrung (Ziehl-Neelsen-Färbung; 555fach). (WAGNER u. DITTMAR, 1960)

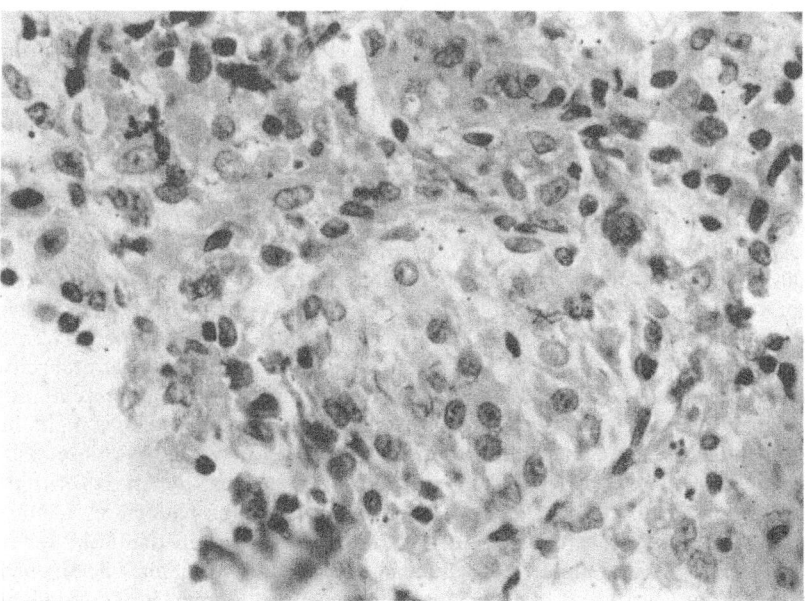

Abb. 17. Lunge einer unbehandelten Ratte nach 6 Wochen Beobachtung. Keine Nekrose und nur wenig säurefeste Stäbchen (Ziehl-Neelsen-Färbung; 555fach). (WAGNER u. DITTMAR, 1960)

1946; SMITH, 1947). Für die Bewertung des Einflusses von ACTH, Corticosteroiden und Substanzen mit ähnlichem Wirkungsmechanismus auf die tuberkulöse Infektion kann aber die primäre Tuberkuloseresistenz der Ratte Vorteile bieten, da am Rattenmodell die Hemmung der cellulären Abwehr leicht erkannt werden kann.

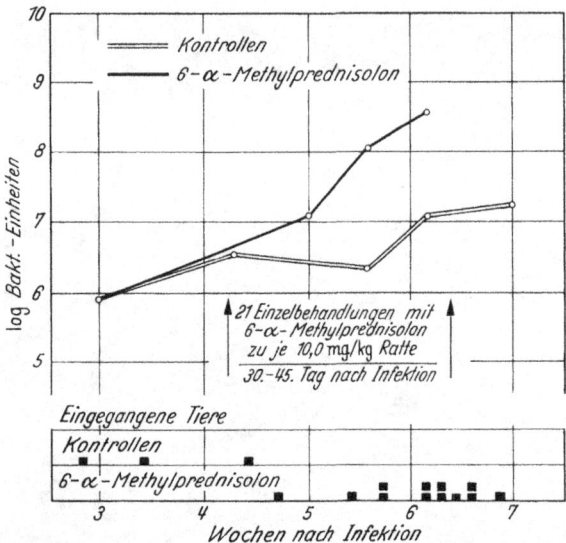

Abb. 18. Einfluß von 6-α-Methylprednisolon auf die Keimzahlentwicklung in Lungen (Ratte; Mycobacterium bovis; Ravenel). Jeder Keimzahlwert Mittel aus 4 Lungen (WAGNER u. DITTMAR, 1960)

III. Die experimentelle Tuberkulose des Meerschweinchens

1. Pathologie

Da das Meerschweinchen seit Beginn der tierexperimentellen Tuberkuloseforschung für Versuchszwecke benützt wurde, ist die Pathologie dieser Tiertuberkulose besonders gut erforscht. R. KOCH (1884, S. 514) beschreibt in heute noch gültiger Weise das makroskopische Erscheinungsbild:

„Im Beginn haben die Tuberkelknötchen in Leber und Milz bei beiden Tierarten[1] das gewöhnliche charakteristische Aussehen, welches sie in der Lunge überhaupt beibehalten. Es sind miliare, grau durchscheinende Knötchen, mit gelblichem Zentrum und von ziemlich derber Konsistenz.

Die Milz ist bei Meerschweinchen erheblich vergrößert und von schwarzroter Farbe, von welcher sich die grauen Knötchen sehr deutlich abheben. Sehr bald aber konfluieren die Tuberkel und es entstehen größere weißgraue Inseln. Auch diese nehmen immer mehr zu und geben dann der Milz ein hellgraurot und schwarzrot marmoriertes Aussehen. Schließlich überwiegen die hellen Partien und die Milz kann dann ein ganz fremdartiges Aussehen annehmen, welches nicht im geringsten mehr an die Entstehung dieses Zustandes durch Tuberkulose erinnert, namentlich, wenn es in der brüchigen Milzsubstanz zu kleinen Rupturen und Hämorrhagien kommt, welche der Milz ein noch bunteres Kolorit verleihen. Auf jeden Fall ist es ganz eigentümlich, daß die Tuberkulose in der Milz der Meerschweinchen zu so ausgedehnter Coagulationsnekrose, aber niemals zu eigentlicher Verkäsung führt, während doch in den Lymphdrüsen dieser Tiere stets eine ausgesprochene Verkäsung vorhanden ist. Ganz ähnlich verhält sich auch die Leber der Meerschweinchen. Es bilden sich anfangs graue, disseminierte Knötchen; dann entstehen hellere Partien, welche zunehmen, konfluieren und sich ziemlich intensiv gelb färben. Die Leber nimmt an Umfang kolossal zu und sieht zuletzt großfleckig gelb- und braunmarmoriert aus. In den dunkleren Partien der Leber sind gewöhnlich noch frische graue Knötchen zu sehen.

---

[1] Kaninchen und Meerschweinchen.

Bei der Sektion eines hochgradig tuberkulösen Meerschweinchens fällt sofort neben der von grauen Knötchen durchsetzten Lunge die hellgrau und schwarzrot marmorierte, ungemein vergrößerte Milz samt der gelb- und braunmarmorierten, ebenfalls bedeutend vergrößerten Leber ins Auge und es gibt dies ein Gesamtbild, welches mit keiner anderen bei diesen Tieren vorkommenden Krankheit zu verwechseln ist."

Schon den ersten Untersuchern fiel auf, daß besonders Leber und Milz von der Infektion befallen sind; COBBETT (1917) u. a. heben hervor, daß, im Gegensatz zu anderen Versuchstieren, die Lungen einen weniger starken Befund im Vergleich zu anderen Organen aufweisen. Die Nieren, abweichend von den Verhältnissen beim Kaninchen, sind auch bei schweren Infektionen nicht oder nur in geringem Umfang tuberkulös verändert.

Das Problem der verschieden großen Widerstandsfähigkeit einzelner Organe gegenüber der Invasion von Tuberkelbakterien hat die Forschung immer wieder beschäftigt. Frühe Versuche von CORPER und LURIE (1926), die die spezifische Resistenz einzelner Organe bei verschiedenen Species zum Gegenstand hatten, führten diese Autoren bereits zu der Annahme, daß Faktoren chemisch-physikalischer Art die Vermehrung der Tuberkelbakterien in den einzelnen Körperteilen bestimmen. Die Rolle der Niere des Meerschweinchens in diesem Zusammenhang untersuchte BIRKHÄUSER (1950); wurden virulente Tuberkelbakterien direkt in die Nieren injiziert, so kam es zwar zur Ausbildung einer generalisierten Infektion, die zum Tode des Tieres führte. Der örtliche Prozeß jedoch heilte ab oder breitete sich wenigstens nicht aus.

Ähnlich wie bei der Ratte gelingt es auch beim Meerschweinchen, die natürliche Resistenz der Niere gegenüber der tuberkulösen Infektion durch die Gabe von Nierenantiserum zu durchbrechen und so eine selektive Niereninfektion zu erzwingen (SCHWARTZ, 1961).

DUBOS (1951), HIRSCH und DUBOS (1952) und HIRSCH (1953a, b, c, 1955) stellten angesäuerte Äthanolextrakte von Meerschweinchennieren her; sie enthielten eine Substanz, die Tuberkelbakterien in vitro hemmte. Kristallisiertes Material wurde aus Rindernieren gewonnen, das in einer Konzentration von 10 μg/ml synthetischen Mediums (albuminhaltig) Tuberkelbakterien, nicht aber nichtsäurefeste Keime hemmte. Chemisch handelt es sich dabei um Sperminphosphat:

$$H_2N—(CH_2)_3—NH—(CH_2)_4—NH—(CH_2)_3—NH_2$$
Spermin

Die Untersuchung ähnlicher Substanzen oder Bruchstücke des Moleküls ergaben eine hohe Wirkungsspezifität; lediglich Spermidin hatte eine ähnliche Wirksamkeit wie Spermin:

$$H_2N—(CH_2)_3—NH—(CH_2)_4—NH_2$$
Spermidin

In vivo war eine Untersuchung der Wirksamkeit gegen Tuberkelbakterien wegen der hohen Toxicität dieser Substanzen nicht möglich. Der Sperminphosphatgehalt vieler Gewebe liegt jedoch über den Konzentrationen, die in vitro eine Hemmung und sogar eine Bactericidie verursachen. Der Hemmungsmechanismus ist komplex, da es sich zeigte, daß die in vitro-Hemmung nur in Gegenwart bestimmter Sera oder Serumfraktionen zustande kam. Im Fall des Meerschweinchens sind die aktivierenden Substanzen jedoch nicht im Serum, sondern in wäßrigen Auszügen der Nieren vorhanden. Dabei handelt es sich, wie weitere Arbeiten von HIRSCH ergaben, um eine Aminoxydase mit Spezifität für Spermin und Spermidin; es ist ein α-Globulin (Sperminoxydase). Bei der Reaktion von Spermin mit Sperminoxydase kommt es zur O_2-Aufnahme und zur Freisetzung von Ammoniak; es wird vermutet, daß ein Produkt dieser Umsetzung die eigentliche Ursache der in vitro beobachteten Hemmung ist. Die Rolle dieser Substanz oder Substanzen beim Zustandekommen der örtlichen Resistenz ist aber noch keineswegs abgeklärt.

Der Gehalt an säurefesten Stäbchen ist oft auffallend gering trotz weitgehender tuberkulöser Veränderungen.

Für das Experiment ist wichtig, daß, genügend virulente Stämme vorausgesetzt, die Tuberkulose beim Meerschweinchen auch bei sehr kleinen Infektionsdosen unter dem Bild einer disseminierten und mehr oder weniger stark verkäsenden Tuberkulose abläuft und letztlich zum Tod der Versuchstiere führt (s. auch unten).

Es ist nicht möglich, im Rahmen dieser Arbeit auf die kaum noch zu übersehende Literatur über die Analyse des tuberkulösen Granuloms einzugehen; hier sei nur auf die grundlegenden Arbeiten von PAGEL (1925a, b), HUEBSCHMANN (1928, 1956) und ROULET (1956) über die Pathohistologie der Meerschweinchentuberkulose (PAGEL, 1925c, d, 1926, 1927a, b, 1940, 1942; GERBER 1958) verwiesen. Als wesentliches Ergebnis dieser wichtigen Untersuchungen muß hervorgehoben werden, daß die Tuberkulose von Meerschweinchen und Menschen weniger gemeinsame als abweichende Züge aufweist (PAGEL, 1925c).

Eingehend wurde die Primärreaktion des Gewebes auf das Eindringen der Tuberkelbakterien untersucht. Die Untersuchungen von BORREL (1893), GARDNER (1929, 1930), ALBERT-WEIL (1931), LONG, VORWALD und DONALDSON (1931), VORWALD (1932), LONG, HOLLEY und VORWALD (1933) sowie ROSENTHAL (1936) ergaben eine Phagocytose der eingebrachten Mycobakterien zuerst durch polymorphkernige Leukocyten. Nach 12—24 Std erscheinen dann mononucleäre Zellen (Makrophagen), welche sowohl die säurefesten Stäbchen wie auch die geschädigten Leukocyten aufnehmen. WOODRUFF (1934), WOODRUFF und KELLY (1940) beschrieben diese Folge der Erscheinungen auch bei intraperitonealer Infektion. Zusätzlich beobachteten sie eine phagocytosefreie Phase zwischen dem 3. und 7. Tag. Danach kommt es erneut zur Phagocytose. Später konnten WOODRUFF, KELLY und LEAMING (1942) zeigen, daß vor dem Einsetzen der eigentlichen Entzündung, d. h. etwa eine Stunde nach Infektion, die Tuberkelbakterien in den ersten Minuten nach dem Einbringen in die Peritonealhöhle von den in der Bauchhöhle schon physiologisch vorhandenen Monocyten aufgenommen werden. Diese agglutinieren, und erst danach, vielleicht hervorgerufen durch die Schädigung der Monocyten und davon ausgehende Reize, setzt die oben beschriebene eigentliche Entzündung ein (s. dazu auch LACK, 1956a, b).

Nach Injektion von Tuberkelbakterien kommt es im Meerschweinchenorganismus zu einer raschen Disseminierung der Erreger; bereits nach 30 min sind sie vom Ort der Infektion ausgewandert. Am eindeutigsten sind Versuche mit markierten Keimen (P^{32}), wie sie ARCHIPOVA und OUVAROVA (1958) durchführten. Sie fanden einen schubartigen Verlauf der Verteilung; bei BCG-Keimen wurden geringere Verteilungsquoten gefunden. Die Tuberkelbakterien werden über den lymphogenhämatogenen Weg in die Organe gebracht, so daß der Primärkomplex nicht Ausdruck des ersten Bakterienbefalles ist.

Nach intracutaner Infektion konnten GRIFFITH und GRIFFITH (1907), SOLTYS und JENNINGS (1950) sowie DESBORDES (1953), zum Teil ebenfalls unter Benützung von P^{32}-markierten Keimen, ähnliches feststellen.

RATCLIFFE (1952) sowie RATCLIFFE und PALLADINO (1953) untersuchten Albinomäuse, Goldhamster, Albinoratten und Meerschweinchen hinsichtlich ihrer histologischen Reaktion auf eine aerogene Infektion (Tröpfcheninfektion), wobei der bovine Ravenel-Stamm und der humane Stamm H 37 Rv benutzt wurden. Dieser Vergleich ergab die interessante Tatsache, daß in den ersten drei Wochen nach Infektion mit kleinen Mengen von Tuberkelbakterien bei allen vier Species eine gleichartige Gewebersaktion erfolgt und erst danach die artspezifischen Unterschiede auftreten.

Die wichtige Frage, inwieweit die Bildung des spezifischen Granuloms, des Tuberkels, durch allergische Vorgänge ausgelöst wird, ist letztlich immer noch ungeklärt. Schwabe und Hüttli (1962) kommen in einer kritischen Durchleuchtung der zu diesem Problem unternommenen Arbeiten zu dem Schluß, „daß sehr komplexe Vorgänge zur Ausbildung des cellulär aufgebauten Tuberkels führen und die einzelnen Komponenten nicht sicher voneinander abgrenzbar sind. Wenngleich allergisch-hyperergische Vorgänge dabei eine Rolle spielen, so kann der celluläre Tuberkel nicht als morphologisches Substrat einer tuberkulo-spezifischen allergisch-hyperergischen Reaktion aufgefaßt werden".

Die Tuberkulose des Meerschweinchens kann dann atypisch verlaufen, wenn Stämme abgeschwächter Virulenz verwendet werden. In eigenen Versuchen konnte Wagner (unveröff.) beobachten, daß die Infektion mit einer in ihrer krankmachenden Potenz stark abgeschwächten Variante des bekannten H 37 Rv-Stammes nur noch geringgradige Veränderungen von Lungen und Leber verursachte; lediglich die Milz wies typische Epitheloidherde auf, jedoch ohne Nekrose. Säurefeste Stäbchen konnten nur nach langem Suchen im Gewebe entdeckt werden. Die Lungenherde enthielten wenig Epitheloidzellen und viel Lymphocyten; die Leberherde waren uncharakteristisch mit viel Makrophagen und Gallengangsneubildungen; Nekrosen wurden weder hier noch in der Lunge gesehen.

Auf das Problem der regressiven Tuberkulose beim Meerschweinchen, hervorgerufen durch Keime mit abgeschwächter Virulenz, wird weiter unten eingegangen.

Auch bei virulenten Stämmen kommt es dann zu einem von der Norm abweichenden Verlauf, wenn der Infektion eine Immunisierung, z. B. mit BCG-Keimen, vorangeht (zur Immunisierung selbst s. u.). Es entwickelt sich dann eine protrahiert verlaufende Tuberkulose, die vor allem starke Tendenz zur Faserbildung aufweist (chronisch-fibröser Typ, Klose u. Dontenwill, 1953; Klose u. Jansen, im Druck). Auch Kavernen werden beobachtet. Eine solche Tuberkuloseform ähnelt ihrer produktiven und mehr chronischen Ausprägung nach stärker der menschlichen als die progrediente, mehr exsudative Meerschweinchentuberkulose ohne vorausgegangene Immunisierung und eignet sich daher besser als diese für die Prüfung von chemotherapeutischen Substanzen.

Spontaninfektionen kommen beim Meerschweinchen äußerst selten vor (s. dazu auch Francis, 1958). Von Bedeutung für das Laboratorium ist die Frage, wie groß die Kontagiosität dann ist, wenn infizierte und nichtinfizierte Meerschweinchen im gleichen Käfig gehalten werden. Untersuchungen hierüber liegen vor von Perla (1927a), Lurie (1930a, b, c), Saenz, Costil und Sadettni (1936), Zieger (1955) u. a. Sie zeigen, daß solche Infektionen auf aerogenem Wege und durch den Intestinaltrakt zustandekommen, je nachdem, ob die Meerschweinchen Gelegenheit hatten, sich mit dem Kot kranker Tiere zu infizieren oder nicht. Nach den Versuchsbedingungen, d. h. Zahl der Tiere je Käfig, Einrichtung des Käfigs, Art der Infektion der experimentell infizierten Tiere, richtet sich die Zahl der durch ihre Käfiggenossen angesteckten Meerschweinchen und die Absterberate. Bei genügend langer Exposition muß aber mit einer hohen Infektionsrate unter solchen Voraussetzungen gerechnet werden.

In diesem Zusammenhang soll auch auf die *Ausscheidung von Tuberkelbakterien* mit Urin, Galle und Kot eingegangen werden. Nach Perla (1927b) treten kurz nach intraperitonealer Infektion Tuberkelbakterien in den Faeces auf, die dann während mehrerer Wochen nicht mehr nachzuweisen sind. Erst nach weitgehender Disseminierung in die Organe sind sie wieder aus dem Kot züchtbar. Im Urin fanden sich erst bei weit fortgeschrittener Infektion Tuberkelbakterien, in der

Galle dagegen häufig kurz nach Infektion und fast immer auf dem Höhepunkt der Erkrankung.

Die *natürliche Resistenz* des Meerschweinchens gegenüber der Tuberkulose ist äußerst gering, doch gibt es bei ingezüchteten Rassen auch bei dieser Species erhebliche Unterschiede, wie die Versuche von WRIGHT und LEWIS (1921, 1926) erwiesen, die hohe Infektionsresistenz bei einer ihrer Rassen beobachteten. Im allgemeinen verfügten freilich Meerschweinchen aus Inzuchtstämmen über eine geringere Resistenz als heterozygote Tiere. Kreuzungsversuche ergaben eine Übertragbarkeit dieser erhöhten Widerstandsfähigkeit.

Eingehende Versuche über die Bedeutung des Genotyps für die Tuberkuloseresistenz des Meerschweinchens stellten KÜSTER und KRÖNING (1938) an. Diese Autoren hatten sich gefragt, ob die Widerstandsfähigkeit von Meerschweinchen gegen eine einmalige experimentelle Infektion mit Tuberkelbakterien bei verschiedener Erbkonstitution verschieden ist. Als Maß der Resistenz diente bei diesen Versuchen die Überlebenszeit. Als Tiermaterial standen den Autoren Inzuchtstämme zur Verfügung, die mehr als 10 Jahre in Bruder/Schwester-Inzucht gezüchtet waren. Bei diesen sehr eingehenden Versuchen ergab sich als Wichtigstes, daß Erbfaktoren die Überlebenszeit nach der Infektion beeinflussen. Tab. 8 führt die Überlebenszeiten verschiedener Inzuchtstämme auf, wobei die Stämme XI und XXVI als hoch resistent angesehen werden müssen; die Differenzen der Überlebenszeiten dieser beiden Stämme zu den schwach resistenten Stämmen XXII und XXXIII sind statistisch gesichert. Somit sind die Ergebnisse von KÜSTER und KRÖNING eine Bestätigung der früheren Versuche von WRIGHT und LEWIS. Bei der Kritik dieser Versuche muß aber mit DIEHL (1958) hervorgehoben werden, daß die Infektionsdosis sehr hoch war (subcutane Infektion mit 0,01—0,05 mg Bakteriengewicht; Keimzahl nicht bestimmt). Diese großen Infektionsdosen erschweren aber die Erkennung vorhandener erblicher Resistenzunterschiede.

Tabelle 8. *Überlebenszeiten verschiedener Inzuchtstämme. Tiere im Gewicht von 300—600 g; Anfangsgewicht berücksichtigt* (nach KÜSTER u. KRÖNING, 1938)

Versuchs-nummer	\multicolumn{7}{c}{Nr. des Inzuchtstammes}						
	III	X	XI	XVIII	XXII	XXVI	XXXIII
6	.	.	72,9±5,3	.	.	89,1±6,5	54,1±4,6
7	.	78,5±3,3	65,0±4,4	60,7±3,0	50,4±2,9	.	.
8	.	.	.	54,6±1,7	.	.	.
9	.	.	.	.	.	34,5±1,3	.
10	.	.	.	.	71,4±2,2	.	72,6±3,8
11	82,2±3,9	80,9±3,2	.	93,4±2,2	.	.	.
12	.	.	116,0±11,0	.	.	.	.
13	.	.	.	139,0±8,4	125,4±4,7	.	127,8±4,2

Aus den genannten Untersuchungen lassen sich aber noch andere interessante Beziehungen ableiten. So ist auch die Gewichtsänderung nach einer Tuberkuloseinfektion vom Genotyp abhängig; die Gewichtsverläufe können bei Inzuchtstämmen nach Infektion durchaus voneinander verschieden sein. Ferner konnte bei der Überprüfung der tuberkulösen Organveränderungen gefunden werden, daß bei einem Meerschweinchenstamm besonders starke Milzveränderungen auftraten, so daß auch die Lokalisation der Infektion vom Genotyp abhängt. Das Alter des Muttertieres bei der Geburt der Versuchstiere bestimmt wesentlich mit die Überlebenszeit; es ergab sich, daß die Nachkommen jüngerer Muttertiere weniger resistent sind als die älterer Muttertiere.

Auch die Zahl der Würfe bei den Geburtstieren wirkt auf die Überlebenszeit ein. Mittellange Zeiten von 64—200 Tagen zwischen den Würfen wirken sich günstiger aus als solche von 64—76 Tagen; extrem lange Zeiträume zwischen den Würfen von über 200 Tagen wirkten sich noch günstiger aus auf eine spätere experimentelle Infektion der Jungen.

Wurfgröße und Geschlecht üben jedoch keinen Einfluß auf die Überlebenszeit aus, womit sich KÜSTER und KRÖNING in Übereinstimmung befinden mit WRIGHT und LEWIS (1926).

Die Versuche von KÜSTER und KRÖNING wurden teilweise von WEBER (1944) unter Benützung der gleichen Inzuchtstämme weitergeführt. Bei diesen Versuchen wurden sehr geringe Infektionsdosen ($^1/_{100\,000}$ mg, entsprechend etwa 10 lebenden Keimen) benützt, wodurch störende Versuchsschwankungen, wie sie bei den Versuchen von KÜSTER und KRÖNING auftraten, ausgeschaltet werden konnten; die mittleren Überlebenszeiten waren bei den einzelnen Stämmen nunmehr wesentlich größer geworden, und die Unterschiede traten nun viel deutlicher in Erscheinung. Nach den Untersuchungen WEBERs erkrankten die Tiere des Stammes XI „infolge einer genotypisch bedingten höheren Resistenz" an einer überwiegend chronischen Form der Tuberkulose; die Angehörigen der weniger resistenten Population dagegen hatten eine ungehemmte hämatogene Generalisation.

Im Anschluß hieran seien Untersuchungen von FRANCIS (1961) mitgeteilt, die sich bei nicht erbreinem Material mit dem Zusammenhang von Alter und Überlebenszeit befassen. Nach intraperitonealer Infektion mit 0,002 mg Tuberkelbakterien (human und bovin) waren die Überlebenszeiten bei neugeborenen Meerschweinchen 46 Tage, bei 1 Monat alten Tieren 77, bei 2 Monate alten Tieren 66 und bei 4 Monate alten 54 Tage.

2. Allergie und Immunität

Auf die sich zum Teil widersprechenden Ansichten über die Beziehung von Allergie und Immunität sei hier nicht näher eingegangen (s. z. B. FREERKSEN, 1956, 1959a, b; PRIGGE u. HEYMANN, 1957). In diesem Zusammenhang sollen Allergie und Immunität getrennt besprochen werden. Gerade zu den experimentellen Arbeiten über Probleme der Allergie und Immunität ist das Meerschweinchen sehr häufig herangezogen worden. Die im Laufe der Jahrzehnte hierzu erschienene Literatur ist fast unübersehbar, so daß hier nur das Grundsätzliche aufgeführt werden kann. Eine zusammenfassende Darstellung über die experimentelle Immunologie der Tuberkulose, vor allem unter Berücksichtigung kleiner Laboratoriumstiere (Maus, Meerschweinchen, Kaninchen), gaben neuerdings BLOCH und SUTER (1958).

Gegenüber *Tuberkulin* und anderen Leibessubstanzen der Tuberkelbakterien ist das tuberkulöse Meerschweinchen hochempfindlich; das nicht infizierte Meerschweinchen reagiert dagegen nicht auf Tuberkulin. Es ist daher das Versuchstier der Wahl zur biologischen Standardisierung von Tuberkulin. Die allgemeine Annahme zur Erklärung der Tuberkulinreaktion geht dahin, daß der tuberkulös infizierte Organismus einige Zeit nach der Infektion allergisch wird und sensibilisierende Antikörper bildet. Diese gehen mit dem Hapten Tuberkulin eine Reaktion ein, die, im Gegensatz zu anderen, schnell ablaufenden Antigen-Antikörper-Reaktionen, verzögert auftritt. Die Schwierigkeit einer derartigen Erklärung liegt darin, daß bei tuberkulösen Organismen spezifische Antikörper im Serum nicht nachgewiesen werden können; man hat daher an die Möglichkeit der festen Verankerung der sensibilisierenden Antikörper an die tuberkulinempfindlichen Zellen gedacht. Hierfür bietet die Tatsache einen gewissen Rückhalt, daß es gelingt, eine Hyperergie vom verzögerten Reaktionstyp mit intakten Zellen tuberkulöser Tiere auf normale zu übertragen (CHASE, 1945; CUMMINGS, HOYT u. GOTTSHALL, 1947; KIRCHHEIMER u. WEISER, 1947; STAVITSKY, 1948; COLE u. FAVOUR, 1955; METAXAS u. METAXAS-BUEHLER, 1955; CUMMINGS, PATNODE u. HUDGINS, 1956; JETER, LAURENCE u. SEEBOHM, 1956). Dies gelingt auch mit Liquorzellen (SCHMID, 1951) und Lymphocyten (WESSLÉN, 1952). Dagegen ist es nicht möglich, diese Hyperergie mit Serum tuberkulöser Meerschweinchen passiv zu übertragen.

Die Tuberkulinallergie wird durch intracutane Injektion von Tuberkulin (oder von entsprechenden Inhaltsstoffen der Tuberkelbakterien) in die Haut geprüft (Prüfungsvorschriften s. *Bundesanzeiger*, 1958).

Tuberkulös gemachte Meerschweinchen gehen nach intravenöser oder intraperitonealer Injektion großer Mengen von Tuberkulinbakterien oder von Tuberkulin ein, entweder sogleich oder innerhalb von 24 Std (MASCHMANN u. KÜSTER, 1930; JENEY, 1938, 1941; HART, LONG u. REES, 1952; KIRCHHEIMER u. MALKIEL, 1953).

Ein besonderes Problem bildet die Frage nach der Art der durch Tuberkulin ausgelösten Zellschädigungen, wie sie in Gewebekulturen beobachtet wurden, die von tuberkulösen Meerschweinchen angelegt wurden. Eine Reihe von Autoren führte Versuche mit Alt-Tuberkulin oder PPD (Purified protein derivative von SEIBERT, 1950) durch und stellt überwiegend Hemmung der Gewebe tuberkulöser Tiere durch diese Stoffe fest, nicht oder nur in geringerem Maße nichttuberkulöser Tiere. DITTMAR und SIXEL (1954) (s. dort auch Übersicht über die zu diesem Thema erschienene Literatur) konnten an einem großen Versuchsmaterial die Hemmung von Knochenmarkkulturen tuberkulöser Meerschweinchen feststellen im Vergleich zu solchen von nichttuberkulösen Meerschweinchen.

In zahlreichen Versuchen der verschiedensten Forschungsgruppen wurde das aktive, „reine" Prinzip gesucht. Die Wirksamkeit aller Tuberkuline beruht auf dem Vorhandensein spezifischer Tuberkuloproteine, die die Tuberkelbakterien während ihrer Vermehrung bilden. Bei ihrer Züchtung in synthetischen Medien ohne Eiweißzusatz und entsprechender Behandlung des Mediums (z. B. Fällung durch Trichloressigsäure) können diese Stoffe verhältnismäßig rein gewonnen werden; das Alt-Tuberkulin KOCHs dagegen ist das spezifische Tuberkuloprotein vermischt mit dem Eiweiß des Nährmediums. Hier sei auch auf die Versuche mit der sogenannten Tuberkulinmuttersubstanz verwiesen. Diese Substanz mit einem Molekulargewicht von 32000 ruft bei normalen Tieren eine Überempfindlichkeit hervor; es handelt sich also um ein Vollantigen. Erwähnt sei hier auch das gereinigte Tuberkulin (GT Hoechst), das dem PPD-S entspricht und vor allem spezifische, nicht antigene Eiweißderivate von verschiedener Molekülgröße enthält (s. hierzu LINDNER, 1953 und die zusammenfassende Darstellung von PRIGGE u. HEYMANN, 1957). Die Spezifität der aus verschiedenen Mycobakterienarten hergestellten Tuberkuline oder PPD-Stoffe ist beträchtlich; es unterscheiden sich aber humane und bovine Stämme nicht sicher bezüglich der spezifischen Allergisierung. GREEN (1946, 1951) macht folgende Angaben hierzu:

Stämme zur Sensibilisierung	Human	Bovin	BCG	Aviär	Mycob. Johne	Mycob. Phlei
Human	1	0,5	2	20	30	150
Bovin	1	1	2	40	30	150
BCG	1	0,5	1	20	30	150
Aviär	20	40	40	1	3	100
Mycob. Johne	10	10	10	3	1	50
Mycob. Phlei	150	150	150	100	50	1

Spezifitätsfaktoren verschiedener Tuberkuline (nach GREEN, s. FRANCIS, 1958).

Die Frage nach der Spezifität der Tuberkuline in ihrer Bedeutung für die Diagnose, z. B. der Rindertuberkulose, ist gerade in neuester Zeit aufgeworfen worden (STEPHAN u. GERICKE, 1955; FREERKSEN u. LAUTERBACH, 1960; u. a. Autoren).

Außer mehr oder weniger gereinigten Inhaltsstoffen von Tuberkelbakterien wurden auch verschieden gestaltete intracelluläre Partikel, Zellwände und cytoplasmatische Flüssigkeit auf allergene Potenz untersucht (KANAI, YOUMANS u. YOUMANS, 1960).

Nach CUMMINGS und HUDGINS (1952) verhindert Cortison bei der Mehrzahl der intraperitoneal mit Tuberkulin behandelten Meerschweinchen den sonst tödlichen Tuberkulinschock. Die Nebennierenrindenhormone vom Typ des Cortisons sind in der Lage, für die Dauer der Zufuhr die Tuberkulinhautreaktion zu verringern oder zu unterdrücken (zusammenfassende Darstellung s. MAROIS, 1951). Einen ähnlichen Effekt hat nach LONG (1954) Cysteinamid. Chemotherapeutische Maßnahmen beeinflussen die Tuberkulinhautreaktion je nach der Wirksamkeit der verwendeten Therapie oder Prophylaxe (GENTRY, 1958; FUKUDA, 1959); sie ist somit ein Indicator für die Wirkungsstärke solcher Substanzen. Das Verhalten der Tuberkulinreaktion unter wirksamer antimikrobieller Behandlung (vor allem INH) hat BARTMANN (1960 a, b) eingehend dargestellt (s. dort auch die einschlägige Literatur).

Eine Reihe anderer serologischer Reaktionen kann beim Meerschweinchen die tuberkulöse Infektion und ihre Stärke anzeigen. Hier sei als Beispiel die Hämagglutination nach MIDDLEBROOK und DUBOS (1948) angeführt. Sie gibt einen Anhalt für die Stärke des Befalls, doch sollten nicht einzelne Werte, sondern der Titerverlauf bewertet werden (ORLOWSKI, 1957).

Durch Vorbehandlung mit lebenden oder abgetöteten Mycobakterien oder bestimmten Inhaltsstoffen von Mycobakterien kommt es beim Meerschweinchen zu einem mehr oder weniger ausgeprägten Schutz gegenüber einer nachfolgenden (= Prüf-)Infektion. Ein völliger Schutz, d. h. eine komplette Immunität im Sinne des Nichtangehens der Zweitinfektion, bildet sich jedoch nicht aus.

Der sogenannte Kochsche Grundversuch zeigt das andersartige Verhalten eines so vorgeimpften Meerschweinchens gegenüber einem normalen Tier. Er sei hier mit KOCHs eigenen Worten (1891) beschrieben: „Wenn man ein gesundes Meerschweinchen mit einer Reinkultur von Tuberkelbacillen impft, dann verklebt in der Regel die Impfwunde und scheint in den ersten Tagen zu verheilen; erst im Laufe von 10—14 Tagen entsteht ein hartes Knötchen, welches bald aufbricht und bis zum Tode des Tieres eine ulcerierende Stelle bildet. Aber ganz anders verhält es sich, wenn ein bereits tuberkulös erkranktes Meerschweinchen geimpft wird. Am besten eignen sich hierzu Tiere, welche 4—6 Wochen vorher erfolgreich geimpft wurden. Bei einem solchen Tier verklebt die kleine Impfwunde auch anfangs, aber es bildet sich kein Knötchen, sondern schon am nächsten Tage oder am zweiten Tage tritt eine eigentümliche Veränderung an der Impfstelle ein. Dieselbe wird hart und nimmt eine dunklere Färbung an, und zwar beschränkt sich dies nicht allein auf die Impfstelle selbst, sondern breitet sich auf die Umgebung bis zu einem Durchmesser von 0,5—1 cm aus. An den nächsten Tagen stellt sich dann immer deutlicher heraus, daß die so veränderte Haut nekrotisch ist, sie wird schließlich abgestoßen, und es bleibt dann eine flache Ulceration zurück, welche gewöhnlich schnell und dauernd heilt, ohne daß die benachbarten Lymphdrüsen infiziert werden. Die verimpften Tuberkelbacillen wirken also ganz anders auf die Haut eines gesunden als auf diejenige eines tuberkulösen Meerschweinchen."

Der hier beschriebene Effekt, der, wie LEWANDOVSKY (1916) bewies, in einer Ausstoßung des nekrotischen Gewebes mit einem großen Teil der Keime nach lokaler Entzündung besteht, kommt aber nur unter bestimmten Bedingungen zustande. RÖMER (1909a, b), PATERSON (1917) sowie WEBER und STURMLINGER (1934) hatten gezeigt, daß die stürmische Reaktion auf die Zweitinfektion, so wie sie KOCH beschrieben hatte, nur dann erfolgt, wenn die Superinfektion mit einer großen Keimmenge vorgenommen wird. Bei einer Zweitinfektion mit kleinen Keimzahlen unterbleiben Nekrose und Entfernung der Tuberkelbakterien.

Was den Mechanismus der Immunität ganz allgemein, d. h. über den Sonderfall des Meerschweinchens hinaus, anlangt, so kommen nach BLOCH und SUTER (1958) mehrere Möglichkeiten in Frage. Untersuchungen über das Schicksal der Keime im immunisierten Organismus ergaben, daß sie sich langsamer verteilen; das Tempo der Ausbreitung ist gegenüber nichtimmunisierten Tieren verzögert. Dabei ist noch nicht klar, ob es sich nur um eine Vermehrungs- und Ausbreitungshemmung oder auch um einen bactericiden Effekt handelt. Inwieweit nun hierbei celluläre und humorale Abwehrkräfte beteiligt sind und welchen dieser Kräfte die entscheidende Bedeutung zukommt, ist letztlich noch immer unklar. Nach den genannten Autoren scheint aber festzustehen, daß die intracelluläre Vermehrung in immunisierten Tieren langsamer vor sich geht als in nichtimmunisierten, doch ist man hier von einer wirklichen Klärung der komplizierten Zusammenhänge noch weit entfernt. Ein so guter Kenner der Materie wie RAFFEL (1955) kommt zum Schluß, daß Antikörper oder andere Elemente irgendwelcher Körperflüssigkeiten beim Zustandekommen der Immunität keine Rolle spielen. Inwieweit celluläre Faktoren (Makrophagen) mit im Spiel sind, ist nach diesem Forscher ebenfalls ungewiß. Gerade auf diesem Gebiet besteht eine sehr umfangreiche Literatur mit einander zum Teil widersprechenden Schlußfolgerungen; der Grund hierfür dürfte nach BLOCH und SUTER nicht zuletzt in der Methodik liegen (Schwierigkeit der Erfassung infektionstüchtiger Keime im Gewebe!).

Grundsätzlich läßt sich der Schutz gegenüber einer durch vollvirulente Tuberkelbakterien hervorgerufenen Zweitinfektion durch folgende Maßnahmen bewirken:

a) Schutzimpfung mit vollvirulenten Tuberkelbakterien

Die große Empfindlichkeit des Meerschweinchens gegenüber virulenten Tuberkelbakterien macht eine solche Maßnahme, die gelegentlich beim Menschen angewandt wurde, illusorisch.

b) Schutzimpfung mit abgeschwächten Tuberkelbakterien

Hier ist vor allem die BCG-Schutzimpfung zu nennen, bei der die Verhältnisse am genauesten erforscht sind.

Beim BCG-Stamm handelt es sich bekanntlich um einen durch 13 Jahre lang durchgeführte Serienüberimpfungen über ein künstliches Nährmedium (Glycerin-Kartoffelnährboden mit Rindergallezusatz) in seiner Virulenz geminderten Rindertuberkelbakterienstamm (BCG = Bilié Calmette-Guérin). CALMETTE (1928) konnte in grundlegenden, von Nachuntersuchern immer wieder bestätigten Versuchen feststellen, daß Laboratoriumstiere durch eine BCG-Vorbehandlung einen merklichen Schutz erwerben. Eine Darstellung der neueren Ergebnisse über den Erfolg der BCG-Schutzimpfung beim Meerschweinchen findet sich bei SPIESS (1954). Grundsätzlich stellte aber schon B. LANGE (1943) als Fazit vieler Versuche fest: „Meerschweinchen und Kaninchen erwerben nach parenteraler Vorbehandlung mit der BCG-Kultur eine erhöhte Widerstandsfähigkeit gegen eine virulente Infektion. Diese Widerstandserhöhung tritt besonders deutlich gegenüber einer den natürlichen Ansteckungsbedingungen entsprechenden infectio minima hervor. Sie manifestiert sich in einer mehr oder weniger ausgesprochenen Hemmung der Prüfungsinfektion. Die vorbehandelten Tiere leben meistens länger als die Kontrollen, sie werden aber doch schließlich alle tuberkulös und gehen wie die Kontrollen an ihrer Tuberkulose zugrunde. . .."

Die BCG-Schutzimpfung warf zahlreiche Probleme auf, die zum Teil nur mit Hilfe des Tierexperimentes, vor allem unter Zuhilfenahme des Meerschweinchens, gelöst werden konnten. Prüfungen auf Pathogenität und Virulenz der BCG-Kulturen, Unterschiede zwischen einzelnen Impfstoffchargen (in Deutschland im Paul Ehrlich-Institut) sind nur einige dieser Probleme. Hierzu sei auf die zusammenfassende Darstellung von PRIGGE und HEYMANN (1957) verwiesen.

Außerdem ist hier die Vaccination mit dem Vole-Bacterium zu nennen, einem Stamm, der erst in sehr hohen Dosen Meerschweinchen mit Erfolg infiziert. Es handelt sich dabei um ein Mycobacterium aus einer Wühlmaus (Microtus agrestis) mit der Bezeichnung Mycobacterium tuberculosis var. muris Brooke (WELLS, 1937, 1946, 1953).

Immunisierungen mit säurefesten Saprophyten sind praktisch ergebnislos geblieben, so daß sie hier nicht behandelt zu werden brauchen.

c) Schutzimpfung mit abgetöteten Tuberkelbakterien und ihren Fraktionen

Derartige Versuche gehen auf KOCH (1897) und RÖMER (1909a, b) zurück, von denen der erste einen gewissen Schutz gegenüber einer virulenten Zweitinfektion sah, während RÖMER eine Allergisierung nach Vorbehandlung mit großen Mengen abgetöteter Tuberkelbakterien beobachtete. UHLENHUTH und JÖTTEN (1920), BESSAU (1925), ZINSSER, WARD und JENNINGS (1925), LANGE, FREUND und JOCHIMSEN (1927) sowie HELMERT (1952) konnten die grundsätzliche Richtigkeit dieser Befunde bestätigen und fanden einen gleichartigen, im allgemeinen jedoch schwächeren Schutz nach abgetöteten Tuberkelbakterien im Vergleich zur Schutzimpfung mit lebenden Keimen. Vaseline, Paraffin, Lanolin-Öl-Gemische und andere ähnliche Stoffe können als unspezifische Aktivatoren die immunisierende Kraft abgetöteter Tuberkelbakterien zum Teil erheblich steigern (STRAUS, 1933; LAGRANGE u. LAGRANGE, 1935; HENSEL, 1937, 1938; COULAUD, 1938; SAENZ, 1938a; u. a.). Zur Abtötung wurden physikalische Maßnahmen (Hitze, UV-Licht, γ-Strahlen) und chemische Agentien (Phenol, Jod, Harnstoff, Formaldehyd u. a.) verwendet; doch sollen diese Arbeiten hier nicht einzeln erwähnt werden. Ein weiterer Weg zur Herstellung von Totimpfstoffen ist der Versuch, mit organischen Lösungsmitteln immunogene Substanzen aus den Leibern von Tuberkelbakterien zu gewinnen (s. hierzu die zusammenfassende Darstellung von CROWLE, 1958a). Der größte Teil dieser Stoffe hatte jedoch keine oder nur geringe immunogene Eigenschaften. Als letzte seien noch die durch mechanische Einwirkung gewonnenen Fraktionen aus Mycobakterien aufgeführt (s. die ausführlichen Darstellungen von PRIGGE u. HEYMANN, 1957; RAFFEL, 1960; YOUMANS, 1960 sowie PETRAGNANI u. SALVIOLI, 1959).

3. Pathogenität und Virulenz verschiedener Mycobakterienarten und -typen; Infektionen mit Tuberkelbakterien von abgeschwächter Resistenz

Abbildung 19 gibt nach MEISSNER (1959b) eine Übersicht über Pathogenität und Virulenz verschiedener Mycobakterienarten und -typen beim Meerschweinchen. *Bovine und humane Stämme* führen bei erhaltener Virulenz in großen und kleinen Dosen zum Infektionserfolg. SCHWABACHER und WILSON (1937) gelang es, mit 2—10 vermehrungsfähigen Tuberkelbakterien bei 50% der geprüften Meerschweinchen nach intramuskulärer Infektion eine Tuberkulose zu erzeugen; WÁMOSCHER und STÖCKLIN (1927) konnten mit einzelnen mikromanipulierten Tuberkelbakterien noch eine tuberkulöse Infektion hervorrufen. Es ist in diesem Zusammenhang von Interesse, daß Versuche von MILLS und COLWELL (1939), die

Virulenz von Tuberkelbakterien durch Mucin zu erhöhen, zu keinem überzeugenden Resultat führten. Mucinzusatz zu Pneumokokken und Staphylokokken sowie anderen Bakterienarten bewirkt dagegen eine deutliche Zunahme der Virulenz.

Die hohe Empfindlichkeit des Meerschweinchens gegenüber auch geringen Infektionsdosen macht es nach wie vor zum meist benützten Versuchstier im Rahmen der Tuberkulosediagnostik (s. auch die Abgrenzung der verschiedenen Tierspecies in ihrer Eignung für den diagnostischen Tierversuch bei BREHMER, 1959). Eine Einschränkung ist nur durch das vermehrte Auftreten INH-resistenter Stämme gegeben (s. u.). Über die Abhängigkeit des Infektionserfolges und der Tuberkulinreaktion von Virulenz und Menge der infizierten Keime, Alter, Geschlecht und Lebensbedingungen der Meerschweinchen siehe SUGUWARA (1954).

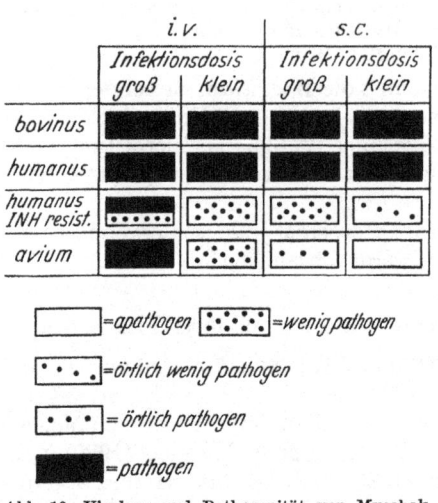

Abb. 19. Virulenz und Pathogenität von Mycobakterien verschiedener Typen für Meerschweinchen bei i.v. Prüfung (nach MEISSNER, 1959b)

Gegenüber *aviären Stämmen* ist dagegen das Meerschweinchen wesentlich resistenter; hier kommt im allgemeinen eine generalisierte Tuberkulose nur nach hohen Infektionsdosen zustande, wenn intravenös infiziert wird. Die Tiere gehen dann 4—5 Wochen nach Infektion unter dem Erscheinungsbild schwerer septischer Leber- und Milzveränderungen ein bei geringeren Lungenveränderungen (MEISSNER, 1959b). Werden Meerschweinchen subcutan mit 0,01 mg Bakterienmasse (Feuchtgewicht) aviärer Stämme infiziert, so geht die Infektion bei 73,6% der Tiere nicht über die Erkrankung des regionalen Lymphknotens hinaus. Erhöhung der Infektionsdosis auf 0,1 mg ergibt bereits einen stärkeren Lymphknotenbefall. Bei weiterer Steigerung auf 1,0 mg wird die Lymphknotenschranke in 57,2% der Fälle durchbrochen, so daß nur noch 5,3% der infizierten Meerschweinchen völlig frei von makroskopisch sichtbarer Tuberkulose sind (Untersuchungen an 339 aviär infizierten Meerschweinchen, NASSAL, 1961). Wird bei der vergleichenden Virulenzprüfung von aviären Stämmen am Meerschweinchen und Kaninchen der gleiche Infektionsmodus gewählt, so zeigen beide Species etwa die gleiche Empfindlichkeit (s. dazu auch BRETEY u. LAPORTE, 1935). BCG, photochromogene und skotochromogene Mycobakterien sind für das Meerschweinchen apathogen.

Eine besondere Rolle spielen INH-resistente humane Tuberkelbakterien. Gegen andere wirksame Chemotherapeutica, wie p-Aminosalicylsäure, Streptomycin, Thiosemicarbazone, sind zwar ebenfalls resistente Stämme beschrieben worden, doch fehlen ihnen im allgemeinen die Eigenschaften der INH-resistenten Populationen, wie sie nachstehend charakterisiert werden. COHN, KOVITZ, ODA und MIDDLEBROOK (1954), COHN, ODA, KOVITZ und MIDDLEBROOK (1954), MIDDLEBROOK (1954) sowie MIDDLEBROOK, COHN und SCHAEFER (1954) haben als erste nachgewiesen, daß bei INH-resistenten Tuberkelbakterien ein von der Höhe der Resistenz abhängiger Verlust der Katalaseaktivität zu beobachten ist. Zugleich tritt meist eine Reduktion der Virulenz für das Meerschweinchen ein. Zahlreiche Autoren haben sich mit diesem Phänomen beschäftigt, das für Tierexperiment und Klinik gleich wichtig ist (GRUNBERG, 1952; BARNETT, BUSHBY u. MITCHISON, 1953; MEISSNER, 1953b, 1954a, b, 1955a, b, 1956, 1957; PEIZER, WIDELOCK u. KLEIN, 1954;

Morse, Weiser, Kuhns, Fusillo, Dail u. Evans, 1954; Herrmann u. Gierhake, 1955; Peizer u. Widelock, 1955; Weidmann, 1955; Daddi u. Lucchesi, 1956; Knox, Meadow u. Worssam, 1956; Manten, 1956; Rist u. Kreis, 1956; Vink, Manten u. Bekker, 1956; Vischer, 1956; Wolinsky, Smith u. Steenken, 1956; Meissner u. Bönicke, 1957; Libermann, 1958 a, b; Schweiger u. Vandra, 1958; Czanik u. Kurucz, 1959; u. a. Autoren). Hier seien nur die für das Meerschweinchen experimentell interessierenden Tatsachen zusammengefaßt mitgeteilt. Die meisten Untersucher finden einen Zusammenhang zwischen Höhe der INH-Resistenz und Katalaseinaktivierung. Gegen hohe INH-Konzentrationen ($= 10\ \mu g/ml$) resistente Stämme sind meist katalasenegativ. Bei weniger hohen Resistenzen findet man häufig volle Katalaseaktivität wie bei INH-sensiblen Stämmen. Nach Meissner und Bönicke (1957) besteht eine echte Korrelation zwischen Höhe der INH-Resistenz und Katalaseinaktivierung. Ein ähnlich enger Zusammenhang besteht aber auch zwischen Höhe der Katalaseinaktivierung und der Virulenzschädigung für Meerschweinchen. ,,Die 3 Merkmale: INH-Resistenz, Katalase-Inaktivierung und Virulenzminderung sind ... nur bei Resistenz für hohe INH-Konzentrationen gekoppelt; bei geringerer Sensibilitätsminderung kommen Durchbrechungen der Kopplung häufiger vor" (Meissner, 1957). Wichtig für Untersuchungen dieser Art ist die Kenntnis der Zusammensetzung der jeweiligen Keimpopulation aus resistenten und sensiblen Anteilen, und die erwähnten gesetzmäßigen Zusammenhänge sind gültig nur für total resistente Populationen. Bei Infektion von Meerschweinchen mit Reinkulturen, die eine Mischung von INH-sensiblen und -resistenten Anteilen darstellen, richtet sich der Infektionserfolg nach dem sensiblen Teil. Wurden Resistenzbestimmungen von Reinkulturen durchgeführt, die aus den Organen derart infizierter Meerschweinchen stammten, so zeigte sich ein allmähliches Überwuchern der INH-resistenten Keime durch sensible, wie Untersuchungen von Meissner (1953 a, b, 1954 a, 1955 a, b) ergaben. Infiziert man intracutan mit Dosen von 0,01 mg, so kommt es zu leichten Nekrosen und leichter Vergrößerung der regionalen Lymphknoten, beides mit Tendenz zur Rückbildung (Gernez-Rieux, 1955; Jensen, 1955). Nach Erfahrungen von Meissner (1956) werden die Unterschiede zwischen virulenten Stämmen und INH-resistenten, avirulenten deutlicher, wenn 0,001 mg intracutan gespritzt werden. Intravenöse Infektion, die auch bei kleinsten Mengen virulenter Stämme den Tuberkulosetod der infizierten Meerschweinchen bewirkt, führt bei INH-resistenten, avirulenten Stämmen beim Meerschweinchen zwar zu Organherden, doch weisen diese eine deutliche Tendenz zur Rückbildung auf.

Bei der INH-Resistenz handelt es sich nach den bisher durchgeführten Untersuchungen um eine erbliche Eigenschaft der Tuberkelbakterien.

Bei mit INH-resistenten Tuberkelbakterien infizierten Meerschweinchen ergibt sich, wie Karlson und Ikemi (1954) zuerst beobachteten, ein besonderer Verlauf, die ,,regressive Tuberkulose der inneren Organe". Nach Meissner (1957) sowie Kracht und Meissner (1955) ist die Ursache für diesen eigenartigen Verlauf das Absterben der INH-resistenten Keime in den Organen, da mit zunehmender Versuchszeit die Züchtbarkeit der Tuberkelbakterien aus den Organen abnimmt. Kracht und Pliquett (1960) untersuchten die histopathologischen Kennzeichen dieser regressiven Tuberkulose vor allem in der Leber und fanden eine Rückbildung granulierender Tuberkel und einen reticulumzelligen Ersatz epitheloidzelliger Herde. Poppe de Figueiredo und de Paola (1957) beschrieben bei Infektion mit massiven Dosen von INH-resistenten Tuberkelbakterien das Auftreten einer kompakten Epitheloid- oder Riesenzellenpneumonie; sie sehen darin ein morphologisches Zeichen der Virulenzabschwächung. Nach Steenken, Raleigh und Smith (1961) sind katalasenegative, INH-resistente Tuberkelbakterien für solche Meerschweinchen virulent, die eine Lungensilikose zusätzlich aufweisen. Daß INH-resistente Tuberkelbakterien neben ihrer allgemeinen Virulenzminderung auch eine verminderte Toxicität polymorphkernigen Leukocyten gegenüber besitzen, zeigten NASTA, PANESCO und GEORGESCO (1958).

4. Verschiedene Infektionsarten und Infektionserfolg

Bei intramuskulärer, intravenöser, subcutaner, intraperitonealer und peroraler Infektion mit bovinen und humanen Stämmen genügender Virulenz ist in Abhängigkeit von der gewählten Infektionsdosis ein Angehen der Infektion nach einer kürzeren oder längeren Zeitspanne zu beobachten. Subcutane und intraperitoneale Impfung werden am häufigsten angewendet; die intravenöse macht wegen der anatomischen Verhältnisse Schwierigkeiten. Bei peroraler Infektion ergibt sich in erster Linie eine Infektion der Mesenteriallymphknoten, von der aus es dann zu einem disseminierten Organbefall kommen kann. Die anderen Infektionswege führen zu einer generalisierten Infektion. Nach intralumbaler Infektion bildet sich eine Meningitis aus (STEVENS, KARLSON u. FELDMAN, 1952), die die Leptomeningen von Rückenmark und Gehirn befällt. Die Infektion wird mit einer Injektionsnadel gesetzt, die zwischen dem 5. und 6. Lendenwirbel eingeführt wird. Die Absterbezeiten sind kurz. Intracerebrale Infektion führt zur Encephalitis und einer Begleitmeningitis (FELDMAN, 1930; LUZZATO, 1949; STEENKEN, WOLINSKY u. PRATT, 1951).

Tabelle 9. *Absterbezeiten (in Tagen) von Meerschweinchen nach subcutaner Infektion mit humanen Tuberkelbacillen, Stamm Tb 1* (PRIGGE, 1941)

Nummer des Tieres[1]	Absterbezeiten (in Tagen)			
	Serie A Inf.Dosis: 0,0001 mg	Serie B1 Inf.Dosis: 0,1 mg	Serie B2 Inf.Dosis: 0,1 mg	Serie C Inf.Dosis: 100 mg
1	14	10	12	10
2	15	27	13	10
3	23	34	28	20
4	27	36	30	20
5	39	39	42	25
6	41	42	44	32
7	45	43	45	33
8	45	44	45	35
9	53	52	47	38
10	57	52	52	39
11	76	53	52	39
12	76	53	57	46
13	77	53	58	48
14	83	55	65	49
15	98	61	67	49
16	111	66	68	50
17	112	68	68	52
18	114	75	69	52
19	158	76	70	54
20	161	103	71	72
Im Durchschnitt:	71	52 / 51 / 50		39

[1] Die Tiere sind nach ihrer Überlebensdauer geordnet.

Es ist ein Charakteristikum der Meerschweinchentuberkulose, daß sich die Größe der Infektionsdosis auf die Absterbezeiten nur relativ wenig auswirkt. So zeigt die Tab. 9, einer Arbeit von PRIGGE (1941) entnommen, daß erst die Erhöhung der Infektionsdosis um mehrere Zehnerpotenzen die durchschnittlichen Absterbezeiten wesentlich verkürzt.

WAGNER (1961) verglich die Verhältnisse bei Meerschweinchen und Maus bei abgestuften Infektionsdosen und fand, daß eine Abnahme der Infektionsdosis um rd. 3 Zehnerpotenzen nur geringe quantitative, nicht aber qualitative Unterschiede ergab; in allen Fällen fanden sich schwerste generalisierte Tuberkulosen. Bei der Maus dagegen, die mit den gleichen Infektionsdosen des gleichen Stammes geprüft wurde, ergaben bereits geringe Reduktionen der zur Infektion benutzten Keimmenge eine starke Verlängerung der Absterbezeiten und einen ganz wesentlich milderen und qualitativ andersartigen Verlauf der Lungentuberkulose, wie oben bereits geschildert (Tab. 10, 11).

Tabelle 10. *Infektionsversuch (Meerschweinchen) mit absteigenden Keimdosen (Mycobact. tuberc. Stamm Washington I); subcutane Infektion in der Nähe der linken Inguinallymphknoten, ausgehend von einer 5 Tage alten Dubos-Kultur*

Kulturverdünnung	Makroskopischer Befallsindex (0—4) nach Mittelung aus je 3 Werten			
	Lymphknoten	Lunge	Leber	Milz
1 : 5	4,0	3,3	2,3	3,3
1 : 10	4,0	2,6	2,8	3,3
1 : 20	4,0	2,0	1,8	3,5
1 : 50	4,0	2,3	2,0	3,0
1 : 100	4,0	2,3	1,6	2,5
1 : 200	4,0	1,6	1,5	3,2
1 : 500	4,0	1,2	0,8	3,0
1 : 1000	4,0	1,8	1,5	3,0

5. Einfluß von Hypophysen- und Nebennierenrinden-Hormonen und ihren Abwandlungsprodukten auf den Infektionsverlauf

Die Beeinflussung der experimentellen Meerschweinchentuberkulose durch ACTH und Nebennierenrinden-Hormone ist von zahlreichen Autoren untersucht worden, die zu recht divergierenden Ergebnissen gelangten. Hierfür sind sicher die unterschiedlichen Versuchsanordnungen eine der in Frage kommenden Ursachen (SCHWABE, 1960); aber wesentlich wichtiger ist, daß das Meerschweinchen zu den relativ cortisonresistenten Species gehört (SHEWELL u. LONG, 1956; LONG, 1957). Eine Acceleration der experimentellen Tuberkulose beim Meerschweinchen

Tabelle 11. *Infektionsversuch (Mäuse) mit absteigenden Keimdosen (Mycobact. tuberc. Stamm Washington I); intravenöse Infektion ausgehend von der gleichen Kultur, wie in Tab. 10 angegeben*

Kulturverdünnung	Abgestorbene Tiere			Getötete Tiere (110. Tag)
	Anzahl (von 10 Tieren je Gruppe)	Mittlere Überlebenszeit (Tage)	Makroskop. Befallsindex (0—4) der Lungen	Makroskop. Befallsindex (0—4) der Lungen
1 : 5	10	21,5	3,45	—
1 : 10	10	23,9	3,77	—
1 : 20	9	23,9	3,77	2,0
1 : 50	7	33,4	3,86	1,8
1 : 100	10	46,5	3,75	—
1 : 200	5	37,8	3,9	1,9
1 : 500	1	92,0	3,5	2,0
1 : 1000	3	63,0	3,0	2,1

berichteten SPAIN und MOLOMUT (1950), KARLSON und GAINER (1951), PARAF und DESBORDES (1951), LESCA und TEUCONI (1953), MOLOMUT und SPAIN (1953), RESCIGNO und PARELLA (1955), KRACHT und MEISSNER (1956) sowie RENOVANZ (1958). Auf die Bedeutung des Zeitpunktes der Behandlung mit Corticosteroiden wiesen TÜNNERHOFF und SCHWABE (1961) hin; sie fanden, daß die Prednisolonverabreichung vor der Infektion einen deutlich aggravierenden Einfluß ausübt im Gegensatz zu der später einsetzenden Behandlung. Beobachtungen, die einen accelerierenden Einfluß von Cortisonen auf die Meerschweinchentuberkulose nicht bestätigen konnten, wurden jedoch von BERNARD und KREIS (1951), BLOCH, VENNESLAND und GURNEY (1951), LEMAISTRE und TOMPSETT (1951), CUMMINGS und HUDGINS (1952), TONUTTI und FETZER (1952), WINNER und EVANS (1952), BAUDOT, DELAUDE, ARLET und MOREAU (1953a, b), JØRGENSEN und RINGSTED (1953), WEIMER, BOAK, BOGEN, DRUSCH, MILLER, MOSHIN und CARPENTER (1953), OKADA, FUWA und KATO (1955), BREHMER und MAASSEN (1957) und bei eigenen Versuchen (unveröff.) gemacht. Diese einander widersprechenden Befunde (s. dazu auch SCHWABE, 1960 sowie WAGNER u. DITTMAR, 1960) stehen in auffallendem Gegensatz zu der viel einheitlicheren Beurteilung der Corticoidwirkung bei Maus und Ratte. Bei diesen Tierarten spielt die phagocytäre Infektionsabwehr eine im Vergleich zur Meerschweinchentuberkulose viel größere Rolle, diese wird aber durch die Einwirkung von ACTH und Corticoiden besonders stark gehemmt, was ebenfalls bei der komplexen Wirkung dieser Stoffe berücksichtigt werden muß. Meerschweinchen-Makrophagen scheinen zudem nach Versuchen von FURNESS (1959) gegenüber Cortison resistenter zu sein als diejenigen von Maus und Ratte.

6. Auswertungsverfahren

Statistische Verfahren unter Benützung von Absterberaten werden beim Meerschweinchen weniger oft angewendet als bei der Maus; hier dominieren morphologische Kriterien. PRIGGE (1937, 1941) untersuchte die Absterbezeiten von Meerschweinchen und kam zu einer sehr großen Streuung, wie Tab. 12 zeigt. Dies

Tabelle 12. *Absterbezeiten von 14 gleichzeitig und gleichartig infizierten Tieren* (PRIGGE, 1937)

Nummer des Tieres	Lebensdauer nach Infektion (Tage)	Durchschnittl. Lebensdauer nach Infektion (Tage)
1	49	
2	52	
3	47	
4	163	91,1
5	88	
6	149	
7	90	
8	78	85,1
9	15	
10	88	
11	116	
12	78	79,0
13	153	
14	25	

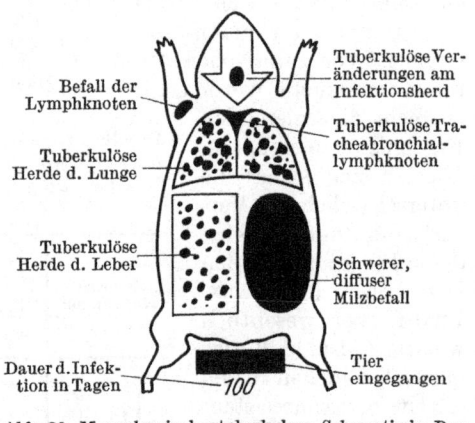

Abb. 20. Meerschweinchentuberkulose. Schematische Darstellung der gewöhnlich befallenen Organe nach experimenteller Infektion. Die Zeichnung gibt Aufschluß über die Stärke des Befalls in Milz, Leber und Lunge (nach FELDMAN u. HINSHAW, 1945)

wurde freilich bei nicht ingezüchteten Tieren beobachtet; bei Homozygoten dürfte keine so starke Streuung auftreten. Da zu immunbiologischen und chemotherapeutischen Versuchen im allgemeinen beim Meerschweinchen kleinere Tierzahlen verwendet werden als bei der Maus, muß zu besonderer Vorsicht gemahnt werden, wenn Absterbezeiten bewertet werden sollen.

FELDMAN (1943) sowie FELDMAN und HINSHAW (1945) gaben zur Erfassung der morphologischen Organveränderungen bei experimentell infizierten Meerschweinchen einen Schlüssel an, der auf einfache Weise erlaubt, Unterschiede im Schweregrad des Tuberkulosebefalls schematisch darzustellen (Abb. 20). Dieses Schema ist, unter vielfacher Modifikation, in zahlreichen chemotherapeutischen Arbeiten vieler Autoren benützt worden.

DOMAGK (1948, 1949, 1950) sowie HAN, KELLY und WOODRUFF (1953) stellten nach intraperitonealer Infektion Größe und Art der histologischen Veränderungen am Netz bei Kontrollen und behandelten Meerschweinchen fest und machten sie zur Grundlage von Vergleichen.

Eine Schnellmethode zur Auswertung antituberkulöser Substanzen gaben RUBBO und PIERSON (1953) an. Meerschweinchen wurden unter leichter Anaesthesie auf dem geschorenen Rücken an 4 Stellen intracutan mit ungefähr 10^6

Keimen eines virulenten Tuberkelbakterienstammes infiziert; die Größe des danach entstehenden Ulcus ist abhängig von der Zeit nach der Infektion; zwischen der Größe des Ulcus-Durchmessers und der Zeit besteht eine lineare Beziehung. Die Behandlung setzt nach Auftreten des Ulcus ein, d. h. nach Manifestation der tuberkulösen Infektion, und ist somit echte Chemotherapie. Die Behandlung mit einer wirksamen Substanz wird solange fortgeführt, bis die Durchmesser der Behandlungsgruppe halb so groß sind wie die der Kontrollgruppe. Der HR (healing response)-Wert lautet:

$$HR = \frac{\text{Mittl.D.}^1 \text{ der U.}^2 \text{ (Kontrollgr.)} - \text{Mittl.D. der U. (Behandlg.Gr.)}}{\text{Mittl.D. der U. (Kontrollgr.)}} \times 100.$$

[1] Durchmesser; [2] Ulcera.

HR_{50} bedeutet also: der mittlere Durchmesser der Ulcera in der Behandlungsgruppe ist in einer bestimmten Zeit um 50% kleiner als der der Kontrollgruppe.

Abgesehen von diesen Verfahren, die die tuberkulösen Veränderungen makroskopisch bewerten, spielt die histologische Diagnose der durch chemotherapeutische oder immunisierende Maßnahmen beeinflußten Meerschweinchentuberkulose eine besondere Rolle. Sie hier näher darzustellen, würde den Rahmen der vorliegenden Arbeit überschreiten. Es soll der Hinweis genügen, daß die Rückbildungs- und Ausheilungsprozesse bei wirksamer Behandlung unspezifisch sind, d. h. aus der jeweils angetroffenen histologischen Erscheinungsform kann nicht auf das diesen Prozeß bewirkende Agens geschlossen werden. HUEBSCHMANN, POTHMANN und SCHANKOWSKI (1950) betonen, daß durch Streptomycin keine qualitative Änderung der histiogenetischen Prozesse bewirkt wird. Dies dürfte für alle wirksamen Chemotherapeutica gelten.

Auf die Notwendigkeit, sich Kenntnis vom Ablauf der histologischen Reaktionen bei jeder Tierart und jedem Infektionsmodus zu verschaffen, verweist DOMAGK (1950). So konnte er feststellen, daß auch bei kleinen Infektionsdosen ($^1/_{1000}$ mg i.p.) schon in den ersten Stunden und Tagen nach der Infektion die Tuberkelbakterien in die Organe verschleppt werden, ohne daß es zu einer Vermehrung am primären Infektionsort kommt. Unkenntnis dieser Verhältnisse kann zu falschen Schlüssen hinsichtlich der therapeutischen Wirksamkeit eines geprüften Präparates führen. Zur Sichtbarmachung derartiger Reaktionen bediente sich DOMAGK (1948, 1950) mit Erfolg der gleichzeitigen Injektion von Tusche; die damit beladenen Histiocyten sind Indicatoren für den Weg der phagocytierten Tuberkelbakterien.

IV. Die experimentelle Tuberkulose des Kaninchens

1. Pathologie

Die Erscheinungen der Kaninchentuberkulose hat bereits KOCH (1884) in allgemeingültiger Weise beschrieben (s. o.). Abgesehen von den regionalen Lymphknoten sind nach Infektion mit geeigneten Stämmen die meisten Organe bereits makroskopisch sichtbar befallen. Auffallend ist dabei der häufige Befall der Nieren, wie er in dieser Form z. B. beim Meerschweinchen nicht vorkommt; überwiegend finden sich die Tuberkel in der Rinde. Andererseits ist, wiederum im Gegensatz zu den Verhältnissen beim Meerschweinchen, die Milz meist nicht so stark in Mitleidenschaft gezogen; vor allem fehlen die oft recht großen weißlich-gelben, nekrotischen Bezirke. Histologisch haben die infektiösen Granulome alle Eigenschaften echter Tuberkel: Epitheloidzellen, Lymphocyten, Riesenzellen vom Langhans-Typ. Diese sind im allgemeinen häufiger als beim Meerschweinchen.

Auch der Gehalt an säurefesten Stäbchen ist nach Infektion mit virulenten Stämmen im allgemeinen höher als beim Meerschweinchen. Diese allgemeine Charakterisierung gilt im wesentlichen für die bovine Infektion, während nach Verimpfung aviärer oder humaner Stämme sich das pathologische Erscheinungsbild wandelt (s. u.).

Auch beim Kaninchen ist die *Spontantuberkulose* äußerst selten (s. dazu FRANCIS, 1958), obwohl Aufnahme infektiösen Materials unter natürlichen Bedingungen auf oralem Wege oder aerogen gar nicht so selten vorkommen dürfte und das Kaninchen gerade aerogenen Infektionen gegenüber sehr empfindlich ist.

Ort der Ausscheidung von Tuberkelbakterien als Quelle möglicher Laborinfektionen für Mensch und Tier ist besonders der Urin, was, vor allem bei boviner Infektion, in der häufigen Beteiligung der Nieren begründet liegt. Seltener sind Faeces und Nasenschleim mit säurefesten Stäbchen beladen (LURIE, 1941).

2. Allergie und Immunität; serologische Verfahren

Hier kann auf das verwiesen werden, was bereits für das Meerschweinchen ausgeführt wurde. Gegenüber Tuberkulin ist auch das Kaninchen hochempfindlich und zeigt grundsätzlich die gleichen Reaktionen wie jenes Versuchstier.

Immunitätsversuche mit Kaninchen, von vielen Autoren publiziert, ergaben auch bei dieser Tierspecies eine Erhöhung des Tuberkuloseschutzes nach solchen Maßnahmen, die auch beim Meerschweinchen in gleicher Weise wirken. Dabei handelt es sich aber nicht nur um eine durch Vorbehandlung mit lebenden oder toten Keimen oder ihren Inhaltsstoffen bewirkte Verlängerung der Überlebenszeit nach Superinfektion mit virulenten Keimen. Unter dem Einfluß der Vorbehandlung tritt vielmehr auch eine qualitative Änderung des Tuberkuloseablaufes ein. Hier seien die Versuche von PAGEL (1931, 1937) angeführt, bei denen eine virulente Reinfektion bei Kaninchen, die vorher mit wenig virulenten Tuberkelbakterien vorinfiziert waren, nicht mehr zum typischen Bild der generalisierten Infektion führt. Es blieben jetzt nämlich Milz und Leber frei von Veränderungen, und die Nieren hatten entweder gar keine oder nur geringgradige Herde. PAGEL resumierte für diese Versuche (1937): *„Superinfektion bewirkte mithin eine fortschreitende Isolierung des tuberkulösen Prozesses auf die Lungen."* Ähnliche Befunde konnten AKSJANZEW und KREWER (1931), BIELING (1935) u. a. erheben. Besonders eingehend wurden diese Verhältnisse von SCHWARTZ (1935) untersucht. Er studierte die nach intravenöser Injektion von Tuberkelbakterien auftretenden Veränderungen bei solchen Kaninchen, die mit lebenden oder abgetöteten Keimen vorbehandelt waren. Diejenigen Tiere, die in den ersten Stunden nach der intravenösen Reinfektion nicht unter den Zeichen des Schocks eingegangen waren, überlebten zum größten Teil die ersten zwei Monate, während am Ende dieser Periode die nicht vorbehandelten Kaninchen, die gleicherweise infiziert waren, meist spontan eingingen. Diese Tiere hatten eine disseminierte Organtuberkulose; dagegen wiesen die vorbehandelten Kaninchen nur sehr spärliche Tuberkel in Milz, Leber, Nieren und Herzmuskel auf. Nach Ablauf des zweiten Monats, der der intravenösen Reinfektion folgte, kam es zu einer fortschreitenden Besserung der Lungenbefunde. SCHWARTZ weist darauf hin, daß „die angeborene Empfänglichkeit des Kaninchens *Kochschen* Bacillen gegenüber künstlich verändert" wird „und daß diese künstliche Änderung den Typus einer Erkrankung grundsätzlich umgestalten kann". Die Vorbehandlung mit lebenden Keimen geschah durch intratesticuläre Verimpfung humaner Tuberkelbakterien; zu den durch sie direkt verursachten spezifischen Veränderungen s. u.

Ähnlich wie bei den oben beschriebenen Meerschweinchenversuchen kommt es auch beim Kaninchen dann zur *Ausbildung einer kavernösen Lungentuberkulose*, wenn die Tiere vor ihrer Zweitinfektion mit BCG vorbehandelt wurden. MEDLAR (1955) gab 10 mg BCG i.v. an Kaninchen, die 6 Monate oder ein Jahr danach 0,05 mg eines virulenten bovinen Stammes, ebenfalls auf dem intravenösen Wege, erhielten. Diese Kaninchen wiesen vor allem in den caudalen und dorsalen Lungenanteilen chronische, kavernöse Veränderungen auf, die histologisch durch eine periphere fibrotische Abgrenzung gekennzeichnet waren. Zum Zentrum hin schloß sich eine innere nekrotische Zone mit ausgedehnten Leukocyteninfiltrationen und sehr viel säurefesten Stäbchen an. Abgesehen von der andersartigen Lokalisation der Kavernen, ähnelte das pathologische Bild dieser Kaninchenlungen in mancher Hinsicht der menschlichen Lungenphthise. Abweichend von den oben geschilderten Befunden waren aber hier die Nierenveränderungen sehr ausgeprägt und wohl letztlich die Todesursache.

Zu ähnlichen Ergebnissen gelangten auch japanische Autoren, denen die Erzeugung ausgedehnter Kavernen bei sensibilisierten Kaninchen gelang. Dazu wurden abgetötete, in Öl suspendierte Tuberkelbakterien benutzt; die auf diese Weise überempfindlich gemachten Tiere erhielten dann als zweite Injektion entweder lebende oder abgetötete Tuberkelbakterien direkt in die Lunge. Bei diesen Versuchen erwies sich die vorhergehende Sensibilisierung als notwendig; dies war jedoch nicht der Fall, wenn statt lebender oder abgetöteter Keime zur Erzielung kavernöser Veränderungen ein aus Tuberkelbakterien isoliertes Proteolipid benützt wurde. Hier genügte eine einzige intrapulmonale Injektion, um Kavernen hervorzurufen. Die Tatsache, daß Gewebszerfall und Einschmelzung erst dann begannen, als die Tiere tuberkulinpositiv wurden, beweist die Abhängigkeit der spezifischen pathologischen Reaktionen vom allergischen Zustand (YAMAMURA, YASAKA, NAKAMURA, OGAWA, YAMAGUCHI, ENDO u. IWAKURA, 1955; YAMAMURA, YASAKA, NAKAMURA, YAMAGUCHI, OGAWA, ENDO u. TAKEUCHI, 1955).

Eingehend wurde das Schicksal avirulenter Tuberkelbakterien untersucht, die dem Kaninchenorganismus einverleibt wurden. MEDLARS (1955) Arbeiten mit BCG zeigten, daß sich im Anschluß an die sehr hohe Infektion von 10—20 mg zwar eine große Zahl von kleinen Lungenherdchen bildet, die auch röntgenologisch erfaßt werden konnten, daß es aber zu einer völligen Rückbildung mit und ohne Narbenbildung kam. Histologisch kam es zu einer langsam anlaufenden Entzündung; die cellulären Elemente waren hauptsächlich Lymphocyten und Monocyten und wenig Riesenzellen. Nekrosen wurden nicht beobachtet; anfänglich kam es offensichtlich zu einer Vermehrung der BCG-Stäbchen (s. dazu auch die zusammenfassende Darstellung von SPIESS, 1954). Über den Mechanismus der Immunität bei der Kaninchentuberkulose siehe u. a. LURIE (1936, 1939a, b).

Die in der Serologie üblichen Verfahren lassen sich auch beim Kaninchen anwenden und können als Indicator für Schwere und Ablauf der experimentellen Tuberkulose dienen; sie können demnach auch eine Aussage über die Wirksamkeit einer chemotherapeutischen oder immunbiologischen Behandlung ermöglichen. So berichtete MEISSNER (1953a, b) über charakteristische, voneinander abweichende Kurvenverläufe bei der Hämagglutinations-Hämolyse-Reaktion nach MIDDLEBROOK und DUBOS (1948), wenn infizierte, unbehandelte Kontrollen mit solchen Tieren verglichen wurden, die INH oder Streptomycin erhalten hatten.

3. Pathogenität und Virulenz boviner, humaner und aviärer Tuberkelbakterien; verschiedene Infektionsarten

Abbildung 21 zeigt nach MEISSNER (1959b) die Verhältnisse in übersichtlicher Form.

Bovine Stämme sind nach intravenöser Infektion in großen und kleinen Dosen stark virulent. Werden Mengen von 0,01 mg verwendet, kommt es nach meist zwei Monaten zum Tuberkulosetod der Tiere (NASSAL, 1961) unter Auftreten miliarer Herde in Lunge, Niere, Milz, aber nicht immer in der Leber. Bei höheren Dosierungen kommt es zu einem schnelleren Erliegen der Tiere. Dosen von 0,01—1,0 mg, subcutan gegeben, führen nach 68—80 Tagen zum Tode (FRANCIS, 1958); COBBETT (1917) beschreibt eine Absterbezeit von 2—3 Monaten auch nach kleinsten intraperitonealen Dosen (1—10 Tuberkelbakterien). Nach dem gleichen Autor kommt es nach hohen oralen Dosen (1,0—10,0 mg) zwar zum Angehen der Infektion, aber nicht immer zum letalen Ende innerhalb einiger Monate. Wurden bovine Keime Kaninchen nach vorausgegangener Sensibilisierung mit hitzegetöteten bovinen Tuberkelbakterien intraperikardial injiziert, kam es zur Ausbildung einer spezifischen Perikarditis (POSTLETHWAIT, WILSON, SALEM, GROSSKREUTZ, SEALY u. SMITH, 1957).

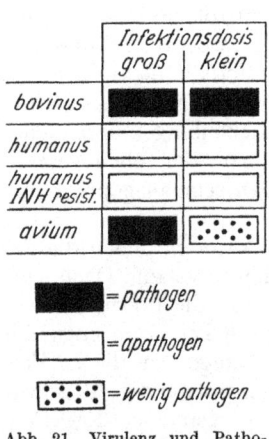

Abb. 21. Virulenz und Pathogenität von Mycobakterien verschiedener Typen für Kaninchen bei i.v. Prüfung (nach MEISSNER, 1959b).

Auf der Suche nach einem der menschlichen Tuberkulose adäquaten Tiermodell haben MEDLAR (1931, 1955), SASANO und MEDLAR (1931) und MEDLAR und SASANO (1933, 1936a, b) eingehend die Kaninchentuberkulose nach Infektion mit bovinen Keimen studiert. Die gleichmäßigsten Ergebnisse brachte die intravenöse Impfung: ausgedehnte Tuberkulose der Lungen und, sehr viel geringer, Befall von Milz, Leber und Knochenmark. Neutrophile herrschen im allgemeinen im Zellbild vor, bei fortgeschrittenem Befund findet man sehr viele nekrotische Herde. MEDLAR weist mit Nachdruck darauf hin, daß neben manchen Ähnlichkeiten die derart erzeugte Kaninchentuberkulose doch sehr viele Unterschiede gegenüber der Erkrankung des Menschen aufweist. In einem „Grundversuch", wie ihn GRÜN und KLINNER (1952) u. a. bei der Maus durchführten, wurden die Veränderungen untersucht, wie sie in engem zeitlichen Abstand von der intravenösen Infektion mit 0,05 mg eines virulenten Stammes auftraten. Die relativ hohe Infektionsdosis bewirkte rasches Absterben der Tiere (erstes Tier: 6 Wochen, letztes: 3 Monate nach Infektion); die Bewertung der histologischen Veränderungen muß dies berücksichtigen. Es ergab sich nämlich ein rasch fortschreitender, entzündlicher Lungenprozeß ohne Bildung eigentlicher Tuberkel und Riesenzellen und ohne Anzeichen einer bindegewebigen Abgrenzung. Die in den ersten 48 Std auftretenden Herdchen waren gekennzeichnet durch Septumverdickung und eine Ansammlung von Monocyten und Neutrophilen. Säurefeste Stäbchen fanden sich zahlreich im Gewebe; in kurzer Zeit bilden sich dann kleine pneumonische Herde mit sehr viel Leukocyten. Am Ende der zweiten Woche haben die Herde das Aussehen eines Abscesses, jedoch ohne Nekrose. In den Bronchien findet sich jetzt infiziertes Exsudat, das den Ausgangspunkt bildet für die endobronchiale Dissemination. Jetzt werden auch kleine fibrotische Pleuraadhäsionen beobachtet. Von der 4. Woche ab treten tiefgreifende Änderungen auf; es kommt nun zu mehr oder minder ausgedehnten Nekrosen, die von der Peripherie des Herdes aus beginnen. Diese ist durch das Auftreten noch intakter Leukocyten charakterisiert. Die Tuberkulinprobe wurde in der 3. Woche positiv, was zusammenfällt mit der Periode einer ausgedehnten Zerstörung der Tuberkelbakterien im Gewebe, die auch später nicht mehr so häufig nachzuweisen sind wie im Beginn des Prozesses. Man kann also annehmen, daß die allergische Phase ausgelöst wird durch den Keimzerfall.

Wurde die Infektionsdosis, bei sonst gleichbleibenden Versuchsbedingungen, auf 1,0 mg erhöht, so verkürzte sich die Absterbezeit, während der Charakter der Veränderungen etwa derselbe blieb. Das Ausmaß der Nekrosen war größer; säurefeste Stäbchen fanden sich in großer Zahl in den pränekrotischen Läsionen und weniger zahlreich in den Nekrosen selbst. Bei Reduktion der Infektionsdosis auf 0,001 mg ergab sich eine Verringerung des Lungenbefalls; es waren nunmehr nur noch weit verstreute Herde da. Auch bei dieser Dosis starben die Tiere nach 4—6 Monaten.

Bei Verwendung eines bovinen Stammes von herabgesetzter Virulenz, der intravenös mit 0,0001 mg infiziert wurde, kam es zur Ausbildung einer nur sehr langsam fortschreitenden Lungentuberkulose. Tiere, die 2 Jahre oder später dieser Infektion erlagen oder getötet wurden, wiesen einzelne oder mehrere Kavernen auf.

LURIE (1941) studierte die Infektionsverhältnisse nach aerogener Infektion (s. u.) und beobachtete dabei die besonders große Empfänglichkeit gegenüber dieser Infektionsart. WELLS (1948) konstruierte für derartige Versuche einen Apparat, mit dessen Hilfe die Infektion quantitativ eingestellt werden konnte. Untersuchungen von WELLS, RATCLIFFE und CRUMB (1948) gaben Aufschluß über die Größe der Tröpfchen in dem zur Infektion verwendeten Aerosol, ihrer Absetzgeschwindigkeit und ihrer Penetrationsfähigkeit in die Lungen. (Zu weiteren apparativen Einzelheiten s. ZENTNER, 1961; Angaben zur quantitativen Charakterisierung von Aerosolen stammen von WOLFE, 1961.) Als wichtiges Ergebnis dieser Versuche kann gelten, daß schon ein einzelnes Stäbchen zur Entwicklung eines Tuberkels führen kann. [Zum Problem der Infektion mittels Aerosolen siehe auch WELLS und RATCLIFFE (1945), CRUMB (1946), RATCLIFFE (1946), WELLS (1946).] In letzter Zeit ist das Problem der aerogenen Infektion, das über die hier dargestellten Probleme hinaus so große Bedeutung auch für Laboratoriumsinfektionen besitzt (s. S. 371), erneut intensiv bearbeitet worden. Die Terminologie wurde von LANGMUIR (1961) kritisch beleuchtet, und vier grundsätzliche Möglichkeiten der Übertragung von Krankheitskeimen durch die Luft werden unterschieden: Direktkontakt, Tröpfchen, Tröpfchenkerne (droplet nuclei) und Staub. „Tröpfchenkerne" sind nach diesem Autor die kleinen festen Teilchen, die nach Verdunstung des flüssigen Vehikels für längere Zeit in der Luft suspendiert bleiben und so der Verbreitung der Infektion dienen können.

RATCLIFFE und WELLS (1948a, b) fanden bei quantitativen Infektionen mit bovinen Tuberkelbakterien eine gleichmäßige Reaktion auf die eingedrungenen Erreger in den ersten vier Wochen, wobei die Rolle der Makrophagen besonders berücksichtigt wurde. Erst nach Ablauf von sechs Wochen fanden sich Verschiedenheiten in der individuellen Entwicklung der Infektion in Entsprechung zur unterschiedlich hohen Resistenz der Versuchstiere, wobei die verschieden große Fähigkeit von Blut und Geweben, die Vermehrung der Tuberkelbakterien zu hemmen, ein entscheidender Faktor zu sein scheint. Mit der gleichen Methode der quantitativen aerogenen Infektion wurde auch das Problem der Immunität nach einer Erstinfektion untersucht; auch hier scheint das zugrundeliegende Moment die durch die Erstinfektion erworbene Eigenschaft zu sein, die mit der Superinfektion eingebrachten Erreger in ihrer Vermehrung zu hemmen.

Inwieweit *bovine, INH-resistente Stämme* ihre Virulenz für das Kaninchen verloren haben, ist nur wenig untersucht, was wohl mit dem seltenen Auftreten boviner Stämme als Erreger menschlicher Tuberkulosen zusammenhängt. MEISSNER (1961) fand von 38 INH-resistenten Stämmen 16 mit fehlender Kaninchenvirulenz, obwohl die sonstigen kulturellen und biochemischen Eigenschaften für die Zugehörigkeit zum Typus bovinus sprachen. Diese Tuberkelbakterienstämme waren übrigens auch für das Meerschweinchen nicht virulent. Demnach können auch INH-resistente, bovine Stämme virulenzgeschädigt sein.

Auf *humane Stämme* spricht das Kaninchen weniger stark an; diese Eigenschaft wird bekanntlich zur Differenzierung unbekannter Stämme verwendet. Nach intravenöser Infektion mit 0,01 mg, wie dies OEHLECKER (1907) (s. dazu auch NASSAL, 1961) vorgeschlagen hatte, gehen Kaninchen nicht ein; Herde in Lungen oder Nieren sind, wenn überhaupt vorhanden, klein und zeigen Tendenz zur Rückbildung (NASSAL, 1961). Nach dem gleichen Autor kann aber die Resistenz des Kaninchens gegenüber humanen Stämmen durch sehr hohe intravenöse Infektionsdosen durchbrochen werden. Selbst nach sehr hohen subcutanen Infektionsdosen (1—100 mg) kommt es meist nicht zu einer letal verlaufenden Tuberkulose, wenn auch bei einzelnen Tieren größere Herdbildungen beobachtet wurden (COBBETT, 1917). Intraperitoneale Infektion mit großen Mengen humaner Keime (50 mg) führt besonders bei jungen Kaninchen zu einer fortschreitenden Netz-, Nieren- und Lungentuberkulose (COBBETT, 1932).

Die intratesticuläre Verimpfung von humanen Tuberkelbakterien führt nach SCHWARTZ (1935) zu ausgedehnten tuberkulösen Veränderungen am Ort der Infektion (mehr oder weniger große, zentral-nekrotische oder total verkäste Herde). Es kommt nun schon recht rasch zu Disseminierung; bereits am 13. Tage post infectionem konnten kleine Herdchen in Lungen, Leber und Milz nachgewiesen werden. Von besonderem Interesse ist aber, daß sich diese Veränderungen offenbar nicht oder kaum weiterentwickeln. Jedenfalls ergaben Sektionen, daß nach längerer Beobachtungszeit nur kleine, spärliche Herde ohne Nekrosen vorhanden waren, die sich auffällig von den Hodenherden unterschieden.

DOMAGK (1958) berichtet über das vergleichsweise bessere Angehen humaner, INH-resistenter Tuberkelbakterien beim Kaninchen, die demnach den Charakter boviner Keime angenommen hätten. Inwieweit es sich dabei um Einzelfälle oder um eine allgemeingültige Beobachtung handelt, ist wohl noch nicht untersucht.

Die Ursache für die unterschiedliche Empfindlichkeit des Kaninchens gegenüber humanen und bovinen Tuberkelbakterien ist letztlich unbekannt. LURIE (1928) kam auf Grund seiner früheren Versuche zu der Annahme, daß sich humane Keime in den Organen anfänglich schneller vermehren als bovine und deshalb einen größeren Stimulus zur Resistenzerhöhung bewirken. RICH (1944) widersprach dieser Ansicht, und LURIE (1953) gab seine ursprüngliche Annahme auf, nicht zuletzt deshalb, weil seine Arbeiten mit Aerosolen (s. S. 401) ihm zeigten, daß die Tuberkelbakterien in den resistenten Familien *keine* größere Anfangsvermehrung aufwiesen als bei den empfänglichen. Er stellte sich nunmehr auf den Standpunkt, daß sowohl Organ- wie Artresistenz um so größer sind, je stärker die Vermehrung der Tuberkelbakterien gehemmt wird — auch im Anfang der Entwicklung. Damit ist aber auch nur wieder ein Symptom der Resistenz beschrieben, nicht ihre Ursache.

PATNODE (1954) versuchte, den Resistenzunterschied auf Fettsäurefraktionen zu beziehen, die er aus Kaninchenlungen extrahierte. Sie üben in vitro einen stärker hemmenden Einfluß auf humane als auf bovine Tuberkelbakterien aus, doch konnte keine Einzelkomponente aus dem verhältnismäßig rohen Material gewonnen werden, die für diese Hemmung verantwortlich wäre.

Aviäre Stämme sind für das Kaninchen stark virulent. Genauere Versuche hierzu hat in neuester Zeit NASSAL (1961) veröffentlicht. Sie ergaben, daß intramuskuläre und subcutane Infektion häufig nicht zum Tode der Versuchstiere führt; der Sektionsbefund ergab selten einen Befall von Leber und Milz sowie unregelmäßig auftretende Herde in anderen Organen (s. dazu auch die frühen Versuche von GRIFFITH, 1911). Nach dem gleichen Autor kommt es nach intraperitonealer Infektion zu einer relativ rasch tödlich verlaufenden Tuberkulose, während orale Verimpfungen auch großer Keimmengen zu wenig ausgeprägten Infektionen führten. Intravenöse Verimpfung aviären Materials bedingt dagegen einen von der Höhe der Infektionsdosis abhängigen Infektionsverlauf, der auch bei sehr geringen Mengen zum Tuberkulosetod der Tiere führt. So kam es nach Infektion mit 0,0001 mg zu einer Absterbezeit von 200—250 Tagen; nach 0,01 mg war diese etwa 8 Wochen, und noch höhere Dosen verkürzten diese Zeit bis zu 3 Wochen. Wird sehr hoch infiziert, kommt es zur septikämischen Verlaufsform (Typ Yersin) mit starker Milz- und meist auch Leberschwellung. Nur bei Lupen- und mikroskopischer Betrachtung zeigen sich kleine Epitheloidtuberkel, meist mit starkem Bakteriengehalt. Die Lunge enthält in der Regel nur vereinzelte, die Niere keine Herde.

Werden Kaninchen mit 0,01 mg Bakterienmasse intravenös infiziert, so zeigt der makroskopische Befund typenabhängige Besonderheiten. Auch die Art der Verteilung der Bakterien ist für die einzelnen Tuberkelbakterientypen charakteristisch (s. Tab. 13). Nach MEDLAR kommt es sowohl nach aviären wie bovinen Keimen zum Tuberkulosetod der intravenös infizierten Kaninchen, doch ist der Organbefall bei beiden Keimarten grundverschieden. Während bei der bovinen Infektion der Lungenbefund im Vordergrund steht gegenüber einer wesentlich geringeren Beteiligung von Milz, Leber und Knochenmark, ist es bei der aviären Infektion gerade umgekehrt.

Tabelle 13. *Die Differenzierung des Tuberkuloseerregers durch intravenöse Infektion des Kaninchens mit 0,01 mg Bakterienfeuchtgewicht*

Erregertyp	a) Path.-anat. Befund				b) Mikroskop. Befund			
	Lunge	Leber	Milz	Niere	Lunge	Leber	Milz	Niere
Humanus	(+)	—	—	—	(+)	—	—	—
Bovinus	+	(+)	+	+	+++	(+)	+	++
Gallinaceus	—	+	+	—	+	++++	++++	+

+ = Tbk bzw. TB nachweisbar.
(+) = Tbk bzw. TB nicht obligat nachweisbar.
— = Tbk bzw. TB nicht nachweisbar.
(Nach NASSAL, 1961).

4. Empfindlichkeit verschiedener Kaninchenrassen gegenüber der experimentellen Infektion mit Tuberkelbakterien

Die Abhängigkeit der Tuberkuloseresistenz von genetisch verankerten Eigenschaften konnte in besonders klarer Weise LURIE (1941) zeigen, der seit 1932 das Verhalten verschiedener ingezüchteter Kaninchenrassen studierte, und, unabhängig von ihm, DIEHL (1947, 1950). LURIEs „Familien" unterschieden sich in ihrer Reaktion auf die eingebrachten Tuberkelbakterien sowohl quantitativ wie qualitativ. Er ermöglichte bei seinen Versuchen durch entsprechende Käfighaltung eine natürliche, aerogene Infektion.

Die hoch resistente Familie A zeigte dabei als besonders typische Eigenschaft die Abtötung oder die Vermehrungshemmung der auf hämatogenem Wege verschleppten Keime; infolgedessen bildeten sich nur wenig auffällige Herde in Nieren, Brustdrüsen, Ovarien, Nebennieren u. a. Organen. Die größten Herde waren in den Lungen lokalisiert, wo echte Kavernen auftraten, so daß bei dieser Rasse das Erscheinungsbild dem der menschlichen chronischen Lungenphthise ähnelt. Dementsprechend spielte auch die intracanaliculäre Dissemination mit ausgedehnten

Kehlkopf-, Epiglottis- und Darmherden eine größere Rolle. Histologisch imponierten die Herde durch das Auftreten großer Mengen intakter Epitheloidzellen mit geringerer Verkäsungsneigung und wenig säurefesten Stäbchen. Auffällig war die Tendenz zur Abheilung und zur bindegewebigen Abkapselung.

Dagegen zeigte die besonders empfindliche Familie F schnell fortschreitende, käsig-pneumonische Herde ohne histologische Zeichen der Vernarbung oder bindegewebigen Kapselbildung. Im Gegensatz zu den Tieren der Familie A kam es in den Bronchiallymphknoten zu einer massiven Verkäsung. Auffällig war auch eine starke Beteiligung der Pleura. Kennzeichnend war, ebenfalls im Kontrast zu den Verhältnissen bei der Familie A, die schnelle lymphogene und hämatogene Aussaat. Histologisch fiel der rasche Untergang der Epitheloidzellen auf und der Bakterienreichtum in den Makrophagen. Andere ingezüchtete Familien zeigten Übergänge bei makroskopischer und histologischer Betrachtung.

Erkennbare Beziehungen zwischen Tuberkuloseablauf und Geschlecht sowie Alter der Tiere bestanden in diesen Versuchen nicht. Erwähnenswert ist aber die unterschiedliche Reaktion dieser beiden Kaninchenrassen auf Tuberkulin. Die resistente Familie A war wenig tuberkulinempfindlich, die anfällige Familie F reagierte sehr stark auf Tuberkulin.

Nach LURIE (1944b) muß bei der Resistenz ingezüchteter Kaninchenrassen unterschieden werden zwischen dem Vermögen, die auf aerogenem Wege eingedrungenen Tuberkelbakterien zu vernichten bzw. ihr Haften zu verhindern, und der Resistenz gegenüber der sich im Anschluß daran entwickelnden Krankheit.

Als Ursache für dieses unterschiedliche Verhalten konnten die verschieden große Fähigkeit, Immunität zu erwerben, ermittelt werden (LURIE, ZAPPASODI, CARDONA-LYNCH u. DANNENBERG, 1952), ferner Unterschiede in dem Vermögen, die eingedrungenen Keime in ihrer Vermehrung zu hemmen oder zu zerstören (LURIE, ZAPPASODI u. TICKNER, 1955; ALLISON, 1960). Ebenfalls konnten Differenzen in der Antikörperbildung beobachtet werden (LURIE, ZAPPASODI, CARDONA-LYNCH u. DANNENBERG, 1952). Daß die mononucleären Makrophagen der Angehörigen von resistenten Familien größere enzymatische Fähigkeiten gegenüber bestimmten Substraten (Dehydrogenierung von Glucose-6-phosphat, Glycerinphosphat, β-Hydroxybutyrat, Glycerin-aldehyd-3-phosphat und Glutaminsäure, höhere Phosphatase-Aktivität) besitzen, konnten ALLISON, ZAPPASODI und LURIE (1961) aufzeigen.

Abweichend von dem Vorgehen von LURIE (1941), WRIGHT und LEWIS (1921), KÜSTER und KRÖNING (1938) sowie WEBER (1944) benützte DIEHL bei seinen Versuchen nicht ingezüchtete Rassen, sondern Tiere aus nicht erbreinem Material, wobei er damit rechnete, auf diesem Wege „genügend mannigfaltige genotypische Strukturen" (DIEHL, 1942) für seine Prüfungen zu erhalten. Von 70 „Kaninchen-Sippen" ausgehend, wurden 14 dieser Sippen genauer untersucht. Bei seinen Versuchen verwendete DIEHL (1941a, b, 1942, 1947, 1950, 1958) meist die intravenöse Infektion. Hierbei wird die Phase des Primärkomplexes mit seinen vielfachen Möglichkeiten der Immunisierung und Resistenzsteigerung übergangen. Auch bei diesen Versuchen stellte DIEHL sehr große Streuungen fest, wenn die Absterbezeiten untersucht wurden; bei Infektion mit $1/100$ mg i.v. 35—605 Tage! Es konnten nun zwei „Sippen" sehr deutlich hinsichtlich der Tuberkuloseform unterschieden werden. Die eine bot das Bild schwerer und schwerster Lungenveränderungen mit nur geringen Herdbildungen in anderen Körperteilen; hier war die mittlere Krankheitsdauer relativ kurz (Mittel: 118 Tage). Bei einer anderen Sippe bestanden bei geringen oder sogar fehlenden Lungenveränderungen sehr ausgeprägte Herdbildungen in der Peripherie und speziell im Gehirn. Die mittlere Krankheitsdauer war mit 179 Tagen wesentlich länger. Von besonderer Bedeutung ist jedoch, daß sich bei beiden Sippen dieses extrem ausgebildete „Formgeschehen" der Tuberkulose in acht aufeinanderfolgenden Generationen nachweisen ließ. Kreuzungsversuche mit Angehörigen dieser beiden Sippen brachten erbbiologisch klare Verhältnisse: ,,Das Prinzip, das der Ausbildung einer Lungentuberkulose beim Kaninchen entgegenwirkt oder die Absiedlung der Keime in den extrapulmonalen Organen begünstigt, vererbt sich einfach dominant. Die Formbilder mendeln" (DIEHL, 1958). Tab. 14 gibt einen guten Überblick über die Abhängigkeit der Manifestationshäufigkeit einzelner Tuberkuloseformen von der Verteilung dieser Merkmale bei den Elterntieren. Die tuberkulöse Iritis macht hier eine Ausnahme, vielleicht deswegen, weil andere Augenmanifestationen hier nicht mitberücksichtigt wurden. Folgt man DIEHL (1958) bei der Analyse der Forschungen von LURIE und DIEHL, so ist LURIE der experimentelle Nachweis einer genetisch bestimmten Resistenz gegen die Tuberkulose gelungen. DIEHL konnte ,,den Einfluß bestehender oder fehlender Anlage zu Lungentuberkulose auf das gesamte Formgeschehen bei der Tuberkulose herausarbeiten".

Die grundlegenden Arbeiten von LURIE und LURIE u. Mitarb. sowie von DIEHL muß man sich bei der Beurteilung von Versuchsergebnissen vor Augen halten, will man falsche Schlüsse vermeiden, wie sie besonders bei kleiner Tierzahl und heterogenem Tiermaterial auftreten.

Tabelle 14. *Manifestationshäufigkeit einzelner Tuberkuloseformen in Abhängigkeit von der Verteilung dieser Merkmale bei den Elterntieren* (nach DIEHL, 1942)

Merkmale	Wieviel Nachkommen sind Merkmalsträger, wenn				Allgemeine Manifestationshäufigkeit der Merkmale
	beide Eltern Merkmalsträger sind %	ein Elter Merkmalsträger ist %	beide bzw. ein Elter Merkmalsträger ist %	kein Elter Merkmalsträger ist %	%
Periphere Lymphdrüsenverkäsung .	71	52	60	36	48
Tuberkulöse Iritis	27	25	26	25	26
Tuberkulöse Gehirnherde	60	43	50	26	40
Gelenktuberkulose	—	—	39	14	15

5. Einfluß von Hypophysen- und Nebennierenrinden-Hormonen und ihren Umwandlungsprodukten auf den Infektionsverlauf

Mit Maus und Ratte gehört das Kaninchen nach SHEWELL und LONG (1959) sowie LONG (1957) zu den cortisonempfindlichen Species. Es hängt aber auch bei Kaninchenversuchen der Effekt von ACTH und Corticoiden von Höhe der Dosis und Applikationsart ab; auch der Zeitpunkt der Verabreichung ist wichtig (s. dazu auch SCHWABE, 1960).

Die meisten Untersucher fanden eine deutliche Acceleration der Kaninchentuberkulose durch Corticoide und zum Teil auch ACTH (LURIE, ZAPPASODI, DANNENBERG u. SWARTZ, 1951; FREERKSEN, 1954; JOHNSON u. DAVEY, 1954; MORGAN, WANZER u. SMITH, 1954; EVEN, SORS, DELAUDE, ROUJEAU, TROCMÉ u. COMMARE, 1955; SCHULTZ, OKAWAKI u. COLO, 1958; TAO, NAKAMURA u. SAKURAI, 1959; u. a. Autoren). BUNN und DROBECK (1952) konnten den accelerierenden Effekt von ACTH und Cortison am Kaninchenauge besonders deutlich machen.

Einzelne Experimentatoren untersuchten die Corticoidwirkung bei immunisierten Tieren. BACOS und SMITH (1953) zeigten, daß bei Kaninchen, die subcutan mit einem avirulenten humanen Tuberkelbakterienstamm vorimmunisiert waren, keine wesentliche Verschlechterung der Tuberkulose eintritt. Ähnliche Befunde erhob SPIESS (1961). Dieser Autor wies auch auf die verschiedenartige Wirkung einer derartigen Hormonbehandlung in Abhängigkeit von der Art der vorliegenden Phase der spezifischen Entzündung hin. So sah SPIESS (1960) zwar auch beim Kaninchen eine eindeutige Dämpfung exsudativer Prozesse, jedoch keinen vorteilhaften Effekt des Cortisons auf die normergische Primärinfektion.

Es wurde weiterhin versucht, beim Kaninchen den Corticoideinfluß auf einzelne Faktoren des Entzündungsprozesses zu untersuchen. So fanden Tsuji, Heki, Ito, Oshima und Takeoka (1958), daß Tuberkelbakterien in der von den Zellen völlig getrennten Körperflüssigkeit schneller wuchsen, wenn diese von cortisonbehandelten Kaninchen stammten als von Kontrolltieren.

6. Besondere Untersuchungsmethoden

Die Größe des Versuchstieres und bestimmte anatomische Besonderheiten gaben Veranlassung für die Ausarbeitung besonderer Untersuchungsmethoden, die die Entwicklung der tuberkulösen Entzündung sorgfältiger zu beobachten erlaubten.

a) Ohrkammer

Für die Beobachtung wachsender Tuberkel eignet sich die von Sandison (1924 1928) angegebene durchsichtige Ohrkammer. Verbesserungen der verwendeten Technik stammen von Clark, Kirby-Smith, Rex und Williams (1930), Ebert, Ahern und Bloch (1948) und Sanders, Dodson und Florey (1954).

b) Intracorneale Infektion

Dieser Infektionsweg ist deshalb unter den besonderen Untersuchungsmethoden aufgeführt, weil die dabei entstehende lokale Tuberkulose direkt beobachtet werden kann. Schon sehr früh wurde die Cornealtuberkulose des Kaninchens als Untersuchungsobjekt verwendet (Kostenitsch u. Wolkow, 1893; Friedrich u. Nösske, 1899; Daels, 1907; Manfredi u. Frisco, 1903). Long und Holley (1933) sowie Long, Holley und Vorwald (1933) untersuchten die Herkunft der bei der Tuberkelbildung beteiligten Zellelemente. Die zuerst auftretenden Polymorphkernigen und die später sie ersetzenden Monocyten stammen nach diesen Autoren aus Gefäßen; dies gilt auch für die Epitheloidzellen.

Die Infektion wird mit einer Tuberkulinspritze nach tiefer Äthernarkose gesetzt (Robson, 1944); die danach entstehenden, mit dem unbewaffneten Auge oder mit ophthalmologischer Apparatur mikroskopisch feststellbaren Herde erlauben, den Prozeß ohne Behandlung oder unter Therapie direkt zu verfolgen (Gardiner, Rees u. Robson, 1949). Bunn und Drobeck (1951) studierten die nach Infektion der vorderen Kammer mit humanen Tuberkelbakterien entstehenden lokalen Veränderungen und unterschieden verschiedene Schweregrade (minimal, advanced und moderately advanced). Diese sind weitgehend abhängig von der Größe der Infektionsdosis; so verursachten Infektionen mit weniger als 50000 lebenden Keimen stets nur eine Minimaltuberkulose. Auch diese Arbeitsgruppe benützte dieses Infektionsmodell zu chemotherapeutischen Auswertungen (Adair, Drobeck u. Bunn, 1951; Bunn u. Robinson, 1954).

7. Auswertungsverfahren

Es werden zur Auswertung chemotherapeutischer und immunbiologischer Präparate in erster Linie morphologische Verfahren herangezogen, die den bei der Meerschweinchentuberkulose geschilderten entsprechen. Erwähnenswert ist in diesem Zusammenhang die röntgenologische Kontrolle des Lungenbefalls, die sich infolge der Größe des Versuchstieres besser durchführen läßt als bei den anderen besprochenen Species. Sie wurde von zahlreichen Untersuchern angewendet (Greenberg, 1933; Medlar, Pesquera u. Ordway, 1944; Steenken jr., Wolinsky, Bristol u. Costigan, 1952, 1953).

V. Die experimentelle Tuberkulose des Affen

Größe und Wert dieses Versuchstieres werden nur selten Versuche mit experimentell infizierten Affen möglich und notwendig erscheinen lassen. Mehr als bei den meisten anderen Tierarten, die für Tuberkuloseversuche herangezogen werden, muß aus allgemeinen und hygienischen Gründen auf gute und räumlich ausreichende Unterbringung geachtet werden; infizierte Affen sind, ihrer Lebhaftigkeit wegen, eine besonders ernst zu nehmende Infektionsquelle, und über das an entsprechender Stelle bereits früher Gesagte hinaus muß für peinliche Einhaltung aller Sicherheitsmaßnahmen Sorge getragen werden.

LENDLE (1962) hebt für pharmakologische Versuche hervor, daß „die Unterschiede der Empfindlichkeit verschiedener Tierarten gegenüber verschiedenen Pharmaka" groß „sein können, wofür der intermediäre Stoffwechsel oder die Entwicklungshöhe eines Organs, z. B. des Hirns, verantwortlich sein mag". Der Pharmakologe „wird daher immer darauf bestehen, daß ein Stoff an verschiedenen Tierarten geprüft wird. Dies muß keineswegs immer auch am Affen geschehen, weil dessen Hirn dem menschlichen nähersteht; nach seinen Stoffwechselverhältnissen als Pflanzenfresser steht der Affe aber dem Menschen viel ferner als z. B. Hund oder Katze". Ähnliche Überlegungen gelten auch für den Tuberkuloseforscher; auch er wird, z. B. bei chemotherapeutischen Prüfungen, durchaus nicht nur auf den Affenversuch angewiesen sein.

Bei Affen der verschiedensten Ordnungen, Familien, Gattungen und Arten wurde eine natürliche oder experimentell erzeugte Tuberkulose beschrieben. Inwieweit besteht eine Rassen- und Artdisposition? Sicher sind nach den vorliegenden Beobachtungen alle Affenarten für Tuberkulose empfänglich; Altweltaffen scheinen aber stärker gefährdet zu sein als Neuweltaffen. GLÄTTLI (1950) sah die Literatur über festgestellte Affentuberkulose durch und fand ein „auffallend häufiges" Auftreten bei den Altweltaffen (Menschenaffen und Cercopitheciden); freilich handelt es sich hier um absolute Zahlen, die keinen zwingenden Schluß erlauben.

Speciesabhängige Unterschiede in der Tuberkuloseresistenz bestehen offensichtlich. So ist M. irus („Cynomolgus") und auch M. philippinensis nach Untersuchungen von HABERMANN und WILLIAMS (1957) sowie DE LEON und DE RODA (1947) resistenter als der in Versuchen besonders häufig verwendete Rhesusaffe (M. mulatta), wenn auch die letztgenannten Autoren bewiesen, daß diese Resistenz nicht absolut ist (s. hierzu auch RUCH, 1959).

1. Pathologie

Affen gehören zu den für Tuberkulose besonders empfänglichen Tierarten; sie entwickelt sich rasch bei gefangenen Tieren. Spontanerkrankungen sind häufig und zwingen den Experimentator, seine Versuchstiere sorgfältig auf etwa vorhandene Infektionen hin zu kontrollieren. Um so auffälliger ist, daß, wenigstens nach den seltenen diesbezüglichen Beobachtungen, in der freien Wildbahn lebende Affen, die keinen Kontakt mit Menschen oder menschlichen Siedlungen haben, nicht mit Tuberkulose behaftet sind (COBBETT, 1917; VALLÉE u. PANISSET, 1920; NIEBERLE, 1932; SCHROEDER, 1938a; URBAIN, 1941). Nach Untersuchungen von FREMMING, BENSON und YOUNG (1955) sowie NAIR und RAY (1954) waren Rhesusaffen, die aus indischen Waldregionen stammten und kurz nach ihrer Gefangennahme tuberkulinisiert wurden, praktisch frei von Tuberkulose. Tiere, die aus der Umgebung New Delhis kamen und in der Nähe menschlicher Siedlungen gelebt hatten, wohin sie auf der Nahrungssuche gelangen konnten, waren dagegen zu einem sehr hohen Prozentsatz tuberkulinpositiv. Man muß daher wohl annehmen, daß Affen nach ihrem Fang von den mit ihrer Wartung Beschäftigten infiziert werden, zumal sie aus Ländern kommen, in denen, wie z. B. Indien, die Tuberkulose heute noch weit verbreitet ist. Sicher begünstigen auch die Ernährungsbedingungen nach dem Fang und der Freiheitsentzug als solcher die Disposition zur Erkrankung; dazu kommt die wenigstens früher leider oft recht unzulängliche und wenig hygienische Art des Transportes.

Über Art und Häufigkeit von Tuberkulose bei Affen in der Gefangenschaft berichten viele Autoren; zoologische Gärten und Versuchslaboratorien haben hier in gleicher Weise schlechte Erfahrungen gemacht (s. hierzu LOVELL, 1930; SCHREIBER u. SCHÖNDUBE, 1933; vor allem aber FRANCIS, 1956; RUCH, 1959; u. a.). RABINOWITSCH (1907) weist in ihrer Arbeit über die spontane Affentuberkulose darauf hin, daß in zoologischen Gärten diese Erscheinung wohlbekannt sei, und daß einschlägige Beobachtungen bis zum Jahre 1843 zurückdatieren. Hier sei vor allem die Arbeit von FOX (1923) über Vorkommen und Häufigkeit der Affentuberkulose im zoologischen Garten von Philadelphia erwähnt. Bei 1050 sezierten Tieren verschiedener Ordnungen und Familien konnte in 407 Fällen eine Tuberkulose nachgewiesen werden, was dem erstaunlich hohen Prozentsatz von 38,7 entspricht. Affen der alten Welt (Simiiden und Cercopitheciden) erkrankten 2,5mal so oft wie die der neuen Welt (Cebiden), eine Erfahrung, die in ähnlicher Weise auch SCOTT (1930) bei seinem andersartig zusammengesetzten Material der zoologischen Gärten von London bestätigen konnte. Über das Vorkommen spontaner Tuberkulose gibt ferner eine Arbeit von KENNARD (1940/41) an einem ausgewählten Material Auskunft, welches zwischen 1938 und 1940 im physiologischen Laboratorium der Yale University School of Medicine anfiel. Über die Zusammensetzung orientiert Tab. 15. Die Autopsien dieser 246 Tiere ergaben eine Tuberkulose in 73 Fällen (29,4%). Bei den Rhesusaffen fand sich ein echter Tuberkulosetod in 12 Fällen, weit fortgeschrittene Tuberkulose bei 30, geringgradige bei 12 und fragliche Tuberkulose bei 8 Affen. Bei den Angehörigen anderer Arten waren die entsprechenden Zahlen: 4, 1, 2, 4. Bei den schwerkranken oder an Tuberkulose gestorbenen Tieren fand sich häufig eine Miliartuberkulose mit Lungen-, Milz- und meist auch Leberbefall. Bei weit fortgeschrittenen Infektionen waren Nieren, Mesenterium, Peritoneum, Lymphknoten und Darmkanal meist stark befallen. Bei den frühen Formen war die Infektion häufig auf Lungen und Pleura beschränkt unter Mitbeteiligung der regionären Lymphknoten. Als nächsthäufige Lokalisation ist der Darmtrakt zu nennen. Histologisch fanden sich die Zeichen einer schnell fortschreitenden Generalisation mit Verkäsung; Kalkherde wurden nicht beobachtet.

Tabelle 15. *Anteil der einzelnen Species aus* KENNARDs *Material* (s. Text)

Art	Anzahl
Macaca mulatta	218
Cercocebus torquatus atys	21
Cercocebus galeritus chrysogaster	1
Papio papio	1
Papio hamadryas	1
Erythrocebus potas	1
Cercopithecus mona mona	1
Macaca irus	1
Hybride aus Macaca mulatta u. wahrscheinlich Macaca irus	1

Die *klinischen Zeichen* der Affentuberkulose sind, vor allem im Anfang und bei noch nicht sehr weit fortgeschrittener Erkrankung, meist so gering, daß sie übersehen werden; die Tuberkulinisierung ist daher besonders wichtig (s. u.). Erst bei ausgedehnter Infektion können Apathie, Gewichtsverlust, bei Lungenbeteiligung auch Husten auftreten; es gibt aber genügend Beobachtungen über „stumme" Tuberkulosen (RIFE, 1951; RUCH, 1959).

Die *Generalisation* geht im allgemeinen sehr schnell vor sich, worauf bereits Koch (1884) hinwies. Dies ist besonders wichtig im Hinblick auf die Gefährdung des Pflegepersonals und der Käfiggenossen.

Eine genaue makroskopische und histologische Analyse der Affentuberkulose hat Nieberle (1932) gegeben. In 19 von seinen 20 Fällen saß der Primärherd in der Lunge und nur einmal im Darm (auch Francis, 1956, fand bei seinen 20 genau untersuchten Rhesusaffen, daß die Infektion über den Respirationstrakt erfolgt war; ähnliche Befunde erhob Scott (1930), während Fox (1923), Smithburn (1939) und Urbain (1941) vom Sitz des Primärherdes im Darmtrakt auf eine oral erfolgte Infektion schließen mußten). Nieberle unterscheidet zwei Reaktionsarten: einmal eine einfache Makrophagenaktivierung und zum andern, aber häufiger, echt entzündliche Vorgänge. Diese haben alle Elemente der typischen tuberkulösen Entzündung: Epitheloid- und Riesenzellen (vom Langhans-Typ). Auffallend ist stets (auch in eigenen Beobachtungen) der außerordentliche Reichtum der pneumonischen und andersartigen Veränderungen an säurefesten Stäbchen. Nach Nieberle ist das gewöhnliche Schicksal des primären Herdes die von hier ausgehende Generalisation, die in erster Linie Nieren und Milz, in geringerem Grade die Leber und nur ausnahmsweise Pankreas und Herz befällt.

Nach diesem Autor ist die Reaktion des Affen auf das Eindringen der Tuberkelbakterien nicht anergisch; alle Affenarten sind zur entzündlichen Reaktion befähigt. Damit tritt Nieberle früheren Schlußfolgerungen von Stefko (1929b) entgegen, der bei Makaken eine typische tuberkulöse Granulombildung vermißt und die Lungentuberkulose dieser Tiere als anergische Reaktion kennzeichnet. Die Entzündungsbereitschaft der Affen ist aber nach Nieberle nicht groß; dies wird mit einer geringen Anpassung des Affenorganismus an die Tuberkulose erklärt. Zu einer spontanen Abheilung scheint es nicht zu kommen; auch andere Autoren, z. B. Kalbfleisch und Nohlen (1928), fanden bei ihren histologischen Untersuchungen keine Zeichen für Abheilungsvorgänge, wenn auch Nieberle in der genannten Studie über geringe Abkapselungsbemühungen des Organismus berichtet, die jedoch die Tendenz zum Fortschreiten nicht durchbrechen können.

Die *Lungentuberkulose* der Affen, vor allem der Rhesusaffen, ist in neuer Zeit öfter für chemotherapeutische Versuche herangezogen worden, weil sie derjenigen von Menschen ähnelt, die nichtimmun und hyperergisch sind (L. H. Schmidt, 1956). Die unbehandelte Lungentuberkulose bei Macaca rhesus weist nach diesem Autor folgende Charakteristika auf: schnell fortschreitend und verkäsend mit Kavernen. Diese sind von einer dünnen Zone umgeben, die reich ist an säurefesten Stäbchen und produktiven Tuberkeln. In anderen Fällen zeigten sich pneumonische Herde in rascher Vergrößerung, die zur Verkäsung neigten.

Glättli (1950) äußerte sich in neuerer Zeit eingehender über die Histopathologie der Affentuberkulose, wobei Befunde von Schimpansen, Orang-Utan, Rhesusaffen, Mandrill, Meerkatzen, Pavian u. a. Affenarten herangezogen wurden. In Übereinstimmung mit Nieberle (1932) betonte dieser Autor, daß der Affenorganismus auf das Eindringen von Tuberkelbakterien mit einer echten, entzündlichen Reaktion antwortet; die exsudative Komponente spielt im Beginn der Auseinandersetzung eine große Rolle, vor allem in Lunge und Milz. Die einzelnen Tuberkel weisen die typischen Elemente auf: Riesenzellen vom Langhansschen Typ, epitheloidzellähnliche Gebilde, seltener echte Epitheloidzellen mit bläschenförmigem Kern und nekrotisches Zentrum. Produktive Prozesse – vor allem bei den anthropoiden Affen – haben Ansammlungen von echten Epitheloid- und Riesenzellen; kollagene Fasern werden ausgebildet. Nach Glättli hat das tuberkulöse Granulationsgewebe der Affen Gefäße.

Über die Verbreitung der Tuberkulose von Affe zu Affe unter infektionsfördernden Bedingungen unterrichtet Tab. 16 nach Ergebnissen von L. H. SCHMIDT (1956); sie zeigt das schnelle Fortschreiten der Tuberkulose, gemessen am Ausfall der Tuberkulinreaktion.

Tabelle 16. *Übertragung der tuberkulösen Infektion von Tuberkuloseträgern auf nichtimmunisierte Affen (M. rhesus).*

Zu Versuchsbeginn wurden je 4 Rhesusaffen mit röntgenologisch festgestellter Lungentuberkulose in 4 Käfigen mit 39 tuberkulinnegativen Affen zusammengesetzt (nach L. H. SCHMIDT, 1956). Weitere Erklärung s. Text.

Datum	Anzahl der Tiere mit Tuberkulinüberempfindlichkeit	
	Bei Versuchsbeginn	Neu hinzugekommene Reaktionen
28. 4. 52.	4	0
24. 7. 52		7
20. 9. 52		5
15.11. 52		6
18. 1. 53		4
25. 3. 53		11
2. 6. 53		4
22. 7. 53		2
Insgesamt		39

Als hauptsächliche *Übertragungsmöglichkeiten* sind nach RUCH (1959) zu nennen:

1. Inhalation von infektiösen Tröpfchen (air-borne infection). Wahrscheinlich spielt diese in der Praxis eine große Rolle.

2. Aufnahme infizierten Materials per os (Nahrungsmittel, infizierte Kotteilchen).

3. Direkter Kontakt (Biß; Verschmierung infektiösen Eiters, vor allem aus Hautherden).

4. Infektion mit verunreinigten Instrumenten(Thermometern,Schlundsonden, Narkosemasken u. ä.).

Die an und für sich schon geringe natürliche Resistenz der Affen gegenüber Tuberkuloseinfektionen kann durch verschiedene Einflüsse noch reduziert werden. So berichten KAYSER-PETERSEN und SPIEGEL (1939) über eine Javaneräffin (M.irus mordax), die vermutlich lange Jahre eine latente Tuberkulose hatte, welche erst durch eine Gravidität manifest wurde und letal endete. Auch andere Erkrankungen können den Schrittmacher für die Infektion machen, wozu eine eigene Beobachtung angeführt sei:

Ein am 3. 11. 1959 gelieferter Rhesusaffe wurde am 25. 2. 1960 mit rd. 300 Cercarien (Larven) von Schistosoma mansoni infiziert. Bei der Untersuchung am 12. 4. 1960 zeigten sich in den Faeces zahlreiche Eier von Schistosoma mansoni, ein Zeichen dafür, daß die experimentelle Infektion angegangen war. Die Eiausscheidung hielt sich etwa zwei Monate auf gleicher Höhe, bis am 23. 6. 1960 das Tier einging und bei der Sektion Zeichen einer disseminierten Tuberkulose aufwies.

Das histologische Bild der Leber (s. Abb. 22) zeigt zahlreiche Würmer, aber keine eigentlichen Tuberkel. Dies ist ein an sich auffälliger Befund, da im allgemeinen bei unbehandelten Tieren Eier bzw. Eigranulome, aber keine Trematoden im Lebergewebe zu finden sind. Dagegen finden sich große, verkäste Tuberkel in Lunge und Milz mit massenhaft Tuberkelbakterien (Abb. 23). Obwohl ein strenger Beweis hierfür fehlt, kann mit einer gewissen Wahrscheinlichkeit angenommen werden, daß die experimentelle Schistosomeninfektion mit einer verhältnismäßig großen Infektionsdosis die Manifestation der latenten Tuberkulose gefördert hat.

Die Abhängigkeit des Lungenbefundes von den Kreislaufverhältnissen bewiesen Versuche amerikanischer Autoren (HANLON, SCOTT u. OLSON, 1950; SCOTT, HANLON u. OLSON, 1950; OLSON, SCOTT, HANLON u. MATTERN, 1952). Operative Eingriffe, die eine Änderung der arteriellen Versorgung der Lunge oder einzelner Lungenteile bewirkten, indem beispielsweise Anastomosen zwischen einer großen Körperarterie und einer Lungenarterie oder einem Ast einer Lungenarterie hergestellt wurden, führten zu schweren, verkäsenden Prozessen. In der kontralateralen Lunge verlief die Infektion unter dem Erscheinungsbild einer miliaren Aussaat ohne größere Einschmelzungen. Die Autoren bringen diese Änderung des pathologischen Charakters in Zusammenhang mit der durch die Arterialisierung herbeigeführten höheren Sauerstoffspannung des Gewebes.

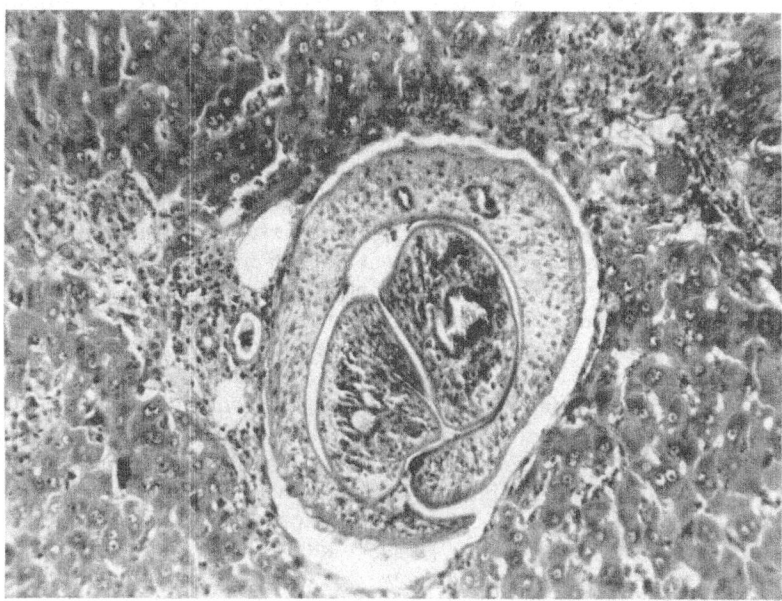

Abb. 22. Leber eines mit Schistosoma mansoni experimentell infizierten Rhesusaffen. ♂ und ♀ im Schnitt

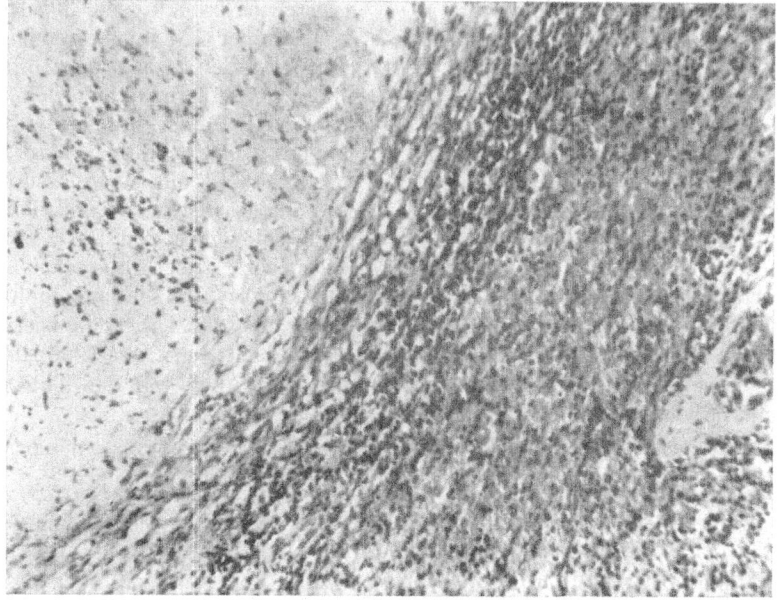

Abb. 23. Stärker vergrößerter Ausschnitt aus einem großen Milztuberkel des mit Sch. mansoni experimentell infizierten Affen. Dünne Granulationszone mit wenig Epitheloidzellen; im verkästen Zentrum einige säurefeste Stäbchen (Ziehl-Neelsen-Färbung; 168fach)

2. Allergie und Immunität

Die Korrelation zwischen dem Ausfall der Tuberkulinprobe und dem tuberkulösen Status ist in früheren Jahren nicht so eindeutig positiv beurteilt worden wie auf Grund neuerer Befunde. So kamen COBBETT und GRIFFITH (1913) auf der einen und FOX (1923) auf der anderen Seite zu entgegengesetzten Resultaten, die hier nicht näher erörtert zu werden brauchen. URBAIN (1941) fand die Tuberkulinisierung für die Diagnose sehr unzuverlässig; bei intradermaler, cutaner, subcutaner Tuberkulinisierung und der Tuberkulinprobe am Auge gaben 62 tuberkulöse Affen verschiedener Arten keine positiven Ergebnisse. Dagegen konnten SCHROEDER (1938a, b) sowie KENNARD, SCHROEDER, TRASK und PAUL (1939) dann eindeutige und sichere Tuberkulinreaktionen beobachten, wenn sie die intrapalpebrale Methode anwandten. Dabei wird Tuberkulin (Alttuberkulin oder gereinigtes Tuberkulin) in das lockere Gewebe des Oberlids gespritzt, wo es bei positivem Ausfall zu einem leicht diagnostizierbaren Erythem und Ödem vor allem bei solchen Tieren kommt, bei denen diese Region nicht pigmentiert ist. Die positiven Reaktionen unterscheiden sich quantitativ; einer einfachen Schwellung und Rötung stehen bei sehr starker Reaktion Schließung der Augenlider, unter Umständen sogar mit Geschwürsbildung und Nekrose entgegen. Im allgemeinen war bei diesen Versuchen der positive Ausfall bereits nach 24 Std erkennbar, nahm in den 2—3 folgenden Tagen an Stärke zu und bildete sich dann zurück. FRANCIS (1956) stellte bei 16 tuberkulösen Affen die Tuberkulinprobe an; 13 reagierten nach Injektion ins obere Augenlid positiv, 3 blieben auch nach wiederholter Injektion negativ, waren aber bei der Sektion tuberkulös. BENSON, FREMMING und YOUNG (1955) fanden bei einem wesentlich größeren Material sehr gute Übereinstimmung zwischen Tuberkulinprobe und autoptisch festgestellter Tuberkulose. 303 Rhesusaffen einer Kolonie, die von einer tuberkulösen Enzootie betroffen war (Typus humanus), wurden intrapalpebral tuberkulinisiert. In den ersten Untersuchungen fand sich in 84% der Fälle eine Übereinstimmung, bei fortgeschrittener Infektion sogar eine solche von fast 100% zwischen positiver Tuberkulinreaktion und gesicherter Tuberkulose. Von praktischer Bedeutung ist, daß die röntgenologische Kontrolle hinsichtlich ihrer diagnostischen Sicherheit der Tuberkulinisierung in diesen Versuchen unterlegen war. Tab. 17 zeigt nach SCHMIDT (1956) den Zusammenhang von Überlebenszeit in Monaten und Auftreten der Tuberkulinüberempfindlichkeit.

Tabelle 17. *Überlebenszeit von Affen (M. rhesus) mit natürlich erworbener Tuberkulose im Zusammenhang mit dem Zeitpunkt des Auftretens der Tuberkulinüberempfindlichkeit*
(nach L. H. SCHMIDT, 1956)

Zeit in Monaten nach Auftreten der Tuberkulinüberempfindlichkeit	Überlebende Tiere	
	Anzahl	%
0	36	100
2	28	78
4	16	44
6	10	28
8	5	14
10	3	8
12	0	0

Die röntgenologische Diagnose wird im allgemeinen als nicht zuverlässig genug angesehen, um in einem Affenbestand rechtzeitig Tuberkulosefälle zu erkennen (KENNARD u. WILLNER, 1941; BENSON, FREMMING u. YOUNG, 1955; RUCH, 1959). Zwar beurteilen DOLOWY, FRANK, COX und HESSE (1958) die Möglichkeiten der röntgenologischen Erfassung unbekannter Tuberkulosefälle besser, doch sehen auch diese Autoren darin nur ein wertvolles Hilfsmittel, aber keinen Ersatz für die Tuberkulinprobe. RUCH (1959) weist darauf hin, daß bei weit fortgeschrittener Tuberkulose die Tiere tuberkulinnegativ (anergisch) sind; hier kann aber in der Durchleuchtung die Tuberkulose entdeckt werden.

Bezüglich der *Tuberkuloseimmunität* scheint sich der Affe nicht wesentlich anders zu verhalten als andere Versuchstiere, wenn auch der z. B. durch Vorbehandlung mit BCG erreichte Schutz sicher nicht groß ist. Zwar hatten ältere Versuche (KALBFLEISCH u. NOHLEN, 1929) zu der Auffassung geführt, daß BCG keine Resistenzerhöhung gegenüber einer später erfolgten Prüfinfektion herbeiführt. Jedoch berichten bereits KIRCHNER und SCHNIEDER (1929), daß bei Mamadryas-Pavianen nach subcutaner Impfung mit hohen BCG-Dosen ein einwandfreier, wenn auch zeitlich begrenzter Schutz gegenüber Superinfektion mit mittlerer Dosis eines virulenten Stammes auftritt; sie sehen hier keinen grundsätzlichen Unterschied zwischen Affe und Meerschweinchen. FRANCIS (1956) fand, in Abhängigkeit von der gewählten BCG-Dosis, einen Schutz; unter bestimmten Versuchsbedingungen (zu niedriger BCG-Dosierung) stellte er zwar das Vorhandensein von Allergie, nicht aber Immunität fest. GOOD, HOFFMANN und L. H. SCHMIDT (1961) konnten dadurch eine relativ gute Immunisierung erzielen, daß die Vermehrung der Tuberkelbakterien nach einer virulenten Infektion durch Verabreichung von INH aufgehalten wird; der hierdurch bewirkte Schutz gegenüber seiner Superinfektion schien sogar stärker zu sein als der durch BCG.

3. Pathogenität und Virulenz verschiedener Mycobakterienarten

Affen der verschiedensten Arten scheinen nach den zahlreichen in dieser Hinsicht unternommenen Versuchen humanen und bovinen Tuberkelbakterien gegenüber in gleicher Weise empfindlich zu sein. Bereits NOCARD (1902), SCHWEINITZ, DORSET und SCHRÖDER (1902), CIPOLLINA (1903), DE JONG (1903) sowie MACFADYAN (1903) konnten bei einer Reihe kleiner Affenarten erkennen, daß bovine Stämme mindestens ebenso rasch eine Tuberkulose verursachen wie humane, vielleicht sogar in einigen Fällen eine stärkere Virulenz aufweisen. v. DUNGERN und SMIDT (1906) untersuchten Gibbons (Hylobates syndactylus und Hylobates agilis) auf Sumatra (frisch gefangen) und fanden grundsätzlich keine Virulenzunterschiede bei beiden Typen. Sie infizierten subcutan und oral; die orale Infektion mit bovinen Tuberkelbakterien führte zu einer überwiegend die Darm- und Mesenterialdrüsen befallenden Infektion, während die Verwendung eines humanen Stammes vor allem primäre Lungenherde verursachte. SMITHBURN (1939) fand bei 18 Rhesusaffen je zur Hälfte bovine und humane Stämme; dementsprechend hatten 50% dieser Tiere Infektionen des Magen-Darm-Traktes. Schon GRÜNBAUM (1901) hatte bei großen Menschenaffen (Schimpansen) das rasche Angehen einer durch bovine Tuberkelbakterien verursachten Tuberkulose beobachtet, doch fehlten Vergleichsversuche mit humanen Keimen. Ältere Untersuchungen, die ebenfalls für die große Infektiosität sowohl humaner wie boviner Keime sprechen, stammen von DIEULAFOY und KRISHABER (1883), IMLACH (1884), RAVENEL (1902), DE HAAN (1903) sowie RABINOWITSCH (1907). Nach GRIFFITH (zit. nach FRANCIS, 1939c), der die Untersuchungen verschiedener Autoren zusammenfaßte, scheinen, zumindest in England, die durch bovine Keime hervorgerufenen Infektionen häufiger zu sein als die durch humane verursachten; in Kontinentaleuropa scheinen die humanen Infektionen zu überwiegen. Wie bereits v. DUNGERN und SMIDT (1906) beobachtet hatten, geht, wenn auch mit teilweise verschiedener Lokalisation, die Infektion beim Affen gleich stark bei subcutaner wie bei oraler Infektion an. Auch die intranasale Infektion führt, in Abhängigkeit von der Größe der jeweiligen Infektionsdosis, rasch zu einer tödlich verlaufenden Infektion (FRANCIS, SPINKS u. STEWART, 1950; sowie FRANCIS, 1956).

Aviäre Tuberkelbakterien, intravenös gegeben, verursachen einen raschen Tuberkulosetod, wie dies ja auch bei anderen Species zu sehen ist. Nach oraler oder subcutaner Infektion kommt es jedoch nicht zu einem Infektionserfolg (COBBETT, 1917).

Literatur

ADAIR, CH. V., B. DROBECK and P. A. BUNN: Use of rabbit eye as a tissue to study tuberculosis. II. Effect of certain antituberculous agents upon ocular tuberculosis. Amer. Rev. Tuberc. **64**, 207 (1951).
AKSJANZEW, M. J., u. A. N. KREWER: Versuch einer pathologisch-anatomischen Charakteristik der Generalisation des Tuberkulosevirus bei verschiedenen Infektionsverfahren. (Zur Frage der experimentellen Begründung der hämatogen-disseminierten Formen der Lungentuberkulose.) Z. Tuberk. **61**, 251 (1931).
ALBERT-WEIL, J.: Les réactions cellulaires dans la tuberculose. Ann. Méd. **30**, 444 (1931).
ALLISON, M. J.: Host-parasite relationships in natively resistant and susceptible rabbits on quantitative inhalation of bovine tubercle bacilli. Doctoral thesis, 1960.
— P. ZAPPASODI and M. B. LURIE: Metabolic studies on mononuclear cells from rabbits of varying genetic resistance to tuberculosis. I. Studies on cells of normal noninfected animals. Amer. Rev. resp. Dis. **84**, 364 (1961).
ANTOPOL, W.: Anatomic changes produced in mice treated with excessive doses of cortisone. Proc. Soc. exp. Biol. (N. Y.) **73**, 262 (1950).
AOKI, K.: Über das Verhalten der Ratte gegenüber Tuberkelbazillen vom Typus humanus und Typus bovinus. Z. Hyg. **75**, 62 (1913).
ARCHIPOVA, O. P., et O. A. OUVAROVA: Rev. Tuberc. (Paris) **22**, 69 (1958).
BACOS, J. M., and D. T. SMITH: The effect of corticotropin (ACTH), dihydrostreptomycin, and corticotropin-dihydrostreptomycin on experimental bovine tuberculosis in the rabbit. Amer. Rev. Tuberc. **87**, 201 (1953).
BAKER, M. J., M. E. SCHLOSSER and H. J. WHITE: Method for evaluating antitubercular activity in mice. Ann. N. Y. Acad. Sci. **52**, 678 (1949).
BARNETT, H., R. M. BUSHBY and D. H. MITCHISON: Tubercle bacilli resistant to isoniazid: virulence and response to treatment with isoniazid in guinea pigs and mice. Brit. J. exp. Path. **34**, 568 (1953).
BARTMANN, K.: Die experimentelle Grundlage der Chemoprophylaxe der Tuberkulose mit Isonicotinsäurehydrazid (INH). Adv. Tuberc. Res. **10**, 127 (1960a).
— Tierexperimentelle Untersuchungen zu einer intermittierenden Chemotherapie und -prophylaxe der Tuberkulose. X. Mitt. Der Erfolg kontinuierlicher und intermittierender Gaben von INH und der Kombination INH-Streptomycin bei der Tuberkulose der Maus. Beitr. Klin. Tuberk. **122**, 251 (1960b).
— J. VILLNOW u. CH. SCHWARZ: Tierexperimentelle Untersuchungen zu einer intermittierenden Chemotherapie und -prophylaxe der Tuberkulose. VI. Mitt. Beitr. Klin. Tuberk. **118**, 87 (1958).
BATTEN, J. C., and R. M. MCCUNE: The influence of corticotropin and certain corticosteroids on populations of Mycobacterium tuberculosis in tissues of mice. Brit. J. exp. Path. **38**, 413 (1957).
BAUDOT, J., A. DELAUDE, J. ARLET et G. MOREAU: Influence de l'ACTH et de la cortisone sur la tuberculose expérimentale du cobaye. Presse méd. **61**, 344 (1953a).
— — — — Valeur de la streptomycine associée à la cortisone ou à l'ACTH sur la tuberculose expérimentale du cobaye. Rev. Tuberc. (Paris) **17**, 254 (1953b).
BAUMGARTEN, P.: Über Lupus und Tuberkulose, besonders der Conjunctiva. Virchows Arch. path. Anat. **82**, 397 (1880).
BENSON, R. E., B. D. FREMMING and R. J. YOUNG: A tuberculosis outbreak in a macaca mulatta colony. Amer. Rev. Tuberc. **72**, 204 (1955).
BEQUIGNON, R.: Infection tuberculeuse de la souris blanche par voie cérébrale. C. R. Soc. Biol. (Paris) **131**, 581 (1939).
BERENCSI, G., u. N. SIMON: Über die Wirkungsweise von Streptomycin und Isonikotinsäurehydrazid anhand von Modellversuchen mit abgetöteten Tuberkelbazillen. Schweiz. Z. Tuberk. **14**, 47 (1957).
BERGEL, M.: Influence of various pro-oxidant nutritional conditions on the growth in vivo of M.leprae. Leprosy Rev. **30**, 153 (1959).
BERGEY, D. H.: Manual of determinative bacteriology. 7th ed. Baltimore 1957.
BERNARD, E., u. B. KREIS: Rev. Tuberc. (Paris) **15**, 802 (1951); zit. nach BREHMER, W., u. W. MAASSEN, Zbl. Bakt. I. Orig. **170**, 620 (1957).
BESSAU, G.: Immunbiologie der Tuberkulose. I. Tuberkulinempfindlichkeit und spezifischer Tuberkuloseschutz. Klin. Wschr. **4**, 337 (1925).
BIELING, R.: Gestaltungsfaktoren der Tuberkulose. Z. Tuberk. **73**, 373 (1935).
BIRKHÄUSER, H.: Die Resistenz der Meerschweinchen-Niere gegen Tuberkulose. Schweiz. Z. Path. **13**, 455 (1950).

BLOCH, H.: Studies on the virulence of tubercle bacilli. The relationship of the physiological state of the organisms to their pathogenicity. J. exp. Med. **91**, 507 (1950).
— Experimentelle Untersuchungen zur Virulenz der Tuberkelbazillen. Schweiz. med. Wschr. **81**, 37 (1951).
— Virulence of mycobacteria. Atti del VI. Congresso Internazionale di Microbiologia. **4**, XII, 339. Rom 1953.
— Bacterial components concerned in the early phase of infection. Ciba Foundation Symp.on exp. Tuberc., p. 131. London 1955a.
— The role of bacterial multiplication in the establishment of immunity to tuberculosis. Ciba Foundation Symp.on exp. Tuberc., p. 245. London 1955b.
—, and H. NOLL: Studies on the virulence of tubercle bacilli. Variations in virulence effected by Tween 80 thiosemicarbazone. J. exp. Med. **97**, 1 (1953).
—, u. E. SUTER: Experimentelle Immunbiologie der Tuberkulose. In: Handbuch der Tuberkulose, Bd. I. Allgemeine Grundlagen. Stuttgart 1958.
— D. WIDELOCK and L. R. PEIZER: Susceptibility to isoniazid and pathogenity of tubercle bacilli. Amer. Rev. Tuberc. **68**, 734 (1953).
— Y. YOSHIHIRO and A. WALTER: Bacterial populations in experimental murine tuberculosis. II. Studies in vaccinated mice. J. inf. Dis. **106**, 223 (1960).
BLOCH, R. G., K. VENNESLAND and CL. GURNEY: The effect of cortisone on tuberculosis in the guinea pig. J. Lab. clin. Med. **38**, 133 (1951).
BÖHM, F.: Zur Frage der Rattentuberkulose. Z. ges. inn. Med. **2**, 255 (1947).
BOQUET, A., et L. NÈGRE: Contribution à l'étude de l'infection tuberculeuse chez les petits rongeurs. Ann. Inst. Pasteur **35**, 142 (1921).
BORREL, A.: Tuberculose pulmonaire expérimentale. Ann. Inst. Pasteur **7**, 593 (1893).
BREHMER, W.: Der Tierversuch im Rahmen der Tuberkulose-Diagnostik. Bundesgesundheitsblatt **2**, 74 (1959).
—, u. W. MAASSEN: Der Einfluß von Cortison auf den Ablauf des diagnostischen Tierversuches auf Tuberkulose am Meerschweinchen. Zbl. Bakt. I. Orig. **170**, 620 (1957).
BRETEY, J., et R. LAPORTE: Infection des cobayes par le bacille tuberculeux aviaire inoculé par voie veineuse. C. R. Soc. Biol. (Paris) **120**, 316 (1935).
BROCK, N., B. SCHNEIDER, W.-H. WAGNER u. W. SCHULZ: Zur Fehlerbestimmung des Therapeutischen Index. Arzneim. Forsch. **11**, 912 (1961).
BUNN, P. A., and B. DROBECK: Use of rabbit eye as a tissue to study tuberculosis. I. Development of localized ocular lesion. Amer. Rev. Tuberc. **64**, 197 (1951).
— — Use of rabbit eye as a tissue to study tuberculosis. III. Effect of adrenal hormones upon course of disease and upon certain immunologic responses. Amer. Rev. Tuberc. **66**, 175 (1952).
—, and F. ROBINSON: The use of the eye as a tissue to study tuberculosis. IV. Effect of therapy with streptomycin-isoniazid and with growth hormone (STH) upon the course of infection. Amer. Rev. Tuberc. **69**, 1016 (1954).
CALMETTE, A.: Die Schutzimpfung gegen Tuberkulose mit BCG. Leipzig 1928.
CERIOTTI, G.: On the quantitative evaluation of the activity of antituberculous drugs in experimental mouse tuberculosis. Amer. Rev. Tuberc. **69**, 104 (1954).
CHASE, M. W.: The cellular transfer of cutaneous hypersensitivity to tuberculin. Proc. Soc. exp. Biol. (N. Y.) **59**, 134 (1945).
CIPOLLINA: Beitrag zu dem Studium der Rinder- und menschlichen Tuberkulose. Berl. klin. Wschr. 8, 163 (1903).
CLARK, E. R., H. T. KIRBY-SMITH, R. O. REX and R. G. WILLIAMS: Anat. Rec. **47**, 187 (1930); zit. nach SANDERS, DODSON and FLOREY. Brit. J. Path. **35**, 331 (1954).
COBBETT, L.: The causes of tuberculosis; together with some account of the prevalence and distribution of the disease. London: Cambridge Univ. Press 1917.
— J. Path. Bact. **35**, 681 (1932).
COHN, M. L., C. KOVITZ, U. ODA and G. MIDDLEBROOK: Studies on isoniazid and tubercle bacilli. II. The growth of requirements, catalase activities, and pathogenic properties of isoniazid-resistant mutants. Amer. Rev. Tuberc. **70**, 641 (1954).
— U. ODA, C. KOVITZ and G. MIDDLEBROOK: Studies on isoniazid and tubercle bacilli. I. The isolation of isoniazid-resistant mutants in vitro. Amer. Rev. Tuberc. **70**, 465 (1954).
COLE, L. R., and C. B. FAVOUR: Correlations between plasma protein fractions, antibody titers, and the passive transfer of delayed and immediate cutaneous reactivity to tuberculin PPD and tuberculopoly saccharides. J. exp. Med. **101**, 391 (1955).
CONALTY, M. L., and E. E. GAFFNEY: Studies on isoniazid-resistant strains of Mycobacterium tuberculosis. II. Virulence for mice and guinea pigs and the growth pattern (cording) in vitro of strains resistant to 100 micrograms of isoniazid per milliliter. Amer. Rev. Tuberc. **71**, 799 (1955).

Conge, G., E. Collin, F. M. Levy and R. J. Dubos: Microscopic enumeration of mycobacteria in pulmonary lesions of tuberculous mice. Effect of prior BCG vaccination. Amer. Rev. Tuberc. **79**, 484 (1959).

Cornforth, J. W., P. D'A. Hart, R. J. W. Rees and J. A. Stock: Antituberculous effect of certain surface active polyoxaethylene ethers in mice. Nature (Lond.) **168**, 150 (1951).

Corper, H. J., and M. B. Lurie: The variability of localization of tuberculosis in the organs of different animals. I. Quantitative relations in the rabbit, guinea pig, dog and monkey. Amer. Rev. Tuberc. **14**, 662 (1926).

Coulaud, E.: Allergie et immunité produites par les bacilles morts émulsionnés dans des huiles végétales. Ann. Inst. Pasteur **61**, 355 (1938).

Couling, C. W., and R. J. W. Rees: A protective cabinet for the post-mortem examination of infected animals. J. Hyg. (Lond.) **57**, 407 (1959).

Crowle, A. J.: Immunizing constituents of the tubercle bacillus. Bact. Rev. **22**, 183 (1958a).
— Lung density as a measure of tuberculous involvement in mice. Amer. Rev. Tuberc. **77**, 681 (1958b).

Crumb, C.: The tubercle bacillus as an indicator organism in quantitative studies of air-borne infection. II. Quantitative enumeration of tubercle bacilli in vitro. Abstr. J. Bact. **52**, 258 (1946).

Cummings, M. M., M. Hoyt and R. Y. Gottshall: Passive transfer of tuberculin sensitivity in the guinea pig. Publ. Hlth Rept. (Wash.) **62**, 994 (1947).
—, and P. C. Hudgins: The influence of cortisone on tuberculin shock in the guinea pig. Dis. Chest **22**, 289 (1952).
— R. A. Patnode and P. C. Hudgins: Passive transfer of tuberculin hypersensitivity in guinea pigs using cells disrupted by sonic vibration. Amer. Rev. Tuberc. **73**, 246 (1956).

Czanik, P., u. J. Kurucz: Über die Virulenz von zur Hochresistenz gezüchteten Stämmen von M. tuberculosis. Beitr. klin. Tuberk. **120**, 34 (1959).

Daddi, G., et M. Lucchesi: Bull. Un. int. Tuberc. **26**, 286 (1956).

Daels, F.: Beitrag zum experimentellen und anatomo-pathologischen Studium der Augentuberkulose. Virchows Arch. path. Anat. **190**, Beiheft: 90 (1907).

Darzins, E.: The bacteriology of tuberculosis. Mineapolis 1958.

Desbordes, J.: Application pratique des bactéries marquées: Étude de la vitesse de dispersion du Mycobacterium tuberculosis marqué au ^{32}P chez le cobaye. Sort précoce des bacilles en la présence ou en l'absence d'hyaluronidase. C. R. Soc. Biol. (Paris) **147**, 1212 (1953).

Diehl, K.: Ist die Lehre Rankes von der isolierten Organphthise als allergisches Immunitätsphänomen tierexperimentell sichergestellt? Z. Tuberk. **87**, 293 (1941a).
— Das Erbe als Formgestalter der Tuberkulose. Experimente über die Tuberkulose bei Kaninchen. Z. Tuberk. **87**, Beiheft Nr. 80 (1941b).
— Tierexperimentelle Erbforschung bei der Tuberkulose. Beitr. Klin. Tuberk. **97**, 331 (1942).
— Die Anlage zur Lungentuberkulose. Beitrag zur tierexperimentellen Erbforschung bei der Tuberkulose. Biol. Zbl. **66**, 345 (1947).
— Die Erbfaktoren bei der Tuberkulose des Menschen und Tieres. Bibliotheca Tuberculosea H. 3. Basel 1950.
— Gestaltungsfaktoren bei der Tuberkulose in besonderer Berücksichtigung der Individualität des befallenen Organismus. Handbuch der Tuberkulose Bd. I, p. 519. Stuttgart 1958.

Dieulafoy et Krishaber: De l'inoculation du tubercule sur le singe. Arch. Physiol. norm. et path. **1883**, 424.

Dittmar, C., u. J. Sixel: Untersuchungen über die Tuberkulinallergie mit Gewebekulturen. Beitr. Klin. Tuberk. **112**, 483 (1954).

Dolowy, W. C., M. H. Frank, G. E. Cox and A. L. Hesse: Detection of pulmonary tuberculosis in laboratory monkeys by chest radiography. Amer. J. vet. Res. **19**, 225 (1958).

Domagk, G.: Die experimentellen Grundlagen einer Chemotherapie der Tuberkulose. Beitr. Klin. Tuberk. **101**, 365 (1948).
— Weitere experimentelle Untersuchungen zur Chemotherapie der Tuberkulose. Intern. Kongr. Wiesbaden, 25. bis 28. 4. 1949.
— Chemotherapie der Tuberkulose mit den Thiosemikarbazonen. Stuttgart 1950.
— Diskussionsbemerkung. Kolloquium „Bedeutung der Chemoresistenz für das Versagen der Therapie bei der Tuberkulose", Borstel, 1957. Beitr. Klin. Tuberk. **119**, 251 (1958).

Donovick, R.: The use of the mouse in experimental tuberculosis. Ann. N. Y. Acad. Sci. **52**, 671 (1949).
— C. M. McKee, W. P. Jambor and G. Rake: The use of the mouse in a standardized test for antituberculous activity of compounds of natural or synthetic origin. II. Choice of mouse strain. Amer. Rev. Tuberc. **60**, 109 (1949).

Dubos, R. J.: The experimental analysis of tuberculous infections. Experientia (Basel) **3**, 45 (1947).

Dubos, R. J.: Amer. Rev. Tuberc. **63**, 119 (1951); zit. nach Hirsch, J. G. (1955).
— Effect of metabolic factors on the susceptibility of albino mice to experimental tuberculosis. J. exp. Med. **101**, 59 (1955).
—, and C. Pierce: The effect of diet on experimental tuberculosis of mice. Amer. Rev. Tuberc. **57**, 287 (1948).
— — and W. B. Schaefer: Antituberculous immunity induced in mice by vaccination with living cultures of attenuated tubercle bacilli. J. exp. Med. **97**, 207 (1953).
—, and R. W. Schaedler: The effect of the intestinal flora on the growth rate of mice, and on their susceptibility to experimental infections. J. exp. Med. **111**, 407 (1960).
—, and W. B. Schaefer: Antituberculous immunity induced in mice by virulent primary infection. Its inhibition by chemoprophylaxis. Amer. Rev. Tuberc. **74**, 541 (1956).
Dungern, E. v., u. H. Smidt: Über die Wirkung der Tuberkelbazillenstämme des Menschen und des Rindes auf anthropoide Affen. Arb. Gesundh.-Amte (Berl.) **23**, 570 (1906).
Ebert, R. H., J. J. Ahern and R. G. Bloch: Proc. Soc. exp. Biol. **68**, 625 (1948); zit. nach Sanders, Dodson and Florey. Brit. J. Path. **35**, 331 (1954).
Eggers, H.: Untersuchungen über den Verlauf der Tuberkelbazilleninfektion bei der Maus. Inaug.-Diss. Marburg 1951.
Erhardt, A.: Die chemotherapeutische Prüfung von Wurmmitteln. Pharmazie **3**, 49 (1948).
Even, R., Ch. Sors, A. Delaude, J. Roujeau, Y. Trocmé et G. Commare: La place des hormones hypophysosurrénales dans le traitement de la tuberculose (Étude clinique, anatomo-pathologique et expérimentale). Rev. Tuberc. **19**, 1249 (1955).
Feldman, W. H.: Experimental tuberculosis by intracerebral inoculation: Studies of the subsequent morphological reactions. Amer. Rev. Tuberc. **21**, 400 (1930).
— A scheme for numerical recording of tuberculous changes in experimentally infected guinea pigs. Amer. Rev. Tuberc. **48**, 248 (1943).
—, and H. C. Hinshaw: Chemotherapeutic testing in experimental tuberculosis; suggested outline of laboratory procedures for testing antituberculous substances in experimentally infected animals. Amer. Rev. Tuberc. **51**, 582 (1945).
Fenner, F.: The enumeration of viable tubercle bacilli by surface plate counts. Amer. Rev. Tuberc. **64**, 353 (1951).
— S. P. Martin and C. H. Pierce: The enumeration of viable tubercle bacilli in cultures and infected tissues. Ann. N. Y. Acad. Sci. **52**, 751 (1949).
Fish, C. H., and G. A. Spendlove: Safety in a tuberculosis laboratory. Publ. Hlth. Rep. (Wash.) **65**, 466 (1950).
Fite, G. L., and E. W. Emmart: The selection of a bovine strain of Mycobacterium tuberculosis for studies in experimental tuberculosis. Amer. Rev. Tuberc. **68**, 220 (1953).
Fox, H.: Disease in captive wild mammals and birds. Incidence, description, comparison. Philadelphia 1923.
Francis, J.: Natural and experimental tuberculosis in monkeys; with observations on immunization and chemotherapy. J. comp. Path. **66**, 123 (1956).
— Tuberculosis in animals and man. A study in comparative pathology. London 1958.
— The effect of age on the susceptibility of guinea pigs to tuberculosis. Tubercle (Edinb.) **42**, 333 (1961).
— A. Spinks and G. T. Stewart: The toxic and antituberculous effects of two thiosemicarbazones and streptomycin in dogs, monkeys, and guinea pigs. Brit. J. Pharmacol. **5**, 549 (1950).
Freerksen, E.: Tuberkuloseablauf und tuberkulostatische Therapie beim Versuchstier unter experimentell veränderten Bedingungen im inkretorischen Apparat. Beitr. Klin. Tuberk. **112**, 138 (1954).
— Resistenz, Immunität, Allergie bei der Tuberkulose. Klin. Wschr. **34**, 881 (1956).
— Der Superinfektionsschutz bei der Tuberkulose. Dtsch. med. Wschr. **84**, 1533 u. 1617 (1959a).
— Immunität und Tuberkulose. Beitr. Klin. Tuberk. **121**, 93 (1959b).
—, u. D. Lauterbach: Zur Diagnostik der Rindertuberkulose mit unterschiedlichen Tuberkulindosen (500 TE und 5000 TE). Zbl. Bakt. I. Orig. **180**, 205 (1960).
Fremming, B. D., R. E. Benson and R. J. Young: Procurement of monkeys for radiobiological research. Sci. Mon. N. Y. **80**, 260 (1955).
Freund, J.: The mode of action of immunological adjuvants. Fortschr. Tuberk.-Forsch. **7**, 130 (1956).
Friedrich, P. L., u. H. Nösske: Studien über die Lokalisierung des Tuberkelbazillus bei direkter Einbringung desselben in den arteriellen Kreislauf (linken Ventrikel). Beitr. path. Anat. **26**, 470 (1899).
Fukuda, K.: Vergleichende Untersuchung der Tuberkulinreaktion, der tuberkelbakterienstatischen Wirkung, der Komplementbindungs- und Hämagglutinationsreaktion des

Serums in experimentell tuberkuloseinfizierten Meerschweinchen. Nagasaki med. J. **34**, 128 (1959); ref.: Zbl. ges. Tuberk.-Forsch. **82**, 267 (1959).

FURNESS, G.: Effect of cortisone on the macrophages of different species of animal. J. Bact. **77**, 461 (1959).

FUST, B., u. A. STUDER: Über die antituberkulöse Wirkung des Nikotylamids. Helv. med. Acta **18**, 449 (1951).

— — u. E. BÖHNI: Experimentelle Erfahrungen mit dem Antituberculoticum „Rimifon". Schweiz. Z. Tuberk. **9**, 226 (1952).

GAMALEJA: Profil. Med. No. 7—8 (1924) u. Osnowy Immunologii (1928); zit. nach GOLDENBERG, Z. Tuberk. **55**, 125 (1930).

GARDINER, P. A., R. J. W. REES and J. M. ROBSON: Intracorneal infection as a method for testing antituberculous substances. Brit. J. Pharmacol. **4**, 209 (1949).

GARDNER, L. U.: Studies on the tissue reactions to primary infection and reinfection with the tubercle bacillus. I. A histological examination of the omentum and other subperitoneal tissues. Amer. Rev. Tuberc. **20**, 201 (1929).

— The cellular reactions to primary infection and reinfection with the tubercle bacillus. II. The cells of the peritoneal exudate produced by the local injection of tubercle bacilli into normal and sensitized guinea pigs. Amer. Rev. Tuberc. **22**, 379 (1930).

GEBELEIN, H., u. W.-H. WAGNER: Statistische Prüfung des chemotherapeutischen Reihenversuches bei der experimentellen Mäusetuberkulose. Beitr. Klin. Tuberk. **116**, 253 (1956).

GEKS, F. J.: Häufigkeitsanalyse der Überlebenszeiten experimentell infizierter Mäuse. Z. Naturforsch. **7 b**, 313 (1952).

GENTRY, W. H.: The effects of chemotherapy upon the tuberculin skin reaction in guinea pigs infected with the H 37 Rv strain of tubercle bacilli. Amer. Rev. Tuberc. **77**, 940 (1958).

GERBER, H. R.: Tierexperimentelle Untersuchungen zur Frage der Epitheloidzellbildung im normalen und tuberkulösen Organismus unter besonderer Berücksichtigung der Tuberkulinallergie. Arch. klin. exp. Derm. **205**, 628 (1958).

GERNEZ-RIEUX, CH., A. TAQUET, C. VOISIN et M. FABRE: Virulence pour le cobaye, la souris et le hamster des bacilles résistants à l'isoniazide. Rev. Tuberc. (Paris) **19**, 1 (1955).

GLÄTTLI, H. R.: Zur pathologischen Anatomie der Affentuberkulose. Inaug. Diss. Zürich 1950.

GLOVER, R. E.: Infection of mice with Mycobacterium tuberculosis (bovis) by the respiratory route. Brit. J. exp. Path. **25**, 141 (1944).

GLOYNE, S. R., and D. S. PAGE: The reaction to B. tuberculosis in the albino rat. J. Path. Bact. **26**, 224 (1923).

GOLDENBERG, I. J..: Beitrag zur Frage über den Mechanismus der Immunität von Ratten gegen Tb. Z. Tuberk. **55**, 125 (1930).

GOOD, R. C., R. A. HOFFMANN and L. H. SCHMIDT: Relationships between tuberculin hypersensitivity and immunity. Trans. 20th Res. Conf. on Pulmonary Diseases, Vet. Admin. Armed Forces, 6.—9. 2. 1961, Memphis/Tenn., p. 246.

GRAY, D. F.: Immunity, natural anergy and artificial desensitization in experimental tuberculosis. Amer. Rev. Tuberc. **78**, 235 (1958).

—, and M. N. AFFLECK: Relationship of allergy to gross lung disease and culturable bacilli in tuberculous mice. Amer. Rev. Tuberc. **78**, 226 (1958).

GREEN, H. H.: Vet. J. **102**, 267 (1946); Proc. roy. Soc. Med. **44**, 1045 (1951); zit. nach FRANCIS. London 1958.

GREENBERG, S.: Pulmonary roentgenography of small animals. Amer. Rev. Tuberc. **27**, 137 (1933).

GRIFFITH, A. S.: Roy. Com. Tuberc. 2nd Int. Rep. Pt. II, App. vol. I (1911); zit. nach FRANCIS. London 1958.

GRIFFITH, S., and F. GRIFFITH: Rep. Roy. Comm. tuberc. **3**, 237 (1907).

GRÜN, H., u. W. KLINNER: Die experimentelle Tuberkulose der weißen Maus. Virchows Arch. path. Anat. **322**, 311 (1952).

GRUMBACH, A.: Der erbliche Einfluß auf Überlebensdauer, Organlokalisation und -manifestation im Tuberkuloseversuch. Schweiz. Z. Path. Bakt. **12**, 614 (1949).

— Der erbliche Einfluß auf Überlebensdauer, Organlokalisation und -manifestation im Tuberkuloseversuch an C_3H-Mäusen. Schweiz. Z. Path. Bakt. **15**, 715 (1952).

— Tuberkuloseversuch an genetisch reinem Mäusematerial (C3H). Bull. schweiz. Akad. med. Wiss. **9**, 167 (1953).

GRUMBACH, F.: La souris, animal de diagnostic pour différencier les souches de bacilles tuberculeux avirulentes ou de virulence atténuée pour le cobaye. Ann. Inst. Pasteur **97**, 453 (1959).

GRÜNBAUM: Die Übertragbarkeit der Perlsucht auf Affen. Verh. d. Tuberk. Kommiss. d. Ges. Dtsch. Naturforsch. u. Ärzte (1901).

GRUNBERG, E.: Minutes of the meeting of the American Association for the Advancement of Science. St. Louis/USA, 1952.
GUNN, F. D., W. J. NUNGESTER and E. T. HOUGEN: Susceptibility of the white mouse to tuberculosis. Proc. Soc. exp. Biol. (N. Y.) **31**, 527 (1934).
HAAN, J. DE: I. Experimentelle Tuberkulose. Virchows Arch. path. Anat. **174**, 1 (1903).
HABERMANN, R. T., and F. P. WILLIAMS JR.: Diseases seen at necropsy of 708 Macaca mulatta (rhesus monkey) and Macaca philippinensis (cynomolgus monkey). Amer. J. vet. Res. **18**, 419 (1957).
HAGEDORN, K.: Versuche an Ratten über den Einfluß des Vitaminmangels auf den Verlauf der Tuberkulose. Beitr. Klin. Tuberk. **70**, 389 (1928).
— Versuche an Ratten über den Einfluß des Vitaminmangels auf den Verlauf der Tuberkulose. II. Mitt.: Der Verlauf der Tuberkulose unter Vitaminmangel. Beitr. Klin. Tuberk. **72**, 1 (1929).
HAN, E. S., R. G. KELLY and C. E. WOODRUFF: Use of the guinea pig omentum as an index of the effectiveness of antimicrobials in experimental tuberculosis. Amer. Rev. Tuberc. **68**, 583 (1953).
HANLON, C. R., H. W. SCOTT jr. and B. J. OLSON: Experimental tuberculosis. I. Effects of anastomosis between systemic and pulmonary arteries on tuberculosis in monkeys. Surgery **28**, 209 (1950).
HART, P. D'ARCY, D. A. LONG and R. J. W. REES: Depression of tuberculin sensitivity in guinea pigs by certain antituberculous surface-active agents. Brit. Med. J. **1952 I**, 680.
—, and R. J. W. REES: Enhancing effect of cortisone on tuberculosis in the mouse. Lancet **1950 II**, 391.
— — Influence of certain surface-active agents on the hostparasite relationship in experimental tuberculosis. Ciba Foundation Symp.on exp. tuberc., p. 299. London 1955.
HEDGECOCK, L. W.: The effect of diet on the inducement of acquired resistance by viable and nonviable vaccines in experimental tuberculosis. Amer. Rev. Tuberc. **77**, 93 (1958).
HEHRE, E., and J. FREUND: Sensitization, antibody formation and lesions produced by tubercle bacilli in the albino rat. Arch. Path. **27**, 289 (1939).
HELMERT, E.: Experimentelle Untersuchungen über die Wirksamkeit der Tuberkulose-Schutzimpfung. Zbl. Bakt. I. Orig. **158**, 193 (1952).
HENSEL, G.: Erhöhung und Verlängerung der tuberkulösen Allergie beim Meerschweinchen durch Vorbehandlung mit abgetöteten Tuberkelbazillen in Verbindung mit Lanolin und Vaselin. Beitr. Klin. Tuberk. **90**, 387 (1937).
— Spezifischer Tuberkuloseschutz durch Allergisierung mit abgetöteten, in Lanolin und Vaselin eingebetteten Tuberkelbacillen. Ein Beitrag zum Problem der Tuberkuloseschutzimpfung. Beitr. Klin. Tuberk. **91**, 442 (1938).
HERRMANN, W., u. FR. W. GIERHAKE: Über das Verhalten sensibler und resistenter Tuberkelbakterien in Kultur und Tierversuch. Beitr. Klin. Tuberk. **113**, 265 (1955).
HIRSCH, J.: Grundlagen und Grenzen der Chemotherapie der Tuberkulose. Therapiewoche **4**, 65 (1953a).
— Über einen immunbiologischen Effekt der Chemotherapie bei der experimentellen Mäusetuberkulose. Naturwissenschaften **40**, 490 (1953b).
— Experimentelle und angewandte Chemotherapie der Tuberkulose. Ein Beitrag zum Problem: Experimentelle Forschung und medizinische Praxis. Z. Tuberk. **105**, 26 (1954).
— Ergebnisse einer langfristigen Chemotherapie bei der experimentellen Mäusetuberkulose. Zbl. Bakt. I. Orig. **164**, 123 (1955).
HIRSCH, J. G.: The antimycobacterial activity of various amines related to spermine in chemical structure. J. exp. Med. **97**, 323 (1953a).
— The essential participation of an enzyme in the inhibition of growth of tubercle bacilli by spermine. J. exp. Med. **97**, 327 (1953b).
— Spermine oxidase: an amine oxidase with specificity for spermine and spermidine. J. exp. Med. **97**, 345 (1953c).
— Biochemical factors which may influence the fate of tubercle bacilli in tissues. Ciba Foundation Symp.on exp. Tuberc. London 1955.
—, and J. R. DUBOS: The effect of spermine on tubercle bacilli. J. exp. Med. **95**, 191 (1952).
HOBBY, G. L., T. F. LENERT and I. STASKO: The biologic activity of crude extracts of BCG. Amer. Rev. Tuberc. **78**, 939 (1958).
HOWIE, J. W., and G. PORTER: J. Nutrit. **1950**, 175.
HOYT, A., M. A. THOMPSON, F. J. MOORE and C. R. SMITH: Some fractions of tubercle bacillus wax and their immunogenicity for mice. Amer. Rev. Tuberc. **80**, 216 (1959).
HUEBSCHMANN, P.: Pathologische Anatomie der Tuberkulose. Berlin 1928.
— Die pathogenetischen und pathologischen Grundlagen der menschlichen Tuberkulose. Stuttgart 1956.

HUEBSCHMANN, P., F. J. POTHMANN u. R. SCHANKOWSKI: Experimentelle und pathologisch-histologische Untersuchungen über die Streptomycinwirkung bei Tuberkulose. Z. Tuberk. **96**, 14 (1950).

HURNI, H., R. HIRT u. L. RAGAZ: Die Wirkung von PAS (p-Aminosalicylsäure) und PAS-Derivaten auf die experimentelle Mäusetuberkulose. Zugleich ein Beitrag zur Methodik der experimentellen Mäusetuberkulose. Schweiz. Z. Path. Bakt. **14**, 17 (1951).

ILAVSKY, J.: A new procedure for screening antituberculous agents. Effect of chemotherapeutic agents on mice infected with massive doses of tubercle bacilli intraperitoneally. Amer. Rev. Tuberc. **69**, 280 (1954).

IMLACH, F.: Report on the transmissibility of bovine tuberculosis through milk to young animals. Brit. med. J. **2**, 175 (1884).

JENEY, A. v.: Die Wirkung von Organextrakten auf den Ablauf der experimentellen Tuberkulose. Z. Tuberk. **79**, 364 (1938).

— Über die Allergie auslösende und steigernde Wirkung der Leberbehandlung im tuberkulösen Organismus. Z. Tuberk. **86**, 261 (1941).

JENSEN, K. A.: Second report of the subcommittee of laboratory methods of the International Union against Tuberculosis. Bull. int. Un. Tuberc. **25**, 89 (1955).

JETER, W. S., K. A. LAURENCE and P. M. SEEBOHM: Studies on delayed hypersensitivity with leucocytic extracts from guinea pigs. Bact. Proc. **1956**, 92.

JOHNSON, J. R., and W. N. DAVEY: Cortisone, corticotropin, and antimicrobial therapy in tuberculosis in animals and man. Amer. Rev. Tuberc. **70**, 623 (1954).

JONG, DE: Sem. méd. (Paris) No. 5 (1903); zit. nach v. DUNGERN u. SMIDT, Arb. Gesundh.-Amte **23**, 570 (1906).

JØRGENSEN, B., and J. RINGSTED: Inoculation of tubercle bacilli into cortisone treated guinea pigs. An attempt at improving the routine diagnosis of tuberculosis. Acta path. microbiol. scand. **32**, 465 (1953).

KALBFLEISCH, H. H., u. A. NOHLEN: Über die Spontantuberkulose der Affen. Beitr. Klin. Tuberk. **71**, 336 (1928).

— — Studien über Tuberkulose. IV. Versuche, den Ablauf der Spontan-Tuberkulose des Rhesusmakaken durch prophylaktische Einspritzung von BCG-Impfstoff zu beeinflussen. (Eine Nachprüfung der „Schutzimpfungsversuche" von CALMETTE-WILBERT.) Beitr. Klin. Tuberk. **72**, 121 (1929).

KANAI, K., G. P. YOUMANS and A. S. YOUMANS: Allergenicity of intracellular particles, cell walls, and cytoplasmic fluid from Mycobacterium tuberculosis. J. Bact. **80**, 615 (1960).

KANTOROWICZ, O., and R. J. W. REES: Safety screen for protection against splash during the inoculation of small animals. J. Path. Bact. **62**, 448 (1950).

KARLSON, A. G., and J. H. GAINER: The influence of cortisone on experimental tuberculosis of guinea pigs. Dis. Chest **20**, 469 (1951).

—, and Y. IKEMI: Comparison of the virulence for mice and guinea pigs of an isoniazid-sensitive tubercle bacillus and 15 isoniazid-resistant variants. Proc. Mayo Clin. **29**, 119 (1954).

KAYSER-PETERSEN, J. E., u. A. SPIEGEL: Über einen Fall von Affentuberkulose und über „Umgebungsuntersuchungen" bei Affen. Beitr. Klin. Tuberk. **92**, 195 (1939).

KENNARD, M. A.: Abnormal findings in 246 consecutive autopsies on monkeys. Yale J. Biol. Med. **13**, 701 (1940/41).

— O. R. SCHROEDER, J. D. TRASK and J. R. PAUL: A cutaneous test for tuberculosis in primates. Science **89**, 442 (1939).

—, and M. D. WILLNER: Tuberculosis and tuberculin tests in subhuman primates. Yale J. Biol. Med. **13**, 795 (1941).

KIEF, H.: Über gewebliche Reaktionen der Rattenlunge bei experimenteller Tuberkulose. Zbl. allg. Path. path. Anat. **96**, 403 (1957).

KIRCHHEIMER, W. F., A. R. HESS, E. M. WILLISTON and G. P. YOUMANS: Isolation of tubercle bacilli from feces and gastric contents of intravenously infected mice. Amer. Rev. Tuberc. **62**, 481 (1950).

—, and S. MALKIEL: Tuberculin shock in mice infected with tubercle bacilli. Amer. Rev. Tuberc. **68**, 629 (1953).

—, and R. S. WEISER: The tuberculin reaction. I. Passive transfer of tuberculin sensitivity with cells of tuberculous guinea pigs. Proc. Soc. exp. Biol. (N. Y.) **66**, 166 (1947).

KIRCHNER, O., u. E. A. SCHNIEDER: Schutzimpfungsversuche an Affen mit BCG und Schröderschem Impfstoff. Beitr. Klin. Tuberk. **72**, 109 (1929).

KLOSE, F., u. W. DONTENWILL: Ein Beitrag zur Frage der Wirksamkeit der B.C.G.-Schutzimpfung bei Meerschweinchen. Ärztl. Wschr. **8**, 585 (1953).

KNOX, R., P. M. MEADOW and A. R. H. WORSSAM: The relationship between the catalase activity, hydrogen peroxide sensitivity, and isoniazid resistance of mycobacteria. Amer. Rev. Tuberc. **73**, 726 (1956).

Koch, R.: Über die Ätiologie der Tuberkulose. Aus Verhandlungen des Kongresses für innere Medizin. I. Kongreß Wiesbaden 1882. Verlag F. Bergmann. Zit. bei: Gesammelte Werke von R. Koch, 1. Bd., p. 446, Leipzig 1912. Arb. Gesundh.-Amte (Berl.) **2**, 1 (1884).
— Fortsetzung der Mittheilungen über ein Heilmittel gegen Tuberkulose. Dtsch. med. Wschr. **17**, 101 (1891).
— Dtsch. med. Wschr. **17**, 101 (1891).
— Über neue Tuberkulinpräparate. I. Dtsch. med. Wschr. **23**, 209 (1897).
—, u. L. Rabinowitsch: Die Tuberkulose der Vögel und ihre Beziehung zur Säugetiertuberkulose. Virchows Arch. path. Anat. **190** (Beiheft), 246 (1907).
Kölbel, H.: Zum Wert und Reaktionsmechanismus des Neutral-Rot-Testes. Z. Hyg. **143**, 387 (1957).
Kolle, W., u. H. Schlossberger: Chemotherapeutische Versuche bei Tuberkulose. Z. Hyg. **100**, 107 (1923).
Kostenitsch, J., et M. Wolkow: Contribution à l'étude de la tuberculose aviaire chez le lapin. Arch. Méd. exp. **5**, 169 (1893).
Kracht, J., u. G. Meissner: Zur pathologischen Leistung isoniazid-resistenter Mycobakterien. Verh. Dtsch. Ges. Path. (39. Tagg. Zürich) **1955**, 134.
— — Wachstumshormon und Cortison bei experimenteller Tuberkulose mit unterschiedlicher Keimvirulenz. Frankfurt. Z. Path. **67**, 391 (1956).
—, u. R. Pliquett: Histopathologie der regressiven Tuberkulose des Meerschweinchens nach Infektion mit isoniazid-resistenten Mycobakterien. Beitr. Klin. Tuberk. **122**, 282 (1960).
Küster, E., u. F. Kröning: Der Einfluß des Genotyps und der Einfluß äußerer Faktoren auf die Tuberkuloseresistenz beim Meerschweinchen. Arb. Paul-Ehrlich-Inst. **35**, 38 (1938).
Kurylowicz, W.: Immunbiologische Prüfung des BCG-Impfstoffes. Über Erfahrungen mit der BCG-Immunisierung von Mäusen. Z. Tuberc. (Warschau) **112**, 183 (1958).
Lack, C. H.: The pathogenesis of tuberculosis as shown in studies of omental spreads. Amer. Rev. Tuberc. **73**, 362 (1956a).
— Chronic tuberculous infection in experimental animals. Amer. Rev. Tuberc. **73**, 378 (1956b).
Lagrange, E., et M.-T. Lagrange: Essais d'immunisation du cobaye contre le bacille tuberculeux au moyen de bacilles formolés. C. R. Soc. Biol. (Paris) **119**, 701 (1935).
Lange, B.: (1943) zit. nach Prigge u. Heymann. München 1957.
— R. Freund u. E. Jochimsen: Über Versuche, bei Meerschweinchen durch Vorbehandlung mit abgetöteten Tuberkelbacillen Tuberkulinempfindlichkeit und Immunität zu erzeugen. II. Mitt. Z. Hyg. **107**, 426 (1927).
Lange, L. B.: Experimental tuberculosis in rats on varied diets. II. Fat and vitamine factors. Amer. Rev. Tuberc. **11**, 241 (1925).
— Experimental tuberculosis in rats on varied diets. III. Salt factors. Amer. Rev. Tuberc. **15**, 629 (1927).
—, and N. Simmonds: Experimental tuberculosis in rats on varied diets. I. Protein and salt factors. Amer. Rev. Tuberc. **7**, 49 (1923).
Langmuir, A. D.: Epidemiology of airborne infection. Bact. Rev. **25**, 173 (1961).
LeMaistre, Ch., and R. Tompsett: The evolution of tuberculous lesions in the guinea pigs during administration of ACTH or cortisone. Amer. Rev. Tuberc. **64**, 295 (1951).
Lendle, L.: Arzneimittelnebenwirkungen in der Kritik der Pharmakologie. Münch. med. Wschr. **104**, 61 (1962).
Leon, W. de., and A. P. de Roda: Results of further experimental studies on BCG vaccine. Philipp. med. Ass. **23**, 447 (1947); zit. n. Ruch, Th. C. Philadelphia, London 1959.
Lesca, S., u. M. Teuconi: G. ital. Tuberc. **7**, 69 (1953), zit. nach Brehmer u. Maassen, Zbl. Bakt. I. Orig. **170**, 620 (1957).
Levaditi, C., et A. Vaisman: Activité antibiotique de la streptomycine dans la tuberculose expérimentale de la souris. Bull. Acad. nat. Méd. (Paris) **131**, 173, 457 (1947).
Lewandovsky, F.: Arch. Derm. Syph. (Berl.) **123**, 1 (1916); zit. nach Bloch u. Suter. Stuttgart 1958.
Libermann, C.: Étude de quelques souches de Mycobacterium tuberculosis isoniazido-résistantes et fortement pathogènes pour le cobaye. Ann. Inst. Pasteur **94**, 310 (1958a).
— Étude de quelques souches de Mycobacterium tuberculosis isoniazido-résistantes et fortement pathogènes pour le cobaye. II. Discussion des résultats. Ann. Inst. Pasteur **95**, 432 (1958b).
Lindner, F.: Über die Chemie des Tuberkulins. Behringwerkmitt. **27**, 165 (1953).
Litchfield jr., J. T.: Method for rapid graphic solution of time-per cent effect curves. J. Pharmacol. exp. Ther. **97**, 399 (1949).
Long, D. A.: Influence of cysteinamine on tuberculin sensitivity in guinea pigs. Brit. J. Pharmacol. **9**, 118 (1954).
— The influence of corticosteroids on immunological responses to bacterial infection. Int. Arch. Allergy **10**, 5 (1957).

LONG, E. R.: Experimental mouse tuberculosis. J. Bact. **27**, 102 (1934).
— The hazard of acquiring tuberculosis in the laboratory. Amer. J. Publ. Hlth. **41**, 782 (1951).
—, and S. W. HOLLEY: The origin of the epitheloid cell in experimental tuberculosis of cornea. Amer. J. Path. **9**, 337 (1933).
— — and A. J. VORWALD: A comparison of the cellular reaction in experimental tuberculosis of the cornea in animals of varying resistance. Amer. J. Path. **9**, 329 (1933).
— A. J. VORWALD and L. DONALDSON: Early cellular reaction to tubercle bacilli. Arch. Path. **12**, 956 (1931).
LOVELL, R.: The isolation of tubercle bacilli from captive and wild animals. J. comp. Path. Ther. **43**, 205 (1930).
LURIE, M. B.: The fate of human and bovine tubercle bacilli in various organs of the rabbit. J. exp. Med. **48**, 155 (1928).
— The effect of crowding upon tuberculosis in guinea pigs, acquired by contact and by inoculation. J. exp. Med. **51**, 729 (1930a).
— Air-borne contagion of tuberculosis in an animal room. J. exp. Med. **51**, 743 (1930b).
— The effect of eliminating exposure to enteric infection on the incidence and course of tuberculosis acquired by normal guinea pigs confined with tuberculous cage mates. J. exp. Med. **51**, 753 (1930c).
— On the mechanism of immunity in tuberculosis. The hostparasite relationship under the conditions of a localized agar focus of infection and the generalization of the disease in normal and immunized rabbits. J. exp. Med. **63**, 923 (1936).
— Studies on the mechanism of immunity in tuberculosis. The rôle of extracellular factors and local immunity in the fixation and inhibition of growth of tubercle bacilli. J. exp. Med. **69**, 555 (1939a).
— Studies on the mechanism of immunity in tuberculosis. The mobilization of mononuclear phagocytes in normal and immunized animals and their relative capacities for division and phagocytosis. J. exp. Med. **69**, 579 (1939b).
— Heredity, constitution and tuberculosis: An experimental study. Amer. Rev. Tuberc. **44** (Suppl.), 1 (1941).
— Experimental epidemiology of tuberculosis. The prevention of natural air-borne contagion of tuberculosis in rabbits by ultraviolet irradiation. J. exp. Med. **79**, 559 (1944a).
— Experimental epidemiology of tuberculosis. Hereditary resistance to attack by tuberculosis and to the ensuing disease and the effect of the concentration of tubercle bacilli upon these two phases of resistance. J. exp. Med. **79**, 573 (1944b).
— The nature of the virulence of human and bovine types of tubercle bacilli for the rabbit. Amer. Rev. Tuberc. **67**, 265 (1953).
— P. ZAPPASODI, E. CARDONA-LYNCH and A. M. DANNENBERG jr.: The response to intracutaneous inoculation of BCG as an index of native resistance to tuberculosis. J. Immunol. **68**, 369 (1952).
— — A. M. DANNENBERG jr. and I. B. SWARTZ: Constitutional factors in resistance to infection. The effect of cortisone on the pathogenesis of tuberculosis. Science **113**, 234 (1951).
— — and C. TICKNER: On the nature of genetic resistance to tuberculosis in the light of the host-parasite relationships in natively resistant and susceptible rabbits. Amer. Rev. Tuberc. **72**, 297 (1955).
LUZZATO, A.: Nuove osservazioni intorno all'azione della streptomicina nella tubercolosi intracerebrale della cavia (Fenomeno di Koch e terapia antibiotica). Riv. Path. nerv. ment. **70**, 438 (1949).
MACFADYAN, A.: Upon the virulence of the bacillus of bovine and human tuberculosis for monkeys. Lancet **1903**, 745.
MACKANESS, G. B.: Artificial cellular immunity against tubercle bacilli. An effect of polyoxyethylene ethers (Triton). Amer. Rev. Tuberc. **69**, 690 (1954).
MANFREDI, L., u. B. FRISCO: Experimenteller Beitrag zur Kenntnis der Rolle der Lymphdrüse als Schutzmittel gegen Tuberkulose. Zbl. Bakt. I. Ref. **32**, 295 (1903).
MANTEN, A.: Some aspects of isoniazid-resistance of tubercle bacilli. Bull. Un. int. Tuberc. **26**, 297 (1956).
MAROIS, P.: Rev. méd. Univ. Montreal **3**, 62 (1951); zit. nach WAGNER u. LAMMERS, Med. Chem. VI, 225 (1958).
MARTIN, A. R.: The use of mice in the examination of drugs for chemotherapeutic activity against Mycobacterium tuberculosis. J. Path. Bact. **58**, 580 (1946).
MASCHMANN, E., u. E. KÜSTER: Über die Reinigung des Tuberkulins. I. Hoppe-Seyler's Z. physiol. Chem. **193**, 215 (1930).
MAXIMOW, A.: Tuberculosis of mammalian tissue in vitro. J. inf. Dis. **34**, 549 (1924).
— Rôle of the nongranular blood leukocytes in the formation of the tubercle. J. inf. Dis. **37**, 418 (1925a).

Maximow, A.: Klin. Wschr. **1925** b, Nr. 31; zit. nach Goldenberg, Z. Tuberk. **55**, 125 (1930).
Mayer, E., and M. Dworski: The bactericidal action of ultraviolet irradiations of tubercle bacilli. Amer. Rev. Tuberc. **26**, 105 (1932).
— E. R. Jackson, E. S. Whiteside and C. Alverson: Experimental embolic pulmonary tuberculosis in mice. Amer. Rev. Tuberc. **69**, 419 (1954).
McCune jr., R. M., R. Tompsett and W. McDermott: Fate of Mycobacterium tuberculosis in mouse tissues as determined by the microbial enumeration technique. II. The conversion of the tuberculous infection in the latent state by the administration of pyrazinamide and a companion drug. J. exp. Med. **104**, 763 (1956).
Medlar, E. M.: Avian tuberculosis in normal and vaccinated rabbits. Amer. J. Path. **7**, 475 (1931).
— Behavior of pulmonary tuberculous lesions. A pathological study. Amer. Rev. Tuberc. **71**, no. 3, part 2, 1—244 (1955).
— G. S. Pesquera and W. H. Ordway: A comparison of roentgenograms with the pathology of experimental miliary tuberculosis in the rabbit. Amer. Rev. Tuberc. **50**, 1 (1944).
—, and K. T. Sasano: The effects of virulence of microorganisms on the histopathology of experimental pulmonary tuberculosis. Amer. Rev. Tuberc. **28**, 62 (1933).
— — A study of the pathology of experimental pulmonary tuberculosis in the rabbit. Amer. Rev. Tuberc. **34**, 456 (1936a).
— — Interplay of cells of hematopoietic tissues in rabbits infected experimentally with tubercle bacillus. Amer. J. Path. **12**, 825 (1936b).
Meissner, G.: Diskussionsbemerkung zum Thema elektrophoretische Untersuchungen. 14. Tagg. Dtsch. Ges. Hyg. Mikrobiol., Düsseldorf, 1953. Zbl. Bakt. I. Orig. **160**, 234 (1953a).
— Zur Frage der Virulenz chemoresistenter Tuberkelbakterien. I. Ein Fall mit Doppelresistenz gegen Streptomycin und Isoniazid. Beitr. Klin. Tuberk. **110**, 219 (1953b).
— Zur Frage der Virulenz chemoresistenter Tuberkelbakterien. II. In vivo INH-resistent gewordene Tuberkelbakterien. Beitr. Klin. Tuberk. **110**, 538 (1954a).
— The virulence of isoniazid-resistant tubercle bacilli, recovered from patients during treatment. Dis. Chest **26**, 15 (1954b).
— Zur Frage der Virulenz chemoresistenter Tuberkelbakterien. III. Mischungen von sensiblen und INH-resistenten Einzelkoloniekulturen. Beitr. Klin. Tuberk. **113**, 62 (1955a).
— Zur Frage der Virulenz chemoresistenter Tuberkelbakterien. IV. Die Virulenzschädigung von Sputumstämmen in Abhängigkeit von ihrer Sensibilitätsminderung gegenüber INH. Beitr. Klin. Tuberk. **113**, 280 (1955b).
— Isoniazid-resistente Tuberkelbakterien. Fortschr. Tuberk.-Forsch. **7**, 52 (1956).
— Die Virulenzabschwächung der Tuberkelbakterien unter INH-Behandlung und die Bedeutung solcher Stämme für die Tuberkulose des Menschen. Beitr. Klin. Tuberk. **117**, 186 (1957).
— Untersuchungen an atypischen Mycobakterien. II. Vergleichende tierexperimentelle Untersuchungen zur Frage ihrer Pathogenität und Virulenz. Beitr. Klin. Tuberk. **121**, 365 (1959a).
— Der Einfluß des Bazillus auf den Ablauf der Tuberkulose. Acta tuberc. scand. **37**, 5 (1959b).
— Schwierigkeiten und Möglichkeiten bei der Typendifferenzierung humaner und boviner Tuberkelbakterien. Tuberk.-Arzt **15**, 151 (1961).
—, u. R. Bönicke: Die Beziehung zwischen Katalase-Inaktivierung, Sensibilitätsminderung für Isoniazid und Virulenzschädigung für das Meerschweinchen. Untersuchungen an frisch isolierten Tuberkelbakterienstämmen mit unterschiedlicher, aber jeweils totaler INH-Resistenz. Beitr. Klin. Tuberk. **116**, 501 (1957).
Metaxas, M. N., and M. Metaxas-Buehler: Studies on the cellular transfer of tuberculin sensitivity in the guinea pig. J. Immunol. **75**, 333 (1955).
Michael, M. jr., M. M. Cummings and W. L. Bloom: Course of experimental tuberculosis in the albino rat as influenced by cortisone. Proc. Soc. exp. Biol. (N. Y.). **75**, 613 (1950).
Middlebrook, G.: Report of the Laboratory Subcommittee on Medical Research. Amer. Rev. Tuberc. **68**, 951 (1953).
— Isoniazid-resistance and catalase activity of tubercle bacilli. Amer. Rev. Tuberc. **69**, 471 (1954).
—, and M. L. Cohn: Some observations on the pathogenicity of isoniazid-resistant variants of tubercle bacilli. Science **118**, 297 (1953).
— — and W. B. Schaefer: Studies on isoniazid and tubercle bacilli. III. The isolation, drug-susceptibility, and catalase-testing of tubercle bacilli from isoniazid-treated patients. Amer. Rev. Tuberc. **70**, 852 (1954).
—, and R. J. Dubos: J. exp. Med. **88**, 521 (1948).
— R. J. Dubos and C. Pierce: Virulence and morphological characteristics of mammalian tubercle bacilli. J. exp. Med. **86**, 175 (1947).
Millman, J.: Passive transfer of resistance to tuberculosis. Amer. Rev. Resp. Dis. **85**, 30 (1962).

MILLS, M. A., and CH. A. COLWELL: Tubercle bacilli suspended in gastric mucin. Their pathogenicity for guinea pigs. Amer. Rev. Tuberc. **40**, 109 (1939).

MITCHISON, D. A.: Adaption in microorganisms. London 1953.

MOLOMUT, N., and D. M. SPAIN: Effect of minimal dose of cortisone combined with a subeffective dose of dihydrostreptomycine on experimental guinea pig tuberculosis. Amer. Rev. Tuberc. **67**, 101 (1953).

MORGAN, T., S. H. WANZER and D. T. SMITH: The effect of cortisone and streptomycin on experimentally induced pulmonary tuberculosis in rabbits. J. Bact. **67**, 257 (1954).

MORSE, W. C., O. L. WEISER, D. M. KUHNS, M. FUSILLO. M. D. DAIL and J. R. EVANS: Study of the virulence of isoniazid-resistant tubercle bacilli in guinea pigs and in mice. Amer. Rev. Tuberc. **69**, 464 (1954).

NAIR, C. P., and A. P. RAY: Tuberculin tests in diagnosis of tuberculosis in rhesus monkeys. Indian J. Tuberc. **1**, 85 (1954).

NASSAL, J.: Experimentelle Untersuchungen über die Isolierung, Differenzierung und Variabilität der Tuberkulosebakterien. Zbl. Vet.-Med. **1961**, Beiheft 2.

NASTA, M., E. PANESCO y P. GEORGESCO: Recherches sur le mécanisme d'atténuation du pouvoir pathogène des variantes isoniazido-résistantes du bacille tuberculeux. Ann. Inst. Pasteur **95**, 272 (1958).

NIEBERLE, K.: Die Tuberkulose der Tiere. A. Die Tuberkulose der Fleischfresser und der Affen. Ergebnisse der allgemeinen Pathologie und pathologischen Anatomie der Menschen und der Tiere **26**, 711 (1932).

NOCARD: Echo vét. **31**, 137 (1902); zit. nach v. DUNGERN u. SMIDT. Arb. Gesundh.-Amte (Berl.) **23**, 570 (1906).

NOUFFLARD, H.: Études sur la virulence des bacilles tuberculeux résistants à l'isoniazide. Ann. Inst. Pasteur 88, 325 (1955).

NYKA, W.: Studies on the infective particle in air-borne tuberculosis. I. Observations in mice infected with a bovine strain of M. tuberculosis. Amer. Rev. Resp. Dis. 85, 33 (1962).

— J. F. FAHERTY, L. C. MALONE and J. S. KISER: A histological study of the pathogenesis of tuberculosis in mice experimentally infected with bacilli of human type. Exp. Med. Surg. **12**, 367 (1954).

OKADA, H., H. FUWA u. T. KATO: Kekkaku **30**, 259 (1955); zit. nach BREHMER u. MAASSEN. Zbl. Bakt. I. Orig. **170**, 620 (1957).

OLSON, B. J., H. W. SCOTT jr., C. R. HANLON and C. F. T. MATTERN: Experimental tuberculosis. III. Further observations on the effects of alteration of the pulmonary arterial circulation on tuberculosis in monkeys. Amer. Rev. Tuberc. **65**, 48 (1952).

ORLOWSKI, E. H.: Verlauf der experimentellen Tuberkulose des Meerschweinchens nach Infektion mit Mycobakterienstämmen unterschiedlicher Virulenz und nach Superinfektion. Beitr. Klin. Tuberk. **117**, 208 (1957).

ORNSTEIN, G. G., and M. M. STEINBACH: The resistance of the albino rat to infection with tubercle bacilli. Amer. Rev. Tuberc. **12**, 77 (1925).

OSWALD, N. S.: Behavior of tubercle bacilli following their intravenous injection into a resistant animal (rat). Arch. Path. **29**, 678 (1940).

PAGEL, W.: Zur Frage der Abstammung der Exsudatzellen bei käsiger Pneumonie. Beitr. Klin. Tuberk. **61**, 221 (1925a).

— Über eine einfache Darstellung der Lungencapillaren am Gewebsschnitt. Beitr. Klin. Tuberk. **61**, 301 (1925b).

— Die Gewebsreaktionen des Meerschweinchens bei der experimentellen Infektion mit Tuberkelbacillen. Beiträge zur Pathohistologie der Meerschweinchentuberkulose. I. Mitt. Beitr. Klin. Tuberk. **61**, 641 (1925c).

— Untersuchungen über die Histologie des tuberkulösen Primäraffektes der Meerschweinchenlunge. Beiträge zur Pathohistologie der Meerschweinchentuberkulose. II. Mitt. Beitr. Klin. Tuberk. **61**, 678 (1925d).

— Bemerkungen über Versuche einer Beeinflussung der Meerschweinchentuberkulose, gemessen am histologischen Bilde, mit besonderer Berücksichtigung der Kavernenfrage und der Gefäßwandreaktionen (Siegmundschen Intimagranulome). Beiträge zur Pathohistologie der Meerschweinchentuberkulose. III. Mitt. Beitr. Klin. Tuberk. **63**, 160 (1926).

— Über die tuberkulöse Herdbildung bei intratrachealer Infektion des Kaninchens. Beiträge zur Pathohistologie der Meerschweinchentuberkulose. IV. Mitt. Beitr. Klin. Tuberk. **66**, 423 (1927a).

— Über die Morphologie des durch intratracheale Infektion erzeugten Lungenherdes bei Meerschweinchentuberkulose. Beiträge zur Pathohistologie der Meerschweinchentuberkulose. V. Mitt. Beitr. Klin. Tuberk. **66**, 588 (1927b).

— Zur Morphologie der Überempfindlichkeits- und Immunitätserscheinungen. Z. exp. Med. **77**, 396 (1931).

PAGEL, W.: Immunität. Aus: Therapie der Tuberkulose, Bd. I, Leiden 1937.
— Experimental tuberculosis. Observations on tissue reaction and natural resistance. Amer. Rev. Tuberc. **42**, 58 (1940).
— Tubercles and foreign-body granulomata. Experiments in mice and guinea pigs. Amer. Rev.Tuberc. **46**, 295 (1942).
PALLASKE, G.: Pathologische Anatomie und Pathogenese der spontanen Tuberkulose der Tiere. Stuttgart 1961.
PARAF, J., et J. DESBORDES: Cortisone — ACTH et tuberculose. Presse méd. **59**, 206 (1951).
PATERSON, R. C.: Amer. Rev. Tuberc. **1**, 353 (1917); zit. nach BLOCH u. SUTER. Stuttgart 1958.
PATNODE, R. A.: Tissue fatty acids and their possible relationship to the natural resistance of rabbits to infection with human-type tubercle bacilli. Amer. Rev. Tuberc. **69**, 710 (1954).
PEDAL, H. W.: Exakte Methoden zur Bestimmung der Zahl, des Volumens und der Masse von Tuberkelbakterien. Arb. Paul-Ehrlich-Inst. **51**, 187 (1954).
PEIZER, L. R., and D. WIDELOCK: The correlation of rate of catalase activity, guinea pig virulence, and isoniazid resistance of tubercle bacilli from specimens of patients under isoniazid therapy. Amer. Rev. Tuberc. **72**, 246 (1955).
— — and S. KLEIN: Effect of isoniazid on the viability of isoniazid-susceptible and isoniazid-resistant cultures of Mycobacterium tuberculosis. Amer. Rev. Tuberc. **69**, 1022 (1954).
PERLA, D.: Experimental epidemiology of tuberculosis. J. exp. Med. **45**, 209 (1927a).
— Experimental epidemiology of tuberculosis. The elimination of tubercle bacilli in the feces, bile and urine of infected guinea pigs. J. exp. Med. **45**, 1025 (1927b).
PETRAGNANI u. SALVIOLI: Symposium über Vaccinen am abgetöteten Tuberkelbacterium. Florenz 1959.
PIERCE, C., R. J. DUBOS and G. MIDDLEBROOK: Infection of mice with mammalian tubercle bacilli grown in Tween-albumin liquid medium. J. exp. Med. **86**, 159 (1947a).
— — — Infection of mice with tubercle bacilli grown in Tween-albumin liquid medium. Proc. Soc. exp. Biol. (N. Y.) **64**, 173 (1947b).
— — and W. B. SCHAEFER: Multiplication and survival of tubercle bacilli. J. exp. Med. **97**, 189 (1953).
POPPE DE FIGUEIREDO, F., y D. DE PAOLA: Atypical histological aspects of pulmonary tuberculosis as related to attenuation or loss of pathogenicity of isoniazid-resistant strains of M. tuberculosis. Amer. Rev. Tuberc. **76**, 871 (1957).
POSTLETHWAIT, R. W., J. R. WILSON, M. H. SALEM, D. C. GROSSKREUTZ, W. C. SEALY and D. T. SMITH: Experimental production of tuberculous pericarditis. Proc. Soc. exp. Biol. (N. Y.) **94**, 617 (1957).
PRIGGE, R.: Moderne Chemotherapie der Tuberkulose. Ber. I. Internat. Kongr. Therap. Union, Bern, 19.—22. 5. 1937.
— Experimentelle Untersuchungen zur Chemotherapie der Tuberkulose. II. Mitt. Klin. Wschr. **20**, 657 (1941).
—, u. G. HEYMANN: Grundlagen und Möglichkeiten der Tuberkuloseschutzimpfung. München 1957.
—, u. W. SCHÄFER: Methoden der Wertbemessung biologisch wirksamer Substanzen. Naunyn-Schmiedebergs Arch. exp. Path. Pharmak. **191**, 281 (1939).
RABINOWITSCH, L.: V. Über spontane Affentuberkulose, ein Beitrag zur Tuberkulosefrage. Virchows Arch. Path. Anat. **190**, 196 (1907).
RAFFEL, S.: The mechanism involved in acquired immunity to tuberculosis. Ciba Foundation Symp.on exp. Tuberc. London 1955.
— The nature of acquired immunity in tuberculosis. Specific and nonspecific factors (cellular and humoral). Bull. int. Un. Tuberc. **30**, 52 (1960).
RALEIGH, G. W., and G. P. YOUMANS: The use of mice in experimental chemotherapy of tuberculosis. I. Rationals and review of the literature. J. inf. Dis. **82**, 197 (1948a).
— — The use of mice in experimental chemotherapy of tuberculosis. II. Pathology and pathogenesis. J. inf. Dis. **82**, 205 (1948b).
RATCLIFFE, H. L.: The tubercle bacillus as an indicator organism in quantitative studies of air-borne infection. III. Quantitative enumeration of tubercle bacilli in vivo. Abstr. J. Bact. **52**, 258 (1946).
— Tuberculosis induced by droplet nuclei infection. Pulmonary tuberculosis of predetermined initial intensity in mammals. Amer. J. Hyg. **55**, 36 (1952).
—, and V. S. PALLADINO: Tuberculosis induced by droplet nuclei infection. Initial homogenous response of small mammals (rats, mice, guinea pigs, and hamsters) to human and to bovine bacilli and the rate and pattern of tubercle development. J. exp. Med. **97**, 61 (1953).
—, and W. F. WELLS: Tuberculosis of rabbits induced by droplet nuclei infection. I. Initial response to infection. J. exp. Med. **87**, 575 (1948a).
— — Tuberculosis of rabbits induced by droplet nuclei infection. II. Response to reinfection. J. exp. Med. **87**, 585 (1948b).

RAVENEL: Die gegenseitige Übertragung von menschlicher und tierischer Tuberkulose. Pennsylvania Univ. Med. Bull. (1902); zit. nach NIEBERLE. Ergebn. allg. Path. path. Anat. **26**, 711 (1932).

REES, R. J. W.: Precautions against tuberculous infection in the animal house. L.A.C. Collected Papers **10**, 51 (1961).

—, and J. M. ROBSON: Experimental tuberculous infection of the cornea of the mouse: A screening test for antituberculous substances. Brit. J. Pharmacol. **5**, 77 (1950).

REID, D. D.: Incidence of tuberculosis among workers in medical laboratories. Brit. med. J. **1957 II**, 10.

REITMANN, M., and A. G. WEDUM: Microbiological safety. Publ. Hlth. Rep. (Wash.) **71**, 659 (1956).

RENOVANZ, H. D.: Klinische und experimentelle Erfahrungen mit Prednison bei Tuberkulose. Ärztl. Wschr. **13**, 805 (1958).

RESCIGNO, B., e M. PARELLA: Arch. Tisiol. **10**, 460 (1955); zit. nach BREHMER u. MAASSEN. Zbl. Bakt. I. Orig. **170**, 620 (1957).

RICH, A. R.: The pathogenesis of tuberculosis. Springfield/Illinois 1944.

RIETSCHEL, HANKE, LOTZ, MERKEL u. MODES: Das Tierreich nach BREHM. Nach der II. Aufl. „Brehms Tierleben". Berchtesgaden 1955.

RIFE, C. C.: Tubercular peritonitis in a chimpanzee. Georgia Veterinarian **3**, 10 (1951).

RILEY, R. L.: Air-borne pulmonary tuberculosis. Bact. Rev. **25**, 243 (1961).

RIST, N.: Les lésions metastatiques produites par les bacilles tuberculeux morts enrobés dans les paraffines. Ann. Inst. Pasteur **61**, 121 (1938).

—, et B. KREIS: Problèmes diagnostiques et biologiques concernant les bacilles de Koch isoniazido-résistants. Bull. Un. int. tuberc. **26**, 206 (1956).

ROBSON, J. M.: Experimental corneal ulcera. Brit. J. Ophthalm. **28**, 15 (1944).

—, and K. A. DIDCOCK: The action of cortisone on corneal tuberculosis studied with the phase contrast microscope. Amer. Rev. Tuberc. **74**, 1 (1956a).

— — The effect of isoniazid in experimental corneal tuberculosis. Brit. J. Pharmacol. **11**, 190 (1956b).

—, and F. M. SULLIVAN: Quantitative studies on the multiplication of tubercle bacilli in vivo. Amer. Rev. Tuberc. **75**, 756 (1957a).

— — The effect of cortisone on the multiplication of M. tuberculosis in normal and immune mice. Brit. J. Pharmacol. **12**, 240 (1957b).

RÖMER, P. H.: Über intrakutane Tuberkulinanwendung zu diagnostischen Zwecken. Beitr. Klin. Tuberk. **12**, 185 (1909a).

— Weitere Versuche über Immunität gegen Tuberkulose durch Tuberkulose; zugleich ein Beitrag zur Phthisiogenese. Beitr. Klin. Tuberk. **13**, 1 (1909b).

ROSENTHAL, S. R.: Focal and general tissue responses to an avirulent tubercle bacillus (BCG). Arch. Path. **22**, 348 (1936).

ROULET, F. C.: Handbuch der allgemeinen Pathologie, Bd. VII/1 von BÜCHNER. Berlin-Göttingen-Heidelberg: Springer-Verlag 1956.

RUBBO, S. D., and B. J. PIERSON: A rapid method of screening antituberculous agents in the guinea pig. Amer. Rev. Tuberc. **68**, 48 (1953).

RUCH, TH. C.: Diseases of laboratory primates. Philadelphia, London 1959.

SAENZ, A.: Caractères de l'allergie et de l'immunité conferées au cobaye par l'inoculation de bacilles morts enrobés dans de l'huile de vaseline. Ann. Inst. Pasteur **60**, 58 (1938a).

— Die Virulenz des Tuberkelbazillus. 11. Konf. int. Vereinigg. Bekämpfg. Tuberk. Berlin, Sept. 1938b.

—, et G. CANETTI: Les propriétés pathogènes des bacilles tuberculeux morts enrobés dans l'huile de vaseline et injecté par voie testiculaire. Ann. Inst. Pasteur **65**, 13 (1940).

— L. COSTIL u. L. S. SADETTNI (1936); zit. nach FRANCIS. London 1958.

SANDERS, A. G., L. F. DODSON and H. W. FLOREY: An improved method for the production of tubercles in a chamber in the rabbit ear. Brit. J. Path. **35**, 331 (1954).

SANDISON, J. C.: Anat. Rec. **28**, 281 (1924); Amer. J. Anat. **41**, 447 (1928); zit. nach SANDERS, DODSON and FLOREY. Brit. J. Path. **35**, 331 (1954).

SASANO, K. T., and E. M. MEDLAR: Studies on the Calmette-Guérin strain of the tubercle bacillus. Tubercle **12**, 214 (1931).

SCHALK, H. F., L. M. RODERICK, H. L. FOUST and G. S. HARSHFIELD: Techn. Bull. N. Dak. agr. Exp. Sta. No. 279, 46 (1935); zit. nach FRANCIS. London 1958.

SCHEID, G., u. H. MENDHEIM: Über das gleichzeitige Vorkommen von Spontantuberkulose und malignen Spontantumoren bei der weißen Laboratoriumsratte. Tuberk.-Arzt **3**, 88 (1949).

SCHMID, F.: Übertragung der Tuberkulinallergie mit Liquorzellen. Tuberk.-Arzt **5**, 701 (1951).

Schmidt, K. H.: Experimentelle und vergleichende Ergebnisse mit Triäthylenmelamin, N,N′,N″-Triäthylenphosphorsäure-amid und 6-Mercaptopurin. Arzneimittel-Forsch. **4**, 146 (1954).
Schmidt, L. H.: Some observations on the utility of simian pulmonary tuberculosis in defining the therapeutic potentialities of isoniazid. Proc. Symp. Tuberc. Infancy and Childhood. Amer. Rev. Tuberc. **74**, 139 (1956).
Schreiber u. Schöndube: Vorträge anläßlich der Direktoren-Konferenz in Frankfurt a. Main, 5.—7. 9. 1933; ref. in Zool. Garten **6**, 281 (1933).
Schroeder, C. R.: Acquired tuberculosis in the primate in laboratories and zoological collections. Amer. J. Publ. Hlth. **28**, 469 (1938a).
— A diagnostic test for the recognition of tuberculosis in primates, a preliminary report. Zoologica, N. Y. **23**, 397 (1938b).
Schultz, R. L., M. S. Okawaki and D. Colo: The effect of hydrocortisone and desoxycorticosterone on experimental infections with M. tuberculosis in rabbits. J. Lab. clin. Med. **51**, 580 (1958).
Schwabacher, H., and G. S. Wilson: The inoculation of minimal doses of tubercle bacilli into guinea pigs, rabbits, mice. Tubercle (Edinb.) **18**, 422 (1937).
Schwabe, H. K.: Historische und kritische Betrachtungen zur Entwicklung der tierexperimentellen Tuberkuloseforschung unter besonderer Berücksichtigung ihrer Aussagemöglichkeiten hinsichtlich der Corticoidanwendung. Beitr. Klin. Tuberk. **122**, 362 (1960).
—, u. Ch. Hüttli: Die Corticoide in der Behandlung der Lungentuberkulose. Tierexperimentelle Untersuchungen. V. Mitt. Untersuchungen über den Allergieeintritt, sein morphologisches Substrat und seine Auswirkungen auf die unbehandelte Meerschweinchentuberkulose. Beitr. Klin. Tuberk. **125**, 109 (1962).
Schwartz, E.: Rozhl. Tuberk. **21**, 376 (1961); Ref.: Zbl. ges. Tuberk.-Forsch. **91**, 21 (1962).
Schwartz, Ph.: Empfindlichkeit und Schwindsucht. Leipzig 1935.
Schweiger, O., and E. Vandra: Bacteriologic and clinical significance of the catalase activity of Mycobacterium tuberculosis. Amer. Rev. Tuberc. **78**, 735 (1958).
Schweinitz, de, Dorset and Schröder: Virulence of the bovine tuberculosis for monkeys. 1. Internat. Tuberk. Konf., p. 365. Berlin 1902.
Scott, H. H.: Tuberculosis in man and lower animals. Spec. Rep. Ser. med. Res. Counc. London 1930.
Scott, H. W. jr., C. R. Hanlon and B. J. Olson: Experimental tuberculosis. II. Effects of ligation of pulmonary arteries on tuberculosis in monkeys. J. Thorac. Surg. **20**, 761 (1950).
Seibert, F. B.: Progress in the chemistry of tuberculin. Adv. Tuberc. Res. **3**, 1 (1950).
Sellards, A. W., et H. Pinkerton: Résumé d'expériences sur la propagation de la lèpre murine et humaine à des animaux considérés comme réfractaires. Bull. Soc. Path. exot. **29**, 847 (1936).
Selter, H.: Die Immunitätsverhältnisse bei Meerschweinchentuberkulose. Z. Hyg. **95**, 159 (1922a).
— Weitere Untersuchungen über künstliche Tuberkuloseimmunisierung. Z. Hyg. **98**, 192 (1922b).
Sever, J. L.: Passive transfer of resistance to tuberculosis through the use of monocytes. Proc. Soc. exp. Biol. (N. Y.) **103**, 326 (1960).
—, and G. P. Youmans: The enumeration of nonpathogenic viable tubercle bacilli from the organs of mice. Amer. Rev. Tuberc. **75**, 280 (1957).
Shewell, J., and D. A. Long: A species difference with regard to the effect of cortisone acetate on body weight, γ-globulin and circulating antitoxin levels. J. Hyg. (Lond.) **54**, 452 (1956).
Smith, M. J.: Studies on nutrition in tuberculosis. II. Experimental tuberculous infection in the albino rat and the influence of vitamin deficient diets thereon. J. Lab. clin. Med. **11**, 712 (1926).
— Chemotherapeutic testing in experimental tuberculosis. Amer. Rev. Tuberc. **56**, 377 (1947).
— W. T. McClosky and E. W. Emmart: Influence of streptomycin and promin on proliferation of tubercle bacilli in the tissues of albino rat. Proc. Soc. exp. Biol. (N. Y.) **62**, 157 (1946).
Smithburn, K. C.: Spontaneously acquired tuberculosis in rhesus monkeys. Amer. Rev. Tuberc. **39**, 675 (1939).
—, and G. J. Lavin: The effect of ultraviolet radiation on tubercle bacilli. Amer. Rev. Tuberc. **39**, 782 (1939).
Solotorovsky, M., and F. J. Gregory: Antituberculous activity in mice of Triton A-20, a non-ionic alkylaryl polyether alcohol, used alone and in combination with dihydrostreptomycin. Amer. Rev. Tuberc. **65**, 718 (1952).
— H. J. Robinson and M. Kniazuk: Design and operation of a laboratory for experimental tuberculosis. Amer. Rev. Tuberc. **68**, 212 (1953).

Soltys, M. A., and A. R. Jennings: The dissemination of tubercle bacilli in experimental tuberculosis in the guinea pig. Amer. Rev. Tuberc. **61**, 399 (1950).
Spain, D. M., and N. Molomut: Effects of cortisone on the development of tuberculous lesions in guinea pigs and on their modification by streptomycin therapy. Amer. Rev. Tuberc. **62**, 337 (1950).
— — and A. Haber: Biological studies on cortisone in mice. Science **112**, 335 (1950).
Spiess, H.: Experimentelle Grundlagen der BCG-Impfung. Ergebn. ges. Tuberk.- u. Lung.-Forsch. **12**, 383 (1954).
— Die Glucocorticoidwirkung auf den Ablauf der experimentellen Tuberkulose unter Chemotherapie. Mschr. Kinderheilk. **108**, 203 (1960).
— Cortison bei der experimentellen Tuberkulose-Superinfektion. Beitr. Klin. Tuberk. **124**, 219 (1961).
Stavitsky, A. G.: Passive cellular transfer of the tuberculin type of hypersensitivity. Proc. Soc. exp. Biol. (N. Y.) **67**, 225 (1948).
Steenken, W., jr., J. W. Raleigh and M. M. Smith: The pathogenicity of isoniazid-resistant, catalase-negative tubercle bacilli for the silicotic host (guinea pig). Amer. Rev. resp. Dis. **83**, 208 (1961).
— E. Wolinsky, L. J. Bristol and Wm. J. Costigan: Use of the rabbit in experimental tuberculosis. A visual method of evaluation of antituberculous agents by serial roentgenograms. XIth Conf. Chemoth. Tuberc. Vet. Admin., St. Louis, 1952, p. 266.
— — — — Use of the rabbit in experimental tuberculosis. I. A visual method of evaluation of antituberculous agents by serial chest roentgenograms. Amer. Rev. Tuberc. **68**, 65 (1953).
— — and P. C. Pratt: Streptomycin and PAS in experimental tuberculosis of guinea pigs infected intracerebrally with virulent tubercle bacilli. Amer. Rev. Tuberc. **64**, 87 (1951).
Stefko, W. H.: Woprossy Tuberkulosa **1927**, No. 1, **1929a** No. 2—3; zit. nach Goldenberg. Z. Tuberk. **55**, 125 (1930).
Stefko, W. H.: Vergleichende pathologische Anatomie der Lungentuberkulose der Affen im Zusammenhang mit der stammesgeschichtlichen Entwicklung des Entzündungsvorganges. Virchows Arch. path. Anat. **272** (1929b).
Steinbach, M. M., and C. J. Duca: Experimental tuberculosis in the cotton rat (Sigmidon hispidus littoralis). Proc. Soc. exp. Biol. (N. Y.) **44**, 288 (1940).
Stephan, J., u. D. Gericke: Über die Abgrenzung unspezifischer Tuberkulinreaktionen. Vet.-med. Nachr. **1955**, 201.
Stevens, R. P., A. G. Karlson and Wm. H. Feldman: A method for producing tuberculous meningitis in guinea pigs by lumbar intrathecal inoculation. Amer. Rev. Tuberc. **66**, 722 (1952).
Straus, H. W.: Active immunization against diphtheria. J. Amer. med. Ass. **101**, 192 (1933).
Studer, A.: Zur Frage der Angriffsorte von Compound E (Cortison). Z. ges. exp. Med. **121**, 287 (1953).
Suguwara, T.: Experimental tuberculosis in guinea pigs. I. The problem of the infecting doses of tubercle bacilli. Sci. Rep. Res. Inst. Tohoku Univ., Ser. C, **5**, 307 (1954).
Sulkin, S. E.: Laboratory-acquired infections. Bact. Rev. **25**, 203 (1961).
Suter, E.: Passive transfer of acquired resistance to infection with Mycobacterium tuberculosis by means of cells. Amer. Rev. resp. Dis. **83**, 535 (1961).
—, and A. K. Strain: Infectivity and immunogenicity of Mycobacterium X in mice. Amer. Rev. Tuberc. **79**, 47 (1959).
Swedberg, B., G. Dahlström and R. Luft: The effect of adrenocorticotropic hormone (ACTH) on experimental tuberculosis in mice. Preliminary report. Acta endocr. (Kbh.) **6**, 215 (1951).
Tao, T., A. Nakamura and H. Sakurai: Study of susceptibility of hamster to various strains of mycobacteria. IV. Influence of cortisone administration upon tuberculous lesion of hamster. Jap. J. Tuberc. **7**, 62 (1959); ref.: Zbl. ges. Tuberk.-Forsch. **87**, 143 (1961).
Thiel, W.: Die Maus als Versuchtier bei der Tuberkulosediagnostik. Z. Hyg. **142**, 545 (1956).
— Die Verwendbarkeit der Feldmaus (Microtus arvalis) zur Typendifferenzierung von Tuberkelbakterien. Z. Hyg. **144**, 260 (1957).
Tonutti, E., u. S. Fetzer: Einfluß von Desoxycorticosteron und Cortison auf das Resistenzvermögen gegen Giftstoffe des Tuberkelbazillus. Münch. med Wschr. **94**, 2162 (1952).
Tsuji, S., S. Heki, K. Ito, S. Oshima and A. Takeoka: The possible role of humoral factors in the enhanced growth of tubercle bacilli in rabbits given cortisone. Amer. Rev. Tuberc. **77**, 529 (1958).
Tünnerhoff, F. K., u. K. H. Schwabe: Die Corticoide in der Behandlung der Lungentuberkulose. I. Mitt. Der Einfluß des Prednisolons auf die unbehandelte Meerschweinchentuberkulose. Beitr. Klin. Tuberk. **123**, 335 (1961).
Uhlenhuth, P., u. K. W. Jötten: Dtsch. med. Wschr. **46**, 877 u. 901 (1920).

URBAIN, A.: L'infection tuberculeuse chez les singes en captivité. Bull. Acad. Méd. (Paris) **124**, 281 (1941).
VAGEDES: Experimentelle Prüfung der Virulenz von Tuberkelbacillen. Z. Hyg. **28**, 276 (1898).
VALLÉE, H., et J. PANISSET: Les tuberculosis animales. p. 528. Paris 1920.
VINK, H. H., A. MANTEN and J. H. BEKKER: Some observations on the pathology of the lesions caused by isoniazid-resistant tubercle bacilli in the guinea pig. Amer. Rev. Tuberc. **74**, 633 (1956).
VISCHER, W. A.: Über die Konstanz der Virulenzabschwächung INH-resistenter Tuberkelbakterien für das Meerschweinchen. Schweiz. Z. Tuberk. **13**, 537 (1956).
VOGEL, W.: Zur Frage der Rattentuberkulose unter besonderer Berücksichtigung des Wirkungsfaktors Bartonellainfektion und des Auftretens von Schaumzellen im tuberkulösen Granulationsgewebe der Rattenlunge. Inaug. Diss. Frankfurt (Main) 1955.
VORLAENDER, S., K. O. VORLAENDER u. H. LÜCHTRATH: Versuche zur künstlichen Lokalisation eines tuberkulösen Infektes auf die Rattenniere. Klin. Wschr. **34**, 1069 (1956).
VORWALD, A. J.: The early cellular reactions in the lungs of rabbits injected intravenously with tubercle bacilli. Amer. Rev. Tuberc. **25**, 74 (1932).
WAGNER, W.-H.: Zur Auswertung von chemotherapeutischen Versuchen bei der experimentellen Tuberkulose der Maus. Beitr. Klin. Tuberk. **113**, 409 (1955).
— Methoden der Prüfung chemotherapeutischer und antibiotischer Substanzen bei der experimentellen Tuberkulose der Maus. Adv. Tuberc. Res. **9**, 104 (1958).
— Infektionsresistenz und Gewebsreaktion bei der experimentellen Tuberkulose der Maus. Beitr. Klin. Tuberk. **123**, 256 (1961).
—, u. W. DITTMAR: Der Einfluß von 6-α-Methylprednisolon auf den Ablauf der experimentellen Mäuse- und Rattentuberkulose. Beitr. Klin. Tuberk. **122**, 292 (1960).
—, u. G. KUSEMANN: Werte für Gewichte G bei Rechnungen nach der „Methode der kleinsten Quadrate". Kollektive von der Größe N = 2 bis N = 105 und Anzahl der Beobachtungen M von M = 1 bis M = N—1. Arb. Paul-Ehrlich-Inst. **57**, 146 (1962).
—, u. L. LAMMERS: Nebennierenrindenhormone und experimentelle Mäusetuberkulose. Med. Chem. **6**, 225 (1958).
—, u. W. SCHULZ: Chemotherapeutische Untersuchungen über Spirotrypan. Z. exp. Med. **119**, 204 (1952).
WÁMOSCHER, L., u. STÖCKLIN: Infektionsversuche mit einzelnen Tuberkelbazillen mit der mikrurgischen Methode. Zbl. Bak. I. Orig. **104**, 86 (1927).
WEBER, G.: Experimentelle Untersuchungen über den Genotypus als Gestalter des Krankheitsablaufes bei Tuberkulose. Z. Kinderheilk. **64**, 300 (1944).
WEDUM, A. G.: Bacteriological safety. Amer. J. Publ. Hlth. **43**, 1428 (1953).
— Control of laboratory airborne infection. Bact. Rev. **25**, 210 (1961).
WEIDMANN, S.: Über die Virulenz resistent gewordener Tuberkelbakterien. Klin. Wschr. **33**, 33 (1955).
WEIMER, H. E., R. H. BOAK, E. BOGEN, H. E. DRUSCH, J. N. MILLER, J. R. MOSHIN and CH. M. CARPENTER: Comparative effects of corticotropin and cortisone on experimental tuberculosis. Amer. Rev. Tuberc. **68**, 31 (1953).
WEISS, E., and J. C. SEGELER: A cloud-chamber for the uniform air-borne inoculation of mice. J. inf. Dis. **90**, 13 (1952).
WELLS, A. Q.: Tuberculosis in wild voles. Lancet **1937 I**, 1221.
— Spec. Rep., Ser. med. Res. Counc. London, No. 259 (1946); zit. nach PRIGGE u. HEYMANN. München 1957.
— J. gen. Microbiol. **9**, 149 (1953).
WELLS, W. F.: A method for obtaining standard suspensions of tubercle bacilli in the form of single cells. Science **104**, 254 (1946).
— On the mechanics of droplet nuclei infection. I. Apparatus for the study of droplet nuclei infection of animals. Amer. J. Hyg. **47**, 1 (1948).
—, and M. B. LURIE: Experimental air-borne disease. Quantitative natural respiratory contagion of tuberculosis. Amer. J. Hyg. **34**, 21 (1941) Sect. B.
—, and H. L. RATCLIFFE: The behavior of inhaled particles in different states of aerosol suspension as indicated by pulmonary tuberculosis in rabbits. Amer. J. med. Sci. **209**, 412 (1945).
— — and C. CRUMB: On the mechanics of droplet nuclei infection. II. Quantitative experimental air-borne tuberculosis in rabbits. Amer. J. Hyg. **47**, 11 (1948).
WESSELS, C. C.: Tuberculosis in the rat. I. Gross organ changes and tuberculin sensitivity in rats infected with tubercle bacilli. Amer. Rev. Tuberc. **43**, 449 (1941a).
— Tuberculosis in the rat. II. The fate of tubercle bacilli in the various organs of the rat. Amer. Rev. Tuberc. **43**, 459 (1941b).
— The correlation between the histological changes and the fate of living tubercle bacilli in the organs of the albino rat. Amer. Rev. Tuberc. **43**, 637 (1941c).

WESSLÉN, T.: Acta tuberc. scand. **26**, 38 (1952); zit. nach PRIGGE u. HEYMANN. München 1957.
WILLIAMS, C. A. jr., and R. J. DUBOS: Studies on fractions of methanol extracts of tubercle bacilli. J. exp. Med. **110**, 981 (1959).
WILLIAMS, R. E. O., and O. M. LIDWELL: A protective cabinet for handling infective material in the laboratory. J. clin. Path. **10**, 400 (1957).
WINNER, H. I., and W. E. D. EVANS: Experimental tuberculosis in cortisone treated guinea pigs. Tubercle (Edinb.) **33**, 239 (1952).
WOLFE, E. K. jr.: Quantitative characterization of aerosols. Bact. Rev. **25**, 194 (1961).
WOLINSKY, E., M. M. SMITH and W. STEENKEN: Isoniazid susceptibility, catalase activity, and guinea pig virulence of recently isolated cultures of tubercle bacilli. Amer. Rev. Tuberc. **73**, 768 (1956).
WOODRUFF, C. E.: A free growth period of tubercle bacilli in the guinea pig omentum as related to the hypersensitive state. Amer. J. Path. **10**, 739 (1934).
—, and R. G. KELLY: Growth of tubercle bacilli in tissues of normal and allergic guinea pigs. Amer. Rev. Tuberc. **42**, 782 (1940).
— — and M. A. LEAMING: Initial tissue response to tubercle bacilli. Amer. Rev. Tuberc. **46**, 319 (1942).
WRIGHT, S., and P. A. LEWIS: Factors in resistance of guinea pigs to tuberculosis, with special regard to inbreeding and heredity. Amer. Nat. **55**, 20 (1921).
— — Effect of age of parents on characteristics of the guinea pig. Amer. Nat. **60** (1926); zit. nach KÜSTER u. KRÖNING. Arb. Paul-Ehrlich-Inst. **35**, 38 (1938).
YAMAMURA, Y., M. KATO, S. IKUDA, T. OKUYAMA and S. WATANABE: Med. J. Osaka Univ. **6**, 501 (1955); zit. nach YAMAMURA, WALTER and BLOCH. J. inf. Dis. **106**, 211 (1960).
— A. WALTER and H. BLOCH: Bacterial populations in experimental murine tuberculosis. I. Studies in normal mice. J. inf. Dis. **106**, 211 (1960).
— S. YASAKA, S. NAKAMURA, Y. OGAWA, M. YAMAGUCHI, K. ENDO and H. IWAKURA: Med. J. Osaka Univ. **6**, 197 (1955); zit. nach BLOCH u. Suter. Stuttgart 1958.
— — — M. YAMAGUCHI, Y. OGAWA, K. ENDO and H. TAKEUCHI: Proc. Jap. Acad. **31**, 36 (1955); zit. nach BLOCH u. SUTER. Stuttgart 1958.
YOUMANS, G. P.: The use of the mouse for the testing of chemotherapeutic agents against Mycobacterium tuberculosis. Ann. N. Y. Acad. Sci. **52**, 662 (1949).
— Immunization against tuberculosis with killed vaccines and bacillary fractions. Bull. int. Un. Tuberc. **30**, 60 (1960).
—, and J. C. McCARTER: Streptomycin in experimental tuberculosis. Its effect on tuberculous infections in mice produced by M. tuberculosis var. hominis. Amer. Rev. Tuberc. **52**, 432 (1945).
—, and G. W. RALEIGH: The use of mice in experimental chemotherapy of tuberculosis. III. Histopathologic assay of chemotherapeutic action. J. inf. Dis. **82**, 221 (1948).
— E. H. WILLISTON, A. S. YOUMANS and R. R. OSBORNE: The effect of streptomycin on well-established experimental tuberculosis of mice. Proc. Soc. exp. Biol. (N. Y.) **68**, 661 (1948).
—, and A. S. YOUMANS: The relation between the size of the infecting dose of tubercle bacilli and the survival time of mice. Amer. Rev. Tuberc. **64**, 534 (1951).
— — The relationship of sex to the susceptibility of normal and immunized mice to tuberculosis. Amer. Rev. Tuberc. **80**, 750 (1959).
— — and K. KANAI: The difference in response of four strains of mice to immunization against tuberculous infection. Amer. Rev. Tuberc. **80**, 753 (1959).
ZENTNER, R. J.: Techniques of aerosol formation. Bact Rev. **25**, 188 (1961).
ZIEGER, W.: Die Übertragung der Tuberkulose von infizierten Meerschweinchen auf ihre Käfiggenossen. Berl. Münch. tierärztl. Wschr. **68**, 232 (1955).
ZINSSER, H., H. K. WARD and F. B. JENNINGS: The significance of bacterial allergy as a sign of resistance. J. Immunol. **10**, 719 (1925).

Namenverzeichnis

Kursive Seitenzahlen beziehen sich auf die Literatur

Abildgaard 93
Abreu, B. E. s. Ehrenford, F. A. 94, 97, *97*
Ackert, J. E. *4*
Actor, P. 194, *292*
— u. L. A. Stauber 194, *292*
Adair, Ch. V., B. Drobeck u. P. A. Bunn 406, *414*
Adams, A. R. D., u. B. G. Maegraith *4*
— s. Yorke, W. 159, *317*
Adler, S. 191, 202, 205, *292*, *317*
— A. Back u. A. Sadovsky *292*
— u. E. J. Clark 107
— u. L. Halff 201, *292*
— u. E. Meerovitch 210, *292*
— A. Sadovsky u. L. Bichovsky 210, *292*
— u. J. Tchnernomoretz 194, *292*
— u. O. Theodor 194, *292*
Affleck, M. N. s. Gray, D. F. 363, *418*
Afzelius-Alm, L. s. Hahn, E. 274, *300*
Agavriolaiei, A. s. Lupasco, G. 194, *306*
Agosin, M. s. Christen, M. 186, *295*
Aguirre, L. s. Atías, A. 178, *292*
Ahern, J. J. s. Ebert, R. H. 406, *417*
Aketagawa, H. 107
Akker, S. van den, u. E. Goedbloed 286, *292*
Aksjanzew, M. J., u. A. N. Krewer 398, *414*
Albert-Weil, J. 384, *414*
Alencar, A. 185, *292*
Alencar, J. E. de, E. de Pessoa u. Z. F. Fontenele 194, *292*
Alessandrini 102
Alexander, C. s. Weinstein, H. J. *353*
Alger, N. E. s. Hussey, K. L. 122, 124, *127*
Alicata, E. s. Schwartz, B. 107, 112
Allen s. Schwab 141
Allen, J. s. Armitage, P. *352*

Allison, M. J. 404, *414*
— P. Zappasodi u. M. B. Lurie 404, *414*
Almirante, L., I. de Carneri, G. Coppi u. W. Logemann 233, *292*
— s. Carneri, I. de 233, *295*
Almonte, C. s. Atias, A. 178, *293*
Altmann s. Gönnert 22, 28
Alture-Werber, E. 174, *292*
Alverson, C. s. Mayer, E. 356, *423*
Alves, W. 24, *32*
Alving, A. S. s. Arnold, J. 258, *292*
Alwar, V. S., u. G. Ramanujachari 174, *292*
Amaral, A. D. F. s. Torrealba, J. W. 193, *314*
Amati, L. s. Corradetti, A. 254, *296*
Ameel 57, 59, 60, 61, 62
Amenda s. Scheid 43
Amino, F. s. Magara, M. 209, 211, 212, *306*
Anddrade, Z. A., u. T. Barka *32*
Andersen, F. L. s. Levine, N. D. 210, *306*
Ando, R. 58, *64*
Anonym, A. *292*
Ansari, N. s. Oberling, C. 203, *309*
Antopol, W. 369, *414*
Aoki, K. 378, *414*
Appasov, R. N. 289, *292*
Araki, T. s. Iwata, S. 215, 216, *302*
Archibald, R. G. 19, *32*
Archipova, O. P., u. O. A. Ouvarova 384, *414*
Aretas, R. s. Bonnin, H. 234, *294*
Arlet, J. s. Baudot, J. A. 395, *414*
Armitage, P., u. J. Allen *352*
Arnold, J., A. S. Alving u. Ch. B. Clayman 258, *292*
Aronson, P. R. 180, *292*
Arreaza-Guzman, A. 100, 101, *102*
Artigas, J., u. P. C. Beaver 230, *292*

Asada, J. 106
Asami, R. 211, 212, *292*
Ashcroft, M. T. 159, 162, 163, *292*
— E. Burtt u. H. Fairbairn 161, *292*
Atchley, F. 289, *292*
Atías, A., L. Aguirre, MacKay E. Campero, E. Parrochia, S. Jarpa, D. Pizarro u. M. Silva 178, *292*
— u. C. Almonte 178, *293*
— M. Rubio, M. Lolic u. R. Valenzuela 179, *293*
— s. Christen, M. 186, *295*
Audouin 13
Augustine u. Theiler 92
Avery, O. T., C. M. MacLeod u. M. McCarty 155, *293*
Awakian, A. 288, *293*
Axtmayer, J. H. s. Krakower, C. A. 22, 28, *32*
Ayllon-Leindl, L. s. Kelen, A. E. 265, *304*
Azim, A. M., u. C. H. Barlow 22, *32*
— s. Watson, J. M. 22, 24, 25, *33*

Bach, F. W., u. J. Zschucke *4*
Bacigalupo 68
Back, A. s. Adler, S. *292*
Baços, J. M., u. D. T. Smith 405, *414*
Badaljan, A. L. 72, *74*
Bader, R. E. s. Rodenwaldt, E. *6*
Baer, J. G. *4*
— Ch. Joyeux u. A. Sicé *4*
— s. Joyeux, A. 76
Baermann 92
Bahramy, D. A. 203, *293*
Bailey, R. W. 68, 137, *148*
Bakács, T., u. M. Jankó 232, *293*
Baker 141, 329
Baker, J. R. 162, 165, *293*
— s. Bray, R. S. *317*
Baker, M. J., M. E. Schlosser u. H. J. White 374, *414*
Baker, N. F. s. Douglas, J. R. 134, *136*
Balamuth, W. 230, 235, 236, *293*
Balducci, D. s. Penso, G. 337, *353*

Balducci, D. s. Penso, G. 337, 353
Ball, S. J. 263, *293*
Bally, I. *4*
Bangs 68
Barka, T. s. Anddrade, Z. A. 32
Barlow, C. H. s. Azim, A. M. 22, *32*
Barnett, H., R. M. Bushby u. D. M. Mitchison 392, *414*
Barretto, M. P. 180, *317*
Barrios, P. A. s. Torrealba, J. W. 193, *314*
Bárta, K., u. H. Lýsek 287, *293*
Bartels 76
Bartgis, I. L. s. Phillips, B. P. 224, 237, *309*
Bartmann, K. 377, 389, *414*
— J. Villnow u. Ch. Schwarz 374, *414*
Batten, J. C., u. R. M. McCune 370, 377, *414*
Batsch 67
Bauch, R., u. L. Ladstätter 288, *293*
Baudot, J. A., A. Delaude, J. Arlet u. G. Moreau 395, *414*
Bauer, 128
Bauer, F. 206, 277, 278, *293*
Bauer, H. 206, *293*
Bauman, Bennett u. Ingalls 16, 20
Bauman s. Wright 26
Baumann s. Schwetz 13, 18
Baumgarten, P. *414*
Bausch, K. A. s. Chang, S. L. 352
Bavay 97
Bayer *4*
Bayer, M. s. Mühlpfordt, H. 158, *308*
Baylis, H. A. *4*
Beard s. McNaught 92
Beardon, L. V. s. Newton, W. L. 208, *308*
Beaver, P. C. 109, 128
— R. C. Jung, H. J. Sherman, Th. R. Read u. Th. A. Robinson 151, 220, 230, *293*
— s. Artigas, J. 230, *292*
— s. Faust, E. C. *5*
— s. Jung, R. C. 94
— s. Smith 132
Beck, J. W. 68, 70, 73, *74*
Becker 128
Behrens, B. 320, *352*
Bekker, J. H. s. Vink, H. H. 393, *429*
Belding, D. L. *4*
Bell u. Brown 137, 139
Bemrick, W. J. 215, *293*

Benbrook, E. A., u. M. W. Sloss *4*
Benirschke, K., u. R. Richart 267, 270, *293*
Bennett s. Baumann 16, 20
Benson, R. E., B. D. Fremming u. R. J. Young 412, *414*
— s. Fremming, B. D. 407, *417*
Bequignon, R. 366, *414*
Berberian, D. A., R. G. Slighter u. E. W. Dennis 227, 233, 236, *293*
— — u. A. R. Surrey *293*
— s. Dennis, E. W. 227, 233, *297*
Berencsi, G., u. N. Simon 363, *414*
Berg, G. s. Chang, S. L. *352*
Bergel, M. 369, *414*
Berger, E., u. A. Stähelin 90, *93*
Berger, H., I. B. Wood u. C. H. Willey 132, *136*
Berger, W. s. Doerr, W. 171, *297*
Bergey, D. H. 354, *414*
Berghe, L. van den 174, 249, *293*
— u. F. L. Lambrecht 161, *293*
— — u. A. Zaghi *293*
— E. Peel, M. Chardome u. F. L. Lambrecht *293*
— s. Bourguignon, C. C. 165, *294*
— s. Dubois, A. *5*
— s. Rodhain, J. 173, 187, 203, *311*
Bergmann, G. v., W. Frey u. H. Schwiegk *4*
Bergstermann, H., H. Mendheim, G. Scheid u. J. Schmidt *4*
Berkenhout 68
Berman, L., C. S. Stulberg u. F. H. Ruddle 348, *352*
Bernard, E., u. B. Kreis 395, *414*
Berrios-Duran 25, 27
Bertram 139, 141, 145, 146
— Unsworth u. Gordon 139, 141, 145, 146
— s. Kershaw 139, 145, 146
Bessau, G. 391, *414*
Bettencourt, A., u. J. Borges 13, *32*
Beveridge, W. I. B., u. F. M. Burnet 156, *293, 352*
Beye, H. K., M. E. Getz, G. R. Coatney, H. Elder u. D. E. Eyles 247, *293*
Bhattacharya, B. K. s. Sen, A. B. 147, *149*
Biagi 191, 236, *239*

Biagi, F. *317*
Biagi, F., F. E. Robledo, H. Servin u. A. Martuscelli 225, 226, *293*
Bichovsky, L. s. Adler, S. 210, *292*
Bigotti, A., P. Corso, G. Frugoni u. F. Malgarini 167, *293*
Bieling, R. 398, *414*
Bilharz 8
Binckley, E. C. s. Manwell, R. D. 279, *307*
Binz, C. *293*
Biocca 104, 105
Biocca u. Pasqualin 187
Biocca, E. 173, *293*
Birkhäuser, H. 383, *414*
Bishop, A. 154, 234, 258, *294*
Bisseru, B. 51, *57*
Blackie, W. K. 29, *32*
Blacklock, D. B., T. Southwell u. T. H. Davey *4*
Blanchard 213
Bliznick, A. s. Brackett, S. 100, *102*
Bloch, H. 363, 366, 374, 378, *415*
— u. H. Noll 366, *415*
— u. Suter 387, 390, *415*
— D. Widelock u. L. R. Peizer 364, *415*
— Y. Yoshihiro u. A. Walter 363, *415*
— s. Yamamura, Y. 378, *430*
Bloch, R. G., K. Vennesland u. Cl. Gurney 395, *415*
— s. Ebert, R. H. 406, *417*
Bloom, W. s. Huff, C. G. 258, *302*
— s. Michael jr., M. 380, *423*
Blynn, E. s. Scott, J. A. 141, *149*
Boak, R. H. s. Weimer, H. E. 395, *429*
Bobkoff, G. s. Gavrilov, W. 258, *299*
Boch, J. 7, *7*
Bock, M. 207, 209, 214, 227, *294*
— W. Kollert u. R. Gönnert 177, 188, *294*
— u. L. Mudrow-Reichenow 223, 226, 230, *294*
Bockstahler, E. R. s. Ehrenford, F. A. 94, 97, *97*
Boeck, W. C., u. J. Drbohlay 236, *294*
Boecker 117, 118
Boecker, H., u. A. Erhardt 124, 126, *126*
Böe, J. 225, 227, 289, *294*
Böhm 104
Böhm, F. 378, *415*
Böhni, E. s. Fust, B. 376, *418*

Bönicke, R. s. Meissner, G. 393, *423*
Bogaert, L. s. Bourguignon, C. C. 165, *294*
Bogdanovic, V. V. 134, *136*, 288, 290, *294*
Bogen, E. s. Weimer, H. E. 395, *429*
Bogovsky, P. A., u. Y. K. Teras 208, *294*
Bommer, W. 286, *294*
Bond, H. W. s. Greenberg, J. 237, *300*
Bonebakker, A., u. J. J. Laarman 220, *294*
Bonestell, A. E. 214, *294*
Bonfante, R. s. Faust, E. C. 260, *298*
Bonhoure, G. s. Fabiani, G. 244, *298*
Bonnin, H., u. R. Aretas 234, *294*
Boone, H. A. s. Hunninen, A. V. 227, 228, 229, *302*
Boquet, A., u. L. Nègre 366, 380, *415*
Borchert, A. 97, 129, 135
Bordjocki, A. s. Simitch, T. 281, *313*
Borg, K. 265, 278, *294*
Borges, J. s. Bettencourt, A. 13, *32*
Borrel, A. 384, *415*
Bouillon 31
Bourg 13
Bourguignon, C. C., L. van den Berghe u. L. Bogaert 165, *294*
Bowman, I. B. R., T. von Brand u. E. J. Tobie 160, *294*
Box, E. D. s. Garza, B. L. 250, 254, *299*
Boyd, J. L. s. Goble, F. C. 186, *300*
Boyd, M. F. 248, *294*
Boyd, W. C. 352
Bozicevich, J. s. Cram, E. B. 22, 25, *32*
Brackett, S., u. A. Bliznick 100, *102*
Brady, F. J. s. Jones, M. F. 21, *32*
Brand, T. v. *4*, 76, 79, *294*
— s. Bowman, I. B. R. 160, *294*
Brandley, C. A. s. Levine, N. D. 210, *306*
Brandt, J. L., u. E. P. Finch 22, *32*
Branham, S. E. s. Stritt, F. R. *6*
Braun, H. *4*
Braun, M., u. O. Seifert *4*

Braun-Losch, M. s. Levine, N. D. 210, *306*
Braunsteiner, H., F. Pakesch u. O. Thalhammer 264, *294*
Bray, R. S. 242, 245, 246, 248, 250, *294*
— R. W. Burgess u. J. R. Baker *317*
Brehmer, W. 392, *415*
— u. W. Maassen 395, *415*
Brener, Z. 187, *294*
Bretey, J., u. R. Laporte 392, *415*
Briggs, N. T. 147, *148*
Brigham, G. D. s. Perrin, Th. L. *309*
Brito, T. de s. Okumura, M. 185, *309*
Brock, N., u. B. Schneider *8*
— — W. H. Wagner u. W. Schulz 8, 376, *415*
Bristol, L. J. s. Steenken jr. W. 406, *428*
Brown u. Hussey 58
Brown u. Williams 148
Brown s. Bell 137, 139
Brown s. Williams 137, 139
Brown, C. s. Young, Ch. W. 194, *317*
Brown, E. s. Hauschka, Th. S. *301*
Brown, H. W. s. Dunn, M. C. 122, 124, *126*
Brown, V. E. *4*
Browning 141
Bruce, J. I., E. H. Sadun u. M. J. Schoenbechler *32*
Brug 137
Brug, S. L. s. Meer, G. van der 285, *307*
Brumpt, E. 24, *32*, 67, 69, 101, 104, 177, 216, 217, 249, *295*
— u. P. Chevallier 28, *32*
— M. Neveu-Lemaire u. A. Erhardt *4*, 9, 10, 11, 13, 15, 43, 56, 58, 60, 61, 62, 66, 69, 72, 92, 98, 103, 110
— J. Velasquez, H. Ucroz u. L. Ch. Brumpt 37, *42*
Brumpt, L. Ch. s. Brumpt, E. 37, *42*
Brusa, A. s. Tolentino, P. 272
Bryan, W. R. 352
Buck 128
Buck, M. 173, *295*
Buckley, J. J. C. s. Hackett, C. J. *5*
Buddingh, J. 352
Bueding u. Peters 30
Bueding, Ruppender u. McKinnon 30
Bugge s. Hemmert-Halswick 85, 88, 89
Buhn, H. s. Vivell, O. 266, *315*

Bullock, F. D., u. M. R. Curtis 76, 78, *82*
— W. F. Dunning u. M. R. Curtis 76, *82*
— s. Curtis, M. R. 79
Bunde, C. A. s. Ehrenford, F. A. 94, 97, *97*
Bunn, P. A., u. B. Drobeck 405, 406, *415*
— u. F. Robinson 406, *415*
— s. Adair, Ch. V. 406, *414*
Buonomini, G., u. E. Mignani 224, *295*
Burch 94
Burgess, R. W., u. M. D. Young 257, *295*
— s. Bray, R. S. *317*
— s. Young, M. D. 257, *317*
Burnet, F. M. 352
— u. J. D. Ferry *295*
— u. W. M. Stanley 352
— s. Beveridge, W. I. B. 156, *293*, 352
Burroughs s. Hawking 146
Burrows, R. B. 217, *295*
— u. G. E. Klink 221, *295*
Burtt, E. s. Ashcroft, M. T. 161, *292*
Bushby, R. M. s. Barnett, H. 392, *414*
Buttner 22
Byrne, H. J. s. MacDonald, E. M. 207, *306*

Caballero s. Ochoterena 139
Cable, R. M. *4*
Cabrera, B. D. s. Mariano, G. Y. *64*
Cabrera, H. A. 235, *295*
— u. R. J. Porter 235, *295*
Caicedo, G. s. Faust, E. C. 260, *298*
Callahan, W. P., W. O. Russell u. M. G. Smith 275, *295*
Callot, J., u. J. Helluy *4*
Calmette, A. 390, *415*
Cameron, G. 352
Cameron, T. W. M. *4*, 21, *32*, 40
Camin, J. H., u. P. R. Ehrlich 142, 143, *148*
Campbell 77, 78, 79, 81
Campbell u. Melcher 78, 79, 81
Campero, E. s. Atías, A. 178, *292*
Canetti, G. s. Saenz, A. 363, *426*
Cappuccino u. Stauber 203
Cappuccino, E. F. 198, *295*
Cardona-Lynch, E. s. Lurie, M. B. 404, 405, *422*
Cardoso, R. A. de A. s. Torres, C. M. 200, *314*
Carini, A. 275, *295*

Carlblom 7
Carneri, I. de 22, 291, *295*
— u. L. Almirante 233, *295*
— s. Almirante, L. 233, *292*
Carpenter, Ch. M. s. Weimer, H. E. 395, *429*
Carrera, G. M., u. E. C. Faust 221, 222, 224, *295*
— s. Everett, M. G. 235, *317*
Carrescia, P. M. 254, *295*
Carver, R. K., u. M. Goldman 264, *295*
— s. Goldman, M. 217, 264, *300*
Castel, P., u. G. Gras 73, *74*
— H. Harant u. G. Gras 73, *74*
Castellani, A., u. A. J. Chalmers *4*
Catanei s. Sergent 249
Cavallini, C. s. Corradetti, A. 254, *296*
Cavanaugh, D. J. s. Eyles, D. E. 283, *298*
Cavier, M. R. 67, *74*
Cavier, R., u. X. Mossion 207, *295*
Cawston, F. G. 19, *32*
Ceriotti, G. 376, *415*
Chabaud, A. 174, *295*
Chadli, A. s. Philippe. E. 198, 199, *309*
Chagas 176, 285
Chakraborty, J. s. Pyne, C. K. 191, *310*
Chalmers, A. J. s. Castellani, A. *4*
Chan, K. F. 122, 123, 124, *126*
Chandler, A. C. 68, *74*, 104, 139
— u. C. P. Read *4*
— — u. H. O. Nicholas 68, *74*
Chandler, R. L. s. Fulton, J. D. 194, *299*
Chang, P. C. H. 191, *295*
Chang, S. L. 204, 235, *295*
— G. Berg, K. A. Bausch, R. E. Stevenson, N. A. Clarke u. P. W. Kabler 352
Chardome, M. s. Berghe, L. van den *293*
Chase, M. W. 388, *415*
Chatridse, J., u. N. Kipschidse 260, *295*
Chatterjee, K. D. *4*
Chaudhuri, R. N. 134, *136*
— T. K. Saha u. N. Roy 223, *295*
Chemke, J. S. s. Pizzi, T. 181, *310*
Chesley s. McCoy 221
Chevallier, P. s. Brumpt, E. 28, *32*
Chi s. Wagner 15
Chin s. Huang 63

Christen, M., M. Agosin, A. Jarpa u. A. Atias 186, *295*
Cieciura, S. J. s. Puck, T. T. 353
Ciplea, A. G. s. Lupasco, G. 194, *306*
Cipollina 413, *415*
Ciuca 247
Clark, E. J. s. Adler, S. 107
Clark, E. R., H. T. Kirby-Smith, R. O. Rex u. R. G. Williams 406, *415*
Clarke, N. A. s. Chang, S. L. 352
Clayman, Ch. B. s. Arnold, J. 258, *292*
Clouth, P. W. s. Stritt, F. R. *6*
Clure, E. M., u. R. Poche 185, *295*
Coatney, G. R. s. Beye, H. K. 247, *293*
— s. Contacos, P. G. 247, *296*
— s. Eyles, D. E. 247, 257, *297, 298*
— s. Mercado, T. I. 250, *307*
— s. Taylor, D. J. 222, 224, *314*
Cobbett u. Griffith 412
Cobbett, L. 366, 378, 379, 383, 400, 402, 407, 413, *415*
Cobbold 137
Coffman, W. D. s. Gey, G. O. 348, *353*
Coggeshall, L. T. 249, 258,*295*
Cohn, M. L., C. Kovitz, U. Oda u. G. Middlebrook 364, 292, *415*
— U. Oda, C. Kovitz u. G. Middlebrook *415*
— s. Middlebrook, G. 392, *423*
Cohrs, P. *5*, 265, 278, *295*
— s. Nieberle, K.
Cole, L. R., u. C. B. Favour 388, *415*
Coleman, N. s. Eyles, D. E. 265, 270, 283, *298*
Collin, E. s. Conge, G. 363, 378, *416*
Colo, D. s. Schultz, R. L. 405, *427*
Colwell, Ch. A. s. Mills, M. A. 391, *424*
Combescot, C., J. Demaret u. C. Delcroix *295*
— M. Pestre u. A. Domenech 207, *295*
Commare, G. s. Even, R. 405, *417*
Compes, H. 39, *42*
Conalty, M. L., u. E. E. Gaffney 364, *415*
Conejos, M. 187, *296*
Conge, G., E. Collin, F. M. Levy u. R. J. Dubos 363, 378, *416*

Conor, M. s. Nicolle, C. *308*
Contacos, P. G., H. A. Elder, G. R. Coatney u. C. Genther 247, *296*
Convit, J. 192, *296*
Cook, M. K. 283, *296*
— u. L. Jacobs 285, *296*
— s. Jacobs, L. 277, 282, *303*
Cooper, W. s. Garnham, P. C. C. 247, *299*
Coppi, G. s. Almirante, L. 233, *292*
Corenzwit 94
Cornforth, J. W., P. D'A. Hart, R. J. W. Rees u. J. A. Stock 357, *416*
Corper, H. J., u. M. B. Lurie 383, *416*
Corradetti, A., u. A. Ilardi 248, *296*
— u. F. Verolini 243, *296*
— — I. Neri, C. Palmieri, A. M. Proietti u. L. Amati 254, *296*
— — C. Palmiera, I. Neri, C. Cavallini u. L. Amati 254, *296*
— — u. M. Rostirolla 250, *296*
Corrêa Neto, A. s. Okumura, M. 185, *309*
Corso, P. s. Bigotti, A. 167, *293*
Corson, J. F. 163, *296*
Cort, W. W. s. Yokogawa, S. 57, 58, 63, *64*
Coste, M. s. Galliard, H. 187, *299*
Costigan, Wm. J. s. Steenken jr. W. 406, *428*
Costil, L. s. Saenz, A. 385, *426*
Coudert, J., u. F. Triozon 33, *42*
Coulaud, E. 391, *416*
Couling, C. W., u. R. J. W. Rees 371, *416*
Coulston, F. s. Manwell, R. D. 279, *307*
Coutinho, J. O. 201, *296*
Cowan, C. s. Culbertson J. T. *5*
Cowen, D., u. A. Wolf 268, *296*
— s. Wolf, A. 284, *316*
Cowper, S. G. 254, *296*
— u. S. F. Woodward 254, *296*
Cox, F. E. G. 291, *296*
Cox, G. E. s. Dolowy, W. C. 412, *416*
Cox, H. R. *353*
Cox, H. W. 112, 254, *296*
Craig, C. F. 217, 221, *296*
— u. E. C. Faust *5*, 10, 17, 21, 22, 24, 37, 40, 43, 44, 68, 72, 92, 94, 96, 108, 110, 122, 131, 132
— u. M. E. Tate *5*

Cram u. Files 22
Cram, E. B., u. J. Bozicevich 22, 25, *32*
— u. W. B. Figgat 22, 24, *32*
— M. Jones u. W. H. Wright 13, *32*
Crandall, R. B. s. Hunter, G. W. *32*
Cross u. Scott 139
Cross s. Foster 107
Cross s. Scott 137, 145, 146
Crowle, A. J. 376, 391, *416*
Crumb, C. 401, *416*
— s. Wells, W. F. 401, *429*
Crusz, H. 76, *82*
Csokor 85
Cuckler, A. C., A. B. Kupferberg u. N. Millman *296*
— u. C. M. Malanga 263, *296*
Culbertson u. Rose 145, 147
Culbertson, J. T. 73, *74*
— u. C. Cowan 5
Cummings, M. M., M. Hoyt u. R. Y. Gottshall 388, *416*
— u. P. C. Hudgins 389, 395, *416*
— R. A. Patnode u. P. C. Hudgins 388, *416*
— s. Michael jr., M. 380, *423*
Cunningham, M. P., u. J. M. B. Harley 173, *296*
Curtis, Dunning u. Bullock 79
Curtis, M. R. s. Bullock, F. D. 76, 78, *82*
Cutchins, E. C., u. J. Warren 274, *296*
Czanik, P., u. J. Kurucz 393, *416*

Daddi, G., u. M. Lucchesi 393, *416*
Daels, F. 406, *416*
Daengsvang s. Foster 104, 107
Dahlström, G. s. Swedberg, B. 369, *428*
Dahme, E. s. Hellbrügge, Th. *301*
Dahms s. Olson 141
Dail, M. D. s. Morse, W. C. 364, 393, *424*
Dallenbach, F., u. G. Piekarski 265, *296*
Dannenberg jr., A. M. s. Lurie, M. B. 404, 405, *422*
Darrow, E. s. Gingrich, W. D. 283, *300*
Darzins, E. 355, 372, *416*
Da Silva, A. C. s. Okumura, M. 185, *309*
Da Silva, L. H. P. s. Okumura, M. 185, *309*
Davey s. Gordon 19
Davey, D. G. 161, *296*
Davey, T. H. s. Blacklock. D. B. *4*

Davey, W. N. s. Johnson, J. R. 405, *420*
David-Chaussé, I. s. Sigalas, R. 43, *50*
Davies, S. F. M., L. P. Joyner u. S. B. Kendall 263, *296*
Davis, D. J. s. Sullivan, T. D. 180, *314*
Dawes, B. 34, *42*
Dawley s. Miller 78
Dawood, M. M., u. A. Gismann 9, *32*
Deane, L. M. 180, *296*
Degiusti, D. L. s. Yolles, T. R. 30, *33*
Degtyareva, S. M., u. D. N. Sasuchin 204, *296*
Delamater, J. N. s. Hallman, F. A. 237, *301*
Delaude, A. s. Baudot, J. A. 395, *414*
— s. Even, R. 405, *417*
Delcroix, C. s. Combescot, C. *295*
Deleva, A. M. s. Newton, W. L. 208, *308*
Dellaert 247
Dellaert, R. s. Rodhain, J. 173, *311*
Demarchi, J., u. J. Nicoli 174, *296*
Demaret, J. s. Combescot, C. *295*
Demina, N. A., u. O. J. Kellina 200, 201, *296*
Denecke, K. s. Erhardt, A. 100, *102*
Denko 211
Dennis, E. W., D. A. Berberian u. S. Hansen 227, 233, *297*
— s. Berberian, D. A. 227, 233, 236, *293*
Dergacheva, T. I. s. Dolmatova, A. V. 191, *297*
Desbordes, J. 384, *416*
— s. Paraf, J. 395, *425*
Deschiens, Lamy u. Molinary 22
Deschiens, R. 122, *126*, 214, *297*
— u. L. Lamy 22, 254, *297*
Desmonts, G. s. Guillo, B. 265, *300*
Desportes 137
Diamond, Meryman u. Kafig 234
Diamond, L. S. *297*
Didcock, K. A. s. Robson, J. M. 366, 370, 374, *426*
Diehl, K. 386, 403, 404, 405, *416*
Diesing 137
Dieulafoy u. Krishaber 413, *416*

Ding s. Minning 137
Dinnik 117
Dinnik u. Dinnik 96
Dinnik s. Vogel 117
Dittmar, C., u. J. Sixel 388, *416*
Dittmar, W. s. Wagner, W. H. 370, 377, 380, 381, 382, 395, *429*
Dobell 217
Dobell, C., u. P. Laidlaw 236, *297*
Dodson, L. F. s. Sanders, A. G. 406, *426*
Doerr, W., u. W. Berger 171, *297*
Dolkart, R. E., u. B. Halpern 237, *297*
Dolmatova, A. V., T. I. Dergacheva u. L. N. Eliseev 191, *297*
Dolowy, W. C., M. H. Frank, G. E. Cox u. A. L. Hesse 412, *416*
Domagk, G. 396, 397, 402, *416*
Domenech, A. s. Combescot, C. 207, *295*
Dominguez, A., u. R. Jaffé 177, 179, *297*
— u. J. A. Suarez 183, *297*
— s. Jaffé, R. 179, *303*
Donaldson, L. s. Long, E. R. 384, *422*
Donné 206
Donovick, R. 366, 374, *416*
— C. M. McKee, W. P. Jambor u. G. Rake 368, 374, *416*
Dontenwill, W. s. Klose, F. 385, *420*
Dorset s. Schweinitz, de 413, *427*
Douglas, J. R., u. N. F. Baker 134, *136*
Dove u. Shelmire 141
— s. Shelmire 141
Dow, C., u. W. F. H. Jarrett 79, *82*
Drbohlay, J. s. Boeck, W. C. 236, *294*
Dreyer, D. A. 235, *297*
Drobeck, B. s. Adair, Ch. V. 406, *414*
— s. Bunn, P. A. 405, 406, *415*
Drusch, H. E. s. Weimer, H. E. 395, *429*
Duarte, E. s. Torres, C. M. 200, *314*
Dubermann, D. 263, *297*
Dubin, I. N. 259, *297*
Dubini 102
Dubois, A., u. L. van den Berghe 5

28*

Namenverzeichnis

Dubos, R. J. 366, 369, 383, *416, 417*
— u. C. Pierce 368, 369, *417*
— — u. W. B. Schaefer 362, *417*
— u. R. W. Schaedler 369, *417*
— u. W. B. Schaefer 363, 374, *417*
— s. Conge, G. 363, 378, *416*
— s. Hirsch, J. G. 383, *419*
— s. Middlebrook, G. 366, 372, 389, 399, *423*
— s. Pierce, C. 357, 358, 364, 366, 368, 377, *425*
— s. Williams jr., C. A. 363, *430*
Duca, C. J. s. Steinbach, M. M. 380, *428*
Dulbecco, R. *353*
Dungern, E. v., u. H. Smidt 413, *417*
Dunn, M. C., u. H. W. Brown 122, 124, *126*
Dunning s. Curtis 79
Dunning, W. F. s. Bullock, F. D. 76, *82*
Durbin, C. G. 254, *297*
Duret, J. s. Pautrizel, R. 172, *309*
Dutton 158
Dworski, M. s. Mayer, E. 371, *423*

Eads, R. B. s. Sullivan, T. D. 180, *314*
Eagle, H. 340, 348, *353*
— Germuth, F. G. 202, *300*
Ebensperger, J. s. Rubio, M. 179, *311*
Ebert, R. H., J. J. Ahern u. R. G. Bloch 406, *417*
Eddy, B. E. s. Stewart, S. E. 329
Edwards u. McCullough 19
Eggers, H. 356, *417*
Ehrenberg 13
Ehrenford, F. A., A. B. Richards, B. E. Abreu, E. R. Bockstahler, L. C. Weaver u. C. A. Bunde 94, 97, *97*
Ehrlich, P. 153, 158, *297*
Ehrlich, P. R. s. Camin, J. H. 142, 143, *148*
Eichholtz, F., u. A. Erhardt 7, 81, *82*, 104, 135, *136*
Einhorn s. Whittier 94
Elder, H. s. Beye, H. K. 247, *293*
Elder, H. A. s. Contacos, P. G. 247, *296*
Eliseev, L. N. s. Dolmatova, A. V. 191, *297*
Elkeles, G. 177, 188, *297*

Elsdon-Dew, R. s. Freedman, L. 217, *298*
Emmart, E. W. s. Fite, G. L. 364, *417*
— s. Smith, M. J. 380, *427*
Emunds, R. M. 122, 124, *127*
Endo, K. s. Yamamura, Y. 399, *430*
England s. DeMeillon 31
Enzie 94
Ercolani 102
Ercole, Q. N. s. Mackerras, M. J. 256, *306*
Ercoli, N. 199, 203, *297*
— u. R. M. Fink 200, *297*
Erhardt u. Gieser 7, 114, 119, 120, 126
Erhardt u. Wigand 114
Erhardt, A. 1, 2, 7, *8*, 9, *32*, 51, *57*, 67, *74*, 81, 82, *82*, 108, 109, 110, 111, 112, 114, 115, 118, 119, 126, *127*, 130, 135, *136*, 152, 153, 231, 255, *297*, 355, *417*
— u. K. Denecke 100, *102*
— W. D. Germer u. B. Hörning 51, 55, 56, *57*
— u. E. Hinz 5
— u. W. Schulze 102, 105
— — u. B. Hörning 51, 57, *57*, *64*
— u. U. Wellensiek 137, *148*
— s. Boecker, H. 124, 126, *126*
— s. Brumpt, E. *4*, 9, 10, 11, 13, 15, 43, 56, 58, 60, 61, 62, 66, 69, 72, 92, 98, 103, 110
— s. Eichholtz, F. 7, 81, *82*, 104, 135, *136*
Erichsen, S., u. A. Harboe 278, *297*
— s. Harboe, A. 266, 278, *301*
Erxleben 68, 100
Evans s. Stirewalt 22, 23
Evans, J. R. s. Morse, W. C. 364, 393, *424*
Evans, W. E. D. s. Winner, H. I. 395, *430*
Even, R., Ch. Sors, A. Delaude, J. Roujeau, Y. Trocmé u. G. Commare 405 *417*
Everett, M. G., E. H. Sadun u. G. M. Carrera 235, *317*
Everts-Sawitz s. Karpinski 128
Ewert, A., u. L. J. Olson 90, *93*
Ewing 141
Eyles, D. E. 247, 272, *297*
— u. G. R. Coatney 257, *298*
— — u. M. E. Getz 247, *297*
— u. N. Coleman 270, *298*

Eyles, D. E., N. Coleman u. D. J. Cavanaugh 283, *298*
— C. L. Gibson, N. Coleman, C. S. Smith, J. R. Jumper u. F. E. Jones 265, *298*
— A. B. G. Laing u. L. F. Yap 247, *298*
— s. Beye, H. K. 247, *293*
— s. Jones, F. E. 156, 280, *303*

Fabiani, G., u. J. Orfila 244, 251, *298*
— — u. G. Bonhoure 244, *298*
Fabre, M. s. Gernez-Rieux, Ch. 393, *418*
Faherty, J. F. s. Nyka, W. 256, *424*
Faiguenbaum, J. *42*
Fairbairn, H. 163, 167, *298*
— u. D. G. Godfrey 161, 167, *298*
— s. Ashcroft, M. T. 161, *292*
— s. Willet, K. C. 163, *316*
Fairley, N. H. 9, 10, 28, *32*
Falcão s. Vogel 44, 46, 48, 49, 50
Fankhauser, R. 278, *298*
Fantham s. Stephens 158
Fantham, H. B., u. A. Porter 214, *298*
Faria, de 102
Farris, E. J. *353*
Fauran, P. s. Floch, H. 190, *298*
Faure, A. s. Ranque, J. 195, *310*
Faust u. Hoffmann 17
Faust, Jones u. Hoffmann 10, 22, 27
Faust u. Meleney 10, 27, 28
Faust, E. C. 2, *5*, 28, 37, 44, 67, 68, 70, 217, 220, 230, *298*
— P. C. Beaver u. R. C. Jung 5
— L. E. Giraldo, G. Caicedo u. R. Bonfante 260, *298*
— L. C. Scott u. J. C. Swartzwelder *298*
— s. Carrera, G. M. 221, 224, *295*
— s. Craig, C. F. *5*, 10, 17, 21, 22, 24, 37, 40, 43, 44, 68, 72, 92, 94, 96, 108, 110, 122, 131, 132
— s. Krupp, I. M. 223, *305*
Favour, C. B. s. Cole, L. R. 388, *415*
Feldman, H. A. s. Sabin, A. B. 270, 274, 278, *311*
Feldman, W. H. 394, 396, *417*
— u. H. C. Hinshaw 396, *417*
— s. Stevens, R. P. 394, *428*

Namenverzeichnis

Feldmann, E. *298*
Feletti s. Grassi 239, 249
Felsenfeld, O. s. Gradwohl, R. B. H. *5*
Feng, L. C. s. Höppli, R. 132, *136*
Fenner, F. 377, *417*
— S. P. Martin u. C. H. Pierce 377, *417*
Ferry, J. D. s. Burnet, F. M. *295*
Fetzer, S. s. Tonutti, E. 395, *428*
Fiebiger, J. *5*, 76, 94, 103, 104
Figgat, W. B. s. Cram, E. B. 22, 24, *32*
Filadoro u. Orsi 212
Files s. Cram 22
Finch, E. P. s. Brandt, J. L. 22, *32*
Fink, R. M. s. Ercoli, N. 200, *297*
Finnegan, S. 141, *148*
Fischer, H. s. Schubert, R. *6*
Fischer, L., u. E. Reichenow *317*
Fish, C. H., u. G. A. Spendlove 371, *417*
Fite, G. L., u. E. W. Emmart 364, *417*
Fitzsimmons, W. M. *113*
Floch 191
Floch, H., u. P. Fauran 190, *298*
Florey, H. W. s. Sanders, A. G. 406, *426*
Fogh, J., u. R. O. Lund 348, *353*
Fontenele, Z. F. s. Alencar, J. E. de 194, *292*
Forattini, O. P. 194, *298*
Forbes 13
Fort s. Schwetz 13, 18
Foster u. Cross 107
Foster u. Daengsvang 104, 107
Foster u. Landsberg 108,
Foster, A. O. 107
Foust, H. L. s. Schalk, H. F. 379, *426*
Fowler, J. C. s. Ruchman, I. 274, *311*
Fox, H. 408, 409, 412, *417*
Franchino, E. M. s. Stauber, L. A. 194, 195, 197, 202, *313*
Francis 329
Francis, J. 355, 385, 387, 388, 398, 400, 408, 409, 412, 413, *417*
— A. Spinks u. G. T. Stewart 413, *417*
Frank, M. H. s. Dolowy, W. C. 412, *416*

Franke, E., u. W. Roehl 153, 158, *298*
Frankie, G. s. Vincke, I. 243, *315*
Freedman, L., u. R. Elsdon-Dew 217, *298*
Freeman, F. s. Heinz, H. J. 230, *301*
Freer 139
Freerksen, E. 362, 363, 370, 387, 405, *417*
— u. D. Lauterbach 389, *417*
Fremming, B. D., R. E. Benson u. R. J. Young 407, *417*
— s. Benson, R. E. 412, *414*
Frenkel, J. K. 270, 273, *298*
Freund, J. 363, *417*
— s. Hehre, E. 379, 380, *419*
Freund, R. s. Lange, B. 391, *421*
Frey, W. s. Bergmann, G. v. *4*
Frezzotti, R., u. R. Guerra 265, *317*
Friebel, H. 151, 169, 170, 171, 184, 186, *298*
— u. H. Kästner 171, *298*
Friedrich, P. L., u. H. Nösske 406, *417*
Frisco, B. s. Manfredi, L. 406, *422*
Froelich 93
Frömming, E. 15, *32*
Frost, J. K., u. B. M. Honigberg 208, *299*
Frugoni, G. s. Bigotti, A. 167, *293*
Fry s. Wright 26
Frye, W. W. s. Hunter, G. W. *5*
— s. Meleney, H. E. 217, 232, *307*
— s. Shaffer, J. G. 237, *313*
Fülleborn u. Schilling-Torgau 106
Fülleborn, F. 7, 17, 29, 30, 106, 109, 110, 112, 132, 133, 134, *136*
Fukuda, K. 389, *417*
Fukuhara, F. 230, *299*
Fuller, H. S., u. Q. M. Geiman 199, *299*
Fulton, J. D. 154, 194, *299*
— u. C. V. Harrison 177, *299*
— u. L. P. Joyner 194, *299*
— u. R. L. Chandler 194, *299*
— u. S. F. Niven 194, *299*
— u. A. U. Smith 234, *299*
— s. Harrison, C. V. 194, *301*
Furness, G. 396, *418*
Fusillo, M. s. Morse, W. C. 364, 393, *424*

Fust, B., u. A. Studer 376, *418*
— u. E. Böhni 376, *418*
Fuwa, H. s. Okada, H. 395, *424*

Gaaze 92
Gabaldon s. Vogel 139
Gabaldon, A. 289, *299*
Gadgil u. Shah 13
Gaffney, E. E. s. Conalty, M. L. 364, *415*
Gaimard s. Quoy 36
Gainer, J. H. s. Karlson, A. G. 395, *420*
Galecto, R. s. Rubio, M. 179, *311*
Galliard, H., J. Lapierre u. M. Coste 187, *299*
Gamaleja 378, *418*
Ganapati, P. N. 187, 188, *299*
Ganzin, M., P. Rebeyrotte, M. Macheboeuf u. G. Montezin 169, *299*
Garcia s. White 17
Gardiner s. Miller 78
Gardiner, P. A., R. J. W. Rees u. J. M. Robson 406, *418*
Gardner, L. U. 384, *418*
Garnham, P. C. C. 152, 245, 247, 248, *299*
— u. L. Gonzales-Mugaburu 180, 247, *299*
— R. Lainson u. W. Cooper 247, *299*
— — u. A. E. Gunders 245, *299*
— V. Molinari u. P. G. Shute 248, *299*
— s. Shortt, H. E. 247, 248, *313*
Garza, B. L., u. E. D. Box 250, 254, *299*
Gavallér, B. s. Jaffé, R. 179, *303*
Gavin, M. A., T. Wanko u. L. Jacobs 264, *299*
— s. Wanko, T. 264, *315*
Gavrilov, W., G. Bobkoff u. S. Laurincin 258, *299*
Gebelein, H. u. W. H. Wagner 374, *418*
Geigy, R., u. A. Herbig *5*
— M. Huber, D. Weinman u. G R. Wyatt 160, *299*
Geiman, Q. M. 203, *299*
— s. Fuller, H. S. 199, *299*
Geissler, H. 156, 279, 281, *300*
Geks, F. J. 373, *418*
Genther, C. s. Contacos, P. G. 247, *296*
— s. Schmidt, L. H. 247, *312*
Gentry, W. H. 389, *418*

Gentzkow, C. J. s. Simmons, J. St. 6
Georgesco, P. s. Nasta, M. 394, *424*
Gerber, H. R. 384, *418*
Gerbil'skij, V. L., u. J. Syč *136*
Gericke, D. s. Stephan, J. 389, *428*
Germer, W. D. s. Erhardt, A. 51, 55, 56, *57*
Germuth, F. G., H. Eagle u. V. Oyama 202, *300*
Gernez-Rieux, Ch., A. Taquet, C. Voisin u. M. Fabre 393, *418*
Gerstfeld 60
Getz, M. E. s. Beye, H. K. 247, *293*
— s. Eyles, D. E. 247, *297*
Geurden, L. M. G., u. A. E. R. Willems 210, *300*
Gey, G. O., W. D. Coffman u. M. T. Kubicek 348, *353*
Geyer, D. 55, *57*
Gibson, C. L., u. J. R. Jumper 278, *300*
— s. Eyles, D. E. 265, *298*
Gibson, T. E. 128, *136*
Giemsa 335
Gierhake, Fr. W. s. Herrmann, W. 393, *419*
Gieser s. Erhardt 7, 114, 119, 120, 126
Gingrich, W. D., u. E. Darrow 283, *300*
Giovannola, A. s. Kikuth, W. 256, *304*
Giraldo, L. E. s. Faust, E. C. 260, *298*
Girard 61
Gismann, A. s. Dawood, M. M. 9, *32*
Glättli, H. R. 407, 409, *418*
Glasgow, J. P., F. Isherwood, F. Lee-Jones u. B. Weitz 161, *300*
— s. Weitz, B. 161, *315*
Gleason, N. N. s. Goldman, M. 217, *300*
Glover, R. E. 366, *418*
Gloyne, S. R., u. D. S. Page 378, 379, 380, *418*
Goble, F. C., u. J. L. Boyd 186, *300*
Godfrey, D. G. 156, 162, 251, *300*
— s. Fairbairn, H. 161, 167, *298*
Godoy 255
Goedbloed, E. s. Akker, S. van den 286, *292*
Gönnert 29, 30, 195, 226, 227, 244, 291
Gönnert u. Altmann 22, 28

Gönnert s. Kikuth 17, 18, 22, 25, 29, 31
Gönnert, R., u. E. Schraufstätter 73, *74*
— s. Bock, M. 177, 188, *294*
— s. Strufe, R. 73, *75*
Goeze 66, 67, 127
Goldenberg, I. J. 378, *418*
Goldman, M. 264, *300*
— R. K. Carver u. N. N. Gleason 217, *300*
— — u. A. J. Sulzer 264, *300*
— u. N. N. Gleason 217, *300*
— s. Carver, R. K. 264, *295*
Golikov 227
Golinevich, E. H. s. Zdrodovskii, P. F. 330
Gomes s. Versiani 249
Gomes de Alcantara, F. 182, 183, *300*
Gonzales-Mugaburu, L. s. Garnham, P. C. C. 180, 247, *299*
Good, R. C., R. A. Hoffmann u. L. H. Schmidt 413, *418*
Goodchild, C. G. 68, *74*
Goodpasture, E. W. s. Woodruff, A. M. 330, *353*
Goodwin, L. G. 194, *300*
— u. R. H. Nimmo-Smith 5
Goodwin, M. B. s. Hauschka, Th. S. *301*
Gordon, Davey u. Peaston 19
Gordon u. Griffiths 27
Gordon s. Bertram 139, 141, 145, 146
Gordon, H. A. s. Phillips, B. P. 224, *309*
Gordon, H. McL., u. H. V. Whitlock 135, *136*
Gordon, R. M., u. J. K. Miller 159, *300*
— u. K. C. Willett 166, 167, *300*
— s. Willett, K. C. 167, *316*
Gorirossi, F. E. 141, *148*
Gottshall, R. Y. s. Cummings, M. M. 388, *416*
Gould, S. E. 60, 85, 92, *93*
Goy, P. s. Weinberg, M. *315*
Gradwohl, R. B. H., u. P. Kouri 5
— L. B. Soto u. O. Felsenfeld 5
Graefe, G. s. Hohorst, W. 44, 46, 47, 48, 49, 50, *50*
Graells 13
Graham 85
Graham, R. s. Levine, N. D. 210, *306*
Grainger, W. E. s. Heisch, R. B. 193, *301*
Granz, W. 58, *64*
Gras, G. s. Castel, P. 73, *74*

Grassi u. Feletti 239, 249
Gray, D. F. 363, *418*
— u. M. N. Affleck 363, *418*
Gredler 15
Green, F. D. s. Sutliff, W. D. 218, *314*
Green, H. H. 388, *418*
Greenberg, J. u. L. P. Kendrick 250, *300*
— D. J. Taylor u. H. W. Bond 237, *300*
— — u. H. L. Trembley 251, *300*
— s. Taylor, D. J. 156, 222, 224, *314*
Greenberg, S. 406, *418*
Greenfield 78, 79, 80
Greenland, R. s. Schmidt, L. H. 247, *312*
Gregory, F. J. s. Solotorovsky M. 357, *427*
Grewing, W. s. Hellbrügge, Th. 272, *301*
Griffith s. Cobbett 412
Griffith, A. S. 379, 402, 413, *418*
Griffith, F. s. Griffith, S. 384, *418*
Griffith, S., u. F. Griffith 384, *418*
Griffiths s. Gordon 27
Grift, W. B. van de s. Watt, J. Y. C. 234, *315*
Grocott, R. G. s. Kean, B. H. 275, *304*
Groot, H. 190, *300*
Grosskreutz, D. C. s. Postlethwait, R. W. 400, *425*
Gruber 85
Grün, H., u. W. Klinner 356, 357, 371, 400, *418*
Grünbaum 413, *418*
Grumbach u. Rist 365
Grumbach, A., u. W. Kikuth 5
Grumbach, F. 358, 364, 368, *418*
Grun, J. s. Stauber, L. A. 194, 195, 197, 202, *313*
Grunberg 392, *419*
Guerra, R. s. Frezzotti, R. 265, *317*
Guillo, B., u. G. Desmonts 265, *300*
Gundel, M. 5
Gunders, A. E. s. Garnham, P. C. C. 245, *299*
Gunn, F. D., W. J. Nungester u. E. T. Hougen 366, *419*
Gurney, Cl. s. Bloch, R. G. 395, *415*
Gurri, J. s. Tálice, R. V. 283, *314*
Gursch 86
Gutiérrez Hoyos, Y. 180, *300*

Namenverzeichnis 439

Haakh s. Kretschmar 251
Haan, J. de 61, 413, *419*
Haber, A. s. Spain, D. M. 369, *428*
Habermann, R. T., u. F. P. Williams jr. 407, *419*
Hackett, C. J., J. J. C. Buckley u. F. Murgatroyd 5
Hagedorn, K, 379, 380, *419*
Hagemann, E., u. G. Schmidt 5
Hahn, E. 274, *300*
— u. L. Afzelius-Alm 274, *300*
Halawani, A. 234, *301*
— s. Watson, J. M. 24, 25, *33*
Halberstaedter u. Prowazek 247
Halff, L. s. Adler, S. 201, *292*
Hall 7, 111
Hallman, F. A., J. B. Michaelson u. J. N. Delamater 237, *301*
Halpern, B. N., u. A. Pacaud 158, *301*
— s. Dolkart, R. E. 237, *297*
Hamada, M. 58, *64*
Hamada, Y. 207, *301*
— s. Inoki, S. 207, 209, *302*
Hames, C. G. s. Routh, C. F. 262, *311*
Hamilton, T. R. s. Wallace, F. G. 203, *315*
Hamre, D. s. Jones, H. 203, *303*
Han, E. S., R. G. Kelly u. C. E. Woodruff 396, *419*
Hanke s. Rietschel 367, *426*
Hanlon, C. R., H. W. Scott jr. u. B. J. Olson 410, *419*
— s. Olson, B. J. 410, *424*
— s. Scott, H. W. jr. 410, *427*
Hansen, S. s. Dennis, E. W. 227, 233, *297*
Hara, K., S. Oka, K. Takagi, K. Nagata u. T. Sawada 169, *301*
— s. Sawada, T. 230, 232, *312*
Harada, F. 107
Harant, H. *5*
— s. Castel, P. 73, *74*
Harboe, A., u. S. Erichsen 266, 278, *301*
— s. Erichsen, S. 278, *297*
Hardy s. Spector 221
Harinasuta, C. s. Maegraith, E. *306*
Harlan 68
Harley, J. M. B. s. Cunningham, M. P. 173, *296*
Harrison, C. V., u. J. G. Fulton 194, *301*
— s. Fulton, J. D. 177, *299*
Harshfield, G. S. s. Schalk, H. F. 379, *426*

Hart, P. D'A., D. A. Long u. R. J. W. Rees 388, *419*
— u. R. J. W. Rees 357, 369, *419*
— s. Cornforth, J. W. 357, *416*
Hartman 249
Harvey, A. E. C. s. Heisch, R. B. 193, *301*
Harwood 139
Hatzky, W. 37, *42*
Hauschka, Th. S. 181, 184, *301*
— M. B. Goodwin, J. Palmquist u. E. Brown *301*
Hawking u. Burroughs 146
Hawking u. Sewell 139
Hawking, F. 139, 147, *148*, 154, 203, 259, *301*
— u. W. L. M. Perry 259, *301*
— s. Yorke, W. 154, *317*
Hayes s. Skaliy 141, 142, 146
Hearin 72
Hedgecock, L. W. 369, *419*
Hegner, R. W. 214, *301*
Hehre, E., u. J. Freund 379, 380, *419*
Heinz, H. J., G. M. MacNab u. F. Freeman 230, *301*
Heisch, R. B. 201, *301*
— W. E. Grainger u. A. E. C. Harvey 193, *301*
— J. P. McMahon u. P. E. C. Manson-Bahr 161, *301*
— s. Manson-Bahr, P. E. C. 202, *307*
Heki, S. s. Tsuji, S. 406, *428*
Hellbrügge, F. K. s. Hellbrügge, Th. *301*
Hellbrügge, Th. 273, 274, *301*
— E. Dahme u. F. K. Hellbrügge *301*
— W. Spiegler u. W. Grewing 272, *301*
Helluy, J. s. Callot, J. *4*
Helmert, E. 391, *419*
Hemmert-Halswick u. Bugge 85, 88, 89
Henderson, R. G. s. Pinkerton, H. 275, *310*
Henigst, W. 171, *301*
Henner, S. 131, *136*
Henrard, C., u. E. Peel 159, *301*
Henriquez, C. E. s. Torrealba, J. W. 193, *314*
Hensel, G. 391, *419*
Henze, S. s. Otten, E. 278, *309*
Hepding, L. 278, *301*
Herbig, A. s. Geigy, R. *5*
Herbig-Sandreuter, A. *302*
Herman 249
Herman, C. M. s. Jacobs, L. 265, 280, *303*
Herrera s. Maldonado 18

Herrick 112
Herrlich, A., u. H. Liebmann 260, *302*
Herrmann, E. C. *353*
Herrmann, W., u. Fr. W. Gierhake 393, *419*
Hess, A. R. s. Kirchheimer, W. F. 371, *420*
Hesse, A. L. s. Dolowy, W. C. 412, *416*
Hetsch, H. s. Kolle, W. *5*
Heymann, G. s. Prigge, R. 387, 388, 391, *425*
Heyneman, D. 68, *74*
— u. N. S. Mansour 205, *302*
— s. Voge, M. 68, 70, 71, *75*
Hieronymi, E. s. Schmid, F. *6*, 103
Highman, B. s. Taylor, D. J. 222, 224, *314*
— s. Tobie, J. E. 166, 167, 168, 169, *314*
Hinshaw, H. C. s. Feldman, W. H. 396, *417*
Hinz, E. 1, 75, 76, 77, 78, 79, 80, 81, *82*
— s. Erhardt, A. *5*
Hirase s. Pilsbry 15
Hirsch, J. G. 362, 363, 364, 365, 374, 383, *419*
— u. J. R. Dubos 383, *419*
Hirst 141
Hirt, R. s. Hurni, H. 369, 377, *420*
Hoare, C. A. 161, 162, 177, 193, 216, 221, 288, 289, *302*
Hobby, G. L., T. F. Lenert u. I. Stasko 363, *419*
Hochwald 258,
Hoegl, E. E. s. Lynch, J. E. 122, *127*
Höhn, F. 119, 120, *127*
Hoenig, W. s. Mohr, W. 272, 275, *307*
Hoeppli 193
Höppli, R. 28, 134, 136
— L. C. Feng u. F. Li 132, *136*
— u. P. Regendanz 163, 164, 165, 166, *302*
Höring, F. O. *5*
Hörning, B. s. Erhardt, A. 51, 55, 56, 57, *57*, *64*
Hoffman, W. A. s. Krakower, C. A. 22, 28, *32*
Hoffmann s. Faust 10, 17, 22, 27
Hoffmann, R. A. s. Good, R. C. 413, *418*
Hofmann 76
Hogue, M. J. 208, 210, 211, *302*
Hohorst 44
Hohorst, W., u. G. Graefe 44, 46, 47, 48, 49, 50, *50*
Holdaway 141

Holley, E. C. s. Lynch, J. E. 207, 208, 209, *306*
Holley, S. W. s. Long, E. R. 384, 406, *422*
Holton, P. 73, *74*
Holz s. Jaffé 179
Holz, J. s. Schmidt-Hoensdorf, F. 272, *312*
Honigberg, B. M. 208, *302*
— u. C. P. Read 208, *302*
— s. Frost, J. K. 208, *299*
Hood, M. N. 174, *302*
Hoogstraal, H. s. Huff, C. G. *302*
Hopkins, C. A., u. W. M. Hutchison 81, *82*
Horen, W. P. 204, *302*
Horning 94
Horsfall, F. L. jr. 326, *353*
— s. Rivers, Th. M. 327, *353*
Horton-Smith, C. 263, *302*
Hottinger, R. 216, *302*
Hougen, E. T. s. Gunn, F. D. 366, *419*
Howard, J. s. Rubio, M. 179, *311*
Howie, J. W., u. G. Porter 369, *419*
Hoyt, A., M. A. Thompson, F. J. Moore u. C. R. Smith 363, *419*
Hoyt, M. s. Cummings, M. M. 388, *416*
Hsieh, K. N. 124, *127*
Hsü s. Shao 19, 20
Hsü, K. C. 2, 124, *127*
Huang u. Chin *63*
Hubendick, B. 12, *32*, 34, 36, *42*
Huber, M. s. Geigy, R. 160, *299*
Hudgins, P. C. s. Cummings, M. M. 388, 389, 395, *416*
Huebschmann, P. 384, *419*
— F. J. Pothmann u. R. Schankowski 397, *420*
Huede 60
Hüttli, Ch. s. Schwabe, H. K. 385, *427*
Huff 249, 259
Huff, C. G., u. W. Bloom 258, *302*
— u. H. Hoogstraal *302*
— A. C. Pipkin u. D. V. Jensen *302*
— — A. B. Weathersby u. D. V. Jensen *302*
Huffmann, J. L., u. A. W. Jones 79, *82*
Hughes 139, 141
Huldt, G. 156, 279, *302*
Hull, T. G. *5*
Hung, S. L. 112
Hunninen 72

Hunninen, A. V., u. H. A. Boone 227, 228, 229, *302*
Hunter 19, 20
Hunter, G. W., R. B. Crandall, D. E. Zickafoose u. Q. B. Purvis *32*
— W. W. Frye u. J. C. Swartzwelder *5*
— s. Mackie, T. T. *5*
Hurni, H., R. Hirt u. L. Ragaz 369, 377, *420*
Hussey s. Brown 58
Hussey, K. L. 115, 120, *127*
— u. N. E. Alger 122, 124, *127*
Hutchison, W. M. 76, 77, 78, 79, 80, 81, 82, *82*
— s. Hopkins, C. A. 81, *82*

Ides, D. s. Seneca, H. 186, *312*
Idris, E. 8, *32*
Ikemi, Y. s. Karlson, A. G. 364, 393, *420*
Ikuda, S. s. Yamamura, Y. 378, *430*
Ilardi, A. s. Corradetti, A. 248, *296*
Ilavsky, J. 366, *420*
Imlach, F. 413, *420*
Ingalls 19
— s. Baumann 16, 20
Inoki, S., u. Y. Hamada 207, 209, *302*
— u. A. Matsushiro 155, *302*
— K. Nakanishi u. T. Nakabayashi 191, 207, *302*
— Y. Taniuchi, H. Sakamoto, T. Ono u. R. Kubo *302*
Iralu, V. s. Shaffer, J. G. 236, *313*
Isherwood, F. s. Glasgow, J. P. 161, *300*
Isoda, M. s. Ono, Y. 36, *42*
Ito, K. s. Tsuji, S. 406, *428*
Iwakura, H. s. Yamamura, Y. 399, *430*
Iwata, S., u. T. Araki 215, 216, *302*

Jackson, E. R. s. Mayer, E. 356, *423*
Jacobi, K., u. W. Kretschmar 251, *302*
Jacobs u. Lunde 265
Jacobs, L., u. F. E. Jones 282, *303*
— M. L. Melton u. M. K. Cook, 277, 282, *303*
— — u. F. E. Jones 282, *303*
— — u. A. M. Stanley *303*
— J. S. Remington u. M. L. Melton 266, 270, *303*
— A. M. Stanley u. C. M. Herman 265, 280, *303*
— s. Cook, M. K. 285, *296*
— s. Gavin, M. A. 264, *299*

Jacobs, L. s. Jones, F. E. 156, 280, *303*
— s. Melton, M. L. 270, *307*
— s. Wanko, T. 264, *315*
Jaffé 179
— u. Holz 179
Jaffé, R., A. Dominguez, C. Kozma u. B. Gavallér 179, *303*
— M. Mayer u. C. F. Pifano 28, *32*
— s. Dominguez, A. 177, 179, *297*
Jahn, F. s. Johnson, G. 211, *303*
Jambor, W. P. s. Donovick, R. 368, 374, *416*
James, M. B. s. Nakamura, M. 189, *308*
Jancsó, H. v. s. Jancsó, N. v. *303*
Jancsó, N. v., u. H. v. Jancsó *303*
Jankó, M. s. Bakács, T. 232, *293*
Jansen s. Klose 385
Jansen, G. 9, *32*
Jarpa, A., E. Montero, C. Navarro, M. Mayerholz, A. Vasquez u. M. Zuloaga 260, *303*
— s. Christen, M. 186, *295*
Jarpa, S. s. Atías, A. 178, *292*
Jarrett, W. F. H. s. Dow, C. 79, *82*
Jarry, D. *5*
Jarumilinta, R., u. B. G. Maegraith 227, *303*
Jeffery, G. M. 245, 258, 260, *303*
— u. R. C. Rendtorff 258, *303*
— s. Manwell, R. D. 258, *307*
Jeliffe s. Jung 94
Jeney, A. v. 388, *420*
Jennings, A. R. s. Soltys, M. A. 384, *428*
Jennings, F. B. s. Zinsser, H. 391, *430*
Jennings, F. W., W. Mulligan u. G. M. Urquhart 40, *42*
Jensen, D. V. s. Huff, C. G. *302*
— s. Pipkin, A. C. 156, 173, 259, *310*
Jensen, K. A. 393, *420*
Jerusalem, Ch. s. Kretschmar, W. 250, 251, 252, 253, 254, *305*
Jesus, Z. de *42*
Jeter, W. S., K. A. Laurence u. P. M. Seebohm 388, *420*
Jira, J. 206, *303*
Jirovec, O. *5*, 173, 206, 285, *303*
— s. Vanek, J. *315*

Jochimsen, E. s. Lange, B. 391, *421*
Jötten, K. W. s. Uhlenhuth, P. 391, *428*
Johnson, C. M. 282, *303*
Johnson, E. M. 237, *303*
Johnson, G., R. E. Trussell u. F. Jahn 211, *303*
— s. Kupferberg, A. B. 211, *305*
Johnson, J. R., u. W. N. Davey 405, *420*
Jollos, V. 154, *303*
Jones s. Faust 10, 22, 27
Jones, A. W., J. M. Segarra u. K. D. Wyant 78, *83*
— s. Huffman, J. L. 79, *82*
Jones, F. E., M. L. Melton, M. N. Lunde, D. E. Eyles u. L. Jacobs 156, 280, *303*
— s. Eyles, D. E. 265, *298*
— s. Jacobs, L. 282, *303*
Jones, H., G. Rake u. D. Hamre 203, *303*
Jones, M. s. Cram, E. B. 13, *32*
Jones, M. F., and F. J. Brady 21, *32*
Jones, M. M. s. Nelson, C. E. 237, *308*
Jones, V. P. s. Manwell, R. D. 279, *307*
Jones, W. R. 224, 234, *303*, *304*
Jong, de 413, *420*
Jørgensen, B., u. J. Ringsted 395, *420*
Josephine, M. A. 231, *304*
Josephson, E. S. s. Taylor, D. J. 156, *314*
Joyeux u. Baer 76
Joyeux, Ch., u. A. Sicé 5
— s. Baer, J. G. *4*
Joyner, L. P. 263, *304*
— s. Davies, S. F. M. 263, *296*
— s. Fulton, J. D. 194, *299*
Jumper, J. R. s. Eyles, D. E. 265, *298*
— s. Gibson 278, *300*
Jung u. Beaver 94
Jung u. Jeliffe 94
Jung, R. C. s. Beaver, P. C. 151, 220, 230, *293*
— s. Faust, E. C. *5*
Jusatz, H. s. Rodenwaldt, E. *6*

Kabler, P. W. s. Chang, S. L. *352*
Kärber, G. *353*
Kästner, H. s. Friebel, H. 171, *298*
Kafig s. Diamond 234
Kagan, I. G., u. L. Norman 181, 184, 186, 187, *304*
— s. Norman, L. 180, 186, *308*

Kajahn, E. s. Otten, E. 278, *309*
Kalbfleisch, H. H. ,u. A. Nohlen 409, 413, *420*
Kanai, K., G. P. Youmans u. A. S. Youmans 389, *420*
— s. Youmans, G. P. 363, *430*
Kantorowicz, O., u. R. J. W. Rees 371, *420*
Karapetjan, A. E. 215, 216, *304*
Karlson, A. G., u. J. H. Gainer 395, *420*
— u. Y. Ikemi 364, 393, *420*
— s. Stevens, R. P. 394, *428*
Karpinski, u. Everts-Sawitz 128
Kartulis 230
Kasprzak, W. 233, *304*
Kato, M. s. Yamamura, Y. 378, *430*
Kato, T. s. Okada, H. 395, *424*
Katsurada 8
Kaufman, H. E., u. E. D. Maloney 285, *304*
Kawecki, Z., u. J. Morzycki 174, *304*
Kayser-Petersen, J. E., u. A. Spiegel 410, *420*
Kean, B. H., u. R. G. Grocott 275, *304*
— u. J. T. Weld 209, *304*
— s. Weld, J. T. 209, *315*
Keeling, J. E. D. 124, *127*
Kelen, A. E., L. Ayllon-Leindl u. N. A. Labzoffsky 265, *304*
Kellina, O. I. 199, *304*
Kellina, O. J. s. Demina, N. A. 200, 201, *296*
Kelly, D. R., u. R. J. Schnitzer 209, *304*
— s. Schnitzer, R. J. 207, 209, *312*
Kelly, R. G. s. Han, E. S. 396, *419*
— s. Woodruff, C. E. 384, *430*
Kemkes, B. *5*
Kendall, S. B. 37, *42*
— s. Davies, S. F. M. 263, *296*
Kendrick, L. P. s. Greenberg, J. 250, *300*
Kennard, M. A. 408, *420*
— O. R. Schroeder, J. D. Trask u. J. P. Paul 412, *420*
— u. M. D. Willner 412, *420*
Kennet u. Waletzky 263
Kerbert 57
Kerr, K. B. 112, *128*
Kershaw 139
— u. Bertram 139
— Williamson u. Bertram 145, 146

Keseler 61
Kessel, J. F. 232, 262, *304*
Khalil, M. 106
Kief, H. 379, 380, *420*
Kikuth u. Gönnert 17, 18, 22, 25, 29, 31
Kikuth, W. 249, 255, 256, *304*
— u. A. Giovannola 256, *304*
— u. L. Mudrow 256, *304*
— s. Grumbach, A. *5*
Kipschidse, N. s. Chatridse, J. 260, *295*
Kirby-Smith, H. T. s. Clark, E. R. 406, *415*
Kirchheimer, W. F., A. R. Hess, E. M. Williston u. G. P. Youmans 371, *420*
— u. S. Malkiel 388, *420*
— u. R. S. Weiser 388, *420*
Kirchner, O., u. E. A. Schneider 413, *420*
Kirschbaum, W. s. Mühlens, P. 153, 239, *308*
Kiser, J. S. s. Nyka, W. 356, *424*
Klatchko, H. J. s. Weinman, D. 265, *315*
Klein, S. s. Peizer, L. R. 392, *425*
Klink, G. E. s. Burrows, R. B. 221, *295*
Klinner, W. s. Grün, H. 356, 357, 371, 400, *418*
Klöne 156
Klöne, W. 318, *353*
Klose u. Jansen 385
Klose, F., u. W. Dontenwill 385, *420*
Knapp, W. *304*
Knauff, G. 291, *304*
Kniazuk, M. s. Solotorovsky, M. 372, *427*
Knierim, F. s. Rubio, M. 179, *311*
Knox, R., P. M. Meadow u. A. R. H. Worssam 393, *420*
Kobayashi 57, 58, 63
Koch, R. 367, 378, 382, 389, 391, 397, 409, *421*
— u. L. Rabinowitsch 378, *421*
Köberle, F. 178, 179, 183, 185, *304*, *305*
— u. E. Nador 178, *305*
Koegel, A. *5*
Kölbel, H. *421*
Koh s. Rose 26
Kolle, W., u. H. Hetsch *5*
— R. Kraus u. P. Uhlenhuth *5*, 31
— u. H. Schlossberger 366, *421*
Kollert, W. s. Bock, M. 177, 188, *294*
— s. Melzer, H. 179, *307*

Kopanaris u. Sergent 239
Kopciowska, L., u. S. Nicolau 267, *305*
Koppisch 22, 28
Kostenitsch, J., u. M. Wolkow 406, *421*
Kotlan, A. *5*, 49, 67, 104, 107, 108, 110, 128, 131, 132, 133
Kouri, P. s. Gradwohl, R. B. H. *5*
Kovitz, C. s. Cohn, M. L. 364, 392, *415*
Kowalenko, W. s. Torrealba, J. W. 193, *314*
Kozma, C. 179, *305*
— s. Jaffé, R. 179, *303*
Kracht, J., u. G. Meissner 369, 370, 393, 395, *421*
— u. R. Pliquett 393, *421*
Krakower, C. A. 18, *32*
— W. A. Hoffman u. J. H. Axtmayer 22, 28, *32*
Kramár, J., u. F. Vrabec 274, *305*
Krascheninnikow, S. 291, *305*
— u. D. H. Wenrich 289, *305*
Kraus, R. s. Kolle, W. *5*, 31
Krauss 13
Kraut 78
Kreis, B. s. Bernard, E. 395, *414*
— s. Rist, N. 393, *426*
Kreis, H. A. *5*
Kretschmar u. Haakh 251
Kretschmar, W. 156, 200, 201, 249, 250, 251, 253, 291, *305*
— u. Ch. Jerusalem 250, 251, 252, 253, 254, *305*
— s. Jacobi, K. 251, *302*
Krewer, A. N. s. Aksjanzew, M. J. 398, *414*
Krijgsman, B. J. 170, *305*
Krishaber s. Dieulafoy 413, *416*
Kröning, F. s. Küster, E. 386, 387, 404, *421*
Krull, W. H. 36, *42*, 49, *50*
— u. C. R. Mapes 44, 46, 48, 49, 50, *50*
— s. Mapes, C. R. *50*
Krupp, I. M. 112
— u. E. C. Faust 223, *305*
Kubicek, M. T. s. Gey, G. O. 348, *353*
Kubo, R. s. Inoki, S. *320*
Küster, E., u. F. Kröning 386, 387, 404, *421*
— s. Maschmann, E. 388, *422*
Kuhns, D. M. s. Morse, W. C. 364, 393, *424*
Kunert, H., u. H. Werner 281, *317*
Kuntz u. Malakatis 23, 24
— s. Stirewalt 22, 23
Kuntz, R. E. 22, 24, *32*

Kupferberg, A. B., G. Johnson u. H. Sprince 211, *305*
— s. Cuckler, A. C. *296*
— s. Sprince, H. 211, *313*
Kurucz, J. s. Czanik, P. 393, *416*
Kurylowicz, W. 363, *421*
Kusemann 376
Kusemann, G. s. Wagner, W. H. 376, *429*

Laarman, J. J., u. J. V. van der Slik -van der Veen 260, 261, *305*
— s. Bonebakker, A. 220, *294*
Laas, E. s. Mayer, M. 198, *307*
Labzoffsky, N. A. s. Kelen, A. E. 265, *304*
Lachenschmid, B. *5*
Lack, C. H. 384, *421*
Lacorte 255
Ladstätter, L. s. Bauch, R. 288, *293*
Lämmler s. De Meillon 31
Lämmler, G. 1, 22, 27, 31, *33*, 38, 39, 41, *42*, 72, 96, 97, *97*, 128
Lagrange u. Scheecqmans 22, 25
Lagrange, E. 22, 137, *148*
— u. M. T. Lagrange 391, *421*
Lagrange, M. T. s. Langrange, E. 391, *421*
Laidlaw, P. s. Dobell, C. 236, *297*
Laing, A. B. G. s. Eyles, D. E. 247, *298*
Lainson, R. 264, 265, 266, 275, 277, 278, 282, *305*
— u. J. Strangways-Dixon 194, *305*
— s. Garnham, P. C. C. 245, 247, *299*
Lamarck 60
Lambrecht, F. L. s. Berghe, L. van den 161, *293*
Lamina, J. 84, *93*
Lammers, L. s. Wagner, W. H. 370, *429*
Lamson, P. D., u. C. B. Ward *8*
Lamy, L. 235, *305*
— s. Deschiens, R. 22, 254, *297*
Landmann, H., D. V. Ngu u. D. D. Thai 57, *64*
— D. D. Thai u. D. T. Than 63, *64*
Landsberg s. Foster 108
Lane-Petter, W. s. Worden, A. N. 353
Lange, B. 390, *421*
— R. Freund u. E. Jochimsen 391, *421*
Lange, L. B. 379, *421*
— u. N. Simmonds 379, *421*

Langeron, M. *5*, 101
— u. M. Rondeau du Noyer *5*
Langmuir, A. D. 401, *421*
Lanier, J. E. s. Moore, D. V. 257, *307*
Lapage, G. *5*, 132
Lapierre, J., u. J. J. Rousset 172, *305*
— — u. H. Picot 162, *305*
— s. Galliard, H. 187, *299*
Laporte, R. s. Bretey, J. 392, *415*
Larivière *305*
Larsh, J. E. 68, 74, *93*
Laurence, K. A. s. Jeter, W. S. 388, *420*
Laurincin, S. s. Gavrilov, W. 258, *299*
Lauterbach, D. s. Freerksen, E. 389, *417*
Laveran 239
— u. Mesnil 191
Lavier, G. 214, *305*
Lavin, G. J. s. Smithburn, K. C. 371, *427*
Lawler, H. J. 122, *127*
Leaming, M. A. s. Woodruff, C. E. 384, *430*
Lee, C. U. *33*
Lee, H. F. 132, *136*
Lee-Jones, F. s. Glasgow, J. P. 161, *300*
Lefrou, G. u. J. Martignoles 245, *305*
Lehmann, D. L. 160, *306*
Leidy 137
Leiwant, B. s. Schnitzer, R. J. 207, 209, *312*
Le Maistre, Ch., u. R. Tompsett 395, *421*
Lendle, L. 407, *421*
Lenert, T. F. s. Hobby, G. L. 363, *419*
Leng-Levy, I. s. Sigalas, R. 43, *50*
Lennette, E. H. *353*
— s. Schmidt, N. J. *353*
Leon, W. de, u. A. P. de Roda 407, *421*
Lépine, P. s. Levaditi, C. 270, 284, *306*
Lesca, S., u. M. Teuconi 395, *421*
Leuckart, R. *5*, 67, 69, 76, 137
Leupold, F. *306*
Levaditi, C., P. Lépine u. R. Schoen 270, *306*
— V. Sanchis-Bayarri, P. Lépine u. R. Schoen 284, *306*
— u. R. Schoen 267, 268, 279, *306*
— u. A. Vaisman 252, *306*, 376, *421*
Levin 92

Levine, N. D., F. L. Andersen, M. Braun-Losch, R. A. Notzold u. K. N. Mehra 210, *306*
— C. A. Brandley u. R. Graham 210, *306*
— W. E. McCaul u. M. Mizell *306*
Levy, F. M. s. Conge, G. 363, 378, *416*
Lewandovsky, F. 389, *421*
Lewert, R. M. 259, *306*
Lewis, P. A. s. Wright, S. 386, 387, 404, *430*
Lewis, W. P., u. E. K. Markell 274, *306*
Li s. Mao 20
Li, F. s. Höppli, R. 132, *136*
Libermann, C. 393, *421*
Lidwell, O. M. s. Williams, R. E. O. 371, *430*
Liebmann, H. s. Herrlich, A. 260, *302*
Lienert, E. 39, *42*
Lilligren, B. L. s. Thompson, P. E. 230, *314*
Lincicome, D. R. 162, *306*
Lindner, F. 388, *421*
Lindquist, W. D. 112
Linhartová, A. 287, *306*
Linné 67
Linstow, v. 127
Lips, M. s. Vincke, I. H. 242, 255, *315*
Lisboa, A. C. 179, *306*
Litchfield jr., J. T. 374, 375, *421*
Little, M. D. 113
Lösch 216
Logemann, W. s. Almirante, L. 233, *292*
Lolic, M. s. Atías, A. 179, *293*
Long, D. A. 369, 389, 395, 405, *421*
— s. Hart, P. D'A. 388, *419*
— s. Shewell, J. 369, 395, 405, *427*
Long, E. R. 366, *422*
— u. S. W. Holley 406, *422*
— — u. A. J. Vorwald 384, 406, *422*
— A. J. Vorwald u. L. Donaldson 384, *422*
Looss 103
Lorretti u. Rispoli 188
Loretti, G. A. s. Manso-Soto, A. E. *317*
Lotz s. Rietschel 367, *426*
Lovell, R. 408, *422*
Lucchesi, M. s. Daddi, G. 393, *416*
Lucet s. Railliet 259, 260
Ludvik, J. 264, *306*
Lüchtrath, H. s. Vorlaender, S. 380, *429*

Luft, R. s. Swedberg, B. 369, *428*
Lukes, J. s. Vanek, J. *315*
Lumbreras, H. 236, 291, *306*
Lund, E., E. Lycke u. P. Sourander 285, *306*
Lund, R. O. s. Fogh, J. 348, *353*
Lunde s. Jacobs 265
Lunde, M. N. s. Jones, F. E. 156, 280, *303*
Lupasco, G., A. Agavriolaiei u. A. G. Ciplea 194, *306*
Luria, S. E. *353*
Lurie, M. B., 371, 385, 398, 399, 401, 402, 403, 404, 405, *422*
— P. Zappasodi, E. Cardona-Lynch u. A. M. Dannenberg jr. 404, 405, *422*
— — A. M. Dannenberg jr. u. I. B. Swartz 404, *422*
— — u. C. Tickner 404, 405, *422*
— s. Allison, M. J. 404, *414*
— s. Corper, H. J. 383, *416*
— s. Wells, W. F. 371, *429*
Luttermoser 25, 27, 31
Lutz 13
Lutz, A., u. G. A. Lutz 31
Lutz, G. A. s. Lutz, A. 31
Luzzato, A. 394, *422*
Lwoff 175
Lycke, E. s. Lund, E. 285, *306*
Lynch, J. E., u. E. E. Hoegl 122, *127*
— E. C. Holley u. J. E. Margison 207, 208, 209, *306*
Lysek, H. s. Bárta, K. 287, *293*

Maassen, W. s. Brehmer, W. 395, *415*
MacClure, E. s. Schulz, H. 177, *312*
Macdonald u. Scott 145, 147
MacDonald, E. M., P. M. Nelson, H. J. Byrne u. A. L. Tatum 207, *306*
— s. Olson, L. J. 147, *149*
— s. Scott, J. A. 139, 145, 147, *149*
MacFadyan, A. 413, *422*
MacFarlane, J. O., u. I. Ruchman 284, 285, *306*
MacFarlane, L. R. S. 5
Macheboeuf, M. s. Ganzin, M. 169, *299*
Machiavello 335
MacKaness, G. B. 357, *422*
MacKay s. Atias, A. 178, *292*
Mackerras, M. J., u. Q. N. Ercole 256, *306*
Mackie, T. T., G. W. Hunter u. C. B. Worth 5

MacLeod, C. M. s. Avery, O. T. 155, *293*
MacNab, G. M. s. Heinz, H. J. 230, *301*
MacNeal s. Novy 175, 204, 249
Madin, S. H. *353*
Maegraith, B., u C. Harinasuta *306*
Maegraith, B. G. s. Adams, A. R. D. *4*
— s. Jarumilinta, R. 227, *303*
Magara, M., F. Amino u. E. Yokouti 209, 211, 212, *306*
Magaudda-Borzi, L., u. L. Pennisi 234, 235, 237, *307*
Magrane 94
Malakatis s. Kuntz 23, 24
Malamos, B. 177, *307*
— u. E. G. Nauck 248, *307*
— s. Nauck, E. G. *308*
Malanga, C. M. s. Cuckler, A. C. 263, *296*
Maldonado u. Herrera 18
Malgarini, F. s. Bigotti, A. 167, *293*
Malkiel, S. s. Kirchheimer W. F. 388, *420*
Malmstein 288
Malone, L. C. s. Nyka, W. 356, *424*
Malone, M. F. s. Neva, F. A. 188, *308*
Maloney, E. D. s. Kaufman, H. E. 285, *304*
Manceaux, L. s. Nicolle, C. 263, 264, 268, 272, *308*
Mandahl-Barth 12
Manfredi, L., u. B. Frisco 406, *422*
Mann, de 61
Manso-Soto 188, 203
Manso-Soto, A. E., G. A. Loretti u. J. A. Rispoli *317*
Manson 58, 137
Manson-Bahr, Ph. 5, 9, 10
Manson-Bahr, P. E. C., u. R. B. Heisch 202, *307*
— s. Heisch, R. B. 161, *301*
Mansour, N. S. s. Heynemann, D. 205, *302*
Manten, A. 393, *422*
— s. Vink, H. H. 393, *429*
Manter, H. 6
Manwell, R. D. 249, 258, 279, *307*
— F. Coulston, E. C. Binckley u. V. P. Jones 279, *307*
— u. G. Jeffery 258, *307*
— u. F. O. Robinson 248, *307*
— s. Russell, P. F. 248, *311*
Mao, Li u. Wu 20
— s. Olivier 17
— s. Shao 19, 20

Mapes, C. R. 46, *50*
— u. W. H. Krull *50*
— s. Krull, W. H. 44, 46, 48, 49, 50, *50*
Maplestone, P. A. s. Yorke, W. 7, 116, 121, 124, 125
Marcus, P. I. s. Puck, T. T. 353
Margison, J. E. s. Lynch, J. E. 207, 208, 209, *306*
Mariano, G. Y. *64*
— G. A. Noble u. B. D. Cabrera *64*
Markell, E. K., u. M. Voge *6*
— s. Lewis, W. P. 274, *306*
Marois, P. 389, *422*
Marotel, G., u. P. M. Pierron 266, *307*
Marschall, F. s. Westphal, A. 231, *316*
Martens 60
Martignoles, J. s. Lefrou, G. 245, *305*
Martin, A. R. 374, *422*
Martin, S. P. s. Fenner, F. 377, *417*
Martinez-Silva, R. s. Mühlpfordt, H. 233, *308*
Martini, E. *6*
Martuscelli, A. s. Biagi, F. 225, 226, *293*
Maschmann, E., u. E. Küster 388, *422*
Massie, E. s. Miller, H. M. 78, *83*
Maternowska s. Trawinski 92
Mathies, A. W. 115, 124, *127*
Matoff u. Wassileff 133
Matsubayashi, H., u. T. Nozawa 262, *307*
Matsusaki, G. 107, 112
Matsushiro, A. s. Inoki, S. 155, *302*
Mattern, C. F. T. s. Olson, B. J. 410, *424*
Mattes, O. 37, 44, 45, *50*, 131
— s. Wigand, R. 7, 35, 36, 38, 44, 68, 69, 70, 72, 107, 114, 117, 118, 128, 132
Mayer, E., u. M. Dworski 371, *423*
— E. R. Jackson, E. S. Whiteside u. C. Alverson 356, *423*
Mayer, M. *6*, *33*, 194, 247, *307*
— E. Laas u. C. Sonnenschein 198, *307*
— u. C. F. Pifano 22, *33*
— u. H. da Rocha Lima 183, *307*
— u. H. Werner *307*
— s. Jaffé, R. 28, *32*
— s. Neumann, R. O. *6*
Mayerholz, M. s. Jarpa, A. 260, *303*

Maximov, A. 378, *422*, *423*
Mazotti, L. 36, *42*
Mazza 139
McAllister, J. s. Weinman, D. 173, 178, 203, 210, *315*
McCarter, J. C. s. Youmans, G. P. 376, *430*
McCarthy, Reinertson u. Thompson 22, 25, 27
McCarthy, D. s. Thompson, P. 236, 289, *314*
McCarty, M. s. Avery, O. T. 155, *293*
McCaul, W. E. s. Levine, N. D. *306*
McClosky, W. T. s. Smith, M. J. 380, *427*
McConnachi, E. W. 234, *306*
McCoy 104
McCoy u. Chesley 221
McCroan, J. E. s. Routh, C. F. 262, *311*
McCullough s. Edwards 19
McCune, R. M. s. Batten, J. C. 370, 377, *414*
McCune jr., R. M., R. Tompsett u. W. McDermott 377, *423*
McDermott, W. s. McCune jr., R. M. 377, *423*
McEntegart, M. G. 210, *306*
McFadzean, J. A., u. J. Smiles 139, *149*
McGill, H. C. s. Strong, J. P. 21, *33*
McGregor, T. s. Sullivan, T. D. 180, *314*
McKay, A. C. 36, *42*
McKee, A. P. 353
McKee, C. M. s. Donovick, R. 368, 374, *416*
McKinnon s. Bueding 30
McLeod, J. A. s. Wardle, R. A. 64
McMahon, J. P. s. Heisch, R. B. 161, *301*
McMillan, B. 205, *306*
McMullen 21
McNaught, Beard u. Myers 92
McNutt, S. H., u. R. E. Trussell 210, *306*
Meadow, P. M. s. Knox, R. 393, *420*
Medina, H. s. Muniz, J. 200, *308*
Medina, R., u. J. Romero 191, *307*
Medlar, E. M. 399, 403, *423*
— G. S. Pesquera u. W. H. Ordway 406, *423*
— u. K. T. Sasano 400, 423
— s. Sasa K T. *426*
Meer, G. van der, u. S. L. Brug 285, *307*

Meerovitch, E. s. Adler, S. 210, *292*
Mehra, K. N. s. Levine, N. D. 210, *306*
De Meillon, England u. Lämmler 31
Meisenhelder, J. E. s. Thompson, P. E. *33*
Meissner, G. 358, 363, 365, 391, 392, 393, 399, 400, 401, *423*
— u. R. Bönicke 393, *423*
— s. Kracht, J. 369, 370, 393, 395, *421*
Melcher s. Campbell 78, 79, 81
Meleney 24, 28
Meleney s. Faust 10, 27, 28
Meleney s. Moore 22, 23, 24, 28
Meleney, H. E., u. W. W. Frye 217, 232, *307*
— s. Yolles, T. R. 30, *33*
— s. Zuckerman, L. 230, 235, *317*
Mello, U. 277, *307*
Melnick, J. L. 216, *307*, *353*
Melton, M. L., A. M. Stanley u. L. Jacobs 270, *307*
— s. Jacobs, L. 266, 270, 277, 282, *303*
— s. Jones, F. E. 156, 280, *303*
Melzer, H., u. W. Kollert 179, *307*
Mendheim s. Scheid 43
Mendheim, H. *6*, 68, 70, 71, 72, 73, 75, *75*, *83*, 128
— s. Bergstermann, H. *4*
— s. Scheid, G. 378, *426*
Mense, C. *6*
Mercado, T. I., u. G. R. Coatney 250, *307*
Merchant, D. J. 174, *307*
Merkel s. Rietschel 367, *426*
Meryman s. Diamond 234
Meske, Ch. 150, *307*
Mesnil s. Laveran 191
Metaxas, M. N., u. M. Metaxas-Buehler 388, *423*
Metaxas-Buehler, M. s. Metaxas, M. N. 388, *423*
Meuwissen, J. H. E. T. 257, *307*
Meyer, H. s. Oliveira Musacchio, M. de 179, *309*
Meyers, B. R. s. Neva, F. A. 188, *308*
Michael jr., M., M. M. Cummings u. W. L. Bloom 380, *423*
Michaelson, J. B. s. Hallman, F. A. 237, *301*
Michaud s. Potiez 13
Middlebrook, G. 363, 392, *423*
— u. M. L. Cohn *423*

Middlebrook. G., M. L. Cohn u. W. B. Schaefer 392, *423*
— u. R. J. Dubos 372, 389, 399, *423*
— — u. C. Pierce 366, *423*
— s. Cohn, M. L. 364, 392, *415*
— s. Pierce, C. 366, 368, *425*
Mignani, E. s. Buonomini, G. 224, *295*
Miller u. Dawley 78
Miller u. Gardiner 78
Miller s. Whittier 94
Miller, H. M. 78, 81, *83*, 94, 96
— u. E. Massie 78, *83*
Miller, J. H. s. Strong, J. P. 21, *33*
Miller, J. K. s. Gordon, R. M. 159, *300*
Miller, J. N. s. Weimer, H. E. 395, *429*
Miller, O. N. s. Yaeger, R. G. 183, *317*
Millman, J. 363, *423*
Millman, N. s. Cuckler, A. C. *296*
Mills, M. A., u. Ch. A. Colwell 391, *424*
Milne-Edwards 61
Minning u. Ding 137
Minning, W. s. Vogel, H. *6*, 7, 10, 19, 22, 24, 26, 27, 43, 68, 85, 86, 90, 98, 99
Mitchison, D. A. 365, *424*
Mitchison, D. M. s. Barnett, H. 392, *414*
Miyagawa, Y. 106, 112
— u. R. Okada 106
Mizell, M. s. Levine, N. D. *306*
Mlodzianowska, B. 76, *83*
Modes s. Rietschel 367, *426*
Moellendorff 15
Mönnig, H. C. *6*, 40
Mohr, W., H. Wahle u. A. Stammler 269, *307*
— u. W. Hoenig 272, 275, *307*
Molinari, V. 258, *307*
— s. Garnham, P. C. C. 248, *299*
Molinary s. Deschiens 22
Molomut, N., u. D. M. Spain 395, *424*
— s. Spain, D. M. 369, 395, *428*
Monroe, L. s. Spencer, F. M. *6*
Montero, E. s. Jarpa, A. 260, *303*
Montezin, G. s. Ganzin, M. 169, *299*
Moore 14, 19
Moore u. Meleney 22, 23, 24, 28
Moore, Yolles u. Meleney 22
Moore s. Sandground 16

Moore, D. V., u. J. E. Lanier 257, *307*
— s. Yolles, T. R. 30, *33*
— s. Young, M. D. 257, *317*
Moore, F. J. s. Hoyt, A. 363, *419*
Moreau, G. s. Baudot, J. A. 395, *414*
Morelet 13
Morgan 204
Morgan, T., S. H. Wanzer u. D. T. Smith 405, *424*
Morse, W. C., O. L. Weiser, D. M. Kuhns, M. Fusillo, M. D. Dail u. J. R. Evans 364, 393, *424*
Morzycki, J. s. Kawecki, Z. 174, *304*
Moshin, J. R. s. Weimer, H. E. 395, *429*
Moskalenko, N. Yu. s. Pershin, G. N. 199, *309*
Mossion, X. s. Cavier, R. 207, *295*
Most, H. *6*
Mozley, A. s. Taylor, E. L. 36, *42*
Mudrow, L. s. Kikuth, W. 256, *304*
— s. Reichenow, E. 240, *311*
Mudrow-Reichenow, L. 158, 221, 237, 254, 255, 256, *308*
— s. Bock, M. 223, 226, 230, *294*
Mühlens, P., u. W. Kirschbaum 153, 239, *308*
— s. Ruge, R. *6*
Mühlpfordt, H. 158, 172, 173, 234, 264, 284, 285, 291, *308*
— u. M. Bayer 158, *308*
— u. R. Martinez-Silva 233, *308*
Müller 34
Müller, G. R. s. Swartzwelder, J. C. 225, *314*
Muench, H. s. Reed, L. J. 320, *353*
Münnich, H. 128, *136*
Mulligan s. Sinton 247
Mulligan, W. s. Jennings, F. W. 40, *42*
Muniz, J., u. H. Medina 200, *308*
— s. Torres, C. M. 200, *314*
Murgatroyd, F. s. Hackett, C. J. *5*
— s. Yorke, W. 159, *317*
Myers s. McNaught 92

Nador, E. s. Köberle, F. 178, *305*
Nagata, K. s. Hara, K. 169, *301*
Nagoya, T. 107, 112
Nail, I. s. Sigalas, R. 43, *50*

Nair, C. P., u. A. P. Ray 407, *424*
Najarian, H. s. Thompson, P. E. *33*
Nakabayashi, T. s. Inoki, S. 191, 207, *302*
Nakagawa 58
Nakajima, K. 107
Nakamura, A. s. Tao, T. 405, *428*
Nakamura, M. 234, *308*
— u. M. B. James 189, *308*
Nakamura, S. s. Yamamura, Y. 399, *430*
Nakanishi, K. s. Inoki, S. 191, 207, *302*
Naquira, F. s. Rubio, M. 179, *311*
Nassal, J. 392, 400, 402, *424*
Nasta, M., E. Panesco u. P. Georgesco 394, *424*
Nauck, E. G. *6*, 92, 248, *308*
— u. B. Malamos *308*
— s. Malamos, B. 248, *307*
Nauss, R. W. *6*
Navarro, C. s. Jarpa, A. 260, *303*
Neal, R. A. s. Vincent, P. 236, *315*
Nègre, L. s. Boquet, A. 366, 380, *415*
Nelson, C. E., u. M. M. Jones 237, *308*
Nelson, E. C. 289, *308*
Nelson, P. M. 210, *308*
— s. MacDonald, E. M. 207, *306*
Neri, I. s. Corradetti, A. 254, *296*
Netto, A. C. s. Okumura, M. 185, *309*
Neuhaus 44, 47
Neumann 7
Neumann, R. O., u. M. Mayer *6*
Neva, F. A., M. F. Malone u. B. R. Meyers 188, *308*
Neveu-Lemaire, M. *6*
— s. Brumpt, E. *4*, 9, 10, 11, 13, 15, 43, 56, 58, 60, 61, 62, 66, 69, 72, 92, 98, 103, 110
Newton, W. L., L. V. Beardon u. A. M. DeLeva 208, *308*
Ngu, D. V. s. Landmann, H. 57, *64*
Nicholas, H. O. s. Chandler, A. C. 68, *74*
Nichols, R. L. 107, 112, 131
Nicolau, S., u. Ch. Perard 193, *317*
Nicolau, S. s. Kopciowska, L. 267, *305*
Nicoli, J. 175, *308*
— s. Demarchi, J. 174, *296*

Nicolle 204
Nicolle, C., u. M. Conor *308*
— u. L. Manceaux 263, 264, 268, 272, *308*
Nieberle, K. 407, 409, *424*
— u. P. Cohrs *5*
Niemegeers, K. 173, *308*
Nietsch 123, 125
Nigg 329
Nimmo-Smith, R. H. s. Goodwin, L. G. *5*
Niven, S. F. s. Fulton, J. D. 194, *299*
Noble, E. R., u. G. A. Noble *6*
Noble, G. A. 151, *308*
— s. Mariano, G. Y. *64*
— s. Noble, E. R. *6*
Nocard 413, *424*
Nöller, H. G. 158, 176, *308*
Nöller, W. 44, *50*
— u. C. Sprehn 37, *42*
Nösske, H. s. Friedrich, P. L. 406, *417*
Nohlen, A. s. Kalbfleisch, H. H. 409, 413, *420*
Noll, H. s. Bloch, H. 366, *415*
Norman, L., u. I. G. Kagan 180, 186, *308*
— s. Kagan, I. G. 181, 184, 186, 187, *304*
— s. Sadun, E. H. 91, *93*
Nosny, P., Y. Nosny, H.-L. O'Connor u. H. Robert *33*
Nosny, Y. s. Nosny, P. *33*
Notzold, R. A. s. Levine, N. D. 210, *306*
Noufflard, H. 365, *424*
Novy u. MacNeal 175, 204, 249
Nowicki, E. 183, *309*
Nozawa, T. s. Matsubayashi, H. 262, *307*
Nungester, W. J. s. Gunn, F. D. 366, *419*
Nyka, W. 366, *244*
— J. F. Faherty, L. C. Malone u. J. S. Kiser 356, *424*

Oberling, C., u. N. Ansari 203, *309*
Ochoterena u. Caballero 139
O'Connor, H.-L. s. Nosny, P. *33*
Oda, U. s. Cohn, M. L. 364, 392, *415*
Oehlecker 402
Oelkers, H. A. *6*
Ogawa, Y. s. Yamamura, Y. 399, *430*
Oiso s. Yokogawa 106, 112
Oka, S. s. Hara, K. 169, *301*
Okada, H., H. Fuwa u. T. Kato 395, *424*
Okada, R. 107
— s. Miyagawa, Y. 106

Okawaki, M. S. s. Schultz, R. L. 405, *427*
Okumura, M., T. de Brito, L. H. P. Da Silva, A. C. Da Silva u. A. C. Netto 185, *309*
— u. A. Corrêa Neto 185, *309*
Okuyama, T. s. Yamamura, Y. 378, *430*
Olberg, H. 169, *309*
Oldham 70
Oleg, St. 172, *309*
Olitzky, P. K. s. Sabin, A. B. 268, *311*
Oliveira Musacchio de, M., u. H. Meyer 179, *309*
Olivier u. Mao 17
— u. Stirewalt 22, 25, 27
Olivier, L. *83*
Olson u. Dahms 141
Olson, B. J., H. W. Scott jr., C. R. Hanlon u. C. F. T. Mattern 410, *424*
— s. Hanlon, C. R. 410, *419*
— s. Scott jr., H. W. 410, *427*
Olson, L. J. 132, *136*, 147, *149*
— J. A. Scott u. E. M. Macdonald 147, *149*
— s. Ewert, A. 90, *93*
— s. Scott, J. A. 147, *149*
Ono, T. s. Inoki, S. *302*
Ono, Y., u. M. Isoda 36, *42*
d'Orbigny 36
Ordway, W. H. s. Medlar, E. M. 406, *423*
Orfila, J. s. Fabiani, G. 244, 251, *298*
Orlowski, E. H. 389, *424*
Ornstein, G. G., u. M. M. Steinbach 378, 380, *424*
Orsi s. Filadoro 212
Osborne, R. R. s. Youmans, G. P. 376, *430*
Oshima, S. s. Tsuji, S. 406, *428*
Oshima, T. 132, *136*
Oswald, N. S. 380, *424*
Otten, E., u. A. Westphal 277, 278, *309*
— — u. S. Henze 278, *309*
— — u. E. Kajahn 278, *309*
Ouvarova, O. A. s. Archipova, O. P. 384, *414*
Ovazza, M. 141, 142, *149*
— s. Stefanopoulo, G. J. 139, *149*
Oyama, V. s. Germuth, F. G. 202, *300*

Pacaud, A. s. Halpern, B. N. 158, *301*
Packchanian, A. 175, 176, *309*
— u. H. H. Sweets 189, *309*
Page, D. S. s. Gloyne, S. R. 378, 379, 380, *418*

Pagel, W. 384, 398, *424*, *425*
Paige, B. H. s. Wolf, A. 284, *316*
Pakesch, F. s. Braunsteiner, H. 264, *294*
Palladino, V. S. s. Rathcliffe, H. L. 384, *425*
Pallas 61, 67
Pallas, P. s. Poul, J. 202, *310*
Pallaske, G. 355, *425*
Palm, G. s. Westphal, A. 158, *316*
Palmieri, C. s. Corradetti, A. 254, *296*
Palmquist, J. s. Hauschka, Th. S. *301*
Pampana, E. 245, 247, *309*
Panesco, E. s. Nasta, M. 394, *424*
Panisset, J. s. Vallée, H. 407, *429*
Paola, D. de, u. J. R. da Silva *309*
— s. Poppe de Figueiredo, F. 393, *425*
Paraense, W. L. 15, *309*
Paraf, J., u. J. Desbordes 395, *425*
Parella, M. s. Rescigno, B. 395, *426*
Parker, R. C. 353
Parrochia, E. s. Atias, A. 178, *292*
Pasqualin s. Biocca 187
Paterson, R. C. 390, *425*
Patnode, R. A. 402, *425*
— s. Cummings, M. M. 388, *416*
Paul, J. 353
— s. Kennard, M. A. 412, *420*
Pautrizel, R., C. Ripert u. J. Duret 172, *309*
Pavel 257
Pavlov, P. 45, *50*
Peaston s. Gordon 19
Pedal, H. W. 367, *425*
Peel, E. s. Berghe, L. van den 293
— s. Henrard, C. 159, *301*
Peeters, E. s. Vincke, I. 243, 315
Peizer, L. R., u. D. Widelock 393, *425*
— — u. S. Klein 392, *425*
— s. Bloch, H. 364, *415*
Pellérdy, L. 263, *309*
Pennisi, L. s. Magaudda-Borzi, L. 234, 235, 237, *307*
Penso, G., u. D. Balducci 337, 353
Pérard, Ch. s. Nicolau, S. 193, *317*
Pereira, H. G. 351, *353*
Perez-Moreira, L. s. Tálice, R. V. 283, *314*

Perla, D. 385, *425*
Perrin, Th. L., G. D. Brigham u. E. G. Pickens *309*
Perry, W. L. M. s. Hawking, F. 259, *301*
Pershin, G. N., u. N. Yu Moskalenko 199, *309*
Pesigan 20, 21, 31
Pesquera, G. S. s. Medlar, E. M. 406, *423*
Pessat, O. A. N. 189, *309*
Pessoa, E. de s. Alencar, J. E. de 194, *292*
Pessôa, S. B. *6*, 178, 191, 192, 194, *309*
Pestre, M. s. Combescot, C. 207, *295*
Peters s. Bueding 30
Petragnani u. Salvioli 391,*425*
Petrovitch, Zl. s. Simitch, T. *313*
Pflugfelder, O. *6*
Philippe, E., u. A. Chadli 198, 199, *309*
Phillips, B. P. 233, 237, *309*
— u. I. L. Bartgis 237, *309*
— u. P. A. Wolfe 224, *309*
— — u. I. L. Bartgis 224, *309*
— — Ch. W. Rees, H. A. Gordon, W. H. Wright u. J. A. Reyniers 224, *309*
Philpot, F. 122, 124, *127*
Pickens, E. G. s. Perrin, Th. 309
Picot, H. s. Lapierre, J. 162, *305*
Piekarski, G. *6*, 7, 12, 16, 17, 18, 19, 22, 27, 28, 33, 34, 44, 47, 51, 52, 53, 56, 58, 62, 76, 85, 92, 96, 106, 109, 112, 114, 117, 128, 132, 141, 146, 150, 151, 157, 178, 192, 217, 238, 243, 261, 265, 279, 286, *309, 310*
— u. M. Saathoff *310*
— u. A. Westphal 216, *310*
— s. Dallenbach, F. 265, *296*
— s. Roth, F. 265, *311*
— s. Schuckmann, W. v. 154, *312*
Pierce, C., R. J. Dubos u. G. Middlebrook 366, 368, *425*
— — u. W. B. Schaefer 357, 358, 364, 366, 377, *425*
— s. Dubos, R. J. 362, 368, 369, *414, 417*
— s. Fenner, F. 377, *417*
— s. Middlebrook, G. 366,*423*
Pierron, P. M. s. Marotel, G. 266, *307*
Pierson, B. J. s. Rubbo, S. D. 396, *426*
Pifano, C. F. 190, 191, *310*
— s. Jaffé, R. 28, *32*
— s. Mayer, M. 22, *33*

Pike, E. H. 132, *136*
Pilsbry u. Hirase 15
Pimentel 15
— s. White 17
Pinkerton, H., u. R. G. Henderson 275, *310*
— s. Sellards, A. W. 366, *427*
Pipkin, A. C. 174, 188, 203, 210, 235, *310*
— u. D. V. Jensen 156, 173, 259, *310*
— s. Huff, C. G. *302*
Pizarro, D. s. Atias, A. 178, *292*
Pizzi, T. 181, *310*
— u. J. Chemke 181, *310*
Pliquett, R. s. Kracht, J. 393, *421*
Poche, R. s. Clure, E. M. 185, *295*
Polge, C., u. M. A. Soltys 173, *310*
Poncet, A. s. Sergent, Ed. 253, 254, 282, *312, 313*
Ponte, E. del 194, *310*
Poppe de Figueiredo, F., u. D. de Paola 393, *425*
Porter 37
Porter, A. s. Fantham, H. B. 214, *298*
Porter, G. s. Howie, J. W. 369, *419*
Porter, R. J. s. Cabrera, H. A. 235, *295*
Postlethwait, R. W., J. R. Wilson, M. H. Salem, D. C. Grosskreutz, W. C. Sealy u. D. T. Smith 400, *425*
Pothmann, F. J. s. Huebschmann, P. 397, *420*
Potiez u. Michaud 13
Poul, J., u. P. Pallas 202, *310*
Prakash, S. s. Ramakrishnan, S. P. 243, 257, *310*
Pratt, P. C. s. Steenken jr. W. 394, *428*
Price 22, 23
Prigge, R. 374, 394, 396, *425*
— u. G. Heymann 387, 388, 391, *425*
— u. W. Schäfer 376, *425*
Prince 122
Proietti, A. M. s. Corradetti, A. 254, *296*
Prowazek 221
— s. Halberstaedter 247
Pruss, J. 225, 233, *310*
Puck, T. T., P. I. Marcus u. S. J. Cieciura *353*
Purvis, Q. B. s. Hunter, G. W. 32
Pyne, C. K., u. J. Chakraborty 191, *310*

Quoy u. Gaimard 36

Rabinowitsch, L. 408, 413, *425*
— s. Koch, R. 378, *421*
Radermecker, J. 160, *310*
Raffel, S. 390, 391, *425*
Ragaz, L. s. Hurni, H. 369, 377, *420*
Railliet 104
— u. Lucet 259, 260
Rake, G. s. Donovick, R. 368, 374, *416*
— s. Jones, H. 203, *303*
Raleigh, G. W., u. G. P. Youmans 356, 358, *425*
— s. Youmans, G. P. 356, 376, *430*
Raleigh, J. W. s. Steenken jr. W. 393, *428*
Ramakrishnan, S. P., u. S. Prakash 243, 257, *310*
Ramanujachari, G. s. Alwar, V. S. 174, *292*
Ranque, J., u. A. Faure 195, *310*
Rappaport, L. 90, 91, *93*
Ratcliffe, H. L. 384, 401, *425*
— u. V. S. Palladino 384, *425*
— u. W. F. Wells 401, *425*
— u. C. B. Worth 268, *310*
— s. Wells, W. F. 401, *429*
Rathbun 61
Raum 76
Ravenel 413, *426*
Ray, A. P. s. Nair, C. P. 407, *424*
Read, C. P., u. M. Voge 68, *75*
— s. Chandler, A. C. *4*, 68, *74*
— s. Honigberg, B. M. 208, *302*
Read, Th. R. s. Beaver, P. C. 151, 220, 230, *293*
Reardon, L. V. s. Taylor, D. J. 223, *314*
Rebeyrotte, P. s. Ganzin, M. 169, *299*
Reed, L. J., u. H. Muench 320, *353*
Rees 76
Rees, C. W. *310*
— s. Phillips, B. P. 224, *309*
— s. Taylor, D. J. 223, *314*
Rees, R. J. W. 371, *426*
— u. J. M. Robson 366, 376, 378, *426*
— s. Cornforth, J. W. 357, *416*
— s. Couling, C. W. 371, *416*
— s. Gardiner, P. A. 406, *418*
— s. Hart, P. D. A. 357, 369, 388, *419*
— s. Kantorowicz, O. 371, *420*
Regendanz, P. 165, 182, *310*
— s. Hoeppli, R. 163, 164, 165, 166, *302*

Rego, S. F. de M. 177, *310*
Reichmuth 37
Reichenow, E. 158, 165, 171, 175, 190, 214, 217, 220, 231, 245, 261, 285, *310*, *311*
— u. L. Mudrow 240, *311*
— H. Vogel u. F. Weyer 6, 92, *311*
— s. Fischer, L. *317*
Reid, D. D. *426*
Reinertson s. McCarthy 22, 25, 27
Reinertson, J. W., u. P. E. Thompson 227, *311*
— s. Thompson, P. 236, 289, *314*
Reitmann, M., u. A. G. Wedum 371, *426*
Remington, J. S. s. Jacobs, L. 266, 270, *303*
Rendtorff, R. C. 214, *311*
— s. Jeffery, G. M. 258, *303*
Renovanz, H. D. 395, *426*
Rescigno, B., u. M. Parella 395, *426*
Reusse, U. 210, 283, *311*
Rex, R. O. s. Clark, E. R. 406, *415*
Rey, L. 36, *42*
Reynes, V. *6*
Reyniers, J. A. s. Phillips, B. P. 224, *309*
Ribbert-Hamperl 262
Rich, A. R. 402, *426*
Richards, A. B. s. Ehrenford, F. A. 94, 97, *97*
Richart, R. s. Benirschke, K. 267, 270, *293*
Richels, I. 86, *93*
Ricken, D. 287, *311*
— s. Wessel, W. 286, 287, *316*
Riegel 94
Rietschel, Hanke, Lotz, Merkel u. Modes 367, *426*
Rife, C. C. 408, *426*
Rijpstra, A. C., u. N. H. Swellengrebel 262, *311*
Riley, R. L. 371, *426*
Riley, W. A. *6*
Ringsted, J. s. Jørgensen, B. 395, *420*
Ripert, C. s. Pautrizel, R. 172, *309*
Ripsom, C. L. s. Yolles, T. R. 30, *33*
Rispoli s. Lorretti 188
Rispoli, J. A. s. Manso-Soto, A. E. *317*
Rist s. Grumbach 365
Rist, N. 363, *426*
— u. B. Kreis 393, *426*
Ritchie 15
Rivers, Th. M., u. F. L. Horsfall 327, *353*

Ro s. Yokogawa 58
Robert, H. s. Nosny, P. *33*
Robinson, F. s. Bunn, P. A. 406, *415*
— s. Manwell, R. D. 248, *307*
Robinson, H. J. s. Solotorovsky, M. 372, *427*
Robinson, Th. A. s. Beaver, P. C. 151, 220, 230, *293*
Robledo, F. E. s. Biagi, F. 225, 226, *293*
Robson 15
Robson, J. M. 406, *426*
— u. K. A. Didcock 366, 370, 374, *426*
— u. F. M. Sullivan 366, 370, 378, *426*
— s. Gardiner, P. A. 406, *418*
— s. Rees, R. J. W. 366, 376, 378, *426*
Rocha Lima, H. da s. Mayer, M. 183, *307*
Roda, A. P. de s. Leon, W. de 407, *421*
Rodaniche, E. de 268, *311*
Rodenwaldt, E. *311*
— u. R. E. Bader *6*
— u. H. Jusatz *6*
Roderick, L. M. s. Schalk, H. F. 379, *426*
Rodhain, J. 244, 248, 249, 254, *311*
— u. L. van den Berghe 173, 187, 203, *311*
— u. R. Dellaert 173, *311*
Roehl, W. 153, 239, 255, *311*
— s. Franke, E. 153, 158, *298*
Römer, P. H. 390, 391, *426*
Rössler 76
Rogers, W. P. *6*
Rohde, K. 76, 77, 78, 79, 80, *83*, 104, 105, 107, 108, 112, 139, 141, 142, 145, 146, 147, 148, *149*
Roman, E. 68, *75*, 99, 100, 101, *102*, 116, 121, 124, 125, *127*
Romaña s. Roubaud 187
Romaña, C. 177, *311*
Romero, J. s. Medina, R. 191, *307*
Rommel, M. 132, *136*
Rondeau du Noyer, M. s. Langeron, M. *5*
Rondsky 162
Rose u. Koh 26
— s. Culbertson 145, 147
Rosenthal, S. R. 384, *426*
Rostirolla, M. s. Corradetti, A. 250, *296*
Roth, F., u. G. Piekarski 265, *311*
Roth, H. 90, 91, 92, *93*
Rothman, A. H. 68, *75*, 77, *83*
Roubaud u. Romaña 187

Roujeau, J. s. Even, R. 405, *417*
Roulet, F. C. 384, *426*
Rousset, J. J. s. Lapierre, J. 162, 172, *305*
Routh, C. F., J. E. McCroan u. C. G. Hames 262, *311*
Roy, N. K. 225, *311*
Roy, N. s. Chaudhuri, R. N. 223, *295*
Royol, J. s. Tálice, R. V. 283, *314*
Rubbo, S. D., u. B. J. Pierson 396, *426*
Rubio, D. M. 184, *311*
Rubio, M., J. Ebensperger, J. Howard, F. Knierim u. F. Naquira 179, *311*
— R. Galecto u. J. Howard 179, *311*
— s. Atias, A. 179, *293*
Ruch, Th. C. 407, 408, 410, 412, *426*
Ruchman, I., u. J. C. Fowler 274, *311*
— s. MacFarlane, J. O. 284, 285, *306*
Ruddle, F. H. s. Berman, L. 348, *352*
Rudolphi 114, 115, 116
Rue, R. E. s. Ward, P. A. 16, *33*
Rüther 38
Ruge, R., P. Mühlens u. M. zur Verth *6*
Rulle 7
Ruppender s. Bueding 30
Russ, S. B. s. Warren J. 284, *315*
Russell, P. F., L. S. West u. R. D. Manwell 248, *311*
Russell, W. O. s. Callahan, W. P. 275, *295*

Saathoff, M. s. Piekarski, G. *310*
Sabin, A. B., u. H. A. Feldman 270, 274, 278, *311*
— u. P. K. Olitzky 268, *311*
— u. J. Warren 282, *311*
Sadettni, L., S. s. Saenz, A. 385, *426*
Sadovsky, A. s. Adler, S. 210, *292*
Sadun, E. H., u. L. Norman 91, *93*
— s. Bruce, J. I. *32*
— s. Everett, M. G. 235, *317*
Saeki 68
Saenz, A. 363, 391, *426*
— u. G. Canetti 363, *426*
— L. Costil u. L. S. Sadettni 385, *426*
Saha, T. K. s. Chaudhuri, R. N. 223, *295*

Sakamoto, H. s. Inoki, S. *302*
Sakurai, H. s. Tao, T. 405, *428*
Salem, M. H. s. Postlethwait, 400, *425*
Salk, J. E., u. E. N. Ward 348, *353*
Salvioli s. Petragnani 391, *425*
Sambon 8
Samuels, R., u. D. J. Stouder 212, *312*
San Agustin, F. 174, *312*
Sanchis-Bayarri, V. s. Levaditi, C. 284, *306*
Sanders, A. G., L. F. Dodson u. H. W. Florey 406, *426*
Sandground 99
Sandground u. Moore 16
Sandison, J. C. 406, *426*
Sarles 111, 112
Sarles, M. P., u. N. R. Stoll 131, *136*
Sasano, K. T., u. E. M. Medlar *426*
— s. Medlar, E. M. 400, *423*
Sasuchin, D. N. s. Degtyareva, S. M. 204, *296*
Satya Prakash 254, *312*
Savin, Z. s. Simitch, T. 281, *313*
Sawada, T. 112
— u. K. Hara 230, 232, *312*
— s. Hara, K. 169, *301*
Sawitz, W. G. *6*
Say 13, 60
Schacher 131, 133
Schaedler, R. W. s. Dubos, R. J. 369, *417*
Schäfer, W. s. Prigge, R. 376, *425*
Schaefer, W. B. s. Dubos, R. J. 362, 363, 374, *417*
— s. Middlebrook, G. 392, *423*
— s. Pierce, C. 357, 358, 364, 366, 377, *425*
Schalk, H. F., L. M. Roderick, H. L. Foust u. G. S. Harshfield 379, *426*
Schankowski, R. s. Huebschmann, P. 397, *420*
Schaudinn 216, 217, 261
Scheecqmans s. Lagrange 22, 25
Scheid, Mendheim u. Amenda 43
Scheid u. Schmidt 128
Scheid, G., u. H. Mendheim 378, *426*
— s. Bergstermann, H. *4*
Schiller, E. L. 68, 69, 70, *75*
Schilling-Torgau s. Fülleborn 106
Schlarb, H. 290, *312*
Schloßberger, H. s. Kolle, W. 366, *421*

Schlosser, M. E. s. Baker, M. J. 374, *414*
Schmid, F. 388, *426*
— u. E. Hieronymi *6*, 103
Schmidt 128
Schmidt s. Scheid 128
Schmidt, G. s. Hagemann, E. *5*
Schmidt, J. s. Bergstermann, H. *4*
Schmidt, K. H. 377, *427*
Schmidt, L. H. 409, 410, 412, *427*
— R. Greenland u. C. S. Genther 247, *312*
— s. Good, R. C. 413, *418*
Schmidt, N. J., u. E. H. Lennette *353*
Schmidt-Hoensdorf, F., u. J. Holz 272, *312*
Schneider, B. s. Brock, N. *8*, 376, *415*
Schneider, C. 214, 248, *312*
Schneider, J. 214, 233, *312*
Schnieder, E. A. s. Kirchner, O. 413, *420*
Schnitzer, R. J., D. R. Kelly u. B. Leiwant 207, 209, *312*
— s. Kelly, D. R. 209, *304*
Schoen, R. s. Levaditi, C. 267, 268, 270, 279, 284, *306*
Schoenbechler, M. J. s. Bruce, J. I. 32
Schöndube s. Schreiber 408, *427*
Schönhöfer, F. s. Schulemann, W. 241, 255, *312*
Scholtens 214
Schrank 127
Schraufstätter, E. s. Gonnert, R. 73, *74*
Schreiber u. Schöndube 408, *427*
Schreiber u. Schubert 18
Schröder s. Schweinitz de 413, *427*
Schroeder, C. R. 407, 412, *427*
Schroeder, O. R. s. Kennard, M. A. 412, *420*
Schubert s. Schreiber 18
Schubert, M. 22, 30, *33*
Schubert, R., u. H. Fischer *6*
Schuckmann, W. v., u. G. Piekarski 154, *312*
Schuhová, V. 285, *312*
Schulemann u. Wurmbach 241, 242
Schulemann, W. 150, 241, 242, *312*
Schulemann, W., F. Schönhöfer u. A. Wingler 241, 255, *312*
Schultz, R. L., M. S. Okawaki u. D. Colo 405, *427*
Schulz 125

Schulz, H., u. E. MacClure 177, *312*
Schulz, W. s. Brock, N. *8*, 376, *415*
— s. Wagner, W. H. 376, *429*
Schulze, W. s. Erhardt, A. 51, 57, *57*, *64*, 102, 105
Schumacher 34, 35, 38, 39
Schumaker, E. 289, 290, *312*
Schwab, Allen u. Sulkin 141
Schwabacher, H., u. G. S. Wilson 391, *427*
Schwabe, H. K. 395, 405, *427*
—, u. Ch. Hüttli 385, *427*
Schwabe, K. H. s. Tünnerhoff, F. K. 395, *428*
Schwartz, B., u. E. Alicata 107, 112
Schwartz, E. 383, *427*
Schwartz, Ph. 398, 402, *427*
Schwarz, Ch. s. Bartmann, K. 374, *414*
Schweiger, O., u. E. Vandra 393, *427*
Schweinitz de, Dorset u. Schröder 413, *427*
Schwetz 249
Schwetz, Baumann u. Fort 13, 18
Schwiegk, H. s. Bergmann, G. v. *4*
Scott u. Cross 137, 145, 146
Scott, Macdonald u. Terman 139, 145, 147
Scott, Stembridge u. Sisley 142, 145, 147
Scott s. Cross 139
Scott s. Macdonald 145, 147
Scott, H. H. 200, 408, 409, *427*
Scott jr., H. W., C. R. Hanlon u. B. J. Olson 410, *427*
— s. Hanlon, C. R. 410, *419*
— s. Olson, B. J. 410, *424*
Scott, J. A. 104, 106, 139, 141, 145, 146, 147, *149*
— u. E. Blynn 141, *149*
— u. E. M. Macdonald 139, 145, 147, *149*
— — u. L. J. Olson 147, *149*
— s. Olson, L. J. 147, *149*
Scott, L. C. s. Faust, E. C. *298*
Sealy, W. C. s. Postlethwait, R. W. 400, *425*
Seebohm, P. M. s. Jeter, W. S. 388, *420*
Seelkopf, K. 70, 71, 72, 73, *75*
Segarra, J. M. s. Jones, A. W. 78, *83*
Segeler, J. C. s. Weiss, E. 366, *429*
Seibert, F. B. 388, *427*
Seidlitz, P. s. Werner, H. 272, *316*

Seifert, O. 85, *93*
— s. Braun, M. *4*
Sellards, A. W., u. H. Pinkerton 366, *427*
Selter, H. *427*
Selye 151
Selye, H. *312*
Sen, A. B., u. B. K. Bhattacharya 147, *149*
Seneca, H. 186, 234, *312*
— u. D. Ides 186, *312*
— u. A. Wolf 177, *312*
Senekji, H. A. 205, *312*
Sergent u. Catanei 249
Sergent s. Kopanaris 239
Sergent, Ed., u. A. Poncet 253, 254, 282, *312*, *313*
Servin, H. s. Biagi, F. 225, 226, *293*
Sever, J. L. 363, *427*
—, u. G. P. Youmans 378, *427*
Sewell s. Hawking 139
Shaffer, J. G., u. W. W. Frye 237, *313*
— u. V. Iralu 236, *313*
— u. J. E. Washington 234, *313*
Shah s. Gadgil 13
Shakhnazarova, I. E. 214, *313*
Shao, Hsü u. Mao 19, 20
Sharma, R. 226, *313*
Shattuck, G. C. *6*
Shaw, J. N. 36, *42*
Shekhanov, M. B., u. L. G. Suvorova 194, *313*
Sheldon, W. H. 287, *313*
Shelmire u. Dove 141
— s. Dove 141
Sherman, H. J. s. Beaver, P. C. 151, 220, 230, *293*
Shewell, J., u. D. A. Long 369, 395, 405, *427*
Shimizu, M. *64*
Shirai, M. 34, *42*
Shorb 68
Shortt, H. E., u. P. C. C. Garnham 247, 248, *313*
Shute, P. G. s. Garnham, P. C. C. 248, *299*
Sicé, A. s. Baer, J. G. *4*
— s. Joyeux, Ch. *5*
Siebold, v. 67
Sigalas, R., I. Leng-Levy, I. David-Chaussé, R. Veaux, C. Wone u. I. Nail 43, *50*
Siim, J. Chr. 265, *313*, *317*
Silva, I. I. 177, 190, *313*
Silva, J. R. de s. Paola, D. de *309*
Silva, M. s. Atias, A. 178, *292*
Simitch 216, 231, 281
Simitch, T., A. Bordjocki u. Z. Savin 281, *313*

Simitch, T., Z. Savin, A. Bordjocki, Zl. Pétrovitch u. B. Tomanovitch *313*
Simmonds, N. s. Lange, L. B. 379, *412*
Simmons, J. St., u. C. J. Gentzkow *6*
Simon 214
Simon, N. s. Berencsi, G. 363, *414*
Simpson 61
Sinton u. Mulligan 247
Sisley s. Scott 142, 145, 147
Sixel, J. s. Dittmar, C. 388, *416*
Skaliy u. Hayes 141, 142, 146
Skworzow 43
Slighter, R. G. s. Berberian, D. A. 227, 233, 236, *293*
Slik, J. V. van der, van der Veen s. Laarman, J. J. 260, 261, *305*
Sloss, M. W. s. Benbrook, E. A. *4*
Smidt, H. s. Dungern, E. v. 413, *417*
Smiles, J. s. McFadzean, J. A. 139, *149*
Smirnow, G. G. 134, *136*
Smith 36, 275
Smith u. Beaver 132
Smith, A. U. s. Fulton, J. D. 234, *299*
Smith, C. R. s. Hoyt, A. 363, *419*
Smith, C. S. s. Eyles, D. E. 265, *298*
Smith, D. T. s. Baços, J. M. 405, *414*
— s. Morgan, T. 405, *424*
— s. Postlethwait, R. W. 400, *425*
Smith, M. G. s. Callahan, W. P. 275, *295*
Smith, M. J. 379, 381, *427*
— W. T. McClosky u. E. W. Emmart 380, *427*
Smith, M. M. s. Steenken jr. W. 393, *428*
— s. Wolinsky, E. 393, *430*
Smithburn, K. C. 409, 413, *427*
— u. G. J. Lavin 371, *427*
Smithers, S. R., u. R. J. Terry 165, *313*
Smyly u. Young 194
Smyly, H. J. *313*
— u. C. W. Young *313*
— s. Young, Ch. W. 194, *317*
Smyth, J. D. *6*
Snapper 192, 193
Soh, C. T. 112
Solotorovsky, M., u. F. J. Gregory 357, *427*
— H. J. Robinson u. M. Kniazuk 372, *427*

Soloviev, M. M. 216, *313*
Soltys, M. A. *313*
— u. A. R. Jennings 384, *428*
— s. Polge, C. 173, *310*
Sommer 34
Sonnenschein, C. s. Mayer, M. 198, *307*
Sors, Ch. s. Even, R. 405, *417*
Soto, L. B. s. Gradwohl, R. B. H. *5*
Sourander, P. s. Lund, E. 285, *306*
Southwell, T. s. Blacklock, D. B. *4*
Sowerby 13
Spain, D. M., u. N. Molomut 395, *428*
— — u. A. Haber 369, *428*
— s. Molomut, N. 395, *424*
Spector u. Hardy 221
Spencer, F. M., u. L. Monroe *6*
Spendlove, G. A. s. Fish, C. H. 371, *417*
Spiegel, A. s. Kayser-Petersen, J. E. 410, *420*
Spiegler, W. s. Hellbrügge, Th. 272, *301*
Spiess, H. 390, 399, 405, *428*
Spinks, A. s. Francis, J. 413, *417*
Splendore, A. 263, 275, *313*
Sprehn, C. *6*, 129
Sprehn, C. s. Nöller, W. 37, *42*
Sprent, J. F. A. 131, 132, 133, 134, *136*
Sprince, H., u. A. B. Kupferberg 211, *313*
— s. Kupferberg, A. B. 211, *305*
Springer, L. 266, *313*
Squibb, E. R. 345
Srivastava 94
Stahl, W. 124, *127*
Stammler 265
Stammler, A. s. Mohr, W. 269, *307*
Standen 14, 16, 17, 18, 19, 22, 24
Stanley, A. M. s. Jacobs, L. 265, 280, *303*
— s. Melton, M. L. 270, *307*
Stanley, W. M. s. Burnet, F. M. *352*
Stasko, I. s. Hobby, G. L. 363, *419*
Stauber s. Cappuccino 203
Stauber, L. A. 195, 198, *313*
— E. M. Franchino u. J. Grun 194, 195, 197, 202, *313*
— s. Actor, P. 194, *292*
Stavitsky, A. G. 388, *428*
Stähelin, A. s. Berger, E. 90, *93*

Stäubli 85, 91
Steenken, jr., W., J. W. Raleigh u. M. M. Smith 393, *428*
— E. Wolinsky, L. J. Bristol u. Wm. J. Costigan 406, *428*
— — u. P. C. Pratt 394, *428*
— s. Wolinsky, E. 393, *430*
Stefanopoulo, G. J. u. M. Ovazza 139, *149*
Stefko, W. H. 378, 409, *428*
Stein 288
Steinbach 94
Steinbach, M. M., u. C. J. Duca 380, *428*
— s. Ornstein, G. G. 378, 380, *424*
Stembridge s. Scott 142, 145, 147
Stempell, W. *6*
Stephan, J., u. D. Gericke 389, *428*
Stephens 239
Stephens u. Fantham 158
Stephenson 40
Sterman, M. M. s. Swellengrebel, N. H. *6*
Stevens, R. P., A. G. Karlson u. Wm. H. Feldman 394, *428*
Stevenson, R. E. s. Chang, S. L. *352*
Steward, J. S. 73, 75
Stewart 132
Stewart, G. T. s. Francis, J. 413, *417*
Stewart, S. E., u. B. E. Eddy 329
Stiegler, L. 37, *42*
Stiles 67, 102
Stirewalt, Kuntz u. Evans 22, 23
Stirewalt s. Olivier 22, 25, 27
Stirewalt, M. A. 17, 18, 22, 27, *33*
Stock, J. A. s. Cornforth, J. W. 357, *416*
Stöcklin s. Wámoscher, L. 391, *429*
Stoll, N. R. *6*, 67, 94, 102, 127, 137
— s. Sarles, M. P. 131, *136*
Stoll-Hausheer 29
Stolz, G. 268, *314*
Stouder, D. J. s. Samuels, R. 212, *312*
Strain, A. K. s. Suter, E. 363, *428*
Strangways-Dixon, J. s. Lainson, R. 194, *305*
Straus, H. W. 391, *428*
Stritt, F. R., P. W. Clouth u. S. E. Branham *6*

Strong, J. P., H. C. McGill u. J. H. Miller 21, *33*
Strong, R. P. *6*
Strufe, R., u. R. Gönnert 73, *75*
Studer, A. 369, *428*
— s. Fust, B. 376, *418*
Stulberg, C. S. s. Berman, L. 348, *352*
Stunkard, H. W. 16, 24, *33*
Suarez, J. A. s. Dominguez, A. 183, *297*
Sudd, J. H. 141, *149*
Sugiura, S. 16, *33*
Suguwara, T. 392, *428*
Sulkin s. Schwab 141
Sulkin, S. E. 371, *428*
Sullivan, F. M. s. Robson, J. M. 366, 370, 378, *426*
Sullivan, T. D., T. McGregor, R. B. Eads u. D. J. Davis 180, *314*
Sulzer, A. J. s. Goldman, M. 264, *300*
Surrey, A. R. s. Berberian, D. A. *293*
Suter, E. 363, *428*
— u. A. K. Strain 363, *428*
— s. Bloch, H. 387, 390, *415*
— s. Vischer, W. A. 285, *315*
Suter, L. S. s. Sutliff, W. D. 218, *314*
Sutliff, W. D., F. D. Green u. L. S. Suter 218, *314*
Suvorova, L. G. s. Shekhanov, M. B. 194, *313*
Svensson, R. 291, *314*
Swadžjan, P. K. 49, *50*
Swartz, I. B. s. Lurie, M. B. 404, *422*
Swartzwelder 94
Swartzwelder, J. C., u. G. R. Müller 225, *314*
— s. Faust, E. C. *298*
— s. Hunter, G. W. *5*
Swedberg, B., G. Dahlström u. R. Luft 369, *428*
Sweets, H. H. s. Packchanian, A. 189, *309*
Swellengrebel, N. H., u. M. M. Sterman *6*
— s. Rijpstra, A. C. 262, *311*
Syč, J. s. Gerbilskij, V. L. *136*
Symes, C. B. 137, *149*
Szidat, L., u. R. Wigand *6*, 54, 55, 128

Takagi, K. s. Hara, K. 169, *301*
Takeoka, A. s. Tsuji. S. 406, *428*
Takeuchi, H. s. Yamamura, Y. 399, *430*

Tálice, R. V., J. Gurri, J. Royol u. L. Pérez-Moreira 283, *314*
Tamm, I. *353*
Tang, C. C. 188, *314*
Taniuchi, Y. s. Inoki, S. *302*
Tao, T., A. Nakamura u. H. Sakurai 405, *428*
Taquet, A. s. Gernez-Rieux, Ch. 393, *418*
Tartaglia, P. 194, *314*
Tate, M. E. s. Craig, J. C. *5*
Tatsuo, Kato 20, 25, 26, *33*
Tatum, A. L. s. MacDonald, E. M. 207, *306*
Tavares, B. M. s. Torres, C. M. 181, *314*
Taylor, A. E. R. 137, 139, *149*
Taylor, D. J., J. Greenberg, B. Highman u. G. R. Coatney 222, 224, *314*
— — u. E. S. Josephson 156, *314*
— C. W. Rees, L. V. Reardon u. W. H. Wright 223, *314*
— s. Greenberg, J. 237, *300*
Taylor, E. L., u. A. Mozley 36, *42*
Taylor, J. s. Greenberg, J. 251, *300*
Tchnernomoretz, J. s. Adler S. 194, *292*
Tejera 190
Teras, Y. K. s. Bogovsky, P. A. 208, *294*
Terman s. Scott 139, 145, 147
Terry, R. J. s. Smithers, S. R. 165, *313*
Teuconi, M. s. Lesca, S. 395, *421*
Teusch 94
Thai, D. D. s. Landmann, H. 57, 63, *64*
Thalhammer, O. s. Braunsteiner, H. 264, *294*
Than, D. T. s. Landmann, H. 63, *64*
Theiler s. Augustine 92
Themann, H. 1, 86, 87, 88, 89, 90, 91, *93*
Theodor, O. s. Adler, S. 194, *292*
Ther, L. s. Vogel, G. 144, *149*
Thézé, J. 267
Thiel, P. H. van 274, *314*
Thiel, W. 367, *428*
Thiermann, E. 274, *314*
Thompson 22
Thompson s. McCarthy 22, 25, 27
Thompson, M. A. s. Hoyt, A. 363, *419*
Thompson, P. E., u. B. L. Lilligren 230, *314*

Thompson, P. E., D. McCarthy u. J. Reinertson 236, 289, *314*
— J. E. Meisenhelder u. H. Najarian *33*
— s. Reinertson, J. W. 227, *311*
Thurston, J. P. 242, 250, *314*
Tickner, C. s. Lurie, M. B. 404, 405, *422*
Timmel, H. 286, *314*
Tobie, J. E. 224, 227, 228, 230, *314*
— u. B. Highman 166, 167, 168, 169, *314*
— s. Bowman, I. B. R. 160, *294*
Tolentino, P., u. A. Brusa 272
Tomanovitch, B. s. Simitch, T. *313*
Tompsett, R. s. LeMaistre, Ch. 395, *421*
— s. McCune jr., R. M. 377, *423*
Tonkin, I. M. 259, *314*
Tonutti, E., u. S. Fetzer 395, *428*
Topley u. Wilson 326
Torrealba, J. W., A. D. F. Amaral, C. E. Henriquez, W. Kowalenko u. P. A. Barrios 193, *314*
Torres, C. M., J. Muniz, R. A. de A. Cardoso u. E. Duarte 200, *314*
— u. B. M. Tavares 181, *314*
Trager, W. 174, 259, *314*
Trask, J. D. s. Kennard, M. A. 412, *420*
Travassos 139, *149*
Travis, D. s. Ward, P. A. 16, *33*
Trawinski, A. 92, *93*
Trawinski u. Maternowska 92
Trembley, H. L. s. Greenberg, J. 251, *300*
Trinção, C. 203, *315*
Triozon, F. s. Coudert, J. 33, *42*
Tristram 13
Trocmé, Y. s. Even, R. 405, *417*
Trussell, R. E. 212, *317*
— u. Johnson, G. 212, *317*
— s. Johnson, G. 211, *303*
— s. McNutt, S. H. 210, *306*
Tsuda, M. 61, 62, *64*
Tsuji, S., S. Heki, K. Ito, S. Oshima u. A. Takeoka 406, *428*
Tünnerhoff, F. K., u. K. H. Schwabe 395, *428*
Turner, J. A. s. Voge, M. 71, *75*

Ucroz, H. s. Brumpt, E. 37, *42*
Uhlenhuth, P., u. K. W. Jötten 391, *428*
— s. Kolle, W. *5*, 31
Unsworth s. Bertram 139, 141, 145, 146
Urbain, A. 407, 409, 412, *429*
Urquhart, G. M. 39, 40, *42*
— s. Jennings, F. W. 40, *42*

Vagedes 378, *429*
Vaisman, A. s. Levaditi, C. 252, *306*, 376, *421*
Valenzuela, R. s. Atias, A. 179, *293*
Vallée, H., u. J. Panisset 407, *429*
Vanbreuseghem, R. *6*
Vandra, E. s. Schweiger, O. 393, *427*
Vanek, J. *315*
— O. Jirovec u. J. Lukes *315*
Vasquez, A. s. Jarpa, A. 260, *303*
Vavilova, M. P. 199, *315*
Vaz 137, 139
Veaux, R. s. Sigalas, R. 43, *50*
Velasquez, J. s. Brumpt, E. 37, *42*
Velez 191
Vennesland, K. s. Bloch, R. G. 395, *415*
Verolini, F. s. Corradetti, A. 243, 250, 254, *296*
Versiani u. Gomes 249
Verth, M. zur s. Ruge, R. *6*
Vianna 191
Villarejos, V. M. 225, 230, *315*
Villnow, J. s. Bartmann, K. 374, *414*
Vincent, P., u. R. A. Neal 236, *315*
Vincke, I. H. 249, *315*
— u. M. Lips 242, 255, *315*
— E. Peeters u. G. Frankie 243, *315*
Vink, H. H., A. Manten u. J. H. Bekker 393, *429*
Vischer, W. A. 393, *429*
— u. E. Suter 285, *315*
Vivell, O., u. H. Buhn 266, *315*
Voge, M. 71, *75*
— u. D. Heyneman 68, 70, 71, *75*
— u. J. A. Turner 71, *75*
— s. Markell, E. K. *6*
— s. Read, C. P. 68, *75*
Vogel u. Dinnik 117
Vogel u. Falcão 44, 46, 48, 49, 50
Vogel u. Gabaldon 139
Vogel, G., u. L. Ther 144, *149*

Vogel, H. *6*, 7, *8*, 16, 18, 19, 20, 21, 24, 25, 26, 28, 30, 34, 44, 51, 53, 54, 55, *57*, 86, 92
— u. W. Minning *6*, 7, 10, 19, 22, 24, 26, 27, 43, 68, 85, 86, 90, 98, 99
— s. Reichenow, E. *6*, 92, *311*
Vogel, R. 76, 122, *127*
Vogel, W. 378, 379, *429*
Voisin, C. s. Gernez-Rieux, Ch. 393, *418*
Vollbrechtshausen, R. 274, *315*
— s. Westphal, A. 158, *316*
Vorlaender, K. O. s. Vorlaender, S. 380, *429*
Vorlaender, S., K. O. Vorlaender u. H. Lüchtrath 380, *429*
Vorwald, A. J. 384, *429*
— s. Long, E. R. 384, 406, *422*
Vrabec, F. s. Kramár, J. 274, *305*

Wagner u. Chi 15
Wagner, O. 227, *315*
Wagner, W. H. 92, 138, 139, 140, 141, 142, 145, 146, 147, *149*, 356, 358, 359, 360, 361, 362, 363, 364, 365, 374, 375, 376, 377, 379, 385, 394, *429*
— u. W. Dittmar 370, 377, 380, 381, 382, 395, *429*
— u. G. Kusemann 376, *429*
— u. L. Lammers 370, *429*
— u. W. Schulz 376, *429*
— s. Brock, N. *8*, 376, *415*
— s. Gebelein, H. 374, *418*
Wahle, H. s. Mohr, W. 269, *307*
Waitz, J. A. 76, *83*
Wakisaka s. Yokogawa 58
Waletzky s. Kennet 263
Walker, P. J. 158, *315*
Wallace, F. G., u. T. R. Hamilton 203, *315*
Walter, A. s. Bloch, H. 363, *415*
— s. Yamamura, Y. 378, *430*
Wámoscher, L., u. Stöcklin 391, *429*
Wang, C. W. 194, *315*
Wanko, T., L. Jacobs u. M. A. Gavin 264, *315*
— s. Gavin, M. A. 264, *299*
Wantland, W. W. 77, *83*
Wanzer, S. H. s. Morgan, T. 405, *424*
Ward 57
Ward, C. B. s. Lamson, P. D. *8*
Ward, E. N. s. Salk, J. E. 348, *353*

Ward, H. K. s. Zinsser, H. 391, *430*
Ward, P. A., D. Travis u. R. E. Rue 16, *33*
Wardle, R. A., u. J. A. McLeod 64
Warren, J., u. S. B. Russ 284, *315*
— s. Cutchins, E. C. 274, *296*
— s. Sabin, A. B. 282, *311*
Washington, J. E. s. Shaffer, J. G. 234, *313*
Wassileff s. Matoff 133
Wassilkowa, S. G. *7*
Watanabe, S. s. Yamamura, Y. 378, *430*
Watson u. Azim 22, 25
Watson, J. M. *7*
— A. M. Azim u. A. Halawani 24, 25, *33*
Watt, J. Y. C., u. W. B. van de Grift 234, *315*
Weathersby, A. B. s. Huff, C. G. *302*
Weaver, L. C. s. Ehrenford, F. A. 94, 97, *97*
Webber, W. A. F. 139, *149*
Weber, G. 387, 404, *429*
Wedum, A. G. 371, *429*
— s. Reitmann, M. 371, *426*
Weidmann, S. 393, *429*
Weimer, H. E., R. H. Boak, E. Bogen, H. E. Drusch, J. N. Miller, J. R. Moshin u. Ch. M. Carpenter 395, *429*
Weinberg, M., u. P. Goy *315*
Weinman, D. 159, 160, 173, 175, 284, *315*
— u. J. McAllister 173, 178, 203, 210, *315*
— u. H. J. Klatchko 265, *315*
— s. Geigy, R. 160, *299*
— s. Woodworth, H. C. *317*
Weinstein 110
Weinstein, H. J., C. Alexander, G. M. Yoshihara 353
Weiser, O. L. s. Morse, W. C. 364, 393, *424*
Weiser, R. S. s. Kirchheimer, W. F. 388, *420*
Weiss, E., u. J. C. Segeler 366, *429*
Weitz, B., u. J. P. Glasgow 161, *315*
— s. Glasgow, J. P. 161, *300*
Welch 239
Weld, J. T., u. B. H. Kean 209, *315*
— s. Kean, B. H. 209, *304*
Wellensiek, U. 135, *137*
— s. Erhardt, A. 137, *148*
Weller, R. 287, *315*
Wells 108
Wells, A. Q. 391, *429*

Wells, W. F. 391, 401, *429*
— u. M. B. Lurie 371, *429*
— u. H. L. Ratcliffe 401, *429*
— — u. C. Crumb 401, *429*
— s. Ratcliffe, H. L. 401, *425*
Wenk 144
Wenrich, D. H. s. Krascheninnikow, S. 289, *305*
Wenyon, C. M. 204, 214, 259, 260, *316*
Werbitzky, F. W. 172, *316*
Werner 127
Werner, H. 171, 172, 179, 264, *316*
— u. P. Seidlitz 272, *316*
— s. Kunert, H. 281, *317*
— s. Mayer, M. *307*
Wesenberg-Lund 34
Wessel, W., u. D. Ricken 286, 287, *316*
Wessels, C. C. 379, 380, *429*
Wesslén, T. 388, *430*
West, L. S. s. Russell, P. F. 248, *311*
Westphal, A. 150, 158, 195, 199, 207, 216, 217, 218, 220, 227, 230, 231, 232, 237, 264, 268, 275, 289, 290, 291, *316*
— u. F. Marschall 231, *316*
— u. G. Palm *316*
— — u. R. Vollbrechtshausen 158, *316*
— s. Otten, E. 277, 278, *309*
— s. Piekarski, G. 216, *310*
Wetzel, R. 7, *8*, 135
Weyer, F. s. Reichenow, E. 6, 92, *311*
Wharton 139, 141, 145
White 61
White, Pimentel u. Garcia 17
White, H. J. s. Baker, M. J. 374, *414*
Whiteside, E. S. s. Mayer, E. 356, *423*
Whitlock, H. V. s. Gordon, H. McL. 135, *136*
Whittier, Einhorn u. Miller 94
Widelock, D. s. Bloch, H. 364, *415*
— s. Peizer, L. R. 392, 393, *425*
Wigand, R. *7*
— u. O. Mattes 7, 35, 36, 38, 44, 68, 69, 70, 72, 107, 114, 117, 118, 128, 132
— s. Szidat, L. *6*, 54, 55, 128
Wijers, D. J. B. 159, *316*
Wiktor, T. J. 266, *316*
Willems, A. E. R. s. Geurden, L. M. G. 210, *300*
Willett, K. C., u. H. Fairbairn 163, *316*
— u. R. M. Gordon 167, *316*
— s. Gordon, R. M. 166, 167, *300*

Willey, C. H. s. Berger, H. 132, *136*
Williams 139, 141, 142, 145, 146, 147
Williams u. Brown 137, 139
— s. Brown 148
Williams jr., C. A., u. R. J. Dubos 363, *430*
Williams jr., F. P. s. Habermann, R. T. 407, *419*
Williams, G. A. H. 226, *316*
Williams, R. E. O., u. O. M. Lidwell 371, *430*
Williams, R. G. s. Clark, E. R. 406, *415*
Williamson s. Kershaw 145, 146
Williston, E. M. s. Kirchheimer, W. F. 371 *420*,
— s. Youmans, G. P. 376, *430*
Willner, M. D. s. Kennard, M. A. 412, *420*
Wilson s. Topley 326
Wilson, E. B., u. J. Worcester *353*
Wilson, G. S. s. Schwabacher, H. 391, *427*
Wilson, J. R. s. Postlethwait, R. W. 400, *425*
Wingler, A. s. Schulemann, W. 241, 255, *312*
Winner, H. I., u. W. E. D. Evans 395, *430*
Winsser, J. 265, 278, *316*
Witt, W. B. de 16, 21, *32*
Wittfogel, H. 207, *316*
Wolf, A., D. Cowen u. B. H. Paige 284, *316*
— s. Cowen, D. 268, *296*
— s. Seneca, H. 177, *312*
Wolfe jr., E. K. 401, *430*
Wolfe, P. A. s. Phillips, B. P. 224, *309*
Wolfson, F. 279, *316*
Wolinsky, E., M. M. Smith u. W. Steenken 393, *430*
— s. Steenken jr., W. 394, 406, *428*
Wolkow, M. s. Kostenitsch, J. 406, *421*
Wolska, M. 289, *317*
Wone, C. s. Sigalas, R. 43, *50*
Wood, I. B. s. Berger, H. 132, *136*
Wood, S. F. 180, 188, *317*
Woodruff, A. M., u. E. W. Goodpasture 330, *353*
Woodruff, C. E. 384, *430*
— u. R. G. Kelly 384, *430*
— — u. M. A. Leaming 384, *430*
— s. Han, E. S. 396, *419*
Woodward, S. F. s. Cowper, S. G. 254, *296*

Woodworth, H. C., u. D. Weinman II *317*
Worcester, J. s. Wilson, E. B. *353*
Worden 144
Worden, A. N., u. Lane-Petter, W. *353*
Worssam, A. R. H. s. Knox, R. 393, *420*
Worth, C. B. s. Mackie, T. T. *5*
— s. Ratcliffe, H. L. 268, *310*
Wright 12, 191
Wright, Bauman u. Fry 26
Wright, S., u. P. A. Lewis 386, 387, 404, *430*
Wright, W. H. s. Cram, E. B. 13, *32*
— s. Phillips, B. P. 224, *309*
— s. Taylor, D. J. 223, *314*
Wu s. Mao 20
Wurmbach s. Schulemann 241, 242
Wyant, K. D. s. Jones, A. W. 78, *83*
Wyatt, G. R. s. Geigy, R. 160, *299*

Yaeger, R. G., u. O. N. Miller 183, *317*
Yamaguchi, M. s. Yamamura, Y. 399, *430*
Yamamura, Y., M. Kato, S. Ikuda, T. Okuyama u. S. Watanabe 378, *430*
— A. Walter u. H. Bloch 378, *430*
— S. Yasaka, S. Nakamura, Y. Ogawa, M. Yamaguchi, K. Endo u. H. Iwakura 399, *430*
— — — M. Yamaguchi, Y. Ogawa, K. Endo u. H. Takeuchi 399, *430*

Yap, L. F. s. Eyles, D. E. 247, *298*
Yasaka, S. s. Yamamura, Y. 399, *430*
Yokogawa u. Oiso 106, 112
— Ro, Wakisaka u. Ro 58
Yokogawa, M. s. Yokogawa, S. 57, 58, 63, *64*
Yokogawa, S. 58, 106, 112
— W. W. Cort u. M. Yokogawa 57, 58, 63, *64*
Yokouti, E. s. Magara, M. 209, 211, 212, *306*
Yolles s. Moore 22
Yolles, T. R., D. V. Moore, D. L. Degiusti, C. L. Ripsom u. H. E. Meleney 30, *33*
Yorke, W. 153, 154, *317*
— A. R. D. Adams u. F. Murgatroyd 159, *317*
— u. F. Hawking 154, *317*
— u. P. A. Maplestone 7, 116, 121, 124, 125
Yoshida, S. 58, *106*
Yoshihara, G. M. s. Weinstein, H. J. *353*
Yoshihiro, Y. s. Bloch, H. 363, *415*
Youmans, A. S. s. Youmans, G. P. 363, 373, 376, *430*
Youmans, G. P. 376, 391, *430*
— u. J. C. McCarter 376, *430*
— u. G. W. Raleigh 356, 376, *430*
— E. H. Williston, A. S. Youmans u. R. R. Osborne 376, *430*
— u. A. S. Youmans 363, 373, *430*
— — u. K. Kanai 363, *430*
— s. Kanai, K. 389, *420*
— s. Kirchheimer, W. F. 371, *420*

Youmans, G. P. s. Raleigh, G. W. 356, 358, *425*
— s. Sever, J. L. 378, *427*
Young s. Smyly 194
Young, Ch. W., H. J. Smyly u. C. Brown 194, *317*
— s. Smyly, H. J. *313*
Young, M. D. 257, 288, *317*
— u. R. W. Burgess 257, *317*
— u. D. V. Moore 257, *317*
— s. Burgess, R. W. 257, *295*
Young, R. J. s. Benson, R. E. 412, *414*
— s. Fremming, B. D. 407, *417*
Youngner, J. S. *353*
Yutuc, L. M. 107

Zaghi, A. s. Berghe, L. van den *293*
Zamorani, V. 190, *317*
Zappasodi, P. s. Allison, M. J. 404, *414*
— s. Lurie, M. B. 404, 405, *422*
Zdrodovskii, P. F., u. E. H. Golinevich 330
Zeiss, H. *7*
Zeledón, R. 190, *317*
Zeliff, C. C. *7*
Zentner, R. J. 401, *430*
Zickafoose, D. E. s. Hunter, G. W. *32*
Zieger, W. 385, *430*
Ziemann, H. 289, *317*
Zinsser, H., H. K. Ward u. F. B. Jennings 391, *430*
Zschucke, J. 110, 135, *137*
— s. Bach, F. W. *4*
Zuckerman, L., u. H. Meleny 230, 235, *317*
Zuloaga, M. s. Jarpa, A. 260, *303*

Sachverzeichnis

Kursive Seitenzahlen weisen auf die ausführliche Besprechung des betreffenden Stichwortes hin. Seitenzahlen, hinter denen ein ^{T} steht, beziehen sich auf Tabellen. Mit einem * versehene Seitenzahlen verweisen auf Abbildungen.

Abida frumentum, Dicrocoelium dendriticum 46*
Absterbezeiten, Tuberkulose, Maus 373^T, 374
—, —, Meerschweinchen 394^T, 395, 396
Abwehrfunktionen, Trypanosoma cruzi 186
Acanthocheilonema perstans, Bedeutung 137
Acetabula, Beschreibung 64
Acetarsol, Entamoeba histolytica 233
Achsenstab, Lamblia intestinalis 213
—, Trichomonas vaginalis 206
Acomys cahirinus, Schistosoma mansoni 23
— calirinus, Plasmodium berghei 250
Acridin-Derivate, Entamoeba histolytica 233
ACTH, Tuberkulose, Kaninchen 405
—, —, Maus 369
—, —, Meerschweinchen 395, 396
—, —, Ratte 380, 381
Adäquanz 355
Adäquater Tierversuch 152
Adenitis, Schlafkrankheit 160
Aedes, Herzfilarien 137
—, Plasmodium-Arten 238
Aerobacter aerogenes, Entamoeba histolytica 224
Affe, Alttuberkulin 412
—, Cercarien-Richtzahlen 26
—, Entamoeba chattoni 221
—, — histolytica 155^T, 221
—, — polecki 221
—, Fasciola hepatica 38
—, Filarien 137
—, Hymenolepis diminuta 68
—, Infektionstechnik mit Viren 326
—, Leishmania brasiliensis 194
—, — donovani 155^T
—, Plasmodium coatneyi 247
—, — falciparum 155^T
—, — gonderi 247
—, — hylobati 247
—, — lemuri 247
—, — malariae 155^T
—, — ovale 155^T
—, — pitheci 247
—, — reichenowi 247
—, — rodhaini 247
—, — simium 247
—, — vivax 155^T
—, Protozoen-Erkrankungen 157
—, Schistosoma haematobium 24
—, — japonicum 21, 24
—, — mansoni 23

Affe, Toxoplasma gondii 155^T, 267
—, Trichomonas vaginalis 155^T, 207
—, Trypanosoma brucei 161, 165
—, — cruzi 155^T, 180, 181
—, — gambiense 155^T, 165
—, — rangeli 190
—, — rhodesiense 155^T, 161, 162, 163, 165
—, Tuberkulinreaktion 410, 412
—, Tuberkulose *407—414*
Affen-Malaria *244*
— —, Wirtsspektrum, natürliches 244
Aglossa dimidiata, Hymenolepis diminuta 70
Aguti, Leishmania brasiliensis 194
—, Schistosoma mansoni 23
Akis spinosa, Hymenolepis diminuta 70
Allergie, Tuberkulose, Affe 412
—, —, Kaninchen 398
—, —, Maus 362
—, —, Meerschweinchen 387
Alt-Tuberkulin, Affe 412
—, Maus 363
—, Meerschweinchen 388
Alveolen, Pneumocystis carinii 286
Aminonucleosid v. Puromycin, Trypanosomen 167, 168
Amoebal, Entamoeba histolytica 233
Amöben, Trichomonas intestinalis 217
—, Wirtsspektrum, experimentelles 221
—, —, natürliches 221
Amöbenabsceß, Entamoeba histolytica 218
Amöbenhepatitis, Goldhamster 227
Amöbeninfektion, keimfrei aufgezogener Meerschweinchen 223
Amöbenruhr, Erreger 157^T, 216
—, klinische Erscheinungen 218
Amöbenträger, Entamoeba histolytica 220
Amöbiasis 157^T, 216, 218
Amöbicide, Prüfung im Tierversuch 233
Ampullaria luteosoma, Lungenegel 60
Anämie, viscerale Leishmaniase 191
Ancylidae, Schistosoma haematobium 13
Ancylostoma braziliense, Verbreitung 102
— caninum, Entwicklung 107
— —, Hund 108
— —, Invasion, intrauterin 107
— —, —, percutan 107
— —, Katze 108
— —, Mehlkäfer 113
— —, Schaben 113
— —, Verbreitung 102
— —, Züchtung invasionsfähiger Larven 108

Ancylostoma duodenale, Entwicklung 105^T, 106*
— —, Larven, filariforme 105^T
— —, —, —, encystierte, invasionsfähige 105^T
— —, —, —, excystierte ohne Mundkapsel 105^T
— —, —, rhabditiforme 105^T
— —, Verbreitung 102
— malayanum, Verbreitung 102
— tubaeforme, Begattungstasche 105
— —, Bursa copulatrix 105
— —, Entwicklung, Katze 107*
— —, Hund 108
— —, Invasion, intrauterin 107
— —, —, percutan 107
— —, Katze 108
— —, Verbreitung 103
— —, Züchtung invasionsfähiger Larven 108
Ancylostomatidae (siehe auch Hakenwürmer) 102—114
—, Entwicklung 105
—, Morphologie 104
—, Pathologie 108
—, Verbreitung 102
Ancylostomiasis, Hund, Modellversuch 111
—, Katze, Modellversuch 111
Anguilluliasis 98
Anguillulosis 98
Anisolabis annulipes, Hymenolepis diminuta 70
Anopheles-Arten, Plasmodien 152, 238, 239
—, Trypanosomen 152
Anopheles concolor, Plasmodium berghei 242
— dureni, Plasmodium berghei 242
— gambiae, Plasmodium malariae, 245
Antibiotika, Bakterienflora, Darm 233
—, Entamoeba histolytica 233
—, Trypanosoma gambiense 166
Antigen-Antikörper-Reaktionen, Arteriitis, Trypanosoma cruzi 185
Antigengewinnung, Eihautkultur 156
Antikörper, fluorescierende, Toxoplasma gondii 264
—, Toxoplasmose, Hund 278
—, —, Ratte 274
—, Trypanosoma cruzi 186
—, — gambiense 151, 152
—, Tuberkulose, Meerschweinchen 390
Antilopen, Trypanosoma-Arten 161, 163
Antimonpräparate, Leishmanien 203
Antrypol, Trypanosoma gambiense 161
Aphaniptera, Hymenolepis diminuta 70
Aphodius distinctus, Hymenolepis diminuta 70
Aphornia gularis, Hymenolepis diminuta 70
Apodemus silvaticus, Hymenolepis straminea fraterna 67
Aquarien, Bepflanzung 14
Arsenik, Gewöhnung 153
Arsenpräparate, Entamoeba histolytica 233
Arteriitis, Trypanosoma cruzi, Maus 185
Arvicanthis niloticus, Schistosoma haematobium 24
— —, — mansoni 23

Arzneifestigkeit, Allgemeines 2, *153*, 154
—, Bakterien 154
—, Entamoeba histolytica 234
—, Isospora-Arten 262
—, Plasmodium-Arten 257
—, Toxoplasma gondii 283
—, Trichomonas vaginalis 210
—, Trypanosomen 154, 158, 172
Arzneiwirkung, Mutation 154
Ascaridiasis, Diagnose 134
—, Pathologie 134
Ascarididae (siehe auch Spulwürmer) *127—137*
—, Bedeutung 127
—, Entwicklung 129
—, Gewinnung des Invasionsmaterials 130
—, Morphologie 128
—, Verbreitung 127
Ascaris, Balantidium coli, Mischinfektion der Ratte 290
— lumbricoides, Entwicklung 129*
— —, Verbreitung 127
— — var. hominum, Morphologie 129
— — — suum, Verbreitung 127
— — — —, Morphologie 129
Aspiculuris tetraptera *123*
— —, Entwicklung 124, 125*
— —, Inv. von Mäusen mit Eiern von 124
— —, Morphologie 123
— —, Verbreitung 115
Atebrin, Haemoproteus oryzivorae 256
—, Lamblia intestinalis 214
—, Plasmodium-Arten 248, 257
—, Reisfinkentest 256
Atherurus africanus centralis, Plasmodium atheruri 249
Auerhuhn, Toxoplasma gondii 278
Auge, Trypanosomen 164
Aureomycin, Entamoeba histolytica 234
Ausscheidung, Tuberkelbakterien, Meerschweinchen 385
Australorbis, Gehäuseform 13
— glabratus, Schistosoma mansoni 13
— guadaloupensis, Schistosoma mansoni 13
Auswertungsverfahren, Tuberkulose, Kaninchen 406
—, —, Maus 372
—, —, Meerschweinchen 396
Autoinvasion, Strongyloidose 98

Babuinen, Balantidium coli 289
Bacillus subtilis, Entamoeba histolytica 224
Backenhörnchen, Hymenolepis straminea 68
Bär, Dicrocoelium dendriticum 43
Bakterien, Arzneifestigkeit 154
Bakterienflora, Entamoeba histolytica, Mischinfektion, Hamster 227
Balamuth's Medium, Entamoeba histolytica 236
Balantidien, Wirtsspektrum, experimentelles 289
—, —, natürliches 288
Balantidienruhr, Erreger 157^T 288
—, klinische Erscheinungen 288

Balantidium coli 157^T, *288—291*
— —, Ascarislarven 290
— —, Babuinen 289
— —, Blinddarm, Kaninchen 289
— —, —, Meerschweinchen 290*, 290
— —, Cebus variegatus 289
— —, Cercocebus fuliginosus 289
— —, Cysten 288
— —, Darmläsionen 288
— —, Diät, Meerschweinchen 289
— —, —, Ratten 289
— —, Entwicklung 288
— —, Goldhamster 289
— —, Kaninchen 155^T, 289, 290
— —, Konjugation 288
— —, Kultivierungsmethoden 155^T
— —, Macacus cynomolgus 289
— —, Makronucleus 288
— —, Meerschweinchen 155^T, 289, 290*
— —, Mesocricetus auratus 289
— —, Mikronucleus 288
— —, Morphologie 288
— —, Nährböden 291
— —, Orang-Utan 289
— —, Pferd 289
— —, Ratte 155^T, 289, 290
— —, Rattus norwegicus 288
— —, Schimpanse 289
— —, Schwein 288
— —, Wanderratte 288
— —, Wildschwein 289
— —, Wirtsspektrum, experimentelles 289
— —, —, natürliches 288
Bandwürmer (siehe auch Cestodes) *64—83*
—, Bedeutung 66
—, Eier 69*
—, Entwicklung 65
—, Morphologie 64
—, Verbreitung 66
Baumratte, Leishmania brasiliensis mexicana 194
—, Plasmodium berghei 242, 249
Baumwollratte, Fasciola hepatica 38
—, Leishmania donovani 194
—, Litomosoides carinii 137
—, — —, Mikrofilarien 139*
—, Plasmodium berghei 249, 250, 254
—, Schistosoma haematobium 24
—, — mansoni 22, 23
—, — —, Cercarienrichtzahl 26
—, Züchtung 144
BCG-Vorbehandlung, Tuberkulose, Affe 413
—, —, Kaninchen 399
—, —, Meerschweinchen 391
Bdellonyssus bacoti, Entwicklung 141
— —, Litomosoides carinii 137
— —, Morphologie 141
— —, Züchtung 142
Begattungstasche, Ancylostoma tubaeforme 105
Begleitflora, Amöbeninfektion, Pathogenese 222, 223
Bemarsal, Entamoeba histolytica 233
Bettwanze, Trypanosoma rangeli 190
Beutelratte, Trypanosoma cruzi 180, 181

Biber, Paragonimus westermani 57
Bilharzia haematobium 8
— japonicum 8
— mansoni 8
Bilharziose 8
Biologie, Enterobiasis 115^T
—, Oxyuriasis 115^T
Biomphalaria-Arten, Gehäuseform 13
Biomphalaria alexandrina, Schistosoma mansoni 13
— boissyi, 13*
— pfeifferi, 13
Bithynia leachi, Opisthorchis felineus 51, 55*
— tentaculata 55
Blatta orientalis, Hymenolepis diminuta 70
Blattaria, Hymenolepis diminuta 70
Blattella germanica, Ancylostoma caninum 113
— —, Hymenolepis diminuta 70
Blepharoplast, Leishmanien 191
—, Trypanosoma brucei, Pyronin 172
—, — Trypaflavin 173
—, — cruzi 177
—, — gambiense 158, 159
—, — rhodesiense 158, 159
—, — sanmartini 180
—, Trypanosomen, Arzneifestigkeit 173
Blinddarm, Balantidium coli, Kaninchen 289
—, — —, Meerschweinchen 290
—, Entamoeba histolytica, Kaninchen 227
—, — —, Meerschweinchen 223
Blutentnahme, Methodik bei kleinen Tieren 158
Blutkonserven, Toxoplasma gondii 283
—, Trypanosomen 173
Bluttransfusionen, Trypanosomen 173
Bluttrichinen, Nachweis 91
Bothridien 64
Bradykardie, Chagas-Krankheit 178
Bronchiolen, Pneumocystis carinii 286
Bronchopneumonie, Toxoplasmose, Hund 278
Brotia asperata, Paragonismus westermani 60
— gottschei 60
— paucicincta 60
Brucellose, Laboratoriumsinfektion 371
Budding, Toxoplasma gondii 264
Bulinus-Arten, Gehäuseform 13
Bulinus forskalii, Schistosoma haematobium 13
— liratus, Schistosoma haematobium 13
— truncatus, Schistosoma haematobium 13
Bursa copulatrix, Ancylostoma tubaeforme 105
Buschbock, Trypanosoma-Arten 161
Buschschwein, Trypanosoma-Arten 161

Caecum, Balantidium coli, Meerschweinchen 290*
—, Entamoeba histolytica, Hamster 227*
—, — —, Kaninchen 228, 229*
—, — —, Meerschweinchen 223, 226
Callithrix jacchus, Trypanosoma cruzi 180
Cambaroides dauricus, Paragonimus westermani 61

Cambaroides schrenekii 61
— similis 61
Candida guilliermondi, Lamblia intestinalis 215, 216
Canis aureus, Leishmania donovani 193
— latrans, Opisthorchis pseudofelineus 51
Capillaria 94
Carnivoren, Katzenbandwurm 75
C. citellus, Toxoplasma gondii 281
Cebus, Trypanosoma cruzi 181
— variegatus, Balantidium coli 289
Celluläre Abwehr, Tuberkelbakterien, Maus 370
Ceratitis, Trypanosoma rhodesiense, Katze 165
Cercaria vitrina 45
Cercarien, Fasciola hepatica 37
—, Opisthorchis felineus 53*
—, Paragonismus westermani 59*
—, Schistosomatidae 10
—, —, Geschlecht 18
—, —, Schwärmzeitpunkt 17
Cercarien-Richtzahlen, Schistosoma-Arten 26
Cercocebus fuliginosus, Balantidium coli 289
— —, Schistosoma haematobium 21
— —, — mansoni 21
Cercopithecus-Arten, Schistosoma haematobium 24
—, Trypanosoma cruzi 181
—, — gambiense 162
—, — rhodesiense 162
Cercopithecus sabaeus, Schistosoma haematobium 21
— —, — mansoni 21
— smithi, Hymenolepis diminuta 68
Cerebrospinalflüssigkeit, Schlafkrankheit 160
Cestodes (siehe auch Bandwürmer) 64—83
—, Bedeutung 66
—, Entwicklung 65
—, Morphologie 64
—, Verbreitung 66
Chagas-Krankheit, Erreger 157^T, 176
—, klinische Erscheinungen 178
—, konnatale 179
—, Nitrofurazon 180
Chemotherapeutischer Index 2, 153
— —, Bestimmung 374
Chinesischer Leberegel, Verbreitung 51
Chinin, Colpidien 153
—, Kanarienvogeltest 255
—, Malaria 239
—, Paramaecien 152
—, Plasmodium falciparum 257
—, — knowlesi 248
Chlorophenoxamid-Derivate, Entamoeba histolytica 233
Cholesterin, Entamoeba histolytica, Ratte 226
Chorioallantoismembran, Infektion von Hühnerembryonen 156
Chorioretinitis, Toxoplasmose 265
Chromatolyse, Trypanosoma cruzi, Meerschweinchen 183
Chromidialkörper, Entamoeba histolytica 218
Cimex lectularius, Trypanosoma rangeli 190
Cionella lubrica, Dicrocoelium dendriticum 46

Citellus tridecemlineatus, Leishmania brasiliensis 199
CJ-Stamm, Toxoplasma gondii 273^T
Clethrionomys glareolus brittanicus, Plasmodium berghei 250
Clonorchis sinensis 51
Cloroquin, Entamoeba histolytica 233, 234
—, Plasmodium-Arten 257
Coccidiose 157^T, 259
—, klinische Erscheinungen 260
Coenurus, Cestoden 66*
Colchicin, Trichomonas vaginalis 210
Coleoptera, Hymenolepis diminuta 70
Colimycin, Entamoeba histolytica 237
Colipar, Entamoeba histolytica 233
Colon, Entamoeba histolytica, Katze 232
Colpidien, Chinin 153
Colpitis, Trichomonas vaginalis 157^T, 206
Colpoda steini 154
Compound S, Trypanosoma cruzi 186
Conessin, Entamoeba histolytica 233
Cunjunctivitis, Toxoplasma gondii 277, 282
—, Trypanosoma-Arten 164, 165, 178
Conoid, Toxoplasma gondii 264
Coracidium 66
Corium, Trypanosomen 165
Corpus Christi-Stamm, Trypanosoma cruzi 186
Corticosteroide, Infektionsablauf 151
—, Tuberkulose, Kaninchen 405, 406
—, —, Maus 370
—, —, Meerschweinchen 395, 396
—, —, Ratte 380, 381
Cortison, Entamoeba histolytica, Ratte 225
—, Leishmania donovani, Hamster 198
—, Pneumocystis carinii, Kaninchen 287
—, — —, Ratte 286, 287
—, Trypanosoma cruzi, Maus 186
—, — gambiense, Maus 171
—, — rhodesiense, Maus 171
—, Tuberkulose, Maus 369
Coyote, Opisthorchis pseudofelineus 51
C.P.L.M.-Medium, Trichomonaden 212
Cricetus cricetus, Leishmania donovani 194
— —, Toxoplasma gondii 275
Crithidia-Stadien, Trypanosoma cruzi 177, 178*, 188
—, — gambiense 159
—, — —, Trehalose 160
—, — rangeli 190
—, — rhodesiense 159
—, — —, Trehalose 160
Ctenocephalides canis, Hymenolepis diminuta 70
Ctenodactylus gondi, Toxoplasma gondii 263
Ctenopsyllus segnis, Hymenolepis diminuta 70
Culex-Arten, Herzfilarien 137
Culex fatigans, Plasmodium cathemerium 256
— pipiens, Plasmodium cathemerium 256
— —, — praecox 152
—, Plasmodienarten 238
Cuniculus paca, Leishmania brasiliensis brasiliensis 194
Cura-Stamm, Trypanosoma cruzi 187

Cutane Leishmaniase 191
Cyclops, Diphyllobothrium latum 66
Cyprinidae, Opisthorchis felineus 51
Cysten, Balantidium coli 288
—, Entamoeba histolytica 218, 235
—, Fasciola hepatica 38*
—, Lamblia intestinalis 213
—, Paragonismus westermani 62*
—, Pneumocystis carinii 286
—, Toxoplasma gondii 264
Cystenbildung, Entamoeba histolytica, pH-Wert 235
Cysticercoid 66*
—, Hymenolepis diminuta 71
—, — straminea 69
Cysticercose, Bedeutung 67
—, Maus, Modellversuch 80
—, Ratte, Modellversuch 80
Cysticercus 66*

Damwild, Dicrocoelium dendriticum 43
Daraprim, Plasmodien, Arzneifestigkeit 257
—, —, exoerythrocytäre Stadien 257
Darm, Toxoplasma gondii, Affe 269
Darmälchen, Morphologie 98
Darmläsionen, Balantidium coli 288
Darmlumenform, Entamoeba histolytica 218
Darmparasiten, Allgemeines 1
Darmtrichine, Morphologie 85
—, Nachweis 91
Darmwand, Entamoeba histolytica, Meerschweinchen 223
—, — —, Ratte 226
Dasyprocta aguti, Schistosoma mansoni 23
— cinctus, Trypanosoma cruzi 180
— novemicinctus 180
— sexcinctus 180
— unicinctus 180
Dauermodifikation, Definition 154
—, Parthenogenese 154
Dermestes lardarius, Hymenolepis diminuta 70, 71, 72
— —, — straminea 69
— peruvianus, Hymenolepis diminuta 70
— vulpinus, Hymenolepis diminuta 70
Desoxyribonucleinsäure, Trypanosomen, Arzneifestigkeit 154
Deutonymphe 142
Diät, Balantidium coli, Meerschweinchen 289
—, — —, Ratte 289
—, Entamoeba histolytica, Hund 230
—, — —, Kaninchen 227
—, — —, Meerschweinchen 222
—, — —, Ratte 225
—, — muris, Ratte 225
—, Lamblia muris, Maus 214
—, Plasmodium berghei, Maus 251
—, — gallinaceum, Maus 251
—, Protozoen-Infektionen 156
—, Trypanosomen-Infektionen 156, 162
—, Tuberkuloseresistenz, Maus 368, 369
Diaminostilben, Trichomonas vaginalis 210
Diaphragma, Toxoplasma-Stamm CJ, Maus 273^T
—, — RH, Maus 273^T

Diaptomus, Diphyllobothrium latum 66
Dichloracetaminderivate, Entamoeba histolytica 233
Dicrocoeliose, Modellversuch 50
Dicrocoelium dendriticum (siehe auch Leberegel, kleiner) 43*, 43—50
— —, Bedeutung 43
— —, Cysten 48*
— —, Endwirte 49
— —, Entwicklung 44, 45*
— —, Morphologie 43
— —, Verbreitung 43
— lanceatum 43
Didelphys-Arten, Trypanosoma cruzi 180
— marsupialis, Trypanosoma rangeli 190
Diffusions-Präcipitationsreaktion, Trypanosoma cruzi 179
Dik-Dik, Trypanosoma-Arten 161
Dipetalonema perstans, Bedeutung 137
Diphyllobothrium latum, Diagnose 63
— —, Entwicklung 66
— —, Verbreitung 66
Dipodomys merriami, Plasmodium berghei 250
— — merriami, Hymenolepis straminea 68
— spectabilis, Plasmodium berghei 250
Dipylidium caninum, Verbreitung 66
Dirofilaria immitis, Hund 137
Disposition, Wirt 151
D-Nuclease 155
Dottersack, Infektion von Hühnerembryonen 156
Dracunculus medinensis 137
Drehwurm 66*
Ducker, Trypanosoma-Arten 161
Dünndarm, Lamblia intestinalis 213
Durchfälle, Toxoplasmose, Hund 277
Dyscinetus gagates, Hymenolepis diminuta 70

Eagle-Nährmedium, Viruszüchtung 341
Echinococcose, Bedeutung 67
Echinococcus 65, 66*
— granulosus, Verbreitung 67
— multilocularis, Verbreitung 67
Eichhörnchen, Fasciola hepatica 38
—, Hymenolepis straminea 68
—, Leishmania donovani 195
—, Leishmaniase, Venezuela 192
—, Plasmodium berghei 249
Eidechse, Leishmania adleri 201
Eier, Bandwürmer 69*
—, Fadenwürmer 69*
—, Toxoplasma gondii 281
—, Trematoden 11*
Eihautkultur, Antigengewinnung 156
—, Entamoeba histolytica 155^T, 235
—, Leishmania brasiliensis 203
—, — donovani 155^T, 203
—, — tropica 155^T
—, Plasmodium-Arten 155^T, 258
—, Toxoplasma gondii 155^T, 284
—, Trichomonas foetus 210
—, — vaginalis 155^T, 210
—, Trypanosoma brucei 173

Eihautkultur, Trypanosoma cruzi 155^T, 187, 203
—, — equiperdum 174
—, — evansi 174
—, — gambiense 155^T, 173
—, — hippicum 174
—, — rhodesiense 155^T, 173
Eimeria acervulina, Sulfachinoxalin 263
— lindemanni, Leber, Kaninchen 262
— schubergi, Entwicklungscyclus, Schema 261*
— stiedai, Leber, Kaninchen 262*
— tenella, Sulfachinoxalin 263
Elch, Dicrocoelium dendriticum 43
—, Fasciola hepatica 38
Elektroencephalogramm, Schlafkrankheit 160, 161
Elenantilope, Trypanosoma-Arten 161
Elodea, Bepflanzung von Aquarien 14
Embia argentina, Hymenolepis diminuta 70
Embidea, Hymenolepis diminuta 70
Embryophoren 65, 76
Emetin, Entamoeba histolytica 233, 234
Ena obscura, Dicrocoelium dendriticum 46*
Encephalitis, Toxoplasmose, Hund 278
—, —, Kaninchen 276
—, —, Maus 270
—, —, Mensch 265
Encephalomyelitis, Toxoplasmose, Kaninchen 276
—, —, Maus 272
—, —, Mensch 265
Endarteriitis, Trypanosoma cruzi, Meerschweinchen 183
Endoautoinvasion, Strongyloidose 98
Endotoxin, Trypanosoma cruzi 179
Entamoeba caviae, Meerschweinchen 221
— chattoni, Affe 221
— —, Nährboden 291
— cobayae, Meerschweinchen 221
— criceti, Hamster 227, 233
— dispar 216, 217^T
— dysenteriae 216, 217^T
— gingivalis 218
— —, Nährboden 237
— hartmanni 216, 217^T
— histolytica 157^T, 217^T, 217*, *216—237*
— —, Acetarsol 233
— —, Acridin-Derivate 233
— —, Aerobacter aerogenes, Mischinfektion, Meerschweinchen 224
— —, Affe 155^T, 221
— —, Amoebal 233
— —, Amöbenabscesse innerer Organe 218
— —, Amöbenträger 220
— —, Amöbicide 233
— —, Antibiotica 233
— —, Arsenpräparate 233
— —, Arzneifestigkeit 234
— —, Aureomycin 234
— —, Bacillus subtilis, Mischinfektion, Meerschweinchen 224
— —, bakterielle Begleitflora, Bedeutung 222, 223, 227
— —, Balamuth's Medium 236

Entamoeba histolytica, Bemarsal 233
— —, Blinddarm, Hamster 227*
— —, —, Kaninchen 227, 228, 229*
— —, —, Meerschweinchen 223, 226*
— —, Chlorophenoxamid-Derivate 233
— —, Cholesteringaben, Ratte 226
— —, Chromidialkörper 218
— —, Cloroquin 233, 234
— —, Colimycin 237
— —, Colipar 233
— —, Colon, Katze 232
— —, Conessin 233
— —, Cortison 225
— —, Cysten 218
— —, Cystenbildung, pH-Wert 235
— —, Darmlumenform 218
— —, Darmwandveränderungen, Meerschweinchen 223
— —, —, Ratte 226
— —, Diät, Hund 230
— —, —, Kaninchen 227
— —, —, Meerschweinchen 222
— —, —, Ratte 225
— —, Dichloracetaminderivate 233
— —, Dickdarmwand, Katze 232*
— —, Eihautkultur 235
— —, Emetin 233, 234
— —, Entero-Vioform 233
— —, Entwicklung 217
— —, Escherichia coli, Mischinfektion, Meerschweinchen 224
— —, Fumagillin 234
— —, Futter, Ratte 225
— —, Gewebsauflösung 218*
— —, Gewebsform 217
— —, Goldhamster 155^T, 227
— —, Hamster 226
— —, Hirnabsceß 219
— —, Hund 155^T, 221, 230
— —, Ileocoecalgegend, Katze 231*
— —, Immobilisationsteste 230
— —, Immunitätserscheinungen, Hund 231
— —, Jod-oxy-Chinolin 233
— —, Kaninchen 155^T, 221, 227
— —, Katze 155^T, 221, *231*, 232
— —, Komplementbindungsreaktion 230
— —, Konservierung 234
— —, Kultivierung mit Trypanosoma cruzi 223, 234, 237
— —, Kultivierungsmethoden 155^T
— —, Leber, Meerschweinchen 223, 225*
— —, Leberabsceß 218, 219*, 228
— —, —, Goldhamster 227
— —, —, Hamster 226*
— —, —, Hund 230
— —, —, Katze 232
— —, Lungenabsceß 219
— —, Magnaform 217
— —, Mantomid 233
— —, Maus 155^T, 225
— —, Meerschweinchen 155^T, 156, 221, *222*, 224^T, 233
— —, —, keimfrei aufgezogen 223, 224^T
— —, Milibis 233
— —, Milz, Katze 232

Entamoeba hystolytica, Minutaform 218
— —, Morphologie 217
— —, Nährböden 235, 291
— —, Oxytetracycline 237
— —, Phillips-Kultur 237
— —, Piperacin 233
— —, Ratte 155^T, 221, 224, 233
— —, Resochin 233, 234
— —, Rhesus-Affe 221
— —, Schwein 221
— —, Stress, Katze 231
— —, Synonyma 217^T
— —, Terramycin 234
— —, Tetracycline 237
— —, Tropenruhr 220
— —, Trypanosoma cruzi 223, 234, 237
— —, Virulenz 218
— —, —, Hamster 226
— —, —, Hamsterleberversuch 235
— —, —, Kaninchen 228
— —, —, Katze 232, 233
— —, —, Kulturtemperatur 235
— —, —, Passagen 235, 236
— —, Wirtsspektrum, experimentelles 221
— —, — natürliches 221
— —, Wismut-Subnitrat 233
— —, Yatren 205 233
— muris, Diät, Ratte 225
— —, Nährböden 291
— —, Ratte 233
— —, Wirtsspektrum 221
— polecki, Affe 221
Ente, Toxoplasma gondii 281
Enterobiasis, Biologie 115
Enterobius vermicularis, Verbreitung 114
Enteromegalie, Trypanosoma cruzi 178
Entero-Vioform, Entamoeba histolytica 233
Epimys norvegicus, Strongyloides ratti 100
Erbkonstitution, Tuberkulose, Meerschweinchen 386
Erdhörnchen, Leishmania brasiliensis 199
—, — donovani 193
Eriocheir japonicus, Paragonimus westermani 61
— sinensis 61
Ernährung, Protozoen-Infektionen 156
—, Trypanosoma cruzi, Ratte 183
Erregernachweis, Toxoplasma gondii 266
Erythrocytenzahl, Plasmodium berghei, Maus 253
—, — —, Ratte 252
Escherichia coli, Entamoeba histolytica, Mischinfektion, Meerschweinchen 224
— —, Trichomonas vaginalis, Kultivierung 209
Esel, Fasciola hepatica 38
Euomphalia strigella, Dicrocoelium dendriticum 45, 46*
Exoautoinvasion, Strongyloidose 98
Exotoxin, Trypanosoma gambiense 161
Experimentelle Virusinfektionen 318—353

Fadenwürmer (s. a. Nematodes) 83—149
—, Eier 69*

Fadenwürmer, Entwicklung 84
—, Morphologie 83
Fasciola hepatica (s. a. Leberegel, großer) 33—42
— —, Bedeutung 33
— —, Endwirte 38
— —, Entwicklung 34, 35*
— —, Morphologie 33
— —, Verbreitung 33
Fasciolose, Diagnose 40
—, Modellversuch 41
—, Pathologie 39
Feldmaus, Hymenolepis straminea fraterna 67
Ferrisia tenuis, Schistosoma haematobium 13
Fettsäuren, Trypanosoma-Arten 162
Fieber, Toxoplasmose, Ratte 272
Filarien 137—149
—, Entwicklung 84
—, Verbreitung 137
Filariidae 137—149
Filariose, Albinoratte, Modellversuch 147
—, Baumwollratte, Modellversuch 147
Finnen 66*
—, Katzenbandwurm 81
—, —, Gewinnung 77
—, —, Zwischenwirte 75
—, reduzierte 66*
Finnenbalg, Katzenbandwurm 76
Fischbandwurm, Diagnose 63
Fische, Katzenleberegel 51
Fledermaus, Plasmodium berghei 250
—, Trypanosoma cruzi 180
Floh, Hymenolepis diminuta 70
Fluor vaginalis, Erreger 157^T
Fluorescierende Antikörper, Toxoplasma gondii 264
Formica cunicularia, Dicrocoelium dendriticum 46
— fusca 46
— gagates 46
— rufibarbis 46
— — fuscorufibarbis 46
Fuadin, Opisthorchis felineus, Eiablage 56*
Fuchs, ägyptischer, Schistosoma haematobium 24
—, —, — mansoni 23
—, Leishmania donovani 193
—, Paragonimus westermani 57
—, Pneumocystis carinii 286
—, Toxascaris leonina 127
Fütterung, Entamoeba histolytica, Ratte 225
—, Tuberkuloseempfindlichkeit, Maus 368, 369
Fütterungstuberkulose, Maus 366
Fumagillin, Entamoeba histolytica 234
Furan-Derivate, Isospora-Arten 263

Galba palustris 36*
Galleria mellonella, Hymenolepis diminuta 70
— —, — straminea 69
Gametogonie, Plasmodium-Arten 238
Gartenschläfer, Trypanosoma cruzi 181
Gastroenteritis, Toxoplasmose, Hund 278

Gastropoda, Trematoden 8
Gehäuseform, Australorbis-Arten 13
—, Biomphalaria-Arten 13
—, Bulinus-Arten 13
—, Physa-Arten 13
—, Physopsis-Arten 13
—, Tropicorbis-Arten 13
Gehirn, Toxoplasma gondii, Huhn 279
—, — —, Kanarienvogel 282
—, — —, Maus 270, 271*
—, Trypanosoma-Arten 164
—, Trypanosoma cruzi, Maus 184
—, — gambiense, Maus 164, 167
Geisseln, Lamblia intestinalis 213
—, Leishmanien 191
Geisselungstest, Malaria-Heilmittel 256
Gemse, Fasciola hepatica 38
Generationsdauer, Trypanosoma evansi 171
—, — gambiense 171
Generationswechsel, Zwergfadenwurm 98
Genitaltrakt, Trichomonas vaginalis 206
Geotrupes stercorosus, Hymenolepis diminuta 70
Geradflügler, Hymenolepis diminuta 70
Gerbillinen, Leishmania donovani 193
—, — tropica 194
—, Plasmodium berghei 249
Gerbillus pyramidum, Schistosoma mansoni 23
Germanin, Trypanosomen 154
Gewebekulturen, Anlegen 346
—, Entamoeba histolytica 155^r
—, Haltung 349
—, Leishmania donovani 155^r
—, — tropica 155^r, 203
—, Plasmodium cathemerium 155^r, 259
—, — elongatum 258
—, — falciparum 155^r
—, — fallax 259
—, — gallinaceum 258, 259^r
—, — lophurae 259
—, — malariae 155^r
—, — ovale 155^r
—, — relictum 159
—, — vivax 155^r
—, Toxoplasma gondii 155^r, 264*, 284*, 285
—, Trichomonas vaginalis 155^r, 208, 211
—, Trypanosoma brucei 174
—, — congolense 174
—, — cruzi 155^r, 188
—, — gambiense 155^r, 174
—, — rhodesience 155^r, 174
—, — vivax 174
—, Virenvermehrung 350, 351^r
—, Viruszüchtung 337—353
—, Vorteile 156
—, Wartung 349
Gewebsform, Entamoeba histolytica 217
Gewöhnung, Arzneimittel 153
Giftfestigkeit, Trypanosomen 172
Glaucomys volans querceti, Hymenolepis straminea 68
Glis glis, Leishmania donovani 194
Glossina-Arten, Plasmodien 152
Glossina, Trypanosomen 152, 159
— brevipalpis, Trehalose-Gehalt 160

Glossina morsitans, Trehalose-Gehalt 160
Gnitze, Icosiella neglecta 137
Goldhamster, Balantidium coli 289
—, Cercarienrichtzahl, Schistosoma-Arten 26
—, Dicrocoeliose, Modellversuch 50
—, Dicrocoelium dendriticum 49
—, Entamoeba histolytica 155^r, 227
—, Fasciola hepatica 38
—, Hymenolepis straminea 68
—, Leishmania donovani 155^r, 194, *195*, 202
—, Plasmodium berghei 155^r, 249, 254
—, Protozoeninfektionen 157
—, Schistosoma haematobium 24
—, — japonicum 24
—, — mansoni 22
—, Toxoplasma gondii 155^r, 275
—, Trypanosoma cruzi 155^r, 183
Goldorfen, Opisthorchis felineus 53
Goldschleien, Opisthorchis felineus 53
Grammomys surdaster, Hymenolepis diminuta 68
Granulom, tuberkulöses, Affe 409
—, — Maus 356, 357
—, —, Meerschweinchen 384, 385
—, —, Ratte 379
Grünschleien, Opisthorchis felineus 53
Gürteltiere, Trypanosoma cruzi 180

Hämoglobin, Plasmodium berghei, Maus 253
Haemoproteus oryzivorae 256
Hämosiderin, Trypanosoma gambiense, Milz 168
Haken, Cestoden 64
Hakenwürmer (s. a. Ancylostomatidae) 102—114
—, Entwicklung 105, 107
—, Morphologie 104
—, Verbreitung 102
Halbaffen, Trypanosoma cruzi 181
Haltung, tuberkulöser Versuchstiere 370, 371
—, Virusstämme 318
Hamster, Dicrocoelium dendriticum 43
—, Entamoeba criceti 227, 233
—, — histolytica 226
—, Fasciola hepatica 38
—, Hakenwürmer 112
—, Infektionstechnik mit Viren 325
—, Leishmania adleri 202
—, — donovani 193, 194, *195*, 205
—, Leishmaniase, Venezuela 192
—, Plasmodium berghei 249, 254
—, Toxoplasma gondii 275
—, Trichomonas vaginalis 207
Hamstertest, Leishmania donovani 202
Hanks-Salzlösung, Viruszüchtung 339
Hase, Dicrocoelium dendriticum s. 43
Haustiere, Paragonimus westermani 63
Haut-Leishmaniose, Erreger 157^r
—, Klinische Erscheinungen 191
Hautparasiten, Allgemeines 1
He-La-Zellen, Leishmania tropica 204
Helicella candidula, Dicrocoelium dendriticum 45, 46*
— ericetorum, Dicrocoelium dendriticum 45, 46*

Helicella obvia 46*
Helminthen 2
Hemiechinus auritus aegypticus, Schistosoma
 haematobium 24
— — —, — mansoni 23
Hepatitis, Laboratoriumsinfektion 371
Hepatocystis kochi, Entwicklung 245
— —, Merocyste, Affenleber 245*
Herpestes i. ichneumon, Schistosoma haema-
— tobium 24
— — —, — mansoni 23
Herz, Toxoplasma gondii, Affe 269
—, — —, Goldhamster 275
—, — —, Kaninchen 276*
—, — —, Pinseläffchen 267
—, Trypanosoma cruzi, Maus 184, 185
—, — gambiense, Maus 168
Herzfilarie, Hund 137
Herzganglien, Trypanosoma cruzi, Maus 185
—, — —, Ratte 182, 183
Heteromys, Leishmania brasiliensis mexicana
 194
Hexacanthus-Larven 71
Hirnabsceß, Entamoeba histolytica 219
Hirnwurm 47
Hirsch, Dicrocoelium dendriticum 43
—, Fasciola hepatica 38
Histiocyten, Tuberkelbakterien 357
Histologie, Tuberkulose, Ratte 379
Hoden, Trypanosomen 164, 165
Hoplomys, Leishmania brasiliensis guayanen-
 sis 194
Hostamycin, Pneumocystis carinii 287
Hua Hua amurensis, Paragonismus wester-
 mani 60
Hühnerei, Toxoplasma gondii 279
—, Virusvermehrung, Nachweis 336
—, Viruszüchtung *330—337*
Hühnervögel, Plasmodium durae 249
—, — fallax 249
—, — gallinaceum 249
—, — juxtanucleare 249
—, — lophurae 249
—, — paddae 249
Hülsenwurm 66*
Hüpferling, Diphyllobothrium latum 66
Huhn, Infektionstechnik mit Viren 326
— Toxoplasma gondii 155^T, 278
—, Toxoplasmose-Epidemie 278
Hund, Ancylostoma caninum 108
—, — tubaeforme 108
—, Ancylostomiasis, Modellversuch 111
—, Cercarien-Richtzahl, Schistosoma japoni-
 cum 26
—, Chemotherapeutische Versuche 157
—, Coccidien 262
—, Dicrocoelium dendriticum 43
—, Entamoeba histolytica 155^T, 221, 230
—, Fasciola hepatica 38
—, Hakenwürmer 103
—, Herzfilarie 137
—, Hymenolepis diminuta 68
—, Isospora bigemina, Blinddarm 261*
—, Leishmania brasiliensis 194
—, — — peruviana 194

Hund, Leishmania donovani 155^T, 193*, 202
—, — tropica 155^T, 199
—, Opisthorchis felineus 53
—, Paragonimus westermani 57
—, Pneumocystis carinii 286
—, Schistosoma haematobium 24
—, — japonicum 21, 24
—, — mansoni 23
—, Spulwurminvasion 133
—, —, Modellversuch 135
—, Toxascaris leonina 127
—, Toxocara canis 127
—, Toxoplasma gondii 152, 155^T, *277*
—, Trichuris vulpis-Invasion 94
—, — — —, Modellversuch 97
—, Trypanosoma cruzi 155^T, 180, 181, 185
—, — gambiense 155^T, 162, 165
—, — rangeli 190
—, — rhodesiense 155^T, 162, 165
—, Trypanosomen, Conjunctivalsekret 165
Hundehakenwurm 103
Hunde-Leishmaniase, Erreger 193
Hyäne, Trypanosoma-Arten 161
Hydatigera taeniaeformis 76*, *75—83*
— —, Entwicklung 76
— —, Finnen, Katze 67, 81
— —, Morphologie 75
Hydrocelen-Flüssigkeit, Trypanosomen 164
Hydrocephalus, Toxoplasmose 265
Hydrocortison, Trypanosoma cruzi 186
Hymenolepididae (s. a. Zwergbandwürmer)
 67—75
—, Bedeutung 67
—, Entwicklung 68
—, Morphologie 68
—, Verbreitung 67
Hymenolepis diminuta, Cysticercoide, Ent-
 wicklungsstadien 71
— —, Maus 67
— —, Ratte 67
— fraterna, Verbreitung 67
— -Invasion, Diagnose 73
— —, Maus, Modellversuch 73
— — Ratte, Modellversuch 73
— nana, Verbreitung 67
— straminea, Cysticercoid 72*
— —, Maus 67
— —, Ratte 67
— —, Scolex 69*
— —, Verbreitung 67
Hypophysenhormone, Tuberkulose, Kanin-
 chen 405
—, —, Maus 369

Icosiella neglecta 137
Idus idus, Opisthorchis felineus 54*
— — orfus, Opisthorchis felineus 53
Igel, Schistosoma haematobium 24
—, Trypanosoma cruzi 181
—, — gambiense 162
—, — rhodesiense 162
Imidazolpräparate, Trichomonas vaginalis
 209, 210
Immobilisationsteste, Entamoeba histolytica
 230

Immunität, Entamoeba histolytica, Hund 231
—, Helminthen 7
—, Leishmania enriettii, Meerschweinchen 201
—, Plasmodium berghei, Maus 251
—, — —, Ratte 254
—, Trichomonas vaginalis, Maus 209
—, Trypanosoma cruzi, Affe 181
—, — —, Goldhamster 184
—, — —, Maus 186, 187
—, Tuberkulose, Affe 412
—, —, Kaninchen *398*, 401, 404
—, —, Maus 362
—, —, Meerschweinchen 387, 389, 390
Immunitätserscheinungen, Entamoeba histolytica 231
Immunsera, Gewinnung 321
Impala, Trypanosoma brucei 161
—, — rhodesiense 161
Impfmalaria, Arzneifestigkeit 257
—, Daraprim 257
Infektion, Definition 2
—, intrauterine, Trypanosomen 171
Infektionsdosis, Trypanosoma cruzi, Goldhamster 183
—, Tuberkulose, Maus 358, 359, 362, 363
Infektionsimmunität, Tuberkulose, Maus 362, 363
Infektionsquelle, Toxoplasma gondii, Hühnereier 281
Infektionsresistenz, Tuberkulose, Maus 362^T
Infektionstechnik, Virussuspensionen 324
INH-Resistenz, Tuberkelbakterien, humane 392
—, —, Kaninchen 401, 402
—, —, Katalaseaktivität 392
— —, —, Maus 364
— —, —, Meerschweinchen 392, 393
Inkubationszeit, Definition 151
—, Schlafkrankheit 160
Intestinale, filariforme Generation, Zwergfadenwurm 98
Intrakryptale Larven, Passalurus ambiguus 117*
Intramurale Larven, Passalurus ambiguus 117, 118*
Intrauterine Infektion, Trypanosomen 171
Invasion, Definition 2
—, intrauterin, Ancylostoma-Arten 107
—, percutan, Ancylostoma-Arten 107
—, —, Strongyloides ratti 101
—, Wirte, Immunität 7
—, —, Praemunition 7
Inzuchtstämme, Trypanosoma cruzi 181
Iridocyclitis, Trypanosomen 164
Isospora-Arten, Arzneifestigkeit 262
—, Entwicklung 260
—, Furan-Derivate 263
—, Hund 262
—, Katze 262
—, Morphologie 260
—, Nicarbazine 263
—, Nitrofurazon 263
—, Präpatenz 260
—, Sulfonamide 263

Isospora-Arten, Wirtsspektrum, experimentelles 262
—, —, natürliches 262
— belli 155^T, 157^T, *259—263*
— bigemina, Blinddarm, Hund 261*
— hominis 155^T, 157^T, *259—263*
— —, Sporocysten 260*
— natalensis 262
— rivolta 262

Jaculus jaculus, Schistosoma mansoni 23
Jod-oxy-Chinolin, Entamoeba histolytica 233

Käfer, Hymenolepis diminuta 70
—, — straminea 69
Kälteresistenz, Trypanosoma-Arten 173
Kala-Azar 157^T, 191
Kalb, Neoascaris vitulorum 127
Kamel, Dicrocoelium dendriticum 43
—, Fasciola hepatica 38
Kanarienvogel, Malaria-Heilmittel, Erprobung 157, 240
—, Plasmodium-Arten 248
—, — cathemerium 155^T, 249, 256
—, — circumflexum 249
—, — elongatum 249
—, — hexamerium 249
—, — nucleophilum 249
—, — polare 249
—, — praecox 155^T, 249
—, — relictum 249, 282
—, — rouxi 249
—, — vaughani 249
—, Toxoplasma gondii 155^T, 282
Kanarienvogeltest, Chinin 255
—, Malaria-Heilmittel 153, *254*
—, Parasitendichte 255
—, Plasmochin 255
—, Plasmodium-Arten, 254
Kaninchen, Balantidium coli 155^T, 289, 290
—, BCG-Vorbehandlung 399
—, Cysticercose 81
—, Dicrocoelium dendriticum 49
—, Eimeria lindemanni 262
—, — stiedai, Leber 262*
—, Entamoeba histolytica 155^T, 221, *227*
—, Fasciola hepatica 38
—, Hakenwürmer 112
—, Infektionstechnik mit Viren 325
—, INH-resistenteTuberkelbakterien 401,402
—, Leishmania donovani 155^T, 195
—, Oxyuriasis, Modellversuch 119
—, Passalurus ambiguus 114
—, Plasmodium berghei 155^T, 249, 254
—, Pneumocystis carinii 155^T, 286
—, —, — Cortison 287
—, Protozoen-Erkrankungen 157
—, Schistosoma japonicum 24
—, — —, Cercarien-Richtzahl 26
—, — mansoni 23
—, Spulwürmer 132
—, Toxoplasma gondii 152, 155^T, 263, 265, *275*
—, Trypanosoma cruzi 155^T, 181
—, — gambiense 155^T, 162, 166*
—, — —, Parasitämie 166
—, — rhodesiense 155^T, 162

Kaninchen, Tuberkulin 404
—, Tuberkulose *397—406*
Kapitälchen 88
Kardiomegalie, Trypanosoma cruzi, Hund 185
—, — —, Maus 185
Karpfenartige Fische, Katzenleberegel 51
Katalaseaktivität, INH-Resistenz 392
—, Tuberkelbakterien 392, 393
Katze, Ancylostoma caninum 108
—, — tubaeforme 108
—, Ancylostomiasis, Modellversuch 111
—, Dicrocoelium dendriticum 49
—, Entamoeba histolytica 155^T, 157, 221, 231
—, Fasciola hepatica 38
—, Hakenwürmer 103
—, Hydatigera taeniaeformis 67, 75, 81
—, Isospora-Arten 262
—, Leishmania donovani 155^T
—, Opisthorchiasis, Modellversuch 56
—, Opisthorchis felineus 53
—, — pseudofelineus 51
—, Paragonimus westermani 57
—, Schistosoma haematobium 24
—, — japonicum 21, 24
—, — —, Cercarien-Richtzahl 26
—, — mansoni 23
—, Spulwurminvasion 133
—, —, Modellversuch 135
—, Toxascaris leonina 127
—, Toxoplasma gondii 155^T, 152
—, Trypanosoma cruzi 155^T, 180, 181
—, — gambiense 155^T, 162
—, — rhodesiense 155^T, 162
—, — —, Ceratitis 165
—, — —, Conjunctivitis 165
Katzenbandwurm *75—83*
—, Endwirte 75
—, Entwicklung 76
—, Finnen, Gewinnung 77
—, Morphologie 75
Katzenhakenwurm 103
Katzenleberegel (s. a. Opisthorchis felineus) 51*, *51—57*
—, Entwicklung 51
—, Morphologie 51
—, Verbreitung 51
Kavernen, Tuberkulose, Kaninchen 399
—, —, Meerschweinchen 385
Keimfrei aufgezogene Meerschweinchen, Entamoeba histolytica 223, 224^T
Keimvermehrung, Tuberkulose, Maus 362
Keimzahl, Tuberkulose, Maus 357, 358^T, 364
—, —, Ratte 382
Keimzahlbestimmung, Tuberkulose, Maus 364, 377
Keimzahlkurven, Tuberkulose, Maus 357
Kochscher Grundversuch 389
Körpergewicht, Ratten, Virulenzgrad, Trypanosoma brucei 163
Körpertemperatur, Plasmodium berghei, Maus 253
Koloniezahlen, Tuberkulose, Maus 366
Kommensalen 152

Komplementbindungsreaktion, Entamoeba histolytica 230
Kompressorium, Nachweis von Muskeltrichinen 91
Kongenitale Übertragung, Toxoplasma gondii, Ratte 274
Konjugation, Balantidium coli 288
Konservierung durch tiefe Unterkühlung, Entamoeba histolytica 234
— — — —, Lamblia muris 215
— — — —, Leishmanien 203
— — — —, Plasmodium-Arten 258
— — — —, Toxoplasma gondii 283
— — — —, Trichomonas-Arten 210
— — — —, Trypanosoma brucei 173
— — — —, — cruzi 187
— — — —, — gambiense 173
— — — —, — rhodesiense 173
Kotälchen 98
Kot-Kohle-Kultur, Züchtung invasionsfähiger Larven 108
Kreuzresistenz, Plasmodium falciparum 258
—, Trypanosomen 173
Küken, Trypanosoma cruzi 187
Kultivierungsmethoden, Balantidium coli 155^T
—, Entamoeba histolytica 155^T
—, Lamblia intestinalis 151, 155^T
—, Leishmania donovani 155^T
—, — enriettii 155^T
—, — tropica 155^T
—, Plasmodium cathemerium 155^T
—, — falciparum 155^T
—, — malariae 155^T
—, — ovale 155^T
—, — praecox 155^Z
—, — vivax 155^T
—, Toxoplasma gondii 155^T
—, Trichomonas vaginalis 155^T
—, Trypanosoma cruzi 155^T
—, — gambiense 155^T
—, — rhodesiense 155^T
Kupffersche Sternzellen 168

Laboratoriumsinfektionen, Brucellose 371
—, Hepatitis 371
—, Trypanosoma cruzi 179, 180
—, Tuberkulose 371
Laboratoriumsinvasionen, Hakenwürmer, Vermeidung 109
Laboratoriumstiere, Infektion mit Protozoenarten 155^T
Lactalbumin-Hydrolysat, Viruszüchtung 340
Lähmungen, Toxoplasmose, Ente 281
—, —, Huhn 279
—, —, Maus 270
Lagothrix lagotricha, Toxoplasma gondii 268
Lamblia duodenalis, Nährboden 216
— intestinalis 157^T, *213—216*
— —, Achsenstab 213
— —, Atebrin 214
— —, Candida guilliermondi 215, 216
— —, Cysten 213
— —, Dünndarm 213
— —, Geißeln 213

Lamblia intestinalis, Kultivierungsmethoden 151, 155^T
— —, Maus 214
— —, Morphologie 213
— —, Nährböden 215
— —, Neotoma fuscipes 214
— —, Saccharomyces cerevisiae 216
— —, Torulopsis-Arten 215
— —, Waldratte 214
— —, Wirtsspektrum, experimentelles 214
— —, —, natürliches 214
— muris, Diät, Maus 214
— —, Konservierung 215
— —, Maus 214
Lambiase 157^T, 213
Lamblienruhr 157^T, 213
Landschnecken, Dicrocoelium dendriticum 44
Lanzettegel 43—50
Larven, Ancylostoma duodenale 105^T
—, Granulomatose 128
—, intrakryptale, Passalurus ambiguus 117*
—, intramurale, Pasalurus ambiguus 117, 118*
Latastia, Leishmania adleri 201
Leber, Entamoeba histolytica, Meerschweinchen 223, 225*
—, Leishmania donovani, Hamster 198
—, — —, Hamstertest 202
—, Plasmodium berghei, Maus 251, 252, 253*
—, — cynomolgi, Affe 248*
—, Toxoplasma-Stamm CJ, Maus 273^T
—, — — RH, Maus 273^T
—, Toxoplasmose, Affe 269
—, —, Huhn 279
—, —, Kanarienvogel 282
—, —, Kaninchen 276*
—, —, Maus 270
—, —, Pinseläffchen 267, 268
—, Trypanosoma-Arten 164
—, — cruzi, Maus 184
—, — gambiense, Maus 168, 169*
Leberabsceß, Amöbiasis 218, 228
—, Entamoeba histolytica, Hamster 226*, 227
—, — —, Hund 230
—, — —, Katze 232
Leberegel, chinesischer, Verbreitung 51
—, großer (s. a. Fasciola hepatica) 33—42*
—, —, Bedeutung 33
—, —, Entwicklung 34
—, —, Morphologie 33
—, —, Verbreitung 33
—, kleiner (s. a. Dicrocoelium dendriticum) 43—50
—, —, Bedeutung 43
—, —, Entwicklung 44, 45*
—, —, Morphologie 43
—, —, Verbreitung 43
Leberegelschnecke, Fasciola hepatica 34
Lebertest, Toxoplasma gondii, Goldhamster 275
Lebertran, Diät, Trypanosoma-Arten 162
Leggada belle, Plasmodium berghei 249
Leishmania adleri 201
— —, Eidechse 201

Leishmania adleri, Hamster 202
— —, Latastia 201
— —, Maus 202
— —, Phlebotomus clydei 201
— brasiliensis 157^T, 191—206
— —, Affe 194
— —, Agutis 194
— —, Citellus tridecemlineatus 199
— —, Eihautkultur 203
— —, Erdhörnchen 199
— —, Hund 194
— —, Maus 199
— —, Nährböden 204
— —, Verbreitung 191
— — brasiliensis, Cuniculus paca 194
— — —, Paca 194
— — guayanensis 191
— — —, Hoplomys 194
— — —, Proechimys 194
— — —, Ratte 194
— — mexicana 191
— — —, Baumratte 194
— — —, Erreger-Reservoire 194
— — —, Ototylomys 194
— — —, Peromyscus 194
— — —, Taschenmaus 194
— — peruviana 191
— — —, Hund 194
— — pifanoi, Erreger-Reservoire 194
— — —, Verbreitung 191
— donovani 157^T, 191—206
— —, Affe 155^T
— —, Baumwollratte 194
— —, Canis aureus 193
— —, Cortison, Hamster 198
— —, Cricetus cricetus 194
— —, Eichhörnchen 195
— —, Eihautkultur 203
— —, Entwicklungscyclus 192*
— —, Erdhörnchen 193
— —, Fuchs 193
— —, Gerbillinen 193
— —, Glis glis 194
— —, Hamster 155^T, 193, 194, 195*, 195, 196*, 197*, 198, 202, 205
— —, Hamstertest 202
— —, Hund 193*, 202, 155^T
— —, Hunde-Kala-Azar 193*
— —, Kaninchen 155^T, 195
— —, Katze 155^T
— —, Konservierung 203
— —, Kultivierungsmethoden 155^T
— —, Leber, Hamster 197^T, 198, 202
— —, Lycopalex vetulus 193
— —, Maus 155^T, 156, 193, 198
— —, Mesocricetus auratus 194
— —, Milz, Hamster 196*, 198, 202
— —, Nährböden 204
— —, Nebenniere, Hamster 198
— —, NNP-Medium 176
— —, Ratte 155^T
— —, Schakal 193
— —, Sciurus vulgaris 195
— —, Siebenschläfer 194
— —, Sigmodon hispidus 194

Leishmania donovani, Tatera 193
— —, Verbreitung 191
— —, Xerus rutilis 193
— enriettii *200*
— —, Immunität 201
— —, Kultivierungsmethoden 155^T
— —, Maus 155^T
— —, Meerschweinchen 155^T, *200*, 200*
— —, —, Tupfpräparat 201*
— tropica 157^T, *191—206*
— —, Eihautkultur 203
— —, Gerbillinen 194
— —, He-La-Zellen 204
— —, Hund 155^T, 199
— —, Konservierung 203
— —, Kultivierungsmethoden 155^T
— —, Maus 155^T, 156, *198*, 199*
— —, Nährböden 204
— —, NNP-Medium 176
— —, Rhombomys opimus 194
— —, Schwanzwurzelinfektion, Maus 199*
— —, Wüstenmaus 194
— —, Ziesel 194
Leishmaniaformen, Trypannosoma cruzi 177, 178*
—, — —, Gewebekultur 188
—, — —, Herztod 179
Leishmanien, Antimonpräparate 203
—, Blepharoplast 191
—, Eichhörnchen 192
—, Eihautkultur 203
—, Entwicklung 191
—, Geißeln 191
—, Gewebekultur 203
—, Hamster 192
—, Leptomonasform 191, 204, 205
—, Maus 192, *198*
—, Morphologie 191
—, Nährböden 204
—, NNN-Agar 204
—, Phlebotomen 152, 191
—, Sandmücken 191
—, Sergentomyia 191
—, Überträger 191
—, Wirtsspektrum, experimentelles 194
—, —, natürliches 192
Leishmaniose, cutane 191
—, —, klinische Erscheinungen 191
—, mucocutane 191
—, —, klinische Erscheinungen 191
—, viscerale 191
—, —, klinische Erscheinungen 191
Lemur mongoz, Trypanosoma cruzi 181
Leopard, Lungenegel 57
Lepidoptera, Hymenolpis diminuta 70
Leptomonasformen, Leishmanien 191, 204, 205
—, Trypanosoma cruzi 188
Leukopenie, Leishmaniose, viscerale 191
Lidödem, Trypanosoma cruzi 178
Liponyssus bacoti, Litomosoides carinii 137
Liquor cerebrospinalis, Trypanosomen 164

Litomosoides carinii, Baumwollratte 137
— —, Entwicklung 138*, 139
— —, exp. Invasion von Milben 145
— —, Jungfilarien, Entwicklung 140*
— —, Mikrofilarien 139*
— —, Morphologie 138
— —, Ratte 137
Loa loa 137
Ludwigia, Bepflanzung von Aquarien 14
Lunge, Toxoplasma gondii, Affe 269
—, — —, Hund 278
—, — —, Kanarienvogel 282
—, — —, Maus 270
—, — —, Pinseläffchen 267
—, Toxoplasma-Stamm CJ, Maus 273^T
—, — RH, Maus 273^T
—, Trypanosoma-Arten 164
—, Trypanosoma cruzi, Maus 184, 185
—, — gambiense, Maus 168
Lungenabszeß, Entamoeba histolytica 219
Lungenegel (s. a. Paragonimus westermani) 58*, *57—64*
—, Bedeutung 57
—, Cysten 62*
—, Entwicklung 58, 59*
—, Metacercarien 62*
—, Morphologie 58
—, Redien 60
—, Sporocysten 60
—, Tochterredien 60
—, Verbreitung 57
—, Zwischenwirte 60, 61
Lungengewicht, Tuberkulose 376
Lungenschnecken, Schistosoma haematobium 11
—, — mansoni 11
Lycopalex vetulus, Leishmania donovani 193
Lymnaea bogotensis, Fasciola hepatica 37
— brazieri, Fasciola hepatica 36
— bulimoides, Fasciola hepatica 36
— cousini, Fasciola hepatica 37
— ferruginea, Fasciola hepatica 36
— (Galba) truncatula, Fasciola hepatica 34
— humilis, Fasciola hepatica 36
— lessoni, Fasciola hepatica 36
— modicellus, Fasciola hepatica 36
— natalensis, Fasciola hepatica 37
— palustris, Fasciola hepatica 37
— peregra, Fasciola hepatica 37
— pervia, Fasciola hepatica 36
— philippinensis, Fasciola hepatica 36
— stagnalis, Fasciola hepatica 36*, 37
— viator, Fasciola hepatica 36
— viridis, Fasciola hepatica 36
Lymphknoten, Trypanosoma-Arten 160, 164, 184
Lymphknotenschwellungen, Toxoplasmose 265, 269
Lymphocytose, Trypanosoma gambiense, Affe 165

Macaca irus, Plasmodium cynomolgi 247
— —, — — bastianellii 247
— —, — fieldi 247
— —, — inui 247

Macaca irus, Plasmodium knowlesi 247
— mulatta, Plasmodium cynomolgi bastianellii 256, 257
— —, — — typicus 256, 257
— —, — falciparum 245
— —, — ovale 245
Macacus-Arten, Toxoplasma gondii 268
—, Trypanosoma cruzi 181
—, — gambiense 162
—, — rhodesiense 162
Macacus cynomolgus, Balantidium coli 289
Madenwürmer (s. a. Oxyuridae) *114—127*
Magen, Toxoplasmose, Affe 269
Magnaform, Entamoeba histolytica 217
Makaken, Schistosoma mansoni 23
Makronucleus, Balantidium coli 288
Makrophagen, Tuberkelbakterien, Kaninchen 404
—, —, Maus 357
—, —, Meerschweinchen 384, 390
—, —, Ratte 379
Malaria, klinische Erscheinungen 239
—, Erreger (s. a. Plasmodium Arten) *237—259*
— Heilmittel, Geisselungstest 256
— —, Kanarienvogeltest 254
— —, Plasmodium cathemerium 256
— —, — cynomolgi 248
— —, — — bastianellii 248
— —, Reisfinkentest 255
— quartana 157^T, 239
— tertiana 157^T, 239
— — ovale 157^T
— tropica 157^T, 239
Mansonella ozzardi, Bedeutung 137
Mantomid, Entamoeba histolytica 233
Marder, Paragonismus westermani 57
Marderhund, Paragonismus westermani 57
Marmota monax, Hymenolepis straminea 68
Mastomys concha, Toxoplasma gondii 282
Maus, Aspiculuris tetraptera 115, 124
—, Cysticercose, Modellversuch 80
—, Dicrocoelium dendriticum 49
—, Entamoeba histolytica 155^T, 225
—, Fasciola hepatica 38
—, Hakenwurmlarven 112
—, Hydatigera taeniaeformis 80
—, Hymenolepis diminuta 67
—, — -Invasion, Modellversuch 73
—, — straminea 67, 68
—, — — fraterna 72
—, Infektionstechnik mit Viren 324
—, Lamblia intestinalis 214
—, — muris 214
—, Leishmania adleri 202
—, — brasiliensis 199
—, — donovani 155^T, 193, 198
—, — enriettii 155^T
—, — tropica 155^T, 198, 199*
—, Leishmaniase 192, 198
—, Oxyureninvasion, Modellversuch 126
—, Plasmodium berghei 155^T, 244, 249, *250*, 254
—, Pneumocystis carinii 286

Maus, Schistosoma-Arten, Cercarienrichtzahl 26
—, Schistosoma haematobium 24
—, — japonicum 24
—, — mansoni 22
—, Schwanzinfektion, Apparatur 27*
—, Spulwürmer 132
—, Strobilocercus fasciolaris 75
—, Syphacia obvelata 115, *120*, 122
—, Toxoplasma gondii 152, 155^T, 265, *270*
—, — —, Erregernachweis 266
—, Trichomonas vaginalis 155^T, 207, 208, 209
—, Trypanosoma brucei, Generationsdauer 171
—, — cruzi 155^T, 171, 181, *184*, 185
—, — —, Tulahuen-Stamm 181
—, — congolense 171
—, — equiperdum 171
—, — evansi 169, 170
—, — —, Generationsdauer 171
—, — gambiense 150, 151, 155^T, *167*, 171
—, — —, Dauerhaltung 162
—, — —, Generationsdauer 171
—, — lewisi 171
—, — rangeli 190
—, — rhodesiense 155^T, 159, 163, 169
—, — —, Dauerhaltung 162
—, Trypanosomen, Wurfgröße 171
—, Tuberkulose *356—378*
—, Typendifferenzierung 367
Medinawurm 137
Meerkatze, Schistosoma haematobium 24
—, — mansoni 23
Meerschweinchen, Alt-Tuberkulin 388
—, Balantidium coli 155^T, 289, 290
—, Dicrocoelium dendriticum 49
—, Entamoeba caviae 221
—, — cobayae 221
—, — histolytica 155^T, 156, 221, *222*, 224^T, 233
—, Fasciola hepatica 38
—, Hakenwurmlarven 112
—, Infektionstechnik mit Viren 326
—, INH-resistente humane Tuberkelbakterien 392
—, Leishmania enriettii 155^T, *200*, 200*, 201*
—, Plasmodium berghei 155^T, 249, 254
—, Pneumocystis carinii 286
— Schistosoma haematobium 24
—, — mansoni 23
—, Spulwürmer 132
—, Toxoplasma gondii 152, 155^T, 266, *274*
—, Trichomonas vaginalis 155^T, 208
—, Trypanosoma brucei 167
—, — cruzi 155^T, 181, 183
—, — gambiense 151, 155^T, 162
—, — rhodesiense 155^T, 162, 166
—, Tuberkel 385
—, Tuberkulin 387, 388
—, Tuberkulinschock 389
—, Tuberkulose *382—397*
—, —, Nebennierenrindenhormone 389
—, —, regressive 393
—, Tuberkulosediagnostik 392

Meerschweinchen, keimfrei aufgezogen, Entamoeba histolytica 223, 224^T
Megacolon, Trypanosoma cruzi 178
—, — —, Hund 185
—, — —, Maus 185
Megaduodenum, Trypanosoma cruzi, Hund 185
—, — —, Maus 185
Megagaster, Trypanosoma cruzi 178
—, — —, Hund 185
—, — —, Maus 185
Megaoesophagus, Trypanosoma cruzi 178
—, — —, Hund 185
—, — —, Maus 185
Megaureter, Trypanosoma cruzi, Hund 185
—, — —, Maus 185
Mehlkäfer, Ancylostoma canium-Larven 113
—, Hymenolepis straminea 69
Melania amurensis, Paragonimus westermani 60
— extensa, Paragonimus westermani 60
— libertina, Paragonimus westermani 60
— obliquegranosa, Paragonimus westermani 60
— touchena, Paragonimus westermani 60
Meningitis, Toxoplasmose 265
Meningoencephalitis, Schlafkrankheit 160
—, Toxoplasmose, Affe 268
Menschenoxyuren (siehe auch Oxyuris vermicularis) 114
Menschenspulwurm (siehe auch Ascarides lumbricoides) 127
Meriones shawi, Plasmodium berghei 249
— s. shawi, Schistosoma mansoni 23
Merthiolat, Trypanosoma cruzi 187
Mesocricetus auratus, Balantidium coli 289
— —, Hymenolepis straminea 68
— —, Leishmania donovani 194
— —, Schistosoma haematobium 24
— —, — mansoni 22
Metacercarien, Dicrocoelium dendriticum, Ameisen 47
—, Opisthorchis felineus 51
—, Paragonimus westermani 62*
Metacyclische Form, Trypanosomen 159, 160
— —, —, Trehalose 160
Methode der kleinsten Quadrate 376
Microcerke, Paragonimus westermani 59*
Microfilaria diurna 140
— nocturna 140
Microfilarien, Litomosoides carinii 139*
—, — —, experimentelle Invasion von Milben 145
Micronucleus, Balantidium coli 288
—, Colpoda steini 154
Microtus arvalis, Hymenolepis straminea fraterna 67
— guntheri, Plasmodium berghei 249
— pennsylvaticus pennsylvaticus, Plasmodium berghei 250
Milben, Litomosoides carinii 145
—, Züchtungskäfig 143*
Milibis, Entamoeba histolytica 233
Milz, Entamoeba histolytica, Katze 232
—, Leishmania donovani, Hamster 198

Milz, Leishmania donovani, Hamstertest 202
—, Plasmodium berghei, Maus 250*, 251*, 252*, 251
—, Toxoplasma gondii, Huhn 279
—, — —, Hund 278
—, — —, Kanarienvogel 282
—, — —, Pinseläffchen 268
—, Toxoplasma-Stamm CJ, Maus 273^T
—, — RH, Maus 273^T
—, Trypanosoma cruzi, Maus 184, 185
—, — gambiense, Maus 168
—, Trypanosomen 164
Miniopterus schreibersii, Plasmodium berghei 250
Minutaform, Entamoeba histolytica 218
Miracidien, Dicrocoelium dendriticum 47
—, Fasciola hepatica 37
—, Opisthorchis felineus 52
—, Paragonimus westermani 59
—, Schistosoma-Arten 10
—, — mansoni 17
Mitochondrien, Toxoplasma gondii 264
—, Trypanosomen 158
Modellversuche, adäquate 2, 152
Modifikation, Abgrenzung v. Dauermodifikation 154
Mollos us rufus, Trypanosoma cruzi 180
Monocyten, Tuberkelbakterien, Maus 357, 363
—, —, Meerschweinchen 384
Mucocutane Leishmaniose 191
Mungo, Paragonismus westermani 57
—, ägyptischer, Schistosoma haematobium 24
—, —, — mansoni 23
Muskeldetritus, Trichinella spiralis 87*, 88*
Muskeltrichine, Morphologie 86
—, Nachweis 91
Muskulatur, Trypanosomen 165
Mus musculus praetextus, Schistosoma mansoni 23
Mustela nivalis subpalmata, Schistosoma haematobium 24
— — —, — mansoni 23
Mutation, Arzneiwirkung 154
Mutterredien, Fasciola hepatica 37
Muttersporocysten, Opisthorchis felineus 52
—, Schistosoma mansoni 17
Myokarditis, Trypanosoma-Arten 164
—, cruzi, Affe 181
—, — —, Meerschweinchen 183
—, — —, Ratte 182, 190
—, — rangeli, Ratte 190
Myokardschäden, Trypanosoma cruzi 179
Myriophyllum, Bepflanzung von Aquarien 14

Nährböden, Balantidium coli 155^T, 291
—, Entamoeba-Arten 155^T, 235, 237, 291
—, Lamblia intestinalis 155^T, 215
—, Leishmania-Arten 155^T, 204
—, Plasmodium-Arten 259
—, Trichomonas-Arten 155^T, 211, 291
—, Trypanosoma-Arten 155^T, 174, 189
Nagana-Seuche 173
Nager-Malaria 242, 244

Nagetiere, Aspiculuris tetraptera 115
—, Hakenwurmlarven 112
—, Syphacia ovelata 120
Nebenniere, Leishmania donovani, Hamster 198
—, Toxoplasma gondii, Pinseläffchen 268
Nebennierenrindenhormone, Tuberkulinhautreaktion, Meerschweinchen 389
—, Tuberkulose, Kaninchen 405
—, —, Maus 369
Necator americanus 102
Nekroseherde, Tuberkulose, Maus 358, 362^z
Nematodes (siehe auch Fadenwürmer) 83—149
—, Entwicklung 84
—, Morphologie 83
Neoascaris vitulorum, Kalb 127
— —, Morphologie 129
Neotoma, Trypanosoma cruzi 180
— fuscipes, Lamblia intestinalis 214
Nerz, Paragonismus westermani 57
Nesokia indica suilla, Schistosoma mansoni 23
Nicarbazine, Isospora-Arten 263
Niere, Toxoplasma gondii, Affe 269
—, — —, Kanarienvogel 282
—, — —, Pinseläffchen 268
—, Trypanosoma-Arten 164
—, — cruzi, Maus 184
—, — gambiense, Maus 168
Nilratte, Schistosoma haematobium 24
—, — mansoni 23
Niptus hololeucus, Hymenolepis diminuta 70
Nitrofurazon, Isospora-Arten 263
—, Trypanosoma cruzi 180, 187
NN-Agar, Trypanosoma-Arten 175, 189
NNN-Agar, Leishmania-Arten 204
NNN-Kultur, Trypanosoma cruzi 188
NNP-Medium, Leishmania-Arten 176
—, Trypanosoma-Arten 175, 176
Nosopsyllus fasciatus, Hymenolepis diminuta 70

Oedipomidas oedipus, Toxoplasma gondii 267
Ohrenigel, ägyptischer, Schistosoma haematobium 24
—, —, — mansoni 23
Onchocerca volvulus 137
Oncomelania formosana, Schistosoma japonicum 15
— hupensis, Schistosoma japonicum 15
— nosophora, Schistosoma japonicum 15*
— quadrasi, Schistosoma japonicum 15
Oncosphären, beschalte, 65, 76
Opisthorchiasis, Katze, Modellversuch 56
—, Klinik 55
—, Patho-Histiogenese 55
Opisthorchis felineus (siehe auch Katzenleberegel) 51*, 51—57
— —, Cercarien 53, 53*
— —, Entwicklung 51
— —, Fuadin 56*
— —, Miracidien 52

Opisthorchis felineus, Morphologie 51
— —, Muttersporocysten 52
— —, Redien 53
— —, Verbreitung 51
— pseudofelineus 51
— sinensis 51
— tenuicollis (siehe Opisthorchis felineus und Katzenleberegel) 51
Opossum, Trypanosoma rangeli 190
Orang-Utan, Balantidium coli 289
Orchopeas wickhami, Hymenolepis diminuta 70
Orconectes (Cambarus) propinquus, Paragonimus westermani 61
Organresistenz, Tuberkelbakterien, Maus 357
Oribi, Trypanosoma-Arten 161
Orientbeule 157^T, 191
Ornithonyssus bacoti, Litomosoides carinii 137
Orthoptera, Hymenolepis diminuta 70
Oryzomys palustris, Hymenolepis straminea 68
— —, Plasmodium berghei 250
— — natator, Schistosoma mansoni 23
— — palustris, Schistosoma mansoni 23
Oryzornis oryzivora, Haemoproteus oryzivorae 255, 256
— —, Reisfinkentest 255
Ototylomys, Leishmania brasiliensis mexicana 194
Oxytetracycline, Entamoeba histolytica 237
Oxyureninvasionen, Maus, Modellversuch 126
Oxyuriasis, Biologie 115^T
—, Kaninchen, Modellversuch 119
Oxyuridae (siehe auch Madenwürmer) 114—127
—, Verbreitung 114
Oxyuris vermicularis, Biologie 115^T
— —, Therapie 115^T
— —, Verbreitung 114

Paca, Leishmania brasiliensis brasiliensis 194
Paladegranula 88
Palästina-Feldmaus, Plasmodium berghei 249
Paludrin, Geißelungstest 256
—, Plasmodium-Arten 256, 257, 258
Pan troglodytes verus, Trypanosoma rhodesiense 165
Panarteriitis, Trypanosoma cruzi, Meerschweinchen 183
Panther, Paragonismus westermani 57
Pantothensäure, Nährboden, Trichomonas vaginalis 211
—, Trypanosoma cruzi, Ratte 183
Papio doguera, Schistosoma mansoni 21
— hamadryas, Schistosoma haematobium 24
Parafossalurus striatulus, Opisthorchis sinensis 51
Paragonimiasis, Diagnose 63
—, Modellversuch 63
Paragonimus kellikotti, Verbreitung 57
— ringeri, siehe Paragonismus westermani und Lungenegel

Paragonimus westermani (siehe auch Lungenegel) 58*, 57—64
— —, Bedeutung 57
— —, Entwicklung 58, 59*
— —, Morphologie 58
— —, Verbreitung 57
Paramaecien, Chinin 153
—, Dauermodifikation 154
Parascaris equorum 127, 129
Parasitämie, Plasmodium berghei, Maus 253
—, Toxoplasma gondii, Maus 270
—, — —, Ratte 272
—, — —, Tauben 281
—, Trypanosoma cruzi, Goldhamster 184
—, — —, Trypanblau, Maus 186
—, — gambiense, Kaninchen 166
Parasitendichte, Bestimmung 170
—, Kanarienvogeltest 255
—, Trypanosoma cruzi, Maus 184
—, — evansi, Maus 170*
—, — —, —, nach Trypanblau 171*
Parasit-Wirt-Beziehung, Virulenz von Parasiten 152
— — -Verhältnis 2, 151
Parasitismus und Symbiose 151
Parathelphusa (Barythelphusa) grapsoides, Paragonimus westermani 61
— sinensis, Paragonimus westermani 61
Pärchenegel (siehe auch Schistosomatidae) 8—33
—, Bedeutung 8
—, Cercarien 10
—, Entwicklung 10
—, Miracidien 10
—, Morphologie 9
—, Verbreitung 8
—, Wimperlarven 10
Parthenogenese, Dauermodifikation 154
Passalurus ambiguus, Entwicklung 117
— —, Larven, intrakryptale 117, 117*
— —, — intramurale 117
— —, Morphologie 116
— —, Verbreitung 114
Passalus cornutus, Hymenolepis straminea 69
Pathogenität, Trichomonas vaginalis, Maus 208
—, Tuberkelbakterien, Affe 413
—, —, Kaninchen 399
—, —, Maus 363
—, —, Meerschweinchen 391
Pathologie, Tuberkulose, Affe 407
—, —, Maus 356
—, —, Meerschweinchen 382
—, —, Ratte 379
Pavian, Schistosoma haematobium 24
—, — mansoni 21
—, Trypanosoma brucei 161
—, — cruzi 181
—, — gambiense 162
—, — -Infektion, intralumbal 165
—, — rhodesiense 161, 162
Peitschenwürmer (siehe auch Trichuridae) 93—97
—, Bedeutung 93

Peitschenwürmer, Morphologie 94
—, Verbreitung 93
Pelztiere, Paragonimus westermani 63
Pentamidin, Trichomonas vaginalis 210
Periarteriitis, Trypanosoma cruzi, Meerschweinchen 183
Perikarditis, Trypanosoma-Arten 164
Periplaneta americana, Ancylostoma caninum 113
— —, Hymenolepis diminuta 70
— —, — straminea 69
— fuliginosa, Ancylostoma caninum 113
Perognathus baileyi, Plasmodium berghei 250
— intermedius, Plasmodium berghei 250
— longimembris longimembris, Hymenolepis straminea 68
— penicillatus, Plasmodium berghei 250
Peromyscus, Leishmania brasiliensis mexicana 194
Peroxyde, Trypanosomen-Stoffwechsel 162
Pferd, Balantidium coli 289
—, Dicrocoelium dendriticum 43
—, Fasciola hepatica 38
—, Parascaris equorum 127
—, Schistosoma japonicum 21
Phagocytose, Tuberkelbakterien, Maus 357*
—, —, Meerschweinchen 384
Phillips-Kultur, Entamoeba histolytica 237
Phlebotomus, Leishmanien, Leptomonasform 191
— clydei, Leishmania adleri 201
Phyllostomum hastatus, Trypanosoma cruzi 180
Physa-Arten, Gehäuseform 13
Physopsis africana, Schistosoma haematobium 13
— -Arten, Gehäuseform 13
— globosa, Schistosoma haematobium 13
Pinguine, Plasmodium praecox 152
Pinseläffchen, Toxoplasma gondii 267
—, Trypanosoma cruzi 180, 181
Piperacin, Entamoeba histolytica 233
Placenta, Trypanosomen 172
Planorbidae, Schistosoma haematobium 11
—, — mansoni 11
Planorbis dufourii, Schistosoma haematobium 13
— mitidjensis, Schistosoma haematobium 13
Plasmochin, Haemoproteus oryzovorae 256
—, Kanarienvogeltest 255
—, Plasmodium berghei 255
—, — knowlesi 248
—, — praecox 255
—, Reisfinkentest 256
Plasmodium-Arten (siehe auch Malaria-Erreger) 237—259
—, Aedes-Arten 238
—, Anopheles-Arten 238, 239
—, Arzneifestigkeit 257
—, Atebrin 257
—, Chinin 239
—, Chloroquin 257
—, Culex-Arten 238
—, Daraprim 257
—, Eihautkultur 258

Plasmodium-Arten, Entwicklung 240
—, Gametogonie 238
—, Gewebekultur 258
—, Kanarienvogel 248
—, Kanarienvogeltest 254
—, Konservierung 258
—, Macaca irus 245
—, Morphologie 240
—, Nährböden 259
—, Paludrin 256, 257
—, Primaquin 257
—, Proguanil 257
—, Pyrimethamin 257
—, Schizogonie 238
—, Wirtsspektrum, experimentelles 249
—, —, natürliches 244
—, Wirtswechsel 239
Plasmodium atheruri, Stachelschwein 249
— berghei 239, 242
— —, Acomys calirinus 250
— —, Anopheles concolor 242
— —, — dureni 242
— —, Baumratte 242, 249
— —, Baumwollratte 249, 250, 254
— —, Clethrionomys glareolus brittanicus 250
— —, Diät, Maus 251
— —, Dipodomys merriami 250
— —, — spectabilis 250
— —, Eichhörnchen 249
— —, Erythrocytenzahl, Maus 252, 253
— —, —, Ratte 252
— —, Fledermaus 250
— —, Gerbillinen 249
— —, Goldhamster 155^T, 249, 254
— —, Hämoglobin, Maus 253
— —, Hamster 249, 254
— —, Immunität, Maus 251
— —, —, Ratte 254
— —, Kaninchen 155^T, 249, 254
— —, Körpertemperatur, Maus 253
— —, Konservierung 258
— —, Leber, Maus 251, 252, 253*
— —, Leggada belle 249
— —, Leukocytenzahl, Maus 252
— —, —, Ratte 252
— —, Maus 155^T, 156, 244, 249, *250*
— —, Meerschweinchen 155^T, 249, 254
— —, Meriones shawi 249
— —, Microtus guntheri 249
— —, — pennsylvaticus pennsylvaticus 250
— —, Milz, Maus 250*, 251*, 252*, 251
— —, Miniopterus schreibersii 250
— —, Oryzomys palustris 250
— —, Palästina-Feldmaus 249
— —, Parasitämie, Maus 253
— —, Perognathus baileyi 250
— —, — intermedius 250
— —, — penicillatus 250
— —, Plasmochin 255
— —, Praomys jacksoni 249
— —, Ratte 155^T, 156, 242, 249, *254*
— —, Resochin 257
— —, Ringformen 244*
— —, Roussettus leachi 250

Plasmodium berghei, Sciurus palmarum 249
— —, Sigmodon hispidus 249
— —, Spontanheilungen, Maus 251
— —, Sulfonamide 248, 255
— —, Thamnomys surdaster 242
— —, — — surdaster 249
— —, Ufer-Wühlmaus 250
— —, Wirtsspektrum, experimentelles 249
— brasilianum, Affe 247
— cathemerium, Culex fatigans 256
— —, — pipiens 256
— —, Entwicklungsformen 241*, 242*, 243*
— —, Gewbekultur 259
— —, Kanarienvogel 155^T, 249, 254, 256
— —, Kultivierungsmethoden 155^T
— —, Vogel-Malaria-Test 239
— cirxumflexum, Kanarienvogel 249
— coatneyi, Affe 247, 248
— cynomolgi, Leber, Affe 248*
— —, Macaca irus 247
— —, Malaria-Heilmittel, Testierung 248
— —, Plasmodium vivax, Vergleich 247
— — bastianellii, Macaca irus 247
— — —, — mulatta 256
— — —, Malaria-Heilmittel, Testierung 248
— — Stamm M, 247
— — typicus, Macaca mulatta 256
— durae, Hühnervögel 249
— elongatum, Gewebekultur 258
— —, Kanarienvogel 249
— falciparum, Affe 155^T
— —, Chinin 257
— —, Kreuz-Resistenz 258
— —, Kultivierungsmethoden 155^T
— —, Macaca mulatta 245
— —, Malaria tropica 157^T, 239
— —, Paludrin 258
— —, Proguanil 258
— —, Pyrimethamin 258
— —, Resochin 257
— —, Rhesusaffe 245
— —, Schimpanse 245
— —, Plasmodium coatneyi, Vergleich 248
— —, — reichenowi, Vergleich 248
— fallax, Gewebekultur 259
— —, Hühnervögel 249
— fieldi, Macaca irus 247
— gallinaceum, Diät, Maus 251
— —, E-Formen 249*
— —, Gewebekultur 258, 259*
— —, Hühnervögel 249
— —, Konservierung 258
— —, Sulfonamide 248
— —, Vogel-Malaria-Test 239
— gonderi, Affe 247
— hexamerium, Kanarienvogel 249
— hylobati, Affe 247
— inui, Konservierung 258
— —, Macaca irus 247
— juxtanucleare, Hühnervögel 249
— knowlesi 247*
— —, Atebrin 248
— —, Chinin 248
— —, Konservierung 258
— —, Macaca irus 247

Plasmodium knowlesi, Malaria-Heilmittel, Testierung 248
— —, Plasmochin 248
— —, Primaquin 257
— —, Sulfonamide 248
— lemuri, Affe 247
— lophurae, Gewbekultur 259
— —, Hühnervögel 249
— malariae 157^T, 239
— —, Affe 155^T
— —, Anopheles gambiae 245
— —, Arzneifestigkeit 257
— —, Daraprim 257
— —, Kultivierungsmethoden 155^T
— —, Plasmodium rodhaini, Vergleich 248
— —, Schimpanse 245
— nucleophilum, Kanarienvogel 249
— ovale, Affe 155^T
— —, Konservierung 258
— —, Kultivierungsmethoden 155^T
— —, Leber, Schimpanse 246*, 247*
— —, Macaca mulatta 245
— —, Malaria tertiana 239
— —, — — ovale 157*
— —, Rhesus-Affe 245
— paddae, Hühnervögel 249
— pitheci, Affe 247
— polare, Kanarienvogel 249
— praecox *240*
— —, Culex pipiens 152
— —, Entwicklung 240
— —, Kanarienvogel 155*, 249
— —, Kanarienvogeltest 254
— —, Kultivierungsmethoden 155^T
— —, Morphologie 240
— —, Pinguin 152
— —, Plasmochin 255
— —, Vogel-Malaria-Test 239
— reichenowi, Affe 247
— —, Plasmodium rodhaini, Vergleich 248
— relictum (siehe auch Plasmodium praecox) 240
— —, Gewebekultur 259
— —, Kanarienvogel 249, 282
— —, Kanarienvogeltest 254
— —, Morphologie 240
— rodhaini, Affe 247
— —, Plasmodium malariae, Vergleich 248
— —, — reichenowi, Vergleich 248
— rouxi, Kanarienvogel 249
— schwetzi, Schimpanse 247
— —, Plasmodium vivax, Vergleich 247
— simium, Affe 247
— vinckei, Maus 156
— —, Nager-Malaria 239, 244
— —, Ratte 244
— vivax, Affe 155^T
— —, Entwicklungscyclus 238*
— —, Konservierung 258
— —, Kultivierungsmethoden 155^T
— —, Malaria tertiana 157^T, 239
— —, Plasmodium cynomolgi, Vergleich 248
— —, — schwetzi, Vergleich 248
— —, Primaquin 258
— —, Schimpanse 245

Plasmodium vaughani, Kanarienvogel 249
Plathelminthes 64
Plattwürmer 64
Plerocercoid 66*
Pneumonie, interstitielle, plasmacelluläre 157^T, 285
—, Pneumocystis carinii, Kaninchen 287
—, Toxoplasma gondii, Affe 269
Pneumocystis carinii 157^T, *285—288*
— —, Bronchiolen 286
— —, Cortison, Kaninchen 287
— —, —, Ratte 286, 287
— —, Cysten 286
— —, Entwicklung 285, 285*
— —, Fuchs 286
— —, Hostamycin, Ratte 287
— —, Hund 286
— —, Kaninchen 155^T, 286, 287
— —, Lungenalveolen 286
— —, Maus 286
— —, Meerschweinchen 286
— —, Morphologie 285
— —, Organtupfpräparat, Kinderlunge 286*
— —, Ratte 155^T, 286, 287
— —, Wirtsspektrum, experimentelles 286
— —, —, natürliches 286
— —, Ziege 286
Pneumocystose-Epidemie 286
Pomatiopsis lapidaria, Paragonismus westermani 60
Potamon (Geothelphusa) dehaani 61*
— — —, Paragonimus westermani 61
— — denticulus, Paragonimus westermani 61
— — obtusipes, Paragonimus westermani 61
— (Potamon) rathbuni, Paragonimus westermani 61
Prämunition, Helminthen 7
—, Trypanosoma cruzi 186
Präpatentperiode, Definition 151
—, Hydatigera taeniaeformis 77
Präpatenz, Definition 151
—, Entamoeba histolytica 220
—, Isospora-Arten 260
Praomys jacksoni, Plasmodium berghei 249
— tullborgi jacksoni, Hymenolepis diminuta 68
Primäreffekt, Schlafkrankheit 160
Primaquin, Plasmodium-Arten 257, 258
Procambarus clarkii, Paragonimus westermani 61
Procercoid 66*
Procyon lotor, Trypanosoma cruzi 180
Proechimys, Leishmania brasiliensis guayanensis 194
Proglottiden 64
Proguanil, Plasmodium-Arten 257, 258
Prostatitis, Trichomonas vaginalis 206
Protonymphe 141
Psammomys o. obesus, Schistosoma mansoni 23
Pseudocysten, Toxoplasma gondii 263
—, Trypanosoma cruzi 177, 179
Pseudostrobila 77

Pseudothelphusa iturbei, Paragonimus westermani 61
Pulex irritans, Hymenolepis diminuta 70
Pulmonata, Schistosoma haematobium 11
—, — mansoni 11
Puromycin, Trypanosomen, Maus 167, 168*
Pyralis farinalis, Hymenolepis diminuta 70
Pyridoxin, Trypanosoma cruzi 183
Pyrimethamin, Plasmodium-Arten 257, 258
—, Toxoplasma gondii 283
Pyronin, Trypanosoma brucei, Maus 172

Radix ovata 36*
— peregra 36*
Rana esculenta, Icosiella neglecta 137
Ratte, Balantidium coli 155^T, 289, 290
—, Cysticercose 80
—, Dicrocoelium dendriticum 49
—, Entamoeba histolytica 155^T, 221, 224, 225, 233
—, — —, Diät 225
—, — muris 225, 233
—, Fasciola hepatica 38
—, Filariose, Modellversuch 147
—, Hakenwurmlarven 112
—, Hydatigera taeniaformis 80
—, Hymenolepis diminuta 67, 72
—, — -Invasion, Modellversuch 73
—, — straminea 67, 68
—, Leishmania brasiliensis guayanensis 194
—, — donovani 155^T
—, Litomosoides carinii 137
— Mikrofilarien 146
—, Plasmodium berghei 155^T, 242, 249, 252, 254
—, — vinckei 244
—, Pneumocystis carinii 155^T, 286, 287
—, Protozoenarten 156
—, Schistosoma haematobium 24
—, — japonicum 24
—, Spulwürmer 132
—, Strobilocercus fasciolaris 75
—, Strongyloides ratti 99, 101
—, Strongyloidose, Modellversuch 99
—, Syphacia obvelata 120
—, Toxoplasma gondii 150, 152, 155^T, 272
—, Trichomonas vaginalis 155^T, 207
—, Trypanosoma brucei 163
—, — cruzi 155^T, 181, 182, 183, 186
—, — gambiense 155^T, 162, 166
—, — rangeli 190
—, — rhodesiense 155^T, 162, 166
—, Tuberkulose 378—382
Rattenkotkultur 101
Rattenmilbe, Litomosoides carinii 137
Rattus, Plasmodium berghei 249
— norwegicus, Balantidium coli 288
— —, Toxoplasma gondii 272
— rattus, Schistosoma mansoni 23
Raubtiere, Hydratigera taeniaeformis 75
—, Trypanosoma-Arten 161
Raubwanze, Trypanosoma cruzi 177
Redien, Opisthorchis felineus 53
—, Paragonimus westermani 60

Regressive Tuberkulose, Meerschweinchen 393
Reh, Dicrocoelium dendriticum 43
—, Fasciola hepatica 38
Reisfinkentest, Atebrin 256
—, Haemoproteus oryzivorae 256
—, Malaria-Heilmittel 255
—, Oryzornis oryzivora 255
—, Plasmochin 256
Reisratte, Schistosoma mansoni 23
Rennmaus, Schistosoma haematobium 24
Resistenz, Definition 153
—, Tuberkelbakterien 365
—, Tuberkulose, Affe 407, 410, 413
—, —, Kaninchen 402, 403, 404
—, —, Maus 362, 365, 368
—, —, Meerschweinchen 383, 386
—, —, Ratte 378, 380
Resistenzminderung, Tuberkulose, Maus 369
Resochin, Entamoeba histolytica 233, 234
—, Plasmodium berghei 257
—, — falciparum 257
Retinitis, Toxoplasmose 265
Rhabditiforme Generation, Zwergfadenwurm 98
Rhesusaffe, Entamoeba histolytica 221
—, Plasmodium falciparum 245
—, — ovale 245
—, Trypanosoma gambiense 165
Rhinitis, Toxoplasmose, Hund 277
Rhodnius, Trypanosoma cruzi 177
—, — rangeli 190
— prolixus, Trypanosoma cruzi 180, 187
— —, — rangeli 190
Rhombomys opimus, Leishmania tropica 194
RH-Stamm, Toxoplasma gondii 273^T
Riboflavin, Trypanosoma cruzi 183
Rickettsieninfektionen, Empfänglichkeit der Laboratoriumstiere 323^T
—, Symptomatologie 326
Riedbock, Trypanosoma-Arten 161
Rind, Dicrocoelium dendriticum 43
—, Fasciola hepatica 38
—, Schistosoma japonicum 21
Roehlscher Test 240
Romaña's Zeichen, Chagas-Krankheit 178
Romero-Stamm, Trypanosoma cruzi 187
Roussettus leachi, Plasmodium berghei 250
Rückenmark, Toxoplasmose, Huhn 279

Saccharomyces cerevisiae, Lamblia intestinalis 216
Sagittaria, Bepflanzung v. Aquarien 14
Saimiri sciureus, Trypanosoma sanmartini 180
Sandmücken, Leishmanien 191
Sauggruben 64
Saugnäpfe 64
Saugwürmer 8—64
Scaurus striatus, Hymenolepis diminuta 70
Schaben, Ancylostoma caninum 113
—, Hymenolepis diminuta 70
Schaf, Dicrocoeliose, Modellversuch 50
—, Dicrocoelium dendriticum 43
—, Fasciola hepatica 38

Schaf, Schistosoma japonicum 21
—, Trypanosoma-Arten 162, 163
Schakal, Leishmania donovani 193
Schaumzellen, Tuberkulose, Maus 361, 362^T
—, —, Ratte 379
Schimpanse, Balantidium coli 289
—, Plasmodium falciparum 245
—, — malariae 245
—, — ovale, Leber 246*, 247*
—, — schwetzi 247
—, — vivax 245
—, Trypanosoma brucei 165
—, — cruzi 181
—, — rhodesiense 165
Schistosoma-Arten, Verbreitung, kartographische Darstellung 9
— haematobium, Endwirte 24
— —, Verbreitung 8
— —, Zwischenwirte 11
— japonicum, Endwirte 24
— —, Verbreitung 8
— mansoni, Endwirte 21
— —, Entwicklungskreislauf 12*
— —, Nagetiere 23
— —, Verbreitung 8
— —, Zwischenwirte 11
Schistosomatidae (siehe auch Pärchenegel) 8—33
—, Entwicklung 10
—, Morphologie 9
—, Verbreitung 8
Schistosomiasis 8, 29
—, Diagnose, mikroskopisch 29
—, Modellversuch 29
—, Pathologie 28
—, Verbreitung 8
Schizogonie, Plasmodium-Arten 238
Schlafkrankheit, Cerebrospinalflüssigkeit 160
—, Elektroencephalogramm 160, 161
—, Erreger 157^T, 158
—, Inkubationszeit 160
—, klinische Erscheinungen 160
—, Meningoencephalitis 160
Schleimhaut-Leishmaniase 157^T, 191
Schleimkugeln, Dicrocoelium dendriticum 47*
Schmetterling, Hymenolepis diminuta 70
Schmetterlingsmücke, Icosiella neglecta 137
Schnecken, Paragonimus westermani 58
—, Trematoden 8
Schutzimpfung, Tuberkulose 390, 391
Schwanzinfektion, Maus, Apparatur 27*
Schwein, Ascaris lubricoides var. suum 127
—, Balantidium coli 288
—, Dicrocoelium dendriticum 43
—, Entamoeba histolytica 221
—, Fasciola hepatica 38
—, Paragonimus westermani 57
—, Schistosoma japonicum 21
Sciurus carolinensis pennsylvanicus, Hymenolepis straminea 68
— palmarum, Plasmodium berghei 249
— vulgaris, Leishmania donovani 195
Scolex 64
Sechshakenlarven 65, 76

Selbstinvasionen, Schistosoma-Arten 20
—, Strongyloidose 98
Selektion, Arzneifestigkeit 154
Semisulcospira libertina 60*
— — extensa 60
— — —, Paragonimus westermani 60
Sergentomyia, Leishmania-Arten 191
Serum-Eiweiß-Veränderung, Trypanosoma brucei, Maus 169
Siebenschläfer, Leishmania donovani 194
Sigmodon hispidus, Leishmania donovani 194
— —, Litomosoides carinii 137
— —, Plasmodium berghei 249
— —, Schistosoma haematobium 24
— —, — mansoni 22, 23
— —, Züchtung 144
Sitophylus oryza, Hymenolepis diminuta 70
— —, — straminea 69
Speckkäfer, Hymenolepis diminuta 71
Spermidin, Tuberkelbakterien 383
Spermin, Tuberkelbakterien 383
Spinnfüßler, Hymenolepis diminuta 70
Spontanheilungen, Plasmodium berghei, Maus 251
Sporocysten, Dicrocoelium dendriticum 47
—, Fasciola hepatica 37
—, Paragonymus westermani 60
Spulwürmer (siehe Ascaridiidae) 127—137
Spulwurminvasion, Hund, Modellversuch 135
—, Katze, Modellversuch 135
Stachelschwein, Plasmodium atheruri 249
—, Trypanosoma-Arten 161
Stechmücken, Herzfilarie 137
Stegobium paniceum, Hymenolepis diminuta 70
Stercorale Generation, Zwergfadenwurm 98
Stress 231, 254
Stressors 151
Strobila 64, 77
Strobilocercus fasciolaris 67, 76*
— —, Entwicklung 76
— —, Maus 75
— —, Morphologie 75
— —, Ratte 75
Strongyloidae (siehe auch Zwergfadenwürmer) 97—102
—, Entwicklung 98
—, Morphologie 98
—, pathogene Bedeutung 98
—, Verbreitung 97
Strongyloide Generation, Zwergfadenwurm 98
Strongyloides ratti 99*
— stercoralis 97
Strongyloidose, Autoinvasion 98
—, Endoautoinvasion 98
—, Exoautoinvasion 98
—, Ratte, Modellversuch 99
—, Selbstinvasion 98
—, Superinvasion 98
—, Verbreitung 97
Süßwasserkrabben, Paragonimus westermani 58
Sulfachinoxalin, Eimeria acervulina 263
—, — tenella 263
Sulfonamide, Isospora-Arten 263

Sulfonamide, Plasmodium-Arten 248, 255
—, Toxoplasma gondii 283
Sumpfkaninchen, Hymenolepis straminea 68
Superinfektion, Trypanosoma cruzi, Maus 186, 187
—, Tuberkulose, Affe 413
—, —, Kaninchen 398
Superinfektionsschutz, Tuberkulose, Maus 363
Superinvasion, Strongyloidose 98
Suramin, Trypanosomen 154
Symbiose und Parasitismus 151
Symptomatologie, Rickettsieninfektionen im Versuchstier 326
—, Virusinfektionen im Versuchstier 326
Syphacia muris 120
— obvelata 120
— —, Entwicklung 122
— —, Maus 115, 122
— —, Morphologie 120

Taenia saginata, Verbreitung 66
— solium, Entwicklung 65
— —, Verbreitung 67
Taeniose, Katze, Modellversuch 82
Tamias striatus, Hymenolepis straminea 68
Tamiasciurus hudsonicus, Hymenolepis straminea 68
Tapare 54*
Taschenmaus, Leishmania brasiliensis mexicana 194
Taschenspringmaus, Hymenolepis straminea 68
Tatera, Leishmania donovani 193
Taube, Toxoplasma gondii 281
—, Toxoplasmose-Epidemie 281
Tayra barbara, Trypanosoma cruzi 180
Tenebrio molitor, Ancylostoma caninum 113
— —, Hymenolepis diminuta 70
— —, — straminea 69
— obscurus, Hymenolepis diminuta 70
Tenebrionidae, Hymenolepis straminea 69
Terramycin, Entamoeba histolytica 234
Tetracycline, Entamoeba histolytica 237
Thamnomys surdaster, Plasmodium berghei 242
— — surdaster, Plasmodium berghei 249
Theba carthusiana, Dicrocoelium dendriticum 45
Thiamin, Trypanosoma cruzi, Ratte 183
Thiara(Terabia)granifera, Paragonismus westermani 60
Thiomerosal, Trypanosoma cruzi 187
Thomson-Gazelle, Trypanosoma-Arten 161
Thoriumdioxyd, Trypanosoma cruzi, Maus 186
Tier-Infektionstechnik, Virussuspensionen 324
Tierversuch, adäquater 2, 152
Tiger, Paragonimus westermani 57
Tinca tinca chrysitis, Opisthorchis 53
— — vulgaris, Opisthorchis 53
Tinea granella, Hymenolepis diminuta 70
— pellionella, Hymenolepis diminuta 70
Tochterredien, Fasciola hepatica 37

Tochterredien, Paragonimus westermani 60
Tochtersporocysten, Schistosoma mansoni 17
Torquilla frumentum, Dicrocoelium dendriticum 45
Torulopsis, Lamblia intestinalis 215
Toxascaris leonina, Morphologie 129
— —, Verbreitung 127
Toxin, Trichomonas vaginalis 208
Toxocara 84
— canis, Entwicklung 129
— —, Größe 129
— —, Verbreitung 127
— cati, Größe 129
— —, Verbreitung 127
Toxonemata, Toxoplasma gondii 264
Toxoplasma gondii 157^r, 263—285
— —, Affe 155^r, 269
— —, Antikörper, fluorescierende 264
— —, Antikörper, Hund 278
— —, — Ratte 274
— —, Arzneifestigkeit 283
— —, Auerhuhn 278
— —, Blutkonserven 283
— —, Bronchopneumonie, Hund 278
— —, Budding 264
— —, C. citellus 281
— —, Chorioretinitis 265
— —, CJ-Stamm 273^r
— —, Conjunctivitis, Hund 277
— —, —, Tauben 282
— —, Conoid 264
— —, Cricetus cricetus 275
— —, Ctenodactylus gondi 263
— —, Cysten 264
— —, Darm, Affe 269
— —, Durchfälle, Hund 277
— —, Eihautkultur 284
— —, Encephalitis 265
— —, —, Hund 278
— —, —, Kaninchen 276
— —, —, Maus 270
— —, Encephalomyelitis 265
— —, —, Kaninchen 276
— —, —, Maus 272
— —, Ente 281
— —, Entwicklung 263
— —, Fieber, Ratte 272
— —, Gastroenteritis, Hund 278
— —, Gehirn, Huhn 279
— —, —, Kanarienvogel 282
— —, —, Maus 270, 271*
— —, Gewebekultur 264*, 284*, 285
— —, Goldhamster 155^r, 275
— —, Hamster 275
— —, Herz, Affe 269
— —, —, Goldhamster 275
— —, —, Kaninchen 276*
— —, —, Pinseläffchen 267
— —, Hühnereier 279
— —, Huhn 155^r, 278
— —, Hund 152, 155^r, 277
— —, Hydrocephalus 265
— —, Kanarienvogel 155^r, 282
— —, Kaninchen 152, 155^r, 263, 265, 275
— —, Katze 152, 155^r

Toxoplasma gondii, kongenitale Übertragung, Ratte 274
— —, Konservierung 283
— —, Kultivierungsmethoden 155^T
— —, Lähmungen, Ente 281
— —, —, Huhn 279
— —, —, Maus 270
— —, Lagothrix lagotricha 268
— —, Leber, Affe 269
— —, —, Huhn 279
— —, —, Kanarienvogel 282
— —, —, Kaninchen 276*
— —, Maus 270
— —, —, Pinseläffchen 268
— —, Lebertest, Goldhamster 275
— —, Lunge, Affe 269
— —, —, Hund 278
— —, —, Kanarienvogel 282
— —, —, Maus 270
— —, —, Pinseläffchen 267
— —, Lymphknotenschwellungen 265
— —, —, Affe 269
— —, Macacus 268
— —, Magen, Affe 269
— —, Mastomys concha 282
— —, Maus 152, 155^T, 156, 265, 270
— —, Meerschweinchen 152, 155^T, 274
— —, Meningitis 265
— —, Meningoencephalitis, Affe 268
— —, Milz, Huhn 279
— —, —, Hund 278
— —, —, Kanarienvogel 282
— —, —, Pinseläffchen 268
— —, Mitochondrien 264
— —, Morphologie 263
— —, Nachweis 266
— —, Nebennieren, Pinseläffchen 268
— —, Niere, Affe 269
— —, —, Kanarienvogel 282
— —, —, Pinseläffchen 268
— —, Oedipomidas oedipus 267
— —, Parasitämie, Maus 270
— —, —, Ratte 272
— —, —, Taube 281
— —, Pinseläffchen 267
— —, Pneumonie, Affe 269
— —, Pseudocysten 263
— —, Pyrimethamin 283
— —, Ratte 150, 152, 155^T, 272
— —, Retinitis 265
— —, Rhinitis, Hund 277
— —, RH-Stamm 273^T
— —, Rückenmark, Huhn 279
— —, Sulfonamide 283
— —, Tauben 281
— —, Toxonemata 264
— —, Toxotoxin 265
— —, Virulenzgrad 266
— —, —, Hund 277
— —, —, Kanarienvogel 282
— —, —, Maus 270
— —, —, Tauben 281
— —, Wirtspsektrum, experimentelles 266
— —, —, natürliches 265
— —, Wollaffe 268

Toxoplasma gondii, Ziesel 281
Toxoplasmose 157^T, 263
— -Epidemie, Huhn 278
— —, Taube 281
—, klinische Erscheinungen 265
Toxotoxin 265
Transformation, Trypanosomen 155
Transfusionen, Trypanosomen, Blutkonserven 173
Transplantationsversuche, Fasciola hepatica 39
Trehalose, Kultur-Trypanosomen 159, 160
Trehalosegehalt, Glossina-Arten 160
Trematodes 8—64
—, Eier 11*
Triatoma infestans, Trypanosoma sanmartini 180
—, Plasmodien 152
—, Trypanosoma cruzi 177, 178, 187
—, Trypanosomen 152
Tribolium, Nährsubstrat 71
— castaneum, Hymenolepis diminuta 70
— —, — straminea 69
— confusum, Hymenolepis diminuta 70
— —, — —, Cysticercoid-Zahl 71
— —, — straminea 69
— destructor, Hymenolepis diminuta 70
— ferugineum, Hymenolepis diminuta 70
Trichine 84—93
Trichinella spiralis 85*, 84—93
— —, Entwicklung 86
— —, Morphologie 85
— —, Verbreitung 84
Trichinenstadien, Präparate, Testierung 91
Trichinöses Muskelfleisch, Verfütterung 89
Trichinose, Krankheitsbild 92
—, Ratte, Modellversuch 91
Trichomonaden, C.P.L.M.-Medium 212
—, Eihautkultur 210
—, Nährböden 211
Trichomonas foetus, C.P.L.M.-Medium 212
— —, Eihautkultur 210
— —, Hamster 207
— —, Kaninchen 207
— —, Konservierung 210
— —, Nährböden 212
— gallinae, Konservierung 210
— hominis, Konservierung 210
— —, Nährböden 291
— intestinalis 217
— muris, Nährböden 291
— suis, Nährböden 291
— vaginalis 206—213
— —, Achsenstab 206
— —, Affe 155^T, 207
— —, Arzneifestigkeit 210
— —, Colchicin 210
— —, Colpitis 157^T, 206
— —, Diaminostilben 210
— —, Eihautkultur 210
— —, Entwicklung 206
— —, Escherichia coli 209
— —, Genialtrakt 206
— —, Gewebekultur 208, 211
— —, Hamster 207

Trichomonas foetus, Imidazol-Präparate 209, 210
— —, Immunität, Maus 209
Trichomonas vaginalis, Konservierung 210
— —, Kultivierungsmethoden 155^T
— —, Maus 155^T, 207, 208, 209
— —, Meerschweinchen 155^T, 208
— —, Morphologie 206
— —, Nährböden 211
— —, Pantothensäure 211
— —, Pathogenität 208
— —, Pentamidin 210
— —, Prostatitis 206
— —, Ratte 155^T, 207
— —, Toxin 208
— —, Urethritis 206
— —, Virulenzgrad 209
— —, Virulenzunterschiede 208
— —, Wirtsspektrum, experimentelles 207
— —, —, natürliches 206
Trichomoniasis, klinische Erscheinungen 206
Trichterkultur, Ancylostoma-Larven 109, 110*
—, Laboratoriumsinvasionen, Vermeidung 109
—, Necator-Larven 110
—, Strongyloides-Larven 101, 110*
—, Zwergfadenwurm, Nachweis 101
Trichuridae (s. a. Peitschenwürmer) 93—97
—, Bedeutung 93
—, Morphologie 94
—, Verbreitung 93
Trichuris-Eier, Capillaria-Eier, Vergleich 94
—, Nachweis 97
Trichuris leporis 93
— ovis 93
— trichiura 93
— vulpis 95*
— —, Invasion, Hund 94, 97
— —, —, —, Modellversuch 97
— —, Verbreitung 93
Tropenruhr 220
Tropicorbis, Gehäuseform 13
— centimetralis, Schistosoma mansoni 13
Trypaflavin, Trypanosoma brucei 173
Trypanblau, Trypanosoma cruzi 186
—, — evansi 171
Trypanolyse, Maus 167
Trypanosoma-Arten, Arzneifestigkeit 153, 158, 172
—, Blepharoplast 172, 173
—, Dauerhaltung, Maus 162
—, —, Meerschweinchen 162
—, —, Ratte 162
—, Diät des Wirtes 156, 162
—, Eihautkultur 173
—, Germanin 154
—, Gewebekultur 174
—, Giftfestigkeit 172
—, intralumbale Infektion, Pavian 165
—, intrauterine Infektion 171
—, Kälteresistenz 173
—, Konservierung 173
—, Kreuzresistenz 173

Trypanosoma-Arten, Lebertran 162
—, Nährböden 174
—, NN-Agar 175
Trypanosoma-Arten, Organveränderungen bei Versuchstieren 164, 165
—, Pavian, intralumbale Infektion 165
—, Placenta 172
—, Pyronin 172
—, Suramin 154
—, Trypaflavin 173
—, Tryparsamid 154
—, Virulenz 162, 165
—, Vitamin E 162
—, Wirtsspektrum, experimentelles 162
—, —, natürliches 161
—, Wurfzahl, Maus 171
Trypanosoma ariarii 190
— brucei, Affe 161
— —, Antilopenarten 161
— —, Blepharoplasten, atypische 172*
— —, Buschbock 161
— —, Buschschwein 161
— —, Dik-Dik 161
— —, Ducker 161
— —, Eihautkultur 173, 174
— —, Elenantilope 161
— —, Feten, Meerschweinchen 172
— —, Generationsdauer, Maus 171
— —, Hyäne 161
— —, Impala 161
— —, Körpergewicht, Ratte 163
— —, Lebertran 162
— —, Meerschweinchen 167
— —, Nagana-Seuche 173
— —, NNP-Medium 176
— —, Oribi 161
— —, Pavian 161
— —, Ratte 163
— —, Raubtiere 161
— —, Riedbock 161
— —, Schimpanse 165
— —, Serum-Eiweiß-Veränderungen, Maus 169
— —, Stachelschwein 161
— —, Thomson-Gazelle 161
— —, Virulenzgrad 163
— —, Waldducker 161
— —, Warzenschwein 161
— —, Wirtsspektrum, experimentelles 162
— —, —, natürliches 161
— congolense, Lebertran 162
— —, NNP-Medium 176
— —, Vitamin E 162
— cruzi 157^T, 176—190
— —, Abwehrfunktionen 186
— —, Affe 155^T, 180, 181
— —, Antigen-Antikörper-Reaktionen 185
— —, Antikörper 186
— —, Arteriitis, Maus 185
— —, Beutelratte 180, 181
— —, Blepharoplast 177
— —, Bradykardie 178
— —, Callithrix jacchus 180
— —, Cebus-Arten 181
— —, Cercopithecus-Arten 181

Trypanosoma cruzi Chromatolyse, Meerschweinchen 183
— —, Compound S 186
— —, Conjunctivitis 178
— —, Corpus Christi-Stamm 186
— —, Cortison, Maus 186
— —, —, Ratte 186
— —, Crithidia-Formen 177, 178*, 188
— —, Cura-Stamm 187
— —, Dasypus cinctus 180
— —, — novemcinctus 180
— —, — sexcinctus 180
— —, — unicinctus 180
— —, Didelphys 180
— —, Diffusions-Präcipitationsreaktion 179
— —, Eihautkultur 187
— —, Endarteriitis, Meerschweinchen 183
— —, Endotoxin 179
— —, Entamoeba histolytica 223, 234, 237
— —, Enteromegalie 178
— —, Entwicklung 177, 178*
— —, Ernährungszustand, Ratte 183
— —, Fledermaus 180
— —, Gartenschläfer 181
— —, Gehirn, Maus 184
— —, Gewebekultur 188
— —, Goldhamster 155ᵀ, 183
— —, Gürteltiere 180
— —, Halbaffen 181
— —, Herz, Maus 184, 185
— —, —, Ratte 182*
—, —, Herzganglien, Maus 185
— —, —, Ratte 182, 183
— —, Hund 155ᵀ, 180, 181, 185
— —, Hydrocortison 186
— —, Igel 181
— —, Immunität, Affe 181
— —, —, Goldhamster 184
— —, —, Maus 187
— —, Infektionsdosis, Goldhamster 183
— —, Inzucht-Tiere 181
— —, Kaninchen 155ᵀ, 181
— —, Kardiomegalie, Hund 185
— —, —, Maus 185
— —, Katze 155ᵀ, 180, 181
— —, Konservierung 187
— —, Küken 187
— —, Kultivierungsmethoden 155ᵀ
— —, Laboratoriumsinfektion 179, 180
— —, Leber, Maus 184
— —, Lebertran 162
— —, Leishmania-Formen 177, 178*, 179, 188
— —, Lemur mongoz 181
— —, Leptomonas-Formen 188
— —, Lidödem 178
— —, Lunge, Maus 184, 185
— —, Lymphknoten, Maus 184
— —, Macacus-Arten 181
— —, Maus 155ᵀ, 181 *184*, 185
— —, Meerschweinchen 155ᵀ, 181 *183*
— —, Megacolon 178
— —, —, Hund 185
— —, —, Maus 185
— —, Megaduodenum, Hund 185

Trypanosoma cruzi, Megaduodenum, Maus 185
— —, Megagaster 178
— —, —, Hund 185
— —, —, Maus 185
— —, Megaoesophagus 178
— —, —, Hund 185
— —, —, Maus 185
— —, Megaureter, Hund 185
— —, —, Maus 185
— —, Merthiolat 187
— —, Milz, Maus 184, 185
— —, Mollos us rufus 180
— —, Morphologie 177
— —, Muskulatur, Ratte 183*
— —, Myokarditis, Affe 181
— —, —, Meerschweinchen 183
— —, —, Ratte, 182, 190
— —, Myokardschäden, Ursache 179
— —, Nährböden 204, 189
— —, Neotoma 180
— —, Niere, Maus 184
— —, Nitrofurazon 180, 187
— —, NN-Agar 189
— —, NNN-Kultur 188
— —, NNP-Medium 176
— —, Panarteriitis, Meerschweinchen 183
— —, Pantothenatmangel, Ratte 183
— —, Parasitämie, Goldhamster 184
— —, —, Maus, Trypanblau 186
— —, Parasitendichte, Maus 184
— —, Pavian 181
— —, Periarteriitis, Meerschweinchen 183
— —, Phyllostomum hastatus 180
— —, Pinseläffchen 180, 181
— —, Prämunition 186
— —, Procyon lotor 180
— —, Pseudocysten 177, 179
— —, Pyridoxinmangel, Ratte 183
— —, Ratte 155ᵀ, 181, *182*, 183
— —, Raubwanzen 177
— —, Rhodnius 177
— —, — prolixus 180, 187
— —, Riboflavinmangel, Ratte 183
— —, Romaña's Zeichen 178
— —, Romero-Stamm 187
— —, Schimpanse 181
— —, Superinfektion 186, 187
— —, Tayra barbara 180
— —, Thiaminmangel, Ratte 183
— —, Thiomerosal 187
— —, Thoriumdioxyd, Maus 186
— —, Triatoma 177, 178, 187
— —, Trypanblau, Parasitämie, Maus 186
— —, Trypanosomaformen 178, 188
— —, Tulahuen-Stamm, Maus 181, 187
— —, Virulenz, Maus 184
— —, —, Wirtswechsel 181
— —, Vitamin B, Ratte 183
— —, Waldratte 180
— —, Wanzen 177
— —, Waschbär 180
— —, Wirtsspektrum, experimentelles 181
— —, —, natürliches 180
— —, Wirtswechsel 181

Trypanosoma cruzi-like 180
— duttoni, NNP-Medium 176
— equiperdum 163, 172
— —, Eihautkultur 174
— escomeli 190
— evansi, Generationsdauer 171
— —, Parasitendichte, Maus 170*
— —, —, —, nach Trypanblau 171*
— —, Trypanblau 171
— gambiense 157^r, 158—176
— —, Adenitis 160
— —, Affe 155^r
— —, Aminonucleosid v. Puromycin, Mäusehirn 168*
— —, Antibiotica, Kaninchen 166
— —, Antikörper, Meerschweinchen 151, 152
— —, Antrypol 161
— —, Blepharoplast 158, 159
— —, Blutkonserven 173
— —, Conjunctivalsekret, Hund 165
— —, Crithidia-Stadium 159, 160
— —, Entwicklung 158
— —, Exotoxin 161
— —, Gehirn, Maus 167
— —, Generationsdauer 171
— —, Glossina-Arten 159
— —, Hämosiderin 168
— —, Herz, Maus 168
— —, Hirnschnitt, Maus 168*
— —, Hund 155^r
— —, Kaninchen 155^r, 166
— —, Katze 155^r
— —, Kultivierungsmethoden 15^r
— —, Kupffersche Sternzellen 168
— —, Leber, Maus 168, 169*
— —, Lunge, Maus 168
— —, Lymphknoten 160
— —, Lymphocytose, Rhesus-Affe 165
— —, Maus 150, 151, 155^r, 167
— —, Meerschweinchen 151, 155^r
— —, metacyclische Form 159, 160
— —, Milz, Maus 168
— —, Mitochondrien 158
— —, Morphologie 158
— —, Niere, Maus 168
— —, NNP-Medium 176
— —, Parasitämie, Kaninchen 166
— —, Primäraffekt 160
— —, Puromycin 167, 168
— —, Ratte 155^r, 166
— —, Rhesus-Affen 165
— —, Transfusionen 173
— —, Trehalose 159, 160
— —, Trypanolyse, Maus 167
— —, Tsetsefliege 159
— —, Wirtsspektrum, experimentelles 162
— —, —, natürliches 161
— —, Zellkern 159
— hippicum, Eihautkultur 174
— lewisi, Wirtsspektrum 162
— —, Wurfzahlen, Ratte 171
— melophagium, NNP-Medium 176
— rangeli 190
— —, NNP-Medium 176
— rhodesiense 157^r, 158—176

Trypanosoma rhodesiense, Adenitis 160
— —, Affe 155^r, 161, 163
— —, Antilope 161, 163
— —, Blepharoplast 158, 159
— —, Blutkonserven 173
— —, Buschbock 161
— —, Buschschwein 161
— —, Ceratitis, Katze 165
— —, Conjunctivalsekret, Hund 165
— —, Conjunctivitis, Katze 165
— —, Crithidia-Stadium 159, 160
— —, Dik-Dik 161
— —, Ducker 161
— —, Eihautkultur 174
— —, Elenantilope 161
— —, Entwicklung 158
— —, Erregerreservoir 152
— —, Glossina-Arten 159
— —, Hund 155^r
— —, Hyäne 161
— —, Impala 161
— —, Kaninchen 155^r
— —, Katze 155^r
— —, Kultivierungsmethoden 155^r
— —, Lymphknoten 160
— —, Maus 155^r, 159
— —, Meerschweinchen 155^r, 166
— —, metacyclische Formen 159, 160
— —, Mitochondrien 158
— —, Morphologie 158
— —, NNP-Medium 176
— —, Oribi 161
— —, Pan troglodytes verus 165
— —, Pavian 161
— —, Primäraffekt 160
— —, Ratte 155^r, 166
— —, Raubtiere 161
— —, Riedbock 161
— —, Schaf 163
— —, Schimpanse 165
— —, Stachelschwein 161
— —, Thomson-Gazelle 161
— —, Transfusionen 173
— —, Trehalose 159, 160
— —, Tryparsamid 154
— —, Tsetsefliege 159
— —, Virulenz nach Passagen 163
— —, Waldducker 161
— —, Warzenschwein 161
— —, Wirtsspektrum, experimentelles 162
— —, —, natürliches 161
— —, Zellkern 159
— sanmartini, Blepharoplast 180
— —, Saimiri sciureus 180
— —, Triatoma infestans 180
— vivax, Lebertran 162
— —, Vitamin E 162
Trypanosomaformen 177, 178*, 188
Tryparsamid, Trypanosomen 154
Tsetsefliege, Trypanosomen 159
Tuberkel, Maus 356
—, Meerschweinchen 385
Tuberkelbakterien, Ausscheidung, Meerschweinchen 385
—, BCG-Stämme, Maus 363, 364

Tuberkelbakterien, Celluläre Abwehr, Maus 370
—, Histiocyten, Maus 357
—, Infektionsdosis, Maus 358, 359, 362
—, Infektionsresistenz, Maus 362^r
—, INH-resistente Stämme 364, 392, 393
—, Katalaseaktivität 392, 393
—, Keimzahl, Maus 357, 358^r, 364
—, —, Ratte 382
—, Keimzahlbestimmungen, Maus 377
—, Keimzahlkurven, Maus 357
—, Koloniezahl 366
—, Makrophagen, Maus 357
—, —, Meerschweinchen 384, 390
—, —, Ratte 379
—, Monocyten, Maus 357, 363
—, —, Meerschweinchen 384
—, Organresistenz, Maus 357
—, Pathogenität, Affe 413
—, —, Kaninchen 399
—, —, Maus 363
—, —, Meerschweinchen 391
—, Phagocytose, Maus 357
—, —, Meerschweinchen 384
—, Spermidin 383
—, Spermin 383
—, UV-Bestrahlung 371
—, Vermehrungsfähigkeit 364
—, Virulenz, Affe 413
—, — INH-resistenter Stämme 364, 365
—, —, Kaninchen 399, 401
—, —, Maus 359, 362, *363*, 364, 366
—, —, Meerschweinchen 391, 394
—, Virulenzabschwächung 364
—, Virulenzdissoziation 365
—, Virulenzprüfung 365
—, Vorzüchtung 366
Tuberkulin, Affe 410, 412
—, Kaninchen 404
—, Maus 363
—, Meerschweinchen 387, 388, 389
Tuberkulinallergie, Meerschweinchen 388
Tuberkulinmuttersubstanz 388
Tuberkulinschock, Nebennierenrindenhormone, Meerschweinchen 389
Tuberkuloproteine 388
Tuberkulose, Absterbezeiten, Maus 373^r, 374
—, —, Meerschweinchen 394^r, 395, 396
—, ACTH, Kaninchen 405
—, —, Maus 369
—, —, Meerschweinchen 395, 396
—, —, Ratte 380, 381
—, Affe, *407—414*
—, Allergie, Affe 412
—, —, Kaninchen 398
—, —, Maus 362
—, —, Meerschweinchen 387
—, Antikörper 390
—, Auswertungsverfahren, Kaninchen 406
—, —, Maus 372
—, —, Meerschweinchen 396
—, BCG-Vorbehandlung, Affe 413
—, —, Kaninchen 399
—, Corticosteroide, Kaninchen 405, 406
—, —, Maus 369, 370

Tuberkulose, Corticosteroide, Meerschweinchen 395, 396
—, —, Ratte 380, 381
—, Diät, Maus 368, 369
—, Erbkonstitution 386
—, Hypophysenhormone, Kaninchen 404
—, —, Maus 369
—, Immunität, Affe 412
—, —, Kaninchen 398, 401, 404
—, —, Maus 362
—, —, Meerschweinchen 387, 389, 390
—, INH-resistente Stämme 364, 392, 401, 402
—, Kaninchen *397—406*
—, Kavernen, Kaninchen 399
—, —, Meerschweinchen 385
—, Keimvermehrung, Maus 362
—, Keimzahlbestimmung, Maus 364, 377
—, Laboratoriumsinfektion 371
—, Lungengewicht 376
—, Maus *356—378*
—, Meerschweinchen *382—397*
—, Nebennierenrindenhormone, Kaninchen 405
—, —, Maus 369
—, Nekroseherde, Maus 358, 362^r
—, Organresistenz, Meerschweinchen 383
—, —, Ratte 383
—, Pathologie, Affe, 407
—, —, Maus 356
—, —, Meerschweinchen 382
—, —, Ratte 379
—, Ratte *378—382*
—, regressive, Meerschweinchen 393
—, Resistenz, Affe 407, 410, 413
—, —, Kaninchen 402, 403, 404
—, —, Maus 362, 368, 369
—, —, Meerschweinchen 383, 386
—, —, Ratte 378, 380
—, Schaumzellen 361, 362^r, 379
—, Schutzimpfung, Meerschweinchen 390, 391
—, Superinfektion, Affe 413
—, —, Kaninchen 398
—, —, Maus 363
—, Überlebensrate, Maus 374
—, Überlebenszeit, Kaninchen 372
—, —, Maus 364^r, 365, 373
—, —, Meerschweinchen 386
—, Versuchstiere, Haltung 370, 371
Tuberkulosediagnostik, Meerschweinchen 392
Tuberkuloseforschung, Adäquanz der Versuchsanordnungen 355
Tuberkuloseresistenz, Affe 407, 410, 413
—, Kaninchen 402, 403, 404
—, Maus 368
—, Meerschweinchen 383, 386
—, Ratte 378, 380
Tuberkulöses Granulom, Affe 409
— —, Maus 356, 357
— —, Meerschweinchen 384, 385
— —, Ratte 379
Tulahuen-Stamm, Trypanosoma cruzi 187
— —, — —, Maus 181
Typendifferenzierung, Maus 367

Überlebensrate, Tuberkulose, Maus 374
Überlebenszeit, Tuberkulose, Kaninchen 372
—, —, Maus 364^T, 365, 373
—, —, Meerschweinchen 386
Ufer-Wühlmaus, Plasmodium berghei 250
Ulosonia parvicornis, Hymenolepis diminuta 70
Uncinaria stenocephala 103
Urethritis, Trichomonas vaginalis 206

Vallisneria, Bepflanzung v. Aquarien 14
Vermehrungsfähigkeit, Tuberkelbakterien, Maus 364
Versuchstiere, Empfänglichkeit für Rickettsieninfektionen 323^T
—, — Virusinfektionen 323^T
—, Infektionstechnik mit Viren 324
—, Rickettsieninfektionen, Symptomatologie 326
—, Virusinfektionen, Symptomatologie 326
—, Viruszüchtung *322—330*
Vielfraß, Paragonimus westermani 57
Viren, Aufbewahrung 319
—, Infektionstechnik 324
—, Vermehrung in Gewebekulturen 350, 351^T
Virulenz, Beeinflußbarkeit 151
—, Entamoeba histolytica 218
—, — —, Hamster 226
—, — — in vitro 235 236,
—, — —, Kaninchen 228
—, — —, Katze 232, 233
—, — —, Kulturtemperatur 235
—, INH-resistenter Tuberkelbakterien 364, 365
—, Toxoplasma gondii, Hund 277
—, — —, Kanarienvogel 282
—, — —, Maus 270
—, — —, Tauben 281
—, — -Stämme 266
—, Trichomonas vaginalis 208, 209
—, Trypanosoma-Arten 162, 163, 165, 181, 184
—, Tuberkelbakterien, Affe 413
—, —, Kaninchen 399, 401
—, —, Maus 359, 362, *363*, 366
—, —, Meerschweinchen 365, *391*, 393
Virulenzabschwächung, Tuberkelbakterien, Maus 364
Virulenzdissoziation, Tuberkelbakterien 365
Virulenzprüfung, Tuberkelbakterien 365
Virusinfektionen, Empfänglichkeit der Laboratoriumstiere 323^T
—, experimentelle *318—353*
—, Symptomatologie 326
Virusstämme, Haltung 318
—, Überprüfung 318
Virusvermehrung, Nachweis, Hühnerei 336
Viruszüchtung, Gewebekultur *337—353*
—, Hühnerei *330—337*
—, Laboratoriumstiere *322—330*
Viscerale Leishamniase 157^T, 191
Vitamin B, Trypanosoma cruzi, Ratte 183
— E, Trypanosoma-Arten 162
Vogel-Malaria, Entwicklung 240, 243*

Vogel-Malaria, Wirtsspektrum, natürliches 248
— — -Test 239
Vollfinne 66*
Vorfinne 66*
Vorzüchtung, Tuberkelbakterien 366
Vulpes v. aegyptica, Schistosoma haematobium 24
— — —, — mansoni 23

Wachsmotte, Hymenolepis straminea 69
Waldducker, Trypanosoma-Arten 161
Waldmaus, Hymenolepis straminea fraterna 67
Waldmurmeltier, Hymenolepis straminea 68
Waldratte, Lamblia intestinalis 214
—, Trypanosoma cruzi 180
Wanderratte, Balantidium coli 288
—, Strongyloides ratti 100
Wanze, Trypanosoma cruzi 177
—, — rangeli 190
Wartung, tuberkulöser Versuchstiere 370
Warzenschwein, Trypanosoma-Arten 161
Waschbär, Paragonimus westermani 57
—, Trypanosoma cruzi 180
Wasserbüffel, Schistosoma japonicum 21
Wasserfrosch, Icosiella neglecta 137
Wechselfieber, Plasmodium-Arten 239
Weltseuchenatlas, Schistosoma-Arten, Verbreitung 9
Wiederkäuer, Dicrocoelium dendriticum 43
Wiesel, Schistosoma japonicum 21
—, ägyptisches, Schistosoma haematobium 24
—, —, — mansoni 23
Wildkaninchen, Dicroecolium dendriticum 43
Wildkatze, Paragnimus westermani 57
Wildschwein, Balantidium coli 289
—, Dicrocoelium dendriticum 43
Wimperlarve, Pärchenegel 10
Wirtswechsel, Plasmodium-Arten 239
—, Trypanosoma cruzi 181
Wismut-Subnitrat, Entamoeba histolytica 233
Wolf, Paragonimus westermani 57
Wollaffe, Toxoplasma gondii 268
Wuchereria bancrofti 137
— (Brugia) malayi 137
Wüstenmaus, Leishmania tropica 194
Wurmmittel, Testierungsmethoden in vitro 2
—, — — vivo 2

Xenopsylla cheopis, Hymenolepis diminuta 70
Xerus rutilis, Leishmania donovani 193

Yatren 205, Entamoeba histolytica 233

Zählkammer von Zschucke 80, 110
Zebrina detrita, Dicrocoelium dendriticum 45, 46*
— — var. radiata 46*
Zellkulturen, primäre, Viruszüchtung 346
Zellstämme, Viruszüchtung 348

Ziege, Dicrocoelium dendriticum 43
—, Fasciola hepatica 38
—, Pneumocystis carinii 286
—, Schistosoma haematobium 24
Ziege, Schistosoma japonicum 21
—, Trypanosoma-Arten 162
Ziesel, Dicrocoelium dendriticum 43
—, Leishmania tropica 194
—, Toxoplasma gondii 281
Zschucke-Zählkammer 80, 110
Züchtungsapparat 110*
—, Laboratoriumsinvasionen, Vermeidung 109
Zwergbandwürmer (s. a. Hymenolepididae) 67—75
—, Bedeutung 67

Zwergbandwürmer, Entwicklung 68
—, Morphologie 68
—, Verbreitung 67
Zwergfadenwürmer (s. a. Strongyloidae) 97—102
—, Entwicklung 98
—, Generation, intestinale, filariforme 98
—, — rhabditiforme 98
—, —, stercorale 98
—, —, strongyloide 98
—, Morphologie 98
—, Nachweis in Rattenkotkultur 101
—, — — Trichterkultur 101
—, pathogene Bedeutung 98
—, Verbreitung 97
Zwergschlammschnecke, Fasciola hepatica 34

Made in the USA
Monee, IL
03 May 2026

49438555R00273